U0267451

内镜超声学
Endosonography

（第 3 版）

内镜超声学
Endosonography

（第 3 版）

原　著　Robert H. Hawes
　　　　Paul Fockens
　　　　Shyam Varadarajulu

主　译　李　文

北京大学医学出版社

NEIJING CHAOSHENGXUE（DI 3 BAN）

图书在版编目（CIP）数据

内镜超声学：第3版 /（美）罗伯特·霍伊斯（Robert H.Hawes），（荷）保罗·福根斯（Paul Fockens），（美）希亚姆·瓦拉哒拉尤鲁（Shyam Varadarajulu）原著；李文主译.
—北京：北京大学医学出版社，2016.8
书名原文：Endosonography，THIRD EDITION
ISBN 978-7-5659-1428-7

Ⅰ．①内…　Ⅱ．①罗…②保…③希…④李…　Ⅲ．①内窥镜检-超声波诊断　Ⅳ．① R455.1

中国版本图书馆 CIP 数据核字（2016）第 172045 号

北京市版权局著作权合同登记号：图字：01-2016-6092
ELSEVIER
Elsevier(Singapore) Pte Ltd.
3 Killiney Road, #08-01 Winsland House I, Singapore 239519
Tel: (65) 6349-0200; Fax: (65) 6733-1817

Endosonography, 3/E
Robert H. Hawes, Paul Fockens and Shyam Varadarajulu
Copyright© 2015 by Saunders, an imprint of Elsevier Inc.
ISBN: 978-0-323-22151-1

This translation of Endosonography, 3/E by Robert H. Hawes, Paul Fockens and Shyam Varadarajulu was undertaken by Peking University Medical Press and is published by arrangement with Elsevier (Singapore) Pte Ltd.
Endosonography, 3/E by Robert H. Hawes, Paul Fockens and Shyam Varadarajulu由北京大学医学出版社进行翻译，并根据北京大学医学出版社与爱思唯尔（新加坡）私人有限公司的协议约定出版。
《内镜超声学（第3版）》（李文译）
ISBN: 978-7-5659-1428-7
Copyright © 2016 by Saunders, an imprint of Elsevier Inc.
All drawings © Mayo Foundation for Medical Education and Research.
No part of this publication may be reproduced or transmitted in any form or by any means, electronic or mechanical, including photocopying, recording, or any information storage and retrieval system, without permission in writing from the publisher. Details on how to seek permission, further information about the Publisher's permissions policies and our arrangements with organizations such as the Copyright Clearance Center and the Copyright Licensing Agency, can be found at our website: www.elsevier.com/permissions.
This book and the individual contributions contained in it are protected under copyright by the Publisher (other than as may be noted herein).

Notice

Knowledge and best practice in this field are constantly changing. As new research and experience broaden our understanding, changes in research methods, professional practices, or medical treatment may become necessary.
Practitioners and researchers must always rely on their own experience and knowledge in evaluating and using any information, methods, compounds, or experiments described herein. In using such information or methods, they should be mindful of their own safety and the safety of others, including parties for whom they have a professional responsibility.
With respect to any drug or pharmaceutical products identified, readers are advised to check the most current information provided (i) on procedures featured or (ii) by the manufacturer of each product to be administered, to verify the recommended dose or formula, the method and duration of administration, and contraindications. It is the responsibility of practitioners, relying on their own experience and knowledge of their patients, to make diagnoses, to determine dosages and the best treatment for each individual patient, and to take all appropriate safety precautions. To the fullest extent of the law, neither the Publisher nor the authors, contributors, or editors assume any liability for any injury and/or damage to persons or property as a matter of product liability, negligence, or otherwise, or from any use or operation of any methods, products, instructions, or ideas contained in the material herein.

Published in China by Peking University Medical Press under special arrangement with Elsevier (Singapore) Pte Ltd. This edition is authorized for sale in the People's Republic of China only, excluding Hong Kong SAR, Macau SAR and Taiwan. Unauthorized export of this edition is a violation of the contract.

内镜超声学（第3版）

主　　译：李　文
出版发行：北京大学医学出版社
地　　址：（100191）北京市海淀区学院路38号　北京大学医学部院内
电　　话：发行部 010-82802230；图书邮购 010-82802495
网　　址：http://www.pumpress.com.cn
E-mail：booksale@bjmu.edu.cn
印　　刷：北京圣彩虹制版印刷技术有限公司
经　　销：新华书店
责任编辑：马联华　袁朝阳　袁帅军　　责任校对：金彤文　　责任印制：李　啸
开　　本：889mm×1194mm　1/16　　印张：27　　字数：804 千字
版　　次：2016年8月第1版　2016年8月第1次印刷
书　　号：ISBN 978-7-5659-1428-7
定　　价：298.00元

版权所有，违者必究
（凡属质量问题请与本社发行部联系退换）

译校者名单

主　　译　李　文

副 主 译　张庆瑜　周德俊

译校者名单　（按姓名汉语拼音排序）

陈　青　天津市第一中心医院
邓全军　武警后勤学院附属医院
李　程　天津医科大学总医院
李　熳　天津医科大学第二医院
李　文　天津市人民医院
李红洲　天津市人民医院
李会晨　天津市人民医院
李丽伟　天津医科大学总医院
李舒媛　天津市人民医院
李彦茹　天津市人民医院
李盈盈　天津市人民医院
刘尧娟　天津市第一中心医院
鲁　明　天津医科大学总医院
陆　伟　天津市第二人民医院
钱晶瑶　天津市大港油田总医院
王　曦　天津市人民医院
王春妍　天津市第二人民医院
王树森　天津市第一中心医院
谢立群　武警后勤学院附属医院
杨景文　天津市人民医院
张国梁　天津市第一中心医院
张宁宁　天津市第二人民医院
张庆怀　天津市人民医院
张庆瑜　天津医科大学总医院
张姝翌　天津市人民医院
张锡朋　天津市人民医院
张志广　天津医科大学第二医院
赵建业　武警后勤学院附属医院
赵晓倩　天津医科大学总医院
郑艳敏　武警后勤学院附属医院
周　杨　天津市第一中心医院
周德俊　天津医科大学附属肿瘤医院
朱　海　天津市第一中心医院
邹家琪　天津市第一中心医院

统　　筹　王云亭

策　　划　黄大海

主译简介

李文，女，天津市人民医院肝胆外科及内镜中心主任，主任医师，教授，研究生导师，享受国务院政府特殊津贴，中华医学会消化内镜学会常委、内镜进行胰胆管造影术（ERCP）学组副组长、内镜超声（EUS）学组委员，天津市生物医学工程学会常务理事，天津市医学会消化内镜学分会副主任委员、ERCP 及 EUS 学组组长，《中华消化内镜杂志》《中国实用内科杂志》等杂志编委，曾以高级访问学者身份于美国加利福尼亚大学戴维斯医疗中心、日本北里大学东病院研修消化内镜学及 EUS 诊疗。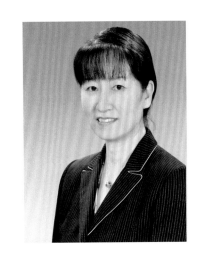

1985 年毕业于天津医学院（天津医科大学前身），长期从事消化内镜及普外科临床、科研、教学及管理工作，精于消化道内镜及内镜超声的诊治技术，尤其擅长消化内镜对肝、胆、胰系统及消化道疾病的治疗。系亚太消化内镜学会特约培训专家，多年来致力于内镜诊疗技术的培训和推广工作。曾多次在国际学术大会上进行治疗性内镜技术操作演示。在国内外杂志发表学术论文数十篇，参与多部专著的编写，并获多项天津市科研成果奖。

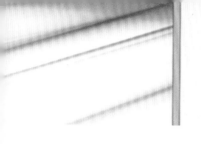

副主译简介

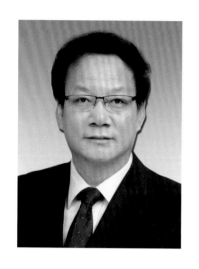

张庆瑜，教授，博士研究生导师。天津医科大学总医院学科建设管理处处长，中华医学会消化内镜学分会 ERCP 学组委员，中国医药生物技术协会委员，天津市生物医学工程学会青年工作委员会副主任委员，中国生物医学工程学会纳米医学与工程分会常委。现任《中华临床医师杂志》《世界胃肠病杂志》《中国生物医学工程》等杂志编委。1985 年毕业于天津医学院（天津医科大学前身），擅长内镜诊断、内镜下食管静脉曲张硬化和套扎治疗、食管狭窄的支架扩撑、黏膜下肿物切除术等，同时在肝、肾囊肿介入治疗中进行了开拓性的工作和研究。其中"恶性脑胶质瘤靶向治疗新技术研究与临床应用"获天津市科技进步一等奖，"急性脑创伤后迟发性神经元死亡分子机制的研究及其治疗方法""小檗碱对环氧合酶 -2 抑制作用的基础和临床研究"研究获得天津市科技进步二等奖，"Human B-defensin 2 在胃肠相关疾病中的研究及临床意义"获得天津市科技进步三等奖。已经发表学术论文 88 篇，其中被 SCI 收录的论文 16 篇。

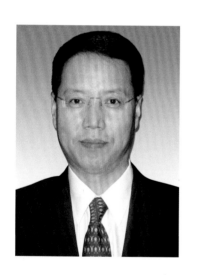

周德俊，主任医师，外科学博士，天津医科大学肿瘤医院内镜诊疗科科主任。1986 年毕业天津医科大学，1999 年获天津医科大学医学博士学位，1999—2009 年在加拿大西安大略大学、多伦多大学进行博士后研究及学习，从事器官移植及显微外科研究工作。具有普外科工作的丰富经验。2009 年至今任天津医科大学附属肿瘤医院内镜诊疗科主任。中国抗癌协会肿瘤内镜学专业委员会副主委委员，天津市医学会消化内镜学分会委员，美国显微外科学会会员。熟练掌握消化道、呼吸道病变的内镜诊断和治疗以及显微外科技术，擅长消化道及呼吸道早期肿瘤的诊断和治疗、中晚期肿瘤的姑息治疗（扩张、支架治疗等），特别是早期上下消化道早癌、黏膜下肿物内镜下微创治疗。发表医学论文 20 余篇，其中 SCI 论文 6 篇，中华系列论文 10 余篇，参与《腹部肿瘤学》编写工作。

中文版序

近年来，消化内镜新技术如雨后春笋般地涌现，其中超声内镜（EUS）是该领域发展最快、取得成果最多的一项技术。国内外相继出版了多种消化超声内镜的专著和视频教材，其中最具影响力的当数 Robert H. Hawes 和 Paul Fockens 主编的 *Endosonography* 第 1 版和第 2 版，以及由 Robert H. Hawes、Paul Fockens 和 Shyam Varadarajulu 主编的 *Endosonography* 第 3 版。第 1 版于 2006 年在荷兰召开的国际 EUS 大会上推出，第 3 版于 2014 年在印度召开的国际 EUS 大会上推出，到目前为止其影响全球 EUS 的理念和技术发展已整整十年，该书为国际 EUS 事业做出了巨大的贡献。

笔者有幸首读 *Endosonography* 第 1 版并近读了第 3 版，更有幸于 2014 年在印度应主编邀请参加了 *Endosonography* 第 3 版的首发式，今日为中文版写序倍感亲切。

Endosonography 第 3 版的特点和优点很多，和第 1、2 版相比，其主要在如下几方面进行了修订和补充：

1. 大量增加了介入性 EUS 新技术和新方法内容：不但明确阐述了介入性 EUS 的适应证，而且详细介绍了介入性 EUS 各项技术的方法和操作细节，并附带有包含旁白的视频。此可谓同类专著首创，它极大地方便了初学者对该技术的学习和掌握。

2. *Endosonography* 专著率先推出了"EUS" App，此功能在第 3 版得到了加强，此功能的推出和广泛应用，有助于及时更新 EUS 新技术和新方法，它受到了全球 EUS 工作者的极大欢迎和肯定，已经有 75 个国家超过 1 万名用户下载了这款便捷有效的有助于熟练掌握超声内镜的 App。

中国的 EUS 基础与临床研究工作在近年来也取得了显著的进步，尤其在介入性 EUS 对消化系肿瘤的微创介入治疗方面，在国际上处于先进行列。中华医学会消化内镜学分会超声内镜学组也非常重视 EUS 技术的交流与合作，召开了很多 EUS 学术会议，尤其是 2010 年在中国上海首次成功主办了第 17 届国际超声内镜学术会议，极大地促进了中国超声内镜学整体水平的发展，在此次会议上 Robert H. Hawes 和 Paul Fockens 教授均应邀参会并演讲，还在长海医院消化内镜中心进行 EUS 演示，深受中国医生欢迎。Shyam Varadarajulu 医生年轻有为，近年也多次应邀来中国参加 EUS 学术会议。

Endosonography 专著能在中国广泛传播得益于该书的主译李文教授。众所周知，李文教授是中国最著名的中青年内镜进行胰胆管造影术（ERCP）专家，在国际 ERCP 界也具有一定影响力。但鲜有人知的是李文教授也是一名出色的 EUS 专家，她尤其擅长 EUS 在胆胰疾病诊治中的应用，在中国较早开展管腔内超声（IDUS）在胆管疾病的应用。自 *Endosonography* 第 2 版起，李文教授携同仁不辞辛苦翻译了此书，为中国 EUS 事业的发展作出了重要贡献，对此，我们深表感谢。

在《内镜超声学（第 3 版）》中文版即将付梓之际，我们有幸先睹全书并应邀为之作序，深感荣幸。我们非常高兴将此书推荐给我国从事消化内镜诊疗工作的广大同仁。

张澍田　金震东
2016 年 8 月

译者前言

进入 21 世纪以来，消化内镜学在中国得到突破性进展和更为广泛的普及，内镜技术的发展使我们对消化系统疾病的认识、诊断及治疗都发生了革命性的改变。内镜学已经从简单的诊断学方法，发展为精细诊断 + 微创治疗的综合性学科体系。

近年来，内镜超声学的发展使其在消化内镜学中的地位日益凸显。其在消化系统疾病的诊断和治疗中的作用引发广泛关注。对于多种临床疾病，内镜超声诊疗具有明显的优势。毋庸置疑，内镜超声学的发展为许多疾病提供了更好的诊疗方案，大力推动了微创医学的发展。

在本人日常的内镜超声诊疗工作中，世界著名内镜学专家 Robert H. Hawes 等教授主编的 *Endosonography*，已成为必不可少的参考书。3 年前，我有幸组织天津市内镜学领域的多位专家将该书的第 2 版译成中文，获得热烈反响及广泛好评，并得到李兆申、张澍田、金震东教授等多位内镜专家的支持和肯定。

如今，*Endosonography*（第 3 版）再次推出，增加了许多内镜超声诊疗的新内容和进展，并新增了由国际知名专家编写的相关领域的新章节，编者将手术视频的载体由 DVD 转换为在线观看，读者扫描二维码即可在手机或 Pad 上观看。基于以上原因，我们决定翻译此书，将第 3 版介绍给国内同行。

在翻译过程中，我们不仅学到非常丰富的内镜超声学知识，而且被原书主编和编写人员的严谨、科学和务实的精神所感动。怀着对原著者的敬重之心，我们在翻译及校对过程中力求译文忠实原著，文字翻译精炼、准确，希望此书中文译本《内镜超声学》（第 3 版）能成为中国内镜超声学从业医生的经典参考书。

由于译者的经验和水平所限，虽然我们尽己所能对所有稿件进行了反复的审校，但挂一漏万之处在所难免。恳请广大读者不吝赐教，提出您的宝贵意见和建议，以便再版时得以修正。

在本书的翻译过程中，得到了张澍田教授、金震东教授的支持和鼓励，他们不仅对译文进行了大力斧正，而且欣然为本书做序；为使本书早日付梓，天津市人民医院内镜诊疗中心全体工作人员全力给予帮助和配合；各位编辑老师也付出了艰苦的努力并做了大量的工作。在此一并表示最诚挚的感谢！

最后，我对本书原著者 Robert H. Hawes、Paul Fockens、Shyam Varadarajulu 等教授，以及天津市内镜学领域多位专家学者组成的翻译团队的辛勤工作表达深深的敬意！同时希望广大临床内镜医生能从书中获益，努力提高自身的技术水平，通过掌握新技术更好地为患者服务。

李　文
2016 年于天津市人民医院

原著前言

我们非常荣幸地推出了第3版《内镜超声学》。第1版的《内镜超声学》是我们热忱以待的一项工程（尽管有些天真，并没有意识到组织这样一版教材需要做多少工作），因为我们意识到需要为那些希望学习超声内镜（EUS）的人们提供一个较为全面的参考资料。当时，EUS 在日本、欧洲以及美国已经发展成熟，并已成为消化科医生的常规培训项目。为了解决当时的学习需要，我们力邀内镜超声专家撰写了相关章节，这些章节全面覆盖了 EUS 学科范围内的所有临床相关主题，同时也推出了"如何做"章节以及包含配套文字和视频的 DVD 光盘，用以教授 EUS 的实际运用技术。第1版《内镜超声学》自推出以后广受好评，我们对作者以及 Elsevier 出版社深表感谢，他们的辛勤工作推动了 EUS 向前发展。

医学是一门不断发展的学科，随着时代的进步，消化道内镜学取得了长足的进展，EUS 也同样如此。我们注意到了 EUS 的发展，特别是在亚洲（尤其是中国和印度）、欧洲以及中东这些区域，对于 EUS 的兴趣呈现爆发态势。很显然，是时候推出第2版的《内镜超声学》了。目前的出版格局已经发生了改变，越来越多的人（不论老幼）经历了数字化变革并且习惯于使用高新数字化技术。因此我们需要分析目前这一代 EUS 学员的需求，并力求这个版本能在相当长一段时间内与大众需求保持一致。我们增加了在线观看的组件，通过 E-mail 发送编者的更新，将 DVD 中的视频转换为在线观看，并更多地关注线扫 EUS 引导下细针抽吸术（fine-needle aspiration，FNA）及 EUS 引导下介入治疗的信息。这些新的技术有些获得了成功，有些则没有。将视频放入在线观看可以省去携带 DVD 的麻烦，读者们也不必一次性将视频观看完毕。

为了在一定程度上提升视频的观看能力，我们开发了 EUS App，可以在 iPhone、Android 和 iPad 上免费下载。已经有 75 个国家超过 1 万名用户下载了这款便捷有效的有助于熟练掌握内镜超声的 App。

我们必须保证《内镜超声学》的实用有效并与最新的发展趋势保持一致。因此，我们认为是时候推出本书的新一版（第3版）。我们会像前一版一样以同样的严谨尽职调查以决定如何更好地提升这部作品的质量。在第3版中，进行的改进包括以下几方面：

1. 在线版本：内镜超声领域在不断进步，EUS 的格局也随着时间的推移发生了巨大转变。因此，发布的信息有时会变得过时或是不相称。为了克服这个问题，第3版的《内镜超声学》会继续使用在线组件。

2. 新章节：鉴于切割穿刺活检的兴起以及强化造影 EUS 和弹性成像的应用，我们新增了由国际知名专家编写的相关领域新章节。

3. 来自编辑的频繁邮件更新：当读者在网站注册电子版教科书后，我们的编辑团队将不时地发送电子邮件给读者，以提供有关 EUS 的最新文献更新。编辑们将定期评阅最新的文献，以求让读者能了解这些文章如何影响 EUS 的具体实践。因此，我们强烈建议所有的第3版读者都能进行在线注册。

4. 介入内镜超声：第3版对 EUS 进行了更全面覆盖，其中包括对已有章节的重大修改以及对新章节的引进，特别是介入内镜超声领域。所有的程序技术都以循序渐进的方式详细地陈述给读者，并附带有包含旁白的视频。

5. "如何做"部分：对于初学者来说，EUS 依然是个挑战。因此我们对这部分进行了修订，并且整合了文本、插图及含旁白视频，使三者之间的关联更为明晰。这些部分为学习 EUS 操作提供了更好的教学系统。

6. 视频组件：第3版的视频将专门上传于网上，读者可在线观看。这将使视频能够得以频繁更新，并能解决 DVD 光盘丢失或损坏的问题。新增的视频与第3版中推出的一致。

我们仍将会坚定不移地致力于通过教育及培

训来推动 EUS 的发展。我们认为第 3 版的《内镜超声学》能够为出色地掌握 EUS 提供重要的支持。同时，高质量内镜超声更为广泛的应用将最终提高全世界的患者治疗护理水平。我们诚挚地希望《内镜超声学》能够为您掌握 EUS 这一学科提供关键性的帮助。

Robert H. Hawes
Paul Fockens
Shyam Varadarajulu
（李　文 译）

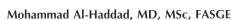

原著者名单

Mohammad Al-Haddad, MD, MSc, FASGE
Associate Professor of Medicine
Division of Gastroenterology and Hepatology
Indiana University School of Medicine
Indianapolis, Indiana

Tiing Leong Ang, MD, FRCP
Chief, Department of Gastroenterology
Changi General Hospital
Adjunct Associate Professor
Yong Loo Lin School of Medicine
National University of Singapore
Singapore

Jouke T. Annema, MD, PhD
Pulmonologist
Professor of Pulmonary Endoscopy
Department of Respiratory Medicine
Academic Medical Center
University of Amsterdam
The Netherlands

William R. Brugge, MD
Professor of Medicine, HMS
Director, Pancreas Biliary Center
Medicine and Gastrointestinal Unit
Massachusetts General Hospital
Boston, Massachusetts

John DeWitt, MD, FACG, FACP, FASGE
Associate Professor of Medicine
Director of Endoscopic Ultrasound
Division of Gastroenterology and Hepatology
Indiana University Medical Center
Indianapolis, Indiana

Mohamad A. Eloubeidi, MD, MHS, FACG, FACP, FASGE, AGAF
Professor of Medicine
Division of Gastroenterology and Hepatology
American University of Beirut
Beirut, Lebanon

Douglas O. Faigel, MD, FACG, FASGE, AGAF
Professor of Medicine
Division of Gastroenterology and Hepatology
Mayo Clinic
Scottsdale, Arizona

Paul Fockens, MD
Professor and Chairman
Department of Gastroenterology and Hepatology
Academic Medical Center
University of Amsterdam
The Netherlands

Larissa L. Fujii, MD
Instructor of Medicine
Division of Gastroenterology and Hepatology
Mayo Clinic College of Medicine
Rochester, Minnesota

Ferga C. Gleeson, MD, FASGE, FACG
Associate Professor of Medicine
Division of Gastroenterology and Hepatology
Mayo Clinic College of Medicine
Rochester, Minnesota

Steve Halligan, MD, FRCP, FRCR
Professor of Gastrointestinal Radiology
Centre for Medical Imaging
Division of Medicine
University College London
London, England

Robert H. Hawes, MD
Medical Director
Florida Hospital Institute for Minimally Invasive Therapy
Professor of Internal Medicine
University of Central Florida College of Medicine
Orlando, Florida

Bronte Holt, MBBS, BMedSc, FRACP
Advanced Endoscopy Fellow
Florida Hospital Center for Interventional Endoscopy
Orlando, Florida

Joo Ha Hwang, MD, PhD
Chief, Gastroenterology Section
Harborview Medical Center
Associate Professor of Medicine
Adjunct Associate Professor of Bioengineering and Radiology
University of Washington
Seattle, Washington

Takao Itoi, MD, PhD, FASGE
Department of Gastroenterology and Hepatology
Tokyo Medical University
Tokyo, Japan

Darshana Jhala, MD, B MUS
Interim Chief of Pathology and Laboratory Medicine Services
Director of Anatomic Pathology
Department of Pathology and Laboratory Services
Philadelphia VA Medical Center
Associate Professor of Pathology
Department of Pathology and Laboratory Medicine
Hospital of the University of Pennsylvania
Philadelphia, Pennsylvania

Nirag Jhala, MD
Director of Cytopathology
Perelman Center for Advanced Medicine
Surgical Pathologist
GI Subspecialty
Professor of Pathology and Laboratory Medicine
Hospital of the University of Pennsylvania
Philadelphia, Pennsylvania

Abdurrahman Kadayifci, MD
Pancreas Biliary Center
Medicine and Gastrointestinal Unit
Massachusetts General Hospital
Boston, Massachusetts
Professor of Medicine
Division of Gastroenterology
University of Gaziantep
Turkey

Tatiana D. Khokhlova, PhD
Acting Instructor
Department of Medicine
Division of Gastroenterology
University of Washington
Seattle, Washington

Eun Young (Ann) Kim, MD, PhD
Professor of Internal Medicine
Division of Gastroenterology
Catholic University of Daegu School of Medicine
Daegu, Republic of Korea

Michael B. Kimmey, MD
Clinical Professor of Medicine
University of Washington
Franciscan Digestive Care Associates
Tacoma, Washington

Alberto Larghi, MD, PhD
Digestive Endoscopy Unit
Catholic University
Rome, Italy

Anne Marie Lennon, MD, PhD, FRCPI
Director of the Pancreatic Cyst Clinic
Assistant Professor of Medicine
Department of Gastroenterology
The Johns Hopkins Hospital
Baltimore, Maryland

Michael J. Levy, MD
Professor of Medicine
Division of Gastroenterology and Hepatology
Mayo Clinic College of Medicine
Rochester, Minnesota

Leticia Perondi Luz, MD
Assistant Professor of Medicine
Division of Gastroenterology and Hepatology
Indiana University Medical Center
Director, Endoscopic Ultrasound
Roudebush Veterans Affairs Medical Center
Indianapolis, Indiana

John Meenan, MD, PhD, FRCPI, FRCP
Consultant Gastroenterologist
Guy's and St. Thomas' Hospital
London, England

Faris M. Murad, MD
Assistant Professor of Medicine
Division of Gastroenterology and Hepatology
Department of Internal Medicine
Washington University
St. Louis, Missouri

Nikola Panić, MD
Digestive Endoscopy Unit
Catholic University
Rome, Italy

Sarto C. Paquin, MD, FRCPC
Assistant Professor of Medicine
Division of Gastroenterology
Centre Hospitalier de l'Université de Montréal
Hôpital Saint-Luc
Montréal, Canada

Ian D. Penman, BSc, MD, FRCP Edin
Consultant Gastroenterologist
Centre for Liver and Digestive Disorders
Royal Infirmary of Edinburgh
Part-Time Senior Lecturer
University of Edinburgh
Edinburgh, Great Britain

Shajan Peter, MD
Assistant Professor of Medicine,
Gastroenterology/Hepatology
University of Alabama at Birmingham
Birmingham, Alabama

Joseph Romagnuolo, MD, MSc (Epid), FRCPC, FASGE, FACG, AGAF, FACP
Professor of Medicine
Director, Advanced Endoscopy Fellowship (AEF) Program
Director, Clinical Research
Divisions of Gastroenterology and Hepatology
Departments of Medicine, Public Health Sciences
Medical University of South Carolina
Charleston, South Carolina

Thomas Rösch, MD
Professor of Medicine
Department of Interdisciplinary Endoscopy
Hamburg Eppendorf University Hospital
Hamburg, Germany

Adrian Săftoiu, MD, PhD, MSc, FASGE
Visiting Clinical Professor
Gastrointestinal Unit
Copenhagen University Hospital
Herlev, Denmark
Professor of Diagnostic and Therapeutic Techniques in Gastroenterology
Research Center of Gastroenterology and Hepatology
University of Medicine and Pharmacy
Craiova, Romania

Anand V. Sahai, MD, MSc (Epid), FRCPC
Professor of Medicine
Chief, Division of Gastroenterology
Centre Hospitalier de l'Université de Montréal
Hôpital Saint-Luc
Montréal, Canada

Wajeeh Salah, MD
Advanced Therapeutic Endoscopy Fellow
Department of Gastroenterology and Hepatology
Mayo Clinic
Scottsdale, Arizona

Thomas J. Savides, MD
Professor of Clinical Medicine
Division of Gastroenterology
University of California San Diego
La Jolla, California

Stefan Seewald, MD, FASGE
Professor of Medicine
Center of Gastroenterology
Klinik Hirslanden,
Zurich, Switzerland

Mark Topazian, MD
Professor of Medicine
Division of Gastroenterology and Hepatology
Mayo Clinic College of Medicine
Rochester, Minnesota

Shyam Varadarajulu, MD
Medical Director
Florida Hospital Center for Interventional Endoscopy
Professor of Internal Medicine
University of Central Florida College of Medicine
Orlando, Florida

Peter Vilmann, MD, DSc, HC, FASGE
Professor of Endoscopy at Faculty of Health Sciences
Copenhagen University
GastroUnit, Herlev Hospital
Herlev, Denmark

Charles Vu, MD, FRACP
Consultant Gastroenterologist
Tan Tock Seng Hospital
Singapore

扫描二维码观看书内视频方法

一、苹果手机用户：

（1）下载 UC 浏览器、QQ 浏览器、猎豹浏览器、搜狗浏览器等自带二维码扫描功能的浏览器，点击二维码扫描按钮（下图红框内按钮），扫描书内二维码即可观看视频。

（2）下载各种二维码扫描软件，扫描书内二维码即可观看视频。

二、安卓手机用户：

（1）下载 UC 浏览器、QQ 浏览器、猎豹浏览器、搜狗浏览器等自带二维码扫描功能的浏览器，点击二维码扫描按钮（下图红框内按钮），扫描书内二维码即可观看视频。

（2）下载各种二维码扫描软件（或手机自带的二维码扫描工具），扫描书内二维码即可观看视频。

三、其他手机、Pad 用户：

方法同上。

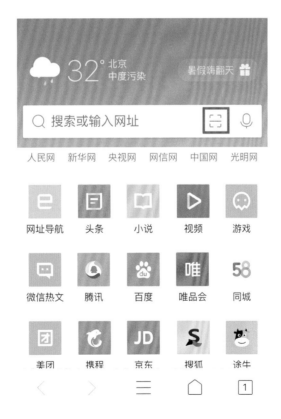

目　录

第七篇　EUS 介入技术

第一篇

内镜超声（EUS）基础

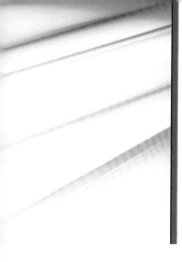

第 1 章

超声的原理

Joo Ha Hwang・Tatiana D. Khokhlova・Michael B. Kimmey

（鲁　明　张庆瑜 译　李盈盈　李　文 校）

内容要点

- 超声是以振动形式通过介质（如组织）传播的机械能。
- 超声通过吸收、反射、折射和散射与组织相互作用，产生一个代表组织结构的图像。
- 基于超声原理分析并认识成像。

　　超声原理的认识对于内镜工作者如何获取和准确分析超声图像是非常必要的。这一章将介绍超声物理特性基本原理和超声仪器，之后，演示这些原理是如何应用于超声成像和多普勒超声，对常见的超声内镜影像进行分析。这些超声内镜原理知识有助于超声内镜医师对于超声图像获取及其局限性的理解。

超声的基本物理特性

　　声波是一种以振动的形式，在空气、水、组织等介质中传播的机械能[1]。人耳可听见的声音频率在 20 ~ 20 000 Hz。超声的频谱在 20 000 Hz 以上。医学诊断用超声频率在 1 000 000 ~ 50 000 000 Hz（1 MHz ~ 50 MHz）。超声的传播是由于分子离开其原位置的位移并振荡沿超声波传播方向产生的位移和振动。

　　超声波可以用声波的共同属性来描述。图 1-1 是正弦曲线。X 轴代表时间或距离，Y 轴代表压力振幅。图 1-1 周期介绍了波的基本性质。

波长、频率和波速

　　波长是在传播介质中振动一个周期所传播的距离（图 1-1）。波长（λ）依赖于在介质传播中振荡的频率（f）和速度（c）。波长、频率、波速的关系见公式 1.1。

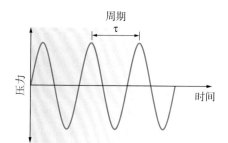

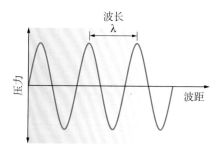

图 1-1　时间和距离为坐标轴的正弦曲线。完成一个周期的时间用周期（τ）表示。完成一个周期的距离用波长（λ）表示。

$$c = f\lambda \tag{1.1}$$

　　频率（f）：是指单位时间内质点振动的次数。通常在超声中用每秒循环数或 Hz 表示（1 循环周期 / 秒 =1 Hz）。周期（τ）是频率的倒数，代表一个完整的循环波所需的时间。周期与时间的关系见公式 1.2。

$$c = \frac{1}{\tau} \tag{1.2}$$

2

波的传播速度是由弹性介质的特性决定的，主要与介质的密度和压缩系数有关。

密度、压缩性和体积弹性模量

介质单位体积的质量称为这种介质的密度（ρ）（单位用 kg/m³ 表示）。压缩系数（K）是介质的一种属性，反映介质体积压缩与压强之间的关系。例如空气有很高的压缩系数（很小的压强变化就会导致体积的大部分变化），然而骨的压缩系数相对较低（很大的压强变化引起较少的体积变化）。最后，体积弹性模量是压缩系数的倒数，表达了作用于介质的压强与介质体积变化成反比，反映了介质的刚性程度。

介质的声波速度（c）可用密度（ρ）和压缩系数（K）或体积弹性模量（β）表示。公式 1.3 表明三个物理属性间的关系。

密度、压缩系数，体积弹性模量三者之间是相互联系的，通常情况下，随着密度的增加，压缩系数减少而体积弹性模量增加。然而，与密度相比，压缩系数和体积弹性模量的变化更快，在公式 1.3 中起主导性作用。

$$c = \frac{1}{\sqrt{K\rho}} = \frac{\sqrt{\beta}}{\sqrt{\rho}} \qquad (1.3)$$

不同介质中的声速可以通过方程求得。例如，水在 30 ℃时，其密度为 996 kg/m³，体积弹性模量为 2.27×10^9 N/m²[2]。将这些值代入公式 1.3 得到声波在水中的传播速度为 1509 m/s。密度和体积弹性模量值已有大量文献报道[2]。相关组织特性概要见表 1-1。声速与发散的频率无关（例如，在同一介质中不同频率的声波具有相同的波速）[3]。

表 1-1

组织的物理特性

组织或流体	密度（kg/m³）	体积弹性模量（$\times 10^9$ N/m²）	声速（m/s）
水（30℃）	996	2.27	1509
血液	1050 ~ 1075	2.65	1590
胰（猪）	1040 ~ 1050	2.63	1591
肝	1050 ~ 1070	2.62	1578
骨皮质	1063 ~ 2017	28.13	3760

数据源于：Duck FA. Physical Properties of Tissue. London：Academic Press；1990.

超声在组织中的作用

通过发送短脉冲，超声能量进入组织并接收组织反射信号形成组织的超声图像。超声波发射到人体内，在体内遇到组织界面时会发生反射、折射、散射和吸收，反射信号被换能器接收形成代表组织的图像。

反射

在声阻抗不同的两种介质的界面上，当界面的直径大于一个波长时，超声波发生镜面反射。在这里重点介绍声阻抗的概念，声阻抗（Z）是指声音在介质中传播的阻力，用介质密度（ρ）和声速（c）的乘积表示。

$$Z = \rho c \qquad (1.4)$$

除非遇到与声音传播介质的声阻抗不同的界面，否则声音将继续在同种介质中传播。当遇到声阻抗不同的界面时一部分超声波返回换能器，另一部分超声波穿过界面进入第二种介质，继续向前传播。最简单的反射和透射发生在超声波垂直（90°）入射界面时，见图 1-2。在这种情况下，被反射的入射波百分比如下：

$$\text{反射波百分比} = \left(\frac{Z_2 - Z_1}{Z_2 + Z_1}\right)^2 \times 100 \qquad (1.5)$$

透射的入射波的百分比：

$$\text{透射波百分比} = 100 - \text{反射波百分比} \qquad (1.6)$$

折射

当入射波非垂直入射界面时因发生折射使透射波传播方向偏离入射波方向（图 1-3）。透射波的角度可由斯涅尔（Snell）定律求得：

$$\frac{\sin\phi_1}{\sin\phi_2} = \frac{c_1}{c_2} \qquad (1.7)$$

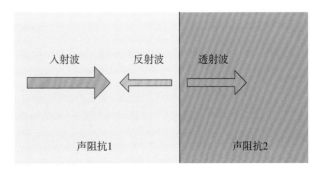

图 1-2　超声波垂直入射两种声阻抗不同的界面（Z）

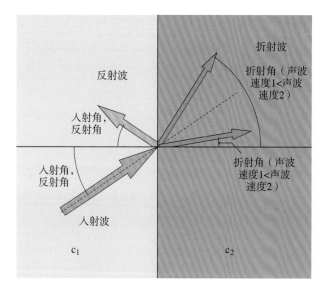

图 1-3　在不同介质中入射波声速不同时折射和反射是不同的。反射波的角度与入射波的角度是相同的。折射波的角度与在两种介质中波的传播速度有关，可通过斯涅尔定律求得（见正文）

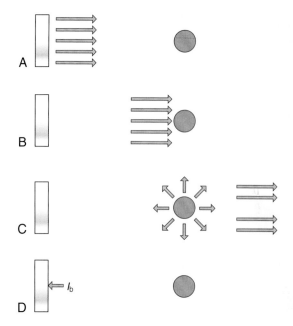

图 1-4　单次散射传播的超声波信号遇到界面小于波长的粒子发生散射。由换能器负责发送和接收的信号。I_b 是返回到换能器的反向散射强度。A，换能器发送的超声波信号向散射体传播；B，脉冲到达散射体；C，入射波声强向不同方向发生散射；D，换能器仅接收到一小部分入射波散射的能量

折射波的角度由入射波的波速 c_1 和透射波的波速 c_2 决定。根据在两种介质中声波的速度不同有三种可能：（1）如果 $c_1 > c_2$，折射角大于入射角（$\phi_1 > \phi_2$）；（2）如果 $c_1 = c_2$，折射角与入射角角度相同，波将继续沿原方向传播；（3）如果 $c_1 < c_2$，折射角小于入射角（$\phi_1 < \phi_2$）。在后面的章节中我们将讨论因折射所形成的超声成像。

散射

散射也称为非镜像反射，声波遇到组织中远小于波长的成分和阻抗值不同的传播介质并相互作用后形成[4]。人体内的散射源包括单个细胞、脂肪小滴、胶原蛋白。当超声波碰到体内的散射源时仅小部分发生散射，信号由换能器接收（图 1-4）。换能器所接收的信号通常是一个散射源经过多次散射形成的。散射常发生在非均匀介质，如肝、胰和脾等各种组织。含脂肪或胶原蛋白多的组织散射程度相对较高。这就是脂肪瘤和胃肠道的黏膜下层在超声成像中出现高回声（亮度较高）的原因[4]。

在组织内发生的多次非镜面反射在换能器上形成该组织的光斑图像或特征性回声[4]。因为散斑来源于多次反射并不能代表一个结构的实际位置，随着换能器位置的改变散斑也将随之移动。随着深度增加，声谱中杂音增多，这是回波在返回换能器过程中经过非镜像反射体的复杂反射造成的。

吸收

通过介质传播的超声能量可被吸收而产热。超声能量的吸收取决于组织特性和高频率依赖性。高频会引起更多的组织振动，吸收更多的超声能量，产生更多的热量。

声强

声强是描述超声信号强度的参数，是指单位截面积的平均声功率。超声波穿过组织因波的散射和能量的吸收强度减弱。衰减系数（α）是通过实验得到的与频率相关的函数，它随频率增加而增加。超声的脉冲频率既影响脉冲的穿透深度也会影响分辨率[1]。一般情况下，随着频率的增加和超声波强度的衰减，会使得脉冲穿透深度减少，轴向分辨率提高。有关分辨率将在本章节介绍。

声强降低与深度的关系可用指数函数表示，公式如下：

$$I_x = I_0 e^{-2ax} \tag{1.8}$$

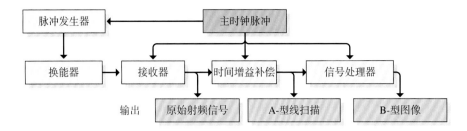

图 1-5 超声仪原理。整个系统是一个主时钟脉冲同步装置。脉冲发生器向换能器发送一个电信号产生一个超声波脉冲。换能器接收背向反射信号。主接收器接收并放大反射信号。接收器输出原始射频（RF, raw radiofrequency）信号。信号经过时间增益补偿（TGC, time gain compensation），随后输出 A 模式扫描图像。信号经时间增益补偿（TGC）后进一步解调和注册产生 B 模式图像

I_0 指超声脉冲的初始强度，I_x 是在衰减系数 α（Np/cm）的组织中传播距离 x 后超声脉冲的强度。衰减系数随着频率增加而增加，而强度随着频率的增加呈指数下降。超声脉冲回波必须达到足够的强度才能被超声波换能器检测到，因此本公式可部分地解释对成像深度的限制问题。

超声仪的基本构成

换能器是超声仪的关键组件，是一种能量转换器件。超声换能器将电能转换为机械能，从而产生能够传输的超声波脉冲。反射回来的超声能量又通过换能器将机械信号转换成电信号，然后通过实时图像处理器的数字化处理形成组织的声像图（图 1-5）。

换能器

超声波换能器通常由压电晶片制成，主要用来产生和接收声波信号。压电晶片由按一定方向排列的极性晶体组成，将晶体置于电场中晶体形状发生变化[3]。因此，如果对材料施加特定频率的交变电场，材料将类似于音频扬声器随此频率发生机械振动。当压电材料受压而变形（例如反射的超声波），检测电压将显示与所施加的压力相符的振幅比例。电压的大小又可以通过 B- 模式所成像的亮度表示出来（B 型成像将在后面章节讲解）。

单元素换能器

单元素换能器是超声换能器的最基本形式，由于它呈几何对称因此易于理解。为了了解超声换能器的基本原理我们将对单元素磁盘换能器进行详细讲解。单元素换能器的形状和尺寸各异，可以是聚焦也可以是非聚焦。图 1-6 给出了单元磁

盘换能器的示意图。

图 1-7 示在非衰减介质中由圆盘换能器发出的波束宽度。波束宽度是一个非常重要的概念，这个参数可用来确定横向分辨率（横向分辨率将在成像原理部分解释）。超声场上有两个截然不同的区域，分别称为近场和远场。圆盘的位置是近场与远场的分界，这个分界点是圆盘换能器自然焦点的位置，此时焦点直径等于换能器直径的一半（或者等于半径），在这种情况下换能器的距离

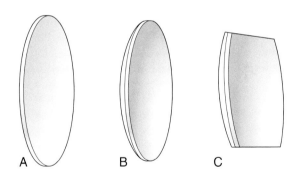

图 1-6 单元换能器的基本配置。A，偏平圆盘；B，球形弯盘；C，截断的球形弯盘

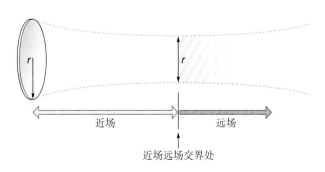

图 1-7 单元素无焦点的磁盘换能器。在非衰减介质中，非聚焦换能器当超声波束的直径等于换能器的半径（r）时有自聚焦效应。光束束腰的位置位于近 / 远场交界处

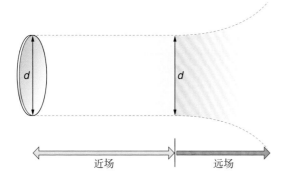

图 1-8　单元素无焦点的磁盘换能器。在衰减介质中，非聚焦换能器的波束宽度在到达近场 / 远场转换前大致等于换能器的直径，然后在远场中迅速发散

可通过以下公式求得：

$$D = \frac{r^2}{\lambda} \qquad (1.9)$$

其中 D 是近场 / 远场转换距离或焦距，r 是换能器的半径，λ 是超声波在传播介质中的波长。由公式 1.9 可知，在频率保持不变的情况下随着换能器半径的减小焦距将缩短。此外，在半径保持不变时，随着波长的增加（即频率增加）焦距也会减小。然而衰减介质（如组织）中见不到自聚焦效应，在近场中波束宽度与换能器的直径相近（图 1-8）。然后在远场中迅速发散。

聚焦　一个单元素换能器可以通过有凹曲率（球形弯曲）的换能器或在平的圆盘换能器中放置透镜而达到聚焦的目的。聚焦能提高横向分辨率，在焦距处（换能器距光束最窄处的距离）形成一个狭窄光束。聚焦程度将影响焦点的深度（在焦点上所形成图像的范围）和焦距。聚焦程度较低，焦距长，焦点深度增加。相反高度聚焦时，焦距变短，焦点深度变浅（图 1-9）。

阵列　单元素换能器可用在多种配置不同的换能器上。线形阵列配置在临床上应用最为广泛。线形阵列由多个电子控制的相同晶体组成（图 1-10）。根据成像法则，这些晶体可按顺序依次单独或成组地被激发。这种配置的单个换能器晶体可根据激发的时间实现不同深度的电子聚焦。

处理器

　　图 1-5 中方框图表示超声成像各元件，其中主要部件包括超声换能器、处理器和显示器。处理器中电子元器件主要用来控制换能器激发刺激、

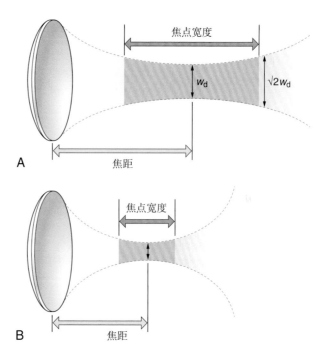

图 1-9　聚焦效应。聚焦通过降低聚焦区束腰范围（蓝色区域表示）提高横向分辨率，w_d 表示光束在束腰点或焦点的直径，聚焦深度通常等于 $\sqrt{2}w_d$。聚焦程度影响焦距和焦点深度，此图对聚焦程度不同直径相同的两个换能器进行了比较。A 换能器聚焦程度较弱，而 B 中显示的换能器有强聚焦程度。焦点处光束直径最小聚焦最强，此处的横向分辨率最高。超出焦点之后光束迅速发散，使得聚焦深度减小。高聚焦换能器焦距很短（即此点接近换能器）

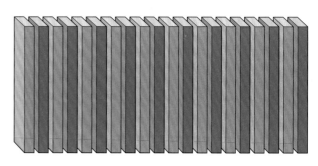

图 1-10　线形阵列换能器的配置。该配置由单独受控的几个矩形元件构成。每个独立元件被激发的次序和时间决定了阵列的波束类型

放大接收信号、时间增益补偿（TGC）并负责将输出信号传递到显示器。

传输 / 接收

　　前面我们已经讲到，超声波换能器能发送并接收脉冲信号。在脉冲传输和检测到脉冲信号之间通常有一时间间隔，它表示反射发生的界面或

非镜像发射器与换能器的距离。从换能器到界面的距离（或深度）见公式 1.10。

$$D = \frac{v \times t}{2} \qquad (1.10)$$

其中 D 表示到换能器的距离，v 表示超声在组织的传播速度（假设大多数处理器均接收速度为 1540 m/s 的超声波），t 是传输和接收脉冲之间的时间。脉冲之间的距离用 v 和 t 的乘积除以 2 表示（因为从到达反射体再返回到接收器脉冲传播了实际距离的 2 倍）。此外，接收到的信号强度显示其与反射发生界面阻抗的不匹配程度。

系统增益补偿和时间增益补偿

操作者通过两种方式调整输出的放大信号。一种是均匀地增加换能器所接收回波的总振幅来提高该系统的总增益，这种方法可以改善对弱回声的检测，然而却是以牺牲整体分辨率为前提的。

时间增益补偿主要用于对随路程增加而减弱的回声强度进行补偿。从公式 1.8 可知，随着距离的增加超声波的强度呈指数降低，因此从远离换能器的界面反射的回波强度显著降低。超声处理器的时间增益补偿功能可以选择性地扩增深层结构的回声。现在的超声内镜处理器允许操作者根据深度改变增益。

信号处理器

经过时间增益补偿后对信号进行其他处理。信号处理器执行超声处理器不同的信号处理法则并保持其专有信息。在一般情况下，采用多种射频（RF）信号的解调形式来产生射频包络信号并用于产生 B 型图像。此外，处理还包括阈抑制以去除操作者指定的阈值下的信号。处理器可应用边缘检测、峰值检测、差异等其他方法提高图像质量[1]。

成像原理

到目前为止我们已经介绍了超声的基本物理原理和超声仪，接下来将介绍一下超声成像。

分辨率

在超声成像中要考虑三个不同方面的分辨率：轴向、横向和仰角或方位角分辨率。

纵向分辨率

纵向分辨率是指沿超声波束轴方向上可被超声成像系统区别的两个目标点的最小分辨距离。轴向分辨率由超声频率和空间脉冲宽度（SPL，spatial pulse length）决定[5]。空间脉冲宽度可由公式（1.11）求得：

$$SPL = \frac{c}{f} \times n \qquad (1.11)$$

其中，c 表示在组织中传播的声波速度，f 代表所发送超声波脉冲的中心频率，n 为每次脉冲的周期数（通常为 4 ~ 7 个周期）。纵向分辨率的最大值为 SPL/2，由公式可知，在假设脉冲循环周期数一定的情况下增加频率可以提高横向分辨率。为进一步解释纵向分辨率，在图 1-11 中给出两个中心频率和空间脉冲宽度不同的两个超声脉冲。纵向分辨率是胃肠壁分层结构成像的最重要特性。

横向分辨率

横向分辨率是指与超声束垂直的平面上两个点能被分辨的最小间距。横向分辨率与超声束的宽度有关。超声束的宽度与换能器的大小、形状、频率和焦点呈函数关系。对横向分辨率的解释见图 1-12。

仰角分辨率

仰角分辨率或方位角分辨率显示与实际深度有关的二维图像。影响横向分辨率的因素同样影响仰角分辨率。聚焦的圆盘换能器（奥林巴斯 GF-UM 系列）是圆形对称结构，所以横向分辨率与仰角分辨率是一致的。相对来说，线性阵列换能器仰角分辨率是由沿平面成像的波束宽度特点决定的。

A 型超声扫描

A 型模式扫描或振幅模式扫描是经过先前讲过的发送 / 接收过程，即超声波发送脉冲之后回波的射频线沿着一个固定的轴线返回形成的。接收的信号经换能器放大产生 A 型模式信号（图 1-13）。临床医生已很少用 A 型扫描模式，但它却是其他所有扫描模式包括 B 型扫描模式的基础。此外，射频信号分析已成为先进的成像技术领域的一个重要研究方面。

B 型图像

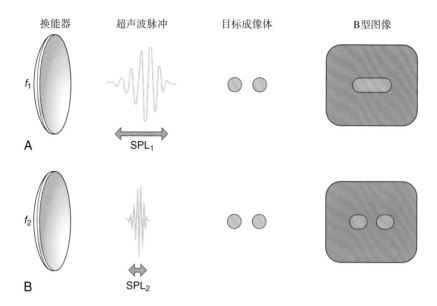

图 1-11 纵向分辨率的概念。纵向分辨率由空间脉冲宽度（SPL）决定。图中比较了脉冲长度相同而频率不同（$f_1 < f_2$）的两种不同超声脉冲的纵向分辨率，同样在频率相同而脉冲长度不同比较其纵向分辨率。在图 A 中成像目标体之间的距离小于空间脉冲长度（SPL）的一半，因不能够被分辨为两个离散的目标而生成 B 型图像。在图 B 中，成像目标体之间的距离大于空间脉冲长度（SPL）的一半，可以被分辨为两个离散目标

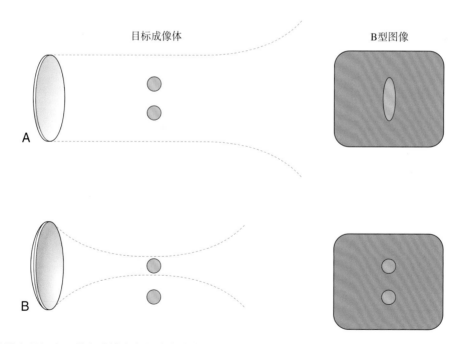

图 1-12 横向分辨率的概念。横向分辨率与超声宽度有关。此图对具有相同孔径的非聚焦换能器（A）与聚焦换能器（B）的横向分辨率进行了比较。（A）中非聚焦换能器不能区分两个成像目标体，结果两个目标体被当作一个目标体在 B 型图像中显示。（B）中聚焦换能器的波束宽度很窄，能够分辨两个目标体。如果成像目标体在焦点之外，加宽的光束宽度将无法识别这两个目标体，结果形成与（A）中相似的 B 型图像

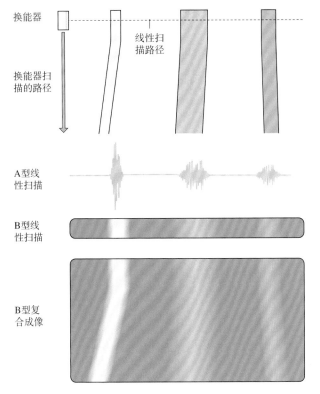

图 1-13　A 型线性扫描模式、B 型线性扫描模式和所形成的图像。换能器输出经由组织的线性扫描图像。换能器接收的信号经放大后得到 A 型线扫描。A 型信号经解调和其他信号处理后得到 B 型线扫描。多次线性扫描和多个转换路径形成 B 型图像，此过程既可以通过换能器的机械扫描也可以经线性阵列换能器的电子转换

B 型模式扫描也叫作灰度模式扫描，通过换能器机械或电子运动实现信号的附加处理。A、B 型图像都是由 A 型信号经过一定处理得到的（图 1-13）。B 型图像中与 A 模式线扫描相对应的线型都是经数字化射频信号解调产生射频信号的包络线。在 B 模式图像中，用解调信号的振幅形成的亮点表示组织的相应位置。沿换能器输出的轴向信号经机械的或电子的转换形成 A 型图像，随后 A 型图像经过处理得到复合的 B 型图像。超声内镜成像系统产生的就是 B 型图像。

多普勒效应

在超声仪中应用多普勒效应以检测与换能器之间的相对运动的物体。在生物学应用中所反射的物体是血管中运动的红细胞。超声内镜中应用多普勒超声来确定血管中的血流量。超声多普勒效应的基本原理是与换能器相对运动的物体发射

回来与换能器所发射频率不同的超声波，称为多普勒频移。物体相对于换能器的运动速度决定了频率的变化量。发射频率与频移之间的差异取决于运动物体相对于换能器的运动速度 (v)。

多普勒频移公式如下：

$$f_D = \frac{2vf_t\cos\theta}{c} \qquad (1.12)$$

式中 f_D 表示由多普勒效应造成的传输和反射频率之差，即多普勒频移。v 表示振动源（红细胞）的运动速度。f_t 表示发射频率。θ 表示物体与源声束方向相对运动的角度（图 1-14）。c 表示在介质中的传播速度（1540 m/s）。从公式可知当血管与换能器垂直，即 θ 角为 90°时将检测不到多普勒频移。这是因为当 θ 角为 90°时，cos90°等于 0，代入公式 1.12 可得 f_D 为 0。因此用换能器检测血管的血流运动时不能与之垂直，相反当声束与血流方向平行时将得到最大的频移（cos0°＝1，cos180°＝－1）。

多普勒诊断仪可分为连续波多普勒、脉冲频谱多普勒、彩色多普勒、能量多普勒。

连续波多普勒

连续波多普勒是配置最简单的一种，探头内有两个换能器，一个发射超声，一个接收回声信号。发射换能器以固定频率连续发出超声，接受换能器则连续地接收反射信号。发送和接收的信号叠加，得到一个含有相当于多普勒频移的差频波形。连续波多普勒没法辨别形成多普勒频移的运动信号的深度信息。

脉冲波多普勒

脉冲波多普勒可以得到产生多普勒频移的运

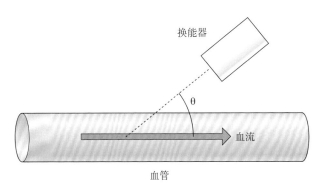

图 1-14　多普勒测量示意图。θ 角决定多普勒的信号强度。当 θ 为 90°时将检测不到多普勒信号

动体位置的深度信息。脉冲波多普勒只有一个换能器发射和接收超声信号，其所用的波长要长于成像波长。运用电门控制计算发射与接受脉冲的间隔使操作者可以在超声传播轴线的任意位置找出一个特定位点。脉冲波多普勒通常以音频信号形式输出。脉冲波多普勒与 B 型成像结合称为多普勒扫描，可使操作者在 B 型图像上确定特殊位点。

彩色多普勒

彩色多普勒能直观显示运动或血流，并以彩色形式将其组合，叠加显示在 B 型灰阶图像上。彩色多普勒的原理与脉冲波多普勒类似。在二维声像图上叠加彩色实时血流显像。通常，红色表示迎向探头的血流方向，蓝色表示离向探头的血流方向。在检测区域利用一个点来估计频移得到运动方向和速度信息。红色或蓝色影反映血流的相对速度。与在 B 型图像中相同，所有的静止物体用灰阶表示。彩色多普勒的好处在于能够获得血流的流向和流速信息。局限是血流与换能器要有一定的角度。

能量多普勒

在所有多普勒中能量多普勒是检测血流的最敏感方法。同样，能量多普勒的原理与脉冲波多普勒和彩色多普勒相似，只是在处理多普勒信号时不像彩色多普勒用频移描述多普勒信号，能量多普勒的信号是用能量总积分表示。能量多普勒主要检测多普勒信号的强度，不涉及运动物的速度和方向。在不需要测定血流运动方向和速度时这种方法是检测血流最敏感的方法。

伪像

图像与实际的组织不一致形成伪像。了解超声波的原理可以用来解释伪像，辨别和了解伪像的成像基础对于正确解释超声影像是非常重要的。下面我们介绍几种常见的超声伪像。

混响

混响反射是一个单发射脉冲在所经过的路径上遇到强回声界面时发生多次发射而成。发射脉冲首先由反射器反射回换能器，然后，反射脉冲再从换能器反射回反射器上。如此反复，且每次反射返回换能器时会产生一个信号，直至该信

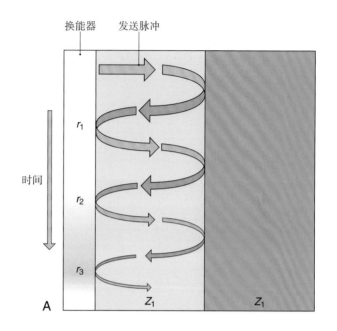

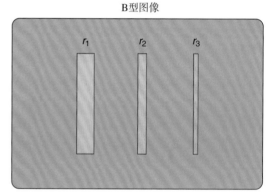

图 1-15　在两种声阻抗相差很大的界面，超声脉冲发生强烈反射产生混响伪像（如在水气界面）。A，解释脉冲波怎样在两种声阻抗相差很大的界面发生反射。反射信号被换能器接收后又被重新反射回介质。根据成像深度此过程将重复数次。此后信号逐渐减弱。B，与 A 图中描述的混响相对应的 B 型图像。反射信号距离相等（r_1、r_2 和 r_3）

号衰减至换能器无法探测或线阵扫描已完成（图 1-15）。线扫描的成像时间取决于成像的深度。混响的形态呈等距离多条回声，回声强度依距离递减。机械放射状扫描的超声探头形成的伪像（图 1-16）是一种特殊的伪像，称为环形伪像[6]。反射通常来自换能器的壳体。混响伪像也发生在水 - 气界面，如气泡（图 1-17）。

反射（镜面影像）

声束遇到积水肠管内的水 - 气界面会发生全反射和镜面伪像[7]。因声阻抗严重失配，发射的超声波脉冲将反射出水 - 气界面，这些反射波被换能

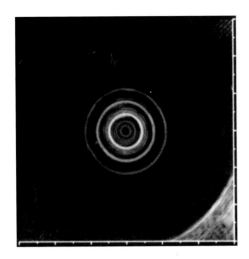

图 1-16　超声内镜图像的混响伪像是由于换能器本身多次反射信号形成的。同心环间间隔相等，随着与换能器距离的增加，同心环的强度减小

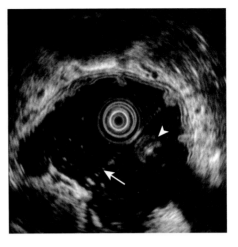

图 1-18　反射或镜面伪像。换能器产生的镜面伪像（▲）和由胃腔内水 - 气界面的超声信号（↑）反射产生的胃壁的镜面伪像

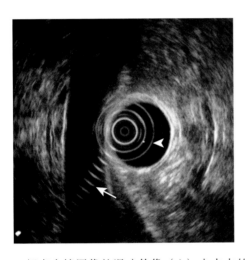

图 1-17　超声内镜图像的混响伪像（↑）由水中的气泡经多次反射形成。这种伪像的强度减小的幅度小于由换能器本身产生的伪像减小的幅度（▲），这是因为水 - 气界面的声阻抗不匹配要远大于换能器本身，因此产生更强的反射信号

器接收形成与水 - 气界面相反的虚实两种图像（图 1-18 和图 1-19）。这种伪像易识别，如减少气体量或增加肠腔中的水量，均可消除这种镜面伪像。

声影

　　声影是反射伪影的一种，是超声束投射到强回声物质时产生的。当遇到这种强回声时，界面绝大多数超声波将被反射，超声束不能到达这些物质的后方，在其后方出现无回声区，产生阴影效应，有助于胰腺钙化（图 1-20）和胆囊结石（图 1-21）的诊断。

　　在两种声学速度不同的组织边界因折射关系也可出现声影，常见于球形结构如肿瘤或囊肿。如我们前面所讲述，当超声波到达两种声学速度不同的组织界面，入射角超过临界角时，声发生折射从而形成折射后的声影暗区，在这暗区内所有本应显像的声结构出现欠缺（图 1-22）[8]。

透射传输

　　超声束通过充满液体的结构，在其后方的回声强度大于邻近组织的回声，如囊肿。这是因为超声在经由这些病变时声衰减很小，换能器接收到较强的反射信号，由此可用来检测囊肿和血管病变（图 1-23）。

切线扫描

　　若要检测断层的厚度，换能器要垂直于断层进行扫描，如果不垂直测量，数值将偏大[9]。在胃肠道壁的分层图像和胃肠道肿瘤的分期评估中，厚度的正确测量非常重要。用辐向扫描的方法可以识别这种伪像，因为在整个图像中，胃肠道分层不均匀，这种伪像可以清晰地看到（图 1-24）。当用于胃肠壁肿瘤进行分期时，切线扫描可过高评估肿瘤分期。内镜检查时操纵探头的方向使成像平面与断层垂直，可避免伪像的干扰。

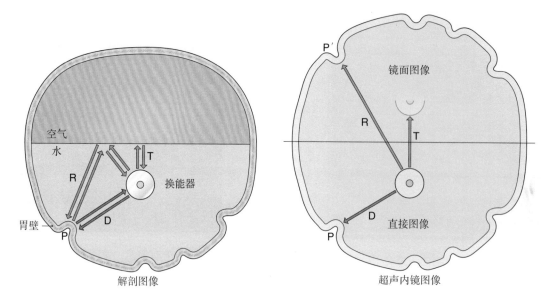

图 1-19　水 - 气界面反射产生的镜面伪像。水和气体的声阻抗相差很大，超声波遇到水 - 气界面时将发生全反射。左图描述了水 - 气界面胃壁的超声成像。超声波沿 D 途径得到胃壁 P 点的直接图像，由于水 - 气界面反射的存在 P 点的超声束沿 R 途径传播，再经 T 途径形成换能器的图像。右图是超声图像产生的示意图。超声处理器根据发射超声波的方向和接收反射波的时间记录图像的位置。换能器应准确记录经 D 途径反射的 P 点信息，然而因镜面伪像的存在，经 R 途径的信号被错误地记录为 P' 点的信息，此外，经 T 途径的反射信号在镜面图像中形成伪影

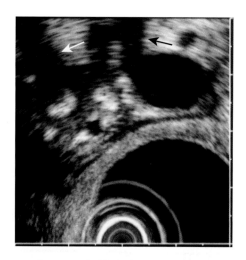

图 1-20　胰腺钙化产生的声影（↑）

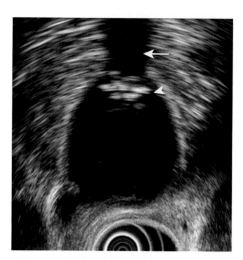

图 1-21　胆结石（▲）产生的声影（↑）

旁瓣伪像

　　旁瓣是偏离轴线的超声波的二次反射形成的（图 1-25）[3]。虽然旁瓣的超声波强度较主轴传播的超声波强度略有减小，但却可以形成旁瓣伪像。通常情况下，主轴反射的强度大于旁瓣反射强度，旁瓣反射被掩盖而不易识别。但在低回声结构成像时，旁瓣反射强度足以被换能器接收产生检测信号，然后经处理器处理形成旁瓣伪像[10]。当主瓣声束处于低回声区如囊肿或胆囊时，旁瓣的信号才能明显反映出来，并有可能被认为是胆囊内

的泥沙样物或胆囊内的实体物[6]。图 1-26 为胆囊旁瓣伪像的示意图，改变换能器的位置可以消除旁瓣伪像。

内镜超声弹性成像

　　弹性成像是一种评估组织"硬度"，即施加外力后组织形态改变（应变）的超声诊断方法。这个概念与触诊密切相关，多个世纪以来，内科医生应用触诊来检查组织硬度较高的相关病理状态。多个参数可用来描述组织弹性特性，其中体积弹

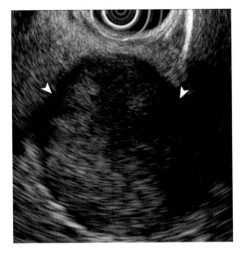

图 1-22　在正常组织和肿瘤组织界面折射产生的声影（▲）

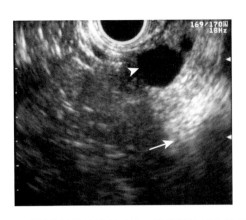

图 1-23　无回声的囊性病变（▲），囊性结构后方的组织结构回声强度大于与换能器距离相近的其他组织的回声，称为透射传输

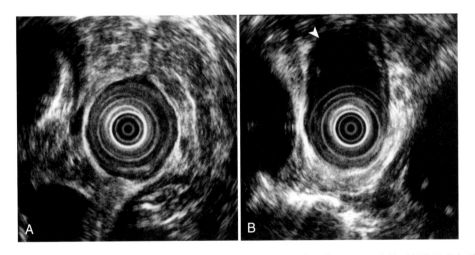

图 1-24　切线成像的伪像。A，贲门失迟缓患者肥厚的食管下括约肌的正常成像；B，此食管下括约肌的切线成像（注意在图像采集过程中水囊未充盈）。胃肠道的分层结构被扭曲形成的环形厚度不一致，得到的图像不能反映正常的胃肠道壁结构，其管壁异常增厚也不能正确反映肿瘤的外形（▲）

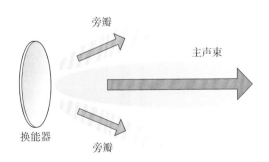

图 1-25　旁瓣伪像由偏离轴线的主波的二次反射形成。虽然旁瓣的超声波强度很小，但换能器仍可以检测到足够强度的组织的反射信号，形成旁瓣伪像。假定任何方向的回波均为沿换能器声束的轴向传播，所接收到的就是旁瓣伪像

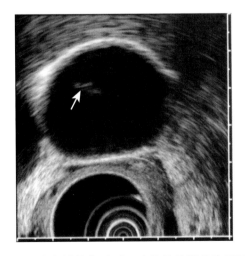

图 1-26　胆囊旁瓣伪像（↑），变换换能器的位置可以消除旁瓣伪像

性模量（公式 1.3，表 1-1）描述了施加外力后物体的体积变化。如表 1-1 所示，体积弹性模量在不同组织类型中的变化不超过 15%。存在不同的弹性参数：杨氏模量和（或）剪切模量，它们代表了施加外力后在特定方向（纵向或横向）上组织位移（应变）与应力的比值。正常软组织的弹性模量变化有四个数量级，病理状态（如纤维化）下弹性模量会升高两个数量级，而良性肿瘤通常较恶性肿瘤柔软[11]。

在弹性成像中，压力可来源于体外（如振动、手法压迫、腔内球囊扩张）或体内（如血管脉动、呼吸运动）。利用超声波测量其所产生的应变，如图 1-27 所示，即施加应力前后的 B 型图像。利用互相关技术对压迫前后所记录的各个 B 型线性扫描进行分析，并探求深部的应变分布。这些应变线性扫描组合成二维弹性成像，颜色半透明地叠加到 B 型图像上。为了表示组织的柔软程度，使用色调色彩图（值域为 1 ~ 255），最硬的组织表现为深蓝色，最柔软的组织表现为红色。手动选

取包括靶病变以及其周边组织在内的感兴趣区域（ROI，region of interest）。值得注意的是，这里显示出的弹性图严格地说并不是直接代表组织弹性模量分布的绝对单位，而是感兴趣区域中的相对组织位移分布（因为压力是未知的）。此外，诊断完全基于色彩（蓝色意味着恶性）会存在巨大的偏差，同时也依赖于操作者的经验。因此这种方法叫作定性弹性成像[12]。最近，第二代内镜超声弹性成像允许对组织硬度进行定量分析[13]。选取感兴趣区域中两个不同的区域（A 和 B）进行定量弹性分析，区域 A 包括了大量病灶区，区域 B 则涉及肿瘤外柔软的胰周参考区域。参数 B/A（应变率比值）的计算可作为弹性成像评估的措施。

超声造影谐波成像

超声成像中的造影增强建立于静脉注射造影剂后超声波背向散射的基础上。超声造影剂通常是包裹着壳的气体或者直径 2 ~ 6 μm 的气泡，在循环中稳定存在并局限于血管内部，直至随呼出气排出体外。超声造影剂作用并反射入射频率为 f

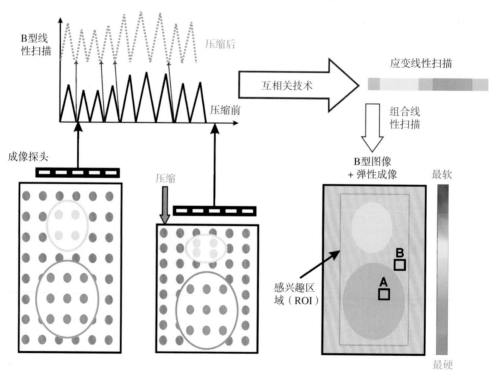

图 1-27 超声弹性成像示意图。组织压缩前后分别获取一个 B 型图像。硬度高的病灶（蓝）中的组织位移程度要小于周围软组织（灰）以及硬度软的病灶（黄）中的位移。组织压缩前后各个 B 型线性扫描通过互相关技术进行对比来重建深层组织位移分布。线性扫描组合成一个代表了组织柔软度的二维彩色图像，色调图的值域为 1 ~ 225。只计算操作者选定的包括了病灶以及一些周围软组织的图像。即使这种定性信息通常有一定价值，但组织弹性的定量测定方法更加可靠并且是可行的，下述，选取弹性图像上病灶、脂肪以及结缔组织中的两个区域（A 和 B），测量这些区域内平均应变的比值

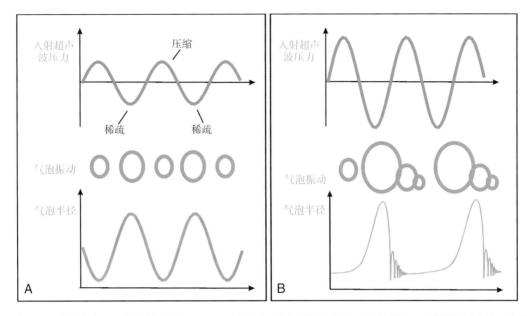

图 1-28　超声造影剂（覆盖一层薄薄外壳的 2 ~ 6 μm 气泡）对入射超声波的反应情况。A, 低振幅超声波。气泡振动呈球形对称，且小于气泡的初始半径。气泡的收缩和膨胀分别与超声波的压缩和稀疏相同步。B, 高振幅超声波。气泡振动不稳定，缓慢的膨胀阶段之后，急剧坍塌并出现一些反弹。气泡坍塌频率高于入射超声波频率

的超声波的方式主要取决于超声压力振幅，如图 1-28 所示。在低超声压力水平，气泡与入射压力波同步膨胀和收缩，其振动小于气泡半径。在这种情况下，散射超声波频率仍为 f，气泡仅起到反射体的作用。当超声波振幅较大时，气泡振动出现不稳定，包括缓慢膨胀期及急剧坍塌期。这些坍塌引起了二次超声波或谐波的产生，其频率整倍于基波频率：$2f$、$3f$ 等。因此，如果成像换能器调整为发射频率为 f 的超声波，并接收频率为 $2f$ 的超声波，那么只有存在气泡的区域即血管内才能够成像。

上述过程通常被称为超声造影谐波成像，在过去的几年里越来越多地应用于微血管以及病灶内血流灌注的特征描述，以此来提高鉴别诊断水平；其同样应用于晚期消化道肿瘤化学治疗和（或）抗血管生成治疗疗效的纵向监测。超声造影剂在循环中的运动可以通过谐波成像被实时监测，提供一些与微血管血流相关的有价值的定量参数，如流入和流出时间、平均通过时间[13]。

小结

本章我们综述了超声波的基本物理原理及超声仪器的结构，并依据超声波基本原理展示分析了各种常见的超声伪像。这些原理使我们对超声波的实用范围、局限性及超声图像形成有了进一步了解。了解这些原理也有助于内镜工作者获取准确、高品质的图像。

参考文献

1. Hedrick WR, Hykes DL, Starchman DE. *Ultrasound Physics and Instrumentation*. 3rd ed. St. Louis: Mosby; 1995.
2. Duck FA. *Physical Properties of Tissue*. London: Academic Press; 1990.
3. Christensen DA. *Ultrasonic Bioinstrumentation*. New York: John Wiley; 1988.
4. Shung KK, Thieme GA. *Ultrasonic Scattering in Biological Tissues*. Boca Raton, FL: CRC Press; 2000.
5. Harris RA, Follett DH, Halliwell M, et al. Ultimate limits in ultrasonic imaging resolution. *Ultrasound Med Biol*. 1991;17:547-558.
6. Kimmey MB. Basic principles and fundamentals of endoscopic ultrasound imaging. In: Gress F, Bhattacharya I, eds. *Endoscopic Ultrasonography*. Malden: Blackwell Science; 2001:4-14.
7. Grech P. Mirror-image artifact with endoscopic ultrasonography and reappraisal of the fluid-air interface. *Gastrointest Endosc*. 1993;39:700-703.
8. Steel R, Poepping TL, Thompson RS, et al. Origins of the edge shadowing artifact in medical ultrasound imaging. *Ultrasound Med Biol*. 2004;30:1153-1162.
9. Kimmey MB, Martin RW. Fundamentals of endosonography. *Gastrointest Endosc Clin N Am*. 1992;2:557-573.
10. Laing FC, Kurtz AB. The importance of ultrasonic side-lobe artifacts. *Radiology*. 1982;145:763-768.
11. Greenleaf JF, Fatemi M, Insana M. Selected methods for imaging elastic properties of biological tissues. *Annu Rev Biomed Eng*. 2003;5:57-78.
12. Iglesias-Garcia J, Dominguez-Munos JE. Endoscopic ultrasound image enhancement elastography. *Clin N Am*. 2012;22:333-348.
13. Gheonea D-I, Saftoiu A. Beyond conventional endoscopic ultrasound: elastography, contrast enhancement and hybrid techniques. *Curr Opin Gastroenterol*. 2011;27:423-429.

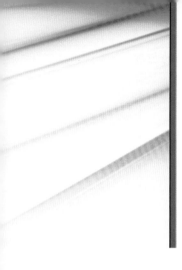

第2章

设 备

John Meenan · Charles Vu

（李丽伟　张庆瑜 译　李盈盈　李　文 校）

内容要点

- 设备的选择是由病例的综合性来确定的。应根据诊疗需要选择设备，而不是根据个人的意愿进行选择。
- 如果资源有限，我们应该把精力放在线阵设备上。
- 用于介入性超声内镜的穿刺针操作方法有所不同。多尝试一些方法是非常重要的，目的是确定一种最适宜的操作方法。
- 保存与编辑视频是超声内镜操作的重要部分，对于如何实现这些，我们将给予一些见解。

概述

超声内镜提供的服务质量一直是操作者和病人所信赖的，同样也是他们所需求和关注的。而且，超声内镜的购买与维护都很昂贵，如果我们做出错误的决定，将没有第二次机会。正是因为这些原因，一定要诚实、专注、客观地分析这套设备的发展前景——它不只是内镜逆行胆胰管造影术的一个附加设备，也不能急于求成。

在着手从事超声内镜设备安装之前，超声内镜医师必须要明白他为什么要做以及哪里真正需要。尽管超声内镜主要生产商的产品大多是相同的，但是规格上微小的差别在某些疾病的检查中仍然有很大的影响。

超声内镜设备的安装

不同健康保健系统的自身特点不同，我们在这本书中不可能满足每个系统的要求。机器的型号和当地人力资源的差异将会影响你对安装超声设备的选择，但这不是我们将要讨论的。在这一章，我们将讨论如何使这个设备更好地配置、管理和应用。

人们希望多数参与安装超声内镜设备的人员都已经在这方面得到过培训。这样设备就不会出现意外或侥幸运转。通过对细节的思考和关注来建立并维护这种新的超声内镜设施。同样，正直、敏感、毅力对学习超声内镜来说也是很有帮助的。

在全世界建立超声内镜服务保障有一些适用的前提。唯一需要回答的重要问题是："需要超声内镜的真正意义是什么？"不能把个人的需求和当地规定混淆。

超声内镜的标准适应证范围很广，从食管癌的分期到确定胰胆管疾病。因此，需要回答一些问题：（1）如果一个从事食管上段及胃部手术的外科医生，他想从超声内集中了解什么——肿瘤分期的描述或假定的淋巴结分期以及淋巴结的活检结果？（2）对于可能的胆总管结石患者有多少做了磁共振？（3）一年能见到多少成熟的胰腺假性囊肿？（4）在复杂的胆管或者胰管引流方面是否有可用的配套设备允许人们去尝试并面对失败？超声内镜的医生应该就这些问题和同事进行讨论，和一些资深的医生谈论，找出一些有用的参考数据，而不是凭空猜想。和胸科医生的交流也是很重要的，因为通过共享超声平台计划引进的支气管超声内镜可以节约很多资金。同样的，也可以和肛门内镜以及更广泛的显像装置共享超声平台。

这些参数会告诉你一些事情——比如内镜超声医师在操作过程中遇到的关键异常情况。通过分析，一种可能的财政解决方案能被实施。现已经发表了很多关于超声内镜合理性花费方面的文章，但是这些工作成果可能不适用于其他单位或地区，操作者应该自己进行计算。他们也需要和同行、当地的专业人士讨论如何才能得到最大的回报，因为通常有一些窍门可以改变可能的适用范围。这些参数也能告诉你应该选择购买什么型号的设备。

谁去操作 EUS？在很多国家，操作超声内镜的责任落到了胃肠病学家身上，但是外科医生以及放射科医生也行此操作。由于没有特定的专业背景，所以不具备熟练程度方便的任何优势。在英国，的确有一些中心形成了护士主导的超声内镜服务。更重要的是，超声内镜机器的出现并不意味着必须要影像学家的参与。

传播知识是任何一种服务的核心，这跟自吹自擂不一样。当然，宣传任何新兴服务的好处并且获得一些检测参数也是可能的，但我们必须谨慎且明智。谈论超声内镜优势的同时不要忘了它的缺陷，比如超声内镜细针抽吸活检对慢性胰腺炎或者排除小的胆管癌的操作。

使用案例分析来强调这一问题是很好的方法。你需要不断重复这些信息，因为其他的内科医生可能让你帮忙解决问题，他们通常对一个新程序的细节和限制性置若罔闻。CT 的缺点大部分都被忽略了，而新兴的超声内镜却没有，意识到这一点是很重要的。记住，即使在最佳时期，超声内镜对胰腺癌的分期诊断也会有 1/5 的误差。CT 可能也会有同样突出的弱点，但这未对此做出保护性的说明。

建立超声内镜服务系统不仅仅涉及病例的数量、效益的增长，还涉及个人意愿，可供使用的设施、内镜工作人员、当地细胞病理诊断技术以及和内科医生的交流互动对于付出所有努力后最终的成功或者失败有很大的影响。

内镜室员工的培训是减少运行成本的关键（返回维修的费用很高并且还可能会中断服务），并确保程序的优化（进行简单的细针穿刺活检 FNA 很容易，除非这个团队工作很差）。这项技术的培训责任就落到了操作者身上，其中的一些操作培训必须在购买设备的同时由生产商进行，跟护士和技术人员探讨一下以发现他们所需要培训的内容。

超声内镜操作者应熟悉内镜室所需的空间以及布局。重要的是，当使用不同生产厂家的设备时，必须确保有足够的空间为 FNA 标本的采集做充分的准备。本章节后面会谈到设备问题，但是对于一个独立的机构通常优选节省空间的处理器。

超声内镜服务从其他机构的外科部分吸引了很多病例，你需要决定你所扮演的角色。仅仅是执行一个程序并得出结果或者在管理方面提供一些建议吗？回答这些问题很重要，因为给出的建议可以使患者困惑以及不安，也许会激怒相关的医生。如果你提供的是一种建议，你必须在首次咨询时看病人并且定时对检查结果进行回顾。通常，对于不太常见的病变比如皮下病变的处理是没什么争议的，但是对于像胰腺假性囊肿或者上皮高度发育不良的外科处理意见可能会不同，必须小心对待。

必须从开始就抓住细胞病理学检查这一难题，特别是因为所有的 EUS 都需要细针穿刺活检（FNA）。"只看不能碰"的日子已经结束了。

良好的样品准备有助于获得良好的细胞病理学结果，但是文献表明如果有细胞学方面的技术人员参与（不必是细胞病理学专家）那么结果会更好。细胞学技术员的角色是制备高质量的标本以及对细胞结构进行评价，所以超声内镜医生应明白什么时候终止操作过程。这些技术员并不能够立即做出诊断，匆忙做出诊断没有任何好处。

超声内镜医师应该和当地的病理科沟通，看他们有什么经验，可以提供什么以及使用他们的设备是否可行或者成本是否更合理。因为有黏液存在，肠内 FNA 和其他形式的细胞学检查不同，因此，经过一个学习实践过程（大约有 60 个病例），病理学家就不会将每个人都诊断为高分化黏液分泌肿瘤。如果技术人员不能进行此项操作，超声内镜医生应该成为技术人员而学习制片和在实验室里样品保存的最佳方式（比如在固定液中、在缓冲盐中）。和细胞病理学家探讨一下：你是否需要使用 Cook ProCore 针？因为它能提供介于细胞学和病理学之间的样本，所以可能需要操作上的细微差别。

超声内镜医师员工无论多么能干多么优秀，不良的管理也会对超声内镜服务产生负面影响。超声内镜医师的责任不只是操作超声内镜检查这一机械的程序。

沟通不足也会影响此项检查的结果。申请医生必须明白超声内镜医生需要知道些什么：吞咽困难的程度、病灶的大小及确切位置、CT 及其他影像检查不容易发现的东西、抗凝药以及抗血小板药物的使用情况，最重要的是，是否要做 FNA。当和申请医师交谈时内镜医师必须向其解释这些关键点以及相关的风险（以及一些虽然现在看起来比较低的风险）。另外，医生在写报告时必须做到精确，写出病灶具体大小、数量、位置。不幸的是，至今还没有完善的报告系统能够广泛用于 EUS，所以不得不采用通用报告系统中最适用的模板。内镜医生必须在第一时间用邮件或者传真将病理结果通知申请医生。内镜医师能在报告上提供详细的实验室结果，并且能将报告自动拷贝给申请医生。不要只对所有的报告做一个框架介绍。如果有一项结果对时间尤其敏感，内镜医生应该打电话或者发短信通知申请医生。另外，如果是对已进行了其他检查的病人，在和他谈论其检查结果及意义时必须非常小心谨慎。

EUS 检查程序的安排会受到一些因素的影响，比如可用内镜的多少、技术水平、熟练程度以及镇静药的应用类型。一般来讲，一次包含有 FNA 的 EUS 可以安排在 30 min 内，使用咪唑达仑或阿片类麻醉药物的病人需要 60 ~ 90 min 的复苏时间。超声内镜医师在对助手进行培训时，程序少一些比较好（教学的时间和质量胜过病例的数量）。调整程序时，应该给出可能用到的内镜指标，制订合适的计划表。对于癌症患者做完 ERCP 后再做 EUS 时不需要调整位置，而当怀疑患者有胆总管结石时这种方法很浪费时间。

设备

EUS 对于内镜医师来说是不一样的，它很昂贵，功能也不是很齐全，并且很小且精致，也很容易损坏。

购买设备之前通常要对当地的需求进行长时间的考察，以便能够有效利用有限的资金。通常有讽刺意义的是，这个项目或是被一些不懂内镜规格的人所决定，或是被那些能看到需求并能够实现这种需求但不能参与该项服务的人来决定。

EUS 设备没有好坏之分，主要生产厂家生产的产品都是相同的。然而，用来满足特定的临床需求时却有好坏之分。

来自于同一生产厂家的设备运行起来是完全可行的，但是来自两个不同厂家的设备混合起来用时是不能工作的。

概况

超声内镜大体上分为两类：环扫（或者"扇形"）和线阵（或者"凸阵式"）。每一类又分为电子的和机械的（后者现在很大程度上被取代了）两类。根据特殊的临床需要设计特殊的探头，用这些特制的工具检查黏膜肿物和胰胆管疾病（微型探头）、食管和近端胃癌 [通过使用支气管镜来取代已经停产的 olympus "细长探头"（MH908）]、结肠邻近直肠处（微小探头）和肛管的病变（硬质探头）。

电子超声内镜和中层及上层标准的超声波处理器连接使 EUS 增加了多普勒及流动影像的维度、三维效果、组织弹性成像、新的造影剂（如 SONAVUE）的使用，使主流超声未来的发展变得更加立体。同时还有大多被忽视了的变亮的按钮。主要功能是寻求保持高质量的图像以及如何在你手中操纵内镜。

环形超声内镜以与内镜轴向成适当角度提供外周影响，这和 CT 扫描提供的影像类似。和胃肠道中普受赞誉的影像类似，这种形式吸引了很多的实习者和超声内镜工作者。

线阵 EUS 检查结果更类似于经腹超声。因为它的图像是在一维空间，视图是有局限的，并且定位比较困难。当标志物变模糊时很容易找不到方向。在大多数临床医生当中，加之对经腹超声接触较少，这种困难感觉很普遍，线阵 EUS 对于很多操作者来讲只作为介入工具。对于超出 EUS 狭窄适应证的患者行此检查感觉很不适。

然而，EUS 毅然沿着线阵内镜的方向在发展。没有人证明线阵 EUS 比放射 EUS 更难学，或者比线阵 EUS 的操作学习花费更长的时间。底线是如果你要买一个 EUS 设备，你需要一个好的理由支持只要不是线阵 EUS 就行。

环扫超声内镜

主要的三大生产厂家（Olympus，Hitachi-Pentax，Fujinon）均生产 360° 视野范围的电子环扫内镜，操作视野从普通的超声平台转到生产商的线阵内镜。内镜的操作方法不同。有一些更加灵活。因此，在设备的试用阶段，超声内镜医生必须关注镜头穿过十二指肠降部遇到阻力时的处理方式。因为镜头很先进并不意味着很容易使用。

超声内镜医生应该仔细观察镜头的形状，因为可能会误导远处尖端直径的测量值；一些镜头紧靠尖端后面会有一个大的突起，不能通过狭窄处。此外，每一个生产厂家都有不同的控制远端水充式球囊的方式。Olympus 内镜有两步按钮，而 Pantax 有单独的注射管道，有按钮控制水通过管道流向球囊。在实践操作中，这种设计上的差别会让使用时的难易程度也有一点不同。

Olympus 有一种电子环扫镜头（Olympus GF-UE160-AL5；图 2-1A；使用扫描频率为 5 MHz、6 MHz、7.5 MHz 和 10 MHz）和一种机械的镜头 GF-UM2000（扫描频率 7.5 MHz 和 12 MHz 或者 7.5 MHz 和 20 MHz）；及新型的 GF-UM160（扫面频率 5 MHz、7.5 MHz 和 20 MHz；光源在镜身，不在镜头顶端）。所有的视野都是倾斜的，所以不能依赖超声内镜来完全替代普通胃镜。气囊的充满和排空都通过高效的吸和吹双控按钮来完成。而且，所有的这些内镜都有一个小活检管道（2.2 mm），能够获取支气管镜样大小的黏膜活检样品；有一个抬钳器将钳子输送到视野所在的位置。

在电子时代还继续出售机械型内镜需要一些解释。这些镜头提供的图像和电子型报道的图像一样清晰，并且通常情况下价格更低一些。然而，机械内镜不支持多普勒图像，而且直到现在还需要单独的超声处理器才能被线阵内镜使用。其缺点在引入双型 EU-MEI 处理器后得以解决（见后述）。

尽管机械内镜很笨重并且有很长的临床应用史，但是对于驱动轴和裸露的油浴房的双重需求可能成为其最根本的弱点。在实践中，这些镜头的机械特性使其不易被损坏。然而，必须定期保养，在放置或是移走气囊时不要挤压或者移动油浴。在有很多实习医生的地方这个问题很重要。有泡沫产生并且由此导致超声图像的散射质量退化是需要更换油浴的信号：一年之内应更换 1~2 次。

Olympus 镜头有两种型号。比较普遍的是 100 系列，在很多国家使用，有彩色的 CCD 芯片，而 200 系列（主要在日本和英国使用较多）有白色和黑色两种芯片可以允许窄带成像。

Pentax 是第一家向市场出售电子环扫超声设备的公司。最初的镜头超声视野不完整（270°；Hitachi-Pentax EG-3630URK；图 2-1B）。目前，这种镜头已经被扫面频率为 5 MHz、7.5 MHz 和 10 MHz 的 360° 完整视野的镜头取代（Hitachi-Pentax EG-367OURK；见图 2-1B）。内镜检查镜头是一种前视镜头（140°），因为不能完全反转，因此抵消了它使用的优势。此外，这种镜头检查结果不能替代标准胃镜对于完全腔内检查的结果，它有一个活检通道可允许标准大小的黏膜活检钳通过。

Fujinon 生产细长的（11.5 mm）以及最灵活的电子环扫超声内镜（EG-530UR；频率 5 MHz、7.5 MHz、10 MHz 和 12 MHz，见图 2-1C），前视镜头可以进行腔内检查，也可以进行 360° 超声扫描。

线阵超声内镜

出现于 1991 年的 PentaxFG-32 内镜数年来一直都是标准的线阵超声内镜。EUS 的换能器到远端扫描镜头之间是稍弯曲的，形状上类似于经腹超声使用的器械，可进行 120° 的超声扫描。线阵超声的外形很小巧，对于神经松解术和节点取样的腹腔和主动脉肺动脉窗来说视野比较小。

标准的 Pentax 线阵超声内镜是 EG-387OUTK（图 2-2A）。它有控制穿刺针工作的抬钳器和一个 3.8 mm 的附属管道。尽管它比 Olympus 提供的管道仅宽 0.1 mm，但是它能使支架操作稍微自由些。一种稍细的内镜是新型的 EG-3270UK，但是它只有一个 2.8 mm 的管道，只能用来进行细针穿刺，这使它的增量效益很受限。

Fujinon EG-530UT（图 2-2B）线阵内镜同样有一个 3.8 mm 工作通道和一个升抬钳器。

Olympus 线阵内镜有像豌豆一样的尖端换能器，可以进行 180° 平面扫描。它有三种型号：最新的 GF-UCT180（英国 / 日本 UCT260）是增强的 EUS[3.7 mm 的附属管道和可拆卸的电缆（MAJ 1587）使进入到里面清洗机器更容易]。两种旧型号的内镜只是附属管道的内镜不同：2.8 mm（GF-UCT140P-AL5）和另一个大一些（和更加通用）的内镜直径是 3.7 mm。两种型号都有抬钳器来协助

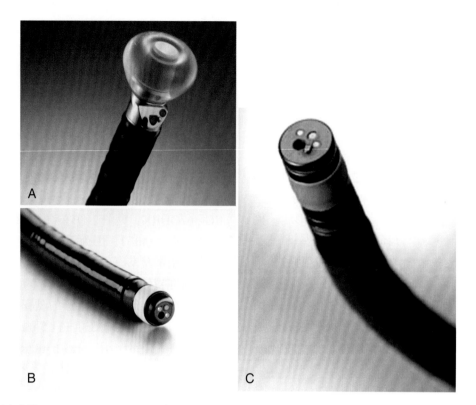

图 2-1　环扫超声内镜。A, Olympus GF-UE160 (Olympus America Inc., Center Valley, CA)；B, Pentax EG-367OURK (Pentax Medical Company, Montvale, NJ)；C, Fujinon EG-53OUR (Fujinon Inc., Wayne, NJ)

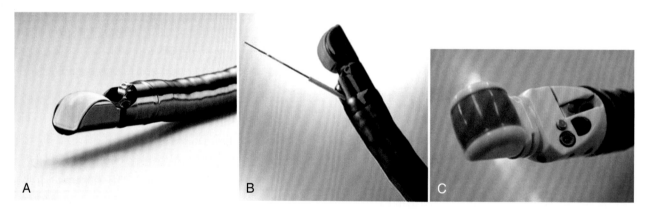

图 2-2　线阵超声内镜 .A, Pentax EG-387OUTK；B, Fujinon EG-530UT；C, Olympus UCT180/UCT260

穿刺针的进入。后一种据说能够置入一个 10 Fr 的支架；然而，镜头尖端的任何角度都能获得准确图像，这样就减小了附属通道的直径并且使较大的支架不易通过。可以设想用大通道的内镜进行细针穿刺活检这一操作应该会有更多问题，因为穿刺针会在通道内来回摆动，实际上，这一情况不会发生。正如 Pentax-Hitachi 镜头一样，受限制的 FNA 版和大孔径版的 Olympus 镜头之间的实际大小并没有区别。

Olympus 计划开发一种扁鼻式前视超声内镜（图 2-3），这种镜头特别用于胰腺假性囊肿引流的治疗。这种内镜包括 100 系列的 TGF-UC180 J [RGB200（英国 / 日本）系列里没有同种产品]。关于镜头形状可以达到胰腺肿瘤分期诊断的要求这方面的信息至今还没有报道，还需要综合性的扫描，包括对钩突的扫描。这种内镜没有抬钳器，但是扫描视野比标准的镜头更"便于穿刺"。一个人不应该假想这种超声内镜比现在的线阵超

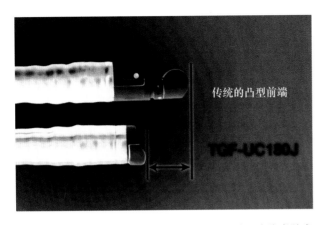

图 2-3　奥林巴斯 Olympus TGF-UC180J，用于胰腺囊肿穿刺的前视扫描内镜

声内镜视野更广，应该在购买之前实验一下。

Toshiba 由于不能跟随发展提供超声内镜，因此被转移给了 Fujinon。

超声内镜处理器

主要的几家公司生产的镜头基本上没有什么区别，但正因为如此，Hitachi（Pentax 平台）已接管 Aloka（Olympus 平台）。也就是说这两个公司将继续独立工作。在不久之前，Olympus 中断了和 Philip 的合作。

可以兼容环形、线型和支气管超声内镜（EBUS）系统是生产处理器的标准。Olympus 和 Pentax 两种镜头在运行时均使用独立式的标准超声仪（分别是 Aloka 和 Hitachi），而 Fujinon 使用了专有的仪器（Fujinon Sonart SU-8000）。这不是很重要的问题，重要的是在仪器试验期间对于影像的质量问题必须给予足够的重视。

重要的是，一个附加的处理器对于一些特殊探针的使用是必需的。这种不同取决于生产商。Olympus 将此看作优势，但是一些操作者发现此选择让人困惑。或许最好的解决方式是放弃环扫超声内镜，并且完全进入线性超声内镜的世界。

正如之前提到的，Olympus 生产多种宽范围的环扫内镜。如果资金不是（太大的）问题，且你想使用环扫内镜（假设你没有老式机械型内镜），那么可以购买一个电子环扫内镜，这种电子环扫内镜可以和线阵内镜相兼容（Hitachi-Aloka F75、现在已过时但很好用的 Aloka Prosound Alpha 10 或"小型"Aloka 7）。Aloka5 图像质量不

佳，现已不应用于 EUS 检查中。

上面所提到的方法将不允许你运行 Olympus 超声小探头，因为它需要 UM-ME1 探头，该处理器还能运行较新的 Olympus 线型和环扫内镜，因为它们需要较低的处理器。这种做法也许是主次颠倒。如果你想拥有超声小探头和高端 Olympus 环扫 / 线型内镜，最好的办法是同时拥有 F57 和 UM-ME1。

新的 EU-ME2 是 Olympus 公司最近开发的（图 2-4）。这个升级的处理器有很好的兼容能力，并且有范围比较宽的使用频率（5 ～ 20 MHz）、良好的聚焦功能（1 cm 左右）、良好的图像处理系统（包括及时录像回放、良好的软件、超声小探头的三维呈现）。该处理器的独特性能是促进对比图像和弹性图的使用。该处理器具有组织谐波回声的能力，包括穿透（THE-P）和分辨率（THE-R）模式、脉冲多普勒和高分辨率的流动模式。

Fujinon 环扫和线阵超声内镜放弃了 SU-8000 处理器。这是能够提供的最小的处理器，并能很容易地安装到标准的内镜里。

Hitachi 处理器能运行 Pentax 镜头。它的应用范围很广，可以用在 EUS/EBUS 设备上。虽然大多数型号比较旧，但它们很好并且具有展示组织弹性图和对比增强的能力（和内镜 /EUS 在屏幕上展示的逼真的图像一样）。它们包括 EUB-5500 HV、EUB-7000 HV、EUB-7500 HV、HI VISION 900 和新型的 HI VISION Preirus（兼容）以及高端

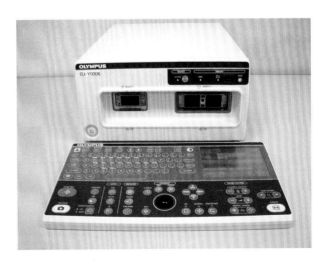

图 2-4　新型 Olympus EU-ME2 处理器（EU-Y0006 仍处于发展阶段）具有兼容性，用于强化对比图像和弹性图像的使用

的 HI VISION Ascendus。对于你想要 EUS 达到什么样的效果可以列一份清单，然后看看哪种设备能满足你的需求，最关键的还是图像质量。

特殊探头

有很多探头可用于特定的临床检查。尽管这些设备相对来讲不经常被使用，但是用于具体部位检查时它的优势就体现出来了。

食管和胃

Olympus 细长型（食管）探头 MH908 现在已经退出了市场，因为支气管内镜被用来取代它的位置，它可以不用扩张就能穿过食管狭窄处。这种方法当然可行并且也能到达腹腔干处取得组织样本，但是在操作过程中对内镜的控制并不是很好。

一直希望能够有这样一种设备在胃镜检查的时候加一次计划外的超声检查。Fujinon PL2226B-7.5 是一种鱼雷形状的机械型环扫探头（7.5 MHz；头直径 7.3 mm），它可以以类似静脉曲张套扎器的方式通过较大的胃镜通道反向装载。这种巧妙的设计被内镜腔内图像合成的缺失以及狭窄问题抵消了。这种探头通过 SP720 处理器驱动。当使用 Fjinon 微型探针时这种处理器也能够在环扫和线性型（双平面超声）之间轻松转换。

微型探头

导管探头大小为 1.4 ~ 2.6 mm，大多数是机械环扫型，并且在探头和处理器之间还需要额外的小型马达进行干预。在长度上，所有的探头都可以到达十二指肠以及回肠末端（通过结肠镜检查），但是 Fujinon 生产了一款长度为 2700 mm 的探头并借助于气囊小肠镜使其伸展。这些探头的工作频率通常都很高（12 ~ 30 HMz，大多数都超过 20 MHz），频率随着成像的深度变化而变化，并且导致有效应用减少。虽然这种探头特别适用于检查小的黏膜病变和皮下病变，还适用于腔内检查，但不适用于食管癌分期或者较大的结肠息肉检查，因为它的穿透能力迅速降低，特别是结肠息肉。

导管探头的另一个缺陷是很难排除病灶黏膜处的气体。它有专用的气囊，但是这需要使用带有大口径附属通道的镜头。有关提供一个水界面的方法已经有很多报道，包括使用橡皮套（未润滑的）以及食管插管前的水冲法。

微型探头据说有 50 ~ 100 次的使用寿命。如果小心维护，导管探头的使用寿命可能要远长于此。特别是，应该以悬挂的方法来保存探头而不是盘卷平放着，这样做可以延长它的使用寿命。微型探头使用时，在通过镜头前送或后撤探头时不要旋转换能器，探头到达适当的位置时也不要试图碰触抬钳器。尽管一些探头如广告上报道的可以在胆道系统使用，但是这并不是可行的，除非有导丝，因为十二指肠乳头插管需要成锐利的角度，这会损伤探头导线。无论是 Olympus 还是 Fujinon 均能提供范围广泛的微型探头。

Fujinon 微型探头包括 2.6 mm 宽的镜头（所以它有可能通过标准的 2.8mm 的胃镜的附属通道）25 MHz（P2625M）、20 MHz（P2620M）、15 MHz（P2615M）、和 12 MHz（P2612M）模式。最有益的探头是超长探头（2700 mm），它能通过气囊小肠镜（分别是 P2620L、P2615L、和 P2612L—20 MHz、15 MHz 和 12 MHz）。

来自于 Olympus 的探头范围是很大和很令人困惑的。主要分为两大类：（1）第一类用于常规 [UM-2R（12 MHz）、UM-3R（20 MHz）和 UMS30-25R（30 MHz）]，所有的探头都能通过标准胃镜（2.8mm）的通道 [套管]（MH246R）是可用的，但也不是必须的，因为它只增加了一点内径。（2）第二类用于腔内超声研究（IDUS），导丝 UM-G20-29R（20 MHz）是其关键。其他的变化都一样，EUS 能足够小到通过支气管内镜的通道（2.2 mm），但这对 EUS 来说不一定是理想的。所以对外周肺组织可以使用非细针穿刺的 EBUS [比如 UM-S20-20R、UM-S30-20R 和非常细（1.4 mm）的 UM-S20-17S 使用 2 mm 的套管（K-201 或者 K-202）]。

"螺旋型"探头 [UM-DP12-25R（12 MHz）、UM-DP-20-25R（20 MHz）探头；见图 2-5A 和图 2-5B] 增加了一些新的功能，即当使用 EU-ME1 处理器时可以在双平面（三维空间）进行视图修饰，提供可下载的合适的软件。原则上，所有的探头都能形成一个三维重建的视图，比如食管狭窄 / 肿瘤，超声信号都能穿透这些组织。胆道系统使用的导丝型号是 UM-DG20-31R。由于这些探头不能直接插入到超声控制台，因此需要 MAJ-935 处理器来驱动。

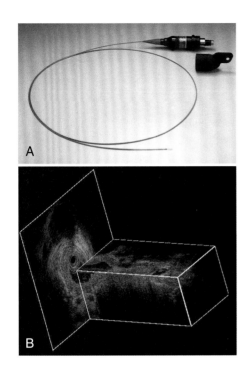

图 2-5　Olympus UM-DP 机械探头。这些探头在导管内产生"螺旋"（A），形成双平面或三维图像（B）

结肠和肛门直肠

Olympus 硬质直肠探头（分别是 RU-12M-R1 和 RU-75M-R1，12 MHz 和 7.5 MHz）退出 EU-ME1 的合约，削减了通用处理器的生产。

Olympus 贡献的结肠镜超声技术现在已不是特别有用，但是，标准长度的微型探头将会很容易地通过标准的结肠镜。因为结直肠息肉能显著削弱超声信号，所以它的使用受到限制。

附件

细针穿刺活检针

用于细针穿刺活检的针比较昂贵而且不太理想。针的大小从 19-G 到 25-G。此外，还有一些用于特殊检查的专业穿刺针，比如胰腺标本采集、腹腔神经崩解术、组织活检以及胰腺囊肿引流针（使用须经国家的许可）。所按吸入注射器的改进可以改变负压的程度，进而适应具体的临床要求。为了达到理想的超声视觉图像，所有细针的尖端都须经过特殊的处理。

对用于指定任务的细针在尝试确定其最适大小及合适的负压值方面已经做了很多的工作（无论是注射抽吸或者探针的撤退），这些内容在这本书的其他地方也有提及，但是基本原则是针的尺寸越大，样本上的血迹就越多，细胞病理学医生就越不满意。

多年来 22-G 大小的针一直是标准尺寸的针，但是用 25-G 的针也能获得相同的结果，而 25-G 的针对于胰腺样本获取以及淋巴结活检都很适用。对于比较柔软的病灶 [淋巴结、神经内分泌肿瘤、胃肠间质瘤（GISTs）] 不应使用负压，并且坚硬的胰腺病灶样本采集时负压的使用也值得怀疑。22-G 针是用于穿刺小的或者中等大小囊性病灶的标准用针。如果针尖处于合适位置（比如离壁很远或者有分隔）并且注水口也很干燥，应改为 19-G 的针，因为病灶可能为黏液性的。任何形式的穿刺针都具有在不同位置固定注射器活塞以改变负压程度的良好性能。

为快速吸出黏液性内容物，对较大囊肿的引流通常采用更大号的坚硬且笨拙的 19-G 针，必要时插入 0.035 英寸（1 英寸 =2.54 cm）的导丝。淋巴结和类似 GISTs 病灶中心组织的活检样本都可以使用这种大号穿刺针来获取而不用 Tru-cut 型针。

两种不同的新型活检针分别是：（1）来自于 Cook 的"ProCore"系列，靠近针头的地方雕刻得比较锐利，从理论上讲它能获得如细胞大小一样的组织碎片。（2）Beacon 细针穿刺活检的针能允许内镜医生使用一个"传送系统"，使针固定在一个位置，同时把一个针换成其他的针（可以使不同型号的）。

Cook

Cook 公司生产大量有多种用途的一次性 EUS-FNA 穿刺针（Echotip；19-G、22-G 和 25-G）。这种针是连成一体的，比较结实也便于使用，很容易与内镜的长度适配。此外，即使是在标有内镜扭矩的条件下涂有绿色外层的 Cook EUSN-3 22-G 针仍可以轻而易举地穿过内镜。25-G 和 19-G 两种型号的针依然保持老式的不太光滑的蓝色涂层。当内镜超过幽门口时，19-G 穿刺针就很难前进了。三种型号的穿刺针都有了两步，双触发（5 ml/10 ml）的吸注器。

Cook EUSN-1 是一种管芯针，尖端有一个斜面，而 EUSN-3 针型的尖端有一个球形突起。球形尖端这一版本可以在针突然展开的时候保护内镜的通道。在一般使用中，球形尖端的管芯针必

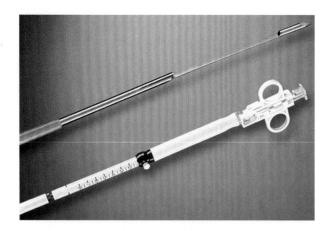

图 2-6　Cook 19-GTru-Cut 穿刺针（"Quick-core"）

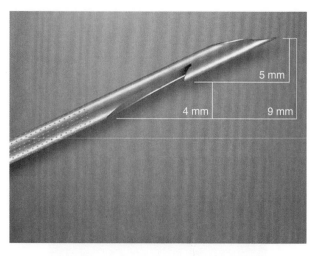

图 2-7　Cook ProCro 穿刺针有锐利的边缘，适合获得小的组织碎片

须后退 1 cm 或者在穿刺之前"削尖"针尖。之后立即用于穿刺并在取样之前推动管芯针排出一些插入的额外组织。如果你使用的是来自 Olympus 或者 Pentax 的小通道镜头，那么在穿刺之前你要检查一下针头能否通过。

19-G Tru-Cut（图 2-6）获取病变中心样本。然而，Cook "Quick-Core"针经常不能很快使用，也不能得到中心样本。19-G 针固有的硬度降低了仪器的效能。尽管可以在纵隔和胃内成功展开，但是经常不能取经十二指肠的样本。可使用 Tru-Cut 针取样的病变范围须获取当地许可。

19-G 和 22-G 两种针都可以用于腹腔干神经阻滞术。产自 Cook 公司的 20-G 的特殊类型"喷雾"式针（EUSN-200CP，只在某些地区使用）也可使用。这种针在接近侧孔的地方有一个坚硬的锋利的锥形尖端，可以达到双侧喷雾的效果。

胰腺假性囊肿引流以及经胃和十二指肠支架的放置可以通过 19-G 针、导丝、胆道扩张球囊和胆道内引流物的联合使用来实现。然而。Cook 为此生产了单步骤、8.5Fr 载支架针（Giovannini 针，NWOA-8.5，只在某些地区使用）。也可使用带有 0.038 英寸针刀的 5 Fr 导管的 10 Fr 的囊肿切开刀刀（Cook CST-10，只在某些地区使用）。

获取胰腺囊性及潜在肿瘤病变有代表性的上皮细胞样本时所遇到的特殊问题是标准的吸出物一般情况下是没有细胞的。为了解决这个难题，生产了一种专用的 EUS 细胞刷（超声刷），但结果喜忧参半。刷子的使用方法有多种。一种方法是吸出囊液的一半（送去做生物化学分析；样本 1），送入刷子并用力清扫（样本 2），之后吸出剩余的富含细胞的液体（样本 3）。曾报道过的发生严重出血和死亡事件都和这个工具的使用有关。

ProCro 系列（19-G，22-G，25-G，图 2-7）价格优惠并且能获得较小的组织样本，虽然远不能达到某一特定的结果。

Boston Scienctific

Boston Scienctific 公司提供标准的 19-G、22-G、25-G 的镜头。19-G 镜头从理论上讲比 Cook 同等产品更具有弯曲性和延展性。

Olympus

Olympus 生产一次性和部分一次性 FNA 穿刺针以及用于坚硬病变检查时的弹簧装置。

一种 22-G 的完全一次性的 FNA 穿刺针（EZ-Shot，NA-200H-8022）带有一个 20 ml 的吸注器，它可以通过在合适的位置扭转或者锁定活塞来调节负压的程度。棕色针鞘没有 Cook 22-G 的针那么光滑，在十二指肠内展开就稍微有一些困难。Olympus 同样也生产可重复使用的手柄以及一次性使用的针套（NA-10J-1）。

Olympus "Power-Shot"是可重复使用的弹簧装置，它可以使一次性使用针（22-G）进入病灶并确定其深度（NA-11J-1）。这个装置是设计用于胰腺肿瘤检查的。然而，实际上大多数的胰腺肿瘤很柔软，而那种坚硬的感觉是因为定位不准确或者是内镜抬钳器对针的控制过紧。

Mediglobe

Mediglobe 穿刺针可能是第一个开发专用于 EUS-FNA 的。一次性使用 Sonotip Pro Control 穿刺针（19-G、22-G、25-G）有双重操作结构，和 Boston Scienctific 公司、Cook 公司生产的一些穿刺针很类似，它是一个简单的扭锁样结构，而不是螺杆样结构。手柄的形状也做了一些修改，比之前的更大且更容易抓持。管型针的材质为合金并且带有圆形的（19-G、22-G、25G）和有斜面的针尖（22-G）。由于穿刺针在较大的通道里会发生摆动，Mediglobe 生产的针鞘厚度增加了一倍。如上所述，这种情况在临床使用中并不是主要问题。吸注器应能固定负压的容量。

Beacon

Beacon 穿刺针跟标准穿刺针最大的不同是穿刺针能自己插入到标本里获取样本（"bnx 系统"；图 2-8）。即使是不同口径的穿刺针，也能使内镜师继续下一步的取样。多种不同的安全措施用来预防穿刺针的损伤以及气溶胶的影响。传送系统通常伴随着 19-G、22-G、25-G 的穿刺针，每个传送系统还包括 5 个额外的穿刺针。22-G 和 25-G 的穿刺针有单独的传送系统，因此在操作中推荐使用这两种穿刺针。

气囊

专用气囊由主要生产超声内镜的生产商提供，但是价格通常很贵。国际医疗器械公司（Zutphen，The Netherlands）为 Olympus 环扫超声内镜提供既便宜又可靠的气囊。在获监管部分允许使用这类普通替代物的地区，很有必要询问其他中心的同行是否可以获得这类产品。

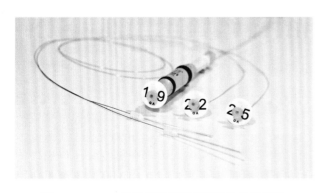

图 2-8 Beacon 传送系统伴随着可替换的穿刺针

因为所有的超声内镜气囊材质里都含有乳胶（尽管 Olympus 生产不含乳胶的内镜），因此所有的超声内镜不能用于对乳胶过敏的患者。线阵内镜由于不需要气囊，所以可以很好地使用。还可根据所怀疑的疾病采用微型探头；Olympus 生产的那些微型探头是不含乳胶的。

水泵

在某些地区，UWS-1 水泵是由 Olympus 生产的。这个泵将水快速注入肠腔，以改善对小的上皮病灶的影响。在以前食管插管不使用水泵时，患者必须加强护理。更重要的是，在不同的患者之间应更换无菌连接管。50 ml 无菌注射器既普遍又便宜，可以考虑使用。

报告系统

目前还没有较好的普遍适用的报告系统。但是模板有很多种，包括 Endosoft、Unisoft、Fujinon（ADAM）和 Olympus（美国的 EndoWorks 和欧洲大陆的 EndoBase）。这些以及其他的一些系统的主要缺陷是由于当地使用时要做大量复杂的适应性工作。

存档

所有大的生产厂家生产的现代的、多种型号的处理器都建立起了图片和音像的保存单元，包括本地硬盘、USB 端口或者 SD 卡槽。目前的中端和高端处理器都以数字文档 DICOM 格式（如放射科的 PACS 一样）储存音像资料。然而，软件选择可能不包含在超声内镜使用者的程序包里，所以在购买的时候必须谈好这个问题。如果有可能会和 PACS 系统相连，必须考虑好是只要图片存储或者同时要音像存储，因为除了播放短期录像外，外存储空间的大小问题将会越来越重要。

检查后立刻用简单黑白热敏打印机将影像清晰地打印在纸上。这种做法大多数情况下都是一种很好的选择，并且在很多年之后都不会褪色，尽管很多片子会粘到一起。使用激光印刷做一些硬透明拷贝处理是另外一种比较昂贵的选择。

硬拷贝图片扫面起来很容易，如果有机会可用来发表。在分辨率不低于 300 dpi 但是最好是 500 dpi（大多数扫描仪都有默认的 200 dpi 分辨率）的条件下，很值得作为灰阶图像来扫描。

视频图像的获取是 EUS 教学的一个主要内容。尽管有很多高质量的数码录影机可以使用，但是价格很昂贵。最好的选择当然是储存在 USB 里，其他的选择是把标准的笔记本连接到固定安装的视频输出电缆或者监视器或者连在打印机的在线输出连接器上。

对捕获的影像采用一般的常用软件如 Pinnacle 或者 Nero 就可简单地进行编辑，无须使用昂贵的专业软件（如 Adobe）。

下载的音像资料可能是 DICOM 格式，互联网上有几种可以免费使用的转换程序软件，它们能把 DICOM 格式转换成 MPEG 格式或者图像质量更好的 avi 格式。Avi 格式的文件质量很高，但是占空间很大。

影像编辑程序可以将小片段的音像转换成一个连续的文件格式，包括 MPEG1、MPEG2 和 avi 格式。选择 MPEG-1 类型的影像资料质量不是很好，但是大多数的电脑都可以播放（如果需要在不同地点对这个图像进行讨论研究时，这是很重要的）。此外，大多数放映这种音像的投影仪不能处理高质量的文件类型。MPEG-2 格式优于 MPEG-1 格式，但是只能在安装了合适的软件（一种"编码解码器"）的电脑上面播放。存储一分钟 MPEG-1 格式的文件几乎要占 11 MB 的空间。使用 Pinnacle 下载的音像文件只能获得它的框架，质量没法和同步拍摄的真正的单拍摄文件相比。

EUS 检查结果被记录、下载。编辑并且最终形成影像的形式后，接下来的问题是如何播放文件。最简单的方法是双击图标并用最常用的程序比如媒体播放器（WMP）播放。这种方式很好控制。WMP 播放有暂停、快进等其他很多功能，另外一种方法是将影片"插入到"Power-Point 软件中，这种方式能插入注释和静止画面。然而，Power-Point 不擅长处理音像文件，对 MPEG2 格式的文件特别困难。其他设备中，现在的智能手机都有储存大容量音像文件并且流畅播放的功能，只需要将它们简单地置于视频播放器或放映平台上即可。

由于 Power-Point 软件不支持用未知框遮挡患者的名字，因此使用视频播放时患者信息的保密性没有保证。有个程序会自动将任意视频文件放在最前面，用视频编辑程序给予遮挡，但是处理起来很复杂。一般情况下，最容易的做法就是根本不把患者的名字或者详细信息放在超声内镜屏幕上面。

设备的选择

超声内镜所使用的仪器都很昂贵，因此，有条件的放弃是永远存在的现实。有几点值得重申的内容必须要在竞标方案中提到。

要回答的唯一一个最重要的问题是：用这些设备来做什么？这很容易产生对各种型号仪器的需求，而这种无重点目标的想法分散购买计划。

细小病灶的检查、腹腔神经阻滞术及胰腺假性囊肿引流术都是 EUS 的适用领域。多数超声内镜实施的基础是癌症分期，很可能通过支持对良性病变的检查扩展到对设备的进一步使用（例如在可能的胆总管结石检查方面，用超声内镜替代磁共振），另外还应考虑不是所有的中心都能治疗所有的癌症。

如果转诊患者主要为非小细胞癌的分期检查时，线性系统 FNA 功能是必备的，而环形扫描 EUS 获得的信息在这些疾病中的应用价值很小。这种检查对于食管癌和胰腺癌的分期作用不清楚，且明显与当地实施状况有关。

在英国，所有可手术治疗的食管癌患者都接受了新辅助化疗。因此，线阵 EUS 对于早期分期不是很必要的。鉴于化疗之后病灶周围淋巴结的情况还不清楚这一临床状况（手术或者进一步化疗），那么非腹腔淋巴结 FNA 检查阳性是否需要再手术？

胰腺癌同样呈现出决策性困难。如果病变可以做手术，那 FNA 的作用是什么？它可以增加一些有用的信息吗？如果病变不能做手术，经皮活检还能实施吗？此时大概仅需要环形扫描即可。

前面几段的要点是强调如何恰当使用 EUS 以及在什么情况下使用的重要性，这样可以帮助确定所需要设备的优先顺序。

一旦决定了用什么样的设备，接下来要解决的问题是要购买哪种系统。如果选择线性操作系统，那么在线阵超声内镜领域其操作特点有无差异？不同形状换能器转换内镜超声视图的好坏如何？实质上答案是绝对不可能的。

在非放射科医生天天都在做经腹超声扫描的地方，和放射科同事之间互相讨论通常会收获很多关于生产厂家的消息，但是这些处理器的强大功能对于 EUS 来说都是多余的。一台高端的处理器并不比普通的更有优势,在显示图像质量方面都是足够的。大多处理器的使用都是符合人体工程学的。

高端处理器的机箱可能来源于声学和内镜部门共享的一个组件。如果是这样,移动一个复杂的电子仪器是很危险的,更不用说两个部分在同一个时间使用的时候会产生不可避免的冲突。

就像美好的东西在旁人眼里总是昂贵的。公司之间的竞争存在地区差异。在一些地方,价钱是最重要的,而在其他地方,质量才是最关键的。最终的价格是在顾客能够支付的和商家利益之间保持平衡。

选择 EUS 设备时,应了解它的运行成本会远远超出了最初的价格。这种设备很精致,所以要训练操作者避免磨损很重要,包括替换超声内镜在内的支持性组件。便宜的镜头往往伴有很昂贵或者很差劲的售后服务。在竞标购买新的内镜时,应当要求报出包括所提供价格在内的超过 5 年无障碍运行的全部费用。

第 3 章

训练和模拟器

Michael K. Sanders · Douglas O. Faigel
（李盈盈　周　杨 译　张国梁　李　文 校）

内容要点

- EUS 是一种高级内镜诊疗方法，操作 EUS 需要的培训技术水平远远超出普通的内镜。熟练操作 EUS 常常需要超过传统胃肠病医生所需要的培训技术水平。
- 能够进行常规的内镜诊疗，这是 EUS 培训的重要基础。
- 能够进行 EUS 操作既需要足够的认识又需要技巧，包括对 EUS 适应证的理解、操作前后的评估方法以及对操作相关并发症的管理。
- 在进行 EUS 培训过程中多种工具有助于进行能力的衡量和评估，包括可以结合记录 EUS 病例数字视频的新开发产品。
- 超声内镜模拟器以计算机和猪的内脏外置作为模拟培训的不断发展和完善。新一代模拟器在辅助培训过程中可能起一定的作用。
- EUS 培训完成后，学员必须有能力将 EUS 结果应用于病人整个的临床评估中，并与病人和多学科医疗团队说明 EUS 发现。
- EUS 训练的重要组成部分应包括胃肠道肿瘤的分期和 TNM 分期系统培训。在 EUS 的培训结束后，学员能具有准确对胃肠道肿瘤进行分期的能力。
- 超声内镜专家建议，腔内超声检查需要 3 ～ 6 个月的密集培训才能胜任工作，而对于胰胆管 EUS 以及细针抽吸（FNA）则需要多达 1 年的培训。
- EUS 培训期间必须保证足够多的操作机会，才能获得基本操作能力。
- 进行多少 EUS -FNA 病例操作才能获得资格认证还没有被研究，但一般认为在胰腺病灶部位做 FNA 较之于其他部位做 FNA 更具有复杂性且风险更高。

在过去的 20 年中，EUS 已成为一种有价值的内镜检查手段，用于诊断及治疗各种胃肠道疾病，包括胰腺囊肿、黏膜及黏膜下肿物、慢性胰腺炎、各种胃肠道恶性肿瘤等。胃肠道癌症的诊断、分期及治疗已变成一种多学科综合诊疗模式，EUS 是肿瘤诊断及分期的核心诊疗方法。多项研究表明，EUS 诊断食管癌、胃癌及胰腺癌的分期相较于常规腹部 CT 有优势[1-4]。此外，EUS-FNA 的出现为传统 CT 或腹部超声引导下经皮组织活检检查提供了另一种新的替代方法。较之其他方法，EUS-FNA 对胰腺肿物标本采样的敏感性在 85% ～ 90%，且特异性高达 100%[5-6]。近年来，治疗性 EUS 已应用于胆胰管、积液引流、出血治疗及注入肿瘤抑制药中[7]。在临床实践中，超声内镜的引进对胃肠病学尤其是胃肠道肿瘤领域来说是一种革命性的应用，且还会持续进展。

随着 EUS 的应用被越来越多临床工作者所认识，对规范培训的超声内镜医师的需求随之增多[8]。EUS 的应用受限很大程度上是由于缺少有经验的超声内镜医师，其他在 EUS 中遇到的问题还包括购买设备费用、操作难度以及医保报销问题。培训中心相对缺乏对学员的广泛培训限制了 EUS

的应用及发展。确保对超声内镜医师进行足够的培训已经成为美国消化内镜学会的首要任务[9]，这一点可以通过他们制订的 EUS 指导准则及核心课程得以证明。EUS 是一种高级内镜检查方法，其培训水平远远超过普通内镜医师的培训程度。熟练掌握及理解 EUS 常常需要多于传统胃肠病研究员所需要的培训。完成胃肠病学培训方案之后还需为期一年的 EUS 额外培训。尽管一些胃肠道内镜培训计划在传统的 3 年培训期间提供足够的接触 EUS 机会，但是简单的 EUS 培训后就独立施行 EUS 是不可行的。临床研讨专题会及手把手培训可以加深对 EUS 适应证及并发症的理解，但是这并不等同于正式培训。本章主要包括对培训者的指导纲要、培训方针以及 EUS 资格认证方案。超声内镜计算机系统模拟培训系统正处于起步阶段，它是一个正在讨论中的令人期待的可能用于正式培训的辅助手段。

培训指南

美国消化内镜学会已出版关于高级内镜的培训指南[10]。虽然许多消化内镜培训机构已经将高级内镜培训归入到第二年和第三年的课程中，但现在仍需一个额外的第四年课程来培训高级内镜技术 [如内镜下逆行性胆胰管造影术（ERCP）及 EUS]。目前，美国只有少数研究中心进行 EUS 培训，据统计美国大概有 50 家认证机构提供 EUS 四年培训项目 [美国消化内镜学会（ASGE）网址：www.asge.org]。多数中心可以提供 EUS 和 ERCP 两种培训，其他一些中心只提供 EUS 或 ERCP 一种培训，虽然这些机构可能在培训经验上有所不同，但是对一个认证的培训机构来说有两个重要部分必不可少：大样本量病例和经过认证的师资力量。

在某些特殊情况下，一个学员假如能够获得足够的病例数，有学习高级内镜的天资和技术，那么他能够在标准的 3 年研究学习阶段获得 EUS 的必要技能。然而，考虑到学习过程的复杂性和达到胜任操作内镜水平所需要的病例数量，学员如果想在传统的 3 年培训计划中得到充分的培训几乎是不可能的。Azad 等[11]调查发现，美国大多数消化内镜培训机构有着足够多的 EUS 病例，每年至少可以完成一个超声内镜医师培训。然而，依照 ASGE 培训指南，大多数 3 年培训或者接受

进一步培训的学员在 EUS 方面得到的训练是不够的[11]。对于一个参加 3 年培训项目的 GI 学员来说，他们中有 55% 培训少于 3 个月，43% 没有接受过手把手培训，61% 没有接触过 EUS-FNA。可以完成 EUS 高级培训的机构能够为学员提供进一步 EUS 练习的病例数量的中位数是 200 例（为 50 ～ 1100 例）；而在高级学员中，有 20% 没有接受手把手操作培训，52% 的学员操作少于 200 例，虽然这项研究有局限性，但是强调了在 EUS 培训方面的不足，并指出了在哪些部分需要有所改进。

资格认证是指通过培训后所获得专业技术、知识、掌握程度的基本水平以及能够安全且专业地完成一个病例或者一个操作的水平[12]。遗憾的是，目前几乎没有已经出版的报道提及如何看待个人 EUS 培训或者达到资格认证所需要的操作数量[13-20]。对于所有的消化内镜培训机构来说，一个基本的目标就是培养出有知识背景、有经验和资质的内镜专家。在认识到这个目标并且理解了 3 年培训课程所带来的限制后，施行第四年的 EUS 培训就有了很好的动力。

尽管对于有资质的超声内镜医师的需求在不断上升，但是并不是所有的受训者都必须进行这种高级培训，这是因为个人技术水平的差别以及各个区域的人力需求有所不同。同样，也不是所有的培训机构都需要提供 EUS 培训，原因是受限于病例数量以及培训者的兴趣。那些希望获得 EUS 进一步培训的人员必须完成至少 24 个月的标准消化科培训或者必须证明有与之相当的训练。此外，能够胜任常规内镜操作这为高级内镜培训提供了重要的基础。显然，学员在内镜技巧方面有着较大的差异，有经验的内镜专家可以客观地评估学员的内镜操作技巧。然而，使用绝对值或临界值进行评价可能会对评价过程产生误导。因此，对不同个体学员应保持谨慎。能够拿到 EUS 资格认证的学员施行操作的数量根据个人技术水平、理解超声的原理情况以及完成培训的经历不同而存在差异。完成大量的操作并不是资格认证通过的保证。尽管 ASGE 实习标准委员会发表通过认证前所必须完成的最少操作量（表 3-1），但这个数目仅仅代表一种最低的要求并且应当只作为评估个体学员的指导。这个数字来自于对 EUS 的培训的研究、发表的专家意见以及 EUS 学组和 ASGE 实习标准委员会的共识、许多学员达到基

表 3-1

在取得 EUS 资格前需要完成的最少操作数量

部位 / 病变	需要的病例数目
黏膜肿物（食管癌，胃癌，直肠癌）	75
黏膜下异常	40
胰胆管系统	75
EUS-FNA	50（25 例胰腺 FNA）
非胰腺	25
胰腺	25
综合技能	150[a]

[a] 包含至少 75 例胰胆管系统和 50 例 FNAs；FNA 细针抽吸；数据来源于美国消化内镜协会 . 超声内镜资格审查及证书授予指南 . Gastrointest Endosc. 2001；54：811-814. 修订和重审 11/08

本能力需要的病例操作数量。一项多中心前瞻性研究对没有任何 EUS 经验的 5 名高级内镜学员的不同 EUS 学习曲线进行评估[16]，研究显示，达到基本操作能力有本质的不同，一些学员达到要求需要接近一倍的操作数量（或在某些情况下需要更多病例），理想的能力认证应当由客观的标准评估，并且应由有经验的超声内镜医生直接观察做出评估。

现有多种工具和技术用于衡量和评估 EUS 能力。最近一项研究中[20]，除专家直接观察及回顾其操作视频之外，将一种新开发的评估工具用于 EUS-FNA 中评估对非小细胞肺癌（non–small-cell lung cancer，NSCLC）纵隔分期的能力。在这个研究中，共有三位高级内镜学员和三位有经验的超声内镜医师对 30 例确诊或疑似 NSCLC 的患者行 EUS-FNA。他们通过三名超声内镜医师的直接观察来获得评估。这些过程被制成数字视频影像并交给超声内镜专家以单盲方式在两个月后进行观看。有经验的超声内镜医师会填写一个称作超声内镜评估工具（EUSAT）的打分表。EUSAT 特别用来对在 NSCLC 纵隔分期中使用的 EUS-FNA 进行标准化评估。评估项目有 12 条，包括内镜插入、鉴别病变、解剖结构介绍以及活检取样。结果显示基于直接观察和单盲视频记录具有良好的组内可信度，而评估工具能够提供学员和专家之间的客观区别。这提示客观评估工具可以将直接监督和基于视频的回顾结合在一起，以积累高质量的 EUS 培训经验。

在 EUS 操作中同时需要操作技术能力和认知病变能力[21]，包括超声内镜下对各种表现的理解、进行适当的术前及术后评估以及治疗操作相关并发症。学员必须能够安全有效地操作，并识别和理解超声图像。此外，理解 EUS 在胃肠道恶性肿瘤分期中的含义并结合超声内镜发现制订每个患者治疗方案 [如外科与内科和（或）转诊至放射肿瘤科]。正规 EUS 指导还应包括复习断层解剖、内镜或腹部超声的图集、教学病例的视频以及 EUS 正规课程。将 EUS 操作和讲座式的教学相结合将有助于保证学员具有足够的培训经验以及对超声内镜有一个整体认识。

对任何 EUS 培训项目来说，其中一个培训重点就是对消化道肿瘤的分级。在有条件应用 EUS 的情况下，应用 EUS 分级已成为消化道恶性肿瘤分级的标准，包括食管癌、胃癌、直肠癌和胰腺癌。由学员决定肿瘤分级的准确度是培训的一个重要方面，这包括区分潜在可能治疗的早期肿瘤和不能切除的晚期肿瘤。一项关于 EUS 对食道癌分级的研究表明，达到可接受的准确性水平之前至少需要完成 75 ～ 100 例操作[14-15]。理想情况下，EUS 分级的准确程度应当与这一金标准例如外科病理检查进行比较。然而，手术标本并不是随时可以获得，患者接受术前放疗和化疗也会影响分期。在这种情况下，由培训者完成的分级应当和有经验并且有资质的内镜操作者完成的分级相比较。在培训日志中准确记录所有 EUS 的操作过程以及回顾手术病理结果可以进一步帮助确定肿瘤分期病例的数量和准确性。

成功完成 EUS 培训后，学员必须有能力将 EUS 应用于病人的整个临床评估中去。需要强调的是，要全面考虑到适应证、禁忌证、个体独立危险因子及对个体病人做出收益及危险情况的评估。清晰而准确地描述整个过程并取得知情同意是必要的步骤。熟悉 EUS 下胃肠道解剖、胃肠道周围结构及对设备、工作站以及设备附件的技术特点，有助于以后独立操作 EUS。操作者必须有能力将内镜安全通过食管、幽门和十二指肠，并且力求获得清晰的图像。准确识别、分析 EUS 图像以及判断正常和异常的图像等能力应当由导师评估并且记录下来。学员应当有能力参照医学文献上报道的标准实现准确的肿瘤分级（表 3-2）[9]。

表 3-2

食管癌、胃癌、壶腹癌和直肠癌局部分期方面 EUS 和病理诊断准确性

适应证	操作例数	T 分期	N 分期
食管癌	739	85%	79%
胃癌	1163	78%	73%
胰腺癌	155	90%	–
壶腹癌	94	86%	72%
直肠癌	19	84%	84%

ASGE. Guidelines for Training in Endoscopic Ultrasound. Gastrointest Endosc.1999；49；829-833.

学员了解超声波通过不同介质产生的图像的原理及如何应用多普勒成像原理识别和区分血管结构也非常重要。学员必须能够记录并和相关的内科医师沟通病人 EUS 中的发现，同时应当知道检查结果在制订个体病人治疗方案中的作用。坚持这些 EUS 培训将在不久的未来会保证产生技术熟练的 EUS 医师。

最后，让学员能够理解和记录超声内镜检查的质量管理，如超声内镜检查适应证以及相关的解剖结果描述是很重要的[22]。质量管理措施包括对于要进行内镜超声引导下细针穿刺活检的囊性病变患者，预防性使用抗生素及恰当地应用 EUS-FNA 是超声内镜培训的必要组成部分。同时，记录 EUS 并发症发生率（如胰腺炎发生率、感染或 FNA 后出血）也是 EUS 的培训和质量改进控制的重要部分。

培训项目需求

虽然一些美国、加拿大和欧洲的机构提供短期的超声内镜培训课程，这些课程只提供有限的内容，可以说并不能充分培养独立进行超声内镜操作的超声内镜医师。而正式来讲，指导性培训是接受度最高的训练模式，在其他课程中增加一些经验，如短期手把手教学、使用动物模型、EUS 的教学录像以及计算机训练模拟器。然而，这些教学方法简便易行，可以辅助正规训练，但不能替代正式的培训。一项回顾性研究表明，一个受过正式培训的内镜医师较没受过正规训练的医师在进行胰胆管 EUS 及使用 EUS FNA 诊断胰腺恶性肿瘤时会有更高的敏感性[17]。专家共识表明，

内镜医师学习获得腔内超声内镜检查技术的能力至少需要 3 ～ 6 个月的强化训练，而学会胰胆系统的 EUS 及 FNA 可能需要 1 年的时间[23]。事实上，一项研究显示胰腺实性肿物的 EUS-FNA 伴随三个等级的超声内镜培训的学习曲线，提示学员在进修培训结束后学习曲线仍在提高，主要是需要更多的操作才能使 EUS-FNA 的操作更熟练、有效[24]。虽然短期课程和计算机学习是有用的，这种形式的培训没有直接指导可能会导致对复杂 EUS 技术和难点的认识和理解不足。

在准备参加内镜超声检查的高级培训前，学员应该了解所有培训课程。可以说，一个培训计划，最重要的是超声内镜医师的信誉和专业知识。课程中至少有一名带教的超声内镜医师应是在他 / 她的同行中公认的专家并致力于教学 EUS。不幸的是，在美国大多数超声内镜项目有一定的限制，如果有外部资金或需要额外的临床任务以帮助支付学员的工资。虽然了解大多数机构的财政限制，但培训期间也应努力限制与超声内镜核心课程无关的临床工作。理想的情况是，课程期间应该保证研究时间，鼓励学术上的追求，如研究方案的设计、准备稿件、写科研申请书，并参加 EUS 课程。创造一个强调内镜研究和临床观察科研环境应该是每个培训计划基本的目标。应提供给学员时间和必要的资金，从而使他们在训练过程中至少能够参加一次最好与超声内镜检查相关的学术会议。无论是国家或国际会议上，所有的学员应以展示自己的内镜研究为一个目标。对于任何培训项目来讲，接触内镜中心管理包括调度、人员配备、设备维护、管理技巧也是一个宝贵的经验。学习 EUS 的许多学员若想要追求未来的学术地位的话，这些都是在学术生涯早期获得的宝贵技能。虽然大多数培训项目的共同目标是未来发展成为超声内镜学家，但学员完全可以有不同的职业兴趣与训练计划冲突的目标，理解并认可项目的期望和学员的职业兴趣对于一个令人愉快和成功的训练经历是至关重要的。

每个培训 EUS 的项目应该提供充足的训练与课程，保证超过所需达到最低操作能力的足够数量（表 3-1）。虽然数量多不一定保证达到一定的能力，但少量的练习就能掌握这些高度复杂和技术上具有挑战性的操作技术是更不可能的，需要大量的病例不是为了排除其培训机会，而是可以

保证带教内镜医师能够增加与学员的交流机会并回答有关超声内镜的问题。由于这些原因，EUS培训项目在很大程度上是由三级医疗学术中心和技术娴熟超声内镜医师所承担，以保证大量病例的练习机会，从而使对学习EUS感兴趣的人能够学到必要的技术。

与EUS技术上训练一样重要的是认知上的训练。这些课程主要致力于理解在EUS观察下的解剖和临床表现（框3-1），主要包括人体横断面解剖知识和EUS原理的理解。EUS用于恶性肿瘤分期，学员不仅应了解TNM分期法，还应当理解这些分级期如何指导治疗。学员必须有能力辨别EUS的适应证以及风险，还应当知道替代EUS的方法和EUS优势及局限性。而且，学员应当能够理解并且运用EUS术语，对EUS发现做出准确而高效的报告，并展示人际关系和沟通技巧。例如在超声内镜用于癌症诊断的情况下，学员必须能够在与患者沟通时秉持有同情心和敏感的态度。此外，学员必须能够有效地与多学科治疗团队进行沟通并参与患者治疗的协调工作。

EUS 证书授予

证书授予是评估并确认一个有执照医生有独立为病患诊疗的能力的资格认证过程。确定资质的认证是基于对个人当前的行医执照、知识储备、

框 3-1　EUS 课程

人体横断面解剖
超声原理
肿瘤原理
　　TNM 分期系统
　　分期指导下的治疗
EUS 适应证级风险
EUS 替代方法
EUS 术语
EUS 器械：超声内镜和超声处理器
超声内镜的安全插入
EUS 评估结构
图像的判读与病灶的发现
标本取样
并发症的识别和管理
高级技术
人际交往与沟通技巧
系统的实践与改进

培训及经验情况、当前能力以及能否独立完成操作、给病人提供诊疗情况等指标之上。ASGE已经为提供认证并且授予常规的消化内镜操作权利的医院提供了指南[25]。此外，ASGE也为提供认证并且授予特权的高级内镜操作包括EUS在内的内镜操作制订了指南[26]。对EUS进行证书授予应当与其他内镜操作的认证有所区别，如乙状结肠镜、结肠镜、胃食管十二指肠镜、ERCP及其他内镜操作。确定能力的资格认证可能具有挑战性，因为学员因个人认识的局限性对EUS的熟练及认识度是不同的。尽管如此，在客观标准评估资格认证之前应该确认学员所进行的EUS操作数量的最低值（表3-1）。与普通消化内镜一样，EUS学员的评估应由指导老师或其他独立考官来执行。

不同的适应证需要在不同的部位操作EUS[27]。这些部位包括根据肿瘤对黏膜浸润情况（比如食管、胃、结肠、直肠）的评估和分期、评估黏膜下异常、评估胰腺及胰胆管情况以及进行EUS-FNA。一个内镜医师能对一个或一个以上区域完成内镜操作，这要看他或她训练的水平以及兴趣所在。一个或者一个以上部位须优先完成的操作可以分别进行，但是一定要在优先完成操作的区域完成充分地训练。

黏膜肿物

评估食管、胃及十二指肠黏膜肿物时，对食管、幽门及十二指肠的安全插管是必不可少的。对病变及周围淋巴结、尤其是腹腔轴区域的上消化道癌症的精确成像是诊断的关键，且有助于对黏膜肿物进行准确地分期。直肠肿物的评价应包括乙状结肠插管和髂血管的识别。一项前瞻性研究报道显示[13]，对食管、胃和十二指肠主管插管需要1～23个步骤（中位数：1～2），获得胃或食管壁的图像需要1～47个步骤（中位数：10～15）。对腹腔干区的充分评估需要8～36个步骤（中位数：10～15）。遗憾的是，旨在对评估胃肠道黏膜肿物分期曲线进行的研究是有限的。只有两个致力于食管癌分期曲线的研究。Fockens等报道显示达到完全的分级准确性只有在完成100例检查之后才能获得，然而Schlick等的研究显示在完成至少75个病例操作后对T分级的准确性就可以达到89.5%[14-15]。美国内镜俱乐部于1995年的一项研究建议学员应平均完成对43例食管、44

胃及 37 例直肠病例的成像诊断[28]。一旦顺利完成学习对一个解剖部位的诊断操作，学习其他解剖部位的独立诊断操作的临界次数就会减少，这取决于学员学习的技巧及内镜专家的指导情况。ASGE 当前报道建议在评估是否有能力评估黏膜肿物之前，学员最少需要在监督下完成 75 例病例的诊断，其中至少 2/3 以上是上消化道病例[20]。

上皮下病变

上皮下病变的诊断已经成为 EUS 的一个常见应用领域。可以用传统的 EUS 或者有导管的超声探头鉴别肿瘤、血管曲张、增大的胃皱褶和壁外肿物的外源性压迫。随着经导管超声探头的出现，一些练习者在没有取得其他 EUS 诊断资格的前提下，就已有足够能力诊断上皮下病变。虽然目前没有研究关于需要评估内皮下异常所需要完成的准确病例阈值数，但 ASGE 实践委员会的标准建议学员需要在监督下最少完成 40 ~ 50 例病例的诊断[29]。

胰胆管成像

大多数内镜专家认为对胆胰管系统包括胆囊、胆管、胰管及壶腹部位的准确成像及对成像的判读，比黏膜及黏膜下病变在技术上更具挑战性。由于这个原因，在资格得到充分评估前，学员需要在监督下完成大量胰胆管病例的诊断操作。一个历时三年的多中心前瞻性研究报道显示[13]，获得对胰腺及胆道的充分成像需要完成 13 ~ 135 个病例（中位数 55 个），然而获得对胰腺实质的充分成像需要完成 15 ~ 74 个病例（中位数 34），获得对壶腹部的充分评估需要完成 13 ~ 134 个病例（中位数 54）。虽然获得胰胆管成像技术只需要完成少于 100 例病例即可，但是一项来自美国内镜俱乐部的研究认为，完全理解胰腺成像需要额外的操作练习（120 个病例）[28]。其他专家的意见认为在资格得到充分评估前，学员应至少完成不少于 150 个病例的操作练习[21]。目前，ASGE 实践委员会的标准为在资格得到充分评估前，学员应最少要完成 75 个胰胆管病例的诊断操作练习[26]。

EUS-FNA

EUS 引导下的细针穿刺抽吸术已经成为获得黏膜下病变、胃肠道周围淋巴结肿大和胰腺病变

等组织的重要诊断手段[30]。EUS 引导下的 FNA 培训需要基本的 EUS 原理知识并掌握理解 EUS 图像的技能。认识并重视 EUS 引导下 FNA 在操作过程中增加的风险和复杂性，对于一个 EUS 培训来说是非常重要的。但达到完成目标所需的 FNA 操作的病例阈值数量还没有研究。然而，普遍认为 EUS 引导下完成胰腺病变的 FNA 的复杂性和潜在并发症的风险较之于 EUS 引导下其他部位的 FNA 来说要高得多。因此，达到能在胰腺病变行 FNA 的病例数要和其他解剖部位完成的病例数区别对待。有建议，对于非胰腺病变（比如黏膜下病变、淋巴结、腹水），要达到非胰腺部位 EUS 资质的学员应当在资格认证之前在导师指导下完成至少 25 个 FNA 操作[26]。取得 EUS 引导下胰腺病变 FNA 资质需要先达到胰胆管系统 EUS 资格（不少于 75 个病例），另外还要完成在导师指导下 25 个胰腺病变的 FNA 操作[26]。最近一项研究建议在最初 EUS 培训即开始 FNA 训练是安全的，有助于学员在培训期间最大量地接触到 FNA[19]。这是首次研究报道关于参加指导下高级培训学员行 EUS-FNA 的安全性和诊断率，发现学员在导师的指导下，有 FNA 执照的主治医生（attending）与住院医生（fellow）拥有类似的诊断率。由于缺少文献支持 EUS 引导下 FNA 的完成病例阈值，这个阈值数直接采用了为治疗性 ERCP 设定的指南中提倡完成治疗性 ERCP 所需要完成的病例数，目前推荐培训期间学员最低要行 50 例 EUS-FNA 操作[9]。EUS 和 ERCP 之间有着很多相似点，比如侧视内镜以及内镜图像和放射性图像的结合，所以才会有以上的建议。我们需要关于胰腺 FNA 和非胰腺病变的 EUS-FNA 的难易程度的临床研究来进一步评估这一建议的正确性。

EUS 学员面临的一个问题就是缺少恰当的模型来练习 EUS 引导下的 FNA。操作 EUS-FNA 病例之前应当先在模型上练习，这样可以减少培训内镜专家可能会触及的安全问题和证书授予问题的限制。最近 Parupudi 等发明了一种可以练习 EUS-FNA 的猪模型[31]。作者将掺入碳微颗粒的自体血液注入母猪的纵隔淋巴结。2 周后，用 EUS 检查这些猪，可以看到明显的淋巴结增大，这样就可以进行纵隔内多个部位的 EUS 下淋巴结 FNA。应用这种猪模型最近进行了一个小样本研究，对学员在模拟淋巴结行 EUS-FNA 进行评

价[18]。这个研究显示用猪模型进行培训可以提高学员采样的精度、速度及充分性，这表明将来的 EUS-FNA 的活体训练可以在猪的模型进行。

高级和介入性超声内镜

除了 EUS 常规技术的应用外，一些高级超声内镜诊断和治疗技术也正在被应用[9]。超声弹性成像已用于分析胰腺实性肿物的组织硬度，对于鉴别肿物的良恶性病变可能也有一定的作用[32]。如果 ERCP 不成功，EUS 下建立胆道或胰管的引流通路已经成为替代经皮肝穿刺胆道造影或外科手术的重要手段[33]。EUS 的应用已成为微创治疗的一部分，对有症状的胰腺积液的引流[34]及腹腔神经丛阻滞术缓解疼痛也已有报道[35]。EUS 在建立血管通路及治疗方面也有一定的应用价值，如治疗胃食管静脉曲张破裂出血[36]。值得注意的是，这些技术仍处于研究中，目前对此技术培训并没有一个公认的培训指南或相关标准。

综合的 EUS 能力培训

正如我们之前提及的，一些医师可能只对一或两个解剖部位的 EUS 诊断成像操作感兴趣，因此他们可以集中精力于某个解剖部位中。然而，那些对多个解剖部位 EUS 的诊断成像操作都感兴趣的医师来说，必须接触到对各种不同的临床病症的 EUS 诊断成像操作培训。一般我们认为对于已经完成某个部位 EUS 操作的医师，其在其他部位练习所需要完成的 EUS 病例数量会相应减少。对于那些只对黏膜或黏膜下病变感兴趣的学员来说，通常建议应在导师指导下完成至少 100 例病例即可。考虑到综合 EUS 能力的培训，其培训应包括胰胆管成像及 FNA 的训练，这至少需要完成 150 个病例，包括 50 个 EUS-FNA 病例以及至少 75 个胰胆管成像病例[26]。

EUS 资质的再审核和续签

随着时间的推移，那些有 EUS 操作资格认证的医师可能会改变他们的临床实践范围，并且减少了某种 EUS 操作的频率。有人建议，在某种高级内镜方面持续的经验对于保留该技术所需的技能是非常必要的，这有助于保证医师操作的安全性及充分性[37-38]。再审核的目的就是确保医师有着持续的临床上完成 EUS 的能力，这样可以不

断地进行技术改进并且保证了病人的安全。如果这种持续的操作经验在某种客观水平上不能保持，那么为病人提供治疗的能力可能会逐渐降低，这可能会导致潜在的医疗事故。

ASGE 为内镜资质认证的续签及确保在 EUS 临床诊疗技能方面持续的工作能力提供了实用的指南[39]。然而，授予和更新证书的特殊指南的制订和维护是每个相关机构的职责。资质续签时医师所必须完成的操作数量因机构的不同其阈值也各有不同；然而，这个临界值必须与对高级内镜（如 EUS）的技术和认知技能相匹配。为保证医师可以保持所需最低限的技能和能力，各个机构必须保持对认证程序及相应应急计划的不断更新。联合委员会已经要求临床内镜资质认证的续签时间不能超过 2 年[40]。超声内镜医师想要续签认证资质时必须提供在一段时间内足够工作量的证明，以保持操作 EUS 所必需的技术能力。该证明包括操作日志或患者病历记录，并应当关注一些客观的指标，如病历数量、成功例数及并发症例数等[22]。同样值得注意的是，超声内镜医师对 EUS 记录应包括 EUS 操作过程、适应证及 FNA 并发症。不断努力提升操作质量可以作为再次发给认证资格的评估过程中的一部分，并应该包括具体的质量评定及 EUS-FNA 的诊断阳性率[22]。通过参加培训教育活动来继续提高技术水平是再次获得认证资格的先决条件。新的 EUS 操作及临床应用会不断地出现，所以在这项专业领域内需要坚持医学继续教育。

EUS 模拟器

内镜模拟器已经被发明并且应用于乙状结肠镜、食管、胃、十二指肠镜检查、结肠镜、ERCP中，最近又应用于 EUS 的培训[41]。自 20 世纪 60年代后期[42]第一台内镜模拟器发明以来，现已有更多的技术应用于内镜模拟器技术的发展。当今涌现出各种各样的内镜模拟器，从动物的模拟器（Erlangen Endo-Trainer；Erlangen，Germany）到 由 CAE 医 疗（Endo VR Simulator；Montreal，Quebec，Canada）和 Simbionix 公司（GI Mentor II；Cleveland）生产的计算机模拟器[43]。通过验证研究和小型前瞻性临床试验评估内镜模拟器的作用已经在上消化道内镜、软式乙状结肠镜及结肠镜中进行[44-50]；然而使用模拟器培训的收益还

没有完全证实，未来还非常需要大型前瞻性实验的研究。尽管如此，这项技术仍然是令人兴奋并具有潜力的辅助正规内镜培训。

Simbionix 公司（www.simbionix.com）发明的第一台计算机 EUS 模拟器，可以提供一个能够进行手把手培训和练习的超声内镜操作平台（图 3-1）[43]。计算机系统模拟器能够生成似真人 CT 及 MRI 影像的实时三维人体解剖结构的超声成像。学员将定制的超声内镜插入到特殊设计的人体模型胃肠道中，从显示器中看到图像并在操作过程中通过镜身的移动体会触觉。一个高敏感度跟踪系统将镜头的位置和方向传输并转换成计算机生成的图像。这个 EUS 模块可以使学员完成从内镜到超声图像的实时转换，并且也能够提供环形和线性扫描的超声探头图像。分割切屏能力可以同时提供超声图像和三维解剖图像，这样有助于对 EUS 图像进一步转换和理解。这个模块也允许受培训者练习诸如标记器官、放大图像、改变频率和使用测量器测量等键盘功能。在测试结束后，电脑软件通过回放所有保存的图像以评估操作情况（每次操作保存的图像不能多于 50 幅），并且标注出使用者识别不正确的解剖部位和标志。

尽管这种 Simbionix 公司 GI-Mentor II 型 EUS 训练模块在 EUS 培训中的使用让人兴奋，但是目前尚没有发表关于对 EUS 模拟器的有效性研究或

者临床试验。一个小型的关于在学习 EUS 时使用新的 Erlangen Active 介入内镜模拟器（EASIE-R）（ENDOSIM，LLC，Nahant，MA）的研究已经发表[51]。这个模拟器包括一个包含周围结构的完整猪胃肠道外植体，这个外植体涵盖了胆道、胰腺，所有这些都包埋在超声凝胶内。在一天的 EUS 课程中，EASIE-R 系统被 11 名操作者使用（5 名初学者，6 名专家）。总之，模拟器操作简单且对无论初学者还是高级 EUS 操作者都有帮助。最近，从一项通过在三个 EUS 手把手课程中使用 EASIE-R 系统的研究中得到了一些相关数据。总共有 59 个胃肠病学专家用模拟器完成了一项评估使用模拟器的可操作性，并提供了初步的评估数据[52]。超过一半的受访胃肠科医生有少于一年的 EUS 操作经验。在这一较大的系列研究中，该模拟器再次被认为是可行的，易于使用，并对 EUS 技能教学有用。虽然我们认为模拟器是有用的教学工具，但是关于它是否在 EUS 的培训方面起重要作用仍然需要在随机对照试验中进一步研究。遗憾的是，由于价格和地域需求的限制，大多数的培训机构并没有这些模拟器。而在某些机构，在 1 ～ 2 周 EUS 研讨会中可以接触到这项技术。

总结

EUS 现已应用于各种胃肠道疾病诊断中，成为一种重要的影像工具。这是一个具有挑战性的内镜操作，需要有足够的专业知识及熟练的内镜操作技巧，其远超于传统消化内镜培训的范围。随着对超声内镜医师的需求不断增加，EUS 培训的指南也必须严格，以确保培养出训练有素且能够胜任此工作的 EUS 专家。虽然进行 EUS 资格认证及授权的指南已经出台，但关于临界值数据的研究对于填补近期文献中现有的空缺仍是必要的。有兴趣学习 EUS 的内镜医师应当认识到并且重视这一操作的复杂性和潜在并发症的风险。显然，一个 1 ～ 2 周的 EUS 培训并不足够，这可能使病人置于不必要风险中且诊治质量较低。对于那些真正对掌握 EUS 所需技巧有兴趣的医师，正式的导师指导下培训课程要远远优于短期手把手会议、教学录像、模拟器以及常规胃肠科规培期间缺少 EUS 病例的培训。

EUS 训练模拟器是一个有用的辅助教学的器械，虽然目前依旧缺乏 EUS 模拟器在培训效果方

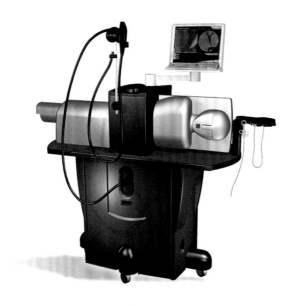

图 3-1　Simbionix GI-Mentor 模拟器 .（Courtesy of Symbionix 公司，美国，克利夫兰，俄亥俄州）

面的临床研究，但是这项技术的使用仍有应用前景。遗憾的是，由于受到成本和区域需求的限制，大多数机构并没有这些模拟器。关于 EUS 模拟器在培训中的作用仍须做进一步研究。

参考文献

1. Botet JF, Lightdale CJ, Zauber AG, et al. Preoperative staging of esophageal cancer: comparison of endoscopic US and dynamic CT. *Radiology.* 1991;181:419-425.
2. Ziegler K, Sanft C, Friedrich M, et al. Evaluation of computed tomography, endosonography, and intraoperative assessment in TN staging of gastric carcinoma. *Gut.* 1993;34:604-610.
3. Palazzo L, Roseau G, Gayet B, et al. Endoscopic ultrasonography in the diagnosis and staging of pancreatic adenocarcinoma: results of a prospective study with comparison to ultrasonography and CT scan. *Endoscopy.* 1993;25:143-150.
4. Muller MF, Meyenberger C, Bertschinger P, et al. Pancreatic tumors: evaluation with endoscopic US, CT and MR Imaging. *Radiology.* 1994;190:745-751.
5. Wiersema MJ, Vilmann P, Giovannini M, et al. Endosonography-guided fine needle aspiration biopsy: diagnostic accuracy and complication assessment. *Gastroenterology.* 1997;112:1087-1095.
6. Gress FG, Hawes RH, Savides TJ, et al. Endoscopic ultrasound-guided fine-needle aspiration biopsy using linear array and radial scanning endosonography. *Gastrointest Endosc.* 1997;45:243-250.
7. Hecht JR, Farrell JJ, Senzer N, et al. EUS or percutaneously guided intratumoral TNFerade biologic with 5-fluorouracil and radiotherapy for first-line treatment of locally advanced pancreatic cancer: a phase I/II study. *Gastrointest Endosc.* 2012;75(2):332-338.
8. Parada KS, Peng R, Erickson RA, et al. A resource utilization projection study of EUS. *Gastrointest Endosc.* 2002;55:328-334.
9. ASGE. EUS core curriculum. *Gastrointest Endosc.* 2012;76:476-481.
10. ASGE. Guidelines for advanced endoscopic training. *Gastrointest Endosc.* 2001;53:846-848.
11. Azad JS, Verma D, Kapadia AS, et al. GI fellowship programs meet American Society for Gastrointestinal Endoscopy recommendations for training in EUS? A survey of U.S. GI fellowship program directors. *Gastrointest Endosc.* 2006;64:235-241.
12. ASGE. Methods of granting hospital privileges to perform gastrointestinal endoscopy. *Gastrointest Endosc.* 2002;55:780-783.
13. Hoffman B, Wallace MB, Eloubeidi MA, et al. How many supervised procedures does it take to become competent in EUS? Results of a multicenter three year study. *Gastrointest Endosc.* 2000;51:AB139.
14. Fockens P, Van den Brande JHM, van Dullemen HM, et al. Endosonographic T-staging of esophageal carcinoma: a learning curve. *Gastrointest Endosc.* 1996;44:58-62.
15. Schlick T, Heintz A, Junginger T. The examiner's learning effect and its influence on the quality of endoscopic ultrasonography in carcinoma of the esophagus and gastric cardia. *Surg Endosc.* 1999;13:894-898.
16. Wani S, Coté GA, Keswani R, et al. Learning curves for EUS by using cumulative sum analysis: implications for American Society for Gastrointestinal Endoscopy recommendations for training. *Gastrointest Endosc.* 2013;77(4):558-565.
17. Nayar M, Joy D, Wadehra V, et al. Effect of dedicated and supervised training on achieving competence in EUS-FNA of solid pancreatic lesions. *Scand J Gastroenterol.* 2011;46(7-8):997-1003.
18. Fritscher-Ravens A, Cuming T, Dhar S, et al. Endoscopic ultrasound-guided fine needle aspiration training: evaluation of a new porcine lymphadenopathy model for in vivo hands-on teaching and training, and review of the literature. *Endoscopy.* 2013;45(2):114-120.
19. Coté GA, Hovis CE, Kohlmeier C, et al. Training in EUS-guided fine needle aspiration: safety and diagnostic yield of attending supervised, trainee-directed FNA from the onset of training. *Diagn Ther Endosc.* 2011;2011.
20. Konge L, Vilmann P, Clementsen P, et al. Reliable and valid assessment of competence in endoscopic ultrasonography and fine-needle aspiration for mediastinal staging of non–small-cell lung cancer. *Endoscopy.* 2012;44(10):928-933.
21. Boyce HW. Training in endoscopic ultrasonography. *Gastrointest Endosc.* 1996;43:S12-S15.
22. Gromski MA, Matthes K. Simulation in advanced endoscopy: state of the art and the next generation. *Tech Gastrointest Endosc.* 2011;13: 203-208.
23. ASGE. Role of endoscopic ultrasonography. *Gastrointest Endosc.* 2000;52:852-859.
24. Eloubeidi MA, Tamhane A. EUS-guided FNA of solid pancreatic masses: a learning curve with 300 consecutive procedures. *Gastrointest Endosc.* 2005;61:700-708.
25. Methods of granting hospital privileges to perform gastrointestinal endoscopy. *Gastrointest Endosc.* 2002;55:780-783. Reviewed and reapproved 11/08.
26. ASGE. Guidelines for credentialing and granting privileges for endoscopic ultrasound. *Gastrointest Endosc.* 2001;54:811-814.
27. Chak A, Cooper GS. Procedure-specific outcomes assessment for endoscopic ultrasonography. *Gastrointest Endosc Clin North Am.* 1999;9:649-656.
28. Hoffman BJ, Hawes RH. Endoscopic ultrasound and clinical competence. *Gastrointest Endosc Clin North Am.* 1995;5:879-884.
29. ASGE. Principles of training in gastrointestinal endoscopy. *Gastrointest Endosc.* 2012;75:231-235.
30. ASGE. Tissue sampling during endosonography. *Gastrointest Endosc.* 1998;47:576-578.
31. Parupudi A, Holland C, Milla P, et al. Development of porcine lymphadenopathy model for in vivo hands-on teaching and training of EUS-FNA. *Endoscopy.* 2009;41(Suppl 1):A55.
32. Shami VM, Kahaleh M. Endoscopic ultrasonography (EUS)-guided access and therapy of pancreatico-biliary disorders: EUS-guided cholangio and pancreatic drainage. *Gastrointest Endosc Clin N Am.* 2007;17(3):581-593.
33. Seewald S, Ang TL, Teng KC, et al. EUS-guided drainage of pancreatic pseudocysts, abscesses and infected necrosis. *Dig Endosc.* 2009; 21(suppl 1):S61-S65.
34. Levy MJ, Topazian MD, Wiersema MJ, et al. Initial evaluation of the efficacy and safety of endoscopic ultrasound-guided direct ganglia neurolysis and block. *Am J Gastroenterol.* 2008;103(1):98-103.
35. Romero-Castro R, Pellicer-Bautista FJ, Jimenez-Saenz M, et al. EUS-guided injection of cyanoacrylate in perforating feeding veins in gastric varices: results in 5 cases. *Gastrointest Endosc.* 2007;66(2):402-407.
36. Measuring the quality of endoscopy. *Gastrointest Endosc.* 2006;58: S1-S38.
37. Cass OW. Objective evalutation of competence: technical skills in gastrointestinal endoscopy. *Endoscopy.* 1995;27:86-89.
38. Jowell PS. Quantitative assessment of procedural competence: a prospective study of training in ERCP. *Ann Int Med.* 1996;125:937-939.
39. ASGE. Renewal of and proctoring for endoscopic privileges. *Gastrointest Endosc.* 2008;67:10-16.
40. Joint Commission Comprehensive Accreditation Manual for Hospital 1997.
41. ASGE. Endoscopic simulators. *Gastrointest Endosc.* 2011;73:861-867.
42. Markman HD. A new system for teaching proctosigmoidoscopic morphology. *Am J Gastroenterol.* 1969;52:65-69.
43. Gerson LB. Evidence-based assessment of endoscopic simulators for training. *Gastrointest Endosc Clin N Am.* 2006;16(3):489-509.
44. Verdaasdonk EG, Stassen LP, Monteny LJ, et al. Validation of a new basic virtual reality simulator for training of basic endoscopic skills: the SIMENDO. *Surg Endosc.* 2006;20(3):511-518.
45. Hochberger J, Maiss J. Currently available simulators: ex vivo models. *Gastrointest Endosc Clin N Am.* 2006;16(3):435-449.
46. MacDonald J, Ketchum J, Williams RG, et al. A lay person versus a trained endoscopist: can the preop endoscopy simulator detect a difference? *Surg Endosc.* 2003;17:896-898.
47. Sedlack RE, Kolars JC, Alexander JA. Computer simulation training enhances patient comfort during endoscopy. *Clin Gastroenterol Hepatol.* 2004;2:348-352.
48. Sedlack RE. The state of simulation in endoscopy education: continuing to advance toward our goals. *Gastroenterology.* 2013;144(1):9-12.
49. Pawa R, Chuttani R. Benefits and limitations of simulation in endoscopic training. *Tech Gastrointest Endosc.* 2011;13:191-198.
50. Gromski MA, Brugge W, Chuttani R, et al. Development and Evaluation of a Novel Endoscopic Ultrasound (EUS) Simulator. *Gastrointest Endosc.* 2010;71:286 (abstract).
51. Yusuf TE, Matthes K, Lee Y, et al. Evaluation of the EASIE-R simulator for the training of basic and advanced EUS. *Gastrointest Endosc.* 2009;69:S264.
52. Savides TJ, Donohue M, Hunt G, et al. EUS-guided FNA diagnostic yield of malignancy in solid pancreatic masses: a benchmark for quality performance measurement. *Gastrointest Endosc.* 2007;66:277-282.

第 4 章

适应证、准备和不良反应

Faris M. Murad · Mark Topazian

（周德俊 译 李 文 校）

内容要点

- 超声内镜的主要适应证是在非侵入性检查之后，对肿瘤分期具有潜在的辅助价值，并进行淋巴结状态的评估（通常与超声内镜引导下细针穿刺术相结合）以及对胰腺疾病和胃肠道上皮下肿物的评估。
- 当对囊性病变进行 EUS-FNA 时，推荐预防性应用抗生素。
- 关于 EUS-FNA 增加患者出血的风险尚无可靠数据。由于缺乏可靠数据，以下几方面可作为合理的规范：
  - 凝血酶原国际标准化比值（INR）< 1.5
  - 血小板计数 ≥ 50 000
  - 使用 22-G ~ 25-G 穿刺针
  - 操作过程中尽量减少人员流动（细胞病理学专家在场）
- 超声内镜的穿孔风险要高于普通内镜检查。需要特别谨慎的是在插入超声内镜通过肿瘤的狭窄部位或者是通过十二指肠球部顶端时，因为超声内镜的插入部比较长并且头端坚硬，故而更增加了插入困难。

适应证

超声内镜（EUS）作为一种诊断和治疗方法，仍在不断发展之中。当超声内镜对患者的治疗可能发挥作用时，就应当进行超声内镜检查[1]，例如在需要明确诊断、肿瘤分期或者提供介入治疗时。自 1980 年 EUS 问世以来，其适应证及所发挥的作用不断扩大。在本书的其他相关章节，我们将详细讨论 EUS 的某些特殊的适应证，以作为本节概述 EUS 适应证和风险的补充。

影像诊断

内镜超声表现单独可以对某些特定的病变做出确定诊断，例如消化道重复囊肿、脂肪瘤，胆管结石及某些分支胰管内乳头状黏液瘤。然而在其他情况下，单凭内镜超声图像并不能提供明确

的诊断。故而，EUS 引导下细针穿刺（FNA）或者组织芯活检经常被用来提供细胞学或者组织学诊断。当 EUS 超声表现被视为良性病变时，尚需要对其进行随访，以便识别出病变间断生长或其他恶性病变的征象。

肿瘤分期

EUS 最初用于消化道肿瘤是对其进行术前风险评估和术前分期。准确分期对确定愈合、指导放化疗都是必须的，适当的时候，对选择理想的切除方法并确定切除范围也是有必要的。肿瘤的分期首先选择 CT、MRI、PET 等非侵入性检查，它们在排除肿瘤远处转移方面优于 EUS。在排除远处转移后，EUS 常用于肿瘤的 T 和 N 分期，其对消化道腔内肿瘤分期的准确性为 85%[2-11]。放疗

后 EUS 分期的准确性大大降低。

EUS 可以为肺癌、食管癌及直肠癌患者提供重要的淋巴结分期信息。凭借淋巴结的超声图像特点预测淋巴结良恶性的准确性大约为 75% 。回声较低、圆形、边界清晰、短径大于 1cm 是典型的恶性淋巴结的 EUS 特点[12-17]。良恶性淋巴结超声表现的重叠导致淋巴结分期存在困难，并且上述标准对肺癌、直肠癌及胆管癌的帮助不大[18-19]。肿大的炎症反应性淋巴结仅依靠 EUS 表现可能被认为是恶性淋巴结，从而导致分期偏高。对淋巴结进行 FNA 可以提高淋巴结分期的准确性，但是也可能导致假阳性结果，尤其是当穿刺针经过腔内肿瘤时[20]。所以，对淋巴结活检时，应当避开原发肿瘤，以减少假阳性结果及肿瘤种植的风险。

EUS 在确定或排除远处转移的作用有限。偶尔，某些可疑的病变可以很容易地通过 EUS 穿刺，或者 EUS 对病变进行局部分期时，发现以前并没有考虑为转移的病变（例如胰腺癌患者的肝内病灶）。在这种情况下，至少对肝及肾上腺病灶穿刺[21-29]时 EUS-FNA 是安全的。

有学者将 EUS 和 PET 对食管癌的分期进行了比较。PET 对确定远处非转移淋巴结的准确性比 EUS 和 CT 高[30-31]。以前认为为局部进展的病变，而 PET 显示为更高期的患者，他们将排除 R0 切除的可能性。然而，PET 对肿瘤的局部分期的准确性有限，EUS 在这方面优于 PET 和 CT[32-33]。似乎对肿瘤的分期，PET 和 EUS 是互补的。然而，是先进行 PET 检查，以便那些没有发现远处转移的患者避免 EUS 检查的费用和带来的不适，还是先进行 EUS，再对那些局部进展或者因为食管狭窄不能完成 EUS 检查的患者进行 PET 检查？目前还不确定[34]。

EUS 对胰腺癌分期的作用仍存在争议。CT 能够显示胰腺肿瘤的患者，EUS 和 CT 评估血管浸润和淋巴结转移的准确性相差不大。但是 EUS 对胰腺肿瘤的评估仍具有重要作用，基于以下 2 个原因：其一，EUS 可以发现 CT 漏掉的病变，其二，EUS 在检查过程中能够获取病变的组织标本。EUS 可以发现 CT 发现不了的小的转移病灶，包括肝左叶转移灶、肿瘤造成的血管及腹腔神经节浸润[35-37]。能够获得这些部位的组织标本或胰腺原发灶的标本越来越重要。胰腺肿瘤大多为腺癌，

其他肿瘤包括神经内分泌瘤或转移瘤，或者是良性病变如自身免疫性胰腺炎，并且这些病变通常不能通过临床表现、影像检查及实验室检查鉴别。EUS-FNA 和组织芯活检在大多情况下可以高效地诊断这些疾病。最后，EUS 在发现较小的胰腺癌方面优于 CT，这类病变更可能通过手术切除。因而，如果临床或 CT 怀疑有较小胰腺癌存在，而 CT 检查未发现时，应当进行 EUS 检查。

EUS 在肺癌分期的作用不断进展。非小细胞肺癌（NSCLC）无创的分期方法包括 CT 和 PET。但是它们诊断纵隔淋巴结转移的敏感性和特异性都较低。CT 结果阴性的患者中，有 35% 以上的患者伴有淋巴结肿大[38]。为了减小淋巴结分期的假阳性和假阴性，当能够改变治疗方案时，建议对淋巴结进行活检（尤其当发现原发灶对侧淋巴结肿大时）。对所有相关的淋巴结活检需要传统的外科纵隔镜检查。然而，一项研究显示联合 EUS 和 EBUS 对 NSCLC 纵隔淋巴结分期的阴性预测值为 97%[39]。联合 EUS 和 EBUS 对纵隔淋巴结的分期结果似乎与纵隔相当。考虑到这两种方法都不能对所有相关的纵隔淋巴结位点进行全面扫除，所以 EUS 和 EBUS 是相互补充的[40]。EUS 还可以对之前未能发现远处转移的患者进行左肾上腺的 EUS 评估[41]。

组织活检

线阵 EUS 技术发展于 20 世纪 90 年代早期，它能对消化道内及消化道外的病变进行 EUS-FNA 和组织芯活检[42]。FNA 的常见适应证包括对胰腺肿瘤的活检及食管癌、胰腺癌及直肠癌淋巴结的分期。EUS 是一种创伤最小且成功率很高的获取病变组织标本的方法。

获得组织病理诊断的微创方法包括经腹部超声或 CT 引导活检。这些方法的准确性和安全性都很好地被证实，当这些技术可能获得诊断需要的组织标本时，首先支持这种方法（例如肝转移的患者）。然后，这两种技术由于诊断较小病变的敏感性差或造成穿刺针道潜在的肿瘤种植的风险，因而其使用受到限制。在这种情况下 EUS 可能受到青睐，此外，当需要对肿瘤局部分期或进行腹腔神经节松解术时也适合 EUS 。在这种情况下，检查的同时可以进行 FNA，从而为患者提供一种

更划算的方法，并简化患者的诊疗过程。相比之下，经皮活检通常是单独的操作过程。尽管 EUS-FAN 对胰腺癌和淋巴结转移的准确性大于 85%，但是，在其他情况下，由于细胞学检查的局限性，其准确性并不高，包括诊断胰腺囊性病变、间质肿瘤及自身免疫性胰腺炎。有各种不同 EUS 引导下穿刺活检装置可选择，能获得较多组织，可以用于评估病变的组织结构[43-45]。EUS-TCB（Tru-Cut Biopsy）在某些选择的情况下可以提高诊断的准确性，并且是安全的[46-47]。

治疗

能够在超声引导下通过空心的穿刺针扩展了 EUS 的临床运用。穿刺针是以治疗为目的的放置材料的必需通道。最早发展的这类治疗技术是超声内镜引导下腹腔神经松解术或神经阻滞术[48-49]，之后是超声内经引导下假性囊肿引流术[50]。目前，这两种介入技术是超声内镜引导下常规开展的技术。超声内镜引导下细针注射术（EUS-FNI）是将新的、潜在的治疗因子注入胰腺实体肿瘤内[51-52]，同样也可对胰腺囊性肿瘤进行治疗。但是，目前判断 EUS-FNI 安全性和效果相关的资料有限。其他超声内镜引导下介入技术还包括其他方法无法通过的胰胆管梗阻引流[53-54]、出血血管栓塞[55]、胰腺假性动脉瘤出血的治疗[56-57]、放射性粒子置入术[58]、移位支架复位及经十二指肠胆囊引流术[59]。目前，没有足够的数据证明这些技术的安全性、有效性及最终的临床价值，有些技术将在其他章节详细讨论。

禁忌证

EUS 的绝对禁忌证很少，也包括不可接受的镇静风险。EUS-FNA 的常见禁忌证包括凝血功能障碍 [凝血酶原国际标准化比值（INR）> 1.5]、血小板减少症（血小板计数< 50，000/mm³）或者脏器本身不能活检。EUS 相对禁忌证包括：（1）新诊断的癌症患者，还没有进行适当基本检查；（2）解剖结构的改变而无法到达；（3）轻度凝血功能障碍或血小板减少。轻度凝血功能障碍造成临床大出血的可能性很小，但是可能增加穿刺部位出血，降低诊断的敏感性。有关高血压患者 EUS-FAN 安全性的研究资料有限。

患者的准备

一般方法

尽管超声内镜通常是给门诊患者检查，但是也适合住院患者，并且越来越多地用于手术患者的检查。因此，术前评估及评估的程度可能改变。至少术前要询问病史、体格检查及查看病历，以便确定 EUS 检查的必要性、风险、益处、替代检查以及需要的时间，并签署知情同意书（框 4-1）[60-62]。急诊 EUS 并不常见，所以需要 EUS 检查的患者一般有足够的时间进行术前检查、讨论患者及家属的顾虑，并回答相关的问题。专业的、从容不迫的态度有利于开放沟通，并有利于取得患者和家属的信任和配合。

上消化道和下消化道 EUS 检查的初步计划和术前准备与常规胃肠镜检查类似[63]。检查者应为患者提供专业、准确的服务，同时使患者感到舒适，并保证其安全。检查前，应指导患者做好准备工作、正确使用其他药物以及避免饮酒和使用

框 4-1	可能影响 EUS 检查的因素

重症及急症患者的 EUS 检查
早前的内镜检查（发现及并发症）
其他影像学检查（发现及组织病理结果）
放化疗（相对 EUS 的时间）
并存疾病
　心肺疾病
　肝疾病
　血液系统疾病
　　出血体质
　解剖结构改变
药物治疗
　抗高血压药
　抗凝药
　抗癫痫药
　阿司匹林及其他非甾体类抗炎药
　心脏病治疗药物
　降糖药
　单胺氧化酶（MAO）抑制药
　口服避孕药
　肺相关治疗药物
　精神病治疗药物
药物过敏
签署知情同意书
使用的交通工具

其他镇静药物。建议患者在清醒镇静下检查，术后避免活动及使用其他交通工具。告知患者术后有关的并发症及可能症状和体征，并留下联系人的姓名和电话号码。这些注意事项检查后要再次向患者及其成年陪护人交代。

EUS 检查比普通胃镜检查麻醉得要深，因为 EUS 通常检查时间较长，并尽量减少患者运动。和其他麻醉胃镜检查一样，在检查过程中及苏醒时要仔细监护患者的生命体征。推荐所有麻醉患者要给予吸氧。尽管清醒镇静通常给予上消化道 EUS 检查，但也可选择性地用于直肠 EUS 检查。

上消化道 EUS 检查最好在前一天晚上禁食。至少患者应检查前禁食固体食物 6 h、液体（除了咽下药物需要的水）4 h。当由于胃运动功能障碍或消化道梗阻担心胃不能完全排空时，建议术前 1 ~ 2 d 进食清淡流质食物。胃内容物潴留有误吸的风险，并可能影响声耦合，导致伪像，从而影响整个检查的质量。

尽管有些超声内镜医生进行直肠 EUS 检查时，只给患者灌肠，但是为了达到最好的声耦合、减少伪像，以及通过减少肠腔内容物从而减少 FNA 潜在的感染性并发症，最好清洁整个肠道。对于慢性便秘或近期接受钡剂检查的患者，清洁肠道时可能更费时、费力。

实验室检查

超声内镜检查的患者进行常规化验检查的必要性及益处尚没有正式研究。目前的建议是基于外科数据的外推而来的。大多手术常常显示这些常规术前检查，如血红蛋白水平、交叉配血、常规的化验检查、凝血参数、尿常规、胸部 X 线、心电图等对没有相关的基础疾病患者没有实用价值[64]。健康患者的常规术前检查很少有异常发现，也不能预测患者的愈合，或与愈合相关。因而，对无症状的患者进行常规筛查让人气馁。相反，内镜医生应该根据初期评估可疑结果，包括出血体征的病史，建议患者有选择地进行常规检查。这种有重点的方法大大提高了术前检查的效益，并影响患者的预后[65]。

对于育龄期妇女可能怀孕的患者是一个例外。尽管，怀孕并不是内镜检查或清醒镇静的禁忌证，但是在某些情况下了解患者是否怀孕非常重要，因为这可能影响检查过程的某个方面。这种情况包括需要给予全身麻醉（对那些镇静困难的患者）或需要使用放射线时（当 ERCP 失败，需要 EUS 作为治疗的一部分时）[66]。可能的话，建议这类患者不要进行 EUS 检查，推迟到分娩后再进行 EUS 检查。当 EUS 不能推迟时，应当采取正确的措施减少对胎儿造成的风险。

药物

日常药物

由于缺乏指导治疗的对照研究，因而仍建议治疗心脏病的药、抗高血压药、治疗肺病的药、抗癫痫药、精神病治疗药以及避孕药继续使用。这些药要在早起后用少量水送服。糖尿病患者建议早晨的胰岛素用量为平时的一半，余下的量与检查后一餐的量一起使用。口服降糖药的患者，检查当天早晨停服，直到恢复正常饮食后再继续服用。

预防性抗生素

食管胃十二指肠镜、可屈性乙状结肠镜及结肠镜常规检查后很少引起菌血症（0 ~ 6%）[67]。黏膜活检、息肉切除、内镜下黏膜切除及括约肌切开不会增加菌血症的风险[68-69]。但是有其他内镜操作增加细菌感染或局部炎症的概率的报道，包括食管硬化治疗、食管狭窄扩张术、胆管梗阻行 ERCP 后[70]、内镜下胰腺假性囊肿引流[71]以及内镜下营养管置入[72]。尽管内镜操作发生心内膜炎或其他感染性并发症的风险很小，但是一旦发生病死率较高。这一发现，使得美国心脏病学会[73]、美国消化内镜学会及其他学会和组织[74]对于高危、发生操作相关的菌血症风险较高的患者推荐使用预防性抗生素。

菌血症的风险及推荐使用抗生素的其他内镜检查。 细菌性心内膜炎常发生于先天性或获得性心脏病的高危患者，这类患者的菌血症含有感染性心内膜炎常见致病菌[71,75]。心脏病变根据发展为心内膜炎的相对危险度及如果发生心内膜炎可能的结果，分为高风险、中风险和低风险或极低风险（表 4-1）。对于大多数有或没有潜在风险因素的患者，短暂的菌血症持续很短一段时间（< 15 min）并且没有任何临床症状[76]。极少数患者细菌停留在受损或者异常的心脏瓣膜上，导致细菌性心内膜炎。

表 4-1

心血管病危险因素（感染性心内膜炎）

危险程度	状态
高	人工心脏瓣膜（同种异体生物瓣）
	细菌性心内膜炎病史
	复杂发绀型先天性心脏疾病
	单心室状态
	大动脉转位
	法洛四联症
	体肺分流或导管手术
	人造血管移植（1 年内）
中等	大多数其他先天性心脏畸形
	后天瓣膜功能不全（例如风湿性心脏病）
	肥厚性心肌病（潜在或静态阻塞）
	二尖瓣脱垂伴杂音和（或）二尖瓣反流和（或）瓣膜增厚和（或）需要处理的急症
轻微 [a]	继发单孔型房间隔缺损
	外科修复手术（无残留超过 6 个月）
	房间隔缺损
	室间隔缺损
	动脉导管未闭
	冠状动脉旁路移植术（先前）
	二尖瓣脱垂（无瓣膜关闭不全）
	生理性、功能性或无害的心脏杂音
	川崎病病史（无瓣膜功能不全）
	风湿性心脏病史（无瓣膜功能不全）
	心脏起搏器（血管内和心外膜）
	置入式除颤器

[a] 危险同一般人群

Adapted from Dajani AS,Taubert KA,Wilson W，et al. Prevention of bacterial endocarditis：recommendations by the American Heart Association. Clin Infect Dis. 1997；25：1448-1458；Wilson W，Taubert KA，Gewitz M,et al. Prevention of infective endocarditis：guidelines from the American Heart Association Rheumatic Fever,Endocarditis,and Kawasaki Disease Committee，Council on Cardiovascular Disease in the Young，and the Council on Clinical Cardiology，Council on Cardiovascular Surgery and Anesthesia,and the Quality of Care and Outcomes Research Interdisciplinary Working Group. Circulation. 2007；116（15）：1736-1754.

大多数细菌性心内膜炎病例（60% ~ 75%）并不是发生于程序或干预相关的典型菌血症 [68]。但是，特定的内镜操作与发展心内膜炎常见致病菌菌血症高度相关。特定的内镜操作后菌血症发生的概率在不同的研究中各不相同。这些研究大多数是非对照的小样本研究。结果的差异可以部分归因于研究方法的不同。研究结果的不同还与操作技术以及血培养的时间、次数和量有关。然而，有几项内镜操作使患者处于发生菌血症的高风险境地，已得到公认。高风险操作包括食管狭窄扩张和静脉曲张硬化治疗，大约可以导致 30% 患者发生菌血症。其他高风险操作包括胆管狭窄的内镜逆行性胰胆管造影和胰腺假性囊肿内镜引流。尽管这些内镜操作发生心内膜炎的可能性很小，但由于心内膜炎相关的发病率和病死率较高，因而推荐选择适合的病例给予预防性抗生素治疗（表 4-2）。

表 4-2

美国消化内镜协会对预防性使用抗生素的建议

患者状况	内镜操作	预防性使用抗生素
伴有高危险度心血管损害	高风险	是
	低风险	±
伴有中等危险度心血管损害	高风险	±
	低风险	否
伴有低危险度心血管损害	高风险	否
	低风险	否
肝硬化（伴有急性消化道出血）	任何	是
腹水、免疫功能低下	高风险	±
肝硬化（不伴急性消化道出血）	低风险	否
胆道梗阻	ERCP	是
胰腺囊性病变	ERCP	是
	EUS-FNA	是
任何患者	PEG	是
人工关节	任何	否
实质性上消化道（UGI）病变	EUS-FNA	否
实质性下消化道（LGI）病变	EUS-FNA	否
非胰腺囊性病变	EUS-FNA	是

ERCP，经内镜逆行胰胆管造影；FNA，细针穿刺活检；GI，胃肠道；LGI，下消化道；PEG，经皮内镜下胃造瘘术；UGI，上消化道；±，中等风险病变患者可选择预防性使用抗生素（尚无充足的数据做出明确的建议，医生需要根据具体病例逐一分析做出选择）

Adapted from ASGE Standards of Practice Committee，Banerjee S，Shen B，et al. Antibiotic prophylaxis for GI endoscopy. Gastrointest Endosc. 2008；67（6）：791-798.

EUS 的相关研究。研究数据显示，EUS（有或没有 FNA）相关的感染性并发症发生风险与上消化道胃镜检查发生菌血症可能性差不多。Barawi 和同道[77] 等前瞻性地研究了 EUS-FNA 相关菌血症和其他感染性并发症。100 例患者共有 107 处病变进行了 EUS-FNA，包括各种上消化道病变。6 例患者发生血培养污染，他们中没有一位发生菌血症或任何感染性并发症。培养所采用的血量少（10 ml）及第一次血培养的时间延迟（EUF-FNA 后 30 min）可以部分解释血培养假阴性，这两种情况都与血培养阳性率低相关[74,78,79]。

随后的一篇报道中，对 52 例患者的 74 处上消化道到实体病变进行了 EUS-FAN，平均每次病变穿刺 5 针，其中 3 例（5.8%；95% CI，1% ~ 15%）发生凝固酶阴性葡萄球菌感染，均考虑为污染所致。3 例（5.8%；95% CI，1% ~ 15%）患者发生菌血症，2 例是草绿色链球菌所致（$n=2$），另 1 例为不确定的革兰阴性杆菌所致（$n=1$）[80]。可以看出，EUS 相关的感染发生概率与普通胃镜感染概率类似。没有一例患者发生感染相关的临床症状或体征。Janssen 及同道[81] 对 100 例 EUS 检查患者（A 组）和 50 例进行上消化道 EUS-FAN 的患者（B 组）进行了前瞻性的研究。除去污染，共有 4 例患者发生菌血症，每组 2 例。因而他们认为，上消化道 EUS 检查（有或没有 FNA）发生菌血症的风险很低，常规使用抗生素是不必要的。看来，上消化道实性病变 EUS-FNA 发生感染性并发症的风险较低，并没必要预防性使用抗生素预防细菌性心内膜炎。

另一项前瞻性研究评估了下消化道病变 EUS-FNA 发生菌血症及其他感染性并发症的风险。研究共纳入 100 例患者，为获得淋巴结及直肠或乙状结肠壁肿物的细胞学标本，共进行了 471 次 FNA。有 6 例患者血培养阳性，4 例认为是污染造成的，剩余了 2 例出现短暂的菌血症。因而，经直肠对邻近下消化道的实性病变进行 EUS-FNA 发生感染性并发症的风险较低，没必要给予预防性使用抗生素[82]。

尽管如此，前面提到的研究讨论了实性病变 EUS-FNA 相关的感染性并发症的风险，研究资料支持对于囊性病变 EUS-FNA 后应给予预防性使用抗生素。在一项大的回顾性分析研究中，对 603 例胰腺囊性病变患者进行 EUS-FNA 后，仅报道了 1 例患者发生感染。这项研究中的大多患者在 EUS-FNA 过程中及术后 3d 均给予氟喹诺酮预防感染[83]。ASGE 推荐胰腺囊性病变 EUS-FNA 后给予预防性使用抗生素[84-85]。

抗凝药和抗血小板药

越来越多的抗血栓药物已在临床上应用，包括抗凝药和抗血小板药。近年来陆续出版了侵入性外科手术和内镜手术前、后有关应用抗血栓药物的综述及专家指南[86-87]。在该章节中，我们将要对经历 EUS 和 EUS-FNA 操作的患者如何进行抗血栓药物处理进行综述。

尽管已经有了共识意见，但围术期抗凝药的使用仍未最终确认，并且经常是有争论的[88-91]。目前文献的不同药物治疗策略的有效性和安全性结论并未得出，主要是由于研究人群、治疗过程、抗凝疗法以及研究终点的界定和随访时间的不同造成的。

抗血栓药物的围术期使用不仅需要评估手术导致出血的可能性，还要关注患者血栓栓塞的潜在风险。内镜操作的风险高低取决于出血的可能性大小（表 4-3）[90]。单纯的 EUS 检查（不含 FNA）通常是低风险的。尽管经历 EUS-FNA 操作的患者总体来讲具有低的 FNA 相关出血风险，但由于该出血风险通常是单纯依靠内镜方法难以控制，所以 EUS-FNA 仍被认为是一项高风险的内镜操作。基于患者发生血栓栓塞的可能性，容易造成血栓栓塞的因素被分为高危因素和低危因素（表 4-4）。

通常，EUS 作为一种低风险的内镜操作，只要不过度抗凝治疗，对于经历 EUS 操作（不含 FNA）的患者并不需要停止抗凝治疗。对于需要经历 EUS-FNA 操作的患者，抗凝药物的使用需要个体化来分析。尽管 EUS-FNA 通常被作为高风险的内镜操作，但是只有少量的经验数据来支持该结论。终止抗凝治疗可能会引发一些不良后果，特别是对于近期放置冠脉支架或者发生深静脉血栓的患者。

使用抗凝药物易使患者的穿刺抽吸物含有较多的血液，从而使随后细胞学分析变得更加困难。因而在 FNA 反复进针及穿刺过程中，要选择合适的负压抽吸力度，从而减少出血避免污染细胞学。

表 4-3

内镜操作相关的出血风险

高危	低危
息肉切除术	内镜诊断（伴或不伴活检）
胆管或胰管括约肌切开术	不进行括约肌切开的 ERCP
气囊或探条扩张术	EUS（不伴 FNA）
PEG 术	小肠镜和气囊辅助诊断性小肠镜
治疗性气囊辅助小肠镜	胶囊内镜
EUS+FNA	肠道支架置入（不行扩张术）
内镜下止血术	
肿瘤消融术	
胃空肠吻合术	
静脉曲张治疗	

ERCP，经内镜逆行胰胆管造影；FNA，细针穿刺活检；PEG，经皮内镜下胃造瘘术

Adapted from Anderson MA，Ben-Menachem T，Gan SI，et al. ASGE guideline：management of antithrombotic agents for endoscopic procedures. Gastrointest Endosc. 2009；70（6）：1060-1070.

表 4-4

基于潜在的医疗状况评价患者的血栓栓塞风险

高危	低危
房颤（具有瓣膜病变、活动性充血性心力衰竭、左心室射血分数 < 35%、血栓栓塞病史、高血压、糖尿病或者年龄 > 75 岁）	单纯性或者阵发性非瓣膜性房颤
机械瓣膜（二尖瓣）	机械瓣膜（主动脉）
机械瓣膜（既往有血栓栓塞史）	生物瓣膜
近期放置冠脉支架（小于 1 年）	深静脉血栓形成
急性冠脉综合征	
心肌梗死后未放置支架的经皮冠脉介入术	

Adapted from Anderson MA，Ben-Menachem T，Gan SI，et al. ASGE guideline：management of antithrombotic agents for endoscopic procedures. Gastrointest Endosc. 2009；70（6）：1060-1070.

华法林

使用治疗剂量的华法林导致 EUS-FNA 出血的发生率并不清楚。但是，对那些经历内镜下息肉切除术或括约肌切开术的患者来说，其出血风险是增加的。基于此，美国消化内镜学会（ASGE）指南建议在 EUS-FNA 之前，患者应该停用华法林[92]。对于具有较低血栓栓塞风险的患者（表 4-4）来说，在进行内镜处理之前，患者需要停用华法林 3 ~ 5 次剂量，以保证其在内镜处理当日，化验国际化标准比值（INR）≤ 1.5。指南对于继续恢复使用华法林治疗并没有给出肯定的时间间隔，但通常认为在内镜操作之后当日恢复使用华法林是合理的，除非患者临床上具有较高的出血风险。对于具有较高血栓栓塞风险（表 4-4）的患者来说，通常建议使用普通肝素或者低分子量肝素进行桥接治疗，其一般在停止口服华法林之后 2d 开始进行。

新一代口服抗凝药

新一代口服抗凝药（NOAs）通过靶向重要凝血因子，如凝血因子 Xa 和 IIa（凝血酶）来发挥作用。美国批准的 NOAs 包括达比加群（Dabigatran）（商品名为 Pradaxa，勃林格殷格翰公司制造）、利伐沙班（Rivaroxaban）（商品名为拜瑞妥 Xarelto，拜耳保健股份公司和詹森研发有限公司、强生公司）和阿哌沙班（Apixaban）（商品名为艾乐妥 Eliquis，辉瑞公司）。这些 NOAs 的药物起效峰值仅仅 2 ~ 4 h，而华法林长达 72 ~ 96 h；另外，前者的半衰期为 5 ~ 17 h，也明显短于华法林的 40 h。而且很可惜，NOAs 没有药物作用逆转剂，这一点不像华法林（其逆转剂为维生素 K 或者新鲜的冰冻血浆）。围术期 NOAs 的使用与否基于内镜操作的紧急情况、内镜操作的出血风险水平和当前的肾功能状况[93-95]。

对于低出血风险的内镜操作，包括单纯 EUS 检查（不伴有 FNA 或者其他内镜介入治疗），指南建议 NOA 可以继续应用，或者保留早上服药的剂量，确保在进行内镜操作的时候药物浓度在一个比较低的水平[87]。对于较高出血风险的内镜操作，比如 EUS-FNA，需要停用抗凝药，且至少停用 2 ~ 3 个药物的半衰期时间。对于肌酐清除率（CrCl）正常（≥ 50 ml/min 每 1.73 m²）的患者来说，达比加群在内镜操作之前 48 h 应该停用，而利伐沙班和阿哌沙班应该在内镜操作前 24 ~ 48h 停用。对于肾功能损害的患者，且 CrCl 为 30 ~ 50 ml/min 每 1.73 m²，达比加群在内镜操作之前 3 ~ 5 d 应该停用，如果 CrCl < 30 ml/min 每 1.73 m² 的话，至少应停服 4 ~ 6 d。对于肾功能损害的

患者，在内镜操作之前，至少应该停用利伐沙班或者阿哌沙班 2 ~ 4 d[87]。

考虑到 NOAs 的快速体内清除和快速起效的特点，应用普通肝素或者低分子量肝素（LMWH）进行桥接治疗并不是必要的。当患者内镜术后再次继续使用 NOAs 的时候，需要注意的是这些药物的血浆浓度在首次服药后数小时就可以达到峰值，这一点非常不同于华法林。如果考虑患者内镜术后出血风险比较低的话，术后 4 ~ 6 h 即可重新恢复药物使用，首次使用药物可减量或者是正常量，之后按照维持剂量服用即可。诚然，如果担心患者术后出血的话，在评价患者服用 NOAs 之后能取得较之出血的风险来讲，更多临床获益的情况下，可以恢复药物使用[96]。

肝素

如果患者正在使用肝素进行抗凝治疗，EUS 也可以进行，不过如果抗凝超过了治疗范围的话，EUS 则需要延期。指南建议，不管是普通肝素（UFH）还是 LMWH，在进行 EUS-FNA 之前都需要停用。UFH 在内镜操作之前通常需要停用 4 ~ 6 h。而如果患者正在使用 LMWH 的话，在内镜操作之前需要停用一次该药。这些肝素在 EUS-FNA 之后通常可以马上恢复使用，例如，UFH 可以采用非静脉团注的方式静脉输注；而 LMWH 在下一次的常规给药时间恢复使用即可。然而，恢复抗凝药使用的时间应该考虑到患者和内镜诊疗的情况，具体情况具体分析。

阿司匹林和非甾体抗炎类药物

ASGE 指南建议对于所有的内镜操作来讲，包括 EUS-FNA，服用阿司匹林和其他非甾体抗炎类药物的患者不需要停药[92]。然而，当计划进行较高风险的内镜操作时，临床医生或许应该选择在进行内镜术之前停药 5 ~ 7 d。在阿司匹林被停用之前必须进行仔细权衡，特别是那些有既往脑血栓或者冠脉血栓病史的患者。

氯吡格雷和噻氯匹啶

这些抗血小板药物对于经历 EUS 操作的患者来说不需要停用。对于经历高风险内镜操作的患者来说，比如 EUS-FNA，指南建议推迟择期内镜操作直到血栓栓塞的风险下降（例如新近放置冠脉支架的患者）。在达到了治疗所需的最短疗程后，指南建议在开始内镜操作之前，至少停用氯吡格雷或者噻氯匹啶 5 d，通常来说是 7 ~ 10 d。当这些药物被停用时，为了降低血栓栓塞的风险，在围内镜治疗期，我们应该考虑继续或者开始使用阿司匹林进行治疗[92]。

关于使用抗凝药的患者经历 EUS-FNA 造成出血风险的数据报道并不多。然而，近期一项报道指出，12 例患者在服用氯吡格雷或者联合使用阿司匹林治疗期间，进行了 EBUS 引导下的 FNA，但并没有观察到出血并发症。该数据指出，使用氯吡格雷治疗的患者进行 FNA 操作是安全的，该观点需要更多的数据支持。研究者们指出，在进行 FNA 操作时，并不需要停用氯吡格雷，除非短期内血栓形成的风险超过了出血的风险。

风险和并发症

EUS 和其他的内镜操作有相似的风险和并发症，包括心血管事件、清醒镇静相关并发症和药物过敏反应[97-98]。该章节关注的是 EUS、EUS FNA 和 EUS-FNI 操作相关的特异不良反应。其中一部分主要由 EUS 独有的特性引起，而其他的相关于细针穿刺抽吸（FNA）、Tru-cut 针活检（TCB）以及其他相关介入治疗。

穿孔

在超过 300 例患者的前瞻性系列研究中，EUS 相关胃肠穿孔的发生率为 0 ~ 0.4%。然而有限的数据显示，上消化道 EUS 较之胃镜更易于发生穿孔[99]。

该风险部分原因应归于 EUS 本身、斜视或侧视设计，而且伴有超出内镜视野的相对较长且硬的前端。EUS 尖端在插入时可引起消化道穿孔，特别是在成角（口咽或者十二指肠球部尖端）、狭窄（食管癌）或者盲腔的部位（咽或食管憩室）。有数据指出，穿孔通常在 EUS 初学者中发生率较高[100]。即使是有经验的 EUS 操作者，在使用不同尖端设计、长度和方向偏转的新设备时穿孔的发生率也会增加。

EUS 在插入食管时仍使用部分盲插的策略。一项由 Eloubeidi 和同道[101] 所做的前瞻性研究报道了颈段食管的穿孔率。在行上消化道 EUS 的 4894 例患者中，仅 3 例发生了颈段食管穿孔。了解可能的风险因素（年龄＞65 岁、吞咽困难史、已知的颈椎骨赘、脊柱后凸症或者颈部过度后仰）可以帮助识别高风险的患者。

15%～40% 的食管癌患者由于食管癌阻塞管腔致使 EUS 不能通过[102-105]。相对于食管梗阻不可通过 EUS 的患者来说，可通过 EUS 的患者具有较高的 T 和 N 分期准确性（分别是 T 分期：81%，28%；N 分期：86%，72%），故而有些调查者主张对于不可通过 EUS 的患者采取扩张治疗[104-105]。其他调查者考虑到风险及进展期疾病的趋向（T3、T4 的可能性为 85%～90%），不鼓励常规的扩张治疗[105]。然而，在需要扩张的 10%～40% 的患者诊断有远处淋巴结肿大[105]。

尽管最初的研究报道食管扩张后即刻进行 EUS 的穿孔率高达 24%，但更多的近期研究发现该项操作是安全的。随着时间的推移，有一些研究解释了在安全性方面明显进步的可能。20 世纪 90 年代中期引进的线阵 EUS 较以前有了更细的直径，因此通常扩张至 14～15 mm 即可，而不需要扩张至以前的 16～18 mm。而且，对于潜在的并发症有了更深入的认识，或许也促使了越来越少的侵入性扩张治疗。

对于伴有食管环周狭窄的患者，应该审慎地逐级扩张至 15mm。在关于扩张安全性的两项大宗研究中[105-106]，遵循"三原则"（在扩张遭遇抵抗时，以此为基点，再逐级扩张 3 次，每次扩张直径增加 1 mm）和避免使用"不可接受的力"方式扩张。75%～85% 的患者扩张后即刻就可以操作 EUS 通过狭窄段。对于浸润半周的食管癌患者 EUS 时要非常谨慎，因为未受累犯的食管壁插入 EUS 时具有较高的撕裂的风险。

小探头 EUS 可以穿越狭窄的食管恶性肿瘤，从而提高了 T 和 N 分期的精确性，但是受限于超声检测的深度，检查并不全面，特别是腹腔干淋巴结[106-107]。另一种可供选择的设备是 EBUS。EBUS 的口径大约为 6.9 mm，可以提供分期信息，并且有能力通过 FNA 进行腹腔淋巴结以及肝病变穿刺取材[108]。

出血

FNA 操作是导致 EUS 出血风险的主要因素。在超过 300 例患者的两项前瞻性研究中，出血的发生率为 0～0.4%，而在另一项回顾性研究中出血的发生率为 1.3%[109]。胰腺囊性病变 FNA 所致自限性出血的发生率为 6%[110]。

FNA 穿刺部位的少量腔内出血在内镜操作中是常见的，通常不会出现后遗症。在抽吸操作过程中，还可能出现肠壁、毗邻组织或靶结构的出血。这些出血可以通过超声内镜进行诊断，影像表现为软组织的低回声隆起或肿大的淋巴结或肿块[111]。其他可选择的诊断方法包括在先前无回声的囊性组织或管腔内出现低回声物质，或者通过腹水穿刺诊断。由于血凝块的回声增强，因此不太明显。当出血进入大的潜在间隙（如腹膜腔）时，由于超出了 EUS 的成像范围，因此可能很难评估出血的程度。

EUS 所致的腔外出血是很少见的，这些出血常伴发临床上重要的后遗症，如需要输血、血管造影术或外科干预。大部分超声内镜医生在选择 FNA 穿刺针道时会避开超声下可见血管，因此出血常来源于小血管。由于出血点通常位于肠外，因此不适合采用内镜止血法。在一些病例中，利用超声内镜末端压迫肠壁，通过压力传导对出血点进行压迫止血[107]或注射肾上腺素进行止血。但是这些干预措施的效果还不明确。

感染

EUS-FNA 相关感染的发生率据报道为 0.3%，既包括 EUS 本身相关的（吸入性肺炎），也包括 FNA 相关的（脓肿或者胆管炎）。

感染可继发于胰腺囊性病变、纵隔及其他部位的穿刺抽吸[112]。EUS-FNA 穿刺囊肿的感染发生率据报道可达 9%，而通过 EUS-FNA 术前或术后应用抗生素则其发生率明显下降。应用抗生素对于囊肿穿刺的准确感染率尚不清楚，但可能是比较低的[113]。有报道患者预防应用抗生素后，在经 EUS-FNA 穿刺囊性病变后可引起医源性念珠菌感染[114]。穿刺技术也可以影响囊肿穿刺的感染风险率。穿刺囊肿时如果产生的针道很多，或者如果没有抽吸干净囊液都会增加感染的风险。

正如之前详细阐述过的，上消化道 EUS-FNA 后菌血症的发生并不常见。对于易患细菌性心内膜炎的患者预防性应用抗生素之前也曾讨论过。

胰腺炎

胰腺炎可于实性或囊性胰腺病变 EUS-FNA

后产生。一项由美国 19 个 EUS 中心参与的数据汇总分析指出，胰腺实性肿物的 EUS-FNA 后胰腺炎的发病率为 0.3%[115-116]。在两个中心的前瞻性数据分析中指出胰腺炎的发病率较高（0.6%），而且在另一项前瞻性研究中报道的发病率也达到 0.6%[117]。胰腺囊性病变的针吸活检相关的胰腺炎发病率达到 1%～2%。EUS-FNA 后胰腺炎通常是轻微的，然而重症胰腺炎及致命性并发症也有报道。

通过限制穿刺针道的数目、最大限度地减少穿刺损伤的"正常"胰腺实质以及避免穿刺胰管可以减少 EUS-FNA 后胰腺炎的发生。然而在小样本系列研究中，12 例伴有胰管扩张的患者在经历有计划的 EUS 胰管穿刺后并未出现并发症[118]。穿刺抽吸胰液的细胞学诊断率为 75%。

其他风险和并发症

EUS 引导囊肿消融治疗的相关风险包括急性胰腺炎、腹痛和可能的血管血栓形成。有报道指出，2 例患者在经历囊肿内乙醇灌洗和紫杉醇注射之后出现了囊肿周围的静脉闭塞和静脉血栓形成[119]。另一个报道中备受关注的并发症是在腹腔神经丛松解术后出现的瘫痪。藤井等[120]报道了在行 EUS 引导腹腔神经丛松解术后，由于注射后导致了脊髓前动脉的梗死，造成了患者双下肢瘫痪。最严重的并发症是腹腔神经丛松解术后出现的患者死亡。死亡的原因可能是血栓形成或者坏死、腹腔动脉和主动脉的穿孔，进而导致了终末器官的缺血[121-122]。

在进行 EUS-FNA 操作时，有发生肿瘤沿针道种植的风险[123]。而对于穿刺胰头病变来说，这种担心大可不必，因为之后实施的胰十二指肠切除术的切除范围包括了穿刺针道。

胰腺周围液体的 EUS 介导引流相关于包括出血、内脏穿孔、支架移位和感染在内的并发症。在进行胰腺沟突病灶引流时，穿孔变得更加常见[124-125]。

胆汁性腹膜炎是由穿刺胆管或胆囊引起，尤其是发生在胆道梗阻的情况下[126]。如果误穿胆道，对于没有胆道梗阻的患者须采用抗生素治疗。如果是伴有胆道梗阻的患者，常还需要胆汁引流。EUS 介导梗阻胆管和胰管的引流术明显相关于胰瘘和感染[54,59]。如果可能的话，在创建通向胆管

的人工瘘管时应该尽量避免使用针状刀，因为其被认为是造成不良事件的危险因素之一[127]。

EUS-FNA 术后左肾上腺出血已有报道[128]。尽管 EUS-FNA 被认为是一种安全的技术，对于左肾上腺的穿刺取材应限于那些怀疑有肿瘤累犯的病例。

还有一项可导致不良后果的就是漏诊或者错误的肿瘤分期。尽管它不会在操作过程中立即产生对患者的损害，但远期后果还没有充分研究。通过对患者病史和影像学资料的认真研究以及参与正规的 EUS 培训，可以降低实际操作中漏诊的数量。

参考文献

1. Hawes RH. Indications for EUS-directed FNA. *Endoscopy*. 1998;30(suppl 1):A155-A157.
2. Tio TL, Den Hartog Jager FC, Tytgat GN. The role of endoscopic ultrasonography in assessing local respectability of oesophagogastric malignancies. Accuracy, pitfalls, and predictability. *Scand J Gastroenterol Suppl*. 1986;123:78-86.
3. Dittler HJ, Siewert JR. Role of endoscopic ultrasonography in esophageal carcinoma. *Endoscopy*. 1993;25(2):156-161.
4. Grimm H, Binmoller KF, Kamper K, et al. Endosonography for preoperative locoregional staging of esophageal and gastric cancer. *Endoscopy*. 1993;25(3):224-230.
5. Rosch T. Endosonographic staging of esophageal cancer: a review of literature results. *Gastrointest Endosc Clin N Am*. 1995;5(3):537-547.
6. Crabtree TD, Yacoub WN, Puri V, et al. Endoscopic ultrasound for early stage esophageal adenocarcinoma: implications for staging and survival. *Ann Thorac Surg*. 2011;91(5):1509-1515.
7. Zeppa P, Barra E, Napolitano V, et al. Impact of endoscopic ultrasound-guided fine needle aspiration (EUS-FNA) in lymph nodal and mediastinal lesions: a multicenter experience. *Diagn Cytopathol*. 2011;39(10):723-729.
8. Talebian M, von Bartheld MB, Braun J, et al. EUS-FNA in preoperative staging of non–small-cell lung cancer. *Lung Cancer*. 2010;69(1):60-65.
9. Gleeson FC, Rajan E, Levy MJ, et al. EUS-guided FNA of regional lymph nodes in patients with unresectable hilar cholangiocarcinoma. *Gastrointest Endosc*. 2008;67(3):438-443.
10. Dewitt J, Devereaux BM, Lehman GA, et al. Comparison of endoscopic ultrasound and computed tomography for the preoperative evaluation of pancreatic cancer: a systematic review. *Clin Gastroenterol Hepatol*. 2006;4(6):717-725.
11. Chen J, Xu R, Hunt GC, et al. Influence of the number of malignant regional lymph nodes detected by endoscopic ultrasonography on survival stratification in esophageal adenocarcinoma. *Clin Gastroenterol Hepatol*. 2006;4(5):573-579.
12. Bhutani MS, Hawes RH, Hoffman BJ. A comparison of the accuracy of echo features during endoscopic ultrasound (EUS) and EUS-guided fine needle aspiration for diagnosis of malignant lymph node invasion. *Gastrointest Endosc*. 1997;45(6):474-479.
13. Catalano MF, Sivak MV Jr, Rice T, et al. Endosonographic features predictive of lymph node metastasis. *Gastrointest Endosc*. 1994;40(4):442-446.
14. Grimm H, Hamper K, Binmoller KF, et al. Enlarged lymph nodes: malignant or not? *Endoscopy*. 1992;24(suppl 1):320-323.
15. Gleeson FC, Clain JE, Rajan E, et al. EUS-FNA assessment of extramesenteric lymph node status in primary rectal cancer. *Gastrointest Endosc*. 2011;74(4):897-905.
16. Gill KR, Ghabril MS, Jamil LH, et al. Endosonographic features predictive of malignancy in mediastinal lymph nodes in patients with lung cancer. *Gastrointest Endosc*. 2010;72(2):265-271.
17. de Melo SW Jr, Panjala C, Crespo S, et al. Interobserver agreement on the endosonographic features of lymph nodes in aerodigestive malignancies. *Dig Dis Sci*. 2011;56(11):3204-3208.
18. Gleeson FC, Rajan E, Levy MJ, et al. EUS-guided FNA of regional lymph nodes inpatients with unresectable hilar cholangiocarcinoma. *Gastrointest Endosc*. 2008;67(3):438-443.

19. Chen VK, Eloubeidi MA. Endoscopic ultrasound-guided fine needle aspiration is superior to lymph node echofeatures: a prospective evaluation of mediastinal and peri-intestinal lymphadenopathy. *Am J Gastroenterol*. 2004;99(4):628-633.

20. Reddy RP, Levy MJ, Wiersema MJ. Endoscopic ultrasound for luminal malignancies. *Gastrointest Endosc Clin N Am*. 2005;15(3):399-429.

21. DeWitt J, LeBlanc J, McHenry L, et al. Endoscopic ultrasound-guided fine needle aspiration cytology of solid liver lesions: a large single-center experience. *Am J Gastroenterol*. 2003;98(9):1976-1981.

22. TenBerge J, Hoffman BJ, Hawes RH, et al. EUS-guided fine needle aspiration of the liver: indications, yield, and safety based on an international survey of 167 cases. *Gastrointest Endosc*. 2002;55(7):859-862.

23. Hollerbach S, Willert J, Topalidis T, et al. Endoscopic ultrasound-guided fine-needle aspiration biopsy of liver lesions: histological and cytological assessment. *Endoscopy*. 2003;35(9):743-749.

24. Jhala NC, Jhala D, Eloubeidi MA, et al. Endoscopic ultrasound-guided fine-needle aspiration biopsy of the adrenal glands: analysis of 24 patients. *Cancer*. 2004;102(5):308-314.

25. El Hajj II, LeBlanc JK, Sherman S, et al. Endoscopic ultrasound-guided biopsy of pancreatic metastases: a large single center experience. *Pancreas*. 2013;42(3):524-530.

26. Peng HQ, Darwin P, Papadimitriou JC, et al. Liver metastases of pancreatic acinar cell carcinoma with marked nuclear atypia and pleomorphism diagnosed by EUS FNA cytology: a case report with emphasis on FNA cytological findings. *Cytojournal*. 2006;3:29.

27. Crowe DR, Eloubeidi MA, Chhieng DC, et al. Fine-needle aspiration biopsy of hepatic lesions: computerized tomographic-guided versus endoscopic ultrasound-guided FNA. *Cancer*. 2006;108(3):180-185.

28. Stelow EB, Debol SM, Stanley MW, et al. Sampling of the adrenal glands by endoscopic ultrasound-guided fine-needle aspiration. *Diagn Cytopathol*. 2005;33(1):26-30.

29. TenBerge J, Hoffman BJ, Hawes RH, et al. EUS-guided fine needle aspiration of the liver: indications, yield, and safety based on an international survey of 167 cases. *Gastrointest Endosc*. 2002;55(7):859-862.

30. Rice TW. Clinical staging of esophageal carcinoma. CT, EUS, and PET. *Chest Surg Clin N Am*. 2000;10(3):471-485.

31. Choi J, Kim SG, Kim JS, et al. Comparison of endoscopic ultrasonography (EUS), positron emission tomography (PET), and computed tomography (CT) in the preoperative locoregional staging of resectable esophageal cancer. *Surg Endosc*. 2010;24(6):1380-1386.

32. Lowe VJ, Booya F, Fletcher JG, et al. Comparison of positron emission tomography, computed tomography, and endoscopic ultrasound in the initial staging of patients with esophageal cancer. *Mol Imaging Biol*. 2005;7(6):422-430.

33. Stigt JA, Oostdijk AH, Timmer PR, et al. Comparison of EUS-guided fine needle aspiration and integrated PET-CT in restaging after treatment for locally advanced non–small-cell lung cancer. *Lung Cancer*. 2009;66(2):198-204.

34. McDonough PB, Jones DR, Shen KR, et al. Does FDG-PET add information to EUS and CT in the initial management of esophageal cancer? A prospective single center study. *Am J Gastroenterol*. 2008;103(3):570-574.

35. Levy MJ, Gleeson FC, Zhang L. Endoscopic ultrasound fine-needle aspiration detection of extravascular migratory metastasis from a remotely located pancreatic cancer. *Clin Gastroenterol Hepatol*. 2009;7(2):246-248.

36. Singh P, Mukhopadhyay P, Bhatt B, et al. Endoscopic ultrasound versus CT scan for detection of the metastases to the liver: results of a prospective comparative study. *J Clin Gastroenterol*. 2009;43(4):367-373.

37. Levy MJ, Topazian M, Keeney G, et al. Preoperative diagnosis of extrapancreatic neural invasion in pancreatic cancer. *Clin Gastroenterol Hepatol*. 2006;4(12):1479-1482.

38. Micames CG, McCrory DC, Pavey DA, et al. Endoscopic ultrasound-guided fine needle aspiration for non–small-cell lung cancer staging: a systematic review and metaanalysis. *Chest*. 2007;131(2):539-548.

39. Wallace MB, Woodward TA, Raimando M. Endoscopic ultrasound and staging of non–small-cell lung cancer. *Gastrointest Endosc Clin N Am*. 2005;15(1):157-167.

40. Hasan MK, Gill KR, Wallace MB, et al. Lung cancer staging by combined endobronchial ultrasound (EBUS) and endoscopic ultrasound (EUS): the gastroenterologist's perspective. *Dig Liver Dis*. 2010;42(3):156-162.

41. Eloubeidi MA, Seewald S, Tamhane A, et al. EUS-guided FNA of the left adrenal gland in patients with thoracic or GI malignancies. *Gastrointest Endosc*. 2004;59(6):627-633.

42. Yusuf TE, Harewood GC, Clain JE, et al. International survey of knowledge of indications for EUS. *Gastrointest Endosc*. 2006;63(1):107-111.

43. Kipp BR, Pereira TC, Souza PC, et al. Comparison of EUS-guided FNA and Trucut biopsy for diagnosing and staging abdominal and mediastinal neoplasms. *Diagn Cytopathol*. 2009;37(8):549-556.

44. Witt BL, Adler DG, Hilden K, et al. A comparative needle study: EUS-FNA procedures using the HD ProCoreTM and EchoTip® 22-gauge needle types. *Diagn Cytopathol*. 2013[Epub ahead of print].

45. Iwashita T, Nakai Y, Samarasena JB, et al. High single-pass diagnostic yield of a new 25-gauge core biopsy needle for EUS-guided FNA biopsy in solid pancreatic lesions. *Gastrointest Endosc*. 2013;77:909-915.

46. Levy MJ, Reddy RP, Wiersema MJ, et al. EUS-guided Trucut biopsy in establishing autoimmune pancreatitis as the cause of obstructive jaundice. *Gastrointest Endosc*. 2005;61(3):467-472.

47. Levy MJ, Wiersema MJ. EUS-guided Trucut biopsy. *Gastrointest Endosc*. 2005;62(3):417-426.

48. Gress F, Schmitt C, Sherman S, et al. Endoscopic ultrasound-guided celiac plexus block for managing abdominal pain associated with chronic pancreatitis: a prospective single center experience. *Am J Gastroenterol*. 2001;96(2):409-416.

49. Schmulewitz N, Hawes R. EUS-guided celiac plexus neurolysis: technique and indication. *Endoscopy*. 2003;35(8):S49-S53.

50. Seifert H, Dietrich C, Schmitt T, et al. Endoscopic ultrasound-guided one-step transmural drainage of cystic abdominal lesions with a large-channel echo endoscope. *Endoscopy*. 2000;32(3):255-259.

51. Chang KJ, Nguyen PT, Thompson JA, et al. Phase 1 clinical trial of allogeneic mixed lymphocyte culture (cytoimplant) delivered by endoscopic ultrasound-guided fine-needle injection in patients with advanced pancreatic carcinoma. *Cancer*. 2000;88(6):1325-1335.

52. Ashida R, Chang KJ. Interventional EUS for the treatment of pancreatic cancer. *J Hepatobiliary Pancreat Surg*. 2009;16(5):592-597.

53. Shami VM, Kahaleh M. Endoscopic ultrasound-guided cholangiopancreatography and rendezvous techniques. *Dig Liver Dis*. 2010;42(6):419-424.

54. Fujii LL, Topazian MD, Abu Dayyeh BK, et al. EUS-guided pancreatic duct intervention: outcomes of a single tertiary-care referral center experience. *Gastrointest Endosc*. 2013;in press.

55. Levy MJ, Wong Kee Song LM, Kendrick ML, et al. EUS-guided coil embolization for refractory ectopic variceal bleeding (with videos). *Gastrointest Endosc*. 2008;67(3):572-574.

56. Levy MJ, Wong Kee Song LM, Farnell MB, et al. Endoscopic ultrasound (EUS)-guided angiotherapy of refractory gastrointestinal bleeding. *Am J Gastroenterol*. 2008;103(2):352-359.

57. Levy MJ, Chak A. EUS 2008 Working Group Document: evaluation of EUS-guided vascular therapy. *Gastointest Endosc*. 2009;69(suppl 2):S37-S42.

58. DiMaio CJ, Nagula S, Goodman KA, et al. EUS-guided fiducial placement for image-guided radiation therapy in GI malignancies by using a 22-gauge needle (with videos). *Gastrointest Endosc*. 2010;71(7):1204-1210.

59. Jang JW, Lee SS, Park do H, et al. Feasibility and safety of EUS-guided transgastric/transduodenal gallbladder drainage with single-step placement of a modified covered self-expandable metal stent in patients unsuitable for cholecystectomy. *Gastrointest Endosc*. 2011;74(1):176-181.

60. American Society for Gastrointestinal Endoscopy. Informed consent for gastrointestinal endoscopy. *Gastrointest Endosc*. 1988;34(suppl 3):26S-27S.

61. Plumeri PA. Informed consent for gastrointestinal endoscopy in the '90s and beyond. *Gastrointest Endosc*. 1994;40(3):379.

62. Kopacova M, Bures J. Informed consent for digestive endoscopy. *World J Gastrointest Endosc*. 2012;4(6):227-230.

63. Faigel DO, Eisen GM, Baron TH, et al. Preparation of patients for GI endoscopy. *Gastrointest Endosc*. 2003;57(4):446-450.

64. Kaplan EB, Sheiner LB, Boeckmann AJ, et al. The usefulness of preoperative laboratory screening. *JAMA*. 1985;253(24).

65. Levy MJ, Anderson MA, Baron TH, et al. Position statement on routine laboratory testing before endoscopic procedures. *Gastrointest Endosc*. 2008;68(5):827-832.

66. Smith I, Gaidhane M, Goode A, et al. Safety of endoscopic retrograde cholangiopancreatography in pregnancy: fluoroscopy time and fetal exposure, does it matter? *World J Gastrointest Endosc*. 2013;5(4):148-153.

67. Botoman VA, Surawicz CM. Bacteremia with gastrointestinal endoscopic procedures. *Gastrointest Endosc*. 1986;32(5):342-346.

68. Low DE, Shoenut JP, Kennedy JK, et al. Prospective assessment of risk of bacteremia with colonoscopy and polypectomy. *Dig Dis Sci*. 1987;32(11):1239-1243.

69. Lee TH, Hsueh PR, Yeh WC, et al. Low frequency of bacteremia after endoscopic mucosal resection. *Gastrointest Endosc*. 2000;52(2):223-225.

70. Zuccaro G Jr, Richter JE, Rice TW, et al. Viridans streptococcal bacteremia after esophageal stricture dilation. *Gastrointest Endosc*. 1998;48(6):568-573.

71. Kolars JC, Allen MO, Ansel H, et al. Pancreatic pseudocysts: clinical and endoscopic experience. *Am J Gastroenterol.* 1989;84(3):259-264.

72. Sharma VK, Howden CW. Meta-analysis of randomized controlled trials of antibiotic prophylaxis before percutaneous endoscopic gastrostomy. *Am J Gastroenterol.* 2000;95(11):3133-3136.

73. Dajani AS, Taubert KA, Wilson W, et al. Prevention of bacterial endocarditis: recommendations by the American Heart Association. *Clin Infect Dis.* 1997;25(6):1448-1458.

74. Gould FK, Elliott TS, Foweraker J, et al. Guidelines for the prevention of endocarditis: report of the Working Party of the British Society for Antimicrobial Chemotherapy. *J Antimicrob Chemother.* 2006;57(6):1035-1042.

75. el-Baba M, Tolia V, Lin CH, et al. Absence of bacteremia after gastrointestinal procedures in children. *Gastrointest Endosc.* 1996;44(4):378-381.

76. ASGE Standards of Practice Committee, Banerjee S, Shen B, et al. Antibiotic prophylaxis for GI endoscopy. *Gastrointest Endosc.* 2008;67(6):781-790.

77. Barawi M, Gottlieb K, Cunha B, et al. A prospective evaluation of the incidence of bacteremia associated with EUS-guided fine-needle aspiration. *Gastrointest Endosc.* 2001;53(2):189-192.

78. Lee TH, Hsueh PR, Yeh WC, et al. Low frequency of bacteremia after endoscopic mucosal resection. *Gastrointest Endosc.* 2000;52(2):223-225.

79. Zuccaro G Jr, Richter JE, Rice TW, et al. Viridans streptococcal bacteremia after esophageal stricture dilation. *Gastrointest Endosc.* 1998;48(6):568-573.

80. Levy MJ, Norton ID, Wiersema MJ, et al. Prospective risk assessment of bacteremia and other infectious complications in patients undergoing EUS-guided FNA. *Gastrointest Endosc.* 2003;57(6):672-678.

81. Janssen J, Konig K, Knop-Hammad V, et al. Frequency of bacteremia after linear EUS of the upper GI tract with and without FNA. *Gastrointest Endosc.* 2004;59(3):339-344.

82. Levy MJ, Norton ID, Clain JE, et al. Prospective study of bacteremia and complications with EUS FNA of rectal and perirectal lesions. *Clin Gastroenterol Hepatol.* 2007;5(6):684-689.

83. Lee LS, Saltzman JR, Bounds BC, et al. EUS-guided fine needle aspiration of pancreatic cysts: a retrospective analysis of complications and their predictors. *Clin Gastroenterol Hepatol.* 2005;3(3):231-236.

84. Hirota WK, Petersen K, Baron TH, et al. Guidelines for antibiotic prophylaxis for GI endoscopy. *Gastrointest Endosc.* 2003;58(4):475-482.

85. Hawes RH, Clancy J, Hasan MK. Endoscopic ultrasound-guided fine needle aspiration in cystic pancreatic lesions. *Clin Endosc.* 2012;45(2):128-131.

86. Baron TH, Kamath PS, McBane RD. Management of antithrombotic therapy in patients undergoing invasive procedures. *N Engl J Med.* 2013;368:2113-2124.

87. Desai J, Granger CB, Weitz JI, et al. Novel oral anticoagulants in gastroenterology practice. *Gastrointest Endosc.* 2013;78(2):227-239.

88. Kearon C, Hirsh J. Management of anticoagulation before and after elective surgery. *N Engl J Med.* 1997;336(21):1506-1511.

89. Eisen GM, Baron TH, Dominitz JA, et al. Guideline on the management of anticoagulation and antiplatelet therapy for endoscopic procedures. *Gastointest Endosc.* 2002;55(7):775-779.

90. Douketis JD, Johnson JA, Turpie AG. Low-molecular-weight heparin as bridging anticoagulation during interruption of warfarin: assessment of a standardized periprocedural anticoagulation regimen. *Arch Intern Med.* 2004;164(12):1319-1326.

91. Kwok A, Faigel DO. Management of anticoagulation before and after gastrointestinal endoscopy. *Am J Gastroenterol.* 2009;104(12):3085-3097.

92. ASGE Standards of Practice Committee, Anderson MA, Ben-Menachem T, et al. Management of antithrombotic agents for endoscopic procedures. *Gastrointest Endosc.* 2009;70(6):1060-1070.

93. Huisman MV, Lip GY, Diener HC, et al. Dabigatran etcilate for stroke prevention in patients with atrial fibrillation: resolving uncertainties in routine practice. *J Thromb Hemost.* 2012;107(5):838-847.

94. Turpie AG, Kreutz R, Llau J, et al. Management consensus guidance for the use of rivaroxaban: an oral, direct factor Xa inhibitor. *Thromb Haemost.* 2012;108(5):876-886.

95. Schulman S, Crowther MA. How I treat with anticoagulants in 2012: new and old anticoagulants, and when and how to switch. *Blood.* 2012;119(13):3016-3023.

96. Stather DR, MacEachern P, Chee A, et al. Safety of endobronchial ultrasound-guided transbronchial needle aspiration for patients taking clopidogrel: a report of 12 consecutive cases. *Respiration.* 2012;83(4):330-334.

97. O'Toole D, Palazzo L, Arotcarena R, et al. Assessment of complications of EUS-guided fine-needle aspiration. *Gastrointest Endosc.* 2001;53(4):470-474.

98. Wiersema MJ, Vilmann P, Giovanni M, et al. Endosonography-guided fine-needle aspiration biopsy: diagnostic accuracy and complication assessment. *Gastroenterology.* 1997;112(4):1087-1095.

99. Cotton PB, Eisen GM, Aabakken L, et al. A lexicon for endoscopic adverse events: report of an ASGE workshop. *Gastrointest Endosc.* 2010;71(3):446-454.

100. Gonsalves WI, Pruthi RK, Patnaik MM. The new oral anticoagulants in clinical practice. *Mayo Clin Proc.* 2013;88(5):495-511.

101. Eloubeidi MA, Tamhane A, Lopes TL, et al. Cervical esophageal perforations at the time of endoscopic ultrasound: a prospective evaluation of frequency, outcomes, and patient management. *Am J Gastroenterol.* 2009;104(1):53-56.

102. Kallimanis GE, Gupta PK, Al-Kawas FH, et al. Endoscopic ultrasound for staging esophageal cancer, with or without dilation, is clinically safe and important. *Gastrointest Endosc.* 1995;41(6):540-546.

103. Van Dam J, Rice TW, Catalano MF, et al. High-grade malignant stricture is predictive of esophageal tumor stage: risks of endosonographic evaluation. *Cancer.* 1993;71(10):2910-2917.

104. Wallace MB, Hawes RH, Sahai AV, et al. Dilation of malignant esophageal stenosis to allow EUS guided fine-needle aspiration: safety and effect on patient management. *Gastrointest Endosc.* 2000;51(3):309-313.

105. Pfau PR, Ginsberg GG, Lew RJ, et al. Esophageal dilation for endosonographic evaluation of malignant esophageal strictures is safe and effective. *Am J Gastroenterol.* 2000;95(10):2813-2815.

106. Menzel J, Hoepffner N, Nottberg H, et al. Preoperative staging of esophageal carcinoma miniprobe sonography versus conventional endoscopic ultrasound in a prospective histopathologically verified study. *Endoscopy.* 1999;31(4):291-297.

107. Mennigen R, Tuebergen D, Koehler G, et al. Endoscopic ultrasound and conventional probe and miniprobe in preoperative staging of esophageal cancer. *J Gastrointest Surg.* 2008;12(2):256-262.

108. Liberman M, Hanna N, Duranceau A, et al. Endobronchial ultrasonography added to endoscopic ultrasonography improves staging in esophageal cancer. *Ann Thorac Surg.* 2013;96(1):232-238.

109. Affi A, Vazquez-Sequeiros E, Norton ID, et al. Acute extraluminal hemorrhage associated with EUS-guided fine needle aspiration: frequency and clinical significance. *Gastrointest Endosc.* 2001;53(2):221-225.

110. Varadarajulu S, Eloubeidi MA. Frequency and significance of acute intracystic hemorrhage during EUS-FNA of cystic lesions of the pancreas. *Gastrointest Endosc.* 2004;60(4):631-635.

111. Al-Haddad M, Wallace MB, Woodward TA, et al. The safety of fine-needle aspiration guided by endoscopic ultrasound: a prospective study. *Endoscopy.* 2008;40(3):204-208.

112. Annema JT, Veseli ÇM, Versteegh MI, et al. Mediastinitis caused by EUS-FNA of a bronchogenic cyst. *Endoscopy.* 2003;35(9):791-793.

113. Fabbri C, Luigiano C, Cennama V, et al. Complications of endoscopic ultrasonography. *Minerva Gastroenterol Dietol.* 2011;57(2):159-166.

114. Ryan AG, Zamvar V, Robert SA. Iatrogenic candidal infection of a mediastinal foregut cyst following endoscopic ultrasound-guided fine needle aspiration. *Endoscopy.* 2002;34(10):838-839.

115. Eloubeidi MA, Tamhane A, Varadarajulu S, et al. Frequency of major complications after EUS-guided FNA of solid pancreatic masses: a prospective evaluation. *Gastrointest Endosc.* 2006;63(4):622-629.

116. Eloubeidi MA, Gress FG, Savides TJ, et al. Acute pancreatitis after EUS-guided FNA of solid pancreatic masses: a pooled analysis from EUS centers in the United States. *Gastrointest Endosc.* 2004;60(3):385-389.

117. Eloubeidi MA, Chen VK, Eltoum IA, et al. Endoscopic ultrasound-guided fine needle aspiration biopsy of patients with suspected pancreatic cancer: diagnostic accuracy and acute and 30-day complications. *Am J Gastroenterol.* 2003;98(12):2663-2668.

118. Lai R, Stanley MW, Bardales R, et al. Endoscopic ultrasound-guided pancreatic duct aspiration: diagnostic yield and safety. *Endoscopy.* 2002;34(9):715-720.

119. Oh HC, Seo DW, Kim SC. Portal vein thrombosis after EUS-guided pancreatic cyst ablation. *Dig Dis Sci.* 2012;57:1965-1967.

120. Fujii L, Clain JE, Morris JM, Levy MJ. Anterior spinal cord infarction with permanent paralysis following endoscopic ultrasound celiac plexus neurolysis. *Endoscopy.* 2012;44:E265-E266.

121. Gimeno-Garcia AZ, Ekwassuef A, Paquin SC, Sahai AV. Fatal complication after endoscopic ultrasound-guided celiac plexus neurolysis. *Endoscopy.* 2012;44:E267.

122. Loeve US, Mortensen MB. Lethal necrosis and perforation of the stomach and the aorta after multiple EUS-guided celiac plexus neurolysis procedures in a patient with chronic pancreatitis. *Gastrointest Endosc.* 2013;77(1):151-152.

123. Shaw JN, Fraker D, Guerry D, et al. Melanoma seeding of an EUS-guided fine needle track. *Gastrointest Endosc.* 2004;59(7):923-924.

124. Topazian M. Endoscopic ultrasound-guided drainage of pancreatic fluid collections (with video). *Clin Endosc.* 2012;45:337-340.

125. Varadarajulu S, Christein JD, Wilcox CM. Frequency of complications during EUS-guided drainage of pancreatic fluid collections in 148 consecutive patients. *J Gastroenterol Hepatol*. 2011;26:1504-1508.

126. Chen HY, Lee CH, Hsieh CH. Bile peritonitis after EUS-guided fine needle aspiration. *Gastrointest Endosc*. 2002;56(4):594-596.

127. Park do H, Jang JW, Lee SS, et al. EUS-guided biliary drainage with transluminal stenting after failed ERCP: predictors of adverse events and long-term results. *Gastrointest Endosc*. 2011;74(6):1276-1284.

128. Haseganu LE, Diehl DL. Left adrenal gland hemorrhage as a complication of EUS-FNA. *Gastrointest Endosc*. 2009;69(6):e51-e52.

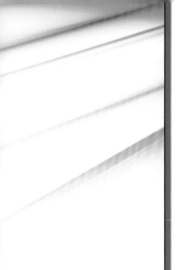

第 5 章

EUS 新技术：实时超声弹性成像、强化超声造影、融合成像

Adrian Săftoiu and Peter Vilmann

（李盈盈　王　曦　李彦茹 译　李　文 校）

> **内容要点**
>
> - 在过去几年里，实时超声弹性成像、强化超声造影、融合成像的发展使内镜超声技术水平有了极大提高。
> - 实时超声弹性成像能够提供关于组织刚度的定性与半定量数据，也许可以区分良性与恶性肿瘤。
> - 使用特殊软件（具有较低的机械转位性能）的强化谐波超声对局灶性胰腺包块的鉴别诊断过程十分有效。
> - 超声融合成像作为超声和 CT/MRI 的联合仍然在发展中，目标是降低超声的困难学习曲线以及提高诊断的信心和对多位置损伤更好地定位。

内镜超声（endoscopic ultrasound，EUS）为高分辨率成像技术，主要用于位于胃肠道附近的消化系统癌症的诊断和分期。由于对临床有重要的影响，特别是加入了可以组织学上确诊恶性肿瘤的内镜超声引导下细针穿刺技术（EUS-FNA）后，该技术被越来越多地应用于全世界的三级医疗学术中。由于 EUS 分辨率的增加，正如其他横断面成像方法（如 CT 及 MRI），其他几种技术得到进一步发展，从而扩展了其功能，包括实时超声弹性成像、增强超声造影、融合成像[1-2]。

实时超声弹性成像

基于组织的硬度有先天的差异，已经有报道弹性成像可有助于良性和恶性组织的区分和界定。在质地上恶性肿瘤通常比良性更为坚硬，因此，小组织损伤引起的拉伤信息可以记录和实时显示。最初的临床应用包括乳腺癌[3-6]和前列腺癌[6-10]以及淋巴结节[11-15]、甲状腺肿块[16-19]和肝局灶性病变[20]。最近，实时超声弹性成像在特征性纤维化的慢性肝疾病（包括慢性乙肝、丙肝以及肝硬化）中广泛应用[21-24]。该技术具有卓越的优点，可以在各种各样的超声传感器上使用，因此实际上可以将该技术扩展到所有器官上。该技术已成功地应用于手术[25-26]、腔镜[27]中以及 EUS 探头上。

技术方面的细节

实时超声弹性成像是灰阶超声（B 超）的技术性进步，在由传感器或小的心脏 / 血管活动引发轻微压缩时，可以对组织压力进行评估[28]。实时的工作方式跟彩色多普勒的方式相似，压力的信息形象化地转化成一个色彩的色度，然后显示为可透视的覆盖加在灰阶超声上的信息[29-30]。实时超声弹性成像原理包括轻微压缩引发的组织位移的测量，引发的压力在较坚硬的组织比柔软的组织通常更小（图 5-1）。一个叫联合自相关法的复杂算法可以计算沿着超声波方向的轴向的拉力，也可以对应压缩的方向计算[28]。因此，柔软的组织容易压缩，因为它们显示为接近绿色的低色调

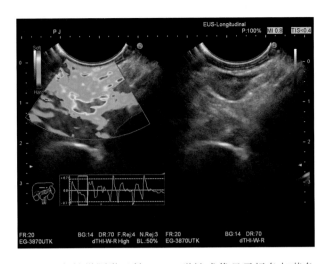

图 5-1　良性纵隔淋巴结。EUS 弹性成像显示绿色与黄色相对均匀的混合，指示该结构比周围组织相对软（左）

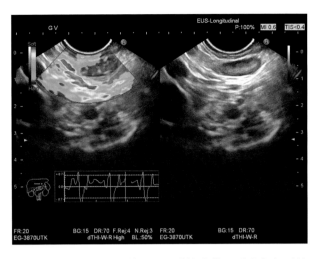

图 5-2　恶性纵隔淋巴结。EUS 弹性成像显示蓝色相对均匀地混合，指示该结构比周围组织相对硬（左）

值，反之，坚硬的组织难以压缩，因为它们显示为接近蓝色的高色调值。根据色调值，信息可以进一步量化为从 0 到 255，虽然这种方法涉及关注区内的相关计算。相关基础原理以及超声弹性成像的临床应用都认真回顾了两篇欧盟超声医学和生物学协会（EFSUMB）发布的综合性指南和建议 [31-32]。

内镜超声弹性成像的设备包括一个带有实时超声弹性成像能力的最先进的超声系统，加上传统的放射式或线性的内镜超声传感器。不需要其他的装置来引起压力或震动。通常包括一个双面板的内镜超声影像，右面板是传统的灰阶（B 型）影像，左侧是弹性成像的影像（图 5-2）。弹性成像的区域是梯形的并且可以自由选择包含至少一半的被检查出的目标病变和周围的组织。组织弹性用从 0 到 255 的色调值来反映。因此，颜色信息以平均值可以作为半定量，鉴于此，所有的必要统计数据（平均压力的直方图和标准偏差）都可以使用最新版本的软件轻松地计算出来（图 5-3、图 5-4，图 5-5）。该系统还包括计算压力比率的可能性（即估计两个使用者定义的兴趣区间的比率系数），从而反映区间之间半定量评估的压力差异 [33]。然而，有必要考虑到将参考区间的位置改变更深会显著影响压力比率的测量，以及大小和其他独立参数（例如弹性成像的动态范围）。目前尚不清楚压力比率和压力柱状图哪个是更好的方法，在进一步的研究中，找到各种方法之间的不同是必要的。

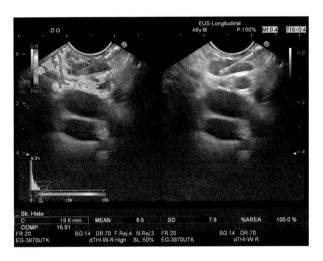

图 5-3　恶性纵隔淋巴结。EUS 弹性成像与 EUS 引导下细针穿刺显示相对硬（蓝色）且均匀的淋巴结（左）。一个较小的矩形目标区域在淋巴结水平选择出来，色相直方图可以显示低弹性（压力）值

临床应用

实时弹性超声内镜的最初报道是用于一个实验性研究，包括一个小样本的局灶性胰腺肿块（n=24）和淋巴结节（n=25）的患者 [35]。灵敏度高达 100%，但是特异度低，胰腺肿块为 67%、淋巴结为 50%，分别确定研究方法，包括定性诊断和在同群患者中建立诊断标准。然而，一个多中心实验的继续研究分析了 222 例胰腺肿块（n=121）和淋巴结节（n=101）的患者，观察者附有变异性数据，表明 kappa 系数良好，胰腺肿块为 0.785，淋巴结节为 0.657 [36]。弹性超声已经

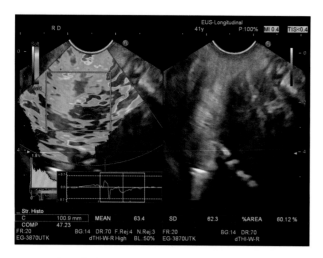

图 5-4　慢性假瘤性胰腺炎。EUS 弹性成像显示蓝色、绿色和红色相对均匀地混合，指示该结构比周围组织相对中等弹性（左）。色相直方图分析也同样可以获得局灶肿块的弹性的半定量数据（平均 63.4，SD62.3）

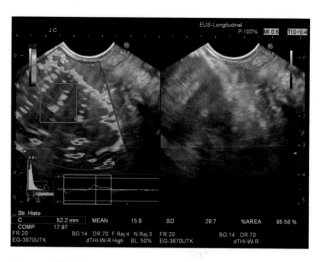

图 5-5　胰腺癌。EUS 弹性成像显示相对均匀的硬（蓝色）的肿块，指示该结构比周围组织相对弹性硬（左）。色相直方图分析也同样可以获得局灶肿块的弹性的半定量数据（平均 15.8，SD28.7）

证明比传统灰阶超声具有更高的灵敏度和特异度，在局灶性胰腺肿块的鉴别诊断上分别达到 92.3% 和 80.0%，在淋巴结节的鉴别诊断上分别达到 91.8% 和 82.5%。因此，基于公布的数据，弹性超声成像比传统 B 型（灰阶）影像更高级，可以用于胰腺肿块、EUS-FNA 阴性以及提高多发淋巴结节患者做 EUS-FNA 的获益。此外，数个使用定性或定量标准的设定为大样本多中心的前瞻性研究随后发布并支持内镜超声弹性成像的价值（表 5-1、表 5-2）。

淋巴结节

一个旨在确立内镜弹性成像对淋巴结节鉴别诊断的价值的初步可行性研究，基于 42 个颈

表 5-1

EUS 弹性成像对淋巴结鉴别诊断的灵敏度和特异度

引用	淋巴结数量	灵敏度	特异度
Giovannini 等人 [35]（2006）	25	100	50
Săftoiu 等人 [38]（2006）	42	91.7	94.4
Janssen 等人 [39]（2007）	66	87.9	86.4
Săftoiu 等人 [40]（2007）	78	85.4	91.9
Giovannini 等人 [36]（2009）	101	91.8	82.5
Larsen 等人 [37]（2012）	56	55	82

表 5-2

EUS 弹性成像对局灶胰腺肿块鉴别诊断的灵敏度和特异度

引用	淋巴结数量	灵敏度	特异度
Giovannini 等人 [35]（2006）	24	100	67
Hirche 等人 [44]（2008）	70	41	53
Săftoiu 等人 [45]（2008）	43	93.8	63.6
Giovannini 等人 [36]（2009）	121	92.3	80.0
Iglesias-Garcia 等人 [46]（2009）	130	100	85.5
Iglesias-Garcia 等人 [47]（2010）	86	100	92.9
Săftoiu 等人 [48]（2010）	54	84.8	76.2
Schrader 等人 [49]（2011）	86	100	100
Săftoiu 等人 [50]（2011）	258	93.4	66.0
Dawwas 等人 [51]（2012）	111	100	16.7

部、纵隔和腹部淋巴结的定性分析，考虑到有 5 个特别的、以前描述为乳房损害的淋巴结，可以确立一个临时诊断是良性（图 5-1，视频 5-1）还是恶性（图 5-2，视频 5-2）的 [38]。定性模式分析的灵敏性、特异性、精确度分别为 91.7%、94.4%、92.86%，受试者工作特征曲线下的面积（AUROC）是 0.949。基于红绿蓝色波道的直方图的定量分析进一步运行，基于蓝色与绿色波道的直方图分析，弹性比例的优秀值计算。因此，有

视频 5-1　良性纵隔淋巴结。EUS 弹性成像显示绿色与黄色相对均匀地混合，指示该结构比周围组织相对软（左）

视频 5-2　恶性纵隔淋巴结。EUS 弹性成像显示蓝色相对均匀的混合，指示该结构比周围组织相对硬（左）

报道显示更高的值，良性和恶性淋巴结节的鉴别诊断的灵敏性、特异性、精确度分别达到 95.8%、94.4%、95.2%，AUROC 为 0.965。在最初的论文中承认这个方法有一些限制，包括最佳内镜超声图像的选择偏好以及检查者在较长的弹性超声视频中选择的随意性。另一组也获得了相似的结果，基于相同的颜色模式定性分析了 66 个纵隔淋巴结[39]。精确度是 3 个考量数据中的可变量，良性淋巴结节在 81.8% 和 87.9% 之间，恶性淋巴结节在 84.6% 和 86.4% 之间，基于优良的观察者间的分析（kappa=0.84）。

　　另一项前瞻性研究的目的是测试进行良性及恶性淋巴结节的鉴别诊断时，内镜超声弹性成像的计算机强化动态分析的精确度。总计包括 78 个淋巴结节，平均色调直方图计算了每个超声弹性成像视频，以便于更好地描述每个淋巴结的弹性，从而基于超声系统的色阶去计算[40]。受试者工作特征曲线分析淋巴结节内的平均色度直方图值，鉴别诊断的 AUROC 为 0.928，基于位于蓝绿色阶中间的一个中断的水平，灵敏性、特异性、准确性分别为 85.4%、91.9%、88.5%，基于一个中止于绿蓝彩虹表中间的水平。此研究同时也报道了高达 92.1% 的阳性预测值以及高达 85% 的阴性预测值，这意味着最可能的恶性淋巴结可用 EUS-FNA 锁定，从而避开最可能为良性的淋巴结（图 5-3）。

　　另一组研究观察者自身和不同观察者之间的超声弹性成像的一致性，包括对良恶性淋巴结节鉴别诊断的压力比率值[41]。无论是弹性成像还是弹性成像压力比率，用来评估淋巴结都是可行的，并且观察者间的一致性良好，各自达到 0.58 及 0.59（基于压力比率截止于 3.81）。然而，这项研究在包含的 62 位患者中的 55 位仅仅使用细胞学检查作为金标准，同一组基于行淋巴结 EUS-FNA 后的组织学检查结果进行进一步研究[37]。EUS 的敏感性高于弹性成像，但是特异性相比于弹性成像和压力比率较低。

　　最近发布的一项 meta 分析共纳入 368 位患者，总计 431 个淋巴结节。该分析指出 EUS 弹性成像进行良恶性淋巴结节的鉴别诊断共用 88% 的灵敏度以及 85% 的特异度[43]。在排除异常值的亚群分析后，各自的灵敏度和特异度分别为 85% 和 91%。因此作者认为 EUS 弹性成像是对鉴别良恶性淋巴结节非常有价值的非侵入性方法。

胰腺肿块

　　类似的定性模式分析用于胰腺病变的可视化和区分，一项前瞻性调查纳入了 73 位患者：20 位胰腺正常者、20 位慢性胰腺炎患者以及 33 位局灶性胰腺病变患者[42]。虽然 EUS 弹性成像被认为是可重复的，并且所有患者的影像都可以轻松获得，但是在慢性胰腺炎和胰腺腺癌之间没有明显的区别。另一项研究纳入了 70 位经过 EUS 弹性超声定性的局灶性胰腺肿块患者[44]。只有患有胰腺实性病变的 56% 的患者重复了弹性成像结果，可能因为对大病变（直径 > 35 mm）的描述不完全或者是由于传感器的距离太大。很明显，通过对目标区域（局灶胰腺肿块）色相信息的量化，由半定量评价来表现可能是由于 EUS 弹性成像影像的定性评估遇到的固有问题的解决方案。

　　因此，基于对内镜超声弹性成像视频平均色调直方图的半定量分析显示此方法对于正常胰腺、慢性胰腺炎（图 5-4，视频 5-3）以及胰腺癌（图 5-5，视频 5-4）的区分是有效的[45]。一个局灶性胰腺肿块患者（假瘤性慢性胰腺炎和胰腺癌）的亚群分析取得了 0.847 的 AUROC，具有很好的灵敏度、特异性和准确率，分别达到 93.8%、63.6% 和 86.1%。阳性预测值和阴性预测值各自为 88.2% 和 77.8%。为了提高精度，人工神经网络（ANN）

视频 5-3 恶性纵隔淋巴结。EUS 弹性成像与 EUS 引导下细针穿刺显示相对硬（蓝色）且均匀的淋巴结（左）。一个较小的矩形目标区域在淋巴结水平选择出来，色相直方图可以显示低弹性（压力）值

视频 5-4 慢性假瘤性胰腺炎。EUS 弹性成像显示蓝色、绿色和红色相均匀地混合，指示该结构比周围组织相对中等弹性（左）。色相直方图分析也同样可以获得局灶肿块的弹性半定量数据（平均 63.4，SD62.3）

模型被进一步应用并显示了达到平均 90% 的良好性能，ANN 有非常良好的稳定性，AUROC 为0.965，说明也具有非常好的分类性能。EUS 弹性成像从而提供对于传统灰阶成像的补充信息，而技术在不断地进步，像色调直方图分析就是目前纳入超声系统的商业软件。

几个其他使用各种方法的研究也同样测试了实时 EUS 弹性成像在临床实践中的价值。一个大型单中心研究涉及 130 例患者使用四种定性模式分析（均匀或不均匀、以绿色或蓝色为主的模式），得到的灵敏度、特异度、准确度分别为100%、85.5%、94%[46]。由于该方法主观性较大，发表了同一组在压力比率基础上的半定量 EUS 弹性成像的进一步研究，计算出两个兴趣区域之间的商（ROIs）：代表参照区域和局灶肿块[47]。基于总计 86 例实性局灶胰腺肿块患者，此方法的AUROC 为 0.983，是有效的，灵敏度和特异度分别高达 100% 和 92.9%。最近另一组包含 109 例胰腺病变（正常胰腺、慢性胰腺炎、胰腺癌、神经内分泌瘤）患者的研究使用压力比率测量[48]。一个分别对红、绿、蓝通道的分析获得了更好的对正常胰腺和恶性胰腺病变的区别，灵敏度和特异

度高达 100%。基于胰腺纤维化的形态测量学定量，另一组研究试图研究与胰腺硬度的关系，但是没有发现[49]。重要的是，这项研究缺少一组慢性胰腺炎患者，因此就缺少了最有标志性的以及最困难的鉴别诊断。对比增强多普勒和实时超声弹性成像相结合也同样可以很好地区分局灶胰腺肿块，虽然相比于想结合的方法，灵敏度、特异度和准确度各自低至 84.8%、76.2% 以及 81.5%[50]。最近的一项前瞻性研究纳入了 111 例行基于压力比率测量的半定量超声内镜弹性成像检查的患者，104 例通过细胞学或组织学最终确诊患有实性胰腺肿块[51]。所报道的胰腺恶性肿瘤检测的压力比率和肿块弹性的 ROC 下曲线面积分别为 0.69 和0.72，整体准确度分别为 86.5% 和 83.8%（基于SR 终止于 4.65，肿块弹性为 0.27%）。与先前的研究一致，作者建议其适当的诊断作用显示 EUS 弹性成像可以对 EUS-FNA 起到补充作用，但是并不能代替组织活检。

虽然在加入到传统 EUS 成像后，EUS 弹性成像能带来显著的补充信息，但是此种方法学尚未完全确立，对评价 EUS 弹性成像及其影像尚未明确是选择定性还是半定量的方法[34]。这解释了在已发布的研究（表 5-2）间的显著不一致性以及关于灵敏度、特异度和准确度结果的易变性。尽管如此，欧洲超声内镜弹性成像研究组织进行了大型多中心前瞻性实验，包含了 13 个中心以及 258例患者[52]。两名医生进行的定性评价以及通过三个独立的视频的平均色相直方图的半定量评价，都以盲实验方式进行以测试观察者之间及观察者自身的变异性。对于观察者间的分析，记录过的视频影像的定性诊断显示 kappa 值为 0.72。然而对于观察者自身分析，单个测量组内系数为 0.86～ 0.94;基于终止于 175 的平均色相直方图，灵敏度、特异度和准确度分别为 94.4%、66.0% 以及85.4%，相对应的 AUROC 为 0.894。阳性预测值为 92.5%，而阴性预测值为 68.9%，这意味着 EUS弹性成像可以用于强烈怀疑胰腺癌以及 EUS-FNA检查阴性（这代表局灶胰腺肿块可能达 25%）的病例。因此，EUS-FNA 检查阴性并且高色相直方图值（＞185）的患者可能需要重复 EUS-FNA 检查（图 5-6）甚至需要直接去外科手术，而那些EUS-FNA 检查阴性且高色相直方图值相对较低（＜170），可以随访。

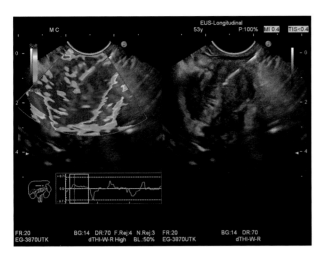

图 5-6　胰腺癌。对比周围组织（左），EUS 弹性成像与 EUS-FNA 显示相同的硬质（蓝色）局灶胰腺肿块

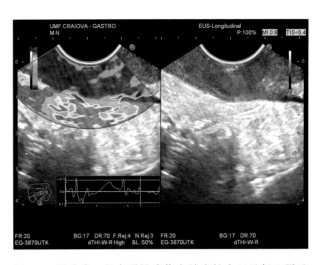

图 5-7　胃腺癌。超声弹性成像在肿瘤扩大以及侵入胃壁的情况下显示相对均匀硬质（蓝色）肿块，表示对比周围组织（左）相对硬质的弹性结构

已经发表了四篇关于 EUS 弹性成像对于局灶胰腺肿块的良恶性鉴别诊断的价值的 meta 分析[53-56]。这些 meta 分析都是基于同样的原始研究，他们都找到了一个高灵敏度的集合（85% ~ 90%）以及一个灵敏度的集合（64% ~ 76%）。不同的 AUROC 值（0.8695 ~ 0.9624）决定于是定性分析还是半定量分析（基于压力比率还是压力直方图），虽然在方法之间没有明显差异。因此，所有的作者都得出了结论，在局灶胰腺肿块的鉴别诊断中，EUS 弹性成像可能为 EUS-FNA 带来额外的信息，但是确诊恶性肿瘤时不能没有 EUS-FNA。

其他方面的应用

只有少量文献及病例报道介绍了 EUS 弹性成像对局灶性肝病变的特征描述的可行性[57-62]，在 EUS 为其他胃肠道肿瘤分期时可以检查肝左叶和部分肝右叶，在恶性肝肿块（尤其是已经转移的）显示被周围"软质"组织环绕连续的"硬质"图像。

其他推荐 EUS 弹性成像的原因是大多数实性肿瘤都有"硬质"表现，包括食管肿瘤、胃肿瘤（图 5-7）[63]、胃肠道间质瘤（GISTs）（图 5-8）[64]及肾上腺肿瘤。然而这些研究结果的临床应用还有待进一步研究。

未来的技术发展

三维内镜超声弹性成像是一种可行的技术，可使用普通或高质量的传感器，实施无论手动或

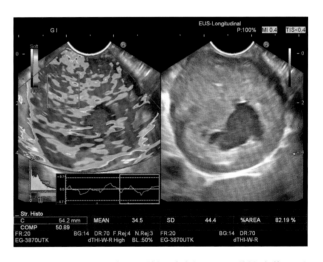

图 5-8　恶性 GIST（胃肠道间质瘤）。EUS 弹性成像显示相对不均匀硬质（以蓝色为主）肿块，表示对比周围组织（左）相对硬质弹性结构。在弹性成像软件上不显示坏死区域

自动的再现技术[65]。该技术已经可以通过使用专用传感器用于经腹实时超声（四维实时弹性成像），因此此技术有希望可以很快用于 EUS。极难想象通过传统超声的方法对比射频消融（RFA）的损害随访的显著优势。

超声造影

这项技术最初是由多普勒成像技术（彩色或能量多普勒超声血流显像）与第二代超声微泡造影剂作为多普勒信号增强剂相结合而建立的。由于超声内镜系统的最新进展，第二代经静脉的超

声造影剂现在可与低机械指数（mechanical index，MI）的技术相联合以改善组织灌注的可视化、区分良恶性的局灶性病变并指导治疗程序[66-67]。超声造影（contrast-enhanced EUS，CE EUS）已成为鉴别局灶性胰腺肿块性质的较为常用的检查手段（特别是低信号的胰腺癌相比高信号或其他等增强表现的组织，包括纤维包块型慢性胰腺炎或神经内分泌肿瘤），并可能从胰腺囊性肿瘤中鉴别出假性囊肿。此外，基于嵌入在超声系统的各种软件程序或可供离线使用的时间 - 强度曲线（TIC 分析）的形象化和各种定量变量的计算，微血管和组织灌注的动态量化得以容易地进行[68]。

技术参数

超声造影检查应与通过常规灰阶检查病变进行仔细评估相结合。基于第二代超声微泡造影剂，有一些用于超声内镜检查的技术。最初，这些技术包括超声信号在彩色和（或）能量多普勒超声血流显像的增强，尽管这些高 MI 方法的使用受到闪光（由组织运动引起）和晕状伪影（信号饱和引起）的阻碍。最近，对于应用在经腹超声的同一谐波成像技术，我们已经开发出了径向和线性超声换能器[69]。对比度的 EUS 模式是基于由组织诱导的线性超声信号的分离并利用由微泡产生的非线性响应，从而获得更好的信噪比（与组织相比）[70-71]。

在欧洲最常用的造影剂是含有磷脂稳定微泡的六氟化硫（Sono Vue），它可以被注入大静脉，并通过肺循环而不被破坏。此种造影剂被归类为血池剂，并被限制在血管内，直到它通过呼气被消除。EUS 检查所应用的剂量应高于经腹部超声内镜，由于 EUS 所用的是高频率的超声换能器，通常超声微泡对比剂 Sono Vue 的剂量为 2.4 ～ 4.8 ml[71]。对于胰腺和其他胃肠道器官（除了肝具有双重血液供应外），最初呈现出早期动脉相（通常为对比注射后 10 ～ 30 s），随后是静脉晚期相，通常持续约 30 ～ 120 s[72]。

该检查技术的更多细节将在本书其他章节进行详细描述，这里就不再赘述[66-72]。因此，检查采用低 MI（通常低于 0.3），定义为声功率的标准测量方法是在负压峰值的超声波振幅（peak negative pressure，PNP）除以超声波中心频率的平方根（center frequency，Fc）。检查是基于无损的低 MI

非线性成像技术，而 MI 可以设置为 0.08 ～ 0.12 的值。较高的值可以使用（通常是 0.1 ～ 0.2），虽然增强能够被更好地划定，但有些微泡将被破坏。低 MI 超声检查的常用方法被叫作动态对比谐波成像（dynamic contrast harmonic imaging，dCHI），它采用宽带脉冲反转技术，包括双脉冲相位，可收到脉冲的频谱信息，从而消除来自组织的线性信息并呈现由微泡产生的谐波信息。

临床应用

目前已有可行性研究初步证明 CE-EUS 的临床应用价值与经腹超声造影很相似，第一个试点研究采用线性超声内镜的原型和低 MI（0.09 ～ 0.25）并结合第二代微泡造影剂（Sono Vue），使胰腺的动脉相和静脉相得到准确地划分[73]。通过使用不同径向的 EUS 原型系统得到了相同的结果，通过稍高的 MI（0.4）和相同的第二代造影剂（Sono Vue），结果都显示出胰腺血管细分支的实时连续图像[74]。超声造影得以在临床上应用，虽然一些造影剂仍被视为非常规使用。因此，Sono Vue 在欧盟注册为肝、乳腺、血管的应用而胰腺的成像却没有被提及，即便胰腺的形态与胰腺血管联系密切，他们可以完全在同一图像中呈现出来。因此，在当前的 EFSUMB 指南中提到，患者的知情同意应在胰腺和胃肠道检查知情同意书中添加可在行 CE EUS 时使用第二代造影剂；另外，病人检查过程中的安全将由检查医生负责[68]。

胰腺肿瘤

目前已经有一些文献报道了关于胰腺 CE EUS 检查、表征、分期以及利用技术进行分析局灶性胰腺肿物的可切除性等[1-2]。超过 90% 的成熟血管性胰腺癌都可由增强 CT 和血管造影显示，然而这些采用横截面轴向的检查手段（包括动态增强 CT 或 MRI）却都不能达到超声内镜检查的精准程度，这是由于 EUS 检查通常是通过 EUS 引导下细针穿刺诊断从而得到最终的细胞学或者组织学结果来确认肿物的性质。

最初的研究发现，使用第二代造影剂的彩色或能量多普勒和高 MI 值的传统软件会迅速地破坏微泡[75-81]。此外，也有一些由运动换能器或者饱和换能器引起的伪影（闪光或晕状伪影）。能量多普勒超声内镜对 23 例炎性假瘤（图 5-9，视频

5-5）和胰腺癌（图 5-10，视频 5-6）评估灌注初步可行性研究显示，能量多普勒超声具有敏感性和特异性分别为 94% 和 100%[75]。这个研究结果随后也被其他作者使用相同的定性研究方法所证实。另一项研究显示，大多数的胰腺癌中发现了相同的缺血模式，而血供丰富的模式则多在所有其他的肿瘤中出现（如神经内分泌肿瘤、浆液性微囊性腺瘤，甚至畸胎瘤）。局部性缺血被认为是一个考虑胰腺肿瘤为恶性肿瘤的标志，其敏感性为 92%，特异性为 100%[76]。该方法对鉴别小胰腺癌（< 2 cm）的敏感性为 83.3%，显著高于增强 CT（敏感性约为 50%）[77]。

此外，由对比剂注入后引发的晕状效果消失后，血管指标（例如多普勒面积占总质量的百分比）在后期阶段获得的对比度增强，有助于胰腺腺癌和慢性胰腺炎引起的假性囊肿的鉴别诊断[78-79]。尽管彩色及能量多普勒超声内镜过程

中会出现由对比增强剂引起的伪像，但以上这种定量技术似乎更适于临床应用。血管指数也可以与脉冲多普勒相结合，对胰腺肿块中的各种血管进行取样，包括计算电阻率指数（RI）、搏动指数（PI），RI 值超过 0.7 则预示着恶性可能性大。

此外，大多数胰腺癌肿瘤中的血管为小动脉，而慢性胰腺炎形成的肿块中既有小动脉又有小静脉，这些血管都可在进行超声造影时同时进行脉冲多普勒取样而被发现。因此，应用此种方法可鉴别胰腺癌与慢性胰腺炎等炎症引起的肿块，其灵敏度可达到 91.1%，特异度可达到 93.3%[78]。在随后的研究中采用了血管指数临界值为 20%，结果得出其敏感度为 90.9%，特异度为 71.4%[79]。然而，有研究将增强能量多普勒与实时内镜超声弹性成像相结合，结果发现对局灶性胰腺肿物鉴别诊断的敏感度为 75.8%，特异性为 95.2%。10% 的胰腺癌患者肿瘤为富血供，另外，神经内分泌化

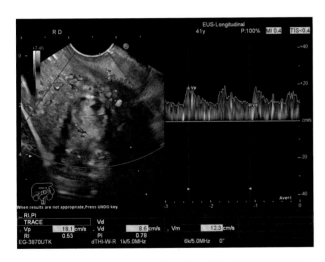

图 5-9　慢性胰腺炎。对比增强彩色多普勒显示胰腺肿块内可见多个多普勒信号（左），其中一些被脉冲多普勒证明为动脉期信号（右）

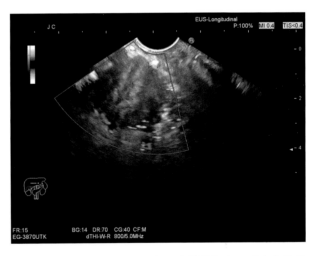

图 5-10　胰腺癌。对比增强能量多普勒超声显示多发能量多普勒信号环绕在血供较少的胰腺肿块周围

视频 5-5　慢性胰腺炎。对比增强彩色多普勒显示胰腺肿块内可见多个多普勒信号（左），其中一些被脉冲多普勒证明为动脉期信号（右）

视频 5-6　胰腺癌。对比增强能量多普勒超声显示多发能量多普勒信号环绕在血供较少的胰腺肿块周围

或分化差的肿瘤晚期也会出现富血供现象，因此鉴别诊断并不容易。神经内分泌肿瘤可表现为富血管性病变（图 5-11，视频 5-7），这很容易在超声造影中体现。超声造影与 CT 及超声相比，具有更高的敏感性，可达到 95.1%，并对评估肿瘤内部的坏死或出血区域十分有用[80]。由于超声造影可将自身免疫性胰腺炎患者的局灶性或弥漫性病灶进行强化，因此可和胰腺癌区别开来[81]。

视频 5-7　恶性神经内分泌肿瘤。对比增强能量多普勒超声显示富血供的胰腺肿块内出现多个能量多普勒信号

虽然目前公布的数据仍然是有限的，但低 MI（谐波）超声造影似乎还是非常有优势的（表 5-3）。超声造影技术明显优于经腹部超声技术，因其能够评估微血管结构，而经腹超声常因肠内积气或肥胖而出现伪影或阻碍胰腺的成像[68]。在最初的试点研究[82-83]和带有低 MI（谐波）超声造影的商业超声系统出现后，已经有一些文章描述了这个技术及其运用于局灶性胰腺肿块的效果，包括慢性胰腺炎（图 5-12，视频 5-8）、胰腺癌（图 5-13，视频 5-9）和神经内分泌肿瘤（图 5-14，视频 5-10）。这些初步研究在方法学上也很多样[例如设置了不同的 MI（0.08～0.4）以及各种进行信号处理的不同的定性或定量方法]，为了得到该技术运用于局灶性胰腺肿块对于其特征、分期及随访的诊断价值，仍需要更多的多中心前

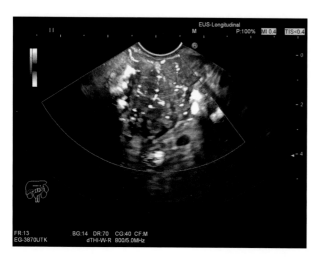

图 5-11　恶性神经内分泌肿瘤。对比增强能量多普勒超声显示富血供的胰腺肿块内出现多个能量多普勒信号

表 5-3

超声造影对局灶性胰腺肿块鉴别诊断的敏感度和特异度

参考文献	患者数量	敏感度（%）	特异度（%）
高机械指数			
Becker et al[75]（2001）	23	94	100
Hocke et al[78]（2006）	86	91.1	93.3
Dietrich et al[76]（2008）	93	92	100
Sakamoto et al[77]（2008）	156	83.3	100
Săftoiu et al[79]（2010）	54	90.9	71.4
低机械指数			
Fusaroli et al[82]（2010）	90	96	98
Napoleon et al[83]（2010）	35	89	88
Seicean et al[84]（2010）	30	80	91.7
Romagnuolo et al[85]（2011）	24	100	72.7
Matsubara et al[86]（2011）	91	95.8	92.6
Gheonea et al[87]（2013）	51	93.8	89.5

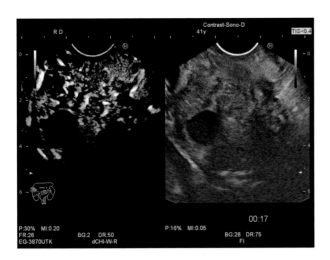

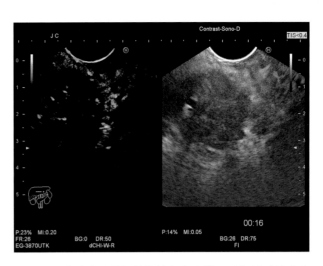

图 5-12　慢性胰腺炎。低机械指数灰阶超声显示在动脉相出现了对比强烈的吸收，并发现了一个小的（缺血性）胰腺假性囊肿（左）

图 5-13　胰腺癌。低机械指数超声造影显示与邻近的胰腺实质相比，在血管少的胰腺肿块中在动脉相出现对比离散的吸收（左）

视频 5-8　慢性胰腺炎。低机械指数超声造影显示在动脉相出现了对比强烈的吸收，并发现了一个小的（缺血性）胰腺假性囊肿（左）

视频 5-9　胰腺癌。低机械指数超声造影显示与邻近的胰腺实质相比，在血管少的胰腺肿块中在动脉相出现对比离散的吸收（左）

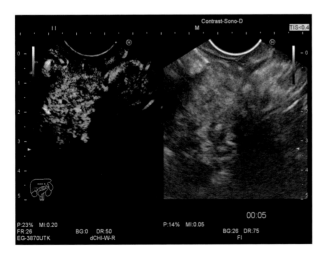

图 5-14　恶性神经内分泌肿瘤。低机械指数灰阶超声显示在动脉相对比强烈的吸收，在胰腺质量水平（左）

视频 5-10　恶性神经内分泌肿瘤。低机械指数灰阶超声显示在动脉相对比强烈的吸收，在胰腺质量水平（左）

瞻性研究。由于低增强团块的存在，诊断胰腺癌的敏感性和特异性可分别达到 96% 和 98%，超声造影可发现小的病变，而常规 EUS 则由于胆管支架或慢性胰腺炎而不能发现[82]。然而在另一项分析 35 名患者的胰腺微循环的研究中，其敏感度和特异度较低，分别为 89% 和 88%[83]。虽然这些值并不能通过定量分析进行改进，但通过直方图和对比摄取指数来报告超声造影检查结果可能是一种更加客观的方法，其得到的敏感性和特异性分别为 80% 和 91.7%[84]。一个小的研究还测试了另一个具有良好敏感性和特异性（100% 和 72.7%）的第二代全氟丙烷脂质微球造影剂，虽然这个研究仅基于有限数量的患者[84]。近日，另一组研究描述了超声造影动态定量分析对胰腺疾病的诊断价值，达到 95.8% 的敏感性和 92.6% 的特异性，此研究对 91 例局灶性胰腺肿块患者的相关数据进行 TIC 分析，包括 48 例胰腺癌、14 例自身免疫性胰腺炎、13 例肿块型胰腺炎和 16 例胰腺神经内分泌肿瘤[86]。我们研究组最近发表了一项基于定量的低 MI 超声造影用于慢性胰腺炎与胰腺癌灶的鉴别诊断的研究报道，得出了在 TIC 分析的基础上其敏感性和特异性分别为 93.75% 和 89.47% 的结果[87]。

快进次注射通过曲线拟合的计算机算法对比增强后，基于 TIC 分析的病灶半定量灌注有了显著提高[68]。与组织的血流量成正比的一些参数可以被确定（如峰值强度、曲线下面积、达峰值强度的时间、冲洗的斜率和平均传输时间），这可能极大地改善患者的临床症状和预后[88]。此外，新的软件具备独立的超声系统和用户变量，可自动运动补偿，通过在超声造影剪辑视频的离线分析中进行线性化的 DICOM 视频剪辑，可得到一个更加标准化的量化过程[89]。这是一个正在进行的研究，未来的多中心随机对照研究将有必要扩大超声造影在胰腺肿块的鉴别诊断方面目前的角色，也希望能为不能手术只能进行放化疗患者的随访提供帮助。

然而，最近的一项包括 12 项研究、1139 例患者的 meta 分析清楚地表明，CE EUS 对胰腺癌鉴别诊断的敏感度为 94%（95% CI，0.91 ~ 0.95），特异度为 89%（95% CI，0.85 ~ 0.92）[90]；此外，其 ROC 曲线下面积为 0.9732。基于增强彩色 / 能量多普勒和包括谐波超声的研究均显示，低回声的胰腺病变可准确预测胰腺癌。

其他应用

虽然 EUS 对于消化道大部分的癌症分期都十分有帮助（食管、胃和结肠），但 CE EUS 尚未对这些患者进行临床应用。初步研究已经证实，CE EUS 提高了对胃肠道癌症浸润深度评估的整体精确度[91]，并且对观察微血管结构和治疗过程中的随访有很大的助益（图 5-15，视频 5-11）。最近的一项评估增强能量多普勒超声和血管生成的标记值之间相关性的研究显示，通过 CD34 免疫组化分析以及实时聚合酶链反应（realtime polymerase chain reaction，RT-PCR）检测血管内皮生长因子（vascular endothelial growth factor，VEGF）值得出血管指数增强值与肿瘤微血管密度是密切相关的[92]。

一个小研究表明，基于 GISTs 在 CE EUS 中高强化的特点，CE EUS 可用于 GISTs 与其他良性肿瘤（脂肪瘤、平滑肌瘤）的鉴别诊断[93]。CE

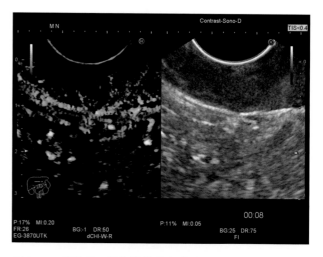

图 5-15　胃腺癌。低机械指数超声造影显示在胃肿瘤的外周出现动脉相的对比吸收（左）

视频 5-11　胃腺癌。低机械指数超声造影显示在胃肿瘤的外周出现动脉相的对比吸收（左）

EUS 最近被用于评估肿瘤血管分布，目的是通过识别肿瘤内不规则血管的分布来进行术前 GISTs 恶性程度的预测（图 5-16，视频 5-12）[94]。CE EUS 识别不规则血管从而预测肿瘤恶性程度的敏感度、特异度及精准度，分别为 100%、63% 和 83%，超声内镜引导下细针穿刺的敏感度、特异度和精准度分别为 63%、92% 和 81%。以上两种检查方法对不规则血管的识别均优于能量多普勒超声和增强 CT。

腹腔内病变的微血管可以轻松被 CE EUS 识别，因此 CE EUS 可用于腹腔内良恶性病变的鉴别诊断[95]。对 43 例腹部病变性质不明确的患者进行了 CE EUS 检查的测试，其一致性高达 0.953。CE EUS 对良恶性病变鉴别诊断的敏感度、特异度和准确度非常高，分别为 96.3%、100% 和 97.6%。

技术展望

三维超声内镜已被描述为可更好地评估肿瘤与邻近结构的关系[65]，而对比增强能量多普勒超声内镜技术则能够在检查中进行器官血管等结构的重建。最近，低密度增强谐波三维 EUS 被证明是可行的，它可以很好地显示肿瘤病灶血管分布以及肿瘤的外边界[96]。然而，为了更好地定义这种技术的临床影响，自动采集和定量软件的实时四维技术还是必要的。

经腹超声造影已经被推荐应用于抗血管生成治疗效果的纵向监测，特别是与可以评估灌注的量化软件联合应用将达到更好的效果[68]。假如有合适的软件进行对比信号量化，目前有推荐支持动态 CE US 应用于一些富血供肿瘤生物治疗反应评估（例如肝细胞癌转移性 GIST 或转移性肾细胞癌）[97]。虽然研究仍在进行中，但由于分辨率的提高以及降低构件使用，谐波内镜下超声造影还是很可能会实现临床上应用的。

通过使用特定的配体与超声对比剂微泡的表面相结合，靶向造影剂可直接与特定的内皮细胞表面受体结合[98]。其中最常用的靶向造影对比剂与单克隆抗体相结合可直接作用于血管内皮生长因子受体 2（vascular endothelial growth factor 2，VEGFR2），可使 VEGFR2 在肿瘤血管里的表达量化并监测治疗反应[99]。通过利用超声造影对化疗或细胞水平上的基因载体吸收的增强，这种微泡载体也可用于靶向治疗，这种机制称为声孔效应[100]。然而，这些新技术目前均没有用于临床并运用于人类患者身上，所有人都在等待着将其运用于临床的那一天到来。

融合成像

基于超声系统的图像融合是基于超声换能器的电磁定位跟踪的 CT/MR 与超声的结合，并联合之前得到的基于三维立方的数据传输转换器的相应的 CT/MR 图像[101]。目前已经有许多新的技术正在研究，包括经腹超声（transabdominal ultrasound，TUS）[102]、EUS[103]、腹腔镜超声（laparoscopic ultrasound，LUS）[104] 以及经自然腔道内镜手术（natural orifice transluminal endoscopic surgery，NOTES）[105]，目的都是为了提高定位病变的精准性，使内镜医师对介入手术的操作更加自信。该过程也已经用于临床试验，基于多种成像模式、在穿刺活检或其他介入性治疗过程中病变能够更好地靶向定位，以及尽可能缩短学习曲线，结果可显示出更好且更容易被解读的图像[106]。由于

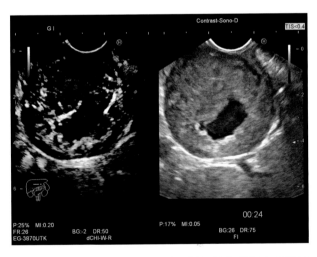

图 5-16　胃肠道间质瘤（GIST）。低机械指数超声造影显示动脉相的对比吸收增加，并伴有坏死中心区（左）

视频 5-12　胃肠道间质瘤（GIST）。低机械指数超声造影显示动脉相的对比吸收增加，并伴有坏死中心区（左）

当前的成像系统的进步，可以与其他技术容易地融合，如弹性成像，与CT、MR相结合的低密度增强EUS，或正电子发射断层扫描（positron emission tomography，PET）CT图像。最近的一篇文章系统介绍了基于超声及超声内镜图像融合的现有技术，并描述了一些在改善诊断精准性、病变分期以及肿瘤患者随访等领域的新技术[107]。

参考文献

1. Săftoiu A. State-of-the-art imaging techniques in endoscopic ultrasound. *World J Gastroenterol.* 2011;17:691-696.
2. Gheonea DI, Săftoiu A. Beyond conventional endoscopic ultrasound: elastography, contrast enhancement and hybrid techniques. *Curr Opin Gastroenterol.* 2011;27:423-429.
3. Céspedes I, Ophir J, Ponnekanti H, Maklad N. Elastography: elasticity imaging using ultrasound with application to muscle and breast in vivo. *Ultrason Imaging.* 1993;15:73-88.
4. Hiltawsky KM, Krüger M, Starke C, et al. Freehand ultrasound elastography of breast lesions: clinical results. *Ultrasound Med Biol.* 2001;27(11):1461-1469.
5. Itoh A, Ueno E, Tohno E, et al. Breast disease: clinical application of US elastography for diagnosis. *Radiology.* 2006;239:341-350.
6. Ginat DT, Destounis SV, Barr RG, et al. US elastography of breast and prostate lesions. *Radiographics.* 2009;29:2007-2016.
7. Cochlin DL, Ganatra RH, Griffiths DF. Elastography in the detection of prostatic cancer. *Clin Radiol.* 2002;57:1014-1020.
8. König K, Scheipers U, Pesavento A, et al. Initial experiences with real-time elastography guided biopsies of the prostate. *J Urol.* 2005;174:115-117.
9. Pallwein L, Aigner F, Faschingbauer R, et al. Prostate cancer diagnosis: value of real-time elastography. *Abdom Imaging.* 2008;33:729-735.
10. Kapoor A, Kapoor A, Mahajan G, Sidhu BS. Real-time elastography in the detection of prostate cancer in patients with raised PSA level. *Ultrasound Med Biol.* 2011;37:1374-1381.
11. Alam F, Naito K, Horiguchi J, et al. Accuracy of sonographic elastography in the differential diagnosis of enlarged cervical lymph nodes: comparison with conventional B-mode sonography. *AJR Am J Roentgenol.* 2008;191:604-610.
12. Tan R, Xiao Y, He Q. Ultrasound elastography: its potential role in assessment of cervical lymphadenopathy. *Acad Radiol.* 2010;17:849-855.
13. Bhatia KS, Cho CC, Yuen YH, et al. Real-time qualitative ultrasound elastography of cervical lymph nodes in routine clinical practice: interobserver agreement and correlation with malignancy. *Ultrasound Med Biol.* 2010;36:1990-1997.
14. Choi JJ, Kang BJ, Kim SH, et al. Role of sonographic elastography in the differential diagnosis of axillary lymph nodes in breast cancer. *J Ultrasound Med.* 2011;30:429-436.
15. Taylor K, O'Keeffe S, Britton PD, et al. Ultrasound elastography as an adjuvant to conventional ultrasound in the preoperative assessment of axillary lymph nodes in suspected breast cancer: a pilot study. *Clin Radiol.* 2011;66(11):1064-1071.
16. Park SH, Kim SJ, Kim EK, et al. Interobserver agreement in assessing the sonographic and elastographic features of malignant thyroid nodules. *AJR Am J Roentgenol.* 2009;193(5):W416-W423.
17. Bojunga J, Herrmann E, Meyer G, et al. Real-time elastography for the differentiation of benign and malignant thyroid nodules: a meta-analysis. *Thyroid.* 2010;20:1145-1150.
18. Ding J, Cheng HD, Huang J, et al. An improved quantitative measurement for thyroid cancer detection based on elastography. *Eur J Radiol.* 2011;81(4):800-805.
19. Xing P, Wu L, Zhang C, et al. Differentiation of benign from malignant thyroid lesions: calculation of the strain ratio on thyroid sonoelastography. *J Ultrasound Med.* 2011;30:663-669.
20. Kapoor A, Kapoor A, Mahajan G, et al. Real-time elastography in differentiating metastatic from nonmetastatic liver nodules. *Ultrasound Med Biol.* 2011;37:207-213.
21. Gheonea DI, Săftoiu A, Ciurea T, et al. Real-time sono-elastography in the diagnosis of diffuse liver diseases. *World J Gastroenterol.* 2010;16:1720-1726.
22. Wang J, Guo L, Shi X, et al. Real-time elastography with a novel quantitative technology for assessment of liver fibrosis in chronic hepatitis B. *Eur J Radiol.* 2012;81:e31-e36.
23. Koizumi Y, Hirooka M, Kisaka Y, et al. Liver fibrosis in patients with chronic hepatitis C: noninvasive diagnosis by means of real-time tissue elastography—establishment of the method for measurement. *Radiology.* 2011;258:610-617.
24. Hirooka M, Koizumi Y, Hiasa Y, et al. Hepatic elasticity in patients with ascites: evaluation with real-time tissue elastography. *AJR Am J Roentgenol.* 2011;196:W766-W771.
25. Inoue Y, Takahashi M, Arita J, et al. Intra-operative freehand real-time elastography for small focal liver lesions: "visual palpation" for non-palpable tumors. *Surgery.* 2010;148:1000-1011.
26. Kato K, Sugimoto H, Kanazumi N, et al. Intra-operative application of real-time tissue elastography for the diagnosis of liver tumours. *Liver Int.* 2008;28(9):1264-1271.
27. Waage JE, Havre RF, Odegaard S, et al. Endorectal elastography in the evaluation of rectal tumours. *Colorectal Dis.* 2010;13(10):1130-1137.
28. Frey H. [Realtime elastography. A new ultrasound procedure for the reconstruction of tissue elasticity]. *Radiologe.* 2003;43:850-855.
29. Săftoiu A, Vilmann P. Endoscopic ultrasound elastography—a new imaging technique for the visualization of tissue elasticity distribution. *Journal Gastrointest Liv Dis.* 2006;15:161-165.
30. Dietrich CF, Săftoiu A, Jenssen C. Real time elastography endoscopic ultrasound (RTE-EUS), a comprehensive review. *Eur J Radiol.* 2013; [Epub ahead of print].
31. Bamber J, Cosgrove D, Dietrich CF, et al. EFSUMB guidelines and recommendations on the clinical use of ultrasound elastography. Part 1: basic principles and technology. *Ultraschall Med.* 2013;34:169-184.
32. Cosgrove D, Piscaglia F, Bamber J, et al. EFSUMB guidelines and recommendations on the clinical use of ultrasound elastography. Part 2: clinical applications. *Ultraschall Med.* 2013;34:238-253.
33. Havre RF, Waage JR, Gilja OH, et al. Real-time elastography: strain ratio measurements are influenced by the position of the reference area. *Ultraschall Med.* 2011; [Epub ahead of print].
34. Săftoiu A, Vilmann P. Differential diagnosis of focal pancreatic masses by semiquantitative EUS elastography: between strain ratios and strain histograms. *Gastrointest Endosc.* 2013;78:188-189.
35. Giovannini M, Hookey LC, Bories E, et al. Endoscopic ultrasound elastography: the first step towards virtual biopsy? Preliminary results in 49 patients. *Endoscopy.* 2006;38:344-348.
36. Giovannini M, Thomas B, Erwan B, et al. Endoscopic ultrasound elastography for evaluation of lymph nodes and pancreatic masses: a multicenter study. *World J Gastroenterol.* 2009;15:1587-1593.
37. Larsen MH, Fristrup C, Hansen TP, et al. Endoscopic ultrasound, endoscopic sonoelastography, and strain ratio evaluation of lymph nodes with histology as gold standard. *Endoscopy.* 2012;44:759-766.
38. Săftoiu A, Vilmann P, Hassan H, Gorunescu F. Analysis of endoscopic ultrasound elastography used for characterisation and differentiation of benign and malignant lymph nodes. *Ultraschall Med.* 2006;27:535-542.
39. Janssen J, Dietrich CF, Will U, Greiner L. Endosonographic elastography in the diagnosis of mediastinal lymph nodes. *Endoscopy.* 2007;39:952-957.
40. Săftoiu A, Vilmann P, Ciurea T, et al. Dynamic analysis of EUS used for the differentiation of benign and malignant lymph nodes. *Gastrointest Endosc.* 2007;66:291-300.
41. Larsen MH, Fristrup CW, Mortensen MB. Intra- and interobserver agreement of endoscopic sonoelastography in the evaluation of lymph nodes. *Ultraschall Med.* 2011;32(suppl 2):E45-E50.
42. Janssen J, Schlörer E, Greiner L. EUS elastography of the pancreas: feasibility and pattern description of the normal pancreas, chronic pancreatitis, and focal pancreatic lesions. *Gastrointest Endosc.* 2007;65:971-978.
43. Xu W, Shi J, Zeng X, et al. EUS elastography for the differentiation of benign and malignant lymph nodes: a meta-analysis. *Gastrointest Endosc.* 2011;74(5):1001-1009.
44. Hirche TO, Ignee A, Barreiros AP, et al. Indications and limitations of endoscopic ultrasound elastography for evaluation of focal pancreatic lesions. *Endoscopy.* 2008;40:910-917.
45. Săftoiu A, Vilmann P, Gorunescu F, et al. Neural network analysis of dynamic sequences of EUS elastography used for the differential diagnosis of chronic pancreatitis and pancreatic cancer. *Gastrointest Endosc.* 2008;68:1086-1094.
46. Iglesias-Garcia J, Larino-Noia J, Abdulkader I, et al. EUS elastography for the characterization of solid pancreatic masses. *Gastrointest Endosc.* 2009;70:1101-1108.
47. Iglesias-Garcia J, Larino-Noia J, Abdulkader I, et al. Quantitative endoscopic ultrasound elastography: an accurate method for the differentiation of solid pancreatic masses. *Gastroenterology.* 2010;139:1172-1180.
48. Itokawa F, Itoi T, Sofuni A, et al. EUS elastography combined with the strain ratio of tissue elasticity for diagnosis of solid pancreatic masses.

J Gastroenterol. 2011;46:843-853.

49. Schrader H, Wiese M, Ellrichmann M, et al. Diagnostic value of quantitative EUS elastography for malignant pancreatic tumors: relationship with pancreatic fibrosis. *Ultraschall Med.* 2011;33(7):E196-E201.

50. Săftoiu A, Iordache SA, Gheonea DI, et al. Combined contrast-enhanced power Doppler and real-time sonoelastography performed during EUS, used in the differential diagnosis of focal pancreatic masses (with videos). *Gastrointest Endosc.* 2010;72:739-747.

51. Dawwas MF, Taha H, Leeds JS, et al. Diagnostic accuracy of quantitative EUS elastography for discriminating malignant from benign solid pancreatic masses: a prospective, single-center study. *Gastrointest Endosc.* 2012;76:953-961.

52. Săftoiu A, Vilmann P, Gorunescu F, et al. Accuracy of endoscopic ultrasound elastography used for differential diagnosis of focal pancreatic masses: a multicenter study. *Endoscopy.* 2011;43:596-603.

53. Pei Q, Zou X, Zhang X, et al. Diagnostic value of EUS elastography in differentiation of benign and malignant solid pancreatic masses: a meta-analysis. *Pancreatology.* 2012;12:402-408.

54. Xu W, Shi J, Li X, et al. Endoscopic ultrasound elastography for differentiation of benign and malignant pancreatic masses: a systemic review and meta-analysis. *Eur J Gastroenterol Hepatol.* 2013;25:218-224.

55. Hu DM, Gong TT, Zhu Q. Endoscopic ultrasound elastography for differential diagnosis of pancreatic masses: a meta-analysis. *Dig Dis Sci.* 2013;58:1125-1131.

56. Ying L, Lin X, Xie ZL, et al. Clinical utility of endoscopic ultrasound elastography for identification of malignant pancreatic masses: a meta-analysis. *J Gastroenterol Hepatol.* 2013;28:1434-43.

57. Rustemovic N, Hrstic I, Opacic M, et al. EUS elastography in the diagnosis of focal liver lesions. *Gastrointest Endosc.* 2007;66:823-824.

58. Iglesias García J, Lariño Noia J, Souto R, et al. Endoscopic ultrasound (EUS) elastography of the liver. *Rev Esp Enferm Dig.* 2009;101:717-719.

59. Gheorghe L, Gheorghe C, Cotruta B, Carabela A. CT aspects of gastrointestinal stromal tumors: adding EUS and EUS elastography to the diagnostic tools. *J Gastrointestin Liver Dis.* 2007;16:346-347.

60. Kato K, Sugimoto H, Kanazumi N, et al. Intra-operative application of real-time tissue elastography for the diagnosis of liver tumours. *Liver Int.* 2008;28:1264-1271.

61. Gheorghe L, Iacob S, Iacob R, et al. Real time elastography—a non-invasive diagnostic method of small hepatocellular carcinoma in cirrhosis. *J Gastrointestin Liver Dis.* 2009;18:439-446.

62. Kapoor A, Kapoor A, Mahajan G, et al. Real-time elastography in differentiating metastatic from nonmetastatic liver nodules. *Ultrasound Med Biol.* 2011;37:207-213.

63. Carrara S, Doglioni C, Arcidiacono PG, Testoni PA. Gastric metastasis from ovarian carcinoma diagnosed by EUS-FNA biopsy and elastography. *Gastrointest Endosc.* 2011;74:223-225.

64. Gheorghe L, Gheorghe C, Cotruta B, Carabela A. CT aspects of gastrointestinal stromal tumors: adding EUS and EUS elastography to the diagnostic tools. *J Gastrointestin Liver Dis.* 2007;16:346-347.

65. Saftoiu A, Gheonea DI. Tridimensional (3D) endoscopic ultrasound—a pictorial review. *J Gastrointestin Liver Dis.* 2009;18:501-505.

66. Reddy NK, Ioncica AM, Săftoiu A, et al. Contrast-enhanced endoscopic ultrasonography. *World J Gastroenterol.* 2011;17:42-48.

67. Săftoiu A, Dietrich CF, Vilmann P. Contrast-enhanced harmonic endoscopic ultrasound. *Endoscopy.* 2012;44:612-617.

68. Piscaglia F, Nolsoe C, Dietrich CF, et al. The EFSUMB guidelines and recommendations on the clinical practice of contrast-enhanced ultrasound (CEUS): update 2011 on non-hepatic applications. *Ultraschall Med.* 2012;33:33-59.

69. Greis C, Dietrich CF. Ultrasound contrast agents and contrast enhanced sonography. In: Dietrich CF, ed. *Endoscopic Ultrasound, an Introductory Manual and Atlas.* 2nd ed. Thieme Verlag; 2011.

70. Dietrich CF. Contrast-enhanced low mechanical index endoscopic ultrasound (CELMI-EUS). *Endoscopy.* 2009;41(suppl 2):E43-E44.

71. Sanchez MVA, Varadarajulu S, Napoleon B. EUS contrast agents: what is available, how do they work, and are they effective? *Gastrointest Endosc.* 2009;69:S71-S77.

72. Claudon M, Cosgrove D, Albrecht T, et al. Guidelines and good clinical practice recommendations for contrast enhanced ultrasound (CEUS)—update 2008. *Ultraschall Med.* 2008;29:28-44.

73. Dietrich CF, Ignee A, Frey H. Contrast-enhanced endoscopic ultrasound with low mechanical index: a new technique. *Z Gastroenterol.* 2005;43:1219-1223.

74. Kitano M, Takagi T, Sakamoto H, et al. Dynamic imaging of pancreatic tumors by contrast-enhanced harmonic EUS with long-lasting contrast. *Gastrointest Endosc.* 2009;67:141-150.

75. Becker D, Strobel D, Bernatik T, Hahn EG. Echo-enhanced color- and power-Doppler EUS for the discrimination between focal pancreatitis and pancreatic carcinoma. *Gastrointest Endosc.* 2001;53:784-789.

76. Dietrich CF, Ignee A, Braden B, et al. Improved differentiation of pancreatic tumors using contrast-enhanced endoscopic ultrasound. *Clin Gastroenterol Hepatol.* 2008;6:590-597, e1.

77. Sakamoto H, Kitano M, Suetomi Y, et al. Utility of contrast-enhanced endoscopic ultrasonography for diagnosis of small pancreatic carcinomas. *Ultrasound Med Biol.* 2008;34:525-532.

78. Hocke M, Schulze E, Gottschalk P, et al. Contrast-enhanced endoscopic ultrasound in discrimination between focal pancreatitis and pancreatic cancer. *World J Gastroenterol.* 2006;12:246-250.

79. Săftoiu A, Iordache SA, Gheonea DI, et al. Combined contrast-enhanced power Doppler and real-time sonoelastography performed during EUS, used in the differential diagnosis of focal pancreatic masses (with videos). *Gastrointest Endosc.* 2010;72:739-747.

80. Ishikawa T, Itoh A, Kawashima H, et al. Usefulness of EUS combined with contrast-enhancement in the differential diagnosis of malignant versus benign and preoperative localization of pancreatic endocrine tumors. *Gastrointest Endosc.* 2010;71:951-959.

81. Hocke M, Ignee A, Dietrich CF. Contrast-enhanced endoscopic ultrasound in the diagnosis of autoimmune pancreatitis. *Endoscopy.* 2011;43(2):163-165.

82. Fusaroli P, Spada A, Mancino MG, Caletti G. Contrast harmonic echoendoscopic ultrasound improves accuracy in diagnosis of solid pancreatic masses. *Clin Gastroenterol Hepatol.* 2010;8:629-634.

83. Napoleon B, Alvarez-Sanchez MV, Gincoul R, et al. Contrast-enhanced harmonic endoscopic ultrasound in solid lesions of the pancreas: results of a pilot study. *Endoscopy.* 2010;42:564-570.

84. Seicean A, Badea R, Stan-Iuga R, et al. Quantitative contrast-enhanced harmonic endoscopic ultrasonography for the discrimination of solid pancreatic masses. *Ultraschall Med.* 2010;31:571-576.

85. Romagnuolo J, Hoffman B, Vela S, et al. Accuracy of contrast-enhanced harmonic EUS with a second-generation perflutren lipid microsphere contrast agent (with video). *Gastrointest Endosc.* 2011;73:52-63.

86. Matsubara H, Itoh A, Kawashima H, et al. Dynamic quantitative evaluation of contrast-enhanced endoscopic ultrasonography in the diagnosis of pancreatic diseases. *Pancreas.* 2011;40:1073-1079.

87. Gheonea DI, Streba CT, Ciurea T, Săftoiu A. Quantitative low mechanical index contrast-enhanced endoscopic ultrasound for the differential diagnosis of chronic pseudotumoral pancreatitis and pancreatic cancer. *BMC Gastroenterol.* 2013;13:2.

88. Gauthier TP, Averkiou MA, Leen EL. Perfusion quantification using dynamic contrast-enhanced ultrasound: the impact of dynamic range and gain on time-intensity curves. *Ultrasonics.* 2011;51:102-106.

89. Peronneau P, Lassau N, Leguerney I, et al. Contrast ultrasonography: necessity of linear data processing for the quantification of tumor vascularization. *Ultraschall Med.* 2010;31:370-378.

90. Gong TT, Hu DM, Zhu Q. Contrast-enhanced EUS for differential diagnosis of pancreatic mass lesions: a meta-analysis. *Gastrointest Endosc.* 2012;76:301-309.

91. Nomura N, Goto H, Niwa Y, et al. Usefulness of contrast-enhanced EUS in the diagnosis of upper GI tract diseases. *Gastrointest Endosc.* 1999;50:555-560.

92. Iordache S, Filip MM, Georgescu CV, et al. Contrast-enhanced power Doppler endosonography and pathological assessment of vascularization in advanced gastric carcinomas—a feasibility study. *Med Ultrason.* 2012;14:101-107.

93. Kannengiesser K, Mahlke R, Petersen F, et al. Contrast-enhanced harmonic endoscopic ultrasound is able to discriminate benign submucosal lesions from gastrointestinal stromal tumors. *Scand J Gastroenterol.* 2012;47:1515-1520.

94. Sakamoto H, Kitano M, Matsui S, et al. Estimation of malignant potential of GI stromal tumors by contrast-enhanced harmonic EUS (with videos). *Gastrointest Endosc.* 2011;73:227-237.

95. Xia Y, Kitano M, Kudo M, et al. Characterization of intra-abdominal lesions of undetermined origin by contrast-enhanced harmonic EUS (with videos). *Gastrointest Endosc.* 2010;72:637-642.

96. Hocke M, Dietrich CF. New technology—combined use of 3D contrast enhanced endoscopic ultrasound techniques. *Ultraschall Med.* 2011;32:317-318.

97. Casali PG, Blay JY, Experts ECECPo. Gastrointestinal stromal tumours: ESMO clinical practice guidelines for diagnosis, treatment and follow-up. *Ann Oncol.* 2010;(suppl 5):v98-v102.

98. Kruskal JB. Can contrast-enhanced US with targeted microbubbles monitor the response to antiangiogenic therapies? *Radiology.* 2008;246:339-340.

99. Willmann JK, Paulmurugan R, Chen K, et al. US imaging of tumor angiogenesis with microbubbles targeted to vascular endothelial growth factor receptor type 2 in mice. *Radiology.* 2008;246:508-518.

100. Postema M, Gilja OH. Ultrasound-directed drug delivery. *Curr Pharm Biotechnol.* 2007;8:355-361.

101. Estépar RS, Stylopoulos N, Ellis R, et al. Towards scarless surgery: an

endoscopic ultrasound navigation system for transgastric access procedures. *Comput Aided Surg.* 2007;12:311-324.

102. Ewertsen C, Henriksen BM, Torp-Pedersen S, Bachmann Nielsen M. Characterization by biopsy or CEUS of liver lesions guided by image fusion between ultrasonography and CT, PET/CT or MRI. *Ultraschall Med.* 2011;32:191-197.

103. Vosburgh KG, Stylopoulos N, Estepar RS, et al. EUS with CT improves efficiency and structure identification over conventional EUS. *Gastrointest Endosc.* 2007;65:866-870.

104. Estépar RS, Westin CF, Vosburgh KG. Towards real time 2D to 3D registration for ultrasound-guided endoscopic and laparoscopic procedures. *Int J Comput Assist Radiol Surg.* 2009;4:549-560.

105. Fernández-Esparrach G, Estépar SR, Guarner-Argente C, et al. The role of a computed tomography-based image registered navigation system for natural orifice transluminal endoscopic surgery: a comparative study in a porcine model. *Endoscopy.* 2010;42:1096-1103.

106. Obstein KL, Estépar RS, Jayender J, et al. Image Registered Gastroscopic Ultrasound (IRGUS) in human subjects: a pilot study to assess feasibility. *Endoscopy.* 2011;43:394-399.

107. Ewertsen C, Săftoiu A, Gruionu LG, et al. Real-time image fusion involving diagnostic ultrasound. *AJR Am J Roentgenol.* 2013;200(3):W249-W255.

第二篇

纵　隔

第 6 章

EUS 在食管及纵隔部位的应用

Robert H.Hawes · Shyam Varadarajulu · Paul Fockens
（王春妍 李盈盈 译 陆 伟 李 文 校）

食管

获得高质量的食管壁图像是超声内镜操作医师将会遇到较为困难的挑战之一。操作者需要足够多的超声信号耦合到食管壁上，以应对食管壁的收缩导致不能精确评估早期食管癌患者浸润深度，或者遗漏食管静脉曲张病变。目前能应用很多技术以解决这些问题。

就食管相对晚期的肿块而言，轻微充盈或者无须充盈球囊就足以使超声信号耦合到食管壁上，不会导致食管收缩，而食管收缩可影响肿瘤阶段分级的准确性。在这种情况下，由于余振伪差和电子阵列技术的超近场图形分辨率缺失，相对于机械环扫装置而言，电子环扫仪器有其优势。食管周边结构（如淋巴结）不会被球囊充盈程度所影响。

可以应用几种不同的技术避免食管壁收缩。最简单的方法是通过按压关气 / 水按钮注水。这种操作法是通过内镜镜头出水。显然这是一种很好的将内腔注满水同时又减少吸入风险的措施。这种技术能被应用在标准内径的超声内镜上或者应用在高频率导管探头联合一个单钳道或双钳道直视内镜上。因为灌注水的流动性和易变性，这种图像的生成经常是转瞬即逝的。因此，操作台的图像功能变得重要，它允许冻结图像，然后从存储图像中滚动筛选出最好的图像。只有当食管处于松弛状态时，才可以获得高分辨率食管图像。食管的松弛是定期的。通常用来松弛胃、十二指肠和结肠的药物对于食管的收缩几乎没有作用。

第二种方法用于环扫超声内镜，即通过内镜活检孔道注入水。如果应用这种技术，推荐将水缓慢地虹吸入食管，而不是通过注射器将水快速泵入食管。如果短时间内被灌注大量液体，特别当同时应用局部的咽喉麻醉时，患者误吸的风险很大。

电子环扫超声内镜出现前，可选择的装置是高频超声探头，其可获得食管壁高质量的图像。然而，新的电子环扫超声内镜无须显著的球囊膨胀就可以有高的近场分辨率，可提供清晰的图像。尽管如此，如果医师希望定位早期（T1m，sm）食管肿瘤（判断浸润是否穿过黏膜肌层），仍可选用高频超声探头（20 ～ 30 MHz）。

当超声探头被用于食管扫查时，有以下几种方法可以应用。一种方法是应用单纯的超声探头，通过气 / 水通道灌注水。第二种方法是应用一种附有球囊的超声探头。这种技术仍有通过球囊扩张压迫食管壁层的风险。然而，因为这种导管长度是非常短的，仅有少量的球囊膨胀，因此减少了这种风险。

另一种技术是在双通道内镜末端添加透明的、低顺应性的透明套（图 6-1）。这个透明套被放在内镜末端 2 ～ 3 cm 处，超过内镜末端。当内镜通过食管时，这种透明套多余的部分被折叠以通过镜头。在插镜过程中，避免注入空气（内镜医师的一个习惯动作）是非常重要的。因为注入空气会使这个透明套膨胀，以致损伤患者的呼吸道。在进入食管之后，内镜进入胃腔，将空气从透明套的顶端排出（灌注水 - 吸引、再灌注、再吸引、反复重复直到所有的空气排出）。当透明套里注满水后，内镜退回到病变的水平。因为透明套的低顺应性，它倾向于延伸而不是压迫食管壁层，然后超声探头被推进透明套的管腔，进行扫查取图（视频 6-1）。应用这种技术，超声波会非常好地耦合到食管壁上，同时能在内镜下观察到病变，因此保证导管探头的正确放置。因为水被完全包含在透明套内，就不会存在误吸的风险。

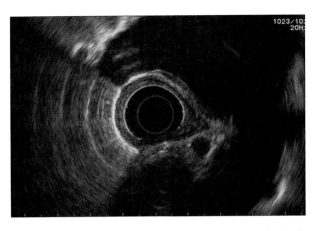

图 6-2　食管壁的肌层。食管壁肌层显示模糊、局部增厚，为切向图像

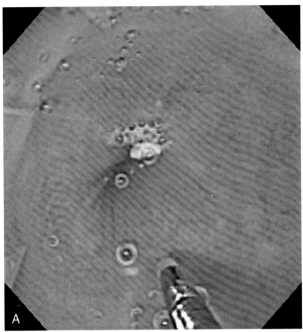

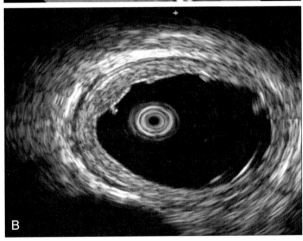

图 6-1　食管腔内镜图像。A，透过一个充满水的透明套观察；B，食管壁层如图所示，应用被透明套包裹的高频率导管探头进行观察

视频 6-1　高频率导管探头通过带有透明套的双通道胃镜进行食管检查

无论应用哪种技术，超声波很好地耦合至食管壁，不压迫食管，则吸入的风险将会降至最低。这些技术被应用于早期食管癌患者、无论是否存

在结节的 Barrett 食管患者和小的黏膜下病变患者。

　　食管超声内镜的其他主要问题是切向图像。食管经常被认为是直的管道，但是在大多数情况下，它存在一些弯曲。超声内镜的成像部分以及超声探头是直和坚硬的。应用一个直的仪器观察一个弯曲的管道会产生相切的图像。超声内镜操作技师必须经过培训来认识这种相切的图像，必须要意识到这种操作方法，并加以改正。未意识到这种切向图像的后果是对恶性病变过度分期或者错过黏膜下病变的起源层次。切向图像的特征是食管壁的局部变厚、模糊（图 6-2）。如果认识到切向图像，纠正的方法通常是应用 4 个角度控制钮调节（不要转动镜轴），在可以看到切向图像的方向上移动传感器。当固有肌层的深层边缘变得光滑、锐利，切向图像已经被纠正了。

纵隔

环扫超声内镜

　　应用环扫超声内镜对纵隔进行检查是相对直接的，学习曲线短（与胰的超声内镜检查相比），因为超声内镜图像与胸部 CT 扫描有相关性。所有的超声内镜检查均推荐应用一种系统的方法，即标准定位显示图像。这种方法可以保持纵隔成像的真实性。开始进行纵隔检查时，超声内镜的顶端应放置在靠近胃食管交界处的远端食管。主动脉是圆的，在整个检查中，都可以看到无回声结构，直到退出到主动脉弓的近端。超声内镜图像出现在屏幕上，其定位相当于一个 CT 层面。当超声内镜被置于胃食管连接处时，主动脉应该被旋转到 5 点位置，在 7 点位置上将出现脊柱（图 6-3），心脏和支气管树出现在 12 点位置。

传感器放置在远端食管上，主动脉出现在 5 点位置，检查开始（视频 6-2）。球囊充分充盈以排出管腔内气体，传感器应该被放置在球囊的中央（应用右 / 左和上 / 下角度控制钮，不要通过转动镜轴）。放置在开始位置，慢慢回撤超声内镜。

远端食管周围的解剖并不复杂。随着检查的开始，主动脉、脊柱、左右肺叶分支部分是仅有的可被识别的解剖部位。肺叶仅是一条非常明亮的白线。环绕远端食管的纵隔区域对应于美国胸科协会（ATS）分区的 8 区[1]。

随着超声内镜的缓慢后退，通常在距切牙大约 35 cm 处，在大约 12 点位置无回声结构开始出现（它可以出现在 10 ～ 12 点的任何区域内），这个结构是左心房（图 6-4）。随着超声内镜继续后退，左心房逐渐消失。隆突下空间被定位于 10 ～ 12 点，从左心房消失处延伸至左右主支气管汇合至气管形成处（图 6-5）。

隆突下空间是 3 ～ 4 cm 长，相当于美国胸科协会定义的 7 区。对隆突下空间的检查是当观察

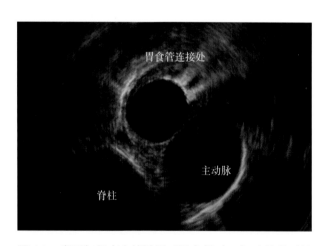

图 6-3 当环扫超声内镜被置于胃食管（GE）连接处时的超声内镜图像。主动脉（AO）位于 5 点位置，脊柱位于 7 点位置

视频 **6-2** 纵隔环扫超声内镜检查

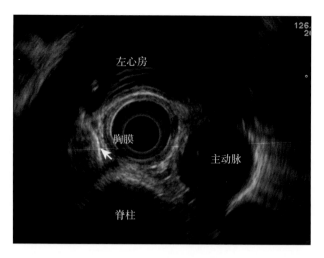

图 6-4 左心房图像。从胃食管连接处逐渐后退环扫超声内镜，左心房出现在超声内镜屏幕的上半部分，为一种搏动的结构

10 ～ 12 点区域的淋巴结时，通过逐步后退超声内镜进行的。淋巴结是典型边界清楚的相对低回声区域，也许是三角形、细长形或者是圆形，位置上邻近食管（图 6-5C）。内部回声结构从几乎无回声到有一个非常明亮的中心回声逐步变化。超声内镜后退时，左心房消失之后，最终右或左主支气管出现。明显的，左主支气管出现在屏幕上主动脉的同侧。在屏幕上，超声内镜上的空气注满结构显示成非常明亮的"肋骨"（图 6-5B）。

当超声内镜从远端后退时，可以看见超过 2 ～ 3 cm 跨度上 3 个独特的结构：气管、细长的奇静脉、主动脉弓（图 6-6）。第一，左右主支气管汇合后形成气管，此表现为在 12 点位置上一种典型的空气注满结构（"回声肋骨"）。第二个解剖标志是奇静脉，目前被看作是一个接近脊柱的圆的、无回声的结构，或偶尔在脊柱和主动脉之间，向前延伸与上腔静脉相连接。第三解剖标志是上腔静脉的延伸，代表主动脉弓。

在 3 点区域，主动脉弓远端是肺主动脉窗（4L/5 区）（图 6-7）。在主动脉弓之后，超声内镜继续后退，代表从主动脉弓延伸出的大血管。然而，除了气管和脊柱外，这个区域缺少显著的解剖学标志。尽管如此，这个区域对于寻找食管周围和气管旁淋巴结（2 区）的图像是十分重要的。任何被证实的转移淋巴结都在主动脉弓之上，与上部胃肠道肿瘤相关，基本上代表着这是不可手术切除的疾病。

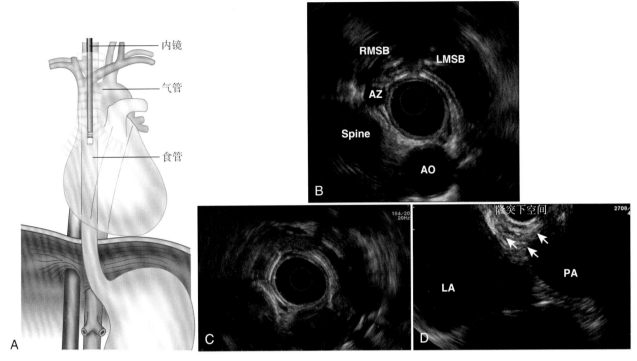

图 6-5　隆突下区域。隆突下区域范围定位（A）。在这个位置，右主支气管和左主支气管汇合形成了气管（B）。在这个位置可见特征性的淋巴结（C）。在线阵图像上，隆突下区域（箭头所示），左侧是左心房，右侧是肺动脉。
RMSB，右主支气管；LMSB，左主支气管；AZ，奇静脉；Spine，脊柱；AO，主动脉；LA，左心房；PA，肺动脉

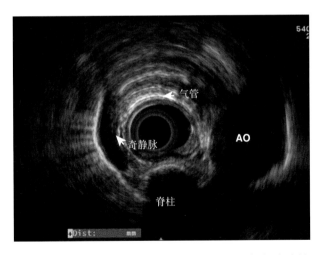

图 6-6　气管、奇静脉和主动脉弓（AO）。环扫超声内镜从隆突下向上退回 2 ～ 3 cm，气管、奇静脉和主动脉弓都可看见

线阵超声内镜检查

　　与环扫仪器的检查相比，应用线阵超声内镜进行纵隔检查是更加费时和枯燥的。因为视野狭窄，采用系统方法进行检查是关键的。当检查到远端食管的周围区域（8 区），起点是主动脉，以线阵出现，无回声结构基本上充满了视野。从这里开始，将超声内镜顺时针旋转 180°是必要的，回到中立位置（主动脉），然后逆时针方向旋转180°。开始即应该这样操作，在后退 1 ～ 2cm 后重复这样的操作。有效的旋转线阵超声内镜是一项基本技能。有一个简单的方法来观察旋转技术是否正确，即在镜轴上观察距离数。在旋转过程中，如果环绕镜轴从 1 到 1 旋转，那么这种操作手法是正确的（视频 6-3）。

　　在纵隔中两个最重要区域是寻找隆突下空间（7 区）及肺主动脉窗（4L/5）区淋巴结。可以应用线阵超声内镜采用系统方法来对这两个区域进行定位和取图。有两个方法可以定位隆突下空间，第一个是从远端食管开始检查（35 ～ 40 cm），超声内镜应该顺时针或者逆时针旋转直到找到主动脉。一旦主动脉被定位，内镜应该被扭转 180°（依据舒适的原则进行顺时针或者逆时针旋转），然后缓慢后退内镜，主动脉被定位后，操作者再定位先前的图像。

　　当后退内镜时，通常在距离门牙 35 cm 处，可以看到大的无回声区域，这代表着左心房，超声内镜应该顺时针或者逆时针进行细微调整，直到左心房位于中央。超声内镜继续后退，直到左

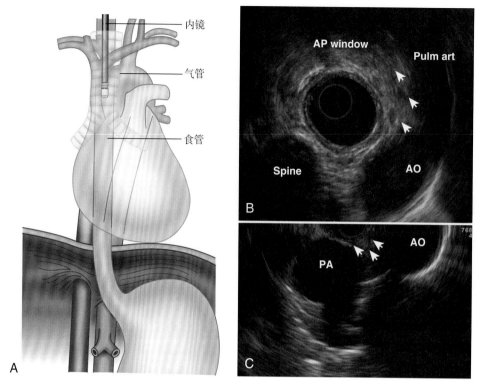

图 6-7 肺主动脉窗。A. 超声内镜下肺主动脉窗的定位；B. 环扫超声图像 3 点位置上，肺动脉位于主动脉弓上方；C. 线阵超声图像上，屏幕左侧的无回声结构为肺动脉，右侧无回声结构为主动脉。AP window，肺主动脉窗；Plum art，肺动脉；AO，主动脉；Spine，脊柱；PA，肺动脉

视频 6-3 纵隔线阵超声内镜检查

心房位于超声图像的左侧。当左心房位于超声图像的左侧时，微微向上偏移将会在屏幕的右侧出现圆形、无回声结构，此代表着肺动脉。在左心房与肺动脉之间的区域代表着隆突下空间（图 6-5D）。仔细地顺时针或者逆时针旋转超声内镜以观察整个隆突下空间。

　　寻找隆突下空间的第二种方法是在食管中央定位主动脉。当主动脉占据了屏幕，超声内镜缓慢后退直到主动脉消失，这是主动脉弓。在这个点上，需要顺时针扭转 180°，当操作者看到典型的"回声肋骨"，即代表着气管。一旦气管被定位，可以前进 1～2 cm，气管消失后，这代表着都左右主支气管的分叉。操作者即可观察隆突下

空间。如应用第一种操作手法，在屏幕左侧可以看到左心房，肺动脉在右侧。

　　纵隔上其他重要的解剖位置是主肺动脉窗（4L/5 区）。基本上是在主动脉弓下方区域，通过在食管中央的主动脉定位可以很容易找到该区域，然后后退内镜直到主动脉消失。从这个区域前进 1～2 cm，在主动脉弓下方水平，顺时针扭转 60°，应用上 / 下角度控制钮细微"向上"调整。应用线阵超声内镜，肺主动脉窗出现在主动脉（屏幕右侧圆的无回声区域）与肺动脉（屏幕左侧圆的无回声区域）之间的区域（图 6-7C）。

　　在主动脉弓区域上方，从距离气管每 2 cm 处顺时针或者逆时针旋转超声内镜进行观察左右气管旁区域。对于远端食管癌患者而言这是一个关键区域，因为这个区域的恶性淋巴结代表着转移疾病。

　　进行纵隔检查的另一个方法是应用线阵超声内镜检查，识别处于食管与胃连接处的主动脉。将超声内镜顺时针或者逆时针方向扭转 360°，以再次确定主动脉，然后后退 3 cm 至食管处。这种 360°扭转的操作方法须每隔 3 cm 进行一次，直至

视频 6-4　应用 360° 扭转技术，后纵隔线阵超声内镜评估

视频 6-5　左肾上腺线阵超声内镜下评估

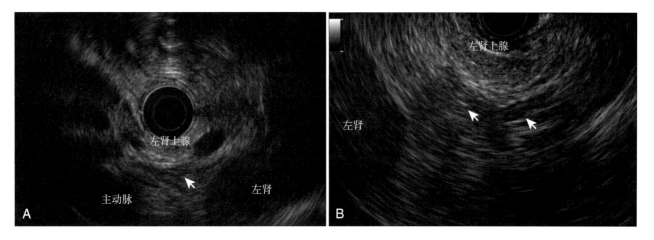

图 6-8　左侧肾上腺。左侧肾上腺（箭头所示）特征性海鸥图像：环扫超声内镜（A）和线阵超声内镜（B）

上端食管括约肌的出现。此技术能够接近整个后纵隔位置，以便于淋巴结取样（视频 6-4）。

如何检查肾上腺

左侧肾上腺是定位肺癌的重要标志。95% 以上病例通过应用上面描述的两种超声内镜操作技术可以检测到上肾上腺。与环扫内镜相比，线阵超声内镜更容易定位肾上腺。然而，两者定位肾上腺的技术是一样的。最直接的方法是在胃食管连接处定位主动脉，然后向前推进内镜到腹腔动脉的分离点。顺着腹腔动脉向前，然后微微顺时针旋转超声内镜。左侧肾上腺被看作中央"身体"与两个"翅膀"的结构（视频 6-5），这经常被描述成飞翔的海鸥，线阵回声波常常就在翅膀中间出现（图 6-8）。

第二种技术，超声内镜被推进到胃近端，腹主动脉位于胃食管连接处下方。通过向前推进传感器并顺时针旋转即可看见脾静脉。脾门即位于脾静脉后侧，从脾门继续推进可看到左肾，左肾是中央回声丰富区域的交叉区域，代表着肾盂及肾盏系统，周围均匀低回声区代表着皮质，左侧肾上腺位于脾静脉下方，在左肾与腹主动脉之间。

右侧肾上腺通常不能被超声内镜很好地观察，因为它位于胃的远端，在十二指肠之上。在 20% 病例里，超声内镜深入到十二指肠肠腔，越过十二指肠壶腹可以看到右侧肾上腺，与左侧肾上腺形态相似。当用超声内镜观察时，右侧肾上腺通常位置较深或者与下腔静脉相邻，因此使超声内镜引导下的细针穿刺变得困难，但并非不可能。

小结

应用超声内镜对纵隔进行评估是相对直接的。环扫扫描仪器获得的图像与 CT 扫描获得的图像具有相关性。线阵图像是更难以解释的，应用线阵超声内镜进行纵隔的成功检查需要一种系统的方法。

参考文献

1. Mountain CF, Dresler CM. Regional lymph node classification for lung cancer staging. *Chest.* 1997;111:1718-1723.

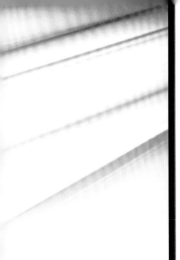

第 7 章

EUS 及经气管内镜超声在非小细胞肺癌的应用

Jouke T. Annema

（周德俊 译 李 文 校）

内容要点

- EUS 及 EBUS 均可对纵隔淋巴结进行活检，因而被用于肺癌的诊断与分期。
- 与单独使用 EUS 或 EBUS 相比，联合 EUS 及 EBUS 可以提高纵隔淋巴结分期的准确性。
- 联合 EUS-FNA 对非小细胞肺癌进行分期，可以减少纵隔镜检查及不必要的开胸手术次数，同时节约成本。
- EUS-FNA 还可用于紧邻食管的肺内肿瘤的诊断，并对肺癌的纵隔浸润进行评估（T4）。

经食管超声内镜引导下细针穿刺（EUS-FNA）及经气管超声内镜引导性细针穿刺（EBUS-TBNA）是肺癌诊断与分期的新技术。每年全世界大于 100 万的病人被诊断为肺癌，并且有 1/3 伴有纵隔转移。准确的诊断与分期对病人的预后与治疗都非常重要。非小细胞肺癌（NSCLC）患者伴有纵隔淋巴结转移或纵隔肿瘤浸润（Ⅲ期）时，最好选择放化疗，而没有局部进展的患者首选手术切除肿瘤[1]。目前已证实，经超声内镜纵隔淋巴结活检优于外科分期[2]。因而，2013 年的指南建议超声内镜可以作为纵隔淋巴结分期供选择的方法[3-4]，本章主要评估 EUS-FNA 及 EBUS-FNA 对肺癌的诊断及分期。两者的适应证及超声内镜下（食管和气管内）完整的纵隔分期如表 7-1 所示。同时讨论 EUS 及 EBUS 对病人治疗的重要性，尤其要讨论这些影像学检查在阻止手术分期中的作用及超声内镜在 NSCLC 分期中的地位。

表 7-1

超声内镜对肺癌诊断及分期的适应证

纵隔淋巴结	EUDS-FNA	EBUS-FNA
左气管旁	++	+
右气管旁	−	++
主 - 肺动脉窗	+	−
隆突下	++	++
下纵隔	++	−
肺门	−	++
纵隔再分期	+	+
在可及区域 FDG PET 浓聚淋巴结	++	++
邻近食管的肺癌	++	−
邻近气管或主支气管的肺癌	−	++
可疑左肾上腺转移	++	

++，强证据；+，中等证据；−，无证据；FDG，氟脱氧葡萄糖；FNA，细针穿刺；PET，正电子成像术；TBNA，经气管穿刺

EUS-FNA 对肺癌的诊断及分期

检查过程

　　EUS 评估纵隔应按照标准的方式进行（第 6 章），要检查从食管能够探查到的所见纵隔淋巴结位点（EUS-FAN 检查项目）。EUS 作为一种评估手段（EUSAT）可用于组织结构的评估[5]。应当按照解剖标志（血管）描述淋巴结，并根据 TNM 分期方法给出淋巴结的个数[6,7]。初步定位后，大的（短径 > 10 mm）或超声图像下可疑的淋巴结应活检取标本，首先穿刺对侧淋巴结，再穿刺同侧淋巴结。

肺内肿瘤活检

　　EUS 可以扫查到位于食管周围的肺内肿瘤[8-9]，一旦 EUS 扫查到原发病灶，就可以对肺内肿瘤进行实时超声内镜引导下活检（图 7-1）。邻近主

EUS-FNA 检查项目[a]
主动脉和腹腔干
左肾上腺
肝左叶（可选择）
隆突层面以下食管周围区域（8L/R 站）
隆突下（7 站）
主肺动脉窗 / 肺动脉干（4L/5 站）
气管周围（2R 及 2L 站）
可见的肺内肿瘤？
纵隔肿瘤浸润（T4）

[a] 见参考文献 4 和第 6 章

动脉的左上肺肿瘤通常可以被 EUS 扫查到（图 7-2）。在一项包含 18 例邻近食管的肺内肿瘤患者的回顾性研究中，所有患者都被 EUS 探测到，并获得了组织学诊断[9]。在一项包含 32 例邻近食管可疑肺癌患者的前瞻性研究中，所有病变均被

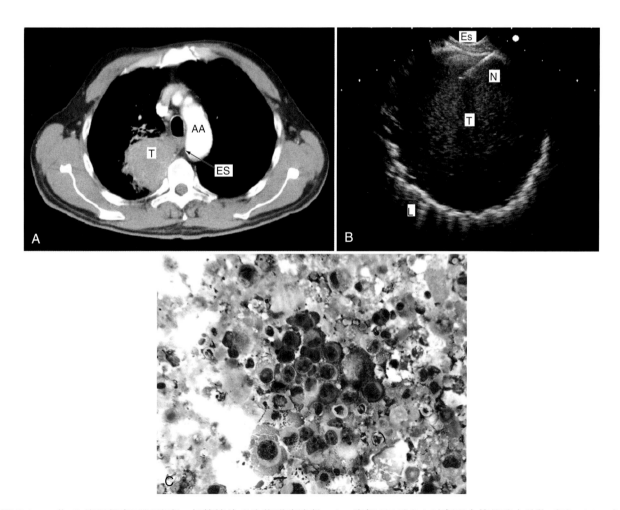

图 7-1　一位 53 岁吸烟者可疑肺癌，气管镜检查为能明确诊断。A，胸部 CT 示左上肺邻近食管的肺内肿物（T）.AA，主动脉弓。B，EUS-FNA 图像。可以看到穿刺针（N）位于肿瘤（T）内。Es，食管；L，压缩的肺组织。C，细针穿刺细胞学显示为鳞状细胞癌

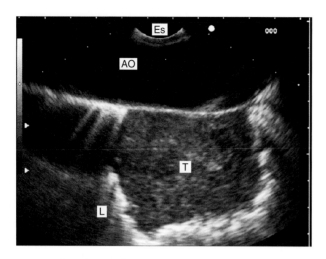

图 7-2 位于主动脉旁的左上肺肿物 (T)。图像显示主动脉受累 (T4)。Es,食管;L,压缩的肺组织

EUS 扫查到,97% 的病人确诊为肺癌[8]。

纵隔肿瘤浸润(T4)

一旦原发肿瘤确定,还需要评估部分患者是否有肿瘤纵隔浸润(图 7-2),如确定肿瘤是否累及纵隔膜、是否累及大血管及脊椎。T4 期(Ⅲ B期)患者通常认为不适合手术切除。目前,肿瘤纵隔浸润靠术中评估,因为 CT 评估纵隔浸润敏感性及特异性不高(< 75%)[10],而 PET 因解剖分辨率有限,对评估 T4 期肿瘤价值不大[11]。在一项包含 308 例患者的回顾性研究中,EUS 评估 T4 期肿瘤的敏感性、特异性[12]。大多数患者的肿瘤浸润仅依靠 EUS 影像评估。肿瘤浸润大血管(图 7-3B)或心脏较浸润纵隔(图 7-3A)容易判断,因为浸润血管或心脏时增加了肿瘤和血液之间的对照,并且还可以使用多普勒信号(图 7-3C)。前面提到的研究中,少数病人 EUS 诊断为 T4 期癌通过手术证实,因而 EUS 诊断 T4 期肿瘤的确切价值有待于进一步观察。

总之,邻近食管周围的肺内肿瘤可以被 EUS 探查到,并且可以安全地通过 EUS-FNA 获取病变标本。除了提供组织诊断外,EUS 还可以探查纵隔肿瘤浸润,尤其是浸润血管。

EUS 纵隔淋巴结分期

诊断范围

NSCLC 区域淋巴结分期按 TNM 分期[7]。只

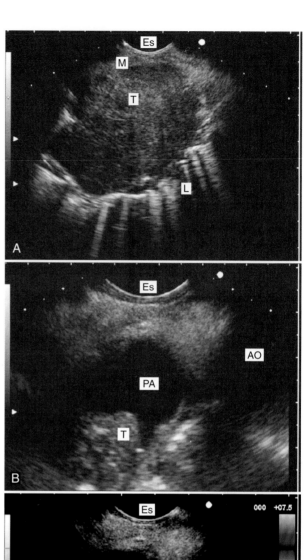

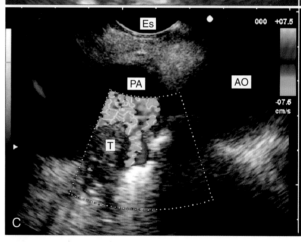

图 7-3 大细胞腺癌。A,中心型大细胞腺癌(T)累及纵隔(M)。Es,食管;L,压缩的肺组织。B 和 C,左中心型肿物(T)累及肺动脉,有(C)及无(B)多普勒。AO,主动脉

有邻近食管或位于血管旁的淋巴结可以被 EUS 探查到。EUS 可以探查到下列区域的淋巴结:左下气管旁(4L 区;图 7-4)、A-P 窗(5 区;图 7-5)、主动脉旁(6 区;图 7-6)、隆突下(7 区;图 7-7及图 7-8)、下段食管周围(8 区)、及肺韧带周围

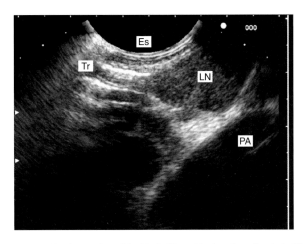

图 7-4 左（4L 区）下气管旁淋巴结（LN），位于食管（Es）、气管（Tr）和肺动脉（PA）之间

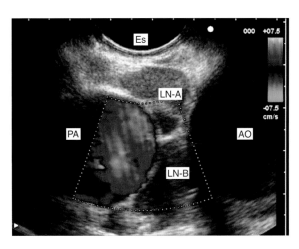

图 7-5 左气管旁淋巴结（4L 区，LN-A），位于主动脉（AO）、肺动脉（PA）和食管（Es）之间，以及主肺动脉窗淋巴结（5 区，LN-B）

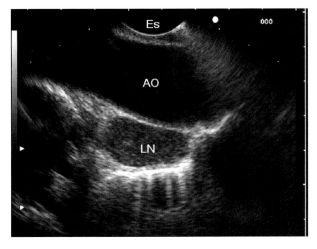

图 7-6 位于主动脉弓（AO）周围的淋巴结（LN）（6 区）。Es，食管

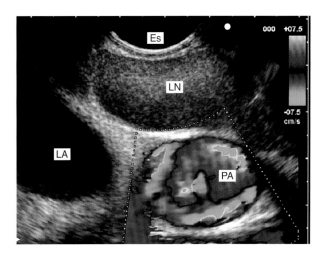

图 7-7 位于食管（Es）、肺动脉和左心房之间的隆突下淋巴结（LN），多普勒显示肺动脉

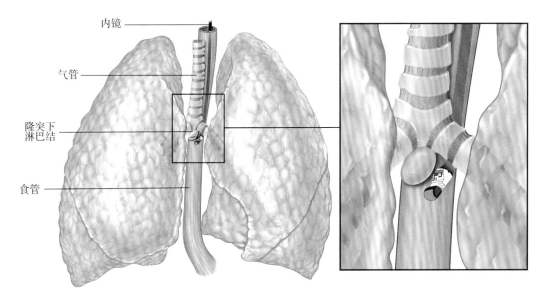

图 7-8 图示隆突下淋巴结经食管超声内镜引导性细针穿刺

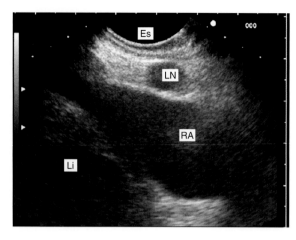

图7-9 肺韧带（9区）淋巴结（LN）。Es，食管；Li，肝；RA，左心房

（9区；图7-9及图7-10）。位于A-P窗的淋巴结可以被EUS扫查到，但是考虑到受肺动脉的干扰，并不是总能对这一区域的淋巴结穿刺获取标本。主动脉旁淋巴结位于主动脉的另一侧，可以很好地被EUS扫查到（图7-6）。可以有选择地经主动脉穿刺这一区域的淋巴结，获得组织诊断[13]，或通过较长距离（7～8 cm）自食管上段获得组织诊断[14]。否则，这一区域的淋巴结只有纵隔切开或电子胸腔镜（vidio-asisted thoracoscopy，VATS）才能到达。由于受气管及主支气管内气体的影响，EUS

不能显示上气管旁（2区）及右下气管旁淋巴结（4R区）。EUS-FNA可以用于评估已确诊（图7-11）或可疑肺癌患者的纵隔结节或纵隔肿瘤怀疑为肺癌（图7-12）的患者。除了对淋巴结进行活检外，EUS-FNA还可以对左肾上腺及邻近食管的肺内肿瘤进行活检（图7-13）。

EUS 与 EUS-FNA 的比较

　　纵隔淋巴结特异性的超声图像特点 [大小（短径＞10 mm），圆形，均匀的低回声，边界清晰] 与肿瘤浸润有关[15-16]，这些特征预测恶性淋巴结的敏感性、特异性、阳性预测值、阴性预测值分别为78%、71%、75%、79%[17]。弹性成像是一种新技术，在超声内镜检查时，可以用来预测组织机械特性。文献报道，弹性成像区分纵隔淋巴结良恶性的准确性为85%[18]。弹性成像的临床价值仍在进一步研究，它能够帮助选择适合的淋巴结进行穿刺。EUS-FNA准确性较单独EUS影像检查的准确性要高[15,17,19,20]。因此，在淋巴结被确定为恶性前需要对其进行FNA（视频7-1）。因而，对NSCLC进行分期时需要使用线阵超声内镜，而不是环扫超声探头。淋巴结分期中有几种不同类型的穿刺针（19-G、22-G及25-G），而22-G穿刺针认为是标准类型。

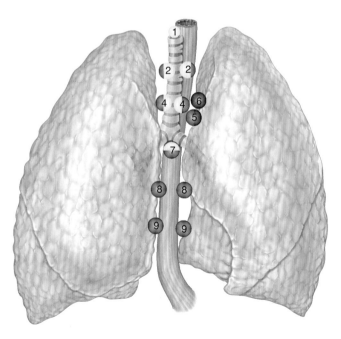

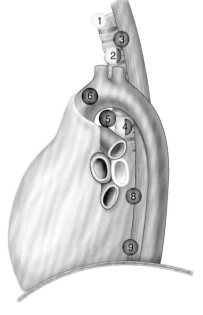

图7-10 纵隔分期方法及诊断范围。黄色球表示EBUS和纵隔镜可到达的范围；红色球表示EUS可到达的范围；黑色球表示纵隔镜或电视辅助胸腔镜可以到达的范围

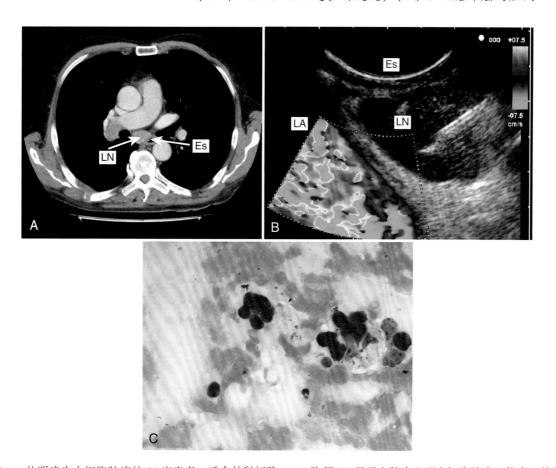

图 7-11　一位明确为小细胞肺癌的 54 岁患者，适合外科切除。A，胸部 CT 显示左肺中心型小细胞肺癌，伴有一枚肿大的隆突下淋巴结（LN），B，对食管和左心房（LA）之间的隆突下淋巴结（LN）进行实时超声内镜引导性细针穿刺；C，细胞学显示为淋巴结转移

推荐的每个淋巴结的穿刺针数由是否有细胞学家在场决定。如果细胞学家不在场，为获得最佳穿刺结果，推荐每个淋巴结穿刺 3 针或 5 针[21-22]。穿刺淋巴结的部位（中心或边缘）及是否使用负压与穿刺结果没有相关性[22]。除了常规细胞学检查外，EUS-FNA 还可以获取细胞块，然后进行免疫组织化学检查。纵隔淋巴结 EUS-FNA 是安全的，并发症如纵隔炎的发生率很低[23]。

纵隔分期的准确性

很多学者对已明确或可疑肺癌的纵隔淋巴结分期进行了研究[22,24-41]。一项关于 EUS-FNA 对肺癌纵隔淋巴结分期的 meta 分析共纳入 18 项研究，结果显示敏感性为 83%[95% 可信区间（CI），78%～87%]，特异性为 97%[95% 可信区间（CI），96%～98%][42]，淋巴结增大的患者敏感性为 90%[95% 可信区间（CI），84%～94%]。另一项纳入部分相同研究的 mate 分析中，1003 例患者有 61% 表现有纵隔淋巴结肿大，结果 EUS 的敏感性为 84%，假阴性率为 19%[43]。尽管，大多研究都提到阳性预测值，仅有一项研究的阳性结果通过手术病理证实[25]。虽然，EUS-FNA 的假阳性结果报道很少，但是，当原发紧邻淋巴结时可能出现假阳性结果[25]。很多研究都选择 CT 显示纵隔较大淋巴结（＞1 cm）的患者，因而这个结果只适用于这类患者。较少研究专门针对较小淋巴结（短径 ≤ 10 mm），敏感性在 35%～93%[33],[37],[39]。有关较小淋巴结的 meta 分析显示总的敏感性为 58%[95% 可信区间（CI），39%～75%][42]。有些学者认为下纵隔的淋巴结穿刺可以使用凸线阵性 EBUS 探头（图 7-14）[44,45]。

诱导化疗后纵隔再分期是 EUS-FNA 越来越普遍的适应证。对那些成功降级的患者，准确再分期是非常重要的，因为降级后手术切除病灶，他们将获益更大[46,47]。两项研究结果显示 EUS-FNA 对纵隔淋巴结再分期的敏感性均不高（44%

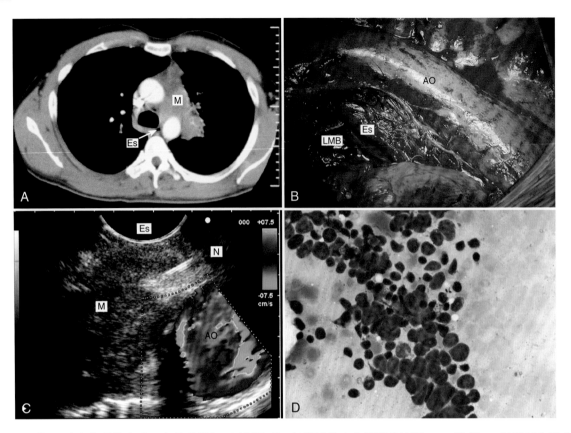

图7-12 一位66岁老年男性患者，大量吸烟史，可疑肺癌，气管镜检查未能明确诊断。A，胸部CT显示于主肺动脉窗见一肿物。Es，食管。B，另一位刚刚行左肺切除的患者，显示食管（Es）与主肺动脉窗关系非常密切。AO，主动脉；LMB，左主支气管。C，显示超声内镜引导性对位于食管（Es）和主动脉（多普勒显示）之间的肿物（M）进行细针穿刺。N，穿刺针。D，细胞学显示为小细胞癌

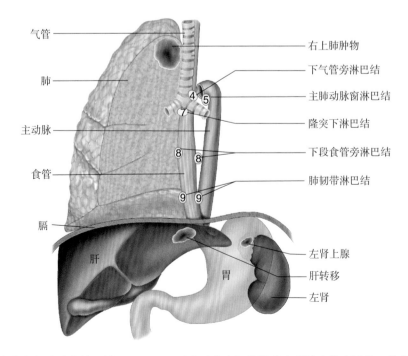

图7-13 EUS-FNA在非小细胞肺癌的运用。EUS-FNA可以对非小细胞肺癌患者肺内肿瘤活检，并且能够探测纵隔肿瘤转移（T4），评估纵隔淋巴结，发现位于肝左叶及左肾上腺的远处转移灶

视频 7-1　对非小细胞型肺癌患者隆突下淋巴结 EUS-FNA 操作演示

和 75%），与常规分期方法相比其阴性预测值也不高，仅为 58%，很可能由于残留的转移肿瘤组织较少导致取样误差造成的 [48,49]。包括 28 例局部进展的 NSCLC 患者的一项研究显示，EUS 纵隔在分期的准确性和阴性预测值均为 92%，高于 FDG-PET[50]。因而 EUS 可以用于确定而不是排除纵隔淋巴结转移。

评估远处转移

大约 40% 的肺癌患者伴有远处转移，主要转移至肝、脑、骨、肾上腺。在这些肺癌最常见的转移部位中，位于肝左叶及左肾上腺的转移灶可以被 EUS 扫查到（图 7-15），并可以穿刺活检（视频 7-2）。在一项研究中，严格选择左肾上腺增大的患者（伴或不伴有肺癌），EUS 发现有 42% 的患者为左肾上腺恶性转移瘤 [51]。40 例伴有肺癌（可疑肺癌）的左肾上腺增大的患者，通过对左肾上腺分析，EUS-FNA 改变了 70% 患者的 TNM 分

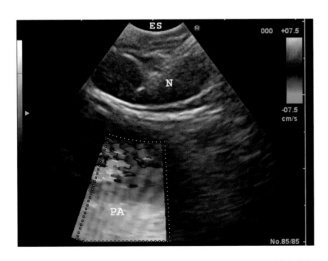

图 7-14　超声气管镜引导下对隆突下（7 区）淋巴结穿刺。从图像上可见 EBUS 超声扫查范围较常规 EUS 扫查范围（图 7-7）要小。Es，食管；N，穿刺针；PA，肺动脉

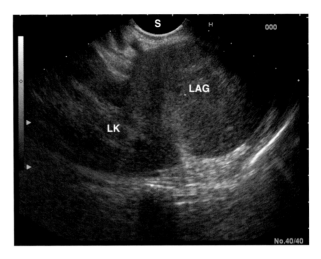

图 7-15　经胃 EUS 显示左肾及左肾上腺转移灶（LAG）。S，胃

视频 7-2　对已发生转移非小细胞肺癌患者左肾上腺 EUS-FNA 操作演示

期结果 [52]。一项纳入 85 例肺癌患者的研究中，结果显示对左肾上腺分析的敏感性在 86% 以上 [53]。肺癌患者 EUS 检查时，是否应该常规检查左肾上腺能是有争议的 [54]。近期，一项连续纳入 150 例肺癌患者的研究显示，87% 患者的右侧肾上腺可以被显示，而左侧肾上腺均可扫查到 [55]。播散性肺癌患者常常伴有肝转移。经腹部超声是检查肝转移的标准方法。也有学者报道经过食管 EUS-FNA 对肝转移进行评估 [56-58]。与经腹部超声肝活检相比，目前还不确定 EUS-FNA 是否有其他优点。

EBUS 经气管细针穿刺对肺癌的诊断与分期

EBUS 可见显示肺内病变、纵隔及肺门淋巴结及位于主气道周围的纵隔肿物（EUS-TBNA 检查项目）。与经消化道 EUS 一样，EBUS 也是首先研发环扫探头。通过环扫 EBUS 可以探查病变，但是不能够在实时超声引导性取本。环扫 EBUS 主要用于探查外周型肺病变，这类病变可以在 X 线下或通过引导鞘获取标本。线阵 EBUS2004 年

EBUS-TBNA 检查项目*
左上气管旁区域（2L 区）
左下气管旁区域（4L 区）
右上气管旁区域（2R 区）
右下气管旁区域（4R 区）
隆突下（7 区）
左肺门部（10L 区）
左肺区（11L）
右肺门部（10R 区）
右肺区（11R）
可见的肺内肿瘤？

* 见参考文献 4

才上市，它可以像 EUS-FNA 一样，在实时超声监视下对纵隔或肺门淋巴结及中心型肺肿瘤进行穿刺活检。本章只谈论线阵 EBUS 在肺癌诊断与分期中的运用。目前的指南建议将 EBUS-TBNA 作为纵隔淋巴结分期可供选择的方法 [3-4]。

EBUS 检查过程

线阵超声气管镜 [Olympus XBF UC 160F, Fujinon EB-530 US，Pentax EB 1970 UK；（图 7-16）] 是将电子线阵超声探头（扫查频率为 5 ～ 12 MHz）安装在气管镜的前端，对气管镜进行改进而成的。内镜光源也是可用的，被放在一个成 30°角的位置。EBUS 检查可在清醒镇静状态下进行。检查耗时 15 ～ 20 min。检查前，先往病人咽喉部喷洒利多卡因，检查中还要多次给予可待因镇咳。检查时并不采取仰望位，镜子经口插入气管。在 EBUS 检查中，可以同时得到白光视野和超声图像。在内镜视野下，EBUS 在气管支气管

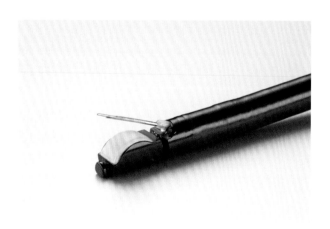

图 7-16 凸面型 EBUS pentax EB 1970 UK 超声内镜

树的位置一目了然（图 7-17）。当超声探头直接接触气道黏膜时，就可以显示邻近气道的淋巴结（图 7-18）。或者将注水的球囊套在探头上，增加探头与气道壁之间的接触。检查淋巴结的过程中，因光源距离气道壁太近，内镜下视野有限（图 7-18）。放置好内镜钳道保护套（图 7-16），可以对淋巴结进行实时超声引导下穿刺（图 7-18）。为了获得最好的结果，建议每个部位穿 3 针 [59]。目前仅有 22-G 穿刺针可用，具有活检功能的 21- 和 25-G 穿刺针在研发中。EBUS 的并发症很少，目前仅有 1 例气胸 [60] 和少数感染 [61] 的报道。

EBUS 诊断肺内肿瘤

大约 30% 患者原发性肺癌在普通气管镜不能够被看到 [62]。紧邻气管及主支气管的肺内肿瘤可以被 EBUS 探查到，并可通过 EBUS-TBNA 获取

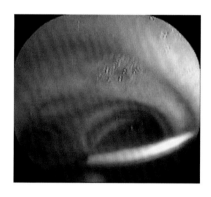

图 7-17 EBUS 光学视野下显示内镜达到气管末端。内镜视野下可见隆突及左右主支气管开口。图像下方看到的白线即为内镜的超声探头

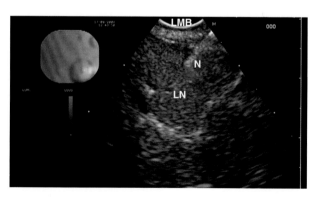

图 7-18 隆突下（7 区）淋巴结实时 EBUS 引导性经气管细针穿刺。当超声探头接触到气道黏膜时，内镜下视野就消失了（左上角）。LMB，内镜在左主支气管的位置；LN，淋巴结；N，穿刺针

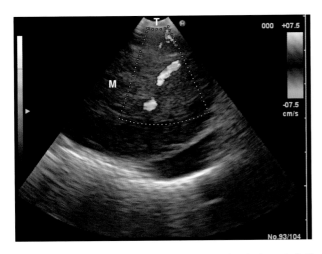

图 7-19　EBUS 通过气管显示右肺上叶腺癌（M）。可看到血管在肿瘤中穿过

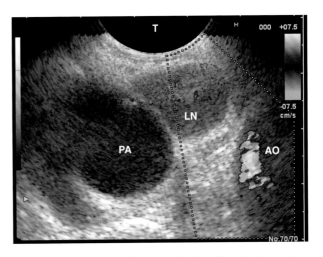

图 7-20　EBUS 通过气管显示左气管旁淋巴结（LN）（4L区）图像。AO，主动脉；PA，肺动脉

标本（图 7-19）。在两项研究中，气管镜下未能发现的中心型肺癌患者，EBUS 分别诊断了其中77%[63] 和 94%[64] 的病例。对普通气管镜未能明确诊断的肺内肿瘤进行活检是 EBUS 的重要适应证，因为安全地获取中心型肺病变的组织标本通常是很困难的，对于此类患者，考虑到肿瘤距离中心血管较近，增加气胸及咯血的风险，CT 引导下肺活检通常不被采用。为了早期诊断肺癌，尤其是区分腺癌的不同亚型，EBUS 获得的标本是否能够提供准确的肿瘤亚型分类的病理结果仍有待进一步观察。目前还没有有关肺癌纵隔浸润的研究资料。

EBUS 淋巴结分期

纵隔淋巴结活检是 EBUS-TBNA 的主要适应证（视频 7-3）。EBUS 可见扫查到位于气管旁 [主动脉弓水平以上，2L 区及 2R 区；主动脉弓水平一下，4L 区（图 7-20）及 4R 区（图 7-21）] 或主支气管旁（7 区，通过左右主支气管均能看到）的

视频 7-3　对伴有纵隔淋巴结肿大的非小细胞肺癌患者 EBUS-TBNA 操作演示

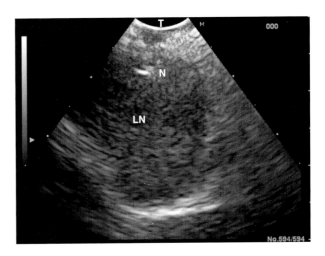

图 7-21　右气管周围淋巴结（LN）（4R 区）EBUS-TBNA 图像。N，穿刺针；T，内镜在气管的位置

纵隔淋巴结。有时可以扫查到位于 A-P 窗（5 区）的淋巴结，但是由于肺动脉的干扰，很难对其活检。此外，EBUS 还可以对肺内淋巴结（图 7-22）或肺门淋巴结（10 区）活检。通过还在试验阶段的弹性成像技术，可以评估淋巴结的硬度（图 7-23）。弹性成像技术对活检及诊断结果是否有影响有待进一步观察。EBUS 扫查到的淋巴结按修订的第 7 版 TNM 分期 [7] 给出准确的个数也非常重要，可以避免分区偏低或偏高 [6]。

2009 年，3 篇有关 EBUS 纵隔分期的 meta 分析发表，这些研究纳入了部分相同研究 [65-67]。一项 meta 分析纳入了 11 项研究，包含 1299 例患者，EBUS 总敏感性为 93%（95%CI，91% ~ 94%），总

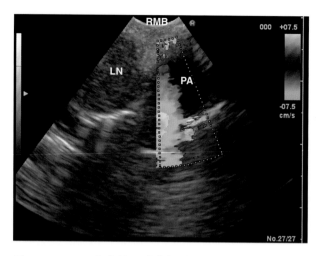

图7-22　EBUS 在右肺上叶脊部（11R 区）显示右肺内淋巴结（LN）图像。多普勒信号显示肺动脉（PA）分支。RMB，内镜在右主支气管的位置

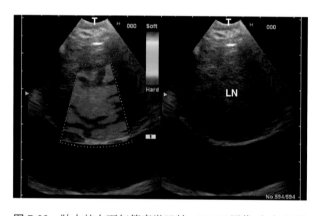

图7-23　肿大的右下气管旁淋巴结。EBUS 图像（B）显示右下气管旁淋巴结（4R 区）。弹性成像蓝色（A）显示较硬淋巴结组织

特异性为 100%（95%CI，0.99% ~ 1.0%）。选择较大或 PET 阳性淋巴结的患者敏感性较没有通过 CT 或 PET 选择的患者高，分别为 0.94%（95%CI，0.93% ~ 0.96%）、0.76%（95%CI，0.65%% ~ 0.85%）[65]。在这项 meta 分析的各项研究中，没有发现淋巴结转移与诊断的敏感性有相关性。和 EUS 检查一样，大多数研究都是选择淋巴结较大的患者[59,68-74]。选择 PET 可疑淋巴结转移的患者，EBUS 的敏感性为 90% ~ 95%，阴性预测值为 60% ~ 97%[60,75,76]。

在一项纳入 100 例 CT 没有发现淋巴结肿大的 NSCLC 患者的研究中，EBUS 的敏感性及阴性预测值分别为 92%、96%[77]。在另一项纳入 100 例

PET 未发现阳性淋巴结的 NSCLC 患者的研究中，EBUS 探查到 9% 的患者伴有纵隔淋巴结转移，其敏感性和阴性预测值分别为 89%、99%[78]。EBUS 也可对肺门淋巴结活检。对 213 例伴有肿大或 FDG PET 阳性肺门淋巴结的患者的研究中，EBUS 的敏感性为 91%[79]。在诱导化疗后，EBUS 也可以用于纵隔的再分期。Herth 等[80] 研究发现 EBUS 对纵隔再分期的敏感性为 76%，而阴性预测值仅为 20%。抽样误差是造成阴性预测值较低的主要原因。在另一项有关纵隔再分期的研究中，EBUS 的敏感性及阴性预测值分别为 67% 和 78%[81]。一项研究显示，通过用 22-G 穿刺针行 TBNA 获得的标本 97% 足够用于做细胞学诊断，并且 88% 的标本可以足够用于做 EGFR 检测[82]。

超声内镜对病人的治疗影响

超声内镜对病人治疗的影响取决于所研究的对象是否有纵隔转移、原发灶的位置、纵隔受累程度及受累部位[41]。本节我们讨论的重点是如何发现转移淋巴结，而不是排除它们。

避免纵隔镜检查

在一项纳入 84 例可疑恶性纵隔肿物的患者的前瞻性研究中，EUS 使得 48% 的患者避免了靠开胸手术或纵隔镜检查来确定淋巴结转移，使得 68% 的患者避免了靠纵隔镜检查来确定淋巴结转移[32]。在一项包括 59 例患者的研究中，原本所有患者都安排纵隔镜检查，EUS-FAN 确定了 39% 的患者为纵隔淋巴结转移，而最终仅有 22% 的患者接受了纵隔镜检查[34]。

在一项纳入 242 例 NSCLC（可疑）伴有纵隔淋巴结肿大的患者的前瞻性研究中（所有患者均适合纵隔镜检查或纵隔切开术），70% 的病人通过 EUS-FNA 明确诊断为淋巴结转移、肿瘤浸润或其他病变，因而避免了外科干扰[24]。常规对 152 例 NSCLS（未经过 CT 选择）患者进行 EUS-FNA 检查，大约 50% 的患者避免了外科分期[36]。

在一项对可切除的 NSCLC 患者的随机研究中，EUS 大大减少外科分期的必要性[38]。在其他研究中，EBUS 使得近一半 CT 显示伴有纵隔淋巴结肿大的患者避免了外科分期[70,73]。PET 显示可疑纵隔淋巴结转移的患者，通过 EBUS 检查使得 71% 以上的患者避免了外科分期[76]。包括 PET 在

内的肺癌分期方法中，EUS 检查减少了外科分期，使得病人的费用减少了 40%[31]。

减少不必要的开胸手术

在一项纳入 108 例 NSCLC 患者的前瞻性研究中，与纵隔镜（20%）相比，EUS 联合纵隔镜发现纵隔浸润或纵隔淋巴结转移概率大大提高（36%）。假如考虑到使用 EUS，1/6 的病人可以避免开胸手术[25]。此外，一项纳入 104 例患者的随机研究中，与选择性地对部分患者进行 EUS 分期相比，常规 EUS-FNA 分期可以使 16% 的患者避免不必要的开胸手术[83]。一项 ASTER 的对照研究显示，超声内镜下纵隔分期与直接的手术分期相比，可以超过一半的患者避免不必要的开胸手术[2]。

超声内镜与其他纵隔分期方法的比较

如何对 EUS-FAN 及 EBUS-FNA 和其他纵隔分期方法进行比较呢？重点是要对那些提供淋巴结大小（胸 CT）或代谢活性（PET）的影像学技术与那些能够获取病变组织的分期方法（TBNA，纵隔镜、纵隔切开术或电视辅助胸腔镜检查）进行比较。

在纵隔分期中，EUS-FNA 的敏感性（88% 对 57%）及特异性（91% 对 82%）较胸 CT 均高[17,19]。EUS-FNA 和 PET 在诊断纵隔淋巴结转移的敏感性（88% 对 84%）和特异性（91% 对 89%）相差不多[17,19]。

一项研究对 EUS-FNA 与 PET 确定病变不可切除性方面进行了直接比较，两者的敏感性（63% 对 68%）及阴性预测值（68% 对 64%）相差不多，而 EUS 的特异性较 PET 高（100% 对 72%）[84]。很显然，考虑到 FDG-PET 阳性预测值的价值有限[85]，PET 阳性淋巴结需要通过组织病理证实。通过 EUS[31,86] 或 EBUS[60,75,76] 分析 PET 阳性淋巴结是一种微创 NSCLC 纵隔分期方法，敏感性大约为90%。

所有的活检技术都具有不同的诊断范围，不幸的是，没有哪种方法可以对所有 N2 到 N3 期的纵隔淋巴结位点进行活检。对于不同的活检技术，敏感性及特异性的评估基于它们能够到达的特定范围，而不是把整个纵隔作为一个整体。纵隔镜可以对上下气管区域（2 和 4 区）及隆突下腹侧部分（7 区）淋巴结进行评估，敏感性为 78%[43]。

EUS 可以作为纵隔镜的补充，因为它可以对 7 区腹侧及背侧淋巴、A-P 窗淋巴结、下段食管周围淋巴结（8 站）及肺韧带淋巴结（9 站；见图 7-9）进行评估。研究发现电视辅助胸腔镜检查对位于 5 站和 6 站的淋巴结评估准确性较 EUS-FNA 高[87]。

由于受气管内气体的干扰，EUS 不能探查到上气管旁及右气管旁的淋巴结（图 7-10）。由于 EUS-FNA 和纵隔镜的检查范围互补，联合 EUS-FAN 和纵隔镜检查与单独使用 EUS-FAN 或纵隔镜相比，可以大大增加纵隔淋巴结转移患者的数量[2]。EBUS-TBNA 与纵隔镜的诊断范围类似 [气管旁（2L，4L，2R，4R）及隆起下（7 区）]，但是 EBUS-TBNA 还可对肺门区域（10 区）的淋巴结进行评估。在一项 EBUS 与纵隔镜比较的研究中，发现 EUS 略有优势[88]。联合 EUS 和 EBUS 可以对所有纵隔淋巴结位点进行观察[89-92]；联合 EUS 与 EBUS 较单独使用其中一种，可以改善纵隔淋巴结分期结果[193]。

完整超声内镜下分期

EUS-FNA 联合 EBUS-TBNA 能扫查到纵隔内所有淋巴结位点。EBUS 可见对气管周围区域（2R，4L，2R，4L）淋巴结进行评估，EUS 可以对下纵隔（8 和 9 区；见图 7-9）淋巴结进行评估。两种方法均可对隆突下（7 区）及左气管旁（4L 区）淋巴结进行评估。Herth 等[94] 发现 EUS 和 EBUS 对隆突下区域还有其他价值。Vilmann 等[91] 建议完整的肺癌纵隔分期应该联合运用 EUS-FNA 和 EBUS-FNA 对病人进行检查。

最初，两项小样本试验对 EUS-FNA 联合 EBUS-FNA 的价值进行了研究[91,95]。Wallace 等[92] 通过联合这两种检查对 138 例肺癌（可疑）患者进行分期，发现淋巴结分期的敏感性为 93%，阴性预测值为 97%。对 120 例 CT 检查未发现纵隔淋巴结肿大 NSCLC 患者进行完整纵隔分期，敏感性为 68%，阴性预测值为 91%[90]。两组单独使用 EBUS 各对 150 例患者进行完整的超声内镜下纵隔分期[44-45]。最近一项 meta 分析显示，联合 EBUS 和 EUS 较单独运用 EBUS-TBNA 或 EUS-FNA 可以提高纵隔淋巴结评估的敏感性[96]。

EUS 及 EBUS 在肺癌分期中的重要性

如何定位超声内镜（EUS 或 EBUS 或两者联

合）在肺癌诊断与分期位置呢？超声内镜的优点是：它是一种确定纵隔淋巴结转移或纵隔肿瘤浸润的微创方法。超声内镜与 PET 是互补的，PET 在排除进展期病变时具有较高的阴性预测值[85]。ASTER 试验对纵隔淋巴结分期进行了对照研究，一组先进行超声内镜下淋巴结分期，对于那些未发现淋巴结转移者再进行纵隔镜检查，另一组一开始就行外科分期，结果两者的敏感性分别为 94% 和 79%[2]。同时通过超声内镜分期的方法还大大减少不必要的开胸手术，并降低费用[97]。

很明显，超声内镜在局限性肺癌分期的运用取决于所具有的设备、EUS 及 EBUS 方面的专业知识、操作者的经验、相关的影响学检测（例如 PET-CT）以及外科方面的专业知识。目前的指南推荐运用 EUS 或 EBUS 确定纵隔转移。重要的是，如果影像（CT/PET 或 EUS）怀疑纵隔淋巴结转移，而穿刺标本未见确定为恶性，则应进一步进行外科分期（纵隔镜），以除外穿刺结果的假阴性病例[3-4]。

目前，提倡在 NSCLC 分期时较早使用 EUS 或 EBUS，尤其对那些事先高度怀疑纵隔转移的患者。

在具有超声内镜和 PET 的医院，对于适合手术切除的肺癌（可疑）患者，建议按照下列方案对患者进行检测：在 PET-CT 检测之后，给予气管镜检测（包括常规"盲视"下 TBNA）（图 7-24）。那些具有中心型肿瘤或伴有肿大（＞1cm）或 PET 阳性的纵隔淋巴结患者，须进一步给予 EUS 或 EBUS（首选）和纵隔镜检测（当 EUS 或 EBUS 不能够提供纵隔转移或肿瘤浸润的证据时）。位于肺部周边的病变因对 EBUS 观察不能提供有效信息，传统气管镜检查是否施行还需要讨论。

周围型肺癌患者不伴有肿大或 PET 阳性的纵隔淋巴结时，可以直接给予开胸手术，因为这类患者纵隔转移的可能性很小[85]。

对于没有 PET 的中心，推荐使用 EUS 或 EBUS 对患者进行分期，当超声内镜未发现纵隔转移时，再给予纵隔镜检查（图 7-25）。联合 EUS

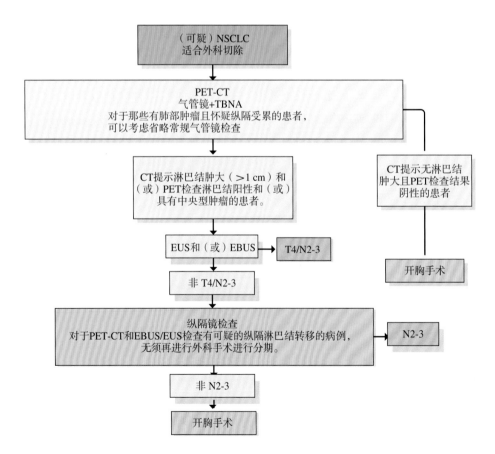

图 7-24 推荐使用 EUS-FNA 和 EBUS-TBNA 对非小细胞肺癌（NSCLC）患者进行纵隔淋巴结分期（有条件进行 PET 检查的医院）。CT，计算机断层扫描

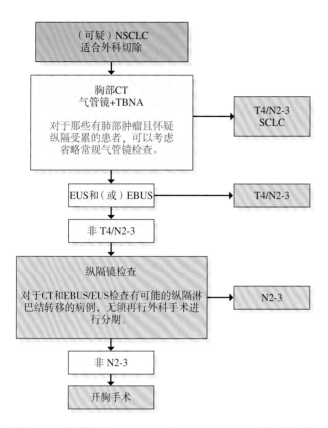

图 7-25　推荐使用 EUS-FNA 和 EBUS-TBNA 对非小细胞肺癌（NSCLC）患者进行纵隔淋巴结分期（没有条件进行 PET 检查的医院）。CT，计算机断层扫描；SCLC，小细胞肺癌；TBNA，经支气管细针穿刺

和纵隔镜较单独使用其中之一者，可以大大提高分期的准确性[25]。NSCLC 的完整超声内镜下分期值得期待，目前仍在研究之中 [90][92,95]。

未来展望

大量证据表明，EUS-FAN 和 EBUS-TBNA 可以准确地对 NSCLC 进行诊断和分期。超声内镜作为一种微创的方法，通过对纵隔淋巴结转移及肿瘤浸润的诊断，可以替代外科分期，因而可以作为供很多病人选择的诊断方法。2013 年的指南将超声内镜检查作为肺癌分期可供选择的一种方法，而不是外科纵隔镜定位[3-4]。联合 EBUS 和 EUS 较其中一种方法可以提高敏感性[93]，令人期望的是在 EBUS 检查完成之后，将超声支气管镜经食管对纵隔淋巴结进行检查。

尽管研究显示超声内镜检测是安全的，但仍建议在操作过程中监测并发症的可能性。此外，不同的纵隔组织活检方法还存在病人选择偏移。

内镜（图像的改进）和穿刺针（大口径 EBUS 活检针）仍在进一步研发之中。

靶向治疗即给予不同亚型的 NSCLC 患者特异性治疗，将会在 NSCLC 的治疗中起到更重要的作用。研究者需要确定，EUS 和 EBUS 穿刺活检获得的细胞块是否能够像外科淋巴结活检分期那样提供足够多的分子信息（EGFR/K-ras 受体情况）[40,98,99]。

由于肺癌的发病率较高，大量病人适合超声内镜下纵隔分期。EUS 及 EBUS 从专业学术机构到大型地方医学的传播，需要形成技术的通用性。成功的超声内镜检测需要在设备、穿刺针、人员培训及细胞学专家方面的投入。为达到这个目标，在肺癌治疗团队中，关键人员应该治疗超声内镜的适应证，并能够用其对肺癌进行分期。另外，专业医师也应该培训如何操作 EUS 及 EBUS，而事实上，胃肠科医师不熟悉肺癌的分期，而胸科医师不能操作 EUS，这是一个难题。然而，通过专业的培训，胸科医师应该能够掌握这项技术[26]。EBUS-TBNA 需要经过一定数量的病例训练，研究证实通过大约 50 例的训练[100]就能达到一定的诊断水平。虚拟模拟[5,101]及评估工具[102]在超声内镜的培训中起重要作用。如何在短期内实现使用 EUS 及 EBUS 对非小细胞肺癌（NSCLC）进行诊断及分期，这仍是一个挑战。

参考文献

1. Spira A, Ettinger DS. Multidisciplinary management of lung cancer. *N Engl J Med.* 2004;350:379-392.
2. Annema JT, van Meerbeeck JP, Rintoul RC, et al. Mediastinoscopy vs endosonography for mediastinal nodal staging of lung cancer: a randomized trial. *JAMA.* 2010;304:2245-2252.
3. Vansteenkiste J, De Ruysscher D, Eberhardt WEE, et al. Early and locally advanced non–small-cell lung cancer (NSCLC): ESMO Clinical Practice Guidelines for diagnosis, treatment and follow-up. *Ann Oncol.* 2013;24:vi89-vi98.
4. Silvestri GA, Gonzalez AV, Jantz MA, et al. Methods for staging non–small-cell lung cancer: diagnosis and management of lung cancer, 3rd ed: American College of Chest Physicians evidence-based clinical practice guidelines. *Chest.* 2013;143:e211S-e250S.
5. Konge L, Vilmann P, Clementsen P, et al. Reliable and valid assessment of competence in endoscopic ultrasonography and fine-needle aspiration for mediastinal staging of non–small-cell lung cancer. *Endoscopy.* 2012;44:928-933.
6. Tournoy KG, Annema JT, Krasnik M, et al. Endoscopic and endobronchial ultrasonography according to the proposed lymph node map definition in the seventh edition of the tumor, node, metastasis classification for lung cancer. *J Thorac Oncol.* 2009;4:1576-1584.
7. Rusch VW, Asamura H, Watanabe H, et al. The IASLC lung cancer staging project: a proposal for a new international lymph node map in the forthcoming seventh edition of the TNM classification for lung cancer. *J Thorac Oncol.* 2009;4:568-577.
8. Annema JT, Veselic M, Rabe KF. EUS-guided FNA of centrally located lung tumours following a non-diagnostic bronchoscopy. *Lung Cancer.* 2005;48:357-361, discussion 63-64.
9. Varadarajulu S, Hoffman BJ, Hawes RH, Eloubeidi MA. EUS-guided

FNA of lung masses adjacent to or abutting the esophagus after unrevealing CT-guided biopsy or bronchoscopy. *Gastrointest Endosc.* 2004;60:293-297.

10. Venuta F, Rendina EA, Ciriaco P, et al. Computed tomography for pre-operative assessment of T3 and T4 bronchogenic carcinoma. *Eur J Cardiothorac Surg.* 1992;6:238-241.

11. Pieterman RM, van Putten JW, Meuzelaar JJ, et al. Preoperative staging of non–small-cell lung cancer with positron-emission tomography. *N Engl J Med.* 2000;343:254-261.

12. Varadarajulu S, Schmulewitz N, Wildi SM, et al. Accuracy of EUS in staging of T4 lung cancer. *Gastrointest Endosc.* 2004;59: 345-348.

13. von Bartheld MB, Rabe KF, Annema JT. Transaortic EUS-guided FNA in the diagnosis of lung tumors and lymph nodes. *Gastrointest Endosc.* 2009;69:345-349.

14. Liberman M, Duranceau A, Grunenwald E, et al. New technique per-formed by using EUS access for biopsy of para-aortic (station 6) medi-astinal lymph nodes without traversing the aorta (with video). *Gastrointest Endosc.* 2011;73:1048-1051.

15. Bhutani MS, Hawes RH, Hoffman BJ. A comparison of the accuracy of echo features during endoscopic ultrasound (EUS) and EUS-guided fine-needle aspiration for diagnosis of malignant lymph node invasion. *Gastrointest Endosc.* 1997;45:474-479.

16. Catalano MF, Sivak MV Jr, Rice T, et al. Endosonographic features predictive of lymph node metastasis. *Gastrointest Endosc.* 1994;40: 442-446.

17. Toloza EM, Harpole L, Detterbeck F, McCrory DC. Invasive staging of non–small-cell lung cancer: a review of the current evidence. *Chest.* 2003;123:S157-S166.

18. Janssen J, Dietrich CF, Will U, Greiner L. Endosonographic elastography in the diagnosis of mediastinal lymph nodes. *Endoscopy.* 2007;39: 952-957.

19. Toloza EM, Harpole L, McCrory DC. Noninvasive staging of non–small-cell lung cancer: a review of the current evidence. *Chest.* 2003; 123:S137-S146.

20. Wiersema MJ, Vazquez-Sequeiros E, Wiersema LM. Evaluation of medi-astinal lymphadenopathy with endoscopic US-guided fine-needle aspi-ration biopsy. *Radiology.* 2001;219:252-257.

21. LeBlanc JK, Ciaccia D, Al-Assi MT, et al. Optimal number of EUS-guided fine needle passes needed to obtain a correct diagnosis. *Gastro-intest Endosc.* 2004;59:475-481.

22. Wallace MB, Silvestri GA, Sahai AV, et al. Endoscopic ultrasound-guided fine needle aspiration for staging patients with carcinoma of the lung. *Ann Thorac Surg.* 2001;72:1861-1867.

23. Aerts JG, Kloover J, Los J, et al. EUS-FNA of enlarged necrotic lymph nodes may cause infectious mediastinitis. *J Thorac Oncol.* 2008;3: 1191-1193.

24. Annema JT, Versteegh MI, Veselic M, et al. Endoscopic ultrasound-guided fine-needle aspiration in the diagnosis and staging of lung cancer and its impact on surgical staging. *J Clin Oncol.* 2005;23: 8357-8361.

25. Annema JT, Versteegh MI, Veselic M, et al. Endoscopic ultrasound added to mediastinoscopy for preoperative staging of patients with lung cancer. *JAMA.* 2005;294:931-936.

26. Annema JT, Bohoslavsky R, Burgers S, et al. Implementation of endoscopic ultrasound for lung cancer staging. *Gastrointest Endosc.* 2010;71:64-70, e1.

27. Eloubeidi MA, Tamhane A, Chen VK, Cerfolio RJ. Endoscopic ultrasound-guided fine-needle aspiration in patients with non–small-cell lung cancer and prior negative mediastinoscopy. *Ann Thorac Surg.* 2005;80:1231-1239.

28. Fritscher-Ravens A, Sriram PV, Bobrowski C, et al. Mediastinal lymph-adenopathy in patients with or without previous malignancy: EUS-FNA-based differential cytodiagnosis in 153 patients. *Am J Gastroenterol.* 2000;95:2278-2284.

29. Fritscher-Ravens A. Endoscopic ultrasound evaluation in the diagnosis and staging of lung cancer. *Lung Cancer.* 2003;41:259-267.

30. Gress FG, Hawes RH, Savides TJ, et al. Endoscopic ultrasound-guided fine-needle aspiration biopsy using linear array and radial scanning endosonography. *Gastrointest Endosc.* 1997;45:243-250.

31. Kramer H, van Putten JW, Post WJ, et al. Oesophageal endoscopic ultrasound with fine needle aspiration improves and simplifies the staging of lung cancer. *Thorax.* 2004;59:596-601.

32. Larsen SS, Krasnik M, Vilmann P, et al. Endoscopic ultrasound guided biopsy of mediastinal lesions has a major impact on patient manage-ment. *Thorax.* 2002;57:98-103.

33. LeBlanc JK, Devereaux BM, Imperiale TF, et al. Endoscopic ultrasound in non–small-cell lung cancer and negative mediastinum on computed tomography. *Am J Respir Crit Care Med.* 2005;171:177-182.

34. Savides TJ, Perricone A. Impact of EUS-guided FNA of enlarged medi-astinal lymph nodes on subsequent thoracic surgery rates. *Gastrointest Endosc.* 2004;60:340-346.

35. Silvestri GA, Hoffman BJ, Bhutani MS, et al. Endoscopic ultrasound with fine-needle aspiration in the diagnosis and staging of lung cancer. *Ann Thorac Surg.* 1996;61:1441-1445, discussion 5-6.

36. Talebian M, von Bartheld MB, Braun J, et al. EUS-FNA in the preopera-tive staging of non–small-cell lung cancer. *Lung Cancer.* 2010;69: 60-65.

37. Tournoy KG, Ryck FD, Vanwalleghem L, et al. The yield of endoscopic ultrasound in lung cancer staging: does lymph node size matter? *J Thorac Oncol.* 2008;3:245-249.

38. Tournoy KG, De Ryck F, Vanwalleghem LR, et al. Endoscopic ultra-sound reduces surgical mediastinal staging in lung cancer: a random-ized trial. *Am J Respir Crit Care Med.* 2008;177:531-535.

39. Wallace MB, Ravenel J, Block MI, et al. Endoscopic ultrasound in lung cancer patients with a normal mediastinum on computed tomography. *Ann Thorac Surg.* 2004;77:1763-1768.

40. Williams DB, Sahai AV, Aabakken L, et al. Endoscopic ultrasound guided fine needle aspiration biopsy: a large single centre experience. *Gut.* 1999;44:720-726.

41. Witte B, Neumeister W, Huertgen M. Does endoesophageal ultrasound-guided fine-needle aspiration replace mediastinoscopy in mediastinal staging of thoracic malignancies? *Eur J Cardiothorac Surg.* 2008;33: 1124-1128.

42. Micames CG, McCrory DC, Pavey DA, et al. Endoscopic ultrasound-guided fine-needle aspiration for non–small-cell lung cancer staging: a systematic review and metaanalysis. *Chest.* 2007;131:539-548.

43. Detterbeck FC, DeCamp MM Jr, Kohman LJ, Silvestri GA, American College of Chest Physicians. Lung cancer. Invasive staging: the guide-lines. *Chest.* 2003;123:167S-175S.

44. Herth FJ, Krasnik M, Kahn N, et al. Combined endoscopic-endobronchial ultrasound-guided fine-needle aspiration of mediastinal lymph nodes through a single bronchoscope in 150 patients with sus-pected lung cancer. *Chest.* 2010;138:790-794.

45. Hwangbo B, Lee GK, Lee HS, et al. Transbronchial and transesophageal fine-needle aspiration using an ultrasound bronchoscope in mediastinal staging of potentially operable lung cancer. *Chest.* 2010; 138:795-802.

46. Bueno R, Richards WG, Swanson SJ, et al. Nodal stage after induction therapy for stage IIIA lung cancer determines patient survival. *Ann Thorac Surg.* 2000;70:1826-1831.

47. Voltolini L, Luzzi L, Ghiribelli C, et al. Results of induction chemo-therapy followed by surgical resection in patients with stage IIIA (N2) non–small-cell lung cancer: the importance of the nodal down-staging after chemotherapy. *Eur J Cardiothorac Surg.* 2001;20:1106-1112.

48. Annema JT, Veselic M, Versteegh MI, et al. Mediastinal restaging: EUS-FNA offers a new perspective. *Lung Cancer.* 2003;42:311-318.

49. von Bartheld MB, Versteegh MI, Braun J, et al. Transesophageal ultrasound-guided fine-needle aspiration for the mediastinal restaging of non–small-cell lung cancer. *J Thorac Oncol.* 2011;6:1510-1515.

50. Stigt JA, Oostdijk AH, Timmer PR, et al. Comparison of EUS-guided fine needle aspiration and integrated PET-CT in restaging after treat-ment for locally advanced non–small-cell lung cancer. *Lung Cancer.* 2009;66:198-204.

51. Eloubeidi MA, Seewald S, Tamhane A, et al. EUS-guided FNA of the left adrenal gland in patients with thoracic or GI malignancies. *Gastro-intest Endosc.* 2004;59:627-633.

52. Bodtger U, Vilmann P, Clementsen P, et al. Clinical impact of endo-scopic ultrasound-fine needle aspiration of left adrenal masses in established or suspected lung cancer. *J Thorac Oncol.* 2009;4: 1485-1489.

53. Schuurbiers OC, Tournoy KG, Schoppers HJ, et al. EUS-FNA for the detection of left adrenal metastasis in patients with lung cancer. *Lung Cancer.* 2011;73:310-315.

54. Ringbaek TJ, Krasnik M, Clementsen P, et al. Transesophageal endo-scopic ultrasound/fine-needle aspiration diagnosis of a malignant adrenal gland in a patient with non–small-cell lung cancer and a nega-tive CT scan. *Lung Cancer.* 2005;48:247-249.

55. Uemura S, Yasuda I, Kato T, et al. Preoperative routine evaluation of bilateral adrenal glands by endoscopic ultrasound and fine-needle aspi-ration in patients with potentially resectable lung cancer. *Endoscopy.* 2013;45:195-201.

56. Prasad P, Schmulewitz N, Patel A, et al. Detection of occult liver metas-tases during EUS for staging of malignancies. *Gastrointest Endosc.* 2004;59:49-53.

57. Hollerbach S, Willert J, Topalidis T, et al. Endoscopic ultrasound-guided fine-needle aspiration biopsy of liver lesions: histological and cytological assessment. *Endoscopy.* 2003;35:743-749.

58. Nguyen P, Feng JC, Chang KJ. Endoscopic ultrasound (EUS) and EUS-guided fine-needle aspiration (FNA) of liver lesions. *Gastrointest Endosc.* 1999;50:357-361.

59. Lee HS, Lee GK, Lee HS, et al. Real-time endobronchial ultrasound-guided transbronchial needle aspiration in mediastinal staging of non–

small-cell lung cancer: how many aspirations per target lymph node station? *Chest*. 2008;134:368-374.

60. Bauwens O, Dusart M, Pierard P, et al. Endobronchial ultrasound and value of PET for prediction of pathological results of mediastinal hot spots in lung cancer patients. *Lung Cancer*. 2008;61:356-361.

61. Haas AR. Infectious complications from full extension endobronchial ultrasound transbronchial needle aspiration. *Eur Respir J*. 2009;33: 935-938.

62. Mazzone P, Jain P, Arroliga AC, Matthay RA. Bronchoscopy and needle biopsy techniques for diagnosis and staging of lung cancer. *Clin Chest Med*. 2002;23:137-158, ix.

63. Tournoy KG, Rintoul RC, van Meerbeeck JP, et al. EBUS-TBNA for the diagnosis of central parenchymal lung lesions not visible at routine bronchoscopy. *Lung Cancer*. 2009;63:45-49.

64. Nakajima T, Yasufuku K, Fujiwara T, et al. Endobronchial ultrasound-guided transbronchial needle aspiration for the diagnosis of intrapulmonary lesions. *J Thorac Oncol*. 2008;3:985-988.

65. Gu P, Zhao YZ, Jiang LY, et al. Endobronchial ultrasound-guided transbronchial needle aspiration for staging of lung cancer: a systematic review and meta-analysis. *Eur J Cancer*. 2009;45:1389-1396.

66. Adams K, Shah PL, Edmonds L, Lim E. Test performance of endobronchial ultrasound and transbronchial needle aspiration biopsy for mediastinal staging in patients with lung cancer: systematic review and meta-analysis. *Thorax*. 2009;64:757-762.

67. Varela-Lema L, Fernandez-Villar A, Ruano-Ravina A. Effectiveness and safety of endobronchial ultrasound-transbronchial needle aspiration: a systematic review. *Eur Respir J*. 2009;33:1156-1164.

68. Gilbert S, Wilson DO, Christie NA, et al. Endobronchial ultrasound as a diagnostic tool in patients with mediastinal lymphadenopathy. *Ann Thorac Surg*. 2009;88:896-900, discussion 1-2.

69. Herth FJ, Eberhardt R, Vilmann P, et al. Real-time endobronchial ultrasound guided transbronchial needle aspiration for sampling mediastinal lymph nodes. *Thorax*. 2006;61:795-798.

70. Steinfort DP, Hew MJ, Irving LB. Bronchoscopic evaluation of the mediastinum using endobronchial ultrasound: a description of the first 216 cases carried out at an Australian tertiary hospital. *Intern Med J*. 2011;41:815-824.

71. Szlubowski A, Kuzdzal J, Kolodziej M, et al. Endobronchial ultrasound-guided needle aspiration in the non–small-cell lung cancer staging. *Eur J Cardiothorac Surg*. 2009;35:332-335, discussion 5-6.

72. Yasufuku K, Chiyo M, Sekine Y, et al. Real-time endobronchial ultrasound-guided transbronchial needle aspiration of mediastinal and hilar lymph nodes. *Chest*. 2004;126:122-128.

73. Yasufuku K, Chiyo M, Koh E, et al. Endobronchial ultrasound guided transbronchial needle aspiration for staging of lung cancer. *Lung Cancer*. 2005;50:347-354.

74. Omark Petersen H, Eckardt J, Hakami A, et al. The value of mediastinal staging with endobronchial ultrasound-guided transbronchial needle aspiration in patients with lung cancer. *Eur J Cardiothorac Surg*. 2009; 36:465-468.

75. Hwangbo B, Kim SK, Lee HS, et al. Application of endobronchial ultrasound-guided transbronchial needle aspiration following integrated PET/CT in mediastinal staging of potentially operable non–small-cell lung cancer. *Chest*. 2009;135:1280-1287.

76. Rintoul RC, Tournoy KG, El Daly H, et al. EBUS-TBNA for the clarification of PET positive intra-thoracic lymph nodes-an international multicentre experience. *J Thorac Oncol*. 2009;4:44-48.

77. Nakajima T, Yasufuku K, Iyoda A, et al. The evaluation of lymph node metastasis by endobronchial ultrasound-guided transbronchial needle aspiration: crucial for selection of surgical candidates with metastatic lung tumors. *J Thorac Cardiovasc Surg*. 2007;134: 1485-1490.

78. Herth FJ, Eberhardt R, Krasnik M, Ernst A. Endobronchial ultrasound-guided transbronchial needle aspiration of lymph nodes in the radiologically and positron emission tomography-normal mediastinum in patients with lung cancer. *Chest*. 2008;133:887-891.

79. Ernst A, Eberhardt R, Krasnik M, Herth FJ. Efficacy of endobronchial ultrasound-guided transbronchial needle aspiration of hilar lymph nodes for diagnosing and staging cancer. *J Thorac Oncol*. 2009; 4:947-950.

80. Herth FJ, Annema JT, Eberhardt R, et al. Endobronchial ultrasound with transbronchial needle aspiration for restaging the mediastinum in lung cancer. *J Clin Oncol*. 2008;26:3346-3350.

81. Szlubowski A, Herth FJ, Soja J, et al. Endobronchial ultrasound-guided needle aspiration in non–small-cell lung cancer restaging verified by the transcervical bilateral extended mediastinal lymphadenectomy—a prospective study. *Eur J Cardiothorac Surg*. 2010;37:1180-1184.

82. Esterbrook G, Anathhanam S, Plant PK. Adequacy of endobronchial ultrasound transbronchial needle aspiration samples in the subtyping of non–small-cell lung cancer. *Lung Cancer*. 2013;80:30-34.

83. Larsen SS, Vilmann P, Krasnik M, et al. Endoscopic ultrasound guided biopsy performed routinely in lung cancer staging spares futile thoracotomies: preliminary results from a randomised clinical trial. *Lung Cancer*. 2005;49:377-385.

84. Fritscher-Ravens A, Davidson BL, Hauber HP, et al. Endoscopic ultrasound, positron emission tomography, and computerized tomography for lung cancer. *Am J Respir Crit Care Med*. 2003;168:1293-1297.

85. De Wever W, Stroobants S, Coolen J, Verschakelen JA. Integrated PET/CT in the staging of non–small-cell lung cancer: technical aspects and clinical integration. *Eur Respir J*. 2009;33:201-212.

86. Annema JT, Hoekstra OS, Smit EF, et al. Towards a minimally invasive staging strategy in NSCLC: analysis of PET positive mediastinal lesions by EUS-FNA. *Lung Cancer*. 2004;44:53-60.

87. Cerfolio RJ, Bryant AS, Eloubeidi MA. Accessing the aortopulmonary window (#5) and the paraaortic (#6) lymph nodes in patients with non–small-cell lung cancer. *Ann Thorac Surg*. 2007;84:940-945.

88. Ernst A, Anantham D, Eberhardt R, et al. Diagnosis of mediastinal adenopathy-real-time endobronchial ultrasound guided needle aspiration versus mediastinoscopy. *J Thorac Oncol*. 2008;3:577-582.

89. Rintoul RC, Skwarski KM, Murchison JT, et al. Endobronchial and endoscopic ultrasound-guided real-time fine-needle aspiration for mediastinal staging. *Eur Respir J*. 2005;25:416-421.

90. Szlubowski A, Zielinski M, Soja J, et al. A combined approach of endobronchial and endoscopic ultrasound-guided needle aspiration in the radiologically normal mediastinum in non–small-cell lung cancer staging—a prospective trial. *Eur J Cardiothorac Surg*. 2010;37: 1175-1179.

91. Vilmann P, Krasnik M, Larsen SS, et al. Transesophageal endoscopic ultrasound-guided fine-needle aspiration (EUS-FNA) and endobronchial ultrasound-guided transbronchial needle aspiration (EBUS-TBNA) biopsy: a combined approach in the evaluation of mediastinal lesions. *Endoscopy*. 2005;37:833-839.

92. Wallace MB, Pascual JM, Raimondo M, et al. Minimally invasive endoscopic staging of suspected lung cancer. *JAMA*. 2008;299:540-546.

93. Zhang R, Mietchen C, Kruger M, et al. Endobronchial ultrasound guided fine needle aspiration versus transcervical mediastinoscopy in nodal staging of non–small-cell lung cancer: a prospective comparison study. *J Cardiothorac Surg*. 2012;7:51.

94. Herth FJ, Rabe KF, Gasparini S, Annema JT. Transbronchial and transoesophageal (ultrasound-guided) needle aspirations for the analysis of mediastinal lesions. *Eur Respir J*. 2006;28:1264-1275.

95. Rintoul RC, Skwarski KM, Murchison JT, et al. Endoscopic and endobronchial ultrasound real-time fine-needle aspiration for staging of the mediastinum in lung cancer. *Chest*. 2004;126:2020-2022.

96. Zhang R, Ying K, Shi L, et al. Combined endobronchial and endoscopic ultrasound-guided fine needle aspiration for mediastinal lymph node staging of lung cancer: a meta-analysis. *Eur J Cancer*. 2013;49: 1860-1867.

97. Sharples LD, Jackson C, Wheaton E, et al. Clinical effectiveness and cost-effectiveness of endobronchial and endoscopic ultrasound relative to surgical staging in potentially resectable lung cancer: results from the ASTER randomised controlled trial. *Health Technol Assess*. 2012;16:1-75, iii-iv.

98. Garcia-Olive I, Monso E, Andreo F, et al. Endobronchial ultrasound-guided transbronchial needle aspiration for identifying EGFR mutations. *Eur Respir J*. 2010;35:391-395.

99. Nakajima T, Yasufuku K, Suzuki M, et al. Assessment of epidermal growth factor receptor mutation by endobronchial ultrasound-guided transbronchial needle aspiration. *Chest*. 2007;132:597-602.

100. Steinfort DP, Liew D, Conron M, et al. Cost-benefit of minimally invasive staging of non–small-cell lung cancer: a decision tree sensitivity analysis. *J Thorac Oncol*. 2010;5:1564-1570.

101. Konge L, Annema J. Assessment of endobronchial ultrasound-guided transbronchial needle aspiration performance. *Am J Respir Crit Care Med*. 2013;188:254.

102. Davoudi M, Colt HG, Osann KE, et al. Endobronchial ultrasound skills and tasks assessment tool: assessing the validity evidence for a test of endobronchial ultrasound-guided transbronchial needle aspiration operator skill. *Am J Respir Crit Care Med*. 2012;186:773-779.

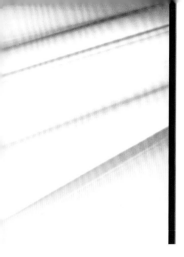

第 8 章

EUS 在食管癌中的应用

Mohamad A. Eloubeidi

（张宁宁　陆　伟译　李盈盈　李　文校）

内容要点

- 食管癌患者的治疗和预后取决于食管癌的分期。
- 对于食管癌的治疗，超声内镜的一个重要作用在于可以帮助决定早期治疗方式，接受新辅助化疗还是尽早进行手术治疗，或是通过内镜下黏膜剥离术治疗联合或不联合光动力或射频消融术治疗超早期食管癌。
- EUS 对于 T、N 分期肿瘤检查优于常规螺旋 CT 扫描。
- 超声内镜对腹腔及癌周淋巴结的检测要优于 CT 和 PET。
- 应向患者详细解释扩散的风险。不准确的分期对于手术高风险的肿瘤患者及肿瘤形状狭窄的患者来讲影响非常大。高频导管探针、盲探及细口径超声内镜可能成为替代，环扫超声内镜的肿瘤成像可以提供足够但不太准确的信息，以帮助指导肿瘤放疗和化疗的治疗方案。
- 依据美国癌症联合委员会的指南意见，淋巴结数目比它们的相关位置更重要。此外，T4 的定义依据所侵犯的器官进行了修改。
- 应用超声内镜可以对肿瘤放化疗后的疗效做一个大概的评估，但是超声内镜不能准确区分放疗后残存的肿瘤。

　　食管癌患者的治疗和预后取决于食管癌的分期。超声内镜自 20 世纪 80 年代发明以来，其在食管癌的临床分期中发挥着越来越重要的作用。本文通过回顾性研究来分析 EUS 在食管癌患者分期中的准确性，同时对 EUS 及其他检查方法（如 CT、PET）的操作特点做一比较。文献表明，随着射频消融等肿瘤局部消融治疗方法的发展，EUS 在 Barrett 食管相关的早期浅表性食管癌诊断方面有一定作用。此外，EUS 引导下狭窄扩张术等技术也有较快发展，它还可以逐层显示消化道邻近的腹腔动脉区域及肝结构，对肿瘤患者放化疗后再分期的数据进行评价分析。最后，在它最为重要的一个用途是在 EUS 引导下对腹腔淋巴结及肠旁淋巴结进行细针穿刺活检，以对食管癌患者的临床分期方面进行探讨。

食管癌分期的重要性

　　食管癌是引发全球健康问题的疾病。据估计，2013 年美国大约有 17 990 名新发病例，其中约 15 210 名患者死亡[1]。近年来，美国食管腺癌患者的生存率轻微改善，但 5 年存活率仍然很低[2]。食管癌患者的治疗和预后取决于食管癌的分期[2-5]（图 8-1 和图 8-2）。EUS 的重要作用是可以为食管癌患者的治疗计划提供精确的 T 期和 N 期治疗分期，进而指导临床治疗[6]。也许 EUS 最重要的作用是为早期肿瘤患者选择合理的治疗方式，是接受新辅助治疗还是立即进行手术治疗。如果患者存在淋巴结转移，应做术前治疗，如患者处于 T1 或 T2 期（无淋巴转移），须直接进行手术治疗（图 8-2）。EUS 的另一个重要作用是对放化疗术后的食管癌患者进行重新分期。虽然 EUS 对决

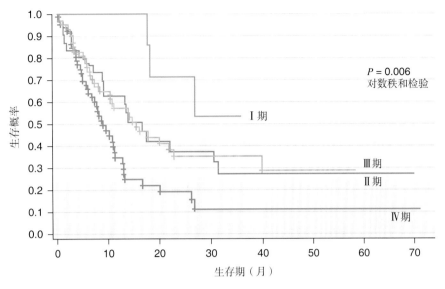

图 8-1　EUS 确立分期患者的生存期。（全部分期依据来自美国癌症联合会）

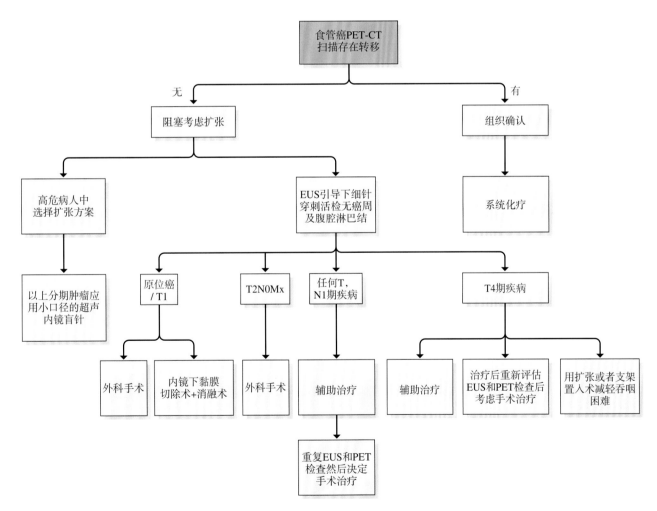

图 8-2　EUS 基础上食管癌的诊治流程。CT，计算机断层扫描；EMR，内镜下黏膜切除术；EUS，超声内镜；FNA，细针穿刺；PET，正电子发射断层扫描

定这些患者真正分期方面精确率稍差，但是，它能帮助临床医生决定患者的治疗方式，是否会得益于手术切除治疗，或者是否会得益于手术切除前化疗，例如处于 T4 期的食管癌及淋巴结转移患者。最新美国癌症联合委员会对于食管癌分期定义参见表 8-1。

表 8-1

AJCC（美国癌症联合委员会）TNM 分期

分期	T	N	M	级别	肿瘤位置 [a]
			解剖学分期 / 预后组		
鳞状细胞癌 [b]					
0	Tis (HGD)	N0	M0	1, X	任意
ⅠA	T1	N0	M0	1, X	任意
ⅠB	T1	N0	M0	2–3	任意
	T2–3	N0	M0	1, X	食管下端, X
ⅡA	T2–3	N0	M0	1, X	食管上段、中段
	T2–3	N0	M0	2–3	食管下端, X
ⅡB	T2–3	N0	M0	2–3	食管上段、中段
	T1–2	N1	M0	任意	任意
ⅢA	T1–2	N2	M0	任意	任意
	T3	N1	M0	任意	任意
	T4a	N0	M0	任意	任意
ⅢB	T3	N2	M0	任意	任意
ⅢC	T4a	N1–2	M0	任意	任意
	T4b	任意	M0	任意	任意
	任意	N3	M0	任意	任意
Ⅳ	任意	任意	M1	任意	任意
分期	**T**	**N**	**M**	**级别**	**肿瘤位置**
腺癌					
0	Tis (HGD)	N0	M0	1, X	
ⅠA	T1	N0	M0	1–2, X	
ⅠB	T1	N0	M0	3	
	T2	N0	M0	1–2, X	
ⅡA	T2	N0	M0	3	
ⅡB	T3	N0	M0	任意	
	T1–2	N1	M0	任意	
ⅢA	T1–2	N2	M0	任意	
	T3	N1	M0	任意	
	T4a	N0	M0	任意	
ⅢB	T3	N2	M0	任意	
ⅢC	T4a	N1–2	M0	任意	
	T4b	任意	M0	任意	
	任意	N3	M0	任意	
Ⅳ	任意	任意	M1	任意	

（续表）

TNM 相关定义

原发肿瘤（T）[c]

Tx	原发肿瘤不能评估
T0	没有原发肿瘤的证据
Tis	原位癌 [d]
T1	肿瘤侵及黏膜层或黏膜下层
T1a	肿瘤侵及黏膜层或黏膜肌层
T1b	肿瘤侵及黏膜下层
T2	肿瘤侵及肌层
T3	肿瘤侵及食管纤维膜
T4	肿瘤侵及邻近结构
T4a	侵犯胸膜、心包或横膈膜的可切除肿瘤
T4b	侵犯邻近结构，如主动脉、椎体或气管的不可切除肿瘤

区域淋巴结（N）[e]

Nx	区域淋巴结不能评估
N0	无区域淋巴结转移
N1	1 ~ 2 个区域淋巴结转移
N2	3 ~ 6 个区域淋巴结转移
N3	超过 7 个区域淋巴结转移

远处转移（M）

Mx	远处转移不能评估
M0	无远处转移
M1	有远处转移

HGD（high-grade dysplasia），重度异型增生
[a] 原发灶的位置是指在食管癌的肿瘤上或近端的位置。
[b] 或混合型，包括鳞状上皮部分或 NOS
[c]（1）肿瘤的最小、最大尺寸必须被记录；（2）多发肿瘤不需要 T（m）后缀
[d] 高级别不典型增生包括所有非侵入性的肿瘤上皮细胞，以前称为原位癌，不适用于胃肠道的任何柱状黏膜部位。
[e] 区域节点采样总数和报道的转移淋巴结总数都必须记录。
（源自 Edge S，Byrd DR，Compton CC，Fritz AG，Greene FL，Trotti A, eds. AJCC Cancer Staging Manual. 7th ed. New York，NY：Springer；2010：103-109.）

EUS 、CT 及 PET

大量研究表明，EUS 在食管癌患者术前分期（T 分期）中的价值要优于 CT 及螺旋 CT[7-8]（表 8-2）。数据研究还表明，当和螺旋 CT 比较时，EUS 仍保留它的优势[8]。这种优势来源于 EUS 能清晰分辨消化道组织相关管壁的层次结构[9]，而且，在检查癌周及腹腔肿大淋巴结的准确率方面也要优于 CT[7,10]（表 8-2、表 8-3 和表 8-4）。跟以组织的代谢改变而显像的 PET 相比，EUS 能清晰分辨消化道管壁的层次结构，因此，与 PET 相比，EUS 对原发食管癌 T 分期更加有优势。跟 PET 相比，EUS 的优势在于对癌周及腹腔淋巴结的检测[15]。一项回顾性研究表明，PET 对癌细胞的局部转移及远处淋巴和血行转移的检测呈中等程度的灵敏度与特异性[16]。在一项有 86 名患者参与的研究中，PET 检测的假阳性率为 15%（13 例）[17]。

表 8-2

CT 与 EUS 在食管癌分期上的准确率比较

检测方法	文献数量	敏感性（%）	特异性（%）
CT T 分期	5	40 ～ 80	14 ～ 97
CT N 分期	7	40 ～ 73	25 ～ 67
EUS T 分期	13	71 ～ 100	67 ～ 100
EUS N 分期	20	60 ～ 97	40 ～ 100

数据来源于 Kelly S，Harris KM，Berry E，et al. A systematic review of the staging performance of endoscopic ultrasound in gastro-oesophageal carcinoma.Gut. 2001；49（4）：534-539.

表 8-3

CT、EUS 及 EUS 引导下的 FNA 在术前食管癌淋巴结分期中的特点对比

检测方法	敏感性（%）（95% CI）	特异性（%）（95% CI）	准确性（%）（95% CI）
CT	29（17 ～ 44）	89（72 ～ 98）	51（40 ～ 63）
EUS	71（56 ～ 83）	79（59 ～ 92）	74（62 ～ 83）
EUS FNA	83（70 ～ 93）	93（77 ～ 99）	87（77 ～ 94）

CI，置信区间

修改于 Vazquez-Sequeiros E，Wiersema MJ，Clain JE，et al. Impact of lymph node staging on therapy of esophageal carcinoma. Gastroenterology. 2002；125：1626-1635.

FDG PET 在食管癌分期中的检测结果总是受到假阳性结果的影响，因此 FDG PET 的检查结果需要其他的检查方法来进一步验证[17]。这时我们可以用 EUS 引导下的细针穿刺活检证实 PET 扫描的阳性结果[18]。在肿瘤局部复发的检测准确率方面，EUS 要优于 PET 和 CT，但是对于有肝转移与肺转移的食管癌检测，CT 和 PET 比 EUS 更好[10,16]。因此，当 CT 和 PET 未发现有远处转移的食管癌患者应进一步通过 EUS 检测以明确病情。这可以决定患者只需要通过手术治疗还是需要进行术前新辅助化疗。通常情况下，需要多种检查方法来对一名患者进行术前分期。研究显示，结合 EUS 与 CT、PET 的各自优点进行食管癌分期，可以减少不必要的手术治疗[19]。跟单独应用 CT 相比，三者联合进行食管癌术前分期可以使不必要的手术治疗比例从 44% 下降到 21%。EUS 或 PET 与 CT 相比，在减少食管癌手术时腹腔转移风险方面，三者的作用不尽相同，EUS 为 13%，PET 为 7%，而 CT 为 32%[19]。虽然在统计学上无显著性差异，但是通过上述三者联合进行分期的食管癌患者生存率要比单一应用 CT 分期的患者长（48 个月比 28 个月）[19]。PET 与 CT 联合检查可以对食管癌患者进行更加准确的分期。

设备简介

超声内镜

超声内镜在本书其他章节进行了全面介绍。它分为扇扫型（机械旋转或电子触发）和线阵扫面型超声内镜，在美国，常用扇扫型超声内镜进行食管癌分期，而在欧洲多用线阵扫面型内镜。

扇扫型内镜可以提供与内镜镜轴相垂直的超声扫描图像，其扫描范围广（环形 360°）。最新研发的扇扫型超声内镜通过多功能电子传感器提供 360° 的超声视野，经过脉冲调制、着色及先进的多普勒技术获得最终的图像。图像方向与镜像方向一致，而且，图像通过多普勒脉冲、彩色和功率的增加来增强。

线阵扫面型设备扫描方向与内镜镜轴相平行，因此可以在进行组织穿刺活检时提供实时图像。但是它的扫描范围没有扇扫型内镜宽，这似乎加大了 CLA 的检查难度，使腔内肿瘤分期比较困难。

高频探头（high frequency catheter probes，HFCP）

高频变频器（12 ～ 30 MHz）可以被纳入小导管（直径 2 ～ 3 mm）。目前，最好的图像是当变频器被机械地旋转 360°，就像在径向腔内超声检查的过程中完成。在美国，最常用的导管由奥林巴斯生产（UM-2R，20 MHz，UM-3R，30 MHz）。这些导管产生肠壁分辨率非常高的图像，这对食管、胃、直肠等早期恶性肿瘤镜下黏膜切除术起重要辅助作用。随着 EUM-30S 的出现，作为一个独立的超声波单元，导管探针更方便一般内镜单位使用。

探头的盲区

超声内镜通过食管狭窄部位时可能会引起一些并发症，有报道称，在过度扩张狭窄部位或是在通过狭窄部位时用力过大会引起食管穿孔。超声内镜的特殊构造，比如其较粗的直径、斜面光源及坚硬的探头，使得其在通过食管狭窄处时比较困难。一般扇扫和线阵内镜的外周直径大约为 13 mm，管腔的直径应该不小于 45 Fr，以便使内镜的探头通过[20]。一些早期的研究报道，利用超声内镜进行食管癌狭窄扩张术引起的食管穿孔比例很高[21]。从那时起，几篇报道证实，在进行超声内镜前按规则进行有序扩张是安全的[20,22,23]。通过导丝插入较细的光纤探头，为食管扩张提供了新的选择[24-25]。超声波食管探头（奥林巴斯 MH-908）有一个金属电极头，它以单通道方式通过内镜。它的外周直径为 7.9 mm，可以不需要扩张食管癌狭窄处而进入食管。

技术

患者的准备

内镜检查评估对于那些因食管狭窄而吞咽困难的患者很重要。当需要通过腔内超声进行食管癌分期时，该患者就已经被确诊食管癌。参考病人的钡餐检查及内镜检查报告，并评估患者吞咽困难的程度来制订最佳的超声内镜方案。如果患者进食流质都有困难，毫无疑问，需要通过狭窄扩张术来进行内镜检查，事先就要把这个情况告诉患者，以便准备扩张器械及合适的内镜。在进行超声内镜检查之前，即使患者没有明显的吞咽困难，也要通过内镜检查来明确食管狭窄的程度和狭窄处距门齿的距离，并且找到狭窄的部位，这些都会影响超声内镜的检查，而且上述详细的记录，同时存在的 Barrett 食管范围，上、下食管括约肌的位置，这些都将帮助外科医生做好手术计划。

扇扫型超声内镜

初次内镜检查应认真仔细、缓慢轻柔，因为在食管里，内镜通过肿瘤的时候多数靠术者的手感，而不是食管的影像。当内镜下到相应位置，超声探头被打开后就可以显示图像。在食管癌患者中（见下文），超声图像实际是从十二指肠和胃窦开始，以检查是否存在肝转移。扫描胃底和贲门周围以明确是否有胃周和腹腔干淋巴结转移。一旦进入食管，主要是发现原发肿瘤，特别注意食管的层次结构。当超声探头的频率在 5 ～ 10 Hz 时，食管壁可分为 5 层结构（第 1 层为黏膜浅层，第 2 层为深黏膜、第 3 层为黏膜下层、第 4 层低回声为固有肌层，第 5 层为外膜）。基于超声内镜的这些特点，可以评估肿瘤侵入管壁的范围，进而确定肿瘤分期（T 分期）。要避免因切线成像造成肿瘤分期过高。超声探头的频率在 12 ～ 20 Hz 时，食管壁各层图像就很清晰。认真评估肿瘤的情况以后，使用 5 Hz 或 7.5 Hz 的超声探头来探查纵隔周围的肿大淋巴结。有数据表明，越是晚期的食管癌，单独使用 CLA 内镜进行分期也较准确，同样可以进行淋巴结穿刺取样[26]。建议指出，如果普通内镜的影像提示淋巴结肿大和肝病变，应先用 CLA 内镜进行探查，这时就不适合 T 分期。相反，使用扇扫内镜对原发肿瘤进行分期更加合适。

高频探头

高频超声探头能够清晰显示胃肠的层次结构。在对浅表食管癌进行分期以及筛选需要做内镜下黏膜切除术的患者方面，高频超声探头有着重要的作用。通过高频超声小探头的应用，可进一步将消化道管壁细分为九层结构，第一层高回声层和第二层低回声层对应于黏膜浅层，第三层高回声层对应于黏膜肌层，第四层低回声层对应于固有肌层，第五层高回声层对应浆膜下层，第六层低回声层、第七层高回声层、第八层低回声层呈现出低回声的内侧环斜行肌层和外侧纵行肌层以及其间显示的对应于肌间结缔组织的高回声层，第九层高回声层对应外膜层。管壁黏膜肌层的可视性对于准确评估浅表型病变的程度及评估非手术疗法（内镜下黏膜切除术、消融术或光力学治疗）的可行性很重要。

应用超声内镜检查小的食管表面病变是十分困难的，因为病变的定位非常烦琐而且气囊的膨胀压迫病变，从而使病变的分期不准确。高质量食道壁图像的获取取决于持续照明条件（尽管有食管的蠕动）、传感器垂直朝向病变，并且能够调整探头和病变之间的距离。当前应用高频导管探头安全产生食管壁图像的方法有自由漂浮导管法、安全套法和最新的气囊护套法[27-28]。自由漂浮导管法不依赖于护套或者安全套以保留食管内的水。虽然部分超声内镜专家可以在食管的末端触及到水柱，但是由于食管的蠕动使部分水排到胃内，因此这项技术可用于观察食管壁的时间很短。如果食管病变在短时间内无法判定，那么远端食管的检查就需要重新注水。自由漂浮导管法最危险的并发症是误吸。因此在操作中，头侧必须抬高到 45° 以上以减少误吸的可能。伴有 Barrett 食管的病人也可以耐受自由漂浮导管法，但是这项检查不适合于食管上段和中段表面病变的检查。自由漂浮导管法存在以上缺陷，所以其他方法被用于观察早期食管病变，尤其是安全套法和气囊护套法的发展[27-28]。

将安全套固定在双通道内镜末端，通过提供食管内持续的水柱（不受食管蠕动的影响），从而优化图像的质量。安全套法可以在垂直方向上成像，使检查者可以根据病变调整导管的位置[28]。另外，安全套比较柔软，耐受性好，不会压迫食管壁的黏膜。充分的准备是安全套法成功实施的关键。标准的、非润滑的、透明的橡胶安全套需要安装在双通道治疗内镜的末端。安全套需要超出内镜的尖端 1 英寸（1 英寸 =2.54 cm）。用橡皮筋把安全套固定在内镜轴的三点上，然后用 2 cm 宽的 Tegaderm 带包绕安全套。由于安全套是透明的，所以可以在直视下完成插管，但是必须避免空气的进入。内镜进入胃部，安全套内充满水，吸出剩余的空气和水。然后待安全套缩小后，将内镜撤回到食管，缓缓地注入水，病变就可以通过安全套看到。此时，通过第二条通道插入超声导管，直视下置于病变之上。安全套法的缺点是在安全套和食管壁之间形成了气泡，从而形成了图像的伪影（视频 8-1）。

另一种成像方法是气囊护套法[27-28]。高频导管探头的末端装有一个声耦合的气囊。气囊可以装满水，也可以被内镜外侧远端的适配器扩大。应用这种设备，可以在标准内镜的基础上，增加内镜辅助通道就可以改进为带气囊护套的 HFCP。通过充满水和增强型的声耦合气囊就可以获得高清晰度的图像。

食管扩张术及供选方案

多达 1/3 的食管癌患者食管管腔狭窄，不能通过直径为 13 mm 的超声内镜[20]。从食管癌的近端进行超声内镜检查已被证明可能导致肿瘤分期和腹腔动脉的定位不准确。一项使用旧型号超声内镜和采用不符合 "3s 规则" 的食管狭窄扩张术的早期研究显示：在超声内镜检查之前选择食管狭窄扩张术可导致较高的食管穿孔率（24%）[21]。但是几个最近的研究报道显示食管狭窄扩张术是安全的，并提高了检测 CLN 的灵敏度[20,23]。将狭窄的食管扩张到 45 Fr 或者 15 mm，超声内镜就可以顺利通过了。如果有必要，可以在 2 d 之后进行重复扩张。

当食管狭窄扩张不当，或者食管癌患者不愿意接受食管扩张术时，口径狭窄、锥形尖端、导丝引导的超声内镜就可以容易通过食管癌所造成的狭窄部位[24-25]。此外，该探头通过评估原发肿瘤和腹腔动脉的情况，提高了食管癌分期的准确性。但是，由于胃内残留空气的存在，有 10% 的病人的腹腔动脉不能通过超声内镜探头确定。显然，超声内镜不适合引导进行细针穿刺。对于食管癌 T4 期（已经转移到周围器官）的病人，没有必要进行细针穿刺。但是如果 CLN 存在，有必要进行细针穿刺以确定这些淋巴结是否是恶性的。最后，在食管狭窄并且无法扩张或者食管癌本身具有明显棱角的患者，从上面获得的肿瘤分级（T3）以上就足以支持采用化疗和放射疗法。在这种情况下，在放化疗之后的超声内镜检查将有助于评估残余的病灶。另外，用于支气管内超声（EBUS）的小口径超声内镜检查可用于有重要狭窄的结节病，或者评估患者食管穿孔的风险。此外，在超声内镜操作时无法跨越的恶性狭窄 EUS 分期有着重要意义。因此，相信所有的食管癌患者应进行 EUS 分期，因为大多数外科医生依赖这项技术作为术前辅助治疗的路线图。当使用扇扫形超声内镜评估狭窄时，足够准确的可视化功能可能由于气囊或切向成像的存在不可行。虽然没有很好的研究，但 "楔" 的线性阵列换能器在肿瘤的超声内镜应用中可以提供更充分和准确的分期信息（图 8-3A-C 和视频 8-2）。

视频 8-1 使用高频超声探头技术进行食管检查

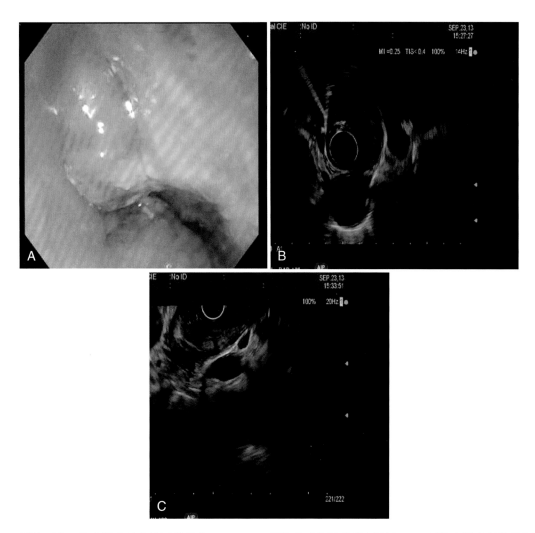

图 8-3　A，胃镜下由于腺癌导致的食管远端狭窄；B，T3N0 期镜像成像肿瘤侵犯肌层；C，桥接在肿瘤部位的线性超声内镜探头，额外的淋巴结转移可能发生在同一病人身上（T3N1）

视频 8-2　扇形超声内镜食管癌检查

腹腔动脉的定位和评估

　　腹腔淋巴结的转移对食管癌的预后有不良影响[4,29,30]。伴有食管癌和腹腔淋巴结转移的患者生存期较无腹腔淋巴结转移的患者短[2]。对于食管癌的病人，腹腔动脉的定位十分重要。超声内镜在定位腹腔动脉时，超声内镜经常置于胃与食管交界处，也就是主动脉位于后侧，无回声所在

的位置。当位置被确定时，主动脉在屏幕上位于 6 点钟方向；当超声内镜在食管内继续下行时，主动脉逐渐转向 5 点钟方向。在主动脉分为降主动脉的位置处，转向 7 点钟方向；继续下行 1 ～ 2 cm 后，就是在脾动脉和肝总动脉"鲸尾征"的分叉处，大约距离门齿 45 cm。有时，超声内镜在胃 - 食管交界处无法定位腹腔动脉（最常见的原因是由于食管裂孔疝的存在）。在这种情况下，在胃窦部开始检查，然后缓慢撤出超声内镜（同时保持肝的 11 点方向），则有可能发现门静脉和脾静脉的汇合处。然后，继续回撤 2 ～ 3 cm，则可见腹腔动脉[31]。

　　通过超声内镜下腹腔淋巴结的位置去确定腹腔动脉，可以发现主动脉约位于距门齿 35 cm 的远端食管处，呈长管状结构。缓慢推进超声内镜，

始终保持主动脉在视线范围内。腹主动脉的第一个分支是腹腔干（肠系膜上动脉位于腹腔干远端数厘米）。若有疑问，可以用多普勒超声确定腹腔干的位置，并进一步观察是否伴有淋巴结病变。

特定的淋巴结病变特征有助于区别淋巴结的良恶性病变。恶性淋巴结病变常常大于 1 cm，外形不规则，超声回声较低[32]。在食管癌病人中，腹腔淋巴结等同于恶性病变[31]。因为无论超声影像学上腹腔淋巴结大小如何，90% 以上被发现的腹腔淋巴结都是恶性[14]。大于 1 cm 的 CLN 恶性率是 100%。在辅助治疗之前，对恶性 CLN 应使用超声内镜引导下的细针活检，以判断是否存在淋巴结的转移[14,34]。

一旦淋巴结转移被确认并且被认为适合做活检，就可以在腹腔动脉超声内镜的引导下进行针刺活检[14,31]。将超声内镜置于胃腔内，朝向腹腔动脉。细针穿刺针插入超声内镜活检通道并用针头锁拧紧，然后就可以进行腹腔动脉超声内镜引导下的针刺活检。一些研究者认为针刺活检会增加样本的血液污染[35]。当出现样本的血液污染时，需要额外的针刺活检。在穿刺 30 ~ 60 s 之后，细针被抽出。将吸出物置于玻片上，由病理学者判定样本是否足够，不同医院当场的判定结果不同。恶性淋巴肿瘤的诊断需要细针穿刺两处。对于超声内镜下良性表现的淋巴瘤，需要 4 次穿刺以保证足够的样本量。表 8-4 显示了超声内镜引导细针穿刺评估腹腔淋巴结的操作特点。

肝病评估

超声内镜可以检测出肝影像学研究中无肝侵犯的患者隐匿性的肝转移瘤，虽然这种病变被检测出来的概率很低。另外，超声内镜引导下的细针穿刺也可以证实肝转移瘤[36,37]。超声内镜可置于胃腔内，以评估肝左叶实质组织。由于解剖学的限制，超声内镜并不能检查到肝的所有肝段。

视频 8-3　细针活检肝左叶证明转移腺癌

乳胶气囊充水可以产生更好的声耦合和更准确的图像。此时，没有必要将胃腔充满水。当把超声内镜缓慢从胃腔中拉出时，图像逐渐出现，肝转移瘤通常表现为离散的相对低回声区。一旦肝转移瘤被确定，应立即采取超声内镜引导下的细针活检（视频 8-3），为诊断和病变的预后提供参考证据[36-37]。

恶性狭窄的分期

食管癌准确的术前分期有助于选择合理的治疗方式和预测患者的预后（图 8-2）。在食管扩张术后，根据 TNM 分级对食管癌进行分级[38]（表 8-1）。使用超声内镜检查肝、腹腔动脉和肝胃韧带区，以发现是否有肝转移和淋巴结转移。另外，也要注意检查原发肿瘤和纵隔部位，确定癌的浸润深度。TNM 肿瘤分级主要根据肿瘤的浸润深度（T）、淋巴结的转移（N）和远处转移（M）。超声内镜的分期类似于外科分期，可以预测食管癌患者的长期预后[4,39]（图 8-1）。

食管癌的 T 分期

原发肿瘤的分期取决于肿瘤浸润食管壁的深度。食管癌最早的分期 [原位癌（Tis）] 是癌仅限于食管上皮层和固有层，这一期的诊断主要依靠活检，超声内镜检查不到。T1 期时，癌浸润固有层和黏膜下层（图 8-4 和图 8-5A，B）。高频导管探头有助于区分 T1 期、T1a 期（侵犯到黏膜层）和 T1b

表 8-4				
超声内镜细针穿刺腹腔淋巴结操作特点				
研究和年限	病例数	灵敏度（%）(*n*)	特异性（%）(*n*)	准确率（%）(*n*)
Giovanini et al[11] 1995	26	100（21/21）	–	80（21/26）
Reed et al[12] 1999	17	100（15/15）	–	86（15/17）
Williams et al[13] 1999	27	96（25/26）	100（1/1）	96（26/27）
Eloubeidi et al[14] 2001	51	98（45/46）	100（5/5）	98[50/5（1/1）1]

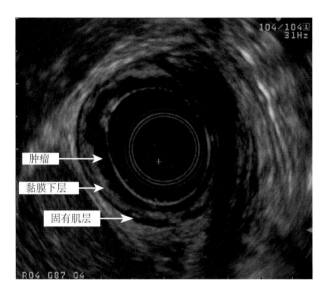

肿瘤
黏膜下层
固有肌层

图 8-4　EUS 分期显示肿瘤虽侵及但并未穿透黏膜下层，与 T1 期肿瘤一致。手术证实上述结果。（Olympus 电子环扫内镜，12 MHz）

视频 8-4　放射检查可见食管肿瘤侵犯肌层但并没有侵犯全肌层，与 T2 期病变一致。一个细长的周围淋巴结是良性表现的中央瘢痕

期（侵犯到黏膜下层）。食管癌的分期对早期诊断食管癌十分重要。两者的不同在于通过食管淋巴道早期转移至淋巴结的倾向性。这个分级有助于根据疾病的分期采用相应的治疗措施。例如，电磁辐射（EMR）是适当的治疗，因为局部淋巴结很少涉及。T1b 分期淋巴结转移速度为 15% ~ 30%，因此，如果没有检测到淋巴结转移，手术是最适当的治疗。最近的回顾性研究评价了 EUS 在结节及中重度不典型增生或黏膜内癌的价值[40]。作者认为 EUS 没有改变重度不典型增生患者的治疗计划。对于结节

性黏膜内癌患者，可考虑 EMR。另一项研究表明，EUS 导致 Barrett 食管早期病变的患者过度分期[41]。有人认为，在 EMR 前应常规行电子镜像阵列超声内镜或 HFC，P 以排除淋巴结转移和评估 T1a 或 T1b 疾病。当肿瘤侵入固有肌层，肿瘤被分类为 T2 期（视频 8-4）。当肿瘤进展进一步入侵外膜，肿瘤被分类为 T3（图 8-6A-B）。纵隔受侵被列为可切除期 T4a，包括膈、胸膜、心包。若累及主动脉（图 8-7）、奇静脉（视频 8-5）、气管或椎骨被列为不可切除期 T4b。超声内镜和 CT 检测各种 T 分期的准确性见表 8-2。有系统的文献表明，13 项研究符合纳入标准发现，EUS 对于 T 分期敏感度为 71.4% ~ 100%，特异性 66.7% ~ 100%。真正的阳性率为 89%[95% 可信区间（CI），0.88 ~ 0.93]。在文章中直接与增量 CT 相比，超声内镜有较好的作用[42]。

　　T 分期的精确度也取决于操作者的学习程度。一项 1996 年的研究显示，至少 100 次检查才能准

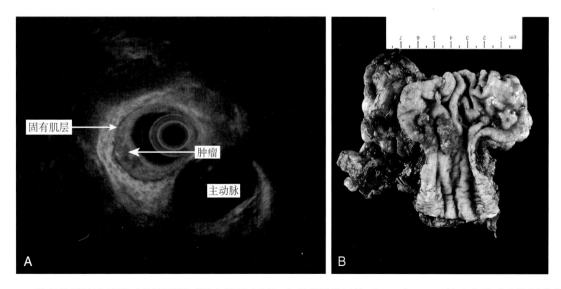

固有肌层
肿瘤
主动脉

图 8-5　A，超声显示肿瘤局限于黏膜下层（固有肌层完好）未观察到淋巴结（T1N0）。EUS 检查完毕后建议行手术治疗；B，手术切除证实没有淋巴结转移，肿瘤侵入黏膜下层与 T1 期肿瘤相一致

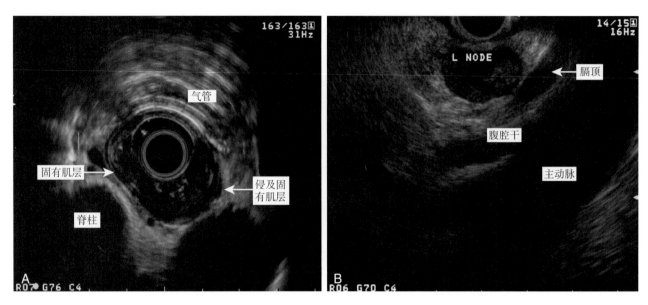

图 8-6 T3 期食管癌。A，超声内镜发现一个侵犯到固有肌层及外膜的圆形低回声团，与 T3 期食管癌表现一致；B，探查腹腔干周围组织时发现肿大的淋巴结，边界明显。经胃超声内镜引导下细针穿刺抽吸术证实存在恶性病变，建议行新辅助化疗（Olympus UC-30P，频率 5 Hz）

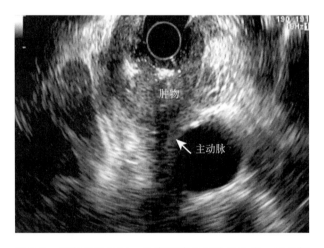

图 8-7 超声内镜显示一个靠近降主动脉的肿瘤，已经侵犯血管（Olympus 电子环扫内镜，7.5 MHz）

视频 8-5 放射检查可见食管肿瘤侵入肌层和奇静脉，也可见周围淋巴结。肿瘤分期 T4bN1

确给出食管癌患者 T 的分级[43]。因此认真带教和良好的培训有助于得出准确的结果。

食管癌的 N 分期

由于食管淋巴管丰富，食管癌有早期局部淋巴结转移的倾向。很显然，应用 EUS 分期的 N1 期（淋巴结受累）患者比 N0 期（无淋巴结受累）患者生存率低（图 8-8，图 8-9）[4,44]。此外，美国癌症联合会修订的分期，侵犯淋巴结数量决定了 N 分期（图 8-9）。例如，N1 反应两个淋巴结数量，N2 反应 3 ~ 6 个淋巴结数量，N3 反应多于 7 个淋巴结。超声内镜的优势是可以在术前准确地探查到这些肿大淋巴结。淋巴结的影像学特点有助于区分其良性或恶性程度。恶性淋巴结往往是直径大于 1 cm 的圆形低回声团，边界清晰[32]。如果淋巴结越符合上述特点，它就越有可能是恶性的[33]。淋巴结的位置有助于确定其是否被癌细胞侵犯。比如，和在纵隔内不同的是，没有上腹部疾病的患者进行超声内镜检查，一般不会发现腹腔淋巴结肿大。食管癌患者如果发现有腹腔淋巴结肿大就说明它是恶性的[14]。一项研究表明，在所有被发现的腹腔肿大淋巴结中，不论其超声的特点及大小，90% 都是恶性的，而如果肿大的腹腔淋巴结直径大于 1 cm，100% 都是恶性的[14]。

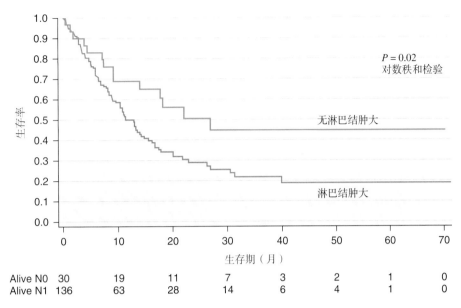

Alive N0	30	19	11	7	3	2	1	0
Alive N1	136	63	28	14	6	4	1	0

图 8-8　食管癌术后患者腹腔肿大淋巴结与生存率的关系。在进行手术治疗时已经存在腹腔肿大淋巴结的食管癌患者生存率低

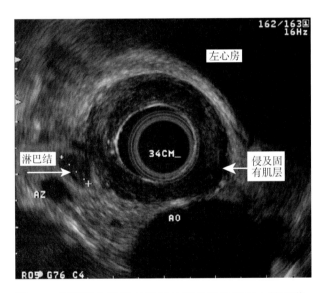

图 8-9　侵犯到食管固有肌层外膜的肿瘤超声内镜影像。发现了几个已有转移的癌周肿大淋巴结（T3N1MX0）。这些淋巴结不适合超声内镜细针穿刺。AO，主动脉；AZ，奇静脉（Olympus 电子径向阵列扫描频率为 10 MHz）

一个包括 13 项研究项目的系统的文献回顾发现，超声内镜对于确定食管癌 N 期的敏感性在 59.55 ~ 100%，特异性为 40% ~ 100%，而实际的阳性率是 79%（95%CI，0.75 ~ 0.83）[42]。

在接受新辅助治疗前，为避免或减少食管癌分期的不确定性，超声内镜引导下细针抽吸提供了一种查找受累淋巴结的方法 [14,34,45]。但是它的

主要缺点是在进行淋巴结穿刺时会有针道转移的风险。美国癌症联合委员会在 1997 年发表的食管癌 TNM 分期中考虑以原发肿瘤的位置区分区域淋巴结转移（N1）和区域淋巴结以外的淋巴结转移（M1）[38]。由于新分型是基于淋巴结数量进行分型的，因此，其在腹部（原先称腹腔）的位置就变得不再重要。所以，在治疗前应评估患者肿瘤是否可以切除且将这些淋巴结进行清扫，以达到治疗效果。应用这个新分类，微创性改善恶性淋巴结特别是在癌周淋巴结的鉴别手段势在必行。一项研究表明，弹性成像和影像分析的结合比 EUS 更能很好地鉴别恶性淋巴结 [46]。

食管癌的 M 分期

原发肿瘤经血行播散到远处器官（肝、肺、骨）就是转移性病变 [38]。超声内镜能够清晰显示肝内侧 2/3 的图像，但是不能排除其中存在的转移病灶。根据新的肿瘤 TNM 分期，腹腔淋巴结转移不再被认为是 M1a 或 M1b 期的依据了。因此，淋巴结数量是进一步确定 AJCC 分期的依据，而不是淋巴结的位置（视频 8-6）。

EUS 在浅表肿瘤与 Barrett 食管中的应用

随着 EMR 和消融治疗的出现，如光动力疗法、射频消融，准确评估肿瘤浸润深度这一任务

视频 8-6 镜像超声内镜提示食管肿瘤侵犯固有肌层并超过三个肿瘤相关淋巴结，肿瘤分期为 T3N2

在治疗前是强制执行的。由于肿瘤浸润深度与淋巴结转移有关，所以在 EMR 前明确识别 T 分期很关键。一项研究表明，局限于上皮层和固有层的癌症（M1 和 M2）有淋巴结转移的概率是 5%。与此相比，癌侵入肌层黏膜或黏膜下层有淋巴结转移的机会为 12% ~ 27%。癌侵犯达到适当的深黏膜下层至肌肉，导致淋巴结转移的机会达 36% ~ 46%[47]。高频导管探头在区分黏膜癌和癌侵入黏膜下层的准确性是 81% ~ 100%[48]。EUS 在 Barrett 食管和高分化异型增生或你那膜内癌患者的准确性已被报道。术前的 EUS 在黏膜下层浸润的敏感度、特异性及阴性预测分别为 100%、94% 和 100%，淋巴结受累率分别为 100%、81% 和 100%[49]。经胃镜指出结节或狭窄与黏膜下浸润的可能性增加有关[49]。本研究采用常规超声内镜而不是高频导管探头。除外 Barrett 食管，早期食管癌在美国是很少见的，因此与日本相比，HFCP 并不常使用。

超声内镜引导下细针穿刺活检腹腔及肠旁淋巴结

EUS 引导下细针穿刺活检技术开展之前，内镜超声工作者依靠淋巴结回声功能来确定淋巴结的恶性肿瘤。特征包括大小超过 1cm、锐利的边框、圆形低回声。研究表明，EUS 引导下细针穿刺活检技术在提高淋巴结分期的准确性方面优于 EUS 单独应用[33]。EUS 区分良性和恶性淋巴结肿大精确度只有 33.3%，而 EUS-FNA 有显著更高的精确度，为 99.4%[33]。这项研究还发现，在纵隔淋巴结回声的特点不可靠。在食管癌患者中，EUS 引导下细针穿刺活检技术对于术前淋巴结的分期优于螺旋 CT 和超声内镜[34]。因为研究病例例数少，在检测腹腔肿大淋巴结分期时 EUS 与 CT 作用相当。然而，在检测肿大淋巴结方面，EUS 已

被证明优于 CT 和 PET[10]。EUS 引导下细针穿刺活检技术与 CT 及 EUS 的操作特点比较，EUS 引导下细针穿刺活检技术在肿大淋巴结分期举例分别如表 8-3 和表 8-4 所示。

EUS 分期争议

EUS 在食管癌分期中的作用在美国俄亥俄州克利夫兰诊所的一个有争议的研究中受到质疑。Zuccaro[50] 断言在以往的研究中中晚期患者占多数。这些研究者对在 1987 年和 2001 年之间超声内镜后直接手术（无辅助治疗）的队列进行回顾研究。45% 的患者在 T 分期被错误分类，25% 的患者在 N 分期被错误分类。当 T 分期被分成两组，即肿瘤的浸润深度不超过肌层（pTis-pT2）和超越肌层（pT3-pT4）时，42 例发生错误（16%）[50]。

调查者曾建议十四年研究期间不成熟地反映了同时代的方法和结果。Shimpi 等[51] 设计了一个研究，EUS 之后行同等标准的手术（不包括新辅助疗法治疗），但这些调查队列研究的时间被限定在 1999—2004 年。该小组还强调扩张狭窄的优化评估的重要性。他们报道了 T 分期的准确度为 76%，N 分期的准确度为 89%，这与先前文献报道的相一致。然而，这些研究者也观察到，虽然高频探头可以提高精确率到 T1 分期，但 EUS 对 T1 和 T2 分期评估的准确率比 T3 和 T4 分期精确率差。Zuccaro 等的研究中[50]，EUS 引导下细针活检穿刺没有常规进行，跟其他分期方式相比，EUS 的关键能力是可以应用病理确认来检查淋巴结受累。

食管癌新辅助治疗后 EUS 的作用及局限性

EUS 有应用精确度和病理相关性反映胃肠道壁各层的能力[9]，是目前食管癌局部病变最好的分期方式。然而，一些研究表明，标准的 EUS 标准对新辅助放化疗后的问题是不准确的，因为 EUS 对肿瘤坏死或炎症反应区分不佳[52-53]。一项研究评估了 EUS 新辅助治疗后的作用[54]。这些研究者研究了 97 例接受术前放化疗和潜在的外科手术治疗食管癌患者。所有患者放化疗治疗之前都进行超声内镜检查。在手术前、化疗后重新进行 EUS 检查。手术切除标本将分析残余肿瘤是否存在和它的位置。食管肿瘤患者残留与无肿瘤残留的患者也有类似的累积生存率。残余癌细胞在淋

巴结患者与淋巴结无残余肿瘤患者相比，显示累积生存率短的趋势。淋巴结受累患者的 1 年 2 年和 3 年存活率低于无淋巴结受累患者存活率。EUS 检测治疗后有显著的残余淋巴结肿大的患者术后生存率比没有残留淋巴结肿大的患者术后生存率更低[154]。8 例患者中，研究者取得细胞学标本，放化疗治疗后在 EUS 引导下细针穿刺活检能够识别残留肿瘤。这些研究者推断，EUS 和 EUS 引导下活检可以帮助识别最大限度获益于手术的术前化疗病人的淋巴结肿瘤残留。

　　另一项研究评估了 EUS 在诱导治疗后的食管腺癌 83 例再分期的准确性[55]。EUS 正确评估 22 例患者（29%）的 T 分期。当结果从 EUS 再分期的检查与手术病理结果进行比较时，由 EUS 分类的协调的个体化 T 分期是正确的，0 为 T0 期肿瘤，T1 期肿瘤的 19%，T2 期肿瘤的 27%，T3 期肿瘤的 52% 和 0 的 T4 期肿瘤。应用 EUS 再分期，83 例病人中 19 例被指定正确分期阶段，42 例（55%）超期，15 例（20%）低于分期。用于预测肿瘤的 N 分类再分期超声内镜检查的准确度为 49%。EUS 对 N 分期的敏感性：N0 疾病为 48%，N1 疾病为 52%。有趣的发现是 EUS FNA 在这项研究中对残留病灶没有进行常规评估。最新一项研究评价 73 例食管癌患者化疗和放疗后 EUS 分期揭示 EUS 分期与病理相关性较差，因此研究组放弃了应用 EUS 再分期食管癌[56]。

　　在放化疗后取淋巴结标本是目前的做法。对于腹腔内有残余病灶的病人在手术前应该考虑接受更多的治疗。因为新辅助治疗最初的应用是使肿瘤收缩，减小肿瘤体积，也许更重要的是要问是否有残留的肿瘤可切除，使病人接受手术切除。此外，更重要的是，EUS 引导下细针活检穿刺技术有能力进行采样化疗后的淋巴结，因此可以识别需要得到进一步化疗的持续性疾病（图 8-10）。最近有报道 EUS 分期为 N0 期食管癌要么有辅助治疗，要么无。自 2002 年 1 月到 2009 年 6 月，207 例患者经历食管胃切除术。95 例没有经历辅助治疗患者中 82 例临床分期为 N0 期。77 例（94%）最终病理确定为 N0 期（灵敏度 94%，精确度 95%）。新辅助放化疗用于剩余 112 例患者，其中 107 例应用 EUS-FNA 再分期。其中 90 例患者 EUS 分期为 N0 期。70 例患者（78%）最终病理分期为 N0 期（灵敏度为 82%，精确度 68%）。

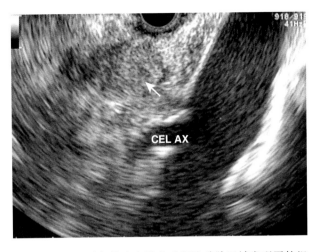

图 8-10　EUS 进行化疗和放疗后腹腔动脉区域发现了软组织密度影。EUS 引导下细针穿刺证实鳞状细胞癌的存在

没有 EUS-FNA 相关并发症或死亡。综上所述，EUS-FNA 判断食管癌 N0 分期是非常敏感和准确的。此外，EUS-FNA 对于新辅助放化疗后再分期为 N0 也是精确和灵敏的。

　　横截面面积的减少是评估肿瘤反应的另一个有用的方法。减少肿瘤最大截面积（MAX）作为一种有用的评估术前治疗的反应提供了更好的承诺[52]。

　　在一项研究中，EUS 评估应答患者（肿瘤最大截面积减少 > 50%）与无应答者相比更容易生存[52]。此外，腺癌的应答者与无反应者相比明显更容易生存。然而，这一发现对食管鳞状细胞癌的患者并不成立。5/6 的应答组病人在 R0 组之间。这项研究受小的样本量制约。作为生存率重要影响变量缺乏作用，比如 T 分期、N 分期、腹腔淋巴结存在或者整个 AJCC 分期，可能是 2 型错误的结果（即学习动力不足以检测这种差别）。三维 EUS 有能力来衡量肿瘤总体积，而不仅是横截面积，在评估食管癌患者的综合治疗反应方面可能被证明是一个优越的方式。

超声内镜对食管癌患者生存期的影响

　　由于 EUS 提供准确的术前分期，因此，在行超声内镜时获得的初始数据是对生存期的预测。先前研究[4]表明 EUS 初始 AJCC 的整体阶段，淋巴结肿大和腹腔淋巴结肿大都是生存预测因素。最近，有研究表明，超声内镜发现，较少的区域有恶性淋巴结被视为有明显的生存优势[57]。对于没有、1～2个及2个以上的恶性肿瘤出现淋巴结肿大，其中位生存期分别为66个月、14.5个月和6.5个月。生存期也受到腹腔淋巴结和肿瘤长度的影响，这两者的存在与恶性淋巴结的数量增加有关[57]。研究者认为EUS检测到的食管周围恶性淋巴结数量与改善食管腺癌患者的生存分期相关，且应在食管癌的术前分期阶段被考虑[57]。这些结果从监测、流行病学方面支持以前的工作，最终结果的数据库表明，肿瘤长度和淋巴结数量应作为常规分期系统的一部分来报道。因为这些结果独立预测食管癌患者生存期[3]。

小结

超声内镜是目前唯一能够显示食管壁组织结构的方法。在检测癌周及腹腔肿大淋巴结方面优于CT和PET扫描。超声内镜引导下细针穿刺活检能够在辅助化疗之前记录局部和远处淋巴结状态。EUS也可以帮助患者在新辅助治疗后进行手术切除治疗。超声内镜应该成为评估食管癌疗效的一种常规方法。

检查清单

肝

腹腔干

原位癌

主动脉弓水平上方食管周围淋巴结

黏膜隆起与肿瘤的关系

食管远端侵犯膈的肿瘤

包括TNM分期、肿瘤大小、肿大淋巴结数量及各自的位置。Barrett食管的形态，胃食管连接处及上食管括约肌的位置，以此提示外科医生做好术前标记。

参考文献

1. Siegel R, Naishadham D, Jemal A. Cancer statistics. *CA Cancer J Clin.* 2013;63(1):11-30.
2. Eloubeidi MA, Mason AC, Desmond RA, El Serag HB. Temporal trends (1973-1997) in survival of patients with esophageal adenocarcinoma in the United States: a glimmer of hope? *Am J Gastroenterol.* 2003;98(7):1627-1633.
3. Eloubeidi MA, Desmond R, Arguedas MR, et al. Prognostic factors for the survival of patients with esophageal carcinoma in the U.S.: the importance of tumor length and lymph node status. *Cancer.* 2001;95:1434-1443.
4. Eloubeidi MA, Wallace MB, Hoffman BJ, et al. Predictors of survival for esophageal cancer patients with and without celiac axis lymphadenopathy: impact of staging endosonography. *Ann Thorac Surg.* 2001;72:212-219.
5. Fockens P, Kisman K, Merkus MP, et al. The prognosis of esophageal carcinoma staged irresectable (T4) by endosonography. *J Am Coll Surg.* 1998;186:17-23.
6. Buxbaum JL, Eloubeidi MA. Endoscopic evaluation and treatment of esophageal cancer. *Minerva Gastroenterol Dietol.* 2009;55(4):455-469.
7. Rosch T. Endosonographic staging of esophageal cancer: a review of

8. literature results. *Gastrointest Endosc Clin N Am.* 1995;5:537-547.
8. Romagnuolo J, Scott J, Hawes RH, et al. Helical CT versus EUS with fine needle aspiration for celiac nodal assessment in patients with esophageal cancer. *Gastrointest Endosc.* 2002;55:648-654.
9. Kimmey MB, Martin RW, Haggitt RC, et al. Histologic correlates of gastrointestinal ultrasound images. *Gastroenterology.* 1989;96:433-441.
10. Akdamar M, Eloubeidi MA. A prospective comparison of computerized tomography (CT), 18 fluoro-deoxyglucose positron emission tomography (FDG-PET) and endoscopic ultrasonography (EUS) in the preoperative evaluation of potentially operable esophageal cancer (ECA) patients. *Am J Gastroenterol.* 2005;98:5.
11. Giovannini M, Seitz JF, Monges G, et al. Fine-needle aspiration cytology guided by endoscopic ultrasonography: results in 141 patients. *Endoscopy.* 1995;27:171-177.
12. Reed CE, Mishra G, Sahai AV, et al. Esophageal cancer staging: improved accuracy by endoscopic ultrasound of celiac lymph nodes. *Ann Thorac Surg.* 1999;67:319-321.
13. Williams DB, Sahai AV, Aabakken L, et al. Endoscopic ultrasound guided fine needle aspiration biopsy: a large single centre experience. *Gut.* 1999;44:720-726.
14. Eloubeidi MA, Wallace MB, Reed CE, et al. The utility of EUS and EUS-guided fine needle aspiration in detecting celiac lymph node metastasis in patients with esophageal cancer: a single-center experience. *Gastrointest Endosc.* 2001;54:714-719.
15. Pfau PR, Perlman SB, Stanko P, et al. The role and clinical value of EUS in a multimodality esophageal carcinoma staging program with CT and positron emission tomography. *Gastrointest Endosc.* 2007;65(3):377-384.
16. van Westreenen HL, Westerterp M, Bossuyt PM, et al. Systematic review of the staging performance of 18F-fluorodeoxyglucose positron emission tomography in esophageal cancer. [Review] [59 refs]. *J Clin Oncol.* 2004;22(18):3805-3812.
17. van Westreenen HL, Heeren PA, Jager PL, et al. Pitfalls of positive findings in staging esophageal cancer with F-18-fluorodeoxyglucose positron emission tomography. *Ann Surg Oncol.* 2003;10(9):1100-1105.
18. Eloubeidi MA, Cerfolio RJ, Chen VK, et al. Endoscopic ultrasound-guided fine needle aspiration of mediastinal lymph node in patients with suspected lung cancer after positron emission tomography and computed tomography scans. *Ann Thorac Surg.* 2005;79(1):263-268.
19. van Westreenen HL. Heeren PA, van Dullemen HN, et al. Positron emission tomography with F-18-fluorodeoxyglucose in a combined staging strategy of esophageal cancer prevents unnecessary surgical explorations. *J Gastrointest Surg.* 2005;9:54-61.
20. Wallace MB, Hawes RH, Sahai AV, et al. Dilation of malignant esophageal stenosis to allow EUS guided fine-needle aspiration: safety and effect on patient management. *Gastrointest Endosc.* 2000;51:309-313.
21. Van Dam J, Rice TW, Catalano MF, et al. High-grade malignant stricture is predictive of esophageal tumor stage. Risks of endosonographic evaluation. *Cancer.* 1993;71:2910-2917.
22. Kallimanis GE, Gupta PK, al-Kawas FH, et al. Endoscopic ultrasound for staging esophageal cancer, with or without dilation, is clinically important and safe. *Gastrointest Endosc.* 1995;41:540-546.
23. Pfau PR, Ginsberg GG, Lew RJ, et al. Esophageal dilation for endosonographic evaluation of malignant esophageal strictures is safe and effective. *Am J Gastroenterol.* 2000;95:2813-2815.
24. Binmoeller KF, Seifert H, Seitz U, et al. Ultrasonic esophagoprobe for TNM staging of highly stenosing esophageal carcinoma. *Gastrointest Endosc.* 1995;41:547-552.
25. Mallery S, Van DJ. Increased rate of complete EUS staging of patients with esophageal cancer using the nonoptical, wire-guided echoendoscope. *Gastrointest Endosc.* 1999;50:53-57.
26. Siemsen M, Svendsen LB, Knigge U, et al. A prospective randomized comparison of curved array and radial echoendoscopy in patients with esophageal cancer. *Gastrointest Endosc.* 2003;58(5):671-676.
27. Vazquez-Sequeiros E, Wiersema MJ. High-frequency US catheter-based staging of early esophageal tumors. *Gastrointest Endosc.* 2002;55(1):95-99.
28. Wallace MB, Hoffman BJ, Sahai AS, et al. Imaging of esophageal tumors with a water-filled condom and a catheter US probe. *Gastrointest Endosc.* 2000;51:597-600.
29. Christie NA, Rice TW, DeCamp MM, et al. M1a/M1b esophageal carcinoma: clinical relevance. *J Thorac Cardiovasc Surg.* 1999;118:900-907.
30. Hiele M, De LP, Schurmans P, et al. Relation between endoscopic ultrasound findings and outcome of patients with tumors of the esophagus or esophagogastric junction. *Gastrointest Endosc.* 1997;45:381-386.
31. Eloubeidi MA, Vilmann P, Wiersema MJ. Endoscopic ultrasound-guided fine-needle aspiration of celiac lymph nodes. *Endoscopy.* 2004;36(10):901-908.
32. Catalano MF, Sivak MVJ, Rice T, et al. Endosonographic features predictive of lymph node metastasis. *Gastrointest Endosc.* 1994;40:442-446.

33. Chen VK, Eloubeidi MA. Endoscopic ultrasound-guided fine needle aspiration is superior to lymph node echofeatures: a prospective evaluation of mediastinal and peri-intestinal lymphadenopathy. *Am J Gastroenterol.* 2004;99(4):628-633.

34. Vazquez-Sequeiros E, Wiersema MJ, Clain JE, et al. Impact of lymph node staging on therapy of esophageal carcinoma. *Gastroenterology.* 2002;125:1626-1635.

35. Wallace MB, Kennedy T, Durkalski V, et al. Randomized controlled trial of EUS-guided fine needle aspiration techniques for the detection of malignant lymphadenopathy. *Gastrointest Endosc.* 2001;54:441-447.

36. Prasad P, Schmulewitz N, Patel A, et al. Detection of occult liver metastases during EUS for staging of malignancies. *Gastrointest Endosc.* 2004;59(1):49-53.

37. tenBerge J, Hoffman BJ, Hawes RH, et al. EUS-guided fine needle aspiration of the liver: indications, yield, and safety based on an international survey of 167 cases. *Gastrointest Endosc.* 2002;55(7):859-862.

38. AJCC. Esophageal and esophagogastric junction. In: Edge SB, Byrd DR, Compton CC, et al, eds. *AJCC Cancer Staging Manual.* 7th ed. New York, NY: Springer; 2010:103-115.

39. Harewood GC, Kumar KS. Assessment of clinical impact of endoscopic ultrasound on esophageal cancer. *J Gastroenterol Hepatol.* 2004;19(4):433-439.

40. Bulsiewicz WJ, Dellon ES, Rogers AJ, et al. The impact of endoscopic ultrasound findings on clinical decision making in Barrett's esophagus with high-grade dysplasia or early esophageal adenocarcinoma. *Dis Esophagus.* 2012;1442-2050.

41. Fernández-Sordo JO, Konda VJ, Chennat J, et al. Is Eendoscopic ultrasound (EUS) necessary in the pre-therapeutic assessment of Barrett's esophagus with early neoplasia? *J Gastrointest Oncol.* 2012;3(4):314-321.

42. Kelly S, Harris KM, Berry E, et al. A systematic review of the staging performance of endoscopic ultrasound in gastro-oesophageal carcinoma. *Gut.* 2001;49(4):534-539.

43. Fockens P, van den Brande JH, van Dullemen MH, et al. Endosonographic T-staging of esophageal carcinoma: a learning curve. *Gastrointest Endosc.* 1996;44:58-62.

44. Pfau PR, Ginsberg GG, Lew RJ, et al. Endoscopic ultrasound predictors of long term survival in esophageal carcinoma. *Gastrointest Endosc.* 2000;51:AB136.

45. Penman ID, Williams DB, Sahai AV, et al. Ability of EUS with fine-needle aspiration to document nodal staging and response to neoadjuvant chemoradiotherapy in locally advanced esophageal cancer: a case report. *Gastrointest Endosc.* 1999;49:783-786.

46. Knabe M, Gunter E, Ell C, Pech O. Can EUS elastography improve lymph node staging in esophageal cancer? *Surg Endo.* 2013;17(4):1196-1202.

47. Kodama M, Kakegawa T. Treatment of superficial cancer of the esophagus: a summary of responses to a questionnaire on superficial cancer of the esophagus in Japan. *Surgery.* 1998;123(4):432-439.

48. Murata Y, Napoleon B, Odegaard S. High-frequency endoscopic ultrasonography in the evaluation of superficial esophageal cancer. *Endoscopy.* 2003;35(5):429-435, discussion 436.

49. Scotiniotis IA, Kochman ML, Lewis JD, et al. Accuracy of EUS in the evaluation of Barrett's esophagus and high-grade dysplasia or intramucosal carcinoma. *Gastrointest Endosc.* 2001;54(6):689-696.

50. Zuccaro G Jr, Rice TW, Vargo JJ, et al. Endoscopic ultrasound errors in esophageal cancer. *Am J Gastroenterol.* 2005;100(3):601-606.

51. Shimpi RA, George J, Jowell P, Gress FG. Staging of esophageal cancer by EUS: staging accuracy revisited. *Gastrointest Endosc.* 2007;66(3):475-482.

52. Chak A, Canto MI, Cooper GS, et al. Endosonographic assessment of multimodality therapy predicts survival of esophageal carcinoma patients. *Cancer.* 2000;88:1788-1795.

53. Isenberg G, Chak A, Canto MI, et al. Endoscopic ultrasound in restaging of esophageal cancer after neoadjuvant chemoradiation. *Gastrointest Endosc.* 1998;48:158-163.

54. Agarwal B, Swisher S, Ajani J, et al. Endoscopic ultrasound after preoperative chemoradiation can help identify patients who benefit maximally after surgical esophageal resection. *Am J Gastroenterol.* 2004;99(7):1258-1266.

55. Kalha I, Kaw M, Fukami N, et al. The accuracy of endoscopic ultrasound for restaging esophageal carcinoma after chemoradiation therapy. *Cancer.* 2004;101(5):940-947.

56. Griffin JM, Reed CE, Delinger CE. Utility of restaging endoscopic ultrasound after neoadjuvant therapy for esophageal cancer. *Ann Thorac Surg.* 2012;93(6):1855-1859.

57. Chen J, Xu R, Hunt GC, et al. Influence of the number of malignant regional lymph nodes detected by endoscopic ultrasonography on survival stratification in esophageal adenocarcinoma. *Clin Gastroenterol Hepatol.* 2006;4(5):573-579.

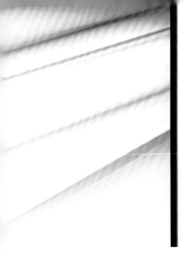

第 9 章

EUS 在后纵隔病变评估中的应用

Thomas J. Savides

（周德俊 译　李　文 校）

内容要点

- 目前，已经形成用于区分良性和恶性后纵隔淋巴结的标准，但是仅依靠这些标准是不够的。我们需要运用超声内镜引导下细针抽吸活检术来做出准确的临床决策。
- 采用食管 EUS-FNA 诊断后纵隔恶性病变的总体准确率超过 90%。
- 通过对后纵隔 EUS-FNA 样本的细胞学和流式细胞学分析来诊断淋巴瘤。
- EUS-FNA 在纵隔肉芽肿病的诊断中也具有重要价值，包括结节病、组织胞浆菌病和肺结核。
- 大部分纵隔囊肿是良性的，同时由于感染的风险较高，不能应用 EUS-FNA。如果高度怀疑存在恶性病变，应该对囊肿进行穿刺，将内容物排净并注射抗生素。

经食管超声内镜（EUS）结合细针抽吸活检（FNA）为后纵隔病变的评估和活检提供了独一无二的途径[1]。这些病变通常经 CT 检查后首次发现，但是偶尔也会在胃肠和胰腺疾病的超声内镜检查过程中被发现。经食管 EUS 非常适合后纵隔的影像学检查，但是其不能用于前纵隔和中纵隔。本章重点论述 EUS 用于诊断后纵隔肿块、淋巴结和囊肿。在第 7 章中已讨论 EUS-FNA 在肺癌分期中的应用。

EUS 用于评估后纵隔淋巴结肿大

后纵隔良性淋巴结的 EUS 表现

EUS 在检查非胸腔病变时经常发现纵隔淋巴结。这些良性淋巴结最常见的 EUS 表现为三角形或月牙形，可能伴有回声中心（图 9-1）。这个回声中心代表淋巴结的髓质及与之相延续的淋巴门。结内血管也提示良性淋巴结[2-3]。

后纵隔淋巴结肿大的患病率随着地理区域的不同而变化，其决定因素是地方性肺感染的风险。在一项来自印第安纳波利斯（美国印第安纳州首

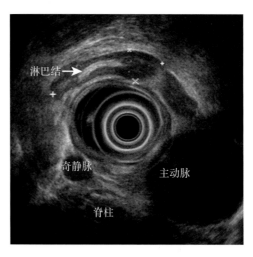

图 9-1　良性纵隔淋巴结。图中箭头所指的是伴有中心高回声条索的三角形影像

府）的关于良性后纵隔淋巴结肿大的患病率研究中，用 EUS 对患者的非胸腔病变进行评估，结果为 86%，每个患者平均有 3.6 个食管周围淋巴结[4]。这些淋巴结的平均短轴和长轴直径分别为 5 mm 和 10 mm。在这项研究中，淋巴结的高发率可以解释印第安纳州呼吸系统组织胞浆菌病高发

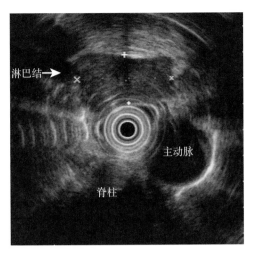

图 9-2　恶性表现的淋巴结（LN）。如图中箭头所指，恶性淋巴结表现为圆形、边界清晰、大小超过 5 mm 的低回声影像

表 9-1

EUS-FNA 诊断的后纵隔病变

恶性	良性
肺癌	反应性病变
原发性或转移性	肉芽肿性疾病
非小细胞肺癌（NSCLC）	组织胞浆菌病
小细胞肺癌	结节病
间皮瘤	肺结核
淋巴瘤	重复囊肿
非肺癌原发转移	平滑肌瘤
胃肠间质瘤（GIST）	纵隔炎 / 脓肿
梭形细胞瘤	胸腔积液

的原因。与此相反的是，一项来自英国和瑞典的前瞻性调查显示只有 62% 的患者有后纵隔淋巴结，平均每位患者有 1.4 个淋巴结。几乎所有的淋巴结短轴直径为 5 mm 或更小[5]。

恶性后纵隔淋巴结的 EUS 表现

EUS 所见的恶性淋巴结特征包括圆形、短轴直径超过 5 mm、高回声和边界清晰（图 9-2）[4,6]。如果一个淋巴结同时具有上述 4 个特征，则恶性率为 80% ~ 100%[6-7]。但是，只有 25% 的恶性淋巴结同时出现这 4 个特征[6]。因此，对于肿大的纵隔淋巴结的病理诊断来说，组织取样非常重要。

有报道称，弹性成像技术可以用于评估纵隔淋巴结和肿物[8]。但是，这项技术的灵敏度和特异性（80% ~ 90%）低于食管或支气管 EUS 引导下 FNA（> 90%）。因此，在弹性诊断技术被广泛推荐使用前，需要进一步评估和改进。

纵隔淋巴结的经食管 EUS-FNA

1992 年，印第安纳州大学医学中心报道了第一例纵隔淋巴结的 EUS 辅助 FNA 检查[9]。首先用诊断性环扫内镜对紧邻肿物的食管壁进行定位，然后使用硬化剂注射针通过标准的前视镜进行穿刺，从而完成 FNA[9]。1993 年，报道了第一例采用线阵内镜进行经食管 EUS-FNA 检测后纵隔淋巴结[10]。表 9-1 显示了经食管 EUS-FNA 细胞学检测可以诊断的病理类型。

后纵隔病变的 EUS-FNA 技术

食管 EUS-FNA 通常用于门诊检查。在检查前，要求患者停止服用抗血小板药物、非类固醇抗炎药物和华法林。通常可以为患者使用经静脉中度镇静药，如哌替啶和咪达唑仑。EUS 首先利用环扫内镜确定病变位置，然后利用线阵内镜完成 FNA 或根据先前的 CT 检测结果，直接应用线阵内镜找到病变并进行活检。内镜穿过患者的口腔进入胃，然后在回撤内镜的同时进行超声检查，可以用于评估肝、腹腔动脉、左肾上腺和后纵隔的病变情况。

病变的位置通过探头与门齿或解剖位点（如隆突、左食管旁、右气管旁、后主动脉肺动脉窗）之间的距离来记录，测量单位采用厘米（cm）。对于每个病变，要测量短轴和长轴尺寸，描述边界情况（边界清楚或边界不清）。描述病变形状采用圆形、椭圆形、三角形或悬垂形。描述回声反射类型采用低回声、高回声、非均质或无回声。

经食管 EUS-FNA 采用线阵内镜和 22-G 或 25-G 穿刺针。如果有一个以上的可能病变需要进行活检取样，则选择恶性可能最大的病变（即圆的、大的、更大边界的）作为穿刺部位[11]。在活检过程中，如果出现任何难以判断组织是否为血管的情况时，可以应用彩色多普勒成像来评估血流。如果入针路径靠近血管，可以采用内镜前端移动食管来选择一个新的路径。但是，在一些报道的案例中，当大血管位于病变和食管之间时，采用 22-G 或 25-G 穿刺针，行经主动脉 EUS-FNA 穿刺纵隔病变是安全、成功的 [12-13]。

当病变进入视野时，在超声持续引导下使穿刺针通过食管壁进入淋巴结。将穿刺针的内芯拔出，做间歇抽吸，使穿刺针在病变部位前后移动，同时对病变中心和边缘取样。然后将穿刺针从内镜中拔出，将内芯缓慢插入针道，使穿刺针内抽吸的组织缓慢流出至显微镜玻片和培养基，再进行细胞块切片检查或流式细胞学检测。

在美国，通常可以见到细胞学技师在内镜操作室内等候，准备对组织玻片进行 Quik-Dip 染色（mercedes medical，Sarasota，FL）。细胞学技师通过显微镜对玻片进行观察，提供即时细胞学评估，以确定抽吸到的组织是否能满足诊断需求。这种即时细胞学评估能力将提高诊断率 [14-15]。如果即时细胞学评估提示淋巴瘤，则要附加流式细胞学检查。如果即时细胞学评估提示感染，则要附加微生物检测。在细胞病理学家对所有样本玻片和组织细胞块进行评估后，才能做出最终诊断。一般来说，对于后纵隔病变，获得诊断所需的病理组织的 EUS-FNA 穿刺次数较少，平均每个病例穿刺 2 ～ 5 次，而对于胰腺肿块，获得诊断所需的病理组织通常需要 EUS-FNA 穿刺 5 ～ 7 次 [16-19]。

EUS 引导下的组织芯活检技术也能应用于纵隔病变。该技术的优势在于可以获得组织核心的样本用于病理评估，能潜在地缩短操作时间，并且由于不需要即时细胞学评估而可能降低经费开支。但是，潜在的缺点是该方法操作难度大，芯活检针（core needles）比标准 FNA 针价格更高，并且操作可能增加患者潜在的安全风险。有报道指出，19G Tru-Cut FNA 特别能增加疑似淋巴瘤的诊断率 [20]。然而，最近也有研究指出在 EUS-FNA 现场细胞学不能给出明确诊断时，常规使用 EUS 介导 Tru-Cut 也不能弥补且提高诊断率 [21]。

支气管内超声

支气管内超声（endobronchial ultrasound，EBUS）引导的 FNA 得到了越来越广泛的应用，特别是对于胸腔介入科医生和胸外科医生 [22-23] 来说。EBUS 为气管旁以及隆突下和肺门周围区的淋巴结和肿物活检提供了唯一的途径。经食管 EUS 和经支气管 EUS 的联合应用几乎可以实现完整的纵隔评估 [24-26]。

EUS-FNA 诊断后纵隔病变的准确性

应用经食管 EUS-FNA 诊断后纵隔恶性病变的总体准确率接近 93% [11]。由 76 项研究（n=9310 例患者）构成的 meta 分析结果显示，累积敏感性为 88%，累积特异性为 96% [27]。表 9-2 显示了 EUS-FNA 诊断后纵隔恶性病变准确率的大体情况。许多研究表明，EUS-FNA 细胞学检查诊断恶性后纵隔淋巴结的准确率要高于单纯 EUS 检查 [27-28,41-42]。

EUS-FNA 检测后纵隔病变的风险

EUS-FNA 诊断后纵隔病变是非常安全的，在回顾性和前瞻性试验的数千例患者中，极少有并发症的报道。一项前瞻性研究的荟萃综述分析指出，纵隔 EUS-FNA 的并发症发生率为 0.43%，主要是胸痛、出血和穿孔 [43]。但是，有报道显示有些患者在接受经食管 EUS-FNA 后出现纵隔炎 [44-55]。虽然上述病例中的大多数患有纵隔囊肿，而某些病例是实体病灶（结节或肿块），但是仍然出现了 EUS-FNA 后纵隔炎。

有个案报道，在后纵隔恶性病变 EUS-FNA 后发现食管壁出现来源于胃癌的种植肿瘤 [56]。该操作过程使用 19-G 针进行了数次穿刺，这可能是导致肿瘤细胞种植的原因。另有一个案报道，患者在 EUS-FNA 穿刺结核性后纵隔淋巴结后出现食管后纵隔瘘 [57]。

EUS-FNA 在评价和活检后纵隔淋巴结或肿块方面与其他诊断方法的比较

普遍用于评估后纵隔肿大淋巴结的无创成像方式是 CT 扫描和 PET 扫描。在疑似肺癌的诊断方面，经常用上述两种方式与 EUS-FNA 进行比较。在诊断恶性后纵隔淋巴结（短轴淋巴结直径 > 10 mm）方面，不论是单独应用 EUS，还是采用 EUS-FNA 检查，都比单独应用 CT 检查诊断的正确率要高 [80,58]。

PET 扫描检测葡萄糖类似物 ^{18}F-2- 脱氧 -D- 葡萄糖的摄入增加。摄入增加可以出现在恶性病变区域和炎症区域。一项关于比较 CT 和 PET 扫描用于评估肺癌患者纵隔淋巴结肿大的 meta 分析显示，与 CT 扫描未见淋巴结增大（PET 的敏感性为 82%，特异性为 93%）相比较，当 CT 扫描显示淋巴结增大时，PET 的敏感性为 100%，但是特

表 9-2

EUS-FNA 在诊断恶性后纵隔病变中作用的研究综述

作者（年）	n	敏感性（%）	特异性（%）	准确性（%）	PPV（%）	NPV（%）
Giovannini et al[28]（1995）	24	81	100	83	—	—
Silvestri et al[29]（1996）	27	89	100	—	—	—
Gress et al[30]（1997）	52	95	81	96	—	—
Hunerbein et al[31]（1998）	23	89	83	87	—	—
Serna et al[32]（1998）	21	86	100	—	—	—
Wiersema et al[33]（2001）	82	96	100	98	94	100
Fritscher-Ravens et al[34]（2000）	153	92	100	95	—	—
Wallace et al[35]（2001）	121	87	100	—	—	—
Devereaux et al[36]（2002）	49	—	—	94	—	—
Larsen et al[37]（2002）	79	92	100	94	100	80
Hernandez et al[38]（2004）	59	—	—	84	—	—
Savides 和 Perricone et al[39]（2004）	59	96	100	98	100	97
Eloubedi et al[40]（2005）	104	93	100	97	100	97
合计	91	97	100	97	99	94

PPV，阳性预测值；NPV，阴性预测值

异性只有 78%[59]。这个 PET 扫描较低的特异性意味着有 22%PET 阳性纵隔淋巴结增大的患者其实并没有恶性病变（假阳性 PET 扫描）。因此，如果这些 PET 阳性淋巴结对于诊断恶性病变具有决定性作用，则应该对其进行活检[59]。

许多研究都证实了与经食管 EUS-FNA 相比，PET 的特异性较差[42,58-60]。一项大型研究发现 EUS-FNA 对于恶性病变的阳性预测值为 100%，而 PET 为 40%[42]。有报道指出，一例经 EUS-FNA 诊断为恶性病变的后纵隔肿大淋巴结 PET 扫描结果是假阴性[61]。与单独应用 PET 相比，联合应用 PET 和 EUS-FNA 可以提高特异性和总体精确性[62-63]。

其他从后纵隔病变获取组织样本的方式包括 CT 引导下经皮经胸 FNA、支气管镜检查联合经支气管活检、EBUS 联合经支气管 FNA 以及纵隔镜检查联合活检。由于存在气胸或穿透大血管的风险，经皮经胸 FNA 通常不用于后纵隔病变的活检。不联合 EBUS 的经支气管 FNA 的诊断率低于 EUS-FNA，但是当肿大淋巴结位于经食管 EUS 和 EBUS 都能观察到的位置时，EBUS 的活检诊断

率与经食管 EUS 相似[25]。对于那些通过经食管 EUS-FNA 很容易观察和活检的淋巴结（隆突下、后主动脉肺动脉窗和食管旁）来说，采用纵隔镜检查非常困难（并且潜在风险增加）。因此，在大多数转诊中心，较小侵入性的 EUS-FNA 和 EBUS-FNA 越来越多地替代了纵隔镜检查。

后纵隔肿大淋巴结的鉴别诊断

纵隔肿大淋巴结经常经 CT 检查发现，其直径为 10 mm 或更大。在发现周围型肺肿块和纵隔淋巴结时，主要考虑原发性肺癌伴有转移性病灶。大量后纵隔和肺门淋巴结的发现提出了新的问题，即诊断是良性（结节病、组织胞浆菌病、肺结核、反应性增生）还是恶性（特别是淋巴瘤）。临床病史经常可以帮助确定病因。

恶性后纵隔淋巴结

当患者未明确癌症诊断时，通过后纵隔淋巴结 EUS-FNA 检测诊断为恶性肿瘤的比率会随着前期气管镜评估的结果和地方转诊模式的不同而变化；然而，诊断率大约是 50%，大部分肿瘤是肺

源性[36,41,64]。表 9-2 显示了报道的 EUS-FNA 诊断恶性后纵隔淋巴结肿大的操作特性。总体敏感性、特异性和准确性均超过 90% 。

源于胸部肿瘤的转移性疾病

肺癌

大部分的胸部肿瘤源于肺癌。这类疾病一般分为小细胞和非小细胞肺癌（NSCLC）两种病理类型，80% 的肺癌是 NSCLC 。EUS-FNA 对纵隔淋巴结的细胞学检查能够对小细胞或非小细胞性转移性肺癌进行诊断和分期[11,28]。关于 EUS-FNA 用于肺癌分期的进一步讨论将在第七章详细论述。

间皮瘤

间皮瘤是一种非常少见的与石棉暴露相关的胸膜肿瘤。EUS-FNA 能够诊断后纵隔间皮瘤转移的淋巴结[65-67]。联合应用经支气管 EBUS-FNA 和经食管 EUS-FNA 可以提高转移间皮瘤诊断的敏感性，特别是当间皮瘤转移或直接扩散到横膈膜以下进入腹腔时，EUS-FNA 能够检测到转移灶[68]。

源于胸外恶性肿瘤的转移性疾病

各种肿瘤导致后纵隔转移的表现为淋巴结或肿块（图 9-3）。来源于乳腺、结肠、肾、睾丸、喉、胰腺和食管肿瘤的转移淋巴结可以通过经胸 EUS-FNA 进行诊断[38,69-71]。

淋巴瘤

通过对取样组织的细胞学检测、流式细胞检查和免疫组化分析，EUS-FNA 能够诊断累犯后纵隔淋巴结的淋巴瘤。在一项研究中，由于增加了流式细胞检查和免疫组化分析，使淋巴瘤诊断的敏感性从 44% 提高到 86%[72]。有时，经食管 EUS-FNA 抽取满足淋巴瘤诊断用的大量样本很困难，因此，与诊断 NSCLC 相比，诊断淋巴瘤时需要增加穿刺次数。Tru-Cut 针活检可以提供用于低度恶性淋巴瘤结构评估的更多组织样本[20,73]。

良性后纵隔淋巴结

反应性淋巴结

反应性淋巴结经常由先前的肺部感染所致。细胞学表现为各种淋巴样成分的混合，具有反应性和增生性特点。

淋巴结肉芽肿

EUS-FNA 细胞学能够正确诊断淋巴结肉芽肿性病变。细胞学表现为组织细胞呈螺旋状排列。通常需要与结节病、组织胞浆菌病、肺结核和球孢子菌病进行鉴别诊断。是否存在干酪样肉芽肿对于诊断没有指导意义，因为上述病变均可以出现干酪样改变。通过对 EUS-FNA 活检组织进行真菌染色和培养、抗酸杆菌染色和分枝杆菌培养，能够帮助判断是否为感染性疾病。淋巴瘤也很少伴发肉芽肿。

结节病

结节病是一种来源不明的多系统肉芽肿性疾病。它通常累及纵隔淋巴结。确诊主要依靠临床标准，并排除其他原因的肉芽肿性疾病。目前还没有针对这类疾病的特异性实验室和病理学诊断依据。血清血管紧张素转化酶的升高可以作为诊断结节病的指标。纵隔淋巴结的非干酪样肉芽肿病变可以作为诊断结节病的依据。

后纵隔结节病的超声内镜扫描通常表现为众多肿大的淋巴结（图 9-4）。通过 EUS-FNA 取得的肉芽肿组织作为结节病诊断依据的准确率很高（表 9-3）[74-78]。一项回顾性研究发现 EUS-FNA 在疑似结节病的肉芽肿诊断中的敏感性和特异性分别为 89% 和 96%[79]。另一项研究发现在 50 例临床诊断为结节病的患者中，EUS-FNA 发现其中 41 例有非干酪性肉芽肿（82%）[76]。有研究显示，

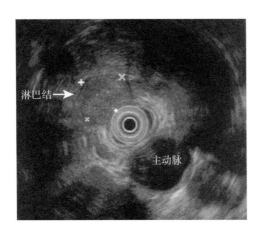

图 9-3 肾细胞癌转移至纵隔的 EUS 表现

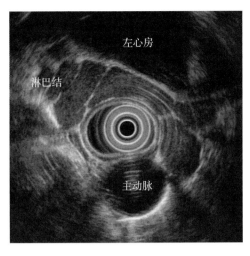

图 9-4　可疑结节病累及淋巴结的 EUS 表现。图中所示数枚相互聚集的淋巴结

表 9-3

结节病的 EUS-FNA 诊断准确性

作者（年）	*n*	敏感性（%）	特异性（%）
Fritscher-Ravens et al[75]（2000）	19	100	94
Wildi et al[79]（2004）	28	89	96
Annema et al[76]（2005）	50	82	—
合计		90	95

采用 19G 针 EUS-FNA 对双侧肺门淋巴结肿大患者进行组织抽吸活检，然后进行细胞学检查和组织病理学检查，结果显示非干酪性肉芽肿在组织病理学标本中占 94%，而在细胞学标本中占 79%（*P*=0.04）[52]。近来有研究显示，采用经食管入路穿刺结节病性淋巴结较 EBUS-FNA 具有更高发生纵隔炎的风险[54-55]。在诊断结节病方面，EBUS-FNA 优于经支气管 FNA 盲穿[80-81]。

组织胞浆菌病

组织胞浆菌病是由荚膜组织胞浆菌感染所致。在俄亥俄州和密西西比河流域的美国中西部地区，这种感染非常普遍。通常通过组织病理学检查、血清学或抗原检测来明确诊断[82]。以下两种情况通常不能排除组织胞浆菌病，一是根据肺部的症状，二是在进行纵隔肿大淋巴结 CT 扫描时无意中发现。

EUS-FNA 可以用于疑似组织胞浆菌病患者的肉芽肿样病变的诊断[83-84]。患者出现后纵隔淋巴结肿大，且 EUS-FNA 检测为肉芽肿样病变时应考虑组织胞浆菌病，特别是对那些在组织胞浆菌感染地区有居留史的患者。

组织胞浆菌病还会由于肿大、纤维化的淋巴结压迫食管而导致吞咽困难（图 9-5）。导致吞咽困难的纵隔组织胞浆菌病的 EUS 表现为毗邻局部增厚食管壁的大块融合的钙化淋巴结[84]。

肺结核

肺结核分枝杆菌可以导致纵隔淋巴结肿大和淋巴结结核瘤（图 9-6）。纵隔淋巴结结核的 EUS 表现为片状无回声 / 低回声区或者强回声灶[85]。

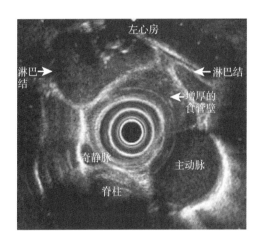

图 9-5　组织胞浆菌病累及淋巴结（LN）。箭头所指的是融合淋巴结伴钙化

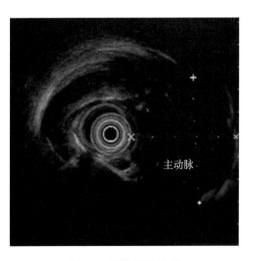

图 9-6　后纵隔结核瘤

EUS-FNA 可以获得用于结核分枝杆菌培养的标本[36,75,85-88]。EUS-FNA 检查发现伴有肉芽肿的患者应该进行活检组织的分枝杆菌培养。有报道显示，对于疑似肺结核患者的 EUS-FNA 活检样本，与进行结核分枝杆菌的细胞学检查和微生物培养相比，进行额外的聚合酶链反应检测可以提高诊断率。

其他感染性疾病

有报道指出，EUS-FNA 还可以诊断由球孢子菌、分枝杆菌和诺卡菌所致的感染性疾病[89-90]。

嗜酸性粒细胞性食管炎

由嗜酸性粒细胞炎症反应引起食管弥漫性狭窄继而出现成人吞咽困难时，应考虑嗜酸性粒细胞性食管炎。EUS 经常检测到增厚的食管壁。有报道指出，经 EUS-FNA 检测，嗜酸性粒细胞性食管炎患者在类固醇治疗后出现食管周围淋巴结肿大[91]。对于嗜酸性粒细胞累及淋巴结的检测结果显示，在嗜酸性粒细胞性食管炎的病例中可能存在嗜酸性纵隔淋巴结肿大[91]。

EUS-FNA 检测纵隔淋巴结对于后续开胸手术率的影响

有研究发现，在 59 例准备进行外科纵隔镜检查的纵隔淋巴结肿大患者中，如果先用 EUS-FNA 替代纵隔镜进行检查，只有 22% 的患者最终需要开胸手术[41]。基于最初的 CT 扫描结果，同时有肺部肿块和纵隔淋巴结的患者有 42% 需要手术，与此相比，只有纵隔淋巴结而不伴发肺部肿块的患者中仅 6% 需要手术。产生这个差异的原因是肺部肿块伴淋巴结阴性的患者需要进行外科手术切除原发癌，但是那些只有纵隔淋巴结肿大的患者不需要外科手术，因为他们可能患有良性疾病（例如结节病或反应性淋巴结肿大）或不能进行手术切除的疾病（例如淋巴瘤）。只有 4% EUS-FNA 阳性的患者需要外科手术。这个结果与丹麦一项研究结果相似，即进行 EUS-FNA 检查的患者只有 38% ~ 41% 需要进行后续的开胸手术[39,92]。

纵隔肿块

区别后纵隔肿块与淋巴结是很难的，因为有些淋巴结非常大，而一些肿块又非常小。另外，大量淋巴结融合在一起会形成"淋巴结团"（图

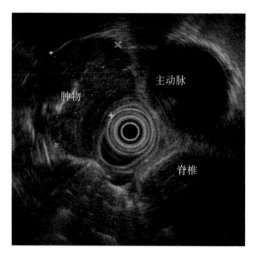

图 9-7　融合在一起的淋巴结—"淋巴结团"

9-7）。通常，肿块要大于肿大的淋巴结（例如，直径几个厘米），但是还没有相关的标准术语。一般来说，当应用"肿块"这个术语时，是指一个单独的病变或明显大于相邻淋巴结的一个病变。根据本章节的目标，这里只讨论分离的、非淋巴结肿块。

后纵隔肿块的鉴别诊断包括原发性肺癌累及后纵隔、转移癌（不论是源发于肺癌还是胸外肿瘤）、神经源性肿瘤、囊肿和感染性疾病。可以轻易地经食管 EUS-FNA 对巨大的后纵隔肿块进行取样并做活检。

恶性后纵隔肿物

经 EUS-FNA 检测，大约 50% 伴发纵隔淋巴结的纵隔肿物是恶性病变[38,69,93-94]。紧邻食管的原发性肺癌肿块通过经食管 EUS-FNA 进行活检并不困难而且安全[95-96]。经食管 EUS-FNA 可用于诊断源发于肺、乳腺、直肠、肾、睾丸、宫颈、喉和食管肿瘤的纵隔转移（表 9-3）[38,69,95]。有报道显示，EUS-FNA 还能用于原发性纵隔浆细胞瘤和纵隔粒细胞瘤的诊断[97-98]。

神经源性肿瘤

后纵隔的原发肿瘤非常少见。神经源性肿瘤占这些后纵隔原发肿瘤大约 75%[99]。神经源性肿瘤可能来源于周围神经（施万细胞瘤、神经膜纤维瘤、纤维神经瘤、神经鞘瘤）、交感神经节（神

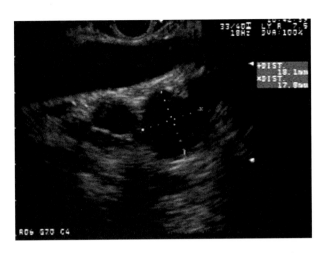

图 9-8 后纵隔神经鞘瘤，肿瘤位于降胸主动脉和脊柱之间

经节细胞瘤、成神经节细胞瘤、成神经细胞瘤）或副交感神经节（副神经节瘤）[100]。这些通常是良性肿瘤，但是有 10% ~ 20% 可能为恶性。EUS-FNA 细胞学检测可以诊断纵隔施万细胞瘤（图 9-8）[101-102]。

平滑肌瘤和胃肠道间质瘤

胃肠道梭形细胞瘤来源于食管的固有肌层，主要延伸到后纵隔而不是食管腔。这类肿瘤的 CT 和内镜表现更类似后纵隔肿块，而不是食管壁肿块[103-105]。胃肠道梭形细胞瘤通常为 c-kit 阴性的平滑肌瘤，虽然它们偶尔表现为 c-kit 阳性的胃肠道间质瘤（GISTs）[103-104]。这些肿瘤的 EUS 表现为低回声团块伴有一些内部回声信号，偶尔表现为回声增强[104]。因为 GISTs 具有高代谢活性，经常可以通过 PET 扫描进行诊断和随访[106]。虽然平滑肌瘤一般为 PET 阴性肿瘤，但是也有关于 PET 阳性食管或后纵隔平滑肌瘤的报道[105]。EUS-FNA 可以用于诊断后纵隔平滑肌瘤和 GISTs，还可以用于囊肿和 GIST 的鉴别诊断。

间皮瘤

间皮瘤是一种少见的与石棉接触相关的恶性肿瘤。这类肿瘤在 CT 扫描中常表现为胸膜增厚，但有时其初始表现为纵隔肿块。如果出现转移性淋巴结病，则建议进行手术切除。EUS-FNA 可以通过穿刺纵隔肿块和淋巴结来诊断间皮瘤[107-108]。

良性后纵隔肿物

通过 EUS-FNA 能够诊断的良性纵隔"包块"包括组织胞浆菌病、结节病、平滑肌瘤、重复囊肿和畸胎瘤[36]。肺结核也可能以结核瘤的形式呈现（图 9-6）。淋巴管血管瘤是一种罕见的淋巴管系统畸形，曾有个案报道其作为后纵隔肿物通过 EUS 发现[109]。

纵隔囊肿

先天性前肠囊肿是最常见的良性纵隔囊肿，占纵隔肿物的 10% ~ 15%[110-113]。前肠囊肿可能是原始前肠异常发育的结果。基于胚胎起源的不同，前肠囊肿分为支气管源性和神经管原肠性（食管重复囊肿和神经管原肠囊肿）两类。食管重复囊肿附着于食管，而那些远离食管壁的考虑为支气管源性囊肿。病理学检查提示重复囊肿主要是内衬柱状上皮。

大部分患有后纵隔囊肿的患者没有症状，只是在其他影像学检查时偶然被发现。如果产生症状的话，通常包括胸痛、咳嗽、呼吸困难和吞咽困难。CT 扫描所见为境界清楚、大小为 2 ~ 10 cm 的均质病变。这些囊肿在静脉注射造影剂增强时没有强化。仅仅凭 CT 检查发现，有时会误诊为肿物。外科切除对于有症状的患者是手术指征。鉴于罕有囊肿恶变，对于偶然发现的囊肿通常临床上采取随访观察。

纵隔囊肿的 EUS 表现通常是圆形或管状无回声结构伴有回声增强（图 9-9）[114-117]。鉴于 EUS 难于判断囊肿是支气管源性或食管源性，重复囊

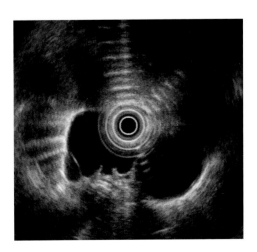

图 9-9 纵隔重复囊肿。图中所示超声信号回声增强

肿这一医学术语通常被用来描述该类病变。一些囊肿由于表现为低回声病变（而不是无回声）且仅伴有微弱的回声增强，故表现为肿物样病变。这些肿物样回声表现的囊肿通常含有黏稠的凝胶状内容物[46,48,117]。

纵隔囊肿可以简单地通过 EUS-FNA 抽吸，但是仅仅在 EUS 的表现与囊肿不一致，而且可能是肿物的情况下才施行 EUS-FNA[44,48,114,117-118]。细胞学检查可见良性的无定形碎片、退化细胞、巨噬细胞、针状结晶、黏液物质或者分离睫状丛[109]。

有报道指出，对于囊性纵隔病变采用 EUS-FNA 抽吸，患者有发生纵隔炎的风险，其中至少有一例采用了 Tru-Cut 针吸[45,46,48,119]。对于这些患者可采取抗生素治疗、外科手术或者内镜下囊肿引流。施行 EUS-FNA 之后发生细菌性纵隔炎的患者在术前或者术中均未受到过抗生素预防治疗。有一项包含 22 例患者的研究指出，对于采用 22-G 穿刺针行后纵隔囊肿 EUS-FNA 的患者，通过进行静脉应用环丙沙星及随后口服 5 d 环丙沙星治疗，并未发生纵隔炎[120]。该发现指出，对于行囊肿 FNA 的患者在围术期采用抗生素治疗可以阻止感染或者纵隔炎的发生[120]。

据报道，一例患者尽管在 EUS-FNA 穿刺重复囊肿术前使用了抗生素，仍出现了囊肿白念珠菌感染[44]。其直径 5 cm 的气管旁囊肿经过抽吸获得了凝胶状物质，接下来患者经历了外科切除并且培养出了白念珠菌，而在之前的 EUS-FNA 抽吸培养结果是阴性的。该微生物被认为是通过 EUS-FNA 引入的。该患者已经预防性使用了抗生素并未发生纵隔炎。继而，该发现再次强调了即使预防性应用抗生素仍可能引起纵隔囊肿继发感染。

鉴于抽吸后纵隔重复囊肿引起纵隔炎的诸多报道，如果诊断明确，将不考虑行 EUS-FNA 。对于囊肿或者是恶性肿瘤的诊断存有疑问，那么接下来明确诊断最安全的步骤是进行胸部 MRI 、CT 或者 PET 检查，以排除恶性肿瘤，明确囊肿的诊断[48]。如果实行 EUS-FNA，理想的小口径穿刺针（如 25-G）将会使得囊肿继发感染的风险最小。如果已经明确诊断为囊肿（例如黏液），要尽可能将之进行彻底引流，并且预防性应用抗生素。典型的处理方法是在内镜操作的同时静脉应用抗生素，接下来的 3 ～ 5 d 改为口服抗生素，从而最大限度地避免纵隔炎的发生[120]。EUS 介导的 19-G

Tru-Cut 穿刺针应避免穿刺可疑的后纵隔囊肿，由于该针较粗，有报道认为发生纵隔炎的风险较大。

纵隔脓肿和纵隔炎

急性纵隔炎和脓肿最常见于胸腔手术或者食管穿孔后。患者通常会有败血症的症状。CT 扫描显示纵隔积液。Fritscher-Ravens 等报道了 18 例经过 EUS-FNA 的患纵隔炎（主要是胸腔手术后）的危重患者[88]。纵隔脓肿的 EUS 表现为直径 2 ～ 4 cm、回声不均匀的、边界清楚的低回声区。一些病变内有一些直径为 2 ～ 3 mm 的高回声点伴有声影，这被认为是一些含气灶。通过 EUS-FNA 微生物培养发现了化脓性物质和细菌性微生物。纵隔脓肿的 EUS-FNA 操作并未发生明显的并发症。有报道通过 EUS-FNA 诊断念珠菌性纵隔炎[121]。另有个案报道通过 EUS-FNA 穿刺引流纵隔脓肿后放置了经食管的猪尾支架[122]。

胸腔积液

EUS-FNA 也可以对毗邻食管的胸腔积液进行取样。该项操作对非小细胞肺癌的分期是非常重要的，因为如果证实了胸腔积液的性质为恶性，那么患者的肿瘤分期将上升为Ⅳ期[123]。

小结

EUS 是一种可以用来对后纵隔的病变进行观察和定性诊断的非常安全、有效的方法。EUS-FNA 可以精确、安全地对后纵隔病变进行活检，以确定良恶性。对于纵隔囊肿施行 EUS-FNA 之后，有报道称感染性并发症的发生率较高，所以如果怀疑后纵隔囊性病变时，不推荐行活检穿刺。

参考文献

1. Jue TL, Sharaf RN, Appalaneni V, et al. Role of EUS for the evaluation of mediastinal adenopathy. *Gastrointest Endosc.* 2011;74(2):239-245.
2. Sawhney MS, Debold SM, Kratzke RA, et al. Central intranodal blood vessel: a new EUS sign described in mediastinal lymph nodes. *Gastrointest Endosc.* 2007;65(4):602-608.
3. Hall JD, Kahaleh M, White GE, et al. Presence of lymph node vasculature: a new EUS criterion for benign nodes? *Dig Dis Sci.* 2009; 54(1):118-121.
4. Wiersema MJ, Hassig WM, Hawes RH, Wonn MJ. Mediastinal lymph node detection with endosonography. *Gastrointest Endosc.* 1993; 39(6):788-793.
5. Kalaitzakis E, Sadik R, Doig L, Meenan J. Defining the lymph node burden in a Northern European population without malignancy: the potential effect of geography in determining a need for FNA? *Dis Esophagus.* 2009;22(5):409-417.
6. Catalano MF, Sivak MV Jr, Rice T, et al. Endosonographic features predictive of lymph node metastasis. *Gastrointest Endosc.* 1994;40(4):

442-446.

7. Bhutani MS, Hawes RH, Hoffman BJ. A comparison of the accuracy of echo features during endoscopic ultrasound (EUS) and EUS-guided fine-needle aspiration for diagnosis of malignant lymph node invasion. *Gastrointest Endosc.* 1997;45(6):474-479.

8. Janssen J, Dietrich CF, Will U, Greiner L. Endosonographic elastography in the diagnosis of mediastinal lymph nodes. *Endoscopy.* 2007;39(11):952-957.

9. Wiersema MJ, Hawes RH, Tao LC, et al. Endoscopic ultrasonography as an adjunct to fine needle aspiration cytology of the upper and lower gastrointestinal tract. *Gastrointest Endosc.* 1992;38(1):35-39.

10. Wiersema MJ, Kochman ML, Chak A, et al. Real-time endoscopic ultrasound-guided fine-needle aspiration of a mediastinal lymph node. *Gastrointest Endosc.* 1993;39(3):429-431.

11. Wallace MB, Fritscher-Ravens A, Savides TJ. Endoscopic ultrasound for the staging of non–small-cell lung cancer. *Endoscopy.* 2003;35(7):606-610.

12. Wallace MB, Woodward TA, Raimondo M, et al. Transaortic fine-needle aspiration of centrally located lung cancer under endoscopic ultrasound guidance: the final frontier. *Ann Thorac Surg.* 2007;84(3):1019-1021.

13. von Bartheld MB, Rabe KF, Annema JT. Transaortic EUS-guided FNA in the diagnosis of lung tumors and lymph nodes. *Gastrointest Endosc.* 2009;69(2):345-349.

14. Klapman JB, Logrono R, Dye CE, Waxman I. Clinical impact of on-site cytopathology interpretation on endoscopic ultrasound-guided fine needle aspiration. *Am J Gastroenterol.* 2003;98(6):1289-1294.

15. Tournoy KG, Praet MM, Van MG, Van Meerbeeck JP. Esophageal endoscopic ultrasound with fine-needle aspiration with an on-site cytopathologist: high accuracy for the diagnosis of mediastinal lymphadenopathy. *Chest.* 2005;128(4):3004-3009.

16. Emery SC, Savides TJ, Behling CA. Utility of immediate evaluation of endoscopic ultrasound-guided transesophageal fine needle aspiration of mediastinal lymph nodes. *Acta Cytol.* 2004;48(5):630-634.

17. LeBlanc JK, Ciaccia D, Al-Assi MT, et al. Optimal number of EUS-guided fine needle passes needed to obtain a correct diagnosis. *Gastrointest Endosc.* 2004;59(4):475-481.

18. Wallace MB, Kennedy T, Durkalski V, et al. Randomized controlled trial of EUS-guided fine needle aspiration techniques for the detection of malignant lymphadenopathy. *Gastrointest Endosc.* 2001;54(4):441-447.

19. Erickson RA, Sayage-Rabie L, Beissner RS. Factors predicting the number of EUS-guided fine-needle passes for diagnosis of pancreatic malignancies. *Gastrointest Endosc.* 2000;51(2):184-190.

20. Levy MJ, Wiersema MJ. EUS-guided Trucut biopsy. *Gastrointest Endosc.* 2005;62(3):417-426.

21. Cho CM, Al-Haddad M, Leblanc JK, et al. Rescue endoscopic ultrasound (EUS)-guided Trucut biopsy following suboptimal EUS-guided fine needle aspiration for mediastinal lesions. *Gut Liver.* 2013;7(2):150-156.

22. Herth FJ, Eberhardt R, Vilmann P, et al. Real-time endobronchial ultrasound guided transbronchial needle aspiration for sampling mediastinal lymph nodes. *Thorax.* 2006;61(9):795-798.

23. Gilbert S, Wilson DO, Christie NA, et al. Endobronchial ultrasound as a diagnostic tool in patients with mediastinal lymphadenopathy. *Ann Thorac Surg.* 2009;88(3):896-900, discussion 901-902.

24. Khoo KL, Ho KY, Nilsson B, Lim TK. EUS-guided FNA immediately after unrevealing transbronchial needle aspiration in the evaluation of mediastinal lymphadenopathy: a prospective study. *Gastrointest Endosc.* 2006;63(2):215-220.

25. Wallace MB, Pascual JM, Raimondo M, et al. Minimally invasive endoscopic staging of suspected lung cancer. *JAMA.* 2008;299(5):540-546.

26. Zhang R, Ying K, Shi L, et al. Combined endobronchial and endoscopic ultrasound-guided fine needle aspiration for mediastinal lymph node staging of lung cancer: a meta-analysis. *Eur J Cancer.* 2013;49(8):1860-1867.

27. Puli SR, Batapati Krishna Reddy J, Bechtold ML, et al. Endoscopic ultrasound: its accuracy in evaluating mediastinal lymphadenopathy? A meta-analysis and systematic review. *World J Gastroenterol.* 2008;14(19):3028-3037.

28. Giovannini M, Seitz JF, Monges G, et al. Fine-needle aspiration cytology guided by endoscopic ultrasonography: results in 141 patients. *Endoscopy.* 1995;27(2):171-177.

29. Silvestri GA, Hoffman BJ, Bhutani MS, et al. Endoscopic ultrasound with fine-needle aspiration in the diagnosis and staging of lung cancer. *Ann Thorac Surg.* 1996;61(5):1441-1445, discussion 1445-1446.

30. Gress FG, Savides TJ, Sandler A, et al. Endoscopic ultrasonography, fine-needle aspiration biopsy guided by endoscopic ultrasonography, and computed tomography in the preoperative staging of non–small-cell lung cancer: a comparison study. *Ann Intern Med.* 1997;127(8 Pt 1):604-612.

31. Hunerbein M, Ghadimi BM, Haensch W, Schlag PM. Transesophageal biopsy of mediastinal and pulmonary tumors by means of endoscopic ultrasound guidance. *J Thorac Cardiovasc Surg.* 1998;116(4):554-559.

32. Serna DL, Aryan HE, Chang KJ, et al. An early comparison between endoscopic ultrasound-guided fine-needle aspiration and mediastinoscopy for diagnosis of mediastinal malignancy. *Am Surg.* 1998;64(10):1014-1018.

33. Wiersema MJ, Vazquez-Sequeiros E, Wiersema LM. Evaluation of mediastinal lymphadenopathy with endoscopic US-guided fine-needle aspiration biopsy. *Radiology.* 2001;219(1):252-257.

34. Fritscher-Ravens A, Sriram PV, Bobrowski C, et al. Mediastinal lymphadenopathy in patients with or without previous malignancy: EUS-FNA-based differential cytodiagnosis in 153 patients. *Am J Gastroenterol.* 2000;95(9):2278-2284.

35. Wallace MB, Silvestri GA, Sahai AV, et al. Endoscopic ultrasound-guided fine needle aspiration for staging patients with carcinoma of the lung. *Ann Thorac Surg.* 2001;72(6):1861-1867.

36. Devereaux BM, LeBlanc JK, Yousif E, et al. Clinical utility of EUS-guided fine-needle aspiration of mediastinal masses in the absence of known pulmonary malignancy. *Gastrointest Endosc.* 2002;56(3):397-401.

37. Larsen SS, Krasnik M, Vilmann P, et al. Endoscopic ultrasound guided biopsy of mediastinal lesions has a major impact on patient management. *Thorax.* 2002;57(2):98-103.

38. Hernandez LV, Mishra G, George S, Bhutani MS. A descriptive analysis of EUS-FNA for mediastinal lymphadenopathy: an emphasis on clinical impact and false negative results. *Am J Gastroenterol.* 2004;99(2):249-254.

39. Savides TJ, Perricone A. Impact of EUS-guided FNA of enlarged mediastinal lymph nodes on subsequent thoracic surgery rates. *Gastrointest Endosc.* 2004;60(3):340-346.

40. Eloubeidi MA, Cerfolio RJ, Chen VK, et al. Endoscopic ultrasound-guided fine needle aspiration of mediastinal lymph node in patients with suspected lung cancer after positron emission tomography and computed tomography scans. *Ann Thorac Surg.* 2005;79(1):263-268.

41. Vazquez-Sequeiros E, Wiersema MJ, Clain J, et al. Impact of lymph node staging on therapy of esophageal carcinoma. *Gastroenterology.* 2003;125(6):1626-1635.

42. Chen VK, Eloubeidi MA. Endoscopic ultrasound-guided fine needle aspiration is superior to lymph node echofeatures: a prospective evaluation of mediastinal and peri-intestinal lymphadenopathy. *Am J Gastroenterol.* 2004;99(4):628-633.

43. Wang KX, Ben QW, Jin ZD, et al. Assessment of morbidity and mortality associated with EUS-guided FNA: a systematic review. *Gastrointest Endosc.* 2011;73(2):283-290.

44. Ryan AG, Zamvar V, Roberts SA. Iatrogenic candidal infection of a mediastinal foregut cyst following endoscopic ultrasound-guided fine-needle aspiration. *Endoscopy.* 2002;34(10):838-839.

45. Annema JT, Veselic M, Versteegh MI, Rabe KF. Mediastinitis caused by EUS-FNA of a bronchogenic cyst. *Endoscopy.* 2003;35(9):791-793.

46. Wildi SM, Hoda RS, Fickling W, et al. Diagnosis of benign cysts of the mediastinum: the role and risks of EUS and FNA. *Gastrointest Endosc.* 2003;58(3):362-368.

47. Varadarajulu S, Fraig M, Schmulewitz N, et al. Comparison of EUS-guided 19-gauge Trucut needle biopsy with EUS-guided fine-needle aspiration. *Endoscopy.* 2004;36(5):397-401.

48. Westerterp M, van den Berg JG, van Lanschot JJ, Fockens P. Intramural bronchogenic cysts mimicking solid tumors. *Endoscopy.* 2004;36(12):1119-1122.

49. Pai KR, Page RD. Mediastinitis after EUS-guided FNA biopsy of a posterior mediastinal metastatic teratoma. *Gastrointest Endosc.* 2005;62(6):980-981.

50. Savides TJ, Margolis D, Richman KM, Singh V. *Gemella morbillorum* mediastinitis and osteomyelitis following transesophageal endoscopic ultrasound-guided fine-needle aspiration of a posterior mediastinal lymph node. *Endoscopy.* 2007;39(suppl 1):E123-E124.

51. Aerts JG, Kloover J, Los J, et al. EUS-FNA of enlarged necrotic lymph nodes may cause infectious mediastinitis. *J Thorac Oncol.* 2008;3(10):1191-1193.

52. Iwashita T, Yasuda I, Doi S, et al. The yield of endoscopic ultrasound-guided fine needle aspiration for histological diagnosis in patients suspected of stage 1 sarcoidosis. *Endoscopy.* 2008;40(5):400-405.

53. Diehl DL, Cheruvattath R, Facktor MA, Go BD. Infection after endoscopic ultrasound-guided aspiration of mediastinal cysts. *Interact Cardiovasc Thorac Surg.* 2010;10(2):338-340.

54. von Bartheld M, van der Heijden E, Annema J. Mediastinal abscess formation after EUS-guided FNA: are patients with sarcoidosis at increased risk? *Gastrointest Endosc.* 2012;75(5):1104-1107.

55. Allen BD, Penman I. Mediastinal abscess formation after EUS-guided FNA in patients with sarcoidosis. *Gastrointest Endosc.* 2012;76(5):1078-1079, author reply 1079.

56. Doi S, Yasuda I, Iwashita T, et al. Needle tract implantation on the esophageal wall after EUS-guided FNA of metastatic mediastinal lymphadenopathy. *Gastrointest Endosc.* 2008;67(6):988-990.

57. von Bartheld MB, van Kralingen KW, Veenendaal RA, et al. Mediastinal-esophageal fistulae after EUS-FNA of tuberculosis of the mediastinum. *Gastrointest Endosc.* 2010;71(1):210-212.

58. Fritscher-Ravens A, Bohuslavizki KH, Brandt L, et al. Mediastinal lymph node involvement in potentially resectable lung cancer: comparison of CT, positron emission tomography, and endoscopic ultrasonography with and without fine-needle aspiration. *Chest.* 2003;123(2):442-451.

59. Gould MK, Kuschner WG, Rydzak CE, et al. Test performance of positron emission tomography and computed tomography for mediastinal staging in patients with non–small-cell lung cancer: a meta-analysis. *Ann Intern Med.* 2003;139(11):879-892.

60. Fritscher-Ravens A, Davidson BL, Hauber HP, et al. Endoscopic ultrasound, positron emission tomography, and computerized tomography for lung cancer. *Am J Respir Crit Care Med.* 2003;168(11):1293-1297.

61. Rosenberg JM, Perricone A, Savides TJ. Endoscopic ultrasound/fine-needle aspiration diagnosis of a malignant subcarinal lymph node in a patient with lung cancer and a negative positron emission tomography scan. *Chest.* 2002;122(3):1091-1093.

62. Kalade AV, Eddie Lau WF, Conron M, et al. Endoscopic ultrasound-guided fine-needle aspiration when combined with positron emission tomography improves specificity and overall diagnostic accuracy in unexplained mediastinal lymphadenopathy and staging of non–small-cell lung cancer. *Intern Med J.* 2008;38(11):837-844.

63. Bataille L, Lonneux M, Weynand B, et al. EUS-FNA and FDG-PET are complementary procedures in the diagnosis of enlarged mediastinal lymph nodes. *Acta Gastroenterol Belg.* 2008;71(2):219-229.

64. Catalano MF, Nayar R, Gress F, et al. EUS-guided fine needle aspiration in mediastinal lymphadenopathy of unknown etiology. *Gastrointest Endosc.* 2002;55(7):863-869.

65. Kahi CJ, Dewitt JM, Lykens M, et al. Diagnosis of a malignant mesothelioma by EUS-guided FNA of a mediastinal lymph node. *Gastrointest Endosc.* 2004;60(5):859-861.

66. Bean SM, Eloubeidi MA, Cerfolio R, et al. Endoscopic ultrasound-guided fine needle aspiration is useful for nodal staging in patients with pleural mesothelioma. *Diagn Cytopathol.* 2008;36(1):32-37.

67. Tournoy KG, Burgers SA, Annema JT, et al. Transesophageal endoscopic ultrasound with fine needle aspiration in the preoperative staging of malignant pleural mesothelioma. *Clin Cancer Res.* 2008;14(19):6259-6263.

68. Rice DC, Steliga MA, Stewart J, et al. Endoscopic ultrasound-guided fine needle aspiration for staging of malignant pleural mesothelioma. *Ann Thorac Surg.* 2009;88(3):862-868, discussion 868-869.

69. Dewitt J, Ghorai S, Kahi C, et al. EUS-FNA of recurrent postoperative extraluminal and metastatic malignancy. *Gastrointest Endosc.* 2003;58(4):542-548.

70. Kramer H, Koeter GH, Sleijfer DT, et al. Endoscopic ultrasound-guided fine-needle aspiration in patients with mediastinal abnormalities and previous extrathoracic malignancy. *Eur J Cancer.* 2004;40(4):559-562.

71. Hahn M, Faigel DO. Frequency of mediastinal lymph node metastases in patients undergoing EUS evaluation of pancreaticobiliary masses. *Gastrointest Endosc.* 2001;54(3):331-335.

72. Ribeiro A, Vazquez-Sequeiros E, Wiersema LM, et al. EUS-guided fine-needle aspiration combined with flow cytometry and immunocytochemistry in the diagnosis of lymphoma. *Gastrointest Endosc.* 2001;53(4):485-491.

73. Levy MJ, Jondal ML, Clain J, Wiersema MJ. Preliminary experience with an EUS-guided trucut biopsy needle compared with EUS-guided FNA. *Gastrointest Endosc.* 2003;57(1):101-106.

74. Mishra G, Sahai AV, Penman ID, et al. Endoscopic ultrasonography with fine-needle aspiration: an accurate and simple diagnostic modality for sarcoidosis. *Endoscopy.* 1999;31(5):377-382.

75. Fritscher-Ravens A, Sriram PV, Topalidis T, et al. Diagnosing sarcoidosis using endosonography-guided fine-needle aspiration. *Chest.* 2000;118(4):928-935.

76. Annema JT, Veselic M, Rabe KF. Endoscopic ultrasound-guided fine-needle aspiration for the diagnosis of sarcoidosis. *Eur Respir J.* 2005;25(3):405-409.

77. Michael H, Ho S, Pollack B, et al. Diagnosis of intra-abdominal and mediastinal sarcoidosis with EUS-guided FNA. *Gastrointest Endosc.* 2008;67(1):28-34.

78. Cooke JR, Behling CA, Perricone A, Savides TJ. Using trans-esophageal endoscopic ultrasound-guided fine needle aspiration to diagnose sarcoidosis in patients with mediastinal lymphadenopahy. *Clin Pulm Med.* 2008;15(1):13-17.

79. Wildi SM, Judson MA, Fraig M, et al. Is endosonography guided fine needle aspiration (EUS-FNA) for sarcoidosis as good as we think? *Thorax.* 2004;59(9):794-799.

80. Tremblay A, Stather DR, Maceachern P, et al. A randomized controlled trial of standard versus endobronchial ultrasonography-guided trans-bronchial needle aspiration in patients with suspected sarcoidosis. *Chest.* 2009;136(2):340-346.

81. Tournoy KG, Bolly A, Aerts JG, et al. The value of endoscopic ultrasound after bronchoscopy to diagnose thoracic sarcoidosis. *Eur Respir J.* 2010;35(6):1329-1335.

82. Wheat LJ, Kohler RB, Tewari RP. Diagnosis of disseminated histoplasmosis by detection of *Histoplasma capsulatum* antigen in serum and urine specimens. *N Engl J Med.* 1986;314(2):83-88.

83. Wiersema MJ, Chak A, Wiersema LM. Mediastinal histoplasmosis: evaluation with endosonography and endoscopic fine-needle aspiration biopsy. *Gastrointest Endosc.* 1994;40(1):78-81.

84. Savides TJ, Gress FG, Wheat LJ, et al. Dysphagia due to mediastinal granulomas: diagnosis with endoscopic ultrasonography. *Gastroenterology.* 1995;109(2):366-373.

85. Rana SS, Bhasin DK, Srinivasan R, Singh K. Endoscopic ultrasound (EUS) features of mediastinal tubercular lymphadenopathy. *Hepatogastroenterology.* 2011;58(107-108):819-823.

86. Hainaut P, Monthe A, Lesage V, Weynand B. Tuberculous mediastinal lymphadenopathy. *Acta Clin Belg.* 1998;53(2):114-116.

87. Kramer H, Nieuwenhuis JA, Groen HJ, Wempe JB. Pulmonary tuberculosis diagnosed by esophageal endoscopic ultrasound with fine-needle aspiration. *Int J Tuberc Lung Dis.* 2004;8(2):272-273.

88. Fritscher-Ravens A, Schirrow L, Pothmann W, et al. Critical care transesophageal endosonography and guided fine-needle aspiration for diagnosis and management of posterior mediastinitis. *Crit Care Med.* 2003;31(1):126-132.

89. Chaya CT, Schnadig V, Gupta P, et al. Endoscopic ultrasound-guided fine-needle aspiration for diagnosis of an infectious mediastinal mass and/or lymphadenopathy. *Endoscopy.* 2006;38(suppl 2):E99-E101.

90. Naidu VG, Tammineni AK, Biscopink RJ, et al. *Coccidioides immitis* and *Mycobacterium tuberculosis* diagnosed by endoscopic ultrasound. *J S C Med Assoc.* 2009;105(1):4-7.

91. Bhutani MS, Moparty B, Chaya CT, et al. Endoscopic ultrasound-guided fine-needle aspiration of enlarged mediastinal lymph nodes in eosinophilic esophagitis. *Endoscopy.* 2007;39(suppl 1):E82-E83.

92. Srinivasan R, Bhutani MS, Thosani N, et al. Clinical impact of EUS-FNA of mediastinal lymph nodes in patients with known or suspected lung cancer or mediastinal lymph nodes of unknown etiology. *J Gastrointestin Liver Dis.* 2012;21(2):145-152.

93. Catalano MF, Rosenblatt ML, Chak A, et al. Endoscopic ultrasound-guided fine needle aspiration in the diagnosis of mediastinal masses of unknown origin. *Am J Gastroenterol.* 2002;97(10):2559-2565.

94. Panelli F, Erickson RA, Prasad VM. Evaluation of mediastinal masses by endoscopic ultrasound and endoscopic ultrasound-guided fine needle aspiration. *Am J Gastroenterol.* 2001;96(2):401-408.

95. Varadarajulu S, Hoffman BJ, Hawes RH, Eloubeidi MA. EUS-guided FNA of lung masses adjacent to or abutting the esophagus after unrevealing CT-guided biopsy or bronchoscopy. *Gastrointest Endosc.* 2004;60(2):293-297.

96. Vazquez-Sequeiros E, Levy MJ, Van Domselaar M, et al. Diagnostic yield and safety of endoscopic ultrasound guided fine needle aspiration of central mediastinal lung masses. *Diagn Ther Endosc.* 2013;2013:150492.

97. Mallo R, Gottlieb K, Waggoner D, Wittenkeller J. Mediastinal plasmacytoma detected by echocardiography and biopsied with EUS-FNA. *Echocardiography.* 2008;25(9):997-998.

98. Bean SM, Eloubeidi MA, Eltoum IA, et al. Preoperative diagnosis of a mediastinal granular cell tumor by EUS-FNA: a case report and review of the literature. *Cytojournal.* 2005;2(1):8.

99. Macchiarini P, Ostertag H. Uncommon primary mediastinal tumours. *Lancet Oncol.* 2004;5(2):107-118.

100. Reed JC, Hallet KK, Feigin DS. Neural tumors of the thorax: subject review from the AFIP. *Radiology.* 1978;126(1):9-17.

101. McGrath KM, Ballo MS, Jowell PS. Schwannoma of the mediastinum diagnosed by EUS-guided fine needle aspiration. *Gastrointest Endosc.* 2001;53(3):362-365.

102. Pakseresht K, Reddymasu SC, Oropeza-Vail MM, et al. Mediastinal schwannoma diagnosed by endoscopic ultrasonography-guided fine needle aspiration cytology. *Case Rep Gastroenterol.* 2011;5(2):411-415.

103. Lee JR, Anstadt MP, Khwaja S, Green LK. Gastrointestinal stromal tumor of the posterior mediastinum. *Eur J Cardiothorac Surg.* 2002;22(6):1014-1016.

104. Portale G, Zaninotto G, Costantini M, et al. Esophageal GIST: case report of surgical enucleation and update on current diagnostic and therapeutic options. *Int J Surg Pathol.* 2007;15(4):393-396.

105. Miyoshi K, Naito M, Ueno T, et al. Abnormal fluorine-18-fluorodeoxyglucose uptake in benign esophageal leiomyoma. *Gen Thorac Cardiovasc Surg.* 2009;57(11):629-632.

106. Van den Abbeele AD. The lessons of GIST—PET and PET/CT: a new paradigm for imaging. *Oncologist.* 2008;13(suppl 2):8-13.

107. Bakdounes K, Jhala N, Jhala D. Diagnostic usefulness and challenges in the diagnosis of mesothelioma by endoscopic ultrasound guided fine needle aspiration. *Diagn Cytopathol.* 2008;36(7):503-507.

108. Balderramo DC, Pellise M, Colomo L, et al. Diagnosis of pleural malignant mesothelioma by EUS-guided FNA (with video). *Gastrointest Endosc.* 2008;68(6):1191-1192, dicussion 1192-1193.

109. Tang SJ, Sreenarasimhaiah J, Tang L, et al. Endoscopic injection sclerotherapy with doxycycline for mediastinal and esophageal lymphangiohemangioma. *Gastrointest Endosc.* 2007;66(6):1196-1200.

110. Ribet ME, Copin MC, Gosselin B. Bronchogenic cysts of the mediastinum. *J Thorac Cardiovasc Surg.* 1995;109(5):1003-1010.

111. Strollo DC, Rosado-de-Christenson ML, Jett JR. Primary mediastinal tumors: part II. Tumors of the middle and posterior mediastinum. *Chest.* 1997;112(5):1344-1357.

112. Snyder ME, Luck SR, Hernandez R, et al. Diagnostic dilemmas of mediastinal cysts. *J Pediatr Surg.* 1985;20(6):810-815.

113. Sirivella S, Ford WB, Zikria EA, et al. Foregut cysts of the mediastinum. Results in 20 consecutive surgically treated cases. *J Thorac Cardiovasc Surg.* 1985;90(5):776-782.

114. Van Dam J, Rice TW, Sivak MV Jr. Endoscopic ultrasonography and endoscopically guided needle aspiration for the diagnosis of upper gastrointestinal tract foregut cysts. *Am J Gastroenterol.* 1992;87(6):762-765.

115. Geller A, Wang KK, DiMagno EP. Diagnosis of foregut duplication cysts by endoscopic ultrasonography. *Gastroenterology.* 1995;109(3):838-842.

116. Bhutani MS, Hoffman BJ, Reed C. Endosonographic diagnosis of an esophageal duplication cyst. *Endoscopy.* 1996;28(4):396-397.

117. Faigel DO, Burke A, Ginsberg GG, et al. The role of endoscopic ultrasound in the evaluation and management of foregut duplications. *Gastrointest Endosc.* 1997;45(1):99-103.

118. Eloubeidi MA, Cohn M, Cerfolio RJ, et al. Endoscopic ultrasound-guided fine-needle aspiration in the diagnosis of foregut duplication cysts: the value of demonstrating detached ciliary tufts in cyst fluid. *Cancer.* 2004;102(4):253-258.

119. Wiersema MJ, Vilmann P, Giovannini M, et al. Endosonography-guided fine-needle aspiration biopsy: diagnostic accuracy and complication assessment. *Gastroenterology.* 1997;112(4):1087-1095.

120. Fazel A, Moezardalan K, Varadarajulu S, et al. The utility and the safety of EUS-guided FNA in the evaluation of duplication cysts. *Gastrointest Endosc.* 2005;62(4):575-580.

121. Prasad VM, Erickson R, Contreras ED, Panelli F. Spontaneous candida mediastinitis diagnosed by endoscopic ultrasound-guided, fine-needle aspiration. *Am J Gastroenterol.* 2000;95(4):1072-1075.

122. Kahaleh M, Yoshida C, Kane L, Yeaton P. EUS drainage of a mediastinal abscess. *Gastrointest Endosc.* 2004;60(1):158-160.

123. Lococo F, Cesario A, Attili F, et al. Transoesophageal endoscopic ultrasound-guided fine-needle aspiration of pleural effusion for the staging of non–small-cell lung cancer. *Interact Cardiovasc Thorac Surg.* 2013.

第三篇

胃

第 10 章

如何在胃内操作 EUS

Robert H. Hawes・Shyam Varadarajulu・Paul Fockens
（周德俊 译 李 文 校）

EUS 检查胃有两种基本方法：其一为水囊法，其二为胃腔注水法。这两种方法都可用于线阵和环扫超声内镜，由于环扫超声内镜下胃镜视野较大，因而操作更简单且高效。水囊法更适合于快速筛选黏膜下病变及扫查胃壁周围结构（图10-1）。注水法更适合于检查胃壁层次结构，以便仔细、准确地评估特异性病变（图10-2）。水囊法检查时，要将超声内镜前端进至胃窦近幽门口，然后往球囊内注水，并持续吸引，排除胃腔内气体。当抽尽胃腔内空气后，尽量保持球囊位于胃腔的中央，然后缓慢退镜（视频10-1）。

视频 10-1　录像显示用环扫超声镜水囊充盈法在胃内检查

对于初学者，显示标准的超声内镜图像非常重要。在胃部检查时，很容易显示肝影像，并旋转镜身将肝图像显示在9—12点钟方向。从这个方位稍稍退镜，可以将胰腺显示在6点钟方向，脾和左肾将显示12—4点钟方向。检查过程中，检查者应同时观察胃壁和胃周围结构情况。如果发现病变或不正常结构，需要对其详细检查，以便获得更清晰图像。

注水法需要将胃内气体抽尽，然后向胃腔内注入 200 ～ 400 ml 液体（图10-2，视频10-2）。为获得清晰胃壁图像，需要注意以下两点：(1) 探头必须垂直于胃壁或特定的病变（视频10-3）；(2) 超声内镜的前端要位于超声换能器可接收到声能的区域内（第1章）。第二点对于机械环扫超声内镜至关重要，而对于电子超声内镜就没有那么重要了。注水法为获得清晰超声图像，需要抑制胃蠕动，并缓慢向胃腔的注水，避免产生微气

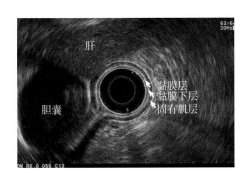

图 10-1　球囊注水法。环扫超声内镜显示胃壁层次结构

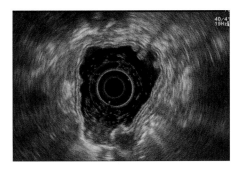

图 10-2　胃腔注水法：胃腔内注满水后，将环扫超声内镜置于胃腔内，可见清晰地显示胃壁各层层次结构

视频 10-2　录像显示用环扫超声内镜注水法行胃内检查

视频 10-3　注水后环扫超声内镜扫查提示 T1 期胃癌局限于黏膜层

视频 10-4　应用 20 MHz 高频小探头性超声内镜检查（注水法）显示 T1 期胃癌病变局限于黏膜区域

泡（缓慢注水而不适合喷射性注水）。

胃的某些部位很难、甚至不可能获得垂直图像，这是胃内 EUS 检查的一个巨大挑战。例如胃窦部。调整探头方向使其垂直胃窦壁同时接近胃壁是不可能的。探头和胃壁表面不能达到最佳方位导致获得的图像为切线位图像。如果超声探头的声波呈切线穿过胃壁，超声显示的胃壁将会增厚。这样可能会导致早期胃癌分期过高或导致错误地确定黏膜下病变的层次来源。因而，EUS 对于那些为了区分是 T3 期还是 T4 期的较大病变，就没有诊断较表浅的病变那么重要了，因为对于较表浅的病变可以帮助确定是否适合内镜下黏膜切除（EMR）。有时，在胃窦部使用双腔胃镜和高频导管探头可以到达较好的位置（视频 10-4；图 10-3）。但是，当病变较大时，导管探头的穿透深度有限，不能准确地对其分期。

小结

本章介绍了标准超声内镜获得胃部图像的两种方法。为获得精确的图像，关键是要选择正确

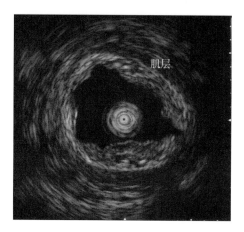

图 10-3　胃窦壁超声图像。胃腔注水后，高频导管探头显示胃壁各层层次结构

的检查方法。评估较大病变（＞ 2 cm）、全面检查整个胃壁以及检查胃周围区域，最好选用普通超声内镜。检查较小病变，最好选用导管探头联合双钳道胃镜，其优势在于可以同时在胃镜视野和超声图像下观察病灶。

第 11 章

上皮下病变

Eun Young（Ann）Kim

（张志广 李 熳译 李盈盈 李 文校）

内容要点

- EUS 可以准确地区分胃壁上的病变是否来自外在压迫。
- 壁内病变的确诊依靠它的起源层次和内部回声特点。
- 如果壁上病变有完整的黏膜下层包绕，说明可以应用 EMR 安全切除。
- 类癌可以通过标准的活检来确诊，因为肿瘤组织可以从深层延至表层。
- 平滑肌瘤与胃肠道间质瘤可以通过 CD117（即 c-kit 原癌基因）的免疫组化进行鉴别。

黏膜下病变通常是内镜医师在进行内镜检查或钡剂对比造影时偶然发现的，病变凸出且表面覆盖正常的黏膜。这种病变既可能是壁内的肿物，也可能是壁外的器官外压而成。近期"黏膜下病变（submucosal lesion）"逐渐被"上皮下病变（subepithelial lesion）"替代，因为壁内肿物可能来源于胃壁上皮下的任何一层。在过去的常规胃镜中，检出可疑胃黏膜下病变的概率大概只有 0.36%[1]。而在近期，检出率明显提高，特别是小的病变，原因可能在于技术的进步和对这些病变密切的关注。

一些非侵入性检查方法如腹部超声、CT、MRI 都可以用来明确凸出性病变的性质，但却都不够充分。而 EUS 却可以清晰地显示胃壁各层次结构。这样不仅可以区分上皮下病变和壁外结构，还可以明确壁内病变的起源层次和超声特点 [2-7]。所以 EUS 目前是精确显示上皮下病变的最佳选择。

上皮下病变包括一系列良性和恶性的上皮下肿物，还有非肿瘤性病变（视频 11-1）。判断上皮下病变的起源层次，要仔细观察移行部位（即肿物从胃壁正常层次出现的位置）。另外，还要观察肿瘤的大小和回声特点，比如边界是否清晰、内部特征、回声反射性和是否血流丰富。其次，与

视频 11-1 视频中为各种上皮下病变的超声特征

周围邻近器官的关系和是否有周边淋巴结肿大都可以对病变的诊断提供有价值的信息。根据以上信息，我们可以对上皮下肿物的鉴别诊断做出有根据的推测，结果一般比较精确合理（表 11-1）[7]。据报道，EUS 预测上皮下病变病理诊断的准确率为 45.5% ~ 82.9%（表 11-2）[8-13]。如果进行 EUS 引导下的细针穿刺活检（EUS-FNA），将会把病理诊断的准确性大大提高至 63% ~ 98%[14-15]。该部分在本章节后面有详细的讲述。

EUS 提供的上皮下病变的诊断信息包括壁内层次的起源，可以帮助决定该病变是否需要切除还是随访 [10-11]。局限于黏膜层或黏膜下层的病变可以很安全地在内镜下切除。对于固有肌层的病变，目前随着内镜技术的进步，一些有经验的内镜医师可以通过黏膜下剥离术（ESD）去除病变，

表 11-1

不同上皮下病变的 EUS 特征

病因	EUS 层次 *	EUS 表现
胃肠道间质瘤	4（很少是第 2 层）	低回声（边界不规则，混杂回声灶，无回声区代表恶性）
平滑肌瘤	4，2	低回声
异位胰腺	2，3 和（或）4	低回声或混杂回声（可见无回声的管道结构）
脂肪瘤	3	高回声
类癌	2 和（或）3	轻度低回声，均质表现
颗粒细胞瘤	2 或 3	均质的低回声肿块，边界光滑
囊肿	3	无回声，圆或椭圆形（3 或 5 层外壁提示重复囊肿）
静脉曲张	3	无回声，管状的，匐行性
炎性纤维息肉	2 和（或）3	低回声，均质或混杂回声，边界不清晰
血管球瘤	3 或 4	低回声，边界光滑，内部回声欠均匀伴有高回声斑点
淋巴瘤	2，3 和（或）4	低回声
转移性病变	任何一层或全层	低回声，不均质性

* 第一层，黏膜层和表层液体界面；第二层，黏膜深层；第三层，黏膜下层；第四层，固有肌层；第五层，浆膜或外膜

表 11-2

胃肠道上皮下病变 EUS 的诊断准确率

作者（年份）	患者数量	准确率（%）
Reddymasu et al[8] (2012)	37	49
Karaca et al[9] (2010)	22	45.5
Ji et al[10] (2008)	76	82.9
Kwon et al[11] (2005)	58	79.3
Kojima et al[12] (1999)	54	74
Matsui et al[13] (1998)	15	60

而不会给患者增加太大的风险，对于无法内镜下切除的病变建议外科手术切除 [12-13]。

EUS 与其他影像方法准确性的比较

鉴别上皮下病变是 EUS 主要的适应证之一。与胃镜、钡剂对比造影、超声、CT、MRI 相比，EUS 能够更准确地检测和估计上皮下病变的大小和位置 [20]。内镜下观察到的上皮下病变表面一般是光滑的，颜色与周围黏膜相近，不伴溃疡和糜烂。有的时候，这些病变可以有轻微的颜色变化和形态学特征，但无法仅凭内镜对其进行区分。超声仅在上皮下病变非常巨大时才可以提供诊断信息。通过一组病人的研究发现，超声也可确诊胃上皮下病变，其中 82.5% 是在胃内注满水后探测出来的 [21]。和 CT、MRI 一样，超声也可以提供胃周围结构的信息。CT 一般用于评估恶性的上皮下病变且怀疑存在转移时。但另一项研究指出，EUS 早先发现的较大黏膜下病变，应用 CT 进行术前扫描时阳性率仅达 2/3[20]。据报道，恶性上皮下病变能被 CT 检测到和不能检测到的平均大小分别是 27.4 mm 和 11 mm[22]。近期应用多层螺旋 CT（MDCT，multidetector computed tomography）可以提供高质量的影像。MDCT 的诊断准确性已经提高到了相当水平，因为它可以进行多维成像和三维重建。近期的一项研究指出，MDCT 检测和分类上皮下病变总的准确性分别达 85.3% 和 78.8%[23]。

在检测到病变以外，只有 EUS 还可以准确地探明上皮下肿物在胃壁内的位置和超声影像的特征。可见 EUS 的应用缩小了鉴别诊断的范围，可以更好地决策下一步的治疗方案。临床医生可以对疑为良性的病变采取随诊或者再次检查的方案，对于可疑的恶性病变即采取切除的治疗方法。

在鉴别病变是来自上皮下还是腔外压迫时，EUS 较内镜、超声和 CT 有更高的准确性。在一项多中心的研究中显示，胃镜鉴别上皮下病

变和腔外压迫的敏感性和特异性分别为 87% 和
29%[24]。另一项研究显示，超声和 CT 在此方面的
诊断率仅为 16%，而 EUS 可达 100%[25]。还有研
究结果比较了超声、CT 和 EUS 在此方面的诊断
准确性分别是 22%、28% 和 100%[26]。

壁外病变

检查目录

检查病变与胃腔之间胃壁五层的完整性

　　因为 EUS 可以清晰地观察胃壁的层次结构，
所以它可以较容易地鉴别出上皮下肿物样病变是
来自壁内或是壁外。当 EUS 观察到病变与胃腔之
间的胃壁层次完整时，我们就可以肯定地说该处
病变是壁外的组织压迫所致。

　　这种造成外压的壁外结构大部分是邻近的
正常组织，只有少部分是病理性肿块[24-27]（表
11-3）。一项研究表明，内镜检查无法区分是壁外
压迫还是上皮下病变的隆起，66.4% 经 EUS 检查
后被证实为壁外压迫。值得注意的是，其中只有
11% 是病理性占位，其他均是相邻的正常器官或
血管[28]。

　　脾经常造成胃底或胃体上部的外压（图
11-1），胆囊的外压在胃窦部。肠管可以造成胃的
一过性外压。其他如脾门的血管、胰尾和肝左叶
也可致胃的外压切迹形成。异常的结构如胰腺假
性囊肿、脾动脉瘤、主动脉瘤、胰腺或肝的囊性
肿瘤、结肠肿瘤和淋巴瘤均可造成内镜下明显的

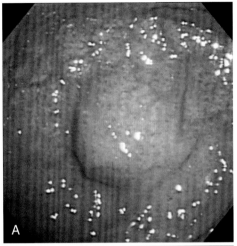

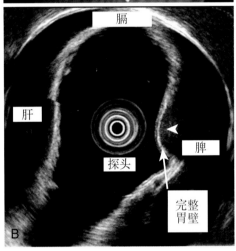

图 11-1 壁外压迫。A，正常脾压迫胃壁的内镜表现。胃
底可见一边界不清的隆起型病变。B，超声检查可见脾（箭
头所指）压迫胃壁

外压表现。邻近的结构如主动脉弓、椎骨也可造
成食管的外压。其他可能致食管外压的原因还包括
异常的血管，如右侧的降主动脉、主动脉弓的异常
分支、主动脉瘤和左心房的扩张。增大的纵隔淋巴
结或纵隔肿瘤、肺癌和淋巴瘤也可压迫食管。

　　用 EUS 观察胃壁外压的可疑部位时，一般分
两步进行。首先检查者应用 7.5 MHz 的低频率仔
细观察壁外结构与胃壁的整体关系。其次，应用
12 MHz 的高频率仔细观察高回声的浆膜层是完整
的还是有中断。这种方法可以比较可靠地区分胃
壁外压和胃外肿瘤造成的胃壁浸润。对于较小的
病变，高频的小超声探头较传统的超声在技术上
更易操作。食管内的超声内镜检查会因为受到支

表 11-3

疑似上皮下病变的壁外外压的病因

正常器官	病理情况
肝	胰腺囊性肿瘤
脾	胰腺假性囊肿
血管	肝囊肿
胆囊	血管异常包括动脉瘤
胰腺	淋巴瘤
肠管	结肠肿瘤
椎骨	纵隔肿瘤或淋巴结肿大
肾	肺癌

气管内气体的干扰而显得困难一些。

上皮下病变的评估

检查目录

仔细观察病变与正常胃壁交界的移行区域，判断其起源层次。

测量病变大小，观察回声特征（如回声高低、内部特征、是否含有血管及边界是否光滑）。

检查邻近是否有肿大的淋巴结。

1～2 cm 的较小病变应用高频率的小超声探头可以获得更好的显影。

为了更清晰地显示胃壁的层次和评估上皮下病变的起源，必要时可以往腔内注入水或者凝胶，使其产生耦合效应。但在这种情况下应尽量避免吸引。

胃肠道间质瘤

诊断目录

起源于胃壁的第 2 层或第 4 层。

通常是边界清楚、低回声、相对均质的肿物。

如果有下列显著的特征则考虑为恶性间质瘤：瘤体较大，不均质回声，内部可以伴有高回声病灶和（或）低回声坏死区域，腔外边界欠规则，邻近可有恶性表象的肿大淋巴结。

胃肠道间质瘤（GIST, gastrointestinal stromal tumors）是消化道最常见的间质瘤，也是上消化道最容易检出的壁内上皮下肿物。以前将 GIST 划分为消化道平滑肌肿瘤（如平滑肌瘤或平滑肌肉瘤）是因为组织学可见纺锤形细胞形成环形栅栏状排列且细胞核凸出，且起源于胃壁的固有肌层。近期随着新的分子标志物的出现和对这些肿瘤生物学行为的再认识，GIST 被划分为与间质瘤非同源性的特殊肿瘤，并具有自己不同的分化特征。肠道的 Cajal 细胞被认为是消化道的起搏细胞，目前它被认为是 GIST 的前体细胞，能够表达 c-kit 原癌基因，即一个跨膜酪氨酸激酶受体。免疫组织化学染色可见大部分 GIST 阳性表达 CD117，即 kit 蛋白的表位基因，有些时候 CD34 也可以阳性，但是结蛋白（desmin）阴性。平滑肌瘤可以阳性表达平滑肌肌动蛋白（actin）和结蛋白（desmin），神经鞘瘤的 S-100 蛋白和神经烯醇酶染色阳性[29]。

根据最近的分类方法，大约 80% 的消化道间质瘤是 GIST，其中恶性的占 10%～30%[30]。平滑肌瘤最多见于食管，在胃和小肠比较少见。相反，GIST 少见于食管，多见于胃（60%～70%）和小肠（20%～25%）[31]。

GIST 相关的最常见症状包括不明确的腹部不适和腹痛，但是多数较小的病变（< 2 cm）可以没有症状。大于 2 cm 的病变顶端会出现溃疡，患者会有消化道出血和贫血。有时候 GIST 还会造成肠梗阻。

判断 GIST 患者的预后，目前推荐应用针对其"恶性侵袭行为的风险分级制度"来替代"良性"这个概念。这也就意味着没有 GIST 可以定义为纯良性病变，它们都会具有一些恶变的潜质。病理学家根据 GIST 的肿物大小以及切除标本的核分裂象，将其分为极低危、低危、中危和高危四个级别[32]。

GIST 的典型 EUS 表现是边界清晰的、低回声的、相对均质的团块，可以起源于第二个低回声层（黏膜肌层），但大部分起源于第四个低回声层（固有肌层）（图 11-2）。相反，平滑肌瘤多起源于黏膜肌层（图 11-3），而 GIST 却不是这样的。如果仅仅通过 EUS 的声像图，而没有免疫组织化学染色是无法明确判断这些低回声均质肿物是平滑肌瘤、GIST，还是神经鞘瘤的。一项研究表明 GIST 的边缘多有低回声的晕形成，与其邻近的肌层相比回声相对会高些[33]。另一项研究在上述特点上又增加了两项，即 GIST 具有不均一性和内部可见高回声斑点。如果 4 条中至少有 2 条符合，那么 GIST 诊断的敏感性可达 89.1%，特异性可达 85.7%[34]。

许多研究都尝试着凭借 GIST 的 EUS 特征来预测其恶性倾向，但还没有一个获得完全满意的结果。除了肿物大小和黏膜溃疡以外，EUS 的影像特征也被考虑为可能的预测因素，但是肿物大小仍是目前唯一明确的预测因素[34-37]。GIST 被提及过的 EUS 恶性特征包括形状扭曲、分叶状、边界不规则、与周围肌层相比回声增强、不均质性、高回声斑片、无回声区域、边缘晕和腔外生长模式。一项研究曾建议 GIST 内部的低回声表现也是预测其进展的指标之一[36]。GIST 出现恶变时，通常在大的肿块中出现不均质的回声，表现为混有高回声的沉淀物和无回声的坏死区域（图 11-4）。一项研究显示，EUS 下肿块直径超过 4 cm，腔外边界不规则，内部有灶性回声和无回声区域则强

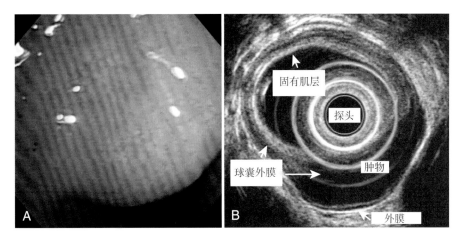

图 11-2　食管良性间质瘤（GIST）。A，内镜下食管 GIST 表现，组织学证实为良性；B，环形超声扫描可见起源于第四层的均匀低回声肿物，考虑来自固有肌层

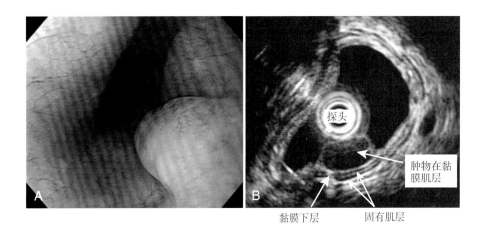

图 11-3　食管平滑肌瘤。A，内镜下可见食管中段一长条形黏膜下病变；B，使用 20 MHz 的超声探头显示病变为均匀的低回声，起源于黏膜肌层

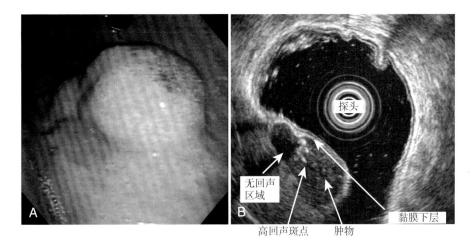

图 11-4　胃的恶性 GIST。A，内镜可见一胃体部黏膜下肿物；B，经组织学证实为恶性 GIST。环扫超声可见病变内高回声斑点及无回声区域。病变与第四层联系紧密

烈提示为恶性 GIST[38]。4 个特征中至少出现 2 个，则诊断恶性 GIST 的敏感率可达 80% ~ 100%[38]。另一项研究指出，与恶变相关的影像还包括腔外边缘不规则、囊变区域和出现肿大淋巴结。上述 3 项中有 2 项阳性则预测恶变或临界恶变的阳性率可达 100%[39]。但是目前尚无任何一个明确的危险因素可以排除 GIST 恶变的潜质。一项多中心的研究报道恶性或交界性 GIST 与溃疡形成、肿瘤大于 3cm、边界不规则和胃内的位置有关，而与病灶内出现高或低的回声灶无关[40]。

近年来，增强对比谐波 EUS（CEH EUS，contrast-enhanced harmonic EUS）已经应用于临床。CEH EUS 可以明确上皮下病变的灌注特征，帮助进行鉴别诊断。在超声造影灌注后，GIST 可见明显增强表现。GIST 的信号强度要高于其他良性疾病[41]。另有研究报道，CHE EUS 可以明确肿瘤内是否存在不规则的血管，这个特征预测恶性 GIST 的准确率可达 83%[42]。

EUS 引导的细针穿刺抽吸（EUS-FNA，EUS-guided fine-needle aspiration）和 EUS 引导的 Tru-Cut 活检（EUS-TCB，EUS-guided Tru-Cut biopsy）可以获取组织进行免疫组织化学检查，提高 GIST 诊断的准确率（表 11-4）[43-51]。EUS-FNA 的一个主要缺点就是无法绝对肯定地将良性与恶性病变进行区分。但是，穿刺出的组织进行细胞增殖指标 ki-67（MIB-1）的染色就能够帮助区分 GIST 的良恶性了[50-51]。EUS-FNA 的作用我们会在后面的章节中叙述。

因为较小的（< 1 cm）、无症状的间质瘤一般都是良性的，可以推荐应用 EUS 进行密切随访，但是最佳的随访策略目前还未建立。在 EUS 随访过程中发现病变较前长大，回声有所变化且出现坏死表现时，建议进行切除。当病变直径超过 3 cm 且有恶性特征时，建议外科手术治疗。当病变直径在 1 ~ 3 cm 时，可推荐行 EUS-FNA，或者 ESD 进行明确的诊断和治疗，但是会有出血和穿孔的风险（在个别的中心达到 2% ~ 3%）。当病变已经被确认为 GIST 以后，应该向患者交代其有恶性转变的可能，可以进行密切随访或早期切除。

异位胰腺

诊断目录

起源于第 2，3 和（或）第 4 层
低回声或混杂回声，内部可见无回声管道结构

"异位胰腺"通常是用来描述出现在正常胰腺位置以外的胰腺组织，而与胰腺本身并无解剖和血管上的联系。还可以称之为 "ectopic pancreas"、"pancreatic rest" 和 "heterotopic pancreas"。它们一般在内镜检查、手术或尸检时偶然被发现。大约每 500 例上腹手术中可发现 1 例异位胰腺，尸检中的发现率一般达 0.6% ~ 13.7%[52]。异位胰腺大多位于胃壁内（多在胃窦大弯侧）、十二指肠、小肠或消化道的任何部位。患者通常没有症状，可有少见的并发症，如胰腺炎、囊肿形成、溃疡、出血、胃出口梗阻、梗阻性黄疸和恶变等[53]。

异位胰腺内镜下可表现为黏膜下小的结节样隆起，典型者中央呈脐样凹陷，此乃引流管道。EUS 的特征表现为内部回声不均匀，以低回声或中等回声为主，伴有散在的高回声区域，且在胃壁内边界不清（图 11-5）。可同时伴有无回声区域和第 4 层增厚的表现。内部可见无回声囊样结构或管道样结构。异位胰腺通常起源于第 3 层和第 4 层[54]，但也可发生在黏膜深层至浆膜层的任何一层。

表 11-4

EUS-FNA 对 GIST 诊断的准确性

作者（年份）	患者数量	准确率（%）	诊断方法
DeWitt et al[43]（2011）	38	76	EUS FNA[a]
		79	EUS TCB[a]
Watson et al[44]（2011）	65	80	EUS FNA[b]
Fernandez et al[45]（2010）	40	70	EUS FNA[a]
		60	EUS TCB[a]
Sepe et al[46]（2009）	37	78	EUS FNA[b]
Chatzipantelis et al[47]（2008）	17	100	EUS FNA[b]
Akahoshi et al[48]（2007）	29	97	EUS FNA[b]
Mochizuki et al[49]（2006）	18	83	EUS FNA[b]
Okubo et al[50]（2004）	14	79	EUS FNA[c]
Ando et al[51]（2002）	23	91	EUS FNA[d]

EUS，内镜超声；FNA，细针穿刺抽吸；GIST，胃肠道间质瘤；TCB，细针穿刺切割活检
[a] 诊断胃肠道间叶源性肿瘤
[b] 诊断 GIST
[c] 恶性 GIST 低级别和高级别的鉴别
[d] 良恶性 GIST 的鉴别

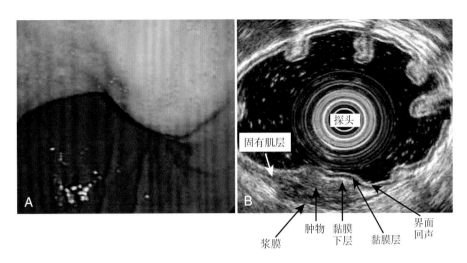

图 11-5　异位胰腺。A，内镜下可见一边界不清的黏膜下病变；B，对应的 EUS 图像可见肿物边界不清、轻度低回声改变、回声不均匀，病变累及第 3 层及第 4 层

　　对于异位胰腺的治疗目前是有争议的。应该根据其是否有并发症或恶变倾向来施以治疗。没有症状的情况下无须切除，可以定期随诊。如果需要可行内镜下切除，既可获得准确的诊断又可以治疗，当固有肌层受累时可以选择外科手术治疗。

脂肪瘤

诊断目录

起源于第 3 层
高回声均质病变，边界清晰

　　脂肪瘤是由成熟的脂肪细胞组成的良性肿瘤。它可以出现在消化道的任何部位，但多见于下消化道。脂肪瘤很少有症状，但可以引发出血、腹痛和肠梗阻 [55]。

　　内镜下脂肪瘤多是实性的凸起，表面光滑且呈黄色，比较柔软，用活检钳前端按压时可出现凹陷（枕头或缓冲垫征象）。EUS 的典型表现是均质的高回声、边界清晰，起源于第 3 层，即黏膜下层（图 11-6） [56-57]。内镜下和超声内镜下的特征使得诊断脂肪瘤很容易。一旦确诊脂肪瘤，不需要 EUS 进行随访。脂肪瘤一般不需要治疗，除非合并有出血或梗阻才需要切除。当不能与脂肪肉瘤或其他恶性疾病鉴别开来时，建议外科手术治疗，但这种情况在消化道还是比较少见的 [58]。

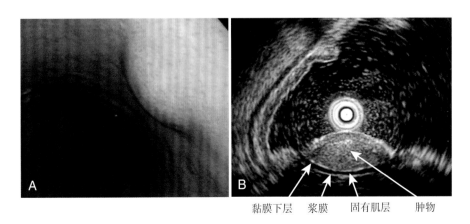

图 11-6　胃脂肪瘤。A，内镜下可见一轻微隆起，表面覆盖正常黏膜；B，超声内镜可见胃壁第 3 层一均质高回声团块，边界光滑

类癌

　　类癌是生长缓慢的神经内分泌肿瘤，具有恶变倾向。它可发生在任何部位，但最多见于消化道和肺。消化道类癌可见于阑尾、直肠、胃和小肠，一般都是在内镜检查、手术和尸检中偶然发现。直肠类癌最多见，大约占到消化道类癌的 20%。类癌一般没有症状，很少会出现出血、腹痛、肠梗阻等并发症，但如果癌组织可以分泌功能性的活性物质，则类癌患者可出现相关内分泌肿瘤的症状。

　　内镜下类癌一般是比较固定的小圆形病变或是表面光滑的息肉样病变，多呈黄色。被覆黏膜多正常，很少会有溃疡。胃和回肠类癌一般是多发的，而起源于别处的类癌多是单发的。类癌的超声内镜表现多是均质的、界限清楚的轻度低回声或等回声病变（图 11-7）。病变起源于消化道的第 2 层，可以浸润到黏膜下层以下[59]。深度黏膜活检可以确诊。EUS 可以准确地测量病变的大小和深度，并且指导治疗。当病变小于 2 cm 浸润没有超过黏膜下层且没有淋巴结肿大时，可以考虑进行内镜下切除[12,60,61]。

颗粒细胞瘤

　　颗粒细胞瘤（GCTs，granular cell tumors）是来自神经组织的少见病变，特殊的免疫表型和超微结构可帮助确诊。肿瘤细胞的颗粒由次级溶酶体在胞质中堆积而成。GCTs 在内脏中表现为黏膜或黏膜下结节，可出现在消化道、喉、支气管、胆囊、胆道等任何部位。消化道 GCTs 占 GCTs 的 2.7% ~ 8.1%，5% ~ 12% 的患者是多发的。GCTs 多在行胃镜或结肠镜检查时偶然被发现，其中食管最多见，其次是胃（10%），结肠和直肠少见[62]。GCTs 大多是良性的，但有 2% ~ 3% 可能是恶性的[63]。

　　GCTs 内镜下表现为黄色的小的孤立结节或类似磨牙样息肉，被覆正常黏膜。大多数直径小于 4 cm，病变较大即有恶变倾向。EUS 下 GCTs 表现为均质的低回声病变，边界光滑，起源于胃壁的第 2 或第 3 层（图 11-8）[64]。一项 EUS 的观察发现，测量 15 例患者中的 21 个 GCTs，95% 的 GCTs 直径小于 2 cm。所有病例的回声都是实性的低回声。95% 的肿瘤起源于黏膜内层（第 2 层 15 例，第 3 层 5 例）[65]。来自黏膜肌层的平滑肌瘤

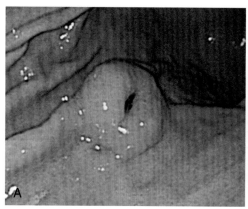
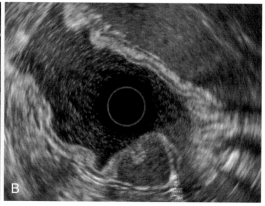

图 11-7　胃类癌。A，内镜可见胃体处一圆形黏膜下病变，中央脐状凹陷；B，超声内镜可见胃壁第 2 层内均质的低回声脐状肿物

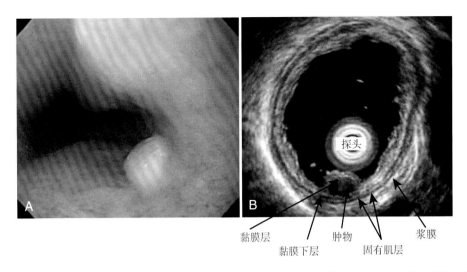

黏膜层　　　　肿物　　　　浆膜
　　黏膜下层　　　　固有肌层

图 11-8　食管颗粒细胞瘤。A，食管小圆形的磨牙样息肉样病变；B，20-MHz 的小超声探头可见食管的 9 层结构。第 4 层内可见均质的低回声病变，边界光滑

其 EUS 图像与 GCT 比较相近。一项研究旨在应用 EUS 来对二者进行鉴别。总结出 GCT 的 EUS 特征如下：（1）尽管二者均是低回声，但是 GCT 较周边正常的肌层还是回声轻度增高；（2）GCT 的边界较平滑肌瘤欠清晰 [66]。

GCTs 没有症状不建议切除，可以应用 EUS 每间隔 1 ～ 2 年进行随诊，观察大小的变化。黏膜层的 GCTs 可以用圈套器切除。

囊肿包括重复囊肿

诊断目录

起源于第 3 层
无回声、圆形或椭圆形病变伴有后方声影增强（如果病变有 3 ～ 5 层的外壁，这代表是重复囊肿）
EUS 介导细针穿刺支气管囊肿，须使用抗生素

消化道囊肿超声内镜下是无回声结构。但有些也可表现为低回声并伴有灶性回声。

囊性的黏膜下病变通常在 EUS 下分成三类 [67]：单囊、多囊和实性囊性肿物。单囊型最多见，少见的 Brunner 腺错构瘤和异位的胃黏膜也可形成单囊。多囊型常见于淋巴管瘤、胃囊性畸形、血管瘤、Brunner 腺错构瘤。实性囊性肿物可见于重复囊肿、胃黏膜异位、异位胰腺、肌源性肿瘤合并高等的囊性退化和胃结核瘤。

胃囊肿在临床上少见，一般没有症状。它可

能是由炎症的消退过程所致。囊肿的超声影像特点是起源于胃壁黏膜下层的圆形或椭圆形无回声结构，边界清晰，伴有后方声影增强（图 11-9）。炎性囊肿会有高回声的外壁。

成人前肠囊肿一般没有症状，多在放射性检查和内镜检查中偶然发现。它的定义建立在异常的胚胎起源形成支气管原性或神经管与原肠的囊肿。支气管原的囊肿占纵隔囊肿的 50% ～ 60%[68]。超声表现为没有外壁的无回声包块，EUS 比较容易诊断（图 11-10）。但有一些病变可以表现为无回声或实性肿物。在这些病例中，EUS FNA 会引发一些并发症，包括囊肿感染和纵隔炎 [68]。因此需要预防性应用抗生素，并密切观察以避免操作引发意外。

重复囊肿可以发生在消化道的任何部位，回肠最多见，胃最少见。内镜下重复囊肿可有轻度透明样外观。EUS 或 EUS-FNA（预防性应用抗生素）对于诊断有很大帮助，且比较安全，而 CT 或 MRI 会将此类病变误诊为实性肿物 [69]。其超声影像多表现为无回声均质的病变，边界规则，起源于第 3 层或胃壁外。重复囊肿的外壁可有 3 或 5 层结构，那是黏膜下层或肌层的回声 [70,71]。它的恶变率很低，但还是有其恶变的个案报道。并发症较少，可有吞咽困难、上腹痛、出血，如果病变靠近 Vater 壶腹，则会并发胰腺炎。

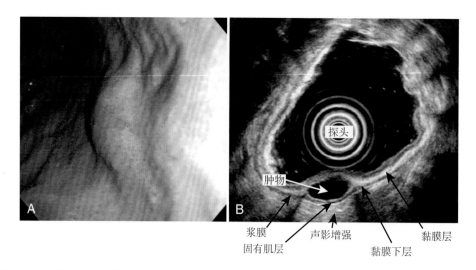

图 11-9　胃囊肿。A，内镜下可见胃体一光滑凸起；B，EUS 发现一个边界清晰、无回声的椭圆形病变，位于胃壁第 3 层

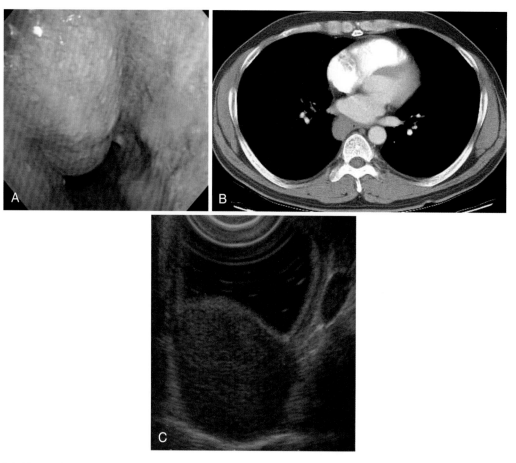

图 11-10　支气管原性囊肿。A，内镜可见食管中段一隆起型肿物；B，该肿物 CT 影像很像实性肿物；C，EUS 可见纵隔内一圆形均质低回声病变

静脉曲张

诊断目录

起源于第 3 层
无回声，管样，匍行性病变

门脉高压的病人易出现静脉曲张。胃的静脉曲张容易被误诊为黏膜下病变或增厚的胃皱褶。当一个没有相关疾病病史的患者在内镜检查时发现静脉曲张时，如果没有 EUS 的帮助不适合进行活检，因为存在潜在的风险。胃底静脉曲张 EUS 表现为黏膜下层内小的圆形或椭圆形的无回声结构。与黏膜下囊肿的鉴别要点是囊肿多单发，外形上不同，且用水囊压迫时囊肿易变形。当胃的曲张静脉增大时，它可以表现为无回声的匍行性管样结构，且边界光滑，合并有胃周的侧枝血管（图 11-11）。在严重门脉高压时，胃底多发曲张静脉互相交通，可形成"瑞士干酪"样表型[72]。应用多普勒血流图检查可以为诊断提供明确的线索。

门脉高压性胃病时，EUS 表现可是正常的，一般不能观察到壁内血管的超声影像变化。但有报道奇静脉和胸导管扩张，以及胃黏膜层和黏膜下层增厚[71]。一项对门脉高压患者的对比研究发现，EUS 在食管静脉曲张的检测和分级中不如内镜有优势，但在胃底静脉曲张的检测上，阳性发现要早于和高于内镜[74]。EUS 可用于静脉曲张的治疗，可辅助硬化剂注入破裂的食管中[75]。目前有一个报道是 EUS 引导的经食管胃底曲张静脉的治疗。96% 的病例证明该方法是安全和成功的[76]。因为该方法有较好的操作空间，使操作附件能避开覆盖在胃底曲张静脉上薄的胃黏膜，今后期待多进行该技术的应用。

炎性纤维息肉

诊断目录

起源于第 2 层和或第 3 层
低回声，相对均质的病变，边界欠清

炎性纤维息肉是少见的良性息肉样病变，多见于胃，其次是小肠，食管和大肠少见[77]。病变多位于胃壁的第 2 或 3 层，第 4 层完整。EUS 多

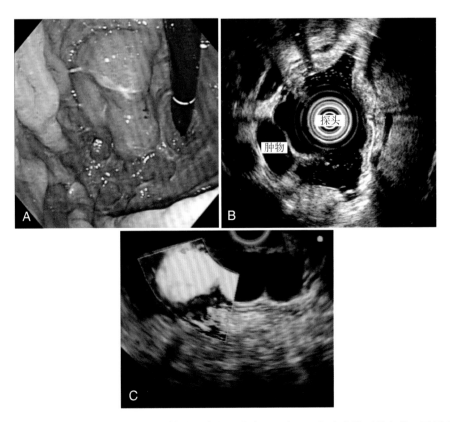

图 11-11　胃底静脉曲张。　A，内镜下胃底可见一较大的隆起型病变；B 和 C，超声内镜可见大的、无回声的、管样黏膜下层血管，合并多发的壁外侧枝血管

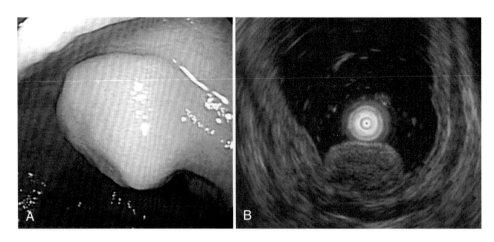

图 11-12 炎性纤维息肉。A，内镜下可见胃窦一小的、圆形的息肉样病变；B，EUS 可见一均质低回声病变，边界欠清，位于黏膜深层

表现为边界欠清的均质低回声病变（图 11-12）。这种影像特点与其组织学相符，因为炎性纤维息肉多是增殖的无包膜的纤维组织，内部有血管成分和嗜酸性细胞的浸润，多位于黏膜深层和黏膜下层。有些时候，内部可见不均质回声和高回声表现。这些高回声区域和亮点可能是内部的小血管[78]。

来源于黏膜肌层的平滑肌瘤和类癌的 EUS 影像与炎性纤维息肉相似，但前二者的边界是清晰的。

血管瘤

血管球体是一个有收缩性的神经动脉肌层受体，可作为温度调节器。血管球瘤起源于血管球体变性的平滑肌细胞。胃肠道的血管球瘤比较少见，多数见于胃。胃部的大部分血管球瘤是良性的，一般是镜下偶然发现的上皮下病变。但还是有恶性和出血的病例报道。

胃的血管球瘤多表现为局限性的低回声肿物，位于胃壁的第 3 层或第 4 层（图 11-13）。经常可见内部回声不均匀，伴有高回声斑点[79-81]。还可见到边缘的晕。增强 CT 可以在早期和延迟期显示均质的高密度增强反应。

少见病变

内镜超声文献报道了很多少见的病变。由于这些病变数量较少，还无法总结出其 EUS 的特

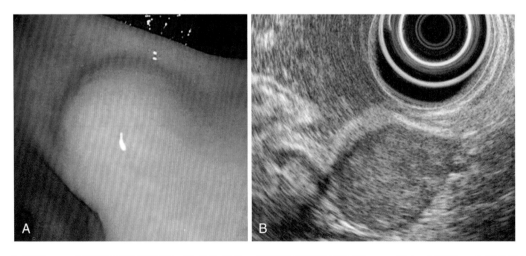

图 11-13 血管瘤。A，胃镜下可见胃窦部一隆起性病变，表面覆盖正常胃黏膜；B，胃 EUS 可见一个相对低回声病变，边缘有晕，与胃壁第 4 层相连。（*Courtesy of Gwang Ha Kim，Pusan National University School of Medicine，Busan，South Korea.*）

征。下面介绍几例病例。

腺样囊肿多出现在胃体，可为小的结节样或息肉样外观。它可以在黏膜浅层表现为相对均一的高回声，但是不会出现正常胃壁层次的中断[72]。淋巴瘤有时也可表现为黏膜下肿物。这种病变典型的表现为均质的低回声改变，邻近胃壁的第2层和第3层，但也可以向深层浸润。与其他消化道黏膜下病变一样可以出现远处转移。EUS下表现为不均质的低回声肿物，可以累及消化道的任何一层或全层。

皮革胃有时在内镜下诊断比较困难，活检很难取到阳性结果。EUS可见黏膜层和黏膜下层明显增厚，注气后胃腔不能很好地膨胀。很多病例应用EUS-FNA来帮助确诊。应用EUS可以比较容易地诊断胃壁外的恶性病变向内浸润造成黏膜下肿物的假象。

上皮下病变组织标本的病理评估

内镜检查发现黏膜下病变时，建议对病变表面覆盖的黏膜进行活检，这样可以证实它具有完整的上皮。然而，病变表现得像囊肿或血管时，在EUS检查前，不要进行活检。

一些起源于黏膜固有层和黏膜肌层的上皮下肿物可以用标准的活检钳活检就可以确诊。特殊情况下，一些形成表面溃疡的黏膜下肿物，仔细进行活检也可确诊。但大多数上皮下病变活检不会有明确结果[82]。这种情况下，深部咬检技术[83]或掀起表面黏膜，还有部分圈套活检[84]相对于标准活检来说，具有更好的诊断作用。但有一件事需要注意，对于覆盖上皮下病变的黏膜层进行过多操作，会阻碍后续的内镜下切除，如镜下黏膜下层隧道切除技术的实施。

EUS-FNA可以获得黏膜下肿物的组织进行细胞学检查[85-86]。但是对于壁内病变细胞学的敏感性、特异性和准确性不如消化道邻近淋巴结和器官的穿刺结果。一项研究发现，EUS-FNA对于纵隔肿物、纵隔淋巴结、腹腔淋巴结、胰腺肿物和黏膜下肿物的敏感性分别为88%、81%、80%、75%和60%[87]。FNA穿刺针的大小在诊断准确率方面没有太多差别，25-G的针可能更适合那些比较小且活动的上皮下病变[86]，19-G的针获得的组织更适合做免疫组织化学染色，在鉴别GIST和平滑肌瘤上有优势[88]。EUS-TCB（TCB，应用Tru-Cut细针活检）的引进克服了EUS-FNA的局限性。在早期的报道中，EUS-TCB利用前端具有剪切作用的穿刺针可以获得足够的组织，而且没有较多的并发症（图11-14）[89]。但在后期的前瞻性研究中却发现，EUS-TCB对于胃黏膜下病变的诊断率并不优于EUS-FNA，而且它获得的组织条不足以评估GIST的核分裂系数[14,90]。尽管在技术上不能经十二指肠进行操作，但EUS-TCB仍是EUS-FNA很好的补充，可以获得额外的重要信息[91]。EUS-FNA和EUS-TCB的并发症较少，主要有感染、出血和穿孔。

最新研发的ProCore针（Cook Endoscopy，Winston-Salem，NC，USA）或Side-Port针（Olympus，Tokyo，Japan）有很广阔的前景。这种类型的FNA针可以进行组织芯活检和抽吸，很多超声内镜操作者都很想知道它的适应性和有效性[82,92]（图11-15）。另外，一款新的正向阵列超声内镜可以帮助穿刺比较困难的位置，如右半结肠上皮下病变[93-94]。新的配件和超声内镜的发展会使今后EUS-FNA获得更好的结果。据报道，EUS-FNA对上皮下病变的诊断准确率是80%左右（表11-5）[13-15,47,89,95-101]。EUS-FNA联合组织学和免疫组织化学分析，对于胃肠道间叶组织肿瘤的鉴别诊断有较高的准确性[43-51]。然而任何形式的针刺活检都会有可能出现采样错误，阴性结果并不能除外GIST的恶变。因为目前无法手术的GIST可以应用伊马替尼治疗，它是一种酪氨酸激酶受体，可以特异地阻断kit受体表达，EUS介导的组织学诊断对于有转移的GIST是有价值的。

上皮下病变的治疗

上皮下病变如何处置可以依据EUS的影像来做决定（图11-16）。邻近器官的腔外压迫或良性的黏膜下病变如脂肪瘤或单发囊肿不需要进一步处理或随诊。异位胰腺和炎性纤维息肉可以进行随诊。怀疑表浅的病变，如类癌，可以通过活检确诊。可疑静脉曲张处不能进行活检。位于深层的低回声病变可以应用EUS-FNA或EUS-TCB进行组织学确诊。对于黏膜下层或内层环形固有肌层来源的较小肿物，可以应用ESD方法切除而不是进行手术。也可以考虑应用新出现的技术，如内镜下全层切除或经自然腔道内镜手术，但要注意避免瘤体的破裂。

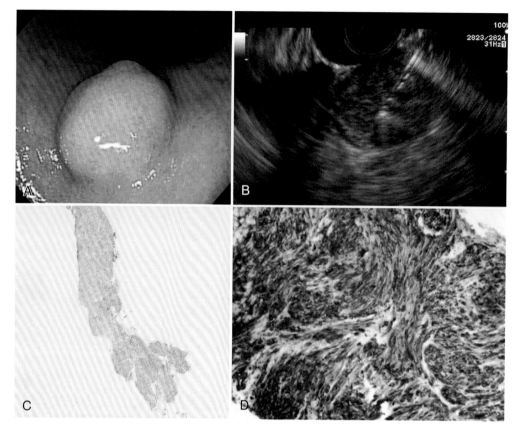

图 11-14　胃 GIST 经 EUS 介导的 Tru-Cut 活检。A，内镜下胃体小弯侧一圆形黏膜下肿物；B，线阵超声扫描可见 Tru-Cut 针穿刺进入肿物；C，获得组织核心的全貌；D，免疫组织化学染色可见肿瘤细胞 CD117 和 CD34 阳性

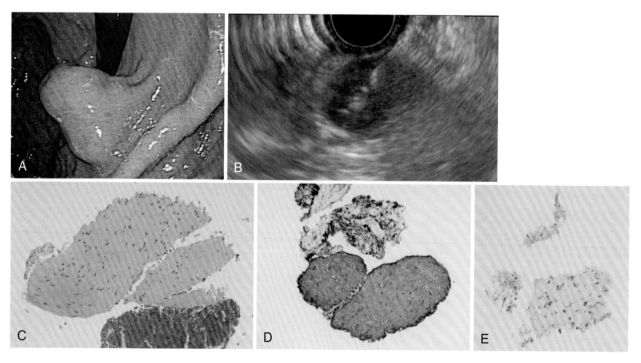

图 11-15　应用 ProCore 针进行胃平滑肌瘤的 EUS-FNA。A，内镜下可见贲门部一黏膜下肿物；B，ProCore 针穿刺进肿物，针尖前后移动时针芯慢慢回撤；C，获得的组织核心部分；D 和 E，免疫组织化学染色可见肿瘤细胞 actin 阳性，CD117 阴性

表 11-5

胃肠道上皮下病变 EUS FNA 的诊断准确性

作者（年份）	患者数量	准确率（%）	诊断方法
Çağlar E et al[95]（2013）	67	98	EUS-FNA
Rong et al[96]（2012）	46	80	EUS-FNA
Suzuki et al[97]（2011）	47	75	EUS-FNA
Mekky et al[98]（2010）	69	96	EUS-FNA
Hoda et al[99]（2009）	112	84	EUS-FNA
Polkowski et al[14]（2009）	49	63	EUS-TCB
Akahoshi et al[48]（2007）	51	82	EUS-FNA
Chen et al[15]（2005）	42	98	EUS-FNA
Vander Noot et al[100]（2004）	51	82	EUS-FNA
Arantes et al[101]（2004）	10	80	EUS-FNA
Levy et al[89]（2003）	5	80	EUS-TCB
Matsui et al[13]（1998）	15	93	EUS-FNA

EUS，超声内镜；FNA，细针穿刺；TCB，应用 Tru-Cut 针细针活检

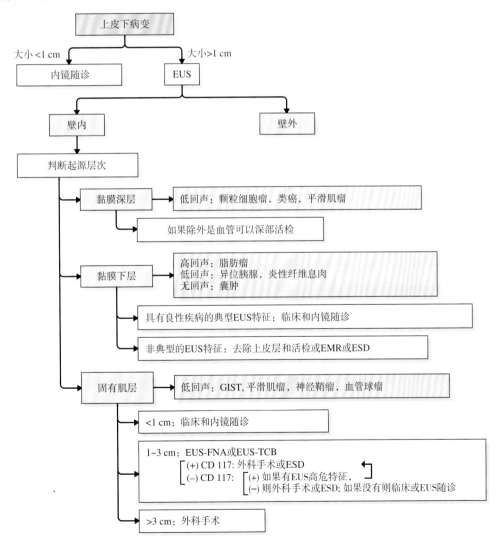

图 11-16 基于不同 EUS 表现和层次起源的黏膜下病变的处置流程图。EMR，内镜下黏膜切除术；ESD，内镜黏膜下剥离术；FNA，细针穿刺；GIST，胃肠道间质瘤；TCB，Tru-Cut 细针活检

没有明确组织学诊断的上皮下病变，且有高度手术风险的患者应该密切随诊。如果疑诊为 GIST，应该监测其回声和大小的变化。如果瘤体变大了或出现恶性特征（灶性回声、不均质性、内部囊变区域、腔外边界欠规则和邻近淋巴结肿大），则建议切除。随诊的间隔取决于检查者对于病变的怀疑指数，一般是一年。如果连续两次随诊都未发现影像学上的变化，则可以拉长随诊的间期[102]。

总结

胃肠道上皮下病变应用传统的影像学检查方法，如消化道放射造影、超声、CT 和 MRI 均无法明确诊断。内镜检查是有局限的，标准活检往往没有阳性结果。EUS 对于评估这些病变是一种基本的方法。任何一个直径大于 1 cm 的上皮下病变，如果不考虑是脂肪瘤或囊肿，均应行 EUS 检查。EUS 独特之处在于可以看清消化道管壁的层次，判断上皮下病变来源的层次，测量它的大小、范围和回声特点，大多数病变都可以得出初步诊断。

尽管一些上皮下病变的特征超声表现已经被描绘，但是 EUS 还是无法可靠地区别良性和恶性病变，特别是判断 GIST 的恶变倾向。EUS-FNA 和 EUS-TCB 可以帮助获得上皮下病变的细胞学和组织学标本。

EUS 可以帮助检查者判定病变的深度和起源层次，进而选择镜下切除的病例。EUS 还可以对没切除的上皮下病变进行随诊。

检查目录

移行区域：垂直于病变的边缘，可以看到正常的胃壁层次在哪里融入病变之中。

叠加的层次：将超声探头垂直于病变顶端（但不要接触上），可以看到覆盖在病变上方的层次。

参考文献

1. Hedenbro JL, Ekelund M, Wetterberg P. Endoscopic diagnosis of submucosal gastric lesions. The results after routine endoscopy. *Surg Endosc.* 1991;5:20-23.
2. Caletti G, Zani L, Bolondi L, et al. Endoscopic ultrasonography in the diagnosis of gastric submucosal tumor. *Gastrointest Endosc.* 1989;35:413-418.
3. Yasuda K, Nakajima M, Yoshida S, et al. The diagnosis of submucosal tumors of the stomach by endoscopic ultrasonography. *Gastrointest Endosc.* 1989;35:10-15.
4. Boyce GA, Sivak MV Jr, Rosch T, et al. Evaluation of submucosal upper gastrointestinal tract lesions by endoscopic ultrasound. *Gastrointest Endosc.* 1991;37:449-454.
5. Nesje LB, Laerum OD, Svanes K, et al. Subepithelial masses of the gastrointestinal tract evaluated by endoscopic ultrasonography. *Eur J Ultrasound.* 2002;15:45-54.
6. Van Stolk RU. Subepithelial lesions. In: Van Dam J, Sivak MV, eds. *Gastrointestinal Endosonography.* 1st ed. Philadelphia: Saunders; 1999:153-165.
7. Chak A. EUS in submucosal tumors. *Gastrointest Endosc.* 2002;56(suppl):S43-S48.
8. Reddymasu SC, Oropeza-Vail M, Pakseresht K, et al. Are endoscopic ultrasonography imaging characteristics reliable for the diagnosis of small upper gastrointestinal subepithelial lesions? *J Clin Gastroenterol.* 2012;46:42-45.
9. Karaca C, Turner BG, Cizginer S, et al. Accuracy of EUS in the evaluation of small gastric subepithelial lesions. *Gastrointest Endosc.* 2010;71:722-727.
10. Ji F, Wang ZW, Wang LJ, et al. Clinicopathological characteristics of gastrointestinal mesenchymal tumors and diagnostic value of endoscopic ultrasonography. *J Gastroenterol Hepatol.* 2008;23:e318-e324.
11. Kwon JG, Kim EY, Kim YS, et al. Accuracy of endoscopic ultrasonographic impression compared with pathologic diagnosis in gastrointestinal submucosal tumors. *Korean J Gastroenterol.* 2005;45:88-96.
12. Kojima T, Takahashi H, Parra-Blanco A, et al. Diagnosis of submucosal tumor of the upper GI tract by endoscopic resection. *Gastrointest Endosc.* 1999;50:516-522.
13. Matsui M, Goto H, Niwa Y, et al. Preliminary results of fine needle aspiration biopsy histology in upper gastrointestinal submucosal tumors. *Endoscopy.* 1998;30:750-755.
14. Polkowski M, Gerke W, Jarosz D, et al. Diagnostic yield and safety of endoscopic-ultrasound guided trucut biopsy in patients with gastric submucosal tumors: a prospective study. *Endoscopy.* 2009;41:329-334.
15. Chen VK, Eloubeidi MA. Endoscopic ultrasound-guided fine-needle aspiration of intramural and extraintestinal mass lesions: diagnostic accuracy, complication assessment, and impact on management. *Endoscopy.* 2005;37:984-989.
16. Shen EF, Arnott ID, Plevris J, et al. Endoscopic ultrasonography in the diagnosis and management of suspected upper gastrointestinal submucosal tumours. *Br J Surg.* 2002;89:231-235.
17. Nickl NJ, Bhutani MS, Catalano M, et al. Clinical implications of endoscopic ultrasound: the American Endosonography Club Study. *Gastrointest Endosc.* 1996;44:371-377.
18. Park YS, Park SW, Kim TI, et al. Endoscopic enucleation of upper-GI submucosal tumors by using an insulated-tip electrosurgical knife. *Gastrointest Endosc.* 2004;59:409-415.
19. Hoteya S, Iizuka T, Kikuchi D, Yahagi N. Endoscopic submucosal dissection for gastric submucosal tumor, endoscopic sub-tumoral dissection. *Digestive Endoscopy.* 2009;21:266-269.
20. Rosch T, Lorenz R, Dancygier H, et al. Endosonographic diagnosis of submucosal upper gastrointestinal tract tumors. *Scand J Gastroenterol.* 1992;27:1-8.
21. Futagami K, Hata J, Haruma K, et al. Extracorporeal ultrasound is an effective diagnostic alternative to endoscopic ultrasound for gastric submucosal tumours. *Scand J Gastroenterol.* 2001;36:1222-1226.
22. Goto O, Kambe H, Niimi K, et al. Discrepancy in diagnosis of gastric submucosal tumor among esophagogastroduodenoscopy, CT, and endoscopic ultrasonography: a retrospective analysis of 93 consecutive cases. *Abdom Imaging.* 2012;37:1074-1078.
23. Okten RS, Kacar S, Kucukay F, et al. Gastric subepithelial masses: evaluation of multidetector CT (multiplanar reconstruction and virtual gastroscopy) versus endoscopic ultrasonography. *Abdom Imaging.* 2012;37:519-530.
24. Rosch T, Kapfer B, Will U, et al. Accuracy of endoscopic ultrasonography in upper gastrointestinal submucosal lesions: a prospective multicenter study. *Scand J Gastroenterol.* 2002;37:856-862.
25. Motoo Y, Okai T, Ohta H, et al. Endoscopic ultrasonography in the diagnosis of extraluminal compressions mimicking gastric submucosal tumors. *Endoscopy.* 1994;26:239-242.
26. Zhang QL, Nian WD. Endoscopic ultrasonography diagnosis in submucosal tumor of stomach. *Endoscopy.* 1998;30(suppl):A69-A71.
27. Polkowski M, Butruk E. Submucosal lesions. *Gastrointest Endosc Clin N Am.* 2005;15:33-54, viii.
28. Oztas E, Oguz D, Kurt M, et al. Endosonographic evaluation of patients with suspected extraluminal compression or subepithelial lesions during upper gastrointestinal endoscopy. *Eur J Gastroenterol Hepatol.* 2011;23:586-592.
29. Miettinen M, Sobin LH, Lasota J. Gastrointestinal stromal tumors of the stomach: a clinicopathologic, immunohistochemical, and molecular genetic study of 1765 cases with long-term follow-up. *Am J Surg Pathol.* 2005;29:52-68.
30. Miettinen M, Sarlomo-Rikala M, Lasota J. Gastrointestinal stromal tumors: recent advances in understanding of their biology. *Hum Pathol.*

1999;30:1213-1220.

31. Berman J, O'Leary TJ. Gastrointestinal stromal tumor workshop. *Hum Pathol.* 2001;32:578-582.

32. Fletcher CD, Berman JJ, Corless C, et al. Diagnosis of gastrointestinal stromal tumors: a consensus approach. *Hum Pathol.* 2002;33:459-465.

33. Okai T, Minamoto T, Ohtsubo K, et al. Endosonographic evaluation of c-kit-positive gastrointestinal stromal tumor. *Abdom Imaging.* 2003;28:301-307.

34. Kim GH, Park DY, Kim S, et al. Is it possible to differentiate gastric GISTs from gastric leiomyomas by EUS? *World J Gastroenterol.* 2009;15:3376-3381.

35. Jeon SW, Park YD, Chung YJ, et al. Gastrointestinal stromal tumors of the stomach: endosonographic differentiation in relation to histological risk. *J Gastroenterol Hepatol.* 2007;22:2069-2075.

36. Shah P, Gao F, Edmundowicz SA, et al. Predicting malignant potential of gastrointestinal stromal tumors using endoscopic ultrasound. *Dig Dis Sci.* 2009;54:1265-1269.

37. Onishi M, Tominaga K, Sugimori S, et al. Internal hypoechoic feature by EUS as a possible predictive marker for the enlargement potential of gastric GI stromal tumors. *Gastrointest Endosc.* 2012;75:731-738.

38. Chak A, Canto MI, Rosch T, et al. Endosonographic differentiation of benign and malignant stromal cell tumors. *Gastrointest Endosc.* 1997;45:468-473.

39. Palazzo L, Landi B, Cellier C, et al. Endosonographic features predictive of benign and malignant gastrointestinal stromal cell tumours. *Gut.* 2000;46:88-92.

40. Nickl N. Decision analysis of hypoechoic intramural tumor study results. *Gastrointest Endosc.* 2002;56(suppl):S102.

41. Kannengiesser K, Mahlke R, Petersen F, et al. Contrast-enhanced harmonic endoscopic ultrasound is able to discriminate benign submucosal lesions from gastrointestinal stromal tumors. *Scand J Gastroenterol.* 2012;47:1515-1520.

42. Sakamoto H, Kitano M, Matsui S, et al. Estimation of malignant potential of GI stromal tumors by contrast-enhanced harmonic EUS (with videos). *Gastrointest Endosc.* 2011;73:227-237.

43. DeWitt J, Emerson RE, Sherman S, et al. Endoscopic ultrasound-guided Trucut biopsy of gastrointestinal mesenchymal tumor. *Surg Endosc.* 2011;25:2192-2202.

44. Watson RR, Binmoeller KF, Hamerski CM, et al. Yield and performance characteristics of endoscopic ultrasound-guided fine needle aspiration for diagnosing upper GI tract stromal tumors. *Dig Dis Sci.* 2011;56:1757-1762.

45. Fernández-Esparrach G, Sendino O, Solé M, et al. Endoscopic ultrasound-guided fine-needle aspiration and trucut biopsy in the diagnosis of gastric stromal tumors: a randomized crossover study. *Endoscopy.* 2010;42:292-299.

46. Sepe PS, Moparty B, Pitman MB, et al. EUS-guided FNA for the diagnosis of GI stromal cell tumors: sensitivity and cytologic yield. *Gastrointest Endosc.* 2009;70:254-261.

47. Chatzipantelis P, Salla C, Karoumpalis I, et al. Endoscopic ultrasound-guided fine needle aspiration biopsy in the diagnosis of gastrointestinal stromal tumors of the stomach. A study of 17 cases. *J Gastrointestin Liver Dis* 2008;17:15-20.

48. Akahoshi K, Sumida Y, Matsui N, et al. Preoperative diagnosis of gastrointestinal stromal tumor by endoscopic ultrasound-guided fine needle aspiration. *World J Gastroenterol.* 2007;13:2077-2082.

49. Mochizuki Y, Kodera Y, Fujiwara M, et al. Laparoscopic wedge resection for gastrointestinal stromal tumors of the stomach: initial experience. *Surg Today.* 2006;36:341-347.

50. Okubo K, Yamao K, Nakamura T, et al. Endoscopic ultrasound-guided fine-needle aspiration biopsy for the diagnosis of gastrointestinal stromal tumors in the stomach. *J Gastroenterol.* 2004;39:747-753.

51. Ando N, Goto H, Niwa Y, et al. The diagnosis of GI stromal tumors with EUS-guided fine needle aspiration with immunohistochemical analysis. *Gastrointest Endosc.* 2002;55:37-43.

52. Armstrong CP, King PM, Dixon JM, et al. The clinical significance of heterotopic pancreas in the gastrointestinal tract. *Br J Surg.* 1981;68:384-387.

53. Jovanovic I, Knezevic S, Micev M, et al. EUS mini probes in diagnosis of cystic dystrophy of duodenal wall in heterotopic pancreas: a case report. *World J Gastroenterol.* 2004;10:2609-2612.

54. Matsushita M, Hajiro K, Okazaki K, et al. Gastric aberrant pancreas: EUS analysis in comparison with the histology. *Gastrointest Endosc.* 1999;49:493-497.

55. Parmar JH, Lawrence R, Ridley NT. Submucous lipoma of the ileocaecal valve presenting as caecal volvulus. *Int J Clin Pract.* 2004;58:424-425.

56. Watanabe F, Honda S, Kubota H, et al. Preoperative diagnosis of ileal lipoma by endoscopic ultrasonography probe. *J Clin Gastroenterol.* 2000;31:245-247.

57. Zhou PH, Yao LQ, Zhong YS, et al. Role of endoscopic miniprobe ultrasonography in diagnosis of submucosal tumor of large intestine. *World J Gastroenterol.* 2004;10:2444-2446.

58. Garcia M, Buitrago E, Bejarano PA, et al. Large esophageal liposarcoma: a case report and review of the literature. *Arch Pathol Lab Med.* 2004;128:922-925.

59. Nakamura S, Iida M, Yao T, et al. Endoscopic features of gastric carcinoids. *Gastrointest Endosc.* 1991;37:535-538.

60. Ichikawa J, Tanabe S, Koizumi W, et al. Endoscopic mucosal resection in the management of gastric carcinoid tumors. *Endoscopy.* 2003;35:203-206.

61. Matsumoto T, Iida M, Suekane H, et al. Endoscopic ultrasonography in rectal carcinoid tumors: contribution to selection of therapy. *Gastrointest Endosc.* 1991;37:539-542.

62. Yasuda E, Tomita K, Nagura Y, et al. Endoscopic removal of granular cell tumor. *Gastrointest Endosc.* 1995;41:163-167.

63. Nakachi A, Miyazato H, Oshiro T, et al. Granular cell tumor of the rectum: a case report and review of the literature. *J Gastroenterol.* 2000;35:631-634.

64. Love MH, Glaser M, Edmunds SE, et al. Granular cell tumour of the oesophagus: endoscopic ultrasound appearances. *Australas Radiol.* 1999;43:253-255.

65. Palazzo L, Landi B, Cellier C, et al. Endosonographic features of esophageal granular cell tumors. *Endoscopy.* 1997;29:850-853.

66. Kim DU, Kim GH, Ryu DY, et al. Endosonographic features of esophageal granular cell tumors using a high-frequency catheter probe. *Scand J Gastroenterol.* 2011;46:142-147.

67. Hizawa K, Matsumoto T, Kouzuki T, et al. Cystic submucosal tumors in the gastrointestinal tract: endosonographic findings and endoscopic removal. *Endoscopy.* 2000;32:712-714.

68. Wildi SM, Hoda RS, Fickling W, et al. Diagnosis of benign cysts of the mediastinum: the role and risks of EUS and FNA. *Gastrointest Endosc.* 2003;58:362-368.

69. Fazel A, Moezardalan K, Varadarajulu S, et al. The utility and the safety of EUS-guided FNA in the evaluation of duplication cysts. *Gastrointest Endosc.* 2005;62:575-580.

70. Faigel DO, Burke A, Ginsberg GG, et al. The role of endoscopic ultrasound in the evaluation and management of foregut duplications. *Gastrointest Endosc.* 1997;45:99-103.

71. Geller A, Wang KK, DiMagno EP. Diagnosis of foregut duplication cysts by endoscopic ultrasonography. *Gastroenterology.* 1995;109:838-842.

72. Dancygier H, Lightdale CJ. Endoscopic ultrasonography of the upper gastrointestinal tract and colon. In: Stevens PD, ed. *Endosonography in Gastroenterology: Principles, Techniques, Findings.* New York: Thieme; 1999:76-89.

73. Faigel DO, Rosen HR, Sasaki A, et al. EUS in cirrhotic patients with and without prior variceal hemorrhage in comparison with noncirrhotic control subjects. *Gastrointest Endosc.* 2000;52:455-462.

74. Tio TL, Kimmings N, Rauws E, et al. Endosonography of gastroesophageal varices: evaluation and follow-up of 76 cases. *Gastrointest Endosc.* 1995;42:145-150.

75. Lahoti S, Catalano MF, Alcocer E, et al. Obliteration of esophageal varices using EUS-guided sclerotherapy with color Doppler. *Gastrointest Endosc.* 2000;51:331-333.

76. Binmoeller KF, Weilert F, Shah JN, Kim J. EUS-guided transesophageal treatment of gastric fundal varices with combined coiling and cyanoacrylate glue injection (with videos). *Gastrointest Endosc.* 2011;74:1019-1025.

77. Matsushita M, Hajiro K, Okazaki K, et al. Endoscopic features of gastric inflammatory fibroid polyps. *Am J Gastroenterol.* 1996;91:1595-1598.

78. Matsushita M, Hajiro K, Okazaki K, et al. Gastric inflammatory fibroid polyps: endoscopic ultrasonographic analysis in comparison with the histology. *Gastrointest Endosc.* 1997;46:53-57.

79. Imamura A, Tochihara M, Natsui K, et al. Glomus tumor of the stomach: endoscopic ultrasonographic findings. *Am J Gastroenterol.* 1994;89:271-272.

80. Baek YH, Choi SR, Lee BE, Kim GH. Gastric glomus tumor: analysis of endosonographic characteristics and computed tomographic findings. *Dig Endosc.* 2013;25:80-83.

81. Tang M, Hou J, Wu D, et al. Glomus tumor in the stomach: computed tomography and endoscopic ultrasound findings. *World J Gastroenterol.* 2013;28;19:1327-1329.

82. Kim EY. Diagnosis of subepithelial lesion: still "tissue is the issue". *Clin Endosc.* 2013;46:313-314.

83. Ji JS, Lee BI, Choi KY, et al. Diagnostic yield of tissue sampling using a bite-on-bite technique for incidental subepithelial lesions. *Korean J Intern Med.* 2009;24:101-105.

84. Lee CK, Chung IK, Lee SH, et al. Endoscopic partial resection with the unroofing technique for reliable tissue diagnosis of upper GI subepithelial tumors originating from the muscularis propria on EUS (with video). *Gastrointest Endosc.* 2010;71:188-194.

85. Kim EY. Introduction: value of endoscopic ultrasound-guided fine needle aspiration. *Clin Endosc.* 2012;45:115-116.

86. Moon JS. Endoscopic ultrasound-guided fine needle aspiration in submucosal lesion. *Clin Endosc.* 2012;45:117-123.

87. Giovannini M, Seitz JF, Monges G, et al. Fine-needle aspiration cytology guided by endoscopic ultrasonography: results in 141 patients. *Endoscopy.* 1995;27:171-177.

88. Eckardt AJ, Adler A, Gomes EM, et al. Endosonographic large-bore biopsy of gastric subepithelial tumors: a prospective multicenter study. *Eur J Gastroenterol Hepatol.* 2012;24:1135-1144.

89. Levy MJ, Jondal ML, Clain J, et al. Preliminary experience with an EUS-guided Trucut biopsy needle compared with EUS-guided FNA. *Gastrointest Endosc.* 2003;57:101-106.

90. Varadarajulu S, Fraig M, Schmulewitz N, et al. Comparison of EUS-guided 19-gauge Trucut needle biopsy with EUS-guided fine-needle aspiration. *Endoscopy.* 2004;36:397-401.

91. Săftoiu A, Vilmann P, Guldhammer Skov B, Georgescu CV. Endoscopic ultrasound (EUS)-guided Trucut biopsy adds significant information to EUS-guided fine-needle aspiration in selected patients: a prospective study. *Scand J Gastroenterol.* 2007;42:117-125.

92. Kaffes AJ, Chen RY, Tam W, et al. A prospective multicenter evaluation of a new side-port endoscopic ultrasound-fine-needle aspiration in solid upper gastrointestinal lesions. *Dig Endosc.* 2012;24:448-451.

93. Kida M, Araki M, Tokunaga S, et al. Role of a forward-viewing echoendoscope in fine-needle aspiration. *Gastrointest Interv.* 2013;2:12-16.

94. Nguyen-Tang T, Shah JN, Sanchez-Yague A, Binmoeller KF. Use of the front-view forward-array echoendoscope to evaluate right colonic subepithelial lesions. *Gastrointest Endosc.* 2010;72:606-610.

95. Çağlar E, Hatemi İ, Atasoy D, et al. Concordance of endoscopic ultrasonography-guided fine needle aspiration diagnosis with the final diagnosis in subepithelial lesions. *Clin Endosc.* 2013;46:379-383.

96. Rong L, Kida M, Yamauchi H, et al. Factors affecting the diagnostic accuracy of endoscopic ultrasonography-guided fine-needle aspiration (EUS-FNA) for upper gastrointestinal submucosal or extraluminal solid mass lesions. *Dig Endosc* 2012;24:358-363.

97. Suzuki T, Arai M, Matsumura T, et al. Factors associated with inadequate tissue yield in EUS-FNA for gastric SMT. *ISRN Gastroenterol* 2011;2011:619128.

98. Mekky MA, Yamao K, Sawaki A, et al. Diagnostic utility of EUS-guided FNA in patients with gastric submucosal tumors. *Gastrointest Endosc* 2010;71:913-919.

99. Hoda KM, Rodriguez SA, Faigel DO. EUS-guided sampling of suspected GI stromal tumors. *Gastrointest Endosc* 2009;69:1218-1223.

100. Vander Noot MR 3rd, Eloubeidi MA, Chen VK, et al. Diagnosis of gastrointestinal tract lesions by endoscopic ultrasound-guided fine-needle aspiration biopsy. *Cancer.* 2004;102:157-163.

101. Arantes V, Logrono R, Faruqi S, et al. Endoscopic sonographically guided fine-needle aspiration yield in submucosal tumors of the gastrointestinal tract. *J Ultrasound Med.* 2004;23:1141-1150.

102. Hwang JH, Rulyak SD, Kimmey MB. American Gastroenterological Association Institute technical review on the management of gastric subepithelial masses. *Gastroenterology.* 2006;130:2217-2228.

第 12 章

EUS 在胃部肿瘤中的应用

Bronte Holt・Thomas Rösch・Shajan Peter

（周德俊 译 王 曦 李 文 校）

内容要点

- 超声内镜对胃癌的分期非常有用，但不适用于胃癌的筛查。
- 对于没有远处转移的患者，EUS 可以对局部浸润的病变进行术前评估，以决定下一步治疗方案。
- 通过以下两种途径可以获得 EUS 图像：向胃腔内注水及水囊接触的方式。
- 内镜下可以切除病变为分化良好且局限于黏膜层的大小不超过 2 cm 的早期胃癌。

超声内镜（EUS）在胃肠道肿瘤的诊断及分期中起非常重要的作用。胃癌及其他胃肠道肿瘤（如胃淋巴瘤）的分期依靠 EUS 联合 CT（包括或不进行 PET-CT 检查）进行诊断。EUS 对胃癌局部浸润深度的判断是非常准确的，且能够显示胃壁结构层次，并能对原发肿瘤远处转移的淋巴结进行细针穿刺（FNA）。这提高了 EUS 对分期诊断的准确性，并能够帮助不同患者选择最佳的治疗方案。此外，EUS 对不明原因的胃皱襞粗大的诊断起着重要作用，目的是为了根据浸润深度的不同区分胃淋巴瘤、皮革胃等浸润性疾病的诊断。

胃癌

尽管胃癌的发病率及病死率在逐年下降，但其病死率在世界范围内仍居癌症相关死亡的第二位[1]。据估计，2013 年在美国约有 21 600 胃癌新发病例，死亡人数达 10 990 例[2]。胃癌治疗方案的选择取决于临床分期的准确评估，包括肿瘤局部浸润及淋巴结转移情况[3-4]。尽管局限于黏膜或黏膜下层（ⅠA 期）的早期胃癌患者术后五年生存率大于 70%，但ⅡA 期患者五年生存率不超过 50%，有远处转移的Ⅳ期患者五年生存率仅为 4%[5]。准确的分期对于选择恰当的治疗方式非常重要，一般来说，尚未侵及黏膜下层的病变可以选择内镜下切除术[6]。外科手术是治疗胃癌晚期、可切除病灶的主要根治方式。术后放化疗[7]或手术期化疗[8]患者的生存期优于单纯手术的患者。对于局部不可切除、但无远处转移的晚期胃癌患者的最佳治疗方式尚不明确，化疗降期后可能有潜在切除可能。远处转移的患者应考虑进行姑息性化疗。

EUS 的作用

非侵入性影像检测临床运用非常广泛（如 CT），但对肿瘤的浸润深度及淋巴结转移的评估准确性并不高[9-10]。EUS 是用于评估原发胃癌浸润深度最可靠的非外科学方法[11-12]，其风险相对较低且对肿瘤的 T、N 分期较 CT 更准确[13-15]。此外，对局部及远处转移的淋巴结进行 EUS-FNA 获取病理标本，可以提高淋巴结分期的准确性[16-17]。

EUS 在胃癌诊断及治疗中的作用归纳如下：
- 确定治疗方案。
- 有助于发现 CT 未发现的远处转移：对有些患者，肝左叶内小的转移灶或者少量的恶性腹腔积液可以通过 EUS-FNA 明确诊断，从而避免通过腹腔镜进行肿瘤分期，避免不必要的手术。
- EUS 对 CT 确诊已有转移的胃癌的作用不大。

- EUS 对于化疗或放疗后再次分期的作用尚不明确。

超声内镜的选择

环扫超声内镜具有易于操作且能够评估病变与周围脏器的关系的特点，可用于对胃癌的分期诊断中。对于较小的病变可以运用超声微探头，因其可以同时在胃镜及超声影像下显示病灶。对于可疑肿大淋巴结的病例，为了明确这些淋巴结的细胞学，需要运用线阵超声内镜。

三维探头超声内镜系统 [奥林巴斯医疗有限公司，UM-DG20-25R（20 MHz）及 UM-DG12-25R（12 MHz）] 已经上市，它像螺旋 CT 扫描一样，能够在显示器上同时提供实时环形超声图像和计算机线性图像信息，能够更准确地评估胃癌的浸润深度，并且可以测量病变的体积大小。

EUS 肿瘤分期技术

利用环扫超声内镜检查胃部病变前，须将无氧水注入胃腔，直至病变完全被淹没在水中，并将胃腔内气体完全抽出，以便获得最佳声像图（图 12-1）。这样就能够在对病变进行扫查时，不至于使超声内镜的球囊或探头直接接触病变，否则，由于对组织的挤压会使 T 分期不够准确（视频 12-1，视频 12-2）。有时，改变患者体位可以简化操作，操作时尽量使超声探头与病变垂直，避免切向成像。环扫超声内镜的扫查频率大多为 7.5 MHz 和 12 MHz，对应的扫查深度分别大约为 8 cm 和 3 cm。虽然在高频率的情况下扫查深度较浅，但是能够提供更好的分辨率，这有利于早期胃癌的检查。

T 分期

胃壁在环扫超声内镜下显示为五层结构：三层高回声和两层低回声，可见亮暗层次依次交替（图 12-2），超声的前两层相当于组织学上的黏膜层，第三层为黏膜下层，第四层为固有肌层，第五层为浆膜层。EUS 下胃癌的 T 分期如下[18]：

T1：肿瘤累及胃壁黏膜层（T1a）或黏膜层及黏膜下层（T1b）。

T2：肿瘤浸润至固有肌层。

T3：肿瘤侵犯浆膜下但尚未累及脏腹膜或相

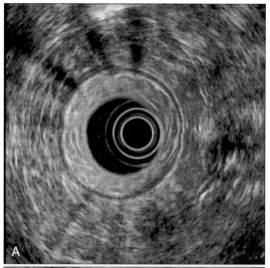

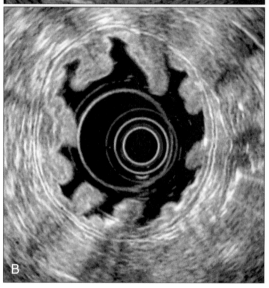

图 12-1 胃壁的超声层次结构。A，当胃腔内没有注水时，胃壁的层次结构在 EUS 下显示不清；B，当胃腔内注满水时，胃壁每个层次在环扫超声内镜下可以清晰地显示出来

视频 12-1 环扫超声内镜下胃腔注水后，显示 T1 期胃癌病变局限于黏膜层

邻组织。

T4a：肿瘤侵犯浆膜。

T4b：肿瘤累及周围脏器或组织。

视频 12-2　环扫超声内镜下显示 T3 期胃癌病变邻近肝但尚未侵及

对于局限于黏膜层的肿瘤可以行内镜下切除，但当黏膜下层受累时，需要行外科手术治疗，因为当黏膜下层受累时有近 20% 的患者有淋巴结转移的风险[19]。所以治疗前对分期的准确诊断是必需的。

对于较小的病变（< 2 cm）或广基病变，适合于使用高频高分辨率的小探头检查（视频 12-3）。然而鉴于其扫查深度有限，不建议用于对较大病变的检查，以免对 T 分期诊断不准确[20]。胃壁在高频探头下显示为 9 层结构（图 12-3），除了正常的五层结构之外，还有低回声的黏膜肌层（第四层）的肌间回声层（第三层）、低回声的内

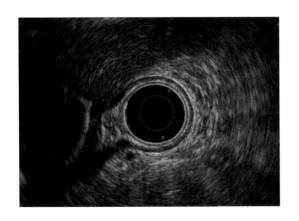

图 12-2　环扫超声内镜在 7.5 MHz 下显示胃壁为五层结构

视频 12-3　利用 20 MHz 高频小探头 EUS 胃腔注水后显示 T1 期胃癌的黏膜层，病变随后通过黏膜下注射后切除

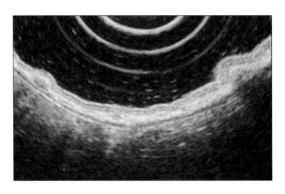

图 12-3　20 MHz 的小探头显示胃壁为九层结构

环肌层（第六层）、肌间回声层（第七层）及低回声的外纵肌层（第八层）（图 12-4）。

N 分期

对胃壁周围及区域淋巴结位点进行扫查，可明确是否有淋巴结转移。淋巴结超声下回声（低回声或高回声）、边界（清晰或模糊）、形状（圆形或椭圆形）、大小（> 10 mm 或 < 10 mm）有助于预测淋巴结的良恶性，淋巴结的回声较低、边界清晰、圆形、直径大于 10 mm 考虑为恶性。然而，只有 25% 的恶性淋巴结同时具备 4 个特征，并且没有哪个特征可以独立预测淋巴结的良恶性[21]。

M 分期

尽管超声内镜探查远处转移作用有限，但是对于一小部分患者可以提供重要信息，甚至改变后续治疗方案。进镜至胃窦，缓慢退镜过程中可以对周围结构（肝左叶、腹膜、肺外胸膜、纵隔淋巴结）进行详细扫查。超声内镜很容易发现恶性腹水或胸腔积液（图 12-5）及远处淋巴结转移，如纵隔淋巴结转移，这些发现可以避免不必要的手术[22-23]。除此之外，EUS 还可以探查到 CT 检查未发现的小的肝左叶转移灶（图 12-6），这会改变患者的后续治疗方案（视频 12-4）[23-24]。

EUS 分期的准确性

行胃镜检查后，EUS 是诊断胃癌分期的重要检查手段。超声内镜对肿瘤浸润深度及淋巴结浸润的标准有所改变，目前的标准依照的是美国癌症联合委员会（AJCC）的分期方案（表 12-1）。多位学者对 EUS 对胃癌 TNM 分期的准确性进行

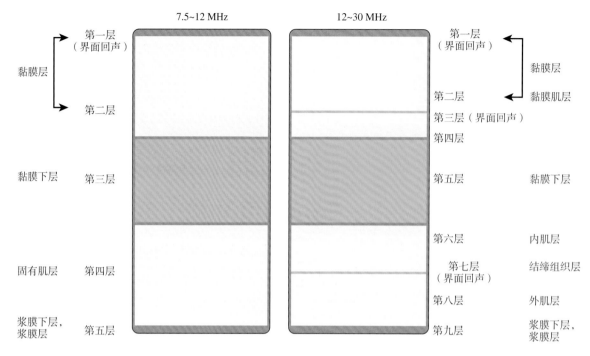

7.5~12 MHz　　　12~30 MHz

第一层（界面回声）
黏膜层
第二层

黏膜下层　第三层

固有肌层　第四层

浆膜下层，浆膜层　第五层

第一层（界面回声）　黏膜层
第二层　黏膜肌层
第三层（界面回声）
第四层
第五层　黏膜下层
第六层　内肌层
第七层（界面回声）　结缔组织层
第八层　外肌层
第九层　浆膜下层，浆膜层

图 12-4　环扫超声内镜及小探头显示正常胃壁层次结构的模式图

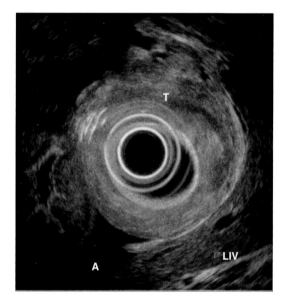

图 12-5　环扫超声内镜显示进展期胃癌伴腹水（A）。LIV，肝；T，肿瘤

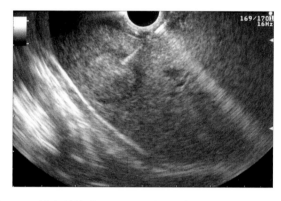

图 12-6　胃癌肝转移。EUS 下对 CT 检查未发现的胃癌肝左叶转移灶行细针穿刺

视频 12-4（含解说）　环扫超声显示 T3 期胃癌，对该患者肝部肿物行细针穿刺提示胃癌转移

研究（表 12-2），结果显示超声内镜的准确性因使用的器械种类、扫查频率、肿瘤部位的不同而不同。

T 分期

2010 年第 7 版 AJCC 对胃癌 T 分期有所改动[5]。T 期（黏膜层和黏膜下层）被分成 T1a（黏膜层）和 T1b（黏膜下层），T2b（浆膜下层）被重新定义为 T3 期，而 T3（浸透浆膜层）被重新定义为 T4a。大多数 EUS 评价对 T 分期准确性的研究可

表 12-1

胃癌的 TNM 分期

解剖分期 / 预后分组

0 期	Tis	N0	M0
Ⅰ A 期	T1	N0	M0
Ⅰ B 期	T2	N0	M0
	T1	N1	M0
Ⅱ A 期	T3	N0	M0
	T2	N1	M0
	T1	N2	M0
Ⅱ B 期	T4a	N0	M0
	T3	N1	M0
	T2	N2	M0
	T1	N3	M0
Ⅲ A 期	T4a	N1	M0
	T3	N2	M0
	T2	N3	M0
Ⅲ B 期	T4b	N0	M0
	T4b	N1	M0
	T4a	N2	M0
	T3	N3	M0
Ⅲ C 期	T4b	N2	M0
	T4b	N3	M0
	T4a	N3	M0
Ⅳ期	任何 T 期	任何 N 期	M1

原发瘤分期（T）

TX	无法评估原发肿瘤
T0	无原发肿瘤证据
Tis	原位癌：上皮内肿瘤未侵及固有膜
T1	肿瘤侵犯固有膜、黏膜肌层或黏膜下层
T1a	肿瘤侵犯固有膜、黏膜肌层
T1b	肿瘤侵犯黏膜下层
T2	肿瘤侵犯肌层 [a]
T3	肿瘤穿透浆膜结缔组织，没有侵犯脏腹膜或相邻组织 [b,c]
T4	肿瘤侵及浆膜（脏腹膜）或相邻组织 [b,c]
T4a	肿瘤侵及浆膜（脏腹膜）
T4b	肿瘤侵及相邻组织

区域淋巴结分期（N）

NX	区域淋巴结无法评估

N0	无局部淋巴结转移 [d]
N1	1～2 处区域淋巴结转移
N2	3～6 处区域淋巴结转移
N3	7 处或更多处区域淋巴结转移
N3a	7～15 处区域淋巴结转移
N3b	16 处或更多处区域淋巴结转移
远处转移（M）	
M0	无远处转移
M1	远处转移

[a] 肿瘤可能穿透肌层固有层至胃结肠韧带或肝胃韧带，或侵及大网膜或小网膜，脏腹膜组织覆盖未穿透。这种情况下，肿瘤分为 T3 期。如果肝胃韧带或胃韧带或网膜覆盖脏腹膜已经穿透，则应为 T4 期肿瘤；

[b] 胃相邻组织结构包括脾、横结肠、肝、膈、胰腺、腹壁、肾上腺、肾、小肠及后腹膜腔；

[c] 累及十二指肠或食管壁任何部位均依照侵及最深深度来分类，包括胃；

[d] 提示：无论切除和检查总数是多少，如果所有淋巴结检查是阴性，则应使用 pN0 名称。

（源自 Edge S，Byrd DR，Compton CC，Fritz AG，Greene FL，Trotti A，eds. AJCC Cancer Staging Manual. 7th ed. New York，NY：Springer；2010：117-120.）

表 12-2

EUS 胃癌总的 T 分期的准确性

作者（年份）	频率（MHz）	患者（*n*）	T- 分期的准确性（%）
Murata et al[25]（1988）	7.5～10	146	79
Tio et al[26]（1989）	7.5～12	72	81
Akahoshi et al[27]（1991）	7.5～12	74	81
Botet et al[28]（1991）	7.5～12	50	92
Caletti et al[29]（1993）	7.5～12	35	91
Dittler and Siewert[30]（1993）	7.5～12	254	83
Grimm et al[31]（1993）	7.5	147	78
Ziegler et al[32]（1993）	7.5～12	108	86
Massari et al[33]（1996）	7.5～12	65	89
Perng et al[34]（1996）	7.5～12	69	71
Wang et al[22]（1998）	7.5～12	119	70
Tseng et al[35]（2000）	7.5～12	74	85
Willis et al[36]（2000）	7.5～12	116	78
Habermann et al[37]（2004）	7.5～12	51	86
Tsendsuren et al[38]（2006）	5～7.5	41	69
Ganpathi et al[14]（2006）	7.5～20	126	80
Bentrem et al[39]（2007）	7.5～12	225	57
Lok et al[40]（2008）	5～20	123	64
Repiso et al[41]（2010）	7.5～20	46	70

参考 2002 年指南。

早期胃癌一般是指病变局限于黏膜层（Tis、T1a 或 T1m）和黏膜下层（T1b 或 T1sm）（图 12-7）。胃壁超声显示第三层出现不规则回声及出现大于 1 mm 深的"出芽"征，表示早期胃癌浸润至黏膜下层[42-43]。

高频小探头对早期胃癌的分期总准确性达 65% ~ 72%。有 29% ~ 46% 的病例 T1m 期病变被高估为 T1sm 病变，将 T1sm 期癌诊断为 T1m 期癌的概率较低，为 6% ~ 48%[20,44-46]。Kim 等[47] 对 20 MHz 的探头进行了研究，评估病变深度的总准确性可达 81%，发现扫查 2 cm 以下病变的准确性为 83%；然而对溃疡性病变的准确性降至 70%，对于表浅（< 500 μm）黏膜下浸润病变的准确性仅为 43%。高频小探头的准确性还受胃皱襞和隆起病变的影响。

EUS[49] 对 T 分期的总准确性为 71% ~ 92%，平均为 83%（表 12-2）。EUS 实际上对 T1、T3 及 T4 期分期的准确性最高，而 T2 期最低（60% ~ 70%）（表 12-3）。一项较早的 meta 分析显示，总的敏感性 T1 期病变为 88%，T2 期为 82%，T3 期

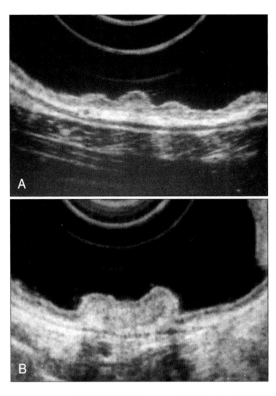

图 12-7 EUS 下早期胃癌图像。A，局限于黏膜层的早期胃癌；B，浸润至黏膜下层的早期胃癌

表 12-3

EUS 胃癌各种 T 分期的准确性

作者（年份）	频率（MHz）	患者（n）	T1（%）	T2（%）	T3（%）	T4（%）
Murata et al[25]（1988）	7.5 ~ 10	146	93	50	41	—
Tio et al[26]（1989）	7.5 ~ 12	72	77	93	81	88
Akahoshi et al[27]（1991）	7.5 ~ 12	74	93	57	100	60
Botet et al[28]（1991）	7.5 ~ 12	50	92	97	86	—
Caletti et al[48]（1993）	7.5 ~ 12	35	83	100	86	100
Dittler and Siewert[30]（1993）	7.5 ~ 12	254	81	71	87	79
Grimm et al[31]（1993）	7.5	147	74	73	85	85
Ziegler et al[32]（1993）	7.5 ~ 12	108	91	81	84	94
Massari et al[33]（1996）	7.5 ~ 12	65	100	86	85.7	88.8
Perng et al[34]（1996）	7.5 ~ 12	69	58	63	79	83
Wang et al[22]（1998）	7.5 ~ 12	119	68	67	81	53
Tseng et al[35]（2000）	7.5 ~ 12	74	100	74	87	86
Willis et al[36]（2000）	7.5 ~ 12	116	80	63	95	83
Habermann et al[37]（2004）	7.5 ~ 12	51	—	90	79	100
Tsendsuren et al[38]（2006）	7.5	41	83	60	100	25
Ganpathi et al[14]（2006）	7.5 ~ 20	126	79	74	86	73
Bentrem et al[39]（2007）	7.5 ~ 12	225	95	58	—	—
Lok et al[40]（2008）	5 ~ 20	123	24	43	97	33
Repiso et al[41]（2010）	7.5 ~ 20	46	100	38	82	100

90%，而 T4 期则达到 99%。近来又有两项对 EUS 分期敏感性的 meta 分析（表 12-5），Cardoso[50] 等证实了 T 分期的综合准确性为 75%（κ=0.52）。EUS 对 T3 期癌准确性最高，达 85%，其后依次为 T4（79%）、T1（77%）、T2（65%）。Mocellin 等一项 meta 分析显示，T1 期癌分期的敏感性为 83%，T2 为 65%，T3 为 86%，T4 为 66%[51]，这些比率显示区别 T2 期（固有肌层及浆膜下层）与 T3 期（浆膜层）受侵（图 12-8）比较困难，可能会导致分期低估或高估。大量研究显示 12% ～ 30%T2 期肿瘤被高估，4% ～ 10% 被低估。微小的浸润灶最容易被低估，被高估的原因常是因为癌周纤维化、溃疡和炎症。另外，某些解剖特征也可以导致 T 分期不准确，如小弯侧和后壁没有浆膜层覆盖，透壁生长的肿瘤在组织结构上归于 T3 期，因此可能导致分期被高估。胃的其他

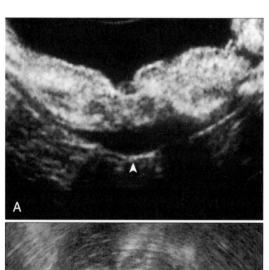
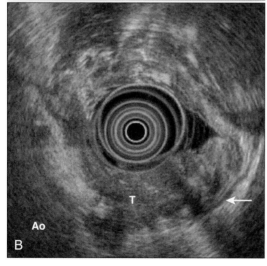

图 12-8　T2 及 T3 期胃癌。A，T2 期胃癌，箭头显示肿瘤累及浆膜下层；B，T3 期胃癌，箭头显示肿瘤累及胃壁浆膜层。Ao，腹主动脉；T，肿瘤

区域如胃结肠韧带、肝胃韧带及大小网膜附着处浆膜覆盖不完整，肿瘤侵及脂肪层，超声图像显示出 T3 期病变而实际组织结构是 T2 期病变。根据 Mocellin 等的 meta 研究显示，虽然 EUS 区分 T1-T2 和 T3-T4 期胃癌的敏感性达 86%，特异性达 91%[52]，但胃癌病变大小 ≥ 30 mm 时诊断准确性仅为 43.5%，而 < 30 mm 的病变中可达 87.8%[53]。

N 分期

EUS N 分期的总准确性为 65% ～ 90%（表 12-4）。N1 期的总敏感性为 58.2%，N2 为 64.9%[49]。Cardoso 等 [50]meta 分析研究表明，EUS 对 N 分期（N0 与 N+）诊断的准确性、敏感性和特异性分别为 64%、74% 及 80%，而 Mocellin 等 [51] 的研究显示 N 分期（N0 及 N+）诊断的敏感性和特异性分别为 69% 和 84%（表 12-5）。总的来说，由于 EUS 对 N 分期诊断的准确性较低，因此很难区分炎性淋巴结与恶性淋巴结。由于各研究确定淋巴结良恶性的标准不同，其研究结果也各不相同。François 等认为 [54]，边界清晰、最大径与最小径之比小于 2 的淋巴结为恶性淋巴结。但是，淋巴结转移与较高 T 分期的肿瘤之间有很强的关联性，例如，T3 及 T4 期癌淋巴结转移的准确性及敏感性均较高。Dittler 和 Siewert 研究发现 [30]，当 EUS 未显示 T1 及 T2 癌伴有淋巴结转移时，可以诊断为 N0，当 EUS 显示 T3 及 T4 期癌伴有淋巴结转移时，这些淋巴结大多为恶性。由于 T1 期癌很少伴有淋巴结转移，即使有也很难发现，所以诊断 T1 期癌伴有淋巴结转移是比较困难的。EUS 对 N 分期准确性不高的原因还包括探头穿透深度的局限性，因而不能发现远处转移淋巴结。尽管如此，EUS 应用于临床仍具有指导意义，因为它可以将阳性率从 55% 提高到 84%，而阴性率降低至 31%[51]。

EUS 扫查胃小弯处的转移淋巴结较胃大弯附近及距离原发肿瘤 3 cm 以外的淋巴结要容易。因为 EUS 在胃大弯侧扫查范围较大，并且其最大扫查深度为 5 ～ 7 cm，因而限制了其扫查这些部位淋巴结的能力。EUS-FNA 在 N 分期的作用有待进一步研究。但是，当 EUS 很难辨别淋巴结的良恶性时，EUS-FNA 对明确诊断有较大价值。

表 12-4

比较 EUS 在胃癌 N 分期中的准确性

作者（年份）	频率（MHz）	患者（n）	N（%）	N0（%）	N1（%）	N2（%）	N3（%）
Tio et al[26]（1989）	7.5 ~ 12	72	68	50	62	90	—
Botet et al[28]（1991）	7.5 ~ 12	50	78	91	68	82	—
Caletti et al[53]（1993）	7.5 ~ 12	35	69	—	—	—	—
Dittler and Siewert[30]（1993）	7.5 ~ 12	254	66	93	65	52	—
Grimm et al[31]（1993）	7.5	148	83	79	46	91	—
Ziegler et al[32]（1993）	7.5 ~ 12	108	74	71	74	100	—
Massari et al[33]（1996）	7.5 ~ 12	56	68	58	65	73	—
Perng et al[34]（1996）	7.5 ~ 12	69	65	75	53	60	—
Wang et al[22]（1998）	7.5 ~ 12	119	68	73	69	52	—
Willis et al[36]（2000）	7.5 ~ 12	116	77	82	75	64	—
Habermann et al[37]（2004）	7.5 ~ 12	51	90	100	83	84	—
Tsendsuren et al[38]（2006）	7.5	41	66	100	41	—	—
Ganpathi et al[14]（2006）	7.5 ~ 20	126	83	74	78	54	50
Bentrem et al[39]（2007）	7.5 ~ 12	225	71	72	69（N+）	—	—
Lok et al[40]（2008）	5 ~ 20	123	75	85	69（N+）	—	—
Repiso et al[41]（2010）	7.5 ~ 20	46	58	—	88（N+）	—	—

表 12-5

关于 EUS 和胃癌分期研究的 meta 分析

作者（年份）	研究（n）	患者（n）	结果	分期				
				T1	T2	T3	T4	N（阳性与阴性）
Mocellin et al[51]（2011）	54	5601	总敏感性（95%CI）	0.83（0.77 ~ 0.88）	0.65（0.57 ~ 0.89）	0.86（0.83 ~ 0.89）	0.66（0.52 ~ 0.77）	0.69（0.63 ~ 0.74）
			总特异性（95%CI）	0.96（0.93 ~ 0.97）	0.91（0.88 ~ 0.92）	0.85（0.80 ~ 0.89）	0.98（0.97 ~ 0.98）	0.84（0.81 ~ 0.88）
Cardosa et al[50]（2012）	22	2445	总准确性（95%CI）	0.74（0.70 ~ 0.84）	0.65（0.53 ~ 0.73）	0.85（0.82 ~ 0.88）	0.79（0.68 ~ 0.90）	0.64（0.43 ~ 0.84）

M 分期

　　EUS 扫查纵隔远处淋巴结、腹水、腹膜和肝转移的作用有限，其总敏感性为 73.2%[49]。最近，Hassan 等[55] 对 234 例患者进行了一项研究，通过远处转移灶的超声表现特点和定位，有 42% 的患者 EUS-FNA 活检为阳性，大多数样本采集点位于纵隔淋巴结。EUS-FNA 改变了后续的治疗方式，排除了 15% 不能再进行手术的病例。EUS 和 FNA 可以扫查出腹水或胸腔积液，因此也方便了肿瘤分期[56]。

　　尽管腹水的出现与肿瘤浸润深度及淋巴结转移有很大相关性，但是通过手术发现腹水的出现与腹膜种植转移关系不大。一项包括 301 例胃癌病例的研究[57] 比较了各种诊断方法检测腹膜转移的敏感性，结果显示 EUS 的敏感性（87.1%）较超声联合 CT（16.1%）及腹腔镜或剖腹探查

（40.9%）的敏感性高。Chu 等[58] 做了另一项研究，他们对 402 例病理已经确诊为胃腺癌的病例进行小探头检查，小探头诊断腹水的准确性与腹腔镜或开腹手术结果比较，结果显示 EUS 诊断腹水的敏感性为 60.7%，特异性为 99.4%。他们还发现伴有腹水的病例中 EUS 扫查到有 63.9% 的患者伴有腹膜转移，没有腹水的病例中有 11.3% 的病变伴有腹膜转移。这些研究显示 EUS 诊断腹水的敏感性略低，而特异性较高。

EUS 分期的局限性

对超声图像的解读是影响 EUS 分期准确性的一个重要因素。EUS 对胃癌分期的真正准确性还不清楚，这需要 EUS 操作者在对患者的相关临床信息完全不知情的情况下给患者进行检查，目前还没有这方面的研究。因而学者们担忧 EUS 真正的准确性是否被高估。Meining[59] 做了一项这样的研究，他们把 33 例胃癌分期患者的 EUS 图像信息录制下来，然后将这些资料让不了解患者病史的操作者进行再盲读并分期，并与起初、非盲下的常规检查结果比较。他们发现起初非盲的情况下 T 分期的总的准确性为 66.7%，盲法时的准确性为 45.5%。

此外，对 EUS 图像解读还存在观察者间差异。Meining 等[60] 还做了一个类似的研究，将 55 例胃癌患者的 EUS 信息录制下来，让五位有经验的、不了解病情的 EUS 检查者重新阅读这些信息，并确定胃癌的 T 及 N 分期，然后验证他们的结果之间是否存在差异。评估 T1、T2、T3、T4 期病变的卡帕（kappa，κ）值分别为 0.47、0.38、0.39 和 0.34，结果表明观察者间存在较大程度的差异。在 N 分期中，情况更糟，N0、N1、N2 的 κ 值分别为 0.46、0.34 和 0.34。另外，各个 EUS 操作者能够准确对胃癌进行分期的学习曲线尚未给予评估。

EUS 的诊断能力还受肿瘤的临床病理特征如肿瘤部位、大小和组织类型影响。Kim 等[61] 发现肿瘤的分化程度及大小对 EUS 总的 T 分期的准确性有很大影响。他们发现未分化肿瘤及较大肿瘤 EUS 显示的浸润深度错误的频率较高。大于 3 cm 的肿瘤分期常被高估，而低分化的肿瘤分期评估常偏低。然而，肿瘤的这些临床特征是否影响 EUS 诊断早癌和局部进展期胃癌的能力，还有

待于进一步研究。

小于 500 μm 的黏膜下微浸润灶超声内镜很难诊断，按类型分析，尤其是对于溃疡型肿瘤和周围伴有纤维化的肿瘤进行分析，可以减少假阳性检查结果[62]。但是，EUS 对局限进展期胃癌敏感性较高，因此可能会发生高估 T2 的情况。Kutup 等[63] 研究表明 45%T 分期和 43%N 分期可能被高估。区分 T1/2 N0 和 T3/4 或任意 N+ 非常必要，因为后者可以在新辅助治疗或辅助治疗中获益，而高估分期会导致治疗方式的选择有误。高估分期要比低估分期更常见，Meyer[64] 等报道了其中高估率占 46%，而低估率仅占 11%。

肿瘤部位（贲门部、胃底、胃小弯切迹处及幽门管）和血管搏动、呼吸运动、气泡及黏液可以造成伪像，也会影响肿瘤分期的准确性。造影剂增强的谐波超声内镜检查、超声内镜弹性成像技术或三维超声内镜正在不断发展，期待能提高 EUS 胃癌分期的准确性[65]。

EUS 与其他影像学检查比较

CT 是最早用于胃癌分期的方法。因 EUS 可以显示胃壁的层次结构，所以在 T 分期上 EUS 优于 CT，但是 EUS 评估淋巴结及远处转移的准确性不高（表 12-6 及表 12-7）。在 Ziegler 等[32] 的早期研究中发现，有 6 例病变在 CT 检查中漏掉，并且在 22 个 T1 期病例中有 12 例分期被高估。最新的研究使用了多排 CT（MDCT），结果有所好转。Hwang[66] 等比较了 MDCT 和 EUS 的总体准确性分别为 75% 和 77%。

一项系统评述[71] 显示，EUS 与 CT、磁共振（MRI）T 分期的总准确性分别为 65% 及 92.1%、77.1% 及 88.9%、71.4% 及 82.6%，诊断 T4 期肿瘤的敏感性分别为 77.8% 及 100%、82.8% 及 100%、89.5% 及 93.1%，特异性分别为 67.9% 及 100%、80% 及 96.8%、91.4% 及 100%。他们还对各种影像检查在 N 分期的运用做系统评述[71]：EUS 的敏感性及特异性分别为 71%、49%，MDCT 的敏感性及特异性分别为 80%、78%，MRI 的敏感性及特异性分别为 68%、75%。尽管 EUS、MDCI 及 MRI 在 T 分期及 N 分期的准确性相差无几，但是，CT 为远处转移的诊断提供了更好的方式（M 分期）。

最近一项综述[73] 系统地比较了各种检查方法

表 12-6

比较 EUS、CT 及 MRI 在胃癌 T 分期的准确性

作者（年份）	患者（*n*）	EUS（%）	CT（%）	MRI（%）
Botet et al[9]（1991）	50	92	42	—
Grimm et al[31]（1993）	118	82	11	—
Ziegler et al[32]（1993）	108	86	43	—
Kuntz and Herfarth[67]（1999）	82	73	51	48
Polkowski et al[15]（2004）[a]	88	63	44	—
Bhandari et al[68]（2004）[a]	63	88	83	—
Arocena et al[69]（2006）	17	35	—	53
Hwang et al[66]（2009）[a]	277	75	77	—

[a] 多排 CT（MDCT）

表 12-7

比较 EUS、CT 及 MRI 在胃癌 N 分期的准确性

作者（年份）	患者（*n*）	EUS（%）	CT（%）	MRI（%）
Botet et al[9]（1991）	50	78	48	—
Grimm et al[31]（1993）	118	88	21	—
Ziegler et al[32]（1993）	108	74	51	—
Kuntz and Herfarth[67]（1999）	82	87	65	69
Polkowski et al[15]（2004）[a]	60	30	47	—
Bhandari et al[168]（2004）[a]	48	79	75	—
Arocena et al[169]（2006）	—	54	—	50
Hwang et al[66]（2009）[a]	277	66	63	—

[a] 多排 CT（MDCT）

检出远处转移的有效性。EUS、CT、FDG-PET 及 US 检出腹水的敏感性分别为 34%、33%、28% 及 9%，特异性分别为 96%、99%、97% 及 99%。该综述还表明，CT、[18]FDG-PET 和常规腹部超声检出肝转移的敏感性分别为 74%、70% 和 54%，特异性分别为 99%、96% 和 99%。关于 EUS 对肝转移的研究尚不清楚。

总之，在胃癌分期中，EUS 使用最为普遍，有关 MDCT 的报道较少，有关 MRI 及 [18]FDG PET 的报道更少。对于胃癌，PET-CT 筛查和 MRI 系统检查的表现有待商榷，因而，判断胃癌浸润深度时，EUS 仍然有一定优势；判断是否有远处转移时，应优先选择 CT。因此，在肿瘤的分期诊断中，这些影像学技术是相互补充的。

EUS 在胃癌诊疗中的运用

EUS 在胃癌诊疗中的作用如图 12-9 概述。EUS 除了对胃癌进行分期外，在下述情况下有一定的作用。

适合内镜下切除的患者选择

内镜下切除术适用于低风险淋巴结转移和能够整块切除的早期胃癌。内镜下切除术创伤小、保留胃结构、花费低、术后并发症发生率低、生活质量较好。它既能进行手术分期，又是早期胃癌的一种治疗方式，并且如果内镜下不能完全切

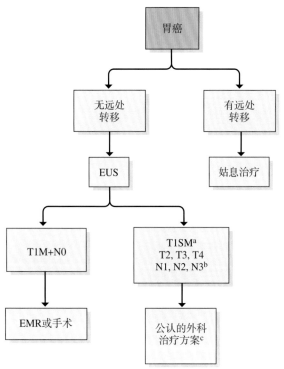

c 新辅助或辅助治疗；
a 在日本，有些T1SMN0期病变也行ESD治疗；
b N3期病变诊断为T4期；

图 12-9　EUS 对胃癌诊疗的综合评价。EMR，内镜下黏膜切除术

除或者病理学分化极差，仍可追加后续的胃部切除术。根据 2010 年日本胃癌治疗指南[6]，内镜下切除术适用于不超过 2 cm 的肠化型 T1a 黏膜内病变。内镜下切除术的扩大适应证的相关临床研究也在开展，ESD 治疗早期胃癌较 EMR 更具优势。近期一项 meta 分析显示[74]，ESD 的整块切除率、组织完整切除率较 EMR 更高，局部复发率较 EMR 更低，但穿孔率较 EMR 更高。鉴于病变评估和完整切除的重要性，理想情况下应在经验丰富的医疗中心进行内镜下切除术。

更适合腹腔镜分期的患者选择

大多胃癌患者伴转移，如腹膜转移常常很难被 CT 检查发现[75]，因此，推荐用腹腔镜检查对局灶性胃癌进行分期[76]。在一项包括 94 例局灶性胃癌患者的前瞻性研究中[11]，先对这些患者进行 EUS 分期，然后进行腹腔镜检查。研究表明在 EUS 诊断为 T1 或 T2、N0 期的病变中有 4% 的患者发现腹膜转移病灶，而诊断为 T3 或 T4、N+ 期

的病变中有 25% 的患者发现转移病灶。EUS 诊断 T1 或 T2、N0 期的患者，腹膜转移的阴性预测值为 96%。研究结果表明：并不是所有需要手术的胃癌患者都需要进行腹腔镜分期，但是腹腔镜检查可以有选择性地用于 EUS 诊断为 T3 或 T4 或 N+ 病变的患者中。

预测新辅助化疗后的生存期

在一项前瞻性研究[77]中，40 例患有局灶性进展期胃癌的患者在新辅助化疗前后均给予 CT 及 EUS 检查，然后给予手术治疗。化疗后，CT 及 EUS 的 T 分期准确率分别为 57% 和 47%，N 分期的准确率分别为 37% 和 39%。对应用 EUS 进行 T 或 N 分级为早期的患者比非早期的患者的 3 年总生存率要好（69% 对 41%）。此外，EUS 分期中早期患者比非早期患者的 2 年无复发生存率要好（77% 对 47%）。而应用 CT 检查进行早期或非早期的分期对患者的生存率或无复发生存率没有影响。

EUS 检查发现少量腹水预示着不宜手术

EUS 诊断腹腔积液的敏感性较经腹超声、CT 及腹腔镜及剖腹探查的敏感性高[57-78]。在一项研究中[79]，21 例行 EUS 检查发现少量腹水后行腹腔镜分期的患者，当 EUS 发现伴有少量腹水，预示有 76% 的病变不能手术切除。有 11 例经腹腔镜分期确定为不能手术切除，其余 10 例腹腔镜分期认为可以手术切除，但是只有 5 例最终行根治性切除术。研究还显示对少量腹水进行 EUS-FNA 是安全的，其准确率近 80%[80]。

胃癌的检查项目
原发灶：浸润深度
区域淋巴结：胃周围、腹腔干、胃肝韧带
肝左叶：转移灶
腹膜：少量恶性腹水
腹膜：恶性胸水
纵隔淋巴结：肿瘤转移扩散

胃原发性非霍奇金淋巴瘤

胃是非霍奇金淋巴瘤最常见的淋巴结外部位（NHL），占消化道淋巴瘤近 70%[81-82]。胃非霍奇金淋巴瘤可以是原发的，也可以是淋巴结淋巴瘤转移至胃部。胃原发性淋巴瘤大多为黏膜相关性

淋巴结组织型（MALT）结外边缘性 B 细胞淋巴瘤或为弥漫性大 B 细胞淋巴瘤（DLBCL）。其他少见类型包括套细胞淋巴瘤、滤泡性淋巴瘤、外周 T 细胞淋巴瘤。胃原发性非霍奇金淋巴瘤的治疗以肿瘤的分期而定，EUS 被认为是胃淋巴瘤最准确的局部分期诊断方法[83-87]。继发性胃非霍奇金淋巴瘤占新诊断病例的 20% ~ 60%，因其是一种转移性病变，所以需要全身检查并系统治疗。本章重点是介绍 EUS 在胃原发性非霍奇金淋巴瘤的作用。

弥漫性大 B 细胞淋巴瘤（DLBCL）

DLBCL 以前被认为是一种高度恶性的 MALT 淋巴瘤。DLBCL 患者的临床表现大多为进展期病变症状，表现为严重的系统性症状，如腹痛、胃出口梗阻、胃出血或穿孔[88-89]。胃镜下可表现为大的、多发性溃疡型或隆起型病变。病理表现为片状或聚集成群的类似于中心母细胞或免疫母细胞的大细胞[90]。DLBCL 在细胞遗传学、生物学及临床表现上均不同于 MALT 淋巴瘤，预后更差。不要把 DLBCL 当作高度恶性的 MALT 淋巴瘤，因为这可能导致不恰当的治疗。尽管 EUS 能够显示肿瘤胃壁浸润深度，但是考虑到肿瘤的扩散及这类肿瘤患者需要综合治疗，故仅仅进行局部诊断分期还不够。

黏膜相关性淋巴组织淋巴瘤（MALT 淋巴瘤）

MALT 淋巴瘤是一种能发生于消化道任何部位的低度恶性肿瘤，最常见于胃[91-92]。正常的胃不含有大量淋巴组织。但是，由于 HP 感染可以导致胃壁形成以 B 细胞及 CD4+ 淋巴细胞为主的淋巴组织，从而形成 MALT。HP（H. pylori）进一步刺激可以导致来源于淋巴组织边缘区的中心细胞样细胞形成，并导致 B 细胞单克隆，继而形成所谓的 MALT 淋巴瘤[93-94]。90% 以上的 MALT 淋巴瘤伴有 HP 感染。尽管只有几项研究显示 H. pylori 感染与 MALT 淋巴瘤有因果关系[95,97,98]，但是根除 HP 后病变可以缓解，这是最有力的证据[99-101]。

大多数早期的 MALT 淋巴瘤患者没有临床症状或仅表现为非特异性症状，如上腹痛或不适、食欲缺乏、体重下降、恶心或呕吐、消化道隐匿性出血及早饱[82,91,92]。胃淋巴瘤主要靠胃镜检查并活检诊断。胃淋巴瘤胃镜表现各异，可以表现为黏膜红斑、隆起型或息肉样病变伴或不伴溃疡形成、

溃疡病伴结节形成，或胃皱襞粗大[102-103]。在一项研究中[104]，51 例胃淋巴瘤的病例有 27 例活检呈阴性。因此，考虑胃淋巴瘤时应多部位活检，包括胃、十二指肠及胃食管连接处，并对镜下表现正常及异常的胃黏膜均给予活检。活检时尽可能咬检大块标本。常规活检可能造成漏诊，因为胃淋巴瘤可以浸润黏膜下层而不影响胃黏膜，胃镜下未见明确的肿瘤病变使得漏诊的概率增大。大块活检、圈套活检、深挖活检及穿刺活检可以增加胃淋巴瘤的阳性率[105-106]。

胃镜活检对诊断患者是否 HP 感染也很重要。MALT 淋巴瘤一旦确诊，接下来还要做潜在的病毒感染的血清学检查、EUS 局部肿瘤分期、腹部、盆腔及胸部 CT 检查。病变的 EUS 表现可能与淋巴瘤的类型有关。例如，在一项研究中，EUS 表现为浅表性扩散或弥漫性浸润的病变常见于 MALT 淋巴瘤，而形成肿块型病变常见于 DLBCL[83]。这类患者是否需要 PET 检查或骨髓穿刺要看病变是否有扩散。

一般来说，早期（黏膜层或黏膜下层病变且不伴有淋巴结受累）HP 阳性的淋巴瘤患者，要早期行根除 HP 治疗。没有 HP 感染的患者及伴有 t（11；18）易位的肿瘤患者通常进行局部放疗。进展期（> T2，N+）淋巴瘤的患者，如果 HP 阳性，先给予根除 HP 治疗，然后观察，直到出现临床症状或直接给予化疗或免疫治疗等更积极的治疗[107]。胃切除仅适用于出现并发症的患者，如消化道穿孔或梗阻[108]。由于 MALT 淋巴瘤的治疗与肿瘤的分期有关，因此准确的局部分期对预后至关重要。目前认为，EUS 是 MALT 淋巴瘤局部分期最可靠的方法。

EUS 在 MALT 淋巴瘤诊治中的作用

EUS 在 MALT 淋巴瘤治疗中的作用概括如下（图 12-10）：

- 病变局部分期：EUS 可以准确确定病变累及胃壁的各个层次结构，并能显示胃壁周围淋巴结。黏膜层或黏膜下层的病变伴 HP 阳性的患者，抗 HP 治疗有效，而 T2 ~ T4 期病变则应采取更积极的治疗方案。仅靠 EUS 区分良恶性淋巴结并不完全可靠[48,109]，当联合 FNA 时，总的准确性可达 90%（而 EUS 的准确性只有 66%）[110]。如

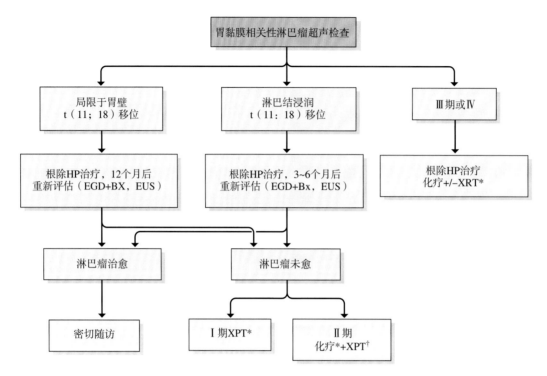

* 化疗：根据常规的化疗方案
† XPT：根据常规放疗方案

图 12-10 胃黏膜相关淋巴瘤（MALT）的治疗方案。Bx，活检；EGD，食管胃十二指肠镜检查（来源于：Yoon S，Coit D，Portlock C，Karpeh M.The diminishing role of surgery in the treatment of gastric lymphoma. Ann Surg. 2004；240：28-37.)

果对 EUS-FNA 获取的标本做流式细胞分析，准确性还可以更高[111]。

- 组织诊断：诊断 MALT 淋巴瘤的最好方法为胃镜下活检。对于少部分表现为胃皱襞粗大的患者，胃镜活检可能得不到阳性结果，而 EUS-FNA 或 Tru-Cut 活检深层胃壁组织也许可以明确诊断[112]。

- 预测疗效：EUS 下肿瘤的分级与治疗反应似乎有直接的关系[29]。病变局限于黏膜层和黏膜下层患者的预后较更深层次浸润患者更佳（表 12-8）。

- 治疗后随访：当治疗有效时，EUS 能够显示恢复到正常的胃壁层次结构或增厚的胃壁明显变薄[113]。如 EUS 随访发现胃壁仍较厚，即使镜下活检阴性，仍很可能有肿瘤残余。

检查技术和疾病的关系

EUS 评估 MALT 淋巴瘤的过程与评估胃癌类似。考虑到淋巴瘤弥漫性浸润的特点，常用环扫 EUS 对其诊断分期，探头的频率为 7.5 MHz 或 12 MHz。

表 12-8

依据 EUS 分期不同，MALT 淋巴瘤的治疗效果

效果	T1mN0	T1smN0	T2N0	T1mN1	T1mN1
完全缓解	12（75%）	11（58%）	1（25%）	2（50%）	2（50%）
持续发病或复发	4（25%）	8（42%）	3（75%）	2（50%）	2（50%）

（源自：Caletti G，Zinzani P，Fusaroli P，et al. The importance of endoscopic ultrasonography in the management of low-grade gastric mucosa-associated lymphoid tissue lymphoma. Aliment Pharmacol Ther. 2002；16：1715-1722.）

T 分期

　　EUS 对淋巴瘤浸润深度的评估按照 TNM 方案进行。EUS 下淋巴瘤的分期是由肿瘤累及胃壁的层次决定的[114]。目前，大多研究常采用改良的 Ann Arbor 方案对淋巴瘤进行 T 分期（表 12-9 及表 12-10）[115]。

　　T1：肿瘤局限于黏膜层和（或）黏膜下层（图 12-11）

　　T2：肿瘤位于黏膜层及黏膜下层，并浸润至固有肌层或浆膜下层（图 12-12）

　　T3：肿瘤浸透浆膜层（图 12-13）

　　T4：肿瘤浸润邻近结构（图 12-14）

表 12-9

Musshoff 和 Schmidt-Vollmer 定义的 Ann Arbor 分级

分级	描述
ⅠE	病变局限于消化道（单一或多个不连续的病变），无淋巴结受侵
ⅠE1	病变局限于黏膜和黏膜下层
ⅠE2	病变侵出黏膜下层
ⅡE	膈同侧区域淋巴结受侵
ⅡE1	局部淋巴结受累
ⅡE2	远处淋巴结受累
ⅢE	局部结外淋巴结受侵或膈两侧淋巴结受累
ⅣE	病变累及区域淋巴结并向胃肠外器官弥漫性或播散性传播

（源自 Musshoff K，Schmidt-Vollmer H. Proceedings：prognosis of non-Hodgkin's lymphomas with special emphasis on the staging classification. Z Krebsforsch Klin Onkol Cancer Res Clin Oncol. 1975；83：323-341.）

表 12-10

改良的 Ann Arbor 方案与 TNM 方案的比较

Ann Arbor	TNM	内容
ⅠE1	T1m-smN0	黏膜层，黏膜下层
ⅠE2	T2-4N0	固有肌层
ⅡE1	T1-4N1	胃周围淋巴结转移
ⅡE2	T1-4N2	区域淋巴结转移
ⅢE	T1-4N3	纵隔上下淋巴结转移
ⅣE	T1-4N0-3M1	颈部淋巴结转移或远处转移

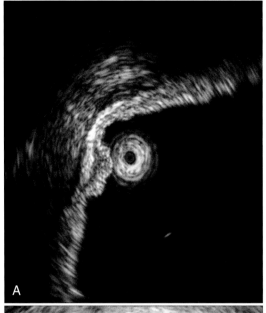
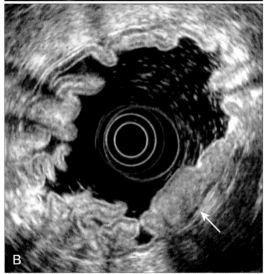

图 12-11　淋巴瘤分期。A，12 MHz 小探头显示小的广基病变局限于黏膜层（T1m）；B，病变累及黏膜下层（T1sm）但没有累及固有肌层（箭头示）

N 分期

　　EUS 可以探查到 3 ～ 4 mm 大小的淋巴结。但是，仅靠 EUS 图像表现很难辨别淋巴结的良恶性，EUS-FNA 提高了淋巴结诊断的准确度。圆形、边界清晰、回声均匀，低回声且直径大于 1 cm 的淋巴结，考虑为恶性淋巴结，而长的、回声不均、高回声，边界不清的淋巴结良性可能性较大[70]。但是，淋巴结这些特征的评估有很高的操作者依赖性，微转移灶很难辨别出来。

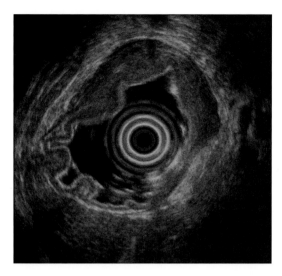

图 12-12　12 MHz 环扫超声内镜显示淋巴瘤浸润至固有肌层（T2）

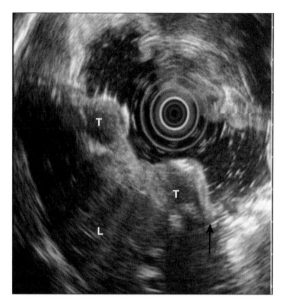

图 12-14　高度恶性胃淋巴瘤浸润胃壁全层（箭头示）并浸润胃周围脏器（L，肝），符合 T4 期病变。T，肿瘤

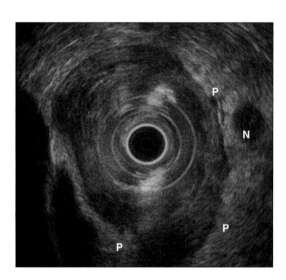

图 12-13　环扫超声内镜显示淋巴瘤浸润至浆膜层（伪足，P）并伴有肿瘤周围淋巴结转移（N）（T3N1）

EUS 对 MALT 淋巴瘤分期的准确性

MALT 区别于胃癌的 EUS 特征表现包括：（1）浸润型胃癌常为垂直（透壁）生长，而淋巴结呈水平生长；（2）与胃癌相比，淋巴瘤的典型表现为胃壁增厚较弥漫，且回声较均匀；（3）即使淋巴瘤呈弥漫型浸润，也很少导致胃腔狭窄或消化道梗阻，且常累及远端胃；（4）早期淋巴瘤可以表现为近胃壁第二层增厚，或第二层和第三均增厚，但层次结构上清晰。进展期病变则表现为胃壁弥漫型增厚，胃壁层次结构消失；（5）弥漫性、浅表浸润大多预示为低度恶性淋巴瘤，而浸润性高度

恶性淋巴瘤则常表现为肿块形成[104]。

胃淋巴瘤分期是影响治疗计划预后的关键因素，然而胃淋巴瘤的分期至今仍存在争议。前面已经提到过，MALT 淋巴瘤有好几种分期方案（表12-11）。EUS 分期常用的方案是 TNM 及调整的 Ann Arbor 方案（表 12-10）。TNM 分期按胃壁受累的深度逐层分期，修订的 Ann Arbor 分期仅将胃壁受累分为两期。TNM 分期起初应用于胃癌，修订后应用于胃肠道淋巴瘤，称为巴黎分期[116]。该分期记录肿瘤侵犯胃层次的深度（T 分期）、淋巴结受累的程度（N 分期）以及结外转移的迹象（M 分期）。Ann Arbor 分期修订案的 IE_1 对应于 T1a 和 T1b，而 IE_2 期对应于 T2、T3 和 T4 期。此外，Ann Arbor 分期修订案结合 Lugano 分期，以 Ⅱ E 期表示病变浸透浆膜层累及周围脏器[117]。Ann Arbor 分期修订案一般认为不适合用于预后的分期，预后分期最常使用 TNM 分期。

目前，EUS 仍是胃淋巴瘤评估和分期最准确的影像学检查方法。很多研究将过去以手术切除为标准治疗方案与现在以非手术治疗进行了比较。文献报道的 EUS 胃淋巴瘤 T 分期的准确性在 80%～90%（表 12-12）。Caletti 等[48]一项单中心研究显示 EUS 的敏感性和特异性分别为 89% 和 97%。Fischbach 等[100]做了一项包括 34 个医疗中心的大样本研究，他们采用的是修订的 Ann Arbor 分期，

表 12-11

MALT 淋巴瘤各种分期的对比

淋巴瘤浸润	Paris 分期 [117]	Ann Arbor 分期 [118]	Lugano 分期 [116]
黏膜层	T1mN0M0	I E$_1$	I 期：局限于消化道（单个原发病变或多发、非连续性）
黏膜下层	T1smN0M0	I E$_2$	
固有肌层 浆膜层	T2N0M0		
	T3N0M0		
胃周淋巴结	T1-3N1M0	II E$_1$	II 期：扩展至腹部（II$_1$ 期：局部淋巴结浸润；II$_2$ 期远处淋巴结浸润）
更远区域淋巴结	T1-3N2M0	II E$_2$	
腹外淋巴结	T1-3N3M0	—	
浸润周围组织	—	I E	II E 期：浸透浆膜累及周围脏器或组织
纵隔上下淋巴结，和（或）非连续浸润消化道其他部位	T1-4N3M0	III E	
或非连续浸润消化道外	T1-4N0-3M1	IV E	
	T1-4N0-3M2		I 期：弥漫性结外浸润或同时伴有膈上下淋巴结浸润
骨髓穿刺未做	T1-4N0-3M0-2 BX	—	
骨髓未受累	T1-4N0-3M0-2 B0	—	
骨髓受累	T1-4N0-3M2 B1	—	

GI，消化道

（来源于：Ferrucci P，Zucca E. Primary gastric lymphoma pathogenesis and treatment：what has changed over the past 10 years? Br J Haematol. 2007；136：521-538.）

表 12-12

EUS 胃淋巴瘤分期的准确性

作者（年份）	患者（例数）	T 分期（%）	N 分期（%）
Fujishima et al[109]（1991）	11	91	82
Caletti et al[53]（1993）	44	92	77
Suekane et al[83]（1993）	15	n/a	83
Schüeder et al[119]（1993）	10	80	90
Palazzo et al[84]（1993）	24	91	83
Fischbach et al[120]（2002）	70	59	71

n/a，不适用

（来源于：Fischbach W. Staging role of EUS. Best Pract Res Clin Gastroenterol. 2010；24：13-17.）

结果却不相同。他们将 EUS 分期与术后病理分期进行比较，得到 EUS 对 I E$_1$、I E$_2$ 及 II E$_2$ 分期的敏感性分别为 67%、83% 和 71%。这说明那些缺乏经验的医疗中心使总体准确性降低。

EUS 检查淋巴结的准确率为 77% ～ 90%（表 12-12）。区别良恶性淋巴结是有挑战性的，这取决于操作者的经验，并有可能漏掉微转移灶。对可疑淋巴结行 EUS-FNA 可以克服这一缺陷 [110]。

Yasuda 等 [121] 通过使用 19-G 穿刺针对 50 例患者行 EUS-FNA，成功诊断 48 例淋巴瘤（96%）。另一项研究中，当对穿刺获得的组织进行流式细胞分析及免疫组化检查时，EUS-FNA 诊断淋巴结的总的敏感性、特异性及准确性分别为 74%、93% 及 81%。当联合其他检查时，EUS-FNA 的敏感性较仅进行常规的细胞学检查的敏感性明显增高 [111]。然而，这些研究并不仅限于胃原发性 MALT 淋巴瘤。这些技术对诊断淋巴瘤的作用还需要进一步探讨。

EUS 评估远处转移作用有限。探查转移性病变时 CT 优于 EUS。目前还没有其他影像学检查，如 MRI 及 PET-CT 对 MALT 淋巴瘤分期与 EUS 分期的比较。使用高分辨率小探头能够更好地显示浅层病变，并能在胃镜视野下准确定位较小病变。Lügering 等[122] 使用小探头（12 MHz）对胃淋巴瘤的分期进行了研究，发现与普通超声内镜相比小探头更有优势。他们建议使用小探头对胃淋巴瘤进行分期，因为在对患者进行胃镜检查时，可以同时进行 EUS 检查。但是，小探头对淋巴结分期效果不佳。

EUS 在预测治疗效果中的作用

低度恶性 MALT 淋巴瘤占胃原发性淋巴瘤的 35%，对其进行准确的 EUS 分期及随访对治疗有决定性作用。事实上，EUS 可以预测根除 HP 治疗 MALT 淋巴瘤后的效果。尽管抗生素治疗还没有令人振奋的结果的报道，但是，很多研究者的疏漏在于他们的报道中既没有提到 EUS 的分期方法，也没有把 EUS 分期结果与治疗缓解率（当能得到时）联系起来。事实上，在这些不同的研究中，并没有把淋巴瘤患者根据 EUS 分期进行分类，因而这些研究报道的缓解率具有较大差异。对于局部性病变的患者，EUS 预测治疗效果更为可靠，几乎没有深度浸润的患者，根除 HP 治疗后病变得到完全缓解[100,123]。在早期的试验研究，Sackmann 等[124] 着眼于研究 EUS 分期是否能够预测根除 HP 治疗 MALT 淋巴瘤的效果。他们给患者服用 2 周的奥美拉唑及阿莫西林，发现 22 例患者的 HP 均完全根除。在平均随访 10 个月后，14 例 EUS 显示病变局限于第二层或第三层（黏膜层或黏膜下层）的淋巴瘤患者中，有 12 例获得完全缓解，而 10 例浸润至更深层次的患者没有 1 例完全缓解。因此，EUS 可以帮助鉴别哪些患者适合单独应用抗生素治疗，哪些患者更适合其他额外的肿瘤学治疗。

Ruskoné-Fourmestraux 等[125] 做了另一项研究，他们对胃 MALT 淋巴瘤抗 HP 治疗后影响预后的因素做了评估。他们纳入了 44 例局限性胃 MALT 淋巴瘤患者（Ann Arbor ⅠE 期及ⅡE 期），所有患者都做过 EUS。所有患者都接受了 14 d 兰索拉唑、阿莫西林、克拉霉素抗 HP 治疗。总体上，只有 43% 的患者获得了病理上缓解，这 19 例

有反应的患者平均随访 35 个月。病变局限于黏膜层的患者治疗有效率与那些浸润更深层次的患者相比有很大差异。此外，EUS 发现有淋巴结浸润的患者治疗有效率为 56%，而 EUS 未发现淋巴结浸润的患者治疗反应率增至 79%。因此，他们认为无淋巴结浸润可预示治疗效果良好。

Nakamura 等[126] 发现 93% 局限于黏膜层的 MALT 淋巴瘤患者经抗 HP 治疗后完全缓解，而仅有 23% 浸润至黏膜下层的淋巴瘤患者完全缓解。高级别成分的存在、胃周淋巴结肿大或根除 HP 治疗前分期，均与淋巴瘤治疗缓解的相关性较差。Levy 等[127] 发现 48 例患者根除 HP 治疗后有 69% 获得完全缓解。他们还发现治疗有效率与镜下表现及病理级别没有明显关系。相反，当 EUS 检查未发现胃周围淋巴结浸润时，治疗缓解率达 76%，而 EUS 发现有淋巴结转移时缓解率仅为 33%。对抗 HP 治疗无效的患者，接受单一的苯丁酸氮芥化疗后，有 58% 的患者缓解。在意大利，Caletti 等[128] 做了一项多中心的研究，51 例低度恶性 MALT 淋巴瘤在抗 HP 治疗后，45 例（88%）患者的 HP 完全根除。随访 2 年后，他们发现 51 例患者中，有 28 例患者获得缓解。16 例 T1aN0 期的患者，12 例（75%）达到完全缓解，19 例 T1bN0 的患者，11 例（58%）达到完全缓解，而 8 例 T1aN1 和 T1bN1 期的患者中，仅有 4 例（50%）达到完全缓解，4 例 T2N0 期的患者，仅 1 例（25%）达到完全缓解。T2N1 期患者无一例达到完全缓解（表 12-8）。

最近一项多中心实验[100] 的目的是确定根除 HP 治疗的远期效果。该项多中心研究纳入了 90 例低度恶性的胃 MALT 淋巴瘤患者，并至少随访 12 个月。通过三联疗法，88 例患者成功根除 HP。经过长期观察发现，56 例（62%）患者完全缓解，17 例（19%）患者仅有少量残留，11 例（12%）部分缓解，4 例（4%）没有变化，2 例（2%）病情进展。EUS 诊断为 IE1 期的病变较 IE2 期的病变缓解率高。

总之，MALT 淋巴瘤 EUS 下准确分期非常重要，因为它能够帮助临床医师为每一位患者选择最佳治疗方案。目前的研究显示，早期病变（T1）单独给予抗 HP 治疗有效。更深层次浸润的病变（T2 ~ T4）可能需要更积极的治疗方案，对这类患者联合化疗、放疗及手术治疗应该是更明智的

选择。此外，治疗反应的评估需要长期的间断上消化道内镜检查并结合超声内镜下定位活检的随访。当活检结果阳性，但 EUS 显示消化道壁层次结构正常时，可以使用"等等看"的策略，因为抗 HP 治疗可能需要长达 18 个月的时间才能达到完全缓解 [129]。

超声内镜在临床随访中的作用

EUS 监测不但可以确定治疗反应，还能早期发现病变复发。EUS 与组织学结合非常重要，因为 EUS 还可以显示在达到病理缓解之前，胃壁已经恢复正常的层次结构。此外，胃壁再次增厚或层次中断可能表明之前认为病情缓解的患者疾病复发。尽管给予足够的抗生素治疗，但患者仍然持续胃壁增厚，即使内镜下活检呈阴性，这时也应考虑其他治疗方案，因为淋巴瘤持续进展或复发的可能都很高 [128]。

大多数 EUS 对胃淋巴瘤治疗前分期的研究认为 EUS 可以作为治疗后的监测。然而，由于长期的随访研究相对缺乏，究竟何时以及间隔多久进行 EUS 检查，以及病变临床表现和组织学与 EUS 确切的相关性，仍在辩论中。Püspök 等 [130] 对 33 例原发性胃淋巴瘤患者进行了分析，这 33 例患者治疗前均接受 EUS 检查，治疗后每 3 ~ 6 个月复查 EUS。在这项研究中，共进行了 158 次 EUS 检查。超声内镜下"缓解"的标准被解释为胃壁厚度小于或等于 4 mm、五层层次结构完整且不伴有可疑淋巴结。平均随访 15 个月后，82% 的患者达到病理缓解，而仅有 64% 达到 EUS 缓解。有 18 例患者同时达到病理及 EUS 缓解，并且 EUS 缓解较病理缓解要晚（35 周对 18 周）。而且，5 例病理上复发的患者，EUS 只诊断了其中的 1 例。因而，他们认为 EUS 不能够预测淋巴瘤病理学缓解。导致结果不一致的原因可能是他们没有按 TNM 分期对胃淋巴瘤进行分期，这样可能会减低 EUS 预测胃淋巴瘤缓解的能力。

然而，Yet 等 [113] 通过对 20 例低度恶性 MALT 淋巴结根除 HP 治疗前后 EUS 的作用评价，得出不同的结论。17 例 HP 阳性的患者中，14 例（82%）达到病理缓解。研究者发现尽管治疗前 12 MHz 小探头显示胃淋巴瘤患者的胃壁较正常对照者的胃壁明显增厚（6.1 mm 对 2.8 mm），但随访显示增厚的胃壁厚度明显减小。根除 HP 治疗后，胃壁厚

度明显减小的患者 12 个月后 MALT 淋巴瘤完全缓解的可能性为 40%，24 个月后完全缓解的可能性则为 84%。在他们的研究中，即使在胃镜视野下没有看见明确的病变，但有一半的患者 EUS 可以观察到胃壁的持续改变。这项研究的发现可以概括为以下几个方面：（1）因不能辨别肿瘤和纤维组织，EUS 可能过高估计肿瘤残留；（2）EUS 可以检查到持续的肿瘤残余，但是不能在病理上明确诊断，因为这些瘤细胞可能限于黏膜下层或更深层次；（3）大约一半的胃淋巴瘤患者瘤细胞是以持续的 B 细胞单克隆模式生长的，这类患者的病理缓解可通过分子标记检测 [131-132]。在随访中发现大多数患者的分子类型缺失，尽管过程可能较慢或各不相同。持续的 EUS 异常伴有阴性组织学诊断并非在所有病例中都存在临床相关性，因为大部分患者不需要进一步治疗 [133]。EUS 异常与高级别胃淋巴瘤于胃镜下所见不同，通常可在长期随访中观察，随着组织学缓解而改善 [134]。分子标记预测肿瘤复发的临床意义仍不明确，仍需要长时间的随访研究。

因此，不要认为 EUS 可以替代胃镜活检。相反，这两项技术应该相互补充，以便为 MALT 淋巴瘤患者的分期及随访提供更多信息。

EUS 分期的局限性

EUS 是对操作者有依赖性的技术。Fusaroli 等 [135]（意大利 MALT 淋巴瘤研究组）在一项多中心研究中对 10 名超声内镜医师之间评估 MALT 淋巴瘤分期的一致性进行了研究。54 例患者中，有 42 例在 6 个月的治疗前后分别行 EUS 检查。总体上，治疗前和治疗后，T 分期的观察者间一致性均一般（$\kappa=0.38$ 和 $\kappa=0.37$）。治疗前 N 分期的观察者间一致性较好，治疗后较一般（$\kappa=0.63$ 和 $\kappa=0.34$）。最低的是 T1sm 期（$\kappa=0.20$）和 T2 期病变（$\kappa=0.33$）。操作者之间也进行能力的对比，观察者间一致性与各自操作经验相关。研究者认为至少完成 100 例 EUS 检查以后，才能具有较好的 EUS 诊断能力。

EUS 检查

晚期疾病患者通常需要比 T1 期伴 HP 阳性的患者更积极的治疗方案。EUS 可以判断治疗效果以及检测早期复发。EUS 可以在组织学缓解前就

显示胃壁层次正常，而复发的胃壁增厚或中断可能代表先前缓解的疾病复发。尽管给予抗生素治疗，但患者仍然持续胃壁增厚，即使内镜下活检呈阴性，基于淋巴瘤的风险这时也应考虑其他治疗方案。

EUS 评估胃皱襞粗大

EUS 下正常胃壁的厚度为 0.8 ～ 3.6 mm[136]。当整个胃壁五层结构的厚度超过 4 mm 时可以诊断为胃壁增厚[28]。导致胃壁皱襞在胃镜显示下肥大的因素多种多样（表 12-13），临床上有三种病变最常见：皮革胃、Ménétrier 病及淋巴瘤。

皮革胃

有关皮革胃的 EUS 下特征资料很有限，也被称作硬化性胃癌。胃镜下表现为胃皱襞肥大，胃壁扩张性差很常见。皮革胃病理表现为胃壁印戒样恶性细胞弥漫性生长，伴有胃壁黏膜下层显著纤维化及胃壁增厚[137]。因缺乏黏膜病变，且浅表活检组织中缺少深层组织，其诊断有时比较困难。报道显示，30% 的患者，尤其是黏膜正常的患者，活检结合刷检结果呈阴性[138]。尽管，有些研究者报道在 EUS 下皮革胃表现为胃壁弥漫性全层增厚[138]，而有些研究者报道胃壁增厚与第二层、第三层及第四层增厚多见[139]（图 12-15）。良性病变中很少表现为胃壁第四层增厚，当胃皱襞肥大的病变出现胃壁第四层增厚时，要考虑到皮

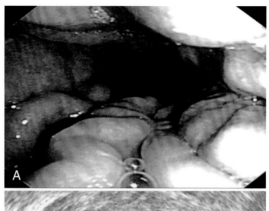

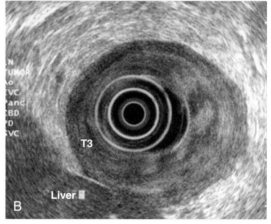

图 12-15 皮革胃。A，胃镜显示胃壁肥厚，胃黏膜皱襞扩张性差；B，环扫超声内镜示胃壁前 4 层增厚，与皮革胃相符

革胃的可能性。胃镜活检阴性的皮革胃可以通过 EUS-FNA 明确诊断[137]。在显微镜下，可以看到含有异形细胞核、细胞质呈泡沫状（类似于变性细胞）的恶性上皮细胞和少量胞浆内含细胞空泡及新月形、深染的细胞核，类似于印戒细胞的细胞。

Ménétrier 病

Ménétrier 病表现为胃壁表层及胃小凹上皮细胞增生。Ménétrier 病的发病机制目前还不完全清楚，但是与转化生长因子 TGF-α 有关。TGF-α 促进胃分泌黏液，抑制胃酸分泌[140]。TGF-α 能够显著增加 Ménétrier 病患者胃黏液细胞数量。患者典型表现有上腹痛、乏力、厌食、体重减轻、水肿及呕吐。胃皱襞粗大以胃体及胃底为主。胃皱襞肥大常呈均匀性，偶尔可也呈非均匀性肥大伴有息肉形成。Ménétrier 病的诊断需要组织活检，病理表现为胃小凹过度增生伴有腺体萎缩[141-142]。Ménétrier 病 EUS 下表现为胃壁局限性增厚，以超声第二层增厚为主，呈高回声而不是低回声（图 12-16）[143]。

表 12-13	
胃镜下表现为胃皱襞肥大的鉴别诊断	
类别	**病种**
恶性病变	腺癌，革囊胃，淋巴瘤，转移性肿瘤
感染	继发性梅毒，结核，巨细胞病毒感染，单纯疱疹病毒感染，组织胞浆菌病，隐球菌病，曲霉病，幽门螺杆菌感染，异尖线虫病
浸润性疾病	克罗恩病，结节病，淀粉样变，胃炎性疾病（嗜酸粒细胞性，肉芽肿性，淋巴细胞性）
脉管性疾病	门脉高压性胃病，胃静脉曲张
其他类型疾病	Ménétrier 病，卓 - 艾综合征，黏膜皱襞粗大深在性囊性胃炎

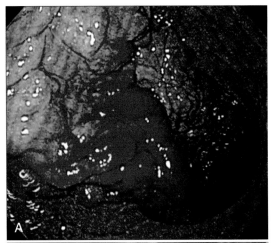

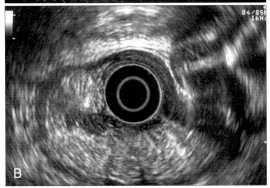

图 12-16　Ménétrier 病。A，胃镜下显示胃底胃皱襞肥大；B，EUS 显示胃壁超声第二层增厚、呈高回声，符合 Ménétrier 病（经手术证实）

EUS 在胃皱襞肥大中的应用

一项研究[144] 通过对 28 例表现为胃皱襞粗糙的患者进行评估，研究了 EUS 在胃皱襞肥大病变中的运用价值，这 28 例患者胃镜下活检均未确定为恶性病变。4 例患者 EUS 显示为胃静脉曲张，未予活检。3 例患者活检结果阴性，但 EUS 发现胃壁第三层及第四层也增厚，给予手术治疗，术后病理证实为原发性胃癌。剩余 21 例患者中，胃镜下大块活检，发现 16 例（67%）为急慢性炎症，4 例（14%）为恶性肿瘤，1 例（4%）为 Ménétrier 病。通过平均为期 35 个月的随访，胃壁增厚局限于前两层者没有 1 例发展为恶性。因而，他们认为 EUS 显示胃壁增厚局限于黏膜层的患者，胃镜下活检可以明确诊断。EUS 表现胃壁固有肌层异常，也没有溃疡表现，强烈提示恶性病变，即使胃镜活检阴性也应给予进一步检查。此外，EUS 可以用于诊断胃静脉曲张，但需要避免活检。

Gines[145] 等人报道了一项包括 61 例患者的前瞻性研究，黏膜下层增厚伴或不伴有固有层增厚是预测恶变的最重要的单一条件。利用此结果，恶性的可能性升高至 95%，而病变只涉及浅表层时的可能性为 5%。在另一项研究中，他们对 35 例胃皱襞肥大的患者胃壁 EUS 特点进行了分析，当仅有第二层增厚时，可怀疑为 Ménétrier 病，当仅有第三层增厚时，考虑是异尖线虫病。皮革胃通常表现为第三层及第四层异常增厚。尽管胃壁第二层和第三层增厚可以见于单纯胃皱襞粗大的正常人，但同样也可以见于胃淋巴瘤患者。胃壁第四层显著增厚，仅见于恶性病变。在一项纳入 21 例胃壁增厚患者的研究表明[147]，EUS Tru-Cut 活检诊断恶性肿瘤的敏感性、特异性、阳性预测值和阴性预测值分别为 85%、100%、100% 和 74%。这些患者均无直接或晚期的并发症。

胃壁深在性囊性胃炎是一种少见的胃壁增厚性病变，表现为胃壁黏膜层及黏膜下层多发小囊[148]。EUS 表现及黏膜切除可以明确诊断。EUS 应该与胃镜活检相结合，同时，EUS 可以帮助确定病灶的位置，指导活检，可以避免假阴性结果。

EUS 检查

EUS 检查发现可以帮助确定患者患有不明原因的胃皱襞肥大。当 EUS 表现正常，活检结果阴性时，为了早期诊断，需要再次进行胃镜下活检，甚至不同时期多次活检。甚至考虑大块活检及圈套活检。当仅表现为第二层异常时，活检常能确诊。当第二层级第三层异常时，需要大块活检。当第四层异常时，高度怀疑是恶性病变，即使常规活检结果阴性，对这些患者也应该进行 FNA 或组织芯活检。

参考文献

1. Ferlay J, Shin HR, Bray F, et al. *GLOBOCAN 2008 v2.0, Cancer Incidence and Mortality Worldwide: IARC CancerBase No. 10 [Internet].* Lyon, France: International Agency for Research on Cancer; 2010 Available from: <http://globocan.iarc.fr>; accessed on 14/09/2013.
2. Siegel R, Naishadham D, Jemal A. Cancer statistics, 2013. *CA Cancer J Clin.* 2013;63:11-30.
3. Siewert J, Böttcher K, Stein H, Roder J. Relevant prognostic factors in gastric cancer: ten-year results of the German Gastric Cancer Study. *Ann Surg.* 1998;228:449-461.
4. Nakamura K, Ueyama T, Yao T, et al. Pathology and prognosis of gastric carcinoma. Findings in 10,000 patients who underwent primary gastrectomy. *Cancer.* 1992;70:1030-1037.
5. Edge SB, Byrd DR, Compton CC, et al., eds. *American Joint Committee on Cancer Staging Manual.* 7th ed. New York: Springer; 2010:117.
6. Japanese Gastric Cancer Association. Japanese gastric cancer treatement guidelines 2010 (ver. 3). *Gastric Cancer.* 2011;14:113-123.
7. Macdonald J, Smalley S, Benedetti J, et al. Chemoradiotherapy after

surgery compared with surgery alone for adenocarcinoma of the stomach or gastroesophageal junction. *N Engl J Med.* 2001;345: 725-730.

8. Cunningham D, Allum W, Stenning S, et al. Perioperative chemotherapy versus surgery alone for resectable gastroesophageal cancer. *N Engl J Med.* 2006;355:11-20.

9. Botet J, Lightdale C, Zauber A, et al. Preoperative staging of gastric cancer: comparison of endoscopic US and dynamic CT. *Radiology.* 1991;181:426-432.

10. Sussman S, Halvorsen RJ, Illescas F, et al. Gastric adenocarcinoma: CT versus surgical staging. *Radiology.* 1988;167:335-340.

11. Power D, Schattner M, Gerdes H, et al. Endoscopic ultrasound can improve the selection for laparoscopy in patients with localized gastric cancer. *J Am Coll Surg.* 2009;208:173-178.

12. Mouri R, Yoshida S, Tanaka S, et al. Usefulness of endoscopic ultrasonography in determining the depth of invasion and indication for endoscopic treatment of early gastric cancer. *J Clin Gastroenterol.* 2009;43:318-322.

13. Blackshaw G, Lewis W, Hopper A, et al. Prospective comparison of endosonography, computed tomography, and histopathological stage of junctional oesophagogastric cancer. *Clin Radiol.* 2008;63:1092-1098.

14. Ganpathi I, So J, Ho K. Endoscopic ultrasonography for gastric cancer: does it influence treatment? *Surg Endosc.* 2006;20:559-562.

15. Polkowski M, Palucki J, Wronska E, et al. Endosonography versus helical computed tomography for locoregional staging of gastric cancer. *Endoscopy.* 2004;36:617-623.

16. Sultan J, Robinson S, Hayes N, et al. Endoscopic ultrasonography-detected low-volume ascites as a predictor of inoperability for oesophagogastric cancer. *Br J Surg.* 2008;95:1127-1130.

17. Singh P, Mukhopadhyay P, Bhatt B, et al. Endoscopic ultrasound versus CT scan for detection of the metastases to the liver: results of a prospective comparative study. *J Clin Gastroenterol.* 2009;43:367-373.

18. Edge SB, Byrd DR, Compton CC, et al, eds. AJCC Cancer Staging Manual. 7th ed. New York: Springer; 2010:241-249.

19. Hölscher A, Drebber U, Mönig S, et al. Early gastric cancer: lymph node metastasis starts with deep mucosal infiltration. *Ann Surg.* 2009;250: 791-797.

20. Okamura S, Tsutsui A, Muguruma N, et al. The utility and limitations of an ultrasonic miniprobe in the staging of gastric cancer. *J Med Invest.* 1999;46:49-53.

21. Bhutani M, Hawes R, Hoffman B. A comparison of the accuracy of echo features during endoscopic ultrasound (EUS) and EUS-guided fine-needle aspiration for diagnosis of malignant lymph node invasion. *Gastrointest Endosc.* 1997;45:474-479.

22. Wang J, Hsieh J, Huang Y, et al. Endoscopic ultrasonography for preoperative locoregional staging and assessment of resectability in gastric cancer. *Clin Imaging.* 1998;22:355-359.

23. Prasad P, Schmulewitz N, Patel A, et al. Detection of occult liver metastases during EUS for staging of malignancies. *Gastrointest Endosc.* 2004;59:49-53.

24. Yoshida S, Tanaka S, Kunihiro K, et al. Diagnostic ability of high-frequency ultrasound probe sonography in staging early gastric cancer, especially for submucosal invasion. *Abdom Imaging.* 2005;30: 518-523.

25. Murata Y, Suzuki S, Hashimoto H. Endoscopic ultrasonography of the upper gastrointestinal tract. *Surg Endosc.* 1988;2:180-183.

26. Tio T, Schouwink M, Cikot R, Tytgat G. Preoperative TNM classification of gastric carcinoma by endosonography in comparison with the pathological TNM system: a prospective study of 72 cases. *Hepatogastroenterology.* 1989;36:51-56.

27. Akahoshi K, Misawa T, Fujishima H, et al. Preoperative evaluation of gastric cancer by endoscopic ultrasound. *Gut.* 1991;32:479-482.

28. Botet J, Lightdale C. Endoscopic sonography of the upper gastrointestinal tract. *AJR Am J Roentgenol.* 1991;156:63-68.

29. Caletti G, Ferrari A, Bocus P, et al. Endoscopic ultrasonography in gastric lymphoma. *Schweiz Med Wochenschr.* 1996;126:819-825.

30. Dittler H, Siewert J. Role of endoscopic ultrasonography in esophageal carcinoma. *Endoscopy.* 1993;25:156-161.

31. Grimm H, Binmoeller K, Hamper K, et al. Endosonography for preoperative locoregional staging of esophageal and gastric cancer. *Endoscopy.* 1993;25:224-230.

32. Ziegler K, Sanft C, Zimmer T, et al. Comparison of computed tomography, endosonography, and intraoperative assessment in TN staging of gastric carcinoma. *Gut.* 1993;34:604-610.

33. Massari M, Cioffi U, De Simone M, et al. Endoscopic ultrasonography for preoperative staging of gastric carcinoma. *Hepatogastroenterology.* 1996;43:542-546.

34. Perng D, Jan C, Wang W, et al. Computed tomography, endoscopic ultrasonography and intraoperative assessment in TN staging of gastric carcinoma. *J Formos Med Assoc.* 1996;95:378-385.

35. Tseng L, Mo L, Tio T, et al. Video-endoscopic ultrasonography in

staging gastric carcinoma. *Hepatogastroenterology.* 2000;47:897-900.

36. Willis S, Truong S, Gribnitz S, et al. Endoscopic ultrasonography in the preoperative staging of gastric cancer: accuracy and impact on surgical therapy. *Surg Endosc.* 2000;14:951-954.

37. Habermann C, Weiss F, Riecken R, et al. Preoperative staging of gastric adenocarcinoma: comparison of helical CT and endoscopic US. *Radiology.* 2004;230:465-471.

38. Tsendsuren T, Jun S, Mian X. Usefulness of endoscopic ultrasonography in preoperative TNM staging of gastric cancer. *World J Gastroenterol.* 2006;12:43-47.

39. Bentrem D, Gerdes H, Tang L, et al.. Clinical correlation of endoscopic ultrasonography with pathologic stage and outcome in patients undergoing curative resection for gastric cancer. *Ann Surg Oncol.* 2007; 14:1853-1859.

40. Lok K, Lee C, Yiu H, et al. Current utilization and performance status of endoscopic ultrasound in a community hospital. *J Dig Dis.* 2008;9:41-47.

41. Repiso A, Gomez-Rodriguez R, Lopez-Pardo R, et al. Usefulness of endoscopic ultrasonography in preoperative gastric cancer staging: diagnostic yield and therapeutic impact. *Rev Esp Enferm Dig.* 2010;102: 413-420.

42. Yasuda K. Development and clinical use of ultrasonic probes. *Endoscopy.* 1994;26:816-817.

43. Matsumoto Y, Yanai H, Tokiyama H, et al. Endoscopic ultrasonography for diagnosis of submucosal invasion in early gastric cancer. *J Gastroenterol.* 2000;35:326-331.

44. Yanai H, Noguchi T, Mizumachi S, et al. A blind comparison of the effectiveness of endoscopic ultrasonography and endoscopy in staging early gastric cancer. *Gut.* 1999;44:361-365.

45. Yanai H, Matsumoto Y, Harada T, et al. Endoscopic ultrasonography and endoscopy for staging depth of invasion in early gastric cancer: a pilot study. *Gastrointest Endosc.* 1997;46:212-216.

46. Akahoshi K, Chijiwa Y, Hamada S, et al. Pretreatment staging of endoscopically early gastric cancer with a 15 MHz ultrasound catheter probe. *Gastrointest Endosc.* 1998;48:470-476.

47. Kim GH, Park do Y, Kida M, et al. Accuracy of high-frequency catheter-based endoscopic ultrasonography according to the indications for endoscopic treatment of early gastric cancer. *J Gastroenterol Hepatol.* 2010;25:506-511.

48. Caletti G, Ferrari A, Brocchi E, Barbara L. Accuracy of endoscopic ultrasonography in the diagnosis and staging of gastric cancer and lymphoma. *Surgery.* 1993;113:14-27.

49. Puli S, Batapati Krishna Reddy J, Bechtold M, et al. How good is endoscopic ultrasound for TNM staging of gastric cancers? A meta-analysis and systematic review. *World J Gastroenterol.* 2008;14:4011-4019.

50. Cardoso R, Coburn N, Seevaratnam R, et al. A systematic review and meta-analysis of the utility of EUS for preoperative staging for gastric cancer. *Gastric Cancer.* 2012;15(suppl 1):S19-S26.

51. Mocellin S, Marchet A, Nitti D. EUS for the staging of gastric cancer: a meta-analysis. *Gastrointest Endosc.* 2011;73:1122-1134.

52. Choi J, Kim SG, Im JP, et al. Is endoscopic ultrasonography indispensable in patients with early gastric cancer prior to endoscopic resection? *Surg Endosc.* 2010;24:3177-3185.

53. Okada K, Fujisaki J, Kasuga A, et al. Endoscopic ultrasonography is valuable for identifying early gastric cancers meeting expanded-indication criteria for endoscopic submucosal dissection. *Surg Endosc.* 2011;25:841-848.

54. François E, Peroux J, Mouroux J, et al. Preoperative endosonographic staging of cancer of the cardia. *Abdom Imaging.* 1996;21:483-487.

55. Hassan H, Vilmann P, Sharma V. Impact of EUS-guided FNA on management of gastric carcinoma. *Gastrointest Endosc.* 2010;71:500-504.

56. Chang K, Albers C, Nguyen P. Endoscopic ultrasound-guided fine needle aspiration of pleural and ascitic fluid. *Am J Gastroenterol.* 1995;90:148-150.

57. Lee Y, Ng E, Hung L, et al. Accuracy of endoscopic ultrasonography in diagnosing ascites and predicting peritoneal metastases in gastric cancer patients. *Gut.* 2005;54:1541-1545.

58. Chu K, Kwok K, Law S, Wong K. A prospective evaluation of catheter probe EUS for the detection of ascites in patients with gastric carcinoma. *Gastrointest Endosc.* 2004;59:471-474.

59. Meining A, Dittler H, Wolf A, et al. You get what you expect? A critical appraisal of imaging methodology in endosonographic cancer staging. *Gut.* 2002;50:599-603.

60. Meining A, Rösch T, Wolf A, et al. High interobserver variability in endosonographic staging of upper gastrointestinal cancers. *Z Gastroenterol.* 2003;41:391-394.

61. Kim J, Song K, Youn Y, et al. Clinicopathologic factors influence accurate endosonographic assessment for early gastric cancer. *Gastrointest Endosc.* 2007;66:901-908.

62. Kida M, Tanabe S, Watanabe M, et al. Staging of gastric cancer with

endoscopic ultrasonography and endoscopic mucosal resection. *Endoscopy*. 1998;30(suppl 1):A64-A68.

63. Kutup A, Vashist YK, Groth S, et al. Endoscopic ultrasound staging in gastric cancer: does it help management decisions in the era of neoadjuvant treatment? *Endoscopy*. 2012;44:572-576.

64. Meyer L, Meyer F, Schmidt U, et al. Wschodnioniemiecka Grupa na Rzecz Kontroli Jakosci i Rozwoju Regionalnego w C. Endoscopic ultrasonography (EUS) in preoperative staging of gastric cancer—demand and reality. *Pol Przegl Chir*. 2012;84:152-157.

65. Yoshimoto K. Clinical application of ultrasound 3 D imaging system in lesions of the gastrointestinal tract. *Endoscopy*. 1998;30(suppl 1): A145-A148.

66. Hwang SW, Lee DH, Lee SH, et al. Preoperative staging of gastric cancer by endoscopic ultrasonography and multidetector-row computed tomography. *J Gastroenterol Hepatol*. 2010;25:512-518.

67. Kuntz C, Herfarth C. Imaging diagnosis for staging of gastric cancer. *Semin Surg Oncol*. 1999;17:96-102.

68. Bhandari S, Shim C, Kim J, et al. Usefulness of three-dimensional, multidetector row CT (virtual gastroscopy and multiplanar reconstruction) in the evaluation of gastric cancer: a comparison with conventional endoscopy, EUS, and histopathology. *Gastrointest Endosc*. 2004;59:619-626.

69. Arocena M, Barturen A, Bujanda L, et al. MRI and endoscopic ultrasonography in the staging of gastric cancer. *Rev Esp Enferm Dig*. 2006;98:582-590.

70. Catalano M, Sivak MJ, Rice T, et al. Endosonographic features predictive of lymph node metastasis. *Gastrointest Endosc*. 1994;40:442-446.

71. Kwee R, Kwee T. Imaging in local staging of gastric cancer: a systematic review. *J Clin Oncol*. 2007;25:2107-2116.

72. Kwee R, Kwee T. Imaging in assessing lymph node status in gastric cancer. *Gastric Cancer*. 2009;12:6-22.

73. Wang Z, Chen JQ. Imaging in assessing hepatic and peritoneal metastases of gastric cancer: a systematic review. *BMC Gastroenterol*. 2011;11:19.

74. Lian J, Chen S, Zhang Y, Qiu F. A meta-analysis of endoscopic submucosal dissection and EMR for early gastric cancer. *Gastrointest Endosc*. 2012;76(4):763-770.

75. Kayaalp C, Arda K, Orug T, Ozcay N. Value of computed tomography in addition to ultrasound for preoperative staging of gastric cancer. *Eur J Surg Oncol*. 2002;28:540-543.

76. Burke E, Karpeh M, Conlon K, Brennan M. Laparoscopy in the management of gastric adenocarcinoma. *Ann Surg*. 1997;225: 262-267.

77. Park S, Lee J, Kim C, et al. Endoscopic ultrasound and computed tomography in restaging and predicting prognosis after neoadjuvant chemotherapy in patients with locally advanced gastric cancer. *Cancer*. 2008;112:2368-2376.

78. Chen C, Yang C, Yeh Y. Preoperative staging of gastric cancer by endoscopic ultrasound: the prognostic usefulness of ascites detected by endoscopic ultrasound. *J Clin Gastroenterol*. 2002;35:321-327.

79. Fritscher-Ravens A, Schirrow L, Atay Z, et al. Endosonographically controlled fine needle aspiration cytology–indications and results in routine diagnosis. *Z Gastroenterol*. 1999;37:343-351.

80. DeWitt J, LeBlanc J, McHenry L, et al. Endoscopic ultrasound-guided fine-needle aspiration of ascites. *Clin Gastroenterol Hepatol*. 2007; 5:609-615.

81. Papaxoinis G, Papageorgiou S, Rontogianni D, et al. Primary gastrointestinal non-Hodgkin's lymphoma: a clinicopathologic study of 128 cases in Greece. A Hellenic Cooperative Oncology Group study (HeCOG). *Leuk Lymphoma*. 2006;47:2140-2146.

82. Koch P, del Valle F, Berdel W, et al. Primary gastrointestinal non-Hodgkin's lymphoma: I. Anatomic and histologic distribution, clinical features, and survival data of 371 patients registered in the German Multicenter Study GIT NHL 01/92. *J Clin Oncol*. 2001;19:3861-3873.

83. Suekane H, Iida M, Yao T, et al. Endoscopic ultrasonography in primary gastric lymphoma: correlation with endoscopic and histologic findings. *Gastrointest Endosc*. 1993;39:139-145.

84. Palazzo L, Roseau G, Ruskone-Fourmestraux A, et al. Endoscopic ultrasonography in the local staging of primary gastric lymphoma. *Endoscopy*. 1993;25:502-508.

85. Van Dam J. The role of endoscopic ultrasonography in monitoring treatment: response to chemotherapy in lymphoma. *Endoscopy*. 1994; 26:772-773.

86. Hordijk M. Restaging after radiotherapy and chemotherapy: value of endoscopic ultrasonography. *Gastrointest Endosc Clin N Am*. 1995; 5:601-608.

87. Caletti G, Fusaroli P, Togliani T, et al. Endosonography in gastric lymphoma and large gastric folds. *Eur J Ultrasound*. 2000;11:31-40.

88. Paryani S, Hoppe R, Burke J, et al. Extralymphatic involvement in diffuse non-Hodgkin's lymphoma. *J Clin Oncol*. 1983;1:682-688.

89. Reddy S, Pellettiere E, Saxena V, Hendrickson F. Extranodal non-Hodgkin's lymphoma. *Cancer*. 1980;46:1925-1931.

90. De Paepe P, Achten R, Verhoef G, et al. Large cleaved and immunoblastic lymphoma may represent two distinct clinicopathologic entities within the group of diffuse large B-cell lymphomas. *J Clin Oncol*. 2005;23:7060-7068.

91. Radaszkiewicz T, Dragosics B, Bauer P. Gastrointestinal malignant lymphomas of the mucosa-associated lymphoid tissue: factors relevant to prognosis. *Gastroenterology*. 1992;102:1628-1638.

92. Cogliatti S, Schmid U, Schumacher U, et al. Primary B-cell gastric lymphoma: a clinicopathological study of 145 patients. *Gastroenterology*. 1991;101:1159-1170.

93. Clark E, Ledbetter J. How B and T cells talk to each other. *Nature*. 1994;367:425-428.

94. D'Elios M, Amedei A, Manghetti M, et al. Impaired T-cell regulation of B-cell growth in Helicobacter pylori–related gastric low-grade MALT lymphoma. *Gastroenterology*. 1999;117:1105-1112.

95. Parsonnet J, Hansen S, Rodriguez L, et al. *Helicobacter pylori* infection and gastric lymphoma. *N Engl J Med*. 1994;330:1267-1271.

96. REFERENCE DELETED IN PROOFS.

97. Eck M, Schmausser B, Haas R, et al. MALT-type lymphoma of the stomach is associated with Helicobacter pylori strains expressing the CagA protein. *Gastroenterology*. 1997;112:1482-1486.

98. Wotherspoon A, Ortiz-Hidalgo C, Falzon M, Isaacson P. Helicobacter pylori-associated gastritis and primary B-cell gastric lymphoma. *Lancet*. 1991;338:1175-1176.

99. Steinbach G, Ford R, Glober G, et al. Antibiotic treatment of gastric lymphoma of mucosa-associated lymphoid tissue. An uncontrolled trial. *Ann Intern Med*. 1999;131:88-95.

100. Fischbach W, Goebeler-Kolve M, Dragosics B, et al. Long term outcome of patients with gastric marginal zone B cell lymphoma of mucosa associated lymphoid tissue (MALT) following exclusive Helicobacter pylori eradication therapy: experience from a large prospective series. *Gut*. 2004;53:34-37.

101. Carlson S, Yokoo H, Vanagunas A. Progression of gastritis to monoclonal B-cell lymphoma with resolution and recurrence following eradication of Helicobacter pylori. *JAMA*. 1996;275:937-939.

102. Spinelli P, Lo Gullo C, Pizzetti P. Endoscopic diagnosis of gastric lymphomas. *Endoscopy*. 1980;12:211-214.

103. Fork F, Haglund U, Högström H, Wehlin L. Primary gastric lymphoma versus gastric cancer. An endoscopic and radiographic study of differential diagnostic possibilities. *Endoscopy*. 1985;17:5-7.

104. Taal B, Boot H, van Heerde P, et al. Primary non-Hodgkin lymphoma of the stomach: endoscopic pattern and prognosis in low versus high grade malignancy in relation to the MALT concept. *Gut*. 1996; 39:556-561.

105. Komorowski R, Caya J, Geenen J. The morphologic spectrum of large gastric folds: utility of the snare biopsy. *Gastrointest Endosc*. 1986;32: 190-192.

106. Martin T, Onstad G, Silvis S, Vennes J. Lift and cut biopsy technique for submucosal sampling. *Gastrointest Endosc*. 1976;23:29-30.

107. Kuldau JG, Holman PR, Savides TJ. Diagnosis and management of gastrointestinal lymphoma. In: Faigel DO, Kochman ML, eds. *Endoscopic Oncology: Gastrointestinal Endoscopy and Cancer Management*. ed 1. Toronto, NJ: Humana Press; 2006:139-149 [Chapter 13].

108. Yoon S, Coit D, Portlock C, Karpeh M. The diminishing role of surgery in the treatment of gastric lymphoma. *Ann Surg*. 2004;240: 28-37.

109. Fujishima H, Misawa T, Maruoka A, et al. Staging and follow-up of primary gastric lymphoma by endoscopic ultrasonography. *Am J Gastroenterol*. 1991;86:719-724.

110. Harada N, Wiersema M, Wiersema L. Endosonography guided fine needle aspiration biopsy (EUS FNA) in the evaluation of lymphadenopathy: staging accuracy of EUS FNA versus EUS alone. *Gastrointest Endosc*. 1997;45:AB31. (abstract).

111. Wiersema M, Gatzimos K, Nisi R, Wiersema L. Staging of non-Hodgkin's gastric lymphoma with endosonography-guided fine-needle aspiration biopsy and flow cytometry. *Gastrointest Endosc*. 1996;44:734-736.

112. Vander Noot MR 3rd, Eloubeidi MA, Chen VK, et al. Diagnosis of gastrointestinal tract lesions by endoscopic ultrasound-guided fine-needle aspiration biopsy. *Cancer*. 2004;102:157-163.

113. Yeh H, Chen G, Chang W, et al. Long-term follow up of gastric low-grade mucosa-associated lymphoid tissue lymphoma by endosonography emphasizing the application of a miniature ultrasound probe. *J Gastroenterol Hepatol*. 2003;18:162-167.

114. Shimodaira M, Tsukamoto Y, Niwa Y, et al. A proposed staging system for primary gastric lymphoma. *Cancer*. 1994;73:2709-2715.

115. Musshoff K, Schmidt-Vollmer H. Proceedings: Prognosis of non-Hodgkin's lymphomas with special emphasis on the staging classification. *Z Krebsforsch Klin Onkol Cancer Res Clin Oncol*. 1975;83:323-341.

116. Ruskoné-Fourmestraux A, Dragosics B, Morgner A, et al. Paris staging system for primary gastrointestinal lymphomas. *Gut.* 2003;52: 912-913.

117. Rohatiner A, d'Amore F, Coiffier B, et al. Report on a workshop convened to discuss the pathological and staging classifications of gastrointestinal tract lymphoma. *Ann Oncol.* 1994;5:397-400.

118. Musshoff K. Clinical staging classification of non-Hodgkin's lymphomas (author's transl). *Strahlentherapie.* 1977;153:218-221.

119. Schüder G, Hildebrandt U, Kreissler-Haag D, et al. Role of endosonography in the surgical management of non-Hodgkin's lymphoma of the stomach. *Endoscopy.* 1993;25:509-512.

120. Fischbach W, Goebeler-Kolve ME, Greiner A. Diagnostic accuracy of EUS in the local staging of primary gastric lymphoma: results of a prospective, multicenter study comparing EUS with histopathologic stage. *Gastrointest Endosc.* 2002;56:696-700.

121. Yasuda I, Tsurumi H, Omar S, et al. Endoscopic ultrasound-guided fine-needle aspiration biopsy for lymphadenopathy of unknown origin. *Endoscopy.* 2006;38:919-924.

122. Lügering N, Menzel J, Kucharzik T, et al. Impact of miniprobes compared to conventional endosonography in the staging of low-grade gastric malt lymphoma. *Endoscopy.* 2001;33:832-837.

123. Pavlick A, Gerdes H, Portlock C. Endoscopic ultrasound in the evaluation of gastric small lymphocytic mucosa-associated lymphoid tumors. *J Clin Oncol.* 1997;15:1761-1766.

124. Sackmann M, Morgner A, Rudolph B, et al. Regression of gastric MALT lymphoma after eradication of Helicobacter pylori is predicted by endosonographic staging. MALT Lymphoma Study Group. *Gastroenterology.* 1997;113:1087-1090.

125. Ruskoné-Fourmestraux A, Lavergne A, Aegerter P, et al. Predictive factors for regression of gastric MALT lymphoma after anti-Helicobacter pylori treatment. *Gut.* 2001;48:297-303.

126. Nakamura S, Matsumoto T, Suekane H, et al. Predictive value of endoscopic ultrasonography for regression of gastric low grade and high grade MALT lymphomas after eradication of Helicobacter pylori. *Gut.* 2001;48:454-460.

127. Levy M, Copie-Bergman C, Traulle C, et al. Conservative treatment of primary gastric low-grade B-cell lymphoma of mucosa-associated lymphoid tissue: predictive factors of response and outcome. *Am J Gastroenterol.* 2002;97:292-297.

128. Caletti G, Zinzani P, Fusaroli P, et al. The importance of endoscopic ultrasonography in the management of low-grade gastric mucosa-associated lymphoid tissue lymphoma. *Aliment Pharmacol Ther.* 2002; 16:1715-1722.

129. Zucca E, Cavalli F. Are antibiotics the treatment of choice for gastric lymphoma? *Curr Hematol Rep.* 2004;3:11-16.

130. Püspök A, Raderer M, Chott A, et al. Endoscopic ultrasound in the follow up and response assessment of patients with primary gastric lymphoma. *Gut.* 2002;51:691-694.

131. Thiede C, Wündisch T, Alpen B, et al. Long-term persistence of monoclonal B cells after cure of Helicobacter pylori infection and complete histologic remission in gastric mucosa-associated lymphoid tissue B-cell lymphoma. *J Clin Oncol.* 2001;19:1600-1609.

132. Bertoni F, Conconi A, Capella C, et al. Molecular follow-up in gastric mucosa-associated lymphoid tissue lymphomas: early analysis of the LY03 cooperative trial. *Blood.* 2002;99:2541-2544.

133. Di Raimondo F, Caruso L, Bonanno G, et al. Is endoscopic ultrasound clinically useful for follow-up of gastric lymphoma? *Ann Oncol.* 2007;18:351-356.

134. Vetro C, Romano A, Chiarenza A, et al. Endoscopic ultrasonography in gastric lymphomas: appraisal on reliability in long-term follow-up. *Hematol Oncol.* 2012;30:180-185.

135. Fusaroli P, Buscarini E, Peyre S, et al. Interobserver agreement in staging gastric malt lymphoma by EUS. *Gastrointest Endosc.* 2002;55: 662-668.

136. Kimmey M, Martin R, Haggitt R, et al. Histologic correlates of gastrointestinal ultrasound images. *Gastroenterology.* 1989;96:433-441.

137. Feng J, Al-Abbadi M, Kodali U, Dhar R. Cytologic diagnosis of gastric linitis plastica by endoscopic ultrasound guided fine-needle aspiration. *Diagn Cytopathol.* 2006;34:177-179.

138. Levine M, Kong V, Rubesin S, et al. Scirrhous carcinoma of the stomach: radiologic and endoscopic diagnosis. *Radiology.* 1990;175:151-154.

139. Fujishima H, Misawa T, Chijiwa Y, et al. Scirrhous carcinoma of the stomach versus hypertrophic gastritis: findings at endoscopic US. *Radiology.* 1991;181:197-200.

140. Dempsey P, Goldenring J, Soroka C, et al. Possible role of transforming growth factor alpha in the pathogenesis of Ménétrier's disease: supportive evidence form humans and transgenic mice. *Gastroenterology.* 1992;103:1950-1963.

141. Wolfsen H, Carpenter H, Talley N. Menetrier's disease: a form of hypertrophic gastropathy or gastritis? *Gastroenterology.* 1993;104:1310-1319.

142. Sundt TR, Compton C, Malt R. Ménétrier's disease. A trivalent gastropathy. *Ann Surg.* 1988;208:694-701.

143. Hizawa K, Kawasaki M, Yao T, et al. Endoscopic ultrasound features of protein-losing gastropathy with hypertrophic gastric folds. *Endoscopy.* 2000;32:394-397.

144. Mendis R, Gerdes H, Lightdale C, Botet J. Large gastric folds: a diagnostic approach using endoscopic ultrasonography. *Gastrointest Endosc.* 1994;40:437-441.

145. Gines A, Pellise M, Fernandez-Esparrach G, et al. Endoscopic ultrasonography in patients with large gastric folds at endoscopy and biopsies negative for malignancy: predictors of malignant disease and clinical impact. *Am J Gastroenterol.* 2006;101:64-69.

146. Songür Y, Okai T, Watanabe H, et al. Endosonographic evaluation of giant gastric folds. *Gastrointest Endosc.* 1995;41:468-474.

147. Thomas T, Kaye PV, Ragunath K, Aithal GP. Endoscopic-ultrasound-guided mural trucut biopsy in the investigation of unexplained thickening of esophagogastric wall. *Endoscopy.* 2009;41:335-339.

148. Okada M, Iizuka Y, Oh K, et al. Gastritis cystica profunda presenting as giant gastric mucosal folds: the role of endoscopic ultrasonography and mucosectomy in the diagnostic work-up. *Gastrointest Endosc.* 1994;40:640-644.

第四篇

胰腺和胆道系统

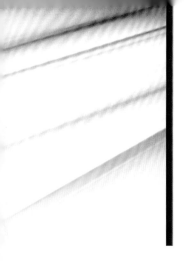

第 13 章

如何进行胰腺、胆管和肝的 EUS

Robert H.Hawes・Paul Fockens・Shyam Varadarajulu

（朱　海　王树森译　李盈盈　李　文校）

胰腺

成功的胰腺成像需要呈现整个腺体。通常通过胃后壁获得胰体、尾部成像，胰腺颈部也可以通过胃来成像。但如需完整的胰头部成像，则要将换能器置于十二指肠内三个不同位置成像：十二指肠球部顶端（顶部图像）、直接于十二指肠乳头对面（"接吻乳头"）和乳头远端。对于正在学习超声内镜（EUS）或经验有限的医生，这种有步骤、分站式的胰腺成像是非常关键的。在操作环扫和线阵超声时，尽管在相同的位置，但由于操作超声内镜技术上的差异，所产生的图像是不一样的。因此，在不同的位置，环扫和线阵超声内镜都有其代表性的图像。同时参考相关的教学视频对学习超声内镜也非常重要。对于超声内镜操作者来讲，如何获得胰腺和胆道树完整、准确、高品质的影像，极具挑战性。

胰腺体尾部的检查

胰腺体尾部的检查要首先将超声内镜探头定位于胃食管的交界处。在这个位置比较容易发现主动脉并以此作为扫描路径的标志。环扫超声内镜检查时，主动脉为圆形无回声的结构。线阵超声内镜检查时，主动脉则纵向无回声结构。

环扫超声内镜

将内镜的前端置于鳞状上皮、柱状上皮交界处远端，操作者应充盈水囊并将换能器定位于中心。定位主动脉后，操作者应处于合适的位置（身体和内镜都不能扭曲或旋转镜身），通过电子旋转将主动脉定位于 6 点钟位置（视频 13-1）。这时通常会看到一个低回声结构从食管壁移至主动脉处并部分围绕主动脉；这些结构组成了膈肌脚。轻轻推进超声内镜，保持主动脉呈横断面形态，

视频 13-1　使用环扫超声内镜检查胰体和胰尾的操作方法

而不是呈细长形态。如果在推进的过程中主动脉呈现细长形态，则提示超声内镜的头端不直或进入胃壁（常在一个裂孔疝袋内）。如果发生这种情况，必须重新调整内镜头端的位置，以保持主动脉呈横断面形态。如果反复尝试失败，那么应该将超声内镜从裂孔疝撤出。通过这种方法，首先能发现门静脉汇合处（6 点钟位置），然后便可见胰腺影像。

随着继续推进，当膈肌脚消失后，可见腹腔干从主动脉处分离出来向传感器走形（图 13-1）。使用环扫内镜，在某些情况下可见脾动脉在毗邻传感器的位置呈现圆形的无回声结构。这时继续推进 1 ~ 2 cm 即可见到脾动脉从腹腔干分出。腹腔干分支为肝动脉和脾动脉，应用环扫超声内镜成像时，这个分支看起来像鲸鱼的尾巴（图 13-2）。轻轻推进超声内镜，越过腹腔干即可以看到胰体的图像。胰腺位于传感器的正下方，胰腺实质相对于周围组织，略呈低回声，类似一个均匀的"胡椒盐"外观。在这个位置深入，胰腺呈现为无回声结构，看似像一个高尔夫球杆的头部。这就是门静脉汇合处的位置，通常被形象描述为球杆头（图 13-3）。

一旦确认球杆头后，胰体和胰尾的成像就相对简单了。顺时针旋转并后撤内镜以及适当向右调整把手即可找到胰尾。在这个操作中，左侧肾将会出现在视野中，呈现为一个椭圆形低回声均

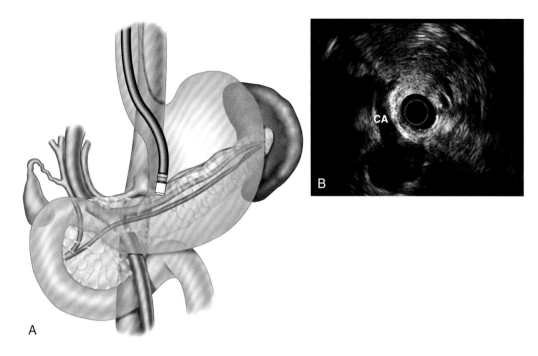

图 13-1　胰体和胰尾的检查：环扫超声内镜。A，环扫超声内镜检查胰体、胰尾部的起点。从食管 - 胃结合部位开始推进内镜，追踪到主动脉。主动脉的第一个分支是腹腔。B，通过寻找到腹腔动脉（CA），可以发现胰体、胰尾的影像

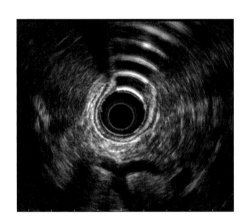

图 13-2　肝、脾动脉从腹腔干分出，超声内镜下像鲸鱼的尾巴

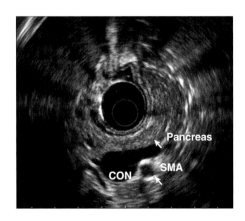

图 13-3　门静脉汇合处（CON）看似高尔夫球杆的头部，位于胰腺的深部，因此被称为杆头。在这个画面中胰腺（Pancreas）位于传感器的正下方，呈现为类似一个均匀的"胡椒盐"外观。SMA，肠系膜上动脉

匀外"壳"（皮质）和回声不均匀中心呈强回声结构（髓质）的图片。大致上肾可以作为胰腺体尾交界处的标志图（图 13-4）。进一步后撤探头，在换能器的正下方可以看到脾动脉和脾静脉，在图像的右侧呈现均匀低回声的豆形结构即脾，可以看到脾动脉和静脉穿入脾门。这个图像的出现提示着完成了胰体远端和胰尾的检查。从胰尾处推进内镜，逆时针旋转镜身，稍翻转内镜，图像返回到门静脉汇合处，继续推进内镜并逆时针旋转镜身，则可以看到胰腺颈部的成图像。胰管因为穿过胰腺颈部，看似从传感器下潜过。在上述的操作中，可能需要内镜头端向左、右偏转，从而获得拉长的胰腺成像。看到这个拉长的胰腺影像后，缓慢并有目的地推进和后撤，即可获得包括胰管在内的整个胰腺的图像。

站点式操作超声内镜的过程中，如果不能看到该站点的典型标志（无论是哪一个操作站点），必须立即返回该站点起始位置，重复标准的操作。以胰体和胰尾为例，要求返回食管胃结合部，顺着主动脉，直到找到腹腔干，并以此类推。在特殊的站点应多次检查，直到超声内镜处于合适的位置并且完成整个检查。有时，虽然经过反复尝试仍不能得到特定站点的优质图像，则可继续检查其他的站点，之后再返回该困难站点重复检查。

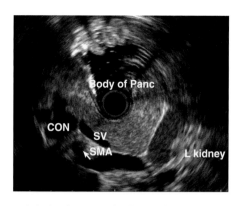

图 13-4　左侧肾（L kidney）表现为低回声皮质和强回声髓质。这里大致上可以作为胰腺体（Body of Panc）尾交界处的标志。CON，门静脉汇合处；SMA，肠系膜上动脉；SV，肠系膜上静脉

往往这种操作步骤可以成功检查该困难站点。

线阵超声内镜

应用线阵超声内镜检查胰体和胰尾应按照循环扫超声内镜检查的基本步骤操作。检查从食管胃结合部开始（视频 13-2）。使用线阵超声内镜时操作者必须顺时针旋转镜身，直到看到主动脉。使用上 - 下调节钮，主动脉应轻轻从右到左向下倾斜。与应用环扫内镜一样，可见膈肌脚位于换能器和主动脉之间，呈低回声结构。这个标志性结构非常重要，当推进内镜离开膈肌脚后即可看见腹腔干（图 13-5）。

环扫内镜的推进是一个被动的操作（因为其360°的图像），与此不同的是，线阵内镜必须通过轻轻顺时针或逆时针旋转镜身来发现主动脉的位置。腹腔干从主动脉处分出，如果没有进行系统地来回扫描，很可能错过该部位。定位腹主动脉后，则可追踪腹腔干分叉位置。当分叉位置确定后，继续推进 1～2 cm 并轻轻向下转动上 - 下调节钮，则可看到胰腺和门静脉交汇处。在此位置顺时针旋转镜身并回撤内镜即可见胰体和胰尾

视频 13-2　使用线阵超声内镜检查胰体和胰尾的操作方法

的影像（图 13-6），逆时针旋转镜身并推进内镜则可看到胰腺颈部的图像（图 13-7）。与环扫超声内镜一样，胰腺成像应追踪到其尾部，直到看到脾门。使用线阵超声内镜时，为了获取完整的图像，需要轻柔地顺时针和逆时针旋转镜身，而不一定需要对内镜头端进行向左或右偏转的操作。

使用线阵超声内镜检查胰体和胰尾的另一种操作方法是首先将肝左叶和胃体区别开，在这个位置，将镜身顺时针旋转 180° 可见胰体，按之前所述的操作方法从胰体追踪到胰尾（视频 13-3）。确认门静脉的方法就是可以看到它汇入肝，推进镜身并顺时针旋转镜身，可以追踪门静脉直至其汇入肝。一旦确认球杆头，胰腺就在门静脉汇合口和传感器之间（视频 13-3）。

胰头部和钩突部的检查

胰腺头部的检查必须获得上述三个位置（十二指肠球顶部、乳头、乳头远端）的图像。其中最有效的位置是十二指肠球部的顶端，通过这个位置，同时可见绝大部分胰头部、远端胆管和门静脉的图像。在其他站点，环扫内镜和线阵内镜的定位是相同的，但如何通过细微操作手法来获得高质量影像却是不同的。

胰头

环扫超声内镜　这个位置可以显示整个胰头部（有时候钩突部分除外），并且还可以获得包括远端胆总管的图像。应用环扫超声内镜，将内镜沿胃大弯慢慢推进，见到幽门时，继续推进使内镜头端穿过幽门，在这个位置充气并将超声内镜头端轻轻向下偏转（视频 13-4）。通过这个内镜操作可以直接看见十二指肠球部的顶端。一旦看到球部顶端后，继续推进超声内镜头端，直到球部顶端的水平。然后充盈水囊，直至其充满十二指肠肠腔（图 13-8），并排出十二指肠腔内残存的气体（内镜下完成）。此时 EUS 成像开始，操作者开始注意观察 EUS 的成像情况。首要的任务就是寻找肝。肝的位置确认后，电子旋转化图像（不要旋转镜身镜头），使得肝的影像被定位在屏幕的左上角。这种操作技术提供了一个统一的模式，使得操作者可以更容易地辨认正常和异常的结构。当肝位于左上角时，胰头在 6 点钟的位置，呈无回声管状的胆管靠近换能器，并在 6 点钟区域从

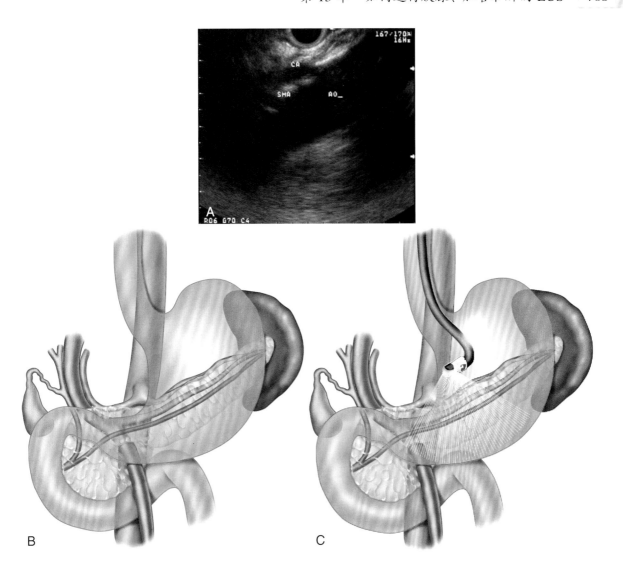

图 13-5 胰体和胰尾的检查：线阵超声内镜。A-C，EUS 图像（A）以及相关插图（B，C）表示应用弯曲的线阵超声内镜检查胰体和胰尾的起始部位。从食管 - 胃结合部位推进内镜追踪主动脉。主动脉的第一个分支代表了腹腔干，通过追踪腹腔干可以发现胰体

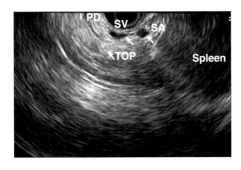

图 13-6 从门静脉汇合处顺时针旋转镜身并逐渐退回内镜，能够显示胰体和胰尾。PD，胰管；SA，脾动脉；SV，脾静脉；TOP，胰尾；Spleen，脾

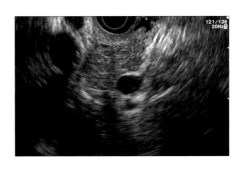

图 13-7 逆时针旋转并推进内镜，可以显示胰腺颈部

视频 13-3 使用弯曲线阵超声内镜检查胰体和胰尾的操作方法

视频 13-4 使用环扫超声内镜检查胰头的操作方法

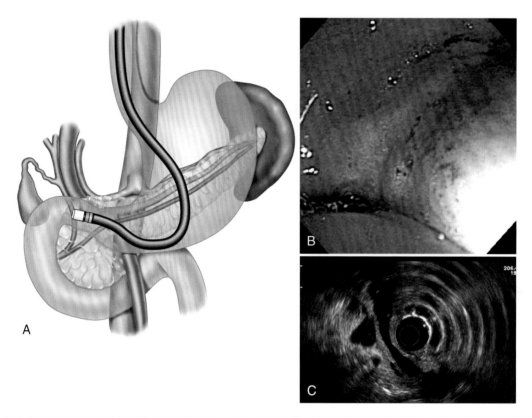

图 13-8 胰头部检查：环扫超声内镜。A，从十二指肠球部评估胰头的图解；B，充盈水囊至充满十二指肠球部顶端；C，肝位于屏幕左上角，胰头位于 6 点钟位置，无回声管状结构的胆管位于换能器附近，从肝向下走形至 6 点钟区域

肝下方穿过。

从这个位置上，应该寻找四个标志性图像（图 13-9）。其中最重要的是十二指肠降部。这是一个低回声线性结构，代表十二指肠壁固有肌层。可见其顺着感应器走形并逐渐远离。此线性结构的右侧图像混乱，代表了十二指肠管腔内的空气和液体混合物。第二个标志是胆总管，为一个无回声的管状结构，紧贴着传感器从十二指肠壁向肝延伸。此结构通常具有一个三层回声结构。循胆总管，逆时针旋转镜身并轻轻回撤内镜并且可追踪至肝门，顺时针旋转镜身并且推进镜头使图

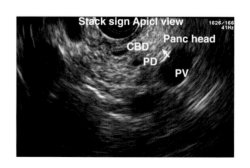

图 13-9 堆叠征。堆叠征（Stack sign Apid view）出现于检查胰头时，特征为胆总管、胰管、门静脉三者形似互相堆叠。另外，注意十二指肠降部，代表性结构为十二指肠壁的固有肌层。CBD，胆总管；PD，胰管；PV，门静脉；Panc head，胰头部

像向乳头方向移动。第三个标志是胰管。胰管可能不会和胆管在同一平面上成像。常常需要轻轻推进内镜并结合头端向上或向下偏转以获得胰管的图像。在顶部位置成像的过程中，操作者应轻柔地向上或向下调节旋钮以获得完整的图像。第四个标志是门静脉，在最左边成像区域呈现为较大管状结构的影像。利用彩色多普勒超声更加容易定位门静脉。

为了区分肝和胃十二指肠动脉和胆管，可能还需要借助彩色多普勒成像来实现。当胆总管、胰管、门静脉出现在一个视野中时，看起来它们好像是堆叠在一起，这个图像即为堆叠现象。获得顶端标志影像后，即可实施包括顺时针和逆时针地旋转镜身、向前推进和回撤镜头、内镜头端向上和向下偏转、向左和向右定位的一些小的操作，这些操作都需要根据这个标志来判定相关位置的解剖特点。

线阵超声内镜　线阵超声内镜下的球顶端部位成像与环扫内镜相同。内镜应沿着胃大弯推进并通过幽门，充起水囊并轻柔地将内镜头端向下偏转，内镜头端置于球部的顶点，然后头端轻柔向上偏转（视频 13-5）。水囊在线阵超声内镜成像中并不重要，但也有一些操作者习惯于利用前述

视频 13-5　使用弯曲线阵超声内镜检查胰头的操作

环扫内镜的方法，在顶部充盈水囊。但此时需要逆时针方向旋转镜身。

通过这个位置，可以获得整个胰头（可能不包括钩突部分）的图像（图 13-10）。应用线阵内镜在这个位置最易辨认的结构是门静脉。通过彩色多普勒可以进一步确认门静脉影像。胆管与门静脉并行（更接近传感器）。基本上不需要推进或回撤内镜，简单地旋转镜身内镜即可发现胆管从肝分出，向下穿过胰头直到乳头部。胰管在胰头部与胆管平行走向，但可能须轻柔旋转镜身内镜才能发现，因为胰管和胆管很可能不在同一平面（图 13-11）。应用线阵超声内镜，操作者必须熟练掌握这个位置的操作。这个位置可以提供判定胰头肿物和门静脉的关系的最佳图像。这里也是实施 EUS-FNA 位置，因为肿物比较靠近传感器，向

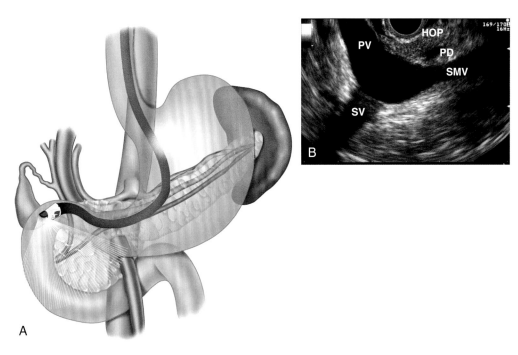

图 13-10　这里可能是观察胰头并穿刺胰头（HOP）最重要的位置。A，换能器位于十二指肠球部顶端。B，通过调整内镜头端，可以看见胰腺颈部和门静脉汇合处位于胰腺深部。PD，胰管；PV，门静脉；SMV，肠系膜上静脉；SV，脾静脉

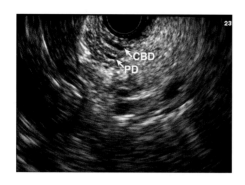

图 13-11　胰管（PD）与胆总管（CBD）在胰头部平行走形。须轻柔旋转内镜来确认并追踪此管状结构

肿物进针时，十二指肠后壁可以阻止内镜推移肿物（特别是当肿物质地较硬时）。

乳头

　　环扫超声内镜　胰头成像的第二个标志性位置来自乳头平面。这里是利用内镜影像来定位 Vater 壶腹部的最佳位置。看到这个结构时，充盈水囊至乳头（图 13-12）。最好尝试将传感器与乳

头呈垂直方向定位，这样头端向上偏转就可以使水囊按压住乳头（视频 13-6）。当定位完成后即可获得超声影像。旋转超声影像，使得乳头部在 EUS 影像中定位于 6 点钟位置，胰头呈新月形。随着换能器轻柔地进出，可见胆管和胰管向十二指肠肠壁走行。相对于胆管，胰管的位置较深，离换能器稍远。因为这里常可看到两个管道的图像，故被称为蛇眼征。通过这个位置，较易辨别胰腺腹侧和背侧的起始部。相对于背侧胰腺，腹侧起始部呈低回声结构（图 13-13）。腹侧起始部呈三角形，并占据呈月牙形的胰头部的左侧部分，

视频 13-6　使用环扫超声内镜检查壶腹部乳头的操作

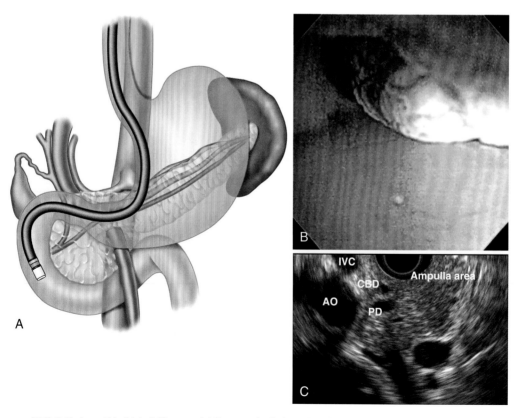

图 13-12　Vater 部乳头检查：环扫超声内镜。A，评估 Vater 部乳头所需的位置；B，充盈水囊直到"亲吻"到乳头，但不能造成机械性挤压；C，轻柔移动换能器，观察到十二指肠壁内走行的胆总管（CBD）和胰管（PD）。这两个管道的图像被命名为蛇眼征。AO，主动脉；IVC，下腔静脉；Ampulla area，十二指的乳头周围

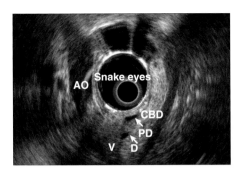

图 13-13　腹侧起始部呈现为低回声、三角形的多异构结构，并占据呈月牙形的胰头部的左侧部分，而背侧部起始部则占据右侧部分。AO，主动脉；CBD，胆总管；D，背侧；PD，胰管；V，腹侧；Snake eyes，蛇眼征

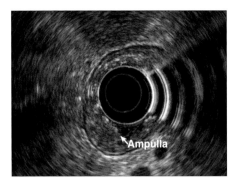

图 13-14　十二指肠内灌水并固定，使传感器与乳头保持垂直定位，可获得壶腹部的最佳成像。Ampulla，十二指的乳头

而背侧部则占据右侧部分。在这个位置，通过超声内镜可见到肠系膜上静脉（靠近胰腺）和肠系膜上动脉（位置比肠系膜上静脉深、管壁更厚）以及腹侧和背侧的起始部。

这里也可以获得详细 Vater 壶腹的图像，用来评估壶腹部腺瘤或癌或寻找嵌入的结石（例如胆石性胰腺炎）。单独乳头部显示，应使用丁溴东莨菪碱（解痉灵）或胰高血糖素来松弛十二指肠。十二指肠被松弛后，将水灌入十二指肠来获得与乳头的超声耦合，从而避免压缩气囊。如能实现传感器与乳头的垂直定位，获得足够的水耦合，

并保持十二指肠固定，则可获得壶腹部的绝佳图像（图 13-14）。壶腹肿瘤分期的重要解剖标志是十二指肠壁肌层，如果肌层遭进行性破坏，则预示着存在肿瘤浸润。

线阵超声内镜　线阵超声内镜定位壶腹部与环扫超声内镜相同。得到乳头部位图像后，调整换能器位置使其垂直于壶腹（图 13-15）。具体来说，应将镜头向上偏移，使换能器正面压向乳头（视频 13-7）。如需要乳头部位的精确影像，则须按照环扫超声内镜操作方法，麻痹十二指肠并且将水注入十二指肠肠腔。然而在某些情况下，无

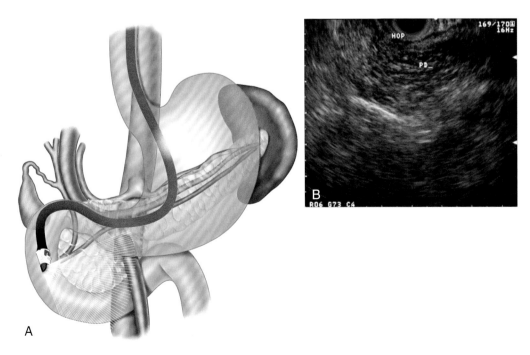

图 13-15　壶腹部乳头检查：线阵超声内镜。A，换能器放置在与壶腹部乳头呈垂直角度的位置；B，这里胰腺呈新月形，可以看到胆管和胰管出现在乳头部

视频 13-7　使用弯曲的线阵超声内镜检查壶腹部乳头的操作

视频 13-8　使用环扫超声内镜检查钩突部位的操作

论使用环扫或线阵超声内镜，十二指肠弯曲的角度较大，势必会影像换能器与乳头间保持垂直位置，这时则应尽可能将内镜头端向上偏转。在这种情况下，壶腹成像呈一种切线状；这将降低整个成像的质量和处理的精度。胰头呈新月形形态，但与环扫超声内镜不同，环扫超声内镜下可见胆管和胰管的横截面（蛇眼征），在线阵超声内镜下，胆管和胰管呈线性走行，胆管位置稍浅，而胰管位置较深。缓慢回撤并轻柔顺时针、逆时针旋转内镜进行成像，直到看到门静脉融合位置。看到这个标志性位置的影像提示完成了这个站点的检查。

钩突

环扫超声内镜　将换能器定位远端定位于

Vater 壶腹位置后可以获得钩突的图像。在这个位置上，主动脉是关键的解剖结构。将上 - 下调节钮最大程度向上调节，左 - 右控制钮应锁定在"右"的位置上。轻柔逆时针旋转内镜即可获得主动脉图像，如果超声内镜在十二指肠内足够深入，则可首先确认纵向走行的主动脉。在这个位置，使用电子旋转，将主动脉影像置于屏幕最左侧，呈上下走行（视频 13-8）。然后开始缓慢回撤。回撤内镜，主动脉的图像也慢慢地从线性变为椭圆，最终变为圆形的横截面成像。在这个位置上，可见下腔静脉，位置比主动脉表浅。在这里向主动脉右边观察，可见钩突的影像开始出现（图 13-16）。胰腺最初成像呈三角形，当内镜回撤到乳头水平时则变成月牙形状。定位主动脉的重要性在于如果不能从主动脉右侧看到胰腺，那么很难确认钩突是否准确成像。

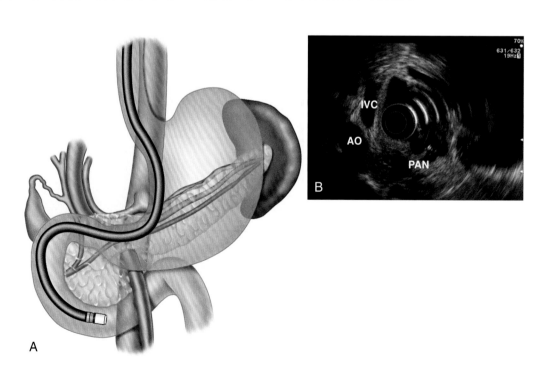

图 13-16　钩突部检查：环扫超声内镜。A，显示超声内镜位于十二指肠降部。B，在此位置，稍微回撤内镜可以在主动脉（AO）右侧显示胰腺钩突部位。IVC，下腔静脉；PAN，胰腺

退出这个位置可能会遇到的一个问题是，超声内镜可能会突然翻转回到十二指肠球部。这个问题可以通过类似操作结肠镜的方式来操作超声内镜来解决：摒弃缓慢、平稳的回撤，采用少许回撤再适当推进的方式。如果能够保持这种一对一的动作来轴向操作超声内镜，那么就可避免不受控制的快速回撤。

线阵超声内镜　换能器应通过壶腹远端，并根据需要进行顺时针或逆时针旋转镜身来定位主动脉。一旦看到主动脉后，则应旋转（通常为顺时针）并缓慢回撤超声内镜（视频 13-9）。随着这个动作，在换能器旁到主动脉右侧的位置开始出现钩突的图像（图 13-17）。操作者应来回旋转内镜并缓慢回撤。

想要通过参考书来获得成功的胰腺成像是不

视频 13-9　使用线阵超声内镜检查钩突部位的操作

可能的。成功的成像有无数的细微差别，并且每个患者的解剖结构也是不同的。每个病例都有其独特的挑战，无论超声内镜操作者具有多么丰富的经验，也不可能在所有的患者中获得完整、成功的成像。每一个患者的个体解剖特点都不尽相同，超声内镜操作者必须接受这一限制。

胆管

胆管的 EUS 成像相对简单，但总体来说，利用环扫超声内镜扫描更加简单、高效。基本上，要想充分评估肝外胆管，有两个位置的成像必须要获得。第一个是前面所提到的顶部位置。第二个位置是"对吻"乳头的位置，这里对于获得整个胆管的成像非常重要。应用环扫超声内镜扫描，在顶部位置通常十分容易获得胆管的成像。

推进内镜至胃内并在此获得顶部的位置。超声内镜沿着胃大弯前行并使头端稍向下偏移以获得幽门的成像。在进入幽门前，镜头端稍向上偏移，进入十二指肠球部后充盈水囊并稍向下偏移头端以获得十二指肠球部顶部的图像（视频13-4）。然后内镜头端置于顶部区域，水囊充水直至充满肠腔，镜身稍稍顺时针旋转。开启超声后首先寻找肝部结构的图像。转动图像，将肝定位

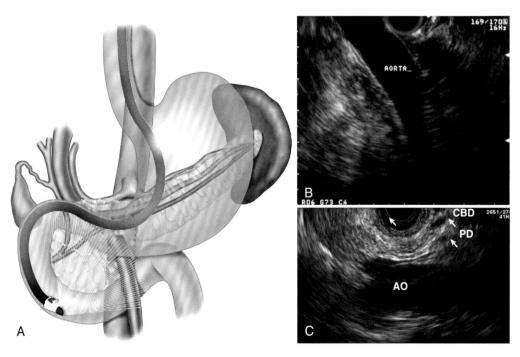

图 13-17　钩突部检查：线阵超声内镜。A，传感器位于乳头远端，超声内镜头端向上移动；B，这里可见主动脉、胰腺与之毗邻；C，轻微回撤并旋转超声内镜可以显现胰腺钩突部位。AO，主动脉；CBD，胆总管；PD，胰管

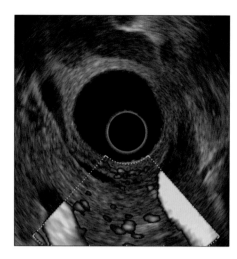

图 13-18　利用彩色多普勒超声鉴别胆管与其周围血管样结构

在屏幕的左侧上部。在这个位置，可能需要稍微推进或回撤超声内镜，即可见到至少部分胆管的影像。胆管呈现为无回声的管状结构，在右侧紧贴着换能器走形（图 13-9，图 13-18）。

顶部位置最重要的标志性影像是十二指肠降部。这里标志着十二指肠固有肌层紧邻传感器走行，然后从屏幕 6 点钟位置直接消失。看到胆管后，可以通过其 3 个层面来确认。逆时针旋转并回撤超声内镜可以看到胆管向肝门走形，顺时针旋转并推入内镜可见远端胆管进入乳头。

顶部成像最常见的错误是操作者将传感器陷入十二指肠球部。对超声内镜轴向施加少许压力可以防止这个问题的出现。当然，如果压力过大，头端也会沿着顶部滑入十二指肠降部。如果出现这种倾向，应继续充盈水囊以顶住球部的顶端。一旦从顶部位置获得图像后 30 s 内还未确认胆管的图像，操作者应重新将传感器定位于顶部位置，重新获得超声影像。要获得合适的胆管成像可能需要在顶部进行 3～4 次重新定位。

有时，结石嵌顿在远端胆管。这时唯一可能探测到结石的方法就是将换能器位置垂直于乳头（视频 13-6）。通过推进超声内镜至十二指肠降部然后向后拉来使内镜处于垂直于乳头的位置，这个过程需要胰胆管造影来调整内镜的位置。将十二指肠麻痹并将水注入十二指肠肠腔，即可获得乳头的影像。然后水囊轻度充水，但不能充水过多而使水囊紧紧顶住乳头。然后来回扫描整个乳头并在乳头处寻找胆管（图 13-12C）。此时须仔

细观察，如果较小结石嵌顿在壶腹部，可能只会看到阴影，并没有在胆管或胆囊内观察到有强回声边缘的结石。通常，完整的胆管成像可能需要在每个位置上多次尝试。

利用线阵超声内镜成像胆管的技术与应用环扫设备的方法一样，两个标志点也相同：顶部和乳头。由于线阵内镜成像比环扫内镜更受限制，可能较难获得胆管的长轴图像。线阵内镜应定位于十二指肠球部的顶端，但常常需要逆时针旋转内镜来获得胆管的图像，有些时候还需要将头端向左、右偏移（视频 13-5 和视频 13-7）。原则是相同的，但从这个位置回撤内镜将获得朝向肝门的图像，而推进超声内镜则获得朝向乳头的图像（图 13-11）。应用线阵内镜行胆管成像须更加小心跟踪，因为一个位置只能获得一小部分胆管的成像。应用线阵内镜比环扫内镜更易获得乳头的垂直视图。当然，应用彩色多普勒可以有助于区分胆管和周围血管结构（图 13-18）。

肝

肝的 EUS 影像有三个基础定位。不管超声内镜操作者如何努力，患者的解剖结构还是主要决定了可以获得何种程度的肝部影像。一般来说，应利用设备的最低频率来最大限度地提高穿透性，肝成像的几个基础定位应反复检查后才能结束肝的扫描。无论是环扫还是线阵电子扫描超声内镜，都能比机械性旋转超声内镜获得更深位置的肝成像。

第一个位置就是十二指肠球部（图 13-8A；图 13-19）。如果应用环扫内镜，水囊应该充分甚至过度充水来使其固定于球部（视频 13-10）。在

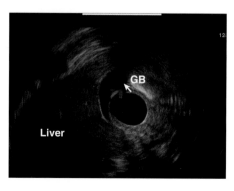

图 13-19　超声内镜固定在十二指肠球部，头端偏转可以显示肝（liver）和胆囊（GB）的图像

视频 **13-10**　通过十二指肠球部对肝进行成像的操作

视频 **13-11**　在胃内对肝进行成像的操作

这个位置，偏转头端使其牢牢地顶住肝。然后最大限度地推进和回撤超声内镜，同时做顺时针和逆时针旋转。最大限度推进是指要推进到肝影像消失后，而回撤时应撤至幽门处，此处通常会感受到阻力。十二指肠球部也是胆囊成像的最佳位置，应用过度水囊充水技术来获得整个胆囊的成像。这个位置上的检查结束后，水囊回缩，传感器重新定位。当内镜头端在球部腔内并且气囊充气时（图 13-20），超声内镜头端应牢牢地压到胃壁上，其解剖位置紧邻肝（视频 13-11）。在检查肝左叶时应也需要最大限度地推进和回撤内镜。第三个位置是胃底部（图 13-21）。从胃食管交界处开始，将换能器向肝左叶方向挤压胃壁（视频 13-12）。在这个位置上缓慢进镜，操作者通过顺时针和逆时针旋转镜身来扫描整个肝。直到肝的影像完全消失，则停止进镜。

从技术和定位上讲，扫描肝时线阵内镜和环扫内镜的操作方法是一样的。应用线阵内镜需要加大旋转镜身的力度来尽可能完成对肝的扫描。

肝的解剖相对简单。具有回声壁的分支结构代表了门静脉系统，和门静脉并行的无回声（无彩色多普勒信号）的无回声结构代表了胆管树的

视频 **13-12**　在胃底对肝左叶进行成像的操作

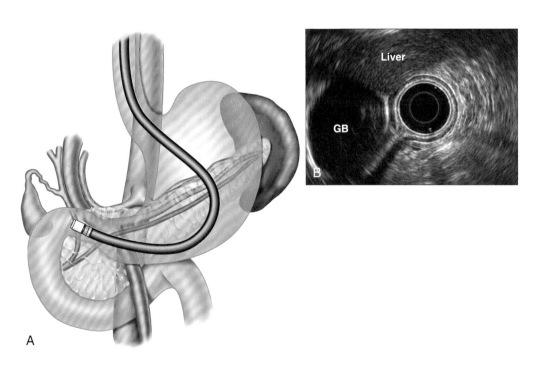

图 13-20　肝部检查。A，超声内镜位于胃窦部可以显现肝左叶；B，超声内镜头端应牢牢地压到胃壁上以获得肝（liver）的影像。GB，胆囊

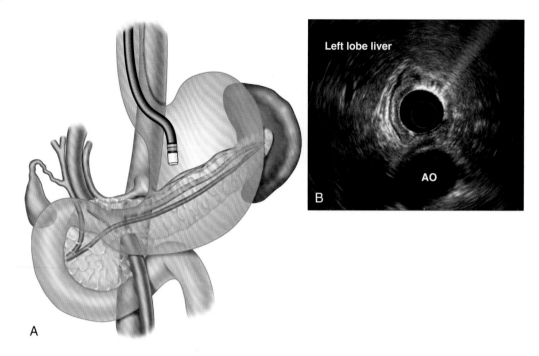

图 13-21　肝部检查。A，超声内镜位于胃窦部；B，超声内镜头端应牢牢地压到胃壁上以获得肝左叶（left lobe liver）的影像。AO，主动脉

分支。肝囊肿是常见的无回声结构，具有沿边缘回声增强的特征性。肝转移肿瘤一般回声较差，无明显的边界。瘤体可能非常小，因此需要操作者小心缓慢地扫描。肝静脉向肝上部走行并汇入下腔静脉，也具有无回声的特点。

肝的超声内镜检查过程中令人烦恼的是，操作者不能确认是否已经获得了完整的肝成像。因此需要操作者在上述各个位点处尽可能充分反复检查，这样才能获得满意的肝成像。

第 14 章

EUS 在胰腺炎性疾病中的应用

Joseph Romagnuolo

（李彦茹　陈　青　张国梁 译　李　文　张姝翌 校）

内容要点

- EUS 对具有钙化或慢性胰腺炎九项诊断标准中满足五项或以上标准的慢性胰腺炎诊断是非常准确的；只符合标准中的两项或更少时则阴性预测值较高；当符合三或四项诊断标准时，则处于阳性结果的临界点，所以不能除外疑似该疾病的诊断。
- FNA 不能提供更多慢性胰腺炎有价值的信息，且增加穿刺后发生胰腺炎的风险。
- 磁共振胆胰管造影检查（MRCP）在诊断慢性胰腺炎方面有一定准确性，但是即使是结合促胰液排出的流体动力学检查，对轻型慢性胰腺炎检出的敏感性仍然较低。
- 尽管 EUS 在胰腺炎中的应用技术尚不完善，即使不做 FNA，EUS 在鉴别炎性假瘤和真性肿瘤的诊断方面仍具有极高价值，正电子发射断层扫描术（positron emission tomography，PET）也很有应用前景。
- 出现原因不明的胰腺炎性包块时，应考虑到自身免疫性胰腺炎的可能；诊断仍不明确时，虽然 Tru-Cut 穿刺活检术有助于诊断，但仍要进行血清 IgG4 检测。
- EUS 在急性胰腺炎的诊断和分期中的研究还很局限。
- EUS 对泥沙样结石、肿瘤或其他原因导致的明显的"特发性"急性胰腺炎诊断有较高准确率。对有胆囊患者和非肿瘤老年患者非常有诊断价值。
- EUS 诊断胰腺分裂也有较高的准确率，至少等同于 MRCP，其特异性高于敏感性。发现从主乳头到背侧胰腺走形的胰管是可靠的诊断依据。

概述

由于内镜末端探头能够很好地接近胰腺实质，所以 EUS 很适合用于检查胰腺；在 20 世纪 80 年代早期，为达到这个目的 EUS 应运而生[1-3]。EUS 结合对实质组织的高分辨率的实时动态成像，使 EUS 比静态断层成像有更大的优势。同时，避免了经腹超声中空气和脂肪对超声成像的干扰；且由于高频率超声的穿透深度较低，因此为了克服皮肤和腹膜后腔之间的距离，经腹超声常须选择低频（具有与之相关的低分辨率），以便达到较高的穿透深度。除了应用 EUS-FNA、EUS 具有无创性的特点外，应用 EUS 可以规避 ERCP 术后胰腺炎的风险。关于慢性胰腺炎的研究，在后面章节会详细介绍。EUS 的敏感性至少等同于 ERCP 及其他传统影像学检查，并且能够鉴别其他检查不易发现的早期病变。

急性胰腺炎的 EUS 分级尚无研究，但 EUS 在识别特发性复发性胰腺炎、未确诊的慢性胰腺炎、胆道泥沙样结石及胰腺分裂的诊断中起重要作用。与其他成像方法相比，EUS 在区别急性炎症团块和肿瘤方面有更高的准确性。EUS 引导下对可疑包块和淋巴结行细针穿刺抽吸活检术检查（FNA）可以很大程度上提高对疾病的诊断水平，是其他影像学检查不能比拟的。但是，除患有可疑自身免疫性疾病的患者外，EUS-FNA 对慢性胰腺炎的整体诊断率似乎不够安全准确。EUS 新的弹性成像系统和超声造影通过区分组织硬度和灌注的差异，有助于区分正常和异常组织，这已经在第 5 章详细描述。

对现有的文献进行系统的回顾性分析，在 PubMed 中使用 MESH 主题词"超声内镜"及"胰腺炎"进行搜索，可搜索出超过 500 条以上的摘要；先查阅相关摘要再阅读全文，多个主题方面的综述也被纳入研究 [4-24]，包括参考书目，以找出遗漏的文章。

EUS 在非炎性胰腺疾病中的应用

EUS 技术在胰腺疾病中的应用在第 13 章已有叙述。一旦获得良好位置和清晰的图像，EUS 须首先鉴别哪些结构是正常的。简单地说，正常非炎性胰腺超声所见回声结构均匀，其间伴有单个无回声（多普勒阴性）光滑的管状主胰管结构，胰体和胰尾超声所见回声均匀、弥漫性斑点样（称为"盐和胡椒样"）结构，且由于其脂肪含量较高，回声高于（较亮）肝；少量弥漫不均匀回声结构是正常的。当高倍放大时应谨慎标记低回声灶或是短链回声（这些在萎缩的腺体或是腺体内较小的胰管时需要用到），正常腺体轮廓较光滑，胰管壁勉强可见，其回声与周围胰腺组织大致相似。

一些医生曾经认为"侧分支"是异常结构，但是以目前的技术来看，在许多正常患者中是可以观察到分支胰管的。研究发现，即使应用老款设备进行检查，仍然有一半的对照组可观察到清晰的分支胰管 [25]，且胰头、胰体、胰尾部分支胰管平均直径分别为 0.7 mm、0.5 mm 及 0.4 mm[26]。只有当分支胰管直径大于 1mm 时才被认为是异常的 [15]。主胰管的走形可以轻度弯曲，但不应有串珠样结构（大小交替），且胰管应从头部向尾部逐渐变细；正常的胰头、胰体、胰尾部的胰管平均直径分别约为 3 mm、2 mm 及 1 mm[27-28]。大于 60 岁的患者，由于周围胰腺组织存在萎缩，因此在任何部位主胰管直径超过正常值 1 mm 均被认为是正常的。然而，在年轻人对照组的研究中发现 [26]，这些人的胰头、胰体、胰尾部胰管直径几乎均超出上述各部位胰管平均直径达 1 mm。因此，共识小组最终将胰体部胰管直径大于等于 3.5 mm，或是胰尾部胰管直径大

于 1.5 mm 定义为胰管扩张 [15]。

胰腺的厚度为 10 ～ 15 mm[25-26]，"萎缩"在慢性胰腺炎诊断中的重要性还不明确。背侧胰腺一般比腹侧胰腺（腹侧原基腺体）回声高（较亮）。应用 EUS 检查，随着从腹部到背部的过渡区域，45% ～ 75% 的人可见到腹部原基腺体 [25,26,29]，其人数超过计算机体层成像技术（CT）的 2 倍 [30-31]，胰头比胰体和胰尾的回声更不均匀。

慢性胰腺炎的诊断和分期

慢性胰腺炎的诊断较困难。CT 和核磁共振成像（MRI）的诊断依据是可见主胰管扩张、中等大小的囊肿和钙化，所有这些都是 ERCP 剑桥指南中严重疾病的标志 [32]。磁共振胰胆管造影（MRCP）可以根据不规则的主胰管及扩张、不规则的胰管分支做进一步诊断验证；遗憾的是，当不存在胰管扩张时，分辨率太低以至于不能准确地评估有无慢性胰腺炎。应用促胰液素可以获得更好的胰管成像和功能评估，也可以发现萎缩和胰腺实质的改变征象 [24,33,34]。ERCP 检查有导致胰腺进一步损伤的风险，尤其是在胰腺尾部和胰管分支的显影过程中 [35]；此外，除非实质中有足够大的结石在 X 线平片中不透射线可以观察，否则 ERCP 是无法评估胰管外胰腺实质的。

相反，除胰管诊断标准外，EUS 可使用胰腺实质标准对慢性胰腺炎做出诊断。较小的囊肿或微小的扩张、或是杵状分支胰管有助于确诊，甚至是小至几毫米的钙化灶，都可以很容易地通过高回声伴声影来识别。

定义标准及其可靠性检测

解读 EUS 关于慢性胰腺炎部分的文献困难在于，常规上，EUS 诊断依赖于现有计分标准，这种方法通常假定这些标准有相同的权重。共同特性（标准所需的数量）和标准的定义是可变的（表 14-1）。现在有九项标准被广泛接受认可 [36]：四项胰腺实质诊断指标（强回声灶、高回声链、低回声小叶和囊肿）和五项胰管诊断指标（主胰管扩张、分支胰管扩张、主胰管不规则、胰管管壁高回声和结石）。

值得注意的一个影像——低回声小叶，在不同的文献中也被简称为"回声减低灶""低回声灶"和"假小叶"。美国胃肠内镜学会（ASGE）

表 14-1　慢性胰腺炎的诊断标准和阈值

作者（年份）	确诊所需临界标准数目	胰腺实质诊断标准						胰管诊断标准				
		高回声灶	高回声链	低回声灶、小叶、或区	增强的小叶结构	不规则腺体边缘或体积增大	囊肿	不规则腺管轮廓	分支腺管可见	胰管壁高回声	主胰管扩张	结石
Chong 等, 2007[37]	钙化; ≥3, 在没有钙化时（根据 ROC）	x	x	x			x	x	x	x	x	x
Varadarajulu 等, 2007[38]	4（没有钙化）（根据 ROC）	x	x	x			x	x	x	x	x	x
Pungpapong 等, 2007[39]	≥4（根据 ROC）	x	x	x			x	x	x	x	x	x
Kahl 等, 2002[40]	≥1	x >3 mm	X[c]	x	[e]	x 腺体体积增大	x				x	x
Hollerbach 等, 2001[41]	≥2	x 高回声小叶	x 间隔				x	x			x	x
Hastier 等, 1999[42]	不清楚（可能≥1）	x	x	x			x	x	x 扩张	x	x	x
Catalano, 1998[25]	1～2 称为轻度; ≥3 用于与 ERCP 比较时	x[d]	x 间隔	[e]	[e]	x 壁不规则	x	x	x	x	x	
Sahai, 1998[36]	<3 项标准排除疾病，>4 项标准确诊疾病	x1～2 mm	x	x2～5 mm			x >2 mm	x	x	x	x[f]	x
Buscail, 1995[43]	未报道	b	b		b				x	x[b]	x	x
Wiersema 等, 1993[26]	≥3（根据 ROC）	x[a] >3 mm	x	x[a]	x		x	x[a]	x[a]	x	x[a]	x

x，诊断标准阳性；
ROC，受试者工作特征曲线分析；
a 多元分析有意义
b 在这项研究中，弥漫性高回声，弥漫性高回声不均匀，是其他胰腺实质诊断使用的标准，而回声不均匀与指是指强回声条和强回声灶影，管壁回声是正常的，但高回声是异常的。
c 钙化的病灶在本文中附带说明，但目前尚不清楚是否需要有声影；
d 腺体实质病变是个额外的标准，独立于链状及壮状病灶；
e 低回声灶区和有间隔包围的低回声区是两个不同的标准；
f 胰头部>3mm，胰体部>2mm，胰尾部>1mm

表 14-2

慢性胰腺炎的传统和罗斯蒙特[15]EUS 诊断标准

传统标准	罗斯蒙特标准
胰腺实质诊断标准	**主要标准 A**
高回声灶	高回声灶（长或宽＞2 mm 且伴有声影）
高回声链	主胰管结石（主胰管内高回声伴有声影）
低回声小叶，病灶或区域	**主要标准 B**
囊肿	小叶化（≥3 个小叶紧密相连 ="蜂窝状"）
	次要标准
胰管诊断标准	囊肿（无回声，有或无间隔的圆形或椭圆形区域）[a]
胰管轮廓不规则	胰管扩张（胰体≥3.5 mm 或者胰尾部＞1.5 mm）[a]
可见的分支	胰管轮廓不规则（不均匀或不规则轮廓和扩张的走形）
胰管壁高回声	分支胰管扩张（≥3 个管状无回声结构，每个宽度≥1 mm，从主胰管发出）[a]
主胰管扩张	管壁高回声（在胰腺体、尾部胰管回声异常＞50%）
结石	高回声链（相关成像平面上至少在 2 个不同方向上测量≥3 mm）
	高回声灶（在宽度或长度上＞2 mm 且无声影）[a]
	小叶化（＞5 mm，不连续的小叶）

MDP，主胰管；
[a] 如果出现次要标准中的任一项，患者不能被定义为"正常"

（数据源于：Catalano MF，Sahai A，Levy M，et al. EUS-based criteria for the diagnosis of chronic pancreatitis：the Rosemont classification. Gastrointest Endosc. 2009；69（7）：1251-1261.）

认可的 2007 年 4 月在伊利诺伊州罗斯蒙特召开的国际会议上 EUS 专家所达成的共识将一些准则权重分为主要标准及次要标准；最终结论概括在表 14-2 和表 14-3[15]。缺乏确认 Rosemont 系统在执行时优于传统标准的相关研究及采用这个更加复杂的新系统的优势；新系统的观察者间信度可能不会更好[44]，甚至可能比传统标准更差[45]。

图 14-1 中列举了几个关于正常胰体的超声线扫和环扫视图和传统标准的实例，这些标准与实际的组织学相关性不清楚[15]，但已提出相关假设（表 14-4）。图 14-2 显示正常胰腺实例、胰管周围的纤维组织（或许可以解释增厚的管壁高回声）、小叶间纤维组织（可解释高回声索条的出现）、高回声灶（也可能是灶性或可能是这些索条的横截面图）以及由纤维束隔开的聚集的小叶岛（解剖学的）或许能解释低回声小叶的出现（每个单独的 EUS 小叶是真正的解剖学小叶群聚集岛）。高回声胰腺［即所谓暴雪样（snowstorm）胰腺或有时称作"脂肪样胰腺"］通常会隐藏一些慢性胰腺

表 14-3

基于 EUS 诊断标准的患者分类

传统标准	罗斯蒙特标准[15]
正常（或低可能性）	**符合**
0～2 条标准	2 条主要标准 A
不确定或中等程度可能	1 条主要标准 A+1 条主要标准 B
3～4 条标准	1 条主要标准 A+3 条次要标准
高可能性	**提示**
5～9 条标准	主要 A 标准 +＜3 条次要标准
钙化结石	主要标准 B+≥3 条次要标准
	≥5 条次要标准，没有主要标准
	不确定性
	只有主要标准 B+＜3 条次要标准
	正常
	＜3 条次要标准，没有主要标准

（数据源于：Catalano MF，Sahai A，Levy M，et al. EUS-based criteria for the diagnosis of chronic pancreatitis：the Rosemont classification. Gastrointest Endosc. 2009；69（7）：1251-1261）

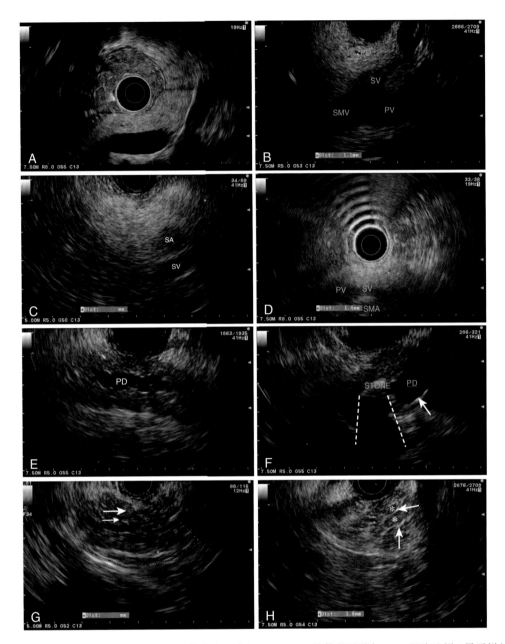

图 14-1　A，正常胰腺：电子环扫 EUS。B，正常胰腺：线扫 EUS。C，胰体部的线扫 EUS 呈脂肪样 / 暴雪样征。D，电子环扫 EUS。由于上方胰腺较薄，脾动脉（SA）、脾静脉（SV）及门静脉（PV）均模糊不清，几乎不可分辨；胰管很难见到。E，线扫 EUS 示胰体部不规则胰管（PD）。F，线扫 EUS 示胰头部胰管结石梗阻，楔形声影（虚线）以及扩张胰管（箭头）；G，分支扩张（细箭头）及彩色多普勒阳性血管（粗箭头）酷似胰体部分支在线扫 EUS 的表现；H，线扫 EUS，明亮的高回声链（箭头）环绕的低回声（暗色）小叶（*），有回声的胰体部管壁（+ 标尺测量）；SMV，肠系膜上静脉

炎的细微特点（图 14-1C 和图 14-1D），但本身并非是慢性胰腺炎；它可能与人体体重指数及代谢综合征等因素相关 [46]。

最早关于有偿志愿者和具有胰腺疼痛的患者间的比较研究 [26] 在排除 1 例伴有钙化的患者后，发现 11 项暂定标准中的 5 项是异常 EUS 的重要独立预测因子：(1) 回声减低区；(2) 胰管轮廓不规则；(3) 主胰管扩张；(4) 分支胰管扩张；(5) 回声灶（＞ 3 mm）。另外 3 项标准，其中有一些也是现在普遍使用的，在多变量分析中无预测作用（管壁回声、"增强的小叶结构"及囊肿）；在这个研究中没有对条索样回声进行评估。

一些 EUS 专家认为腺体轮廓（"小叶"与光滑度）可能很重要，但是一些人不这么认为 [15]。

表 14-4

慢性胰腺炎 EUS 诊断标准的组织学相关性预测及其替代说明

EUS 发现	推荐的组织学相关性（和非慢性胰腺炎说明）
高回声 / 胰管边缘增厚	胰管周围纤维化［当组织学密度出现改变导致声阻抗在组织和胰管间突然的改变时，这种界面可以增强（较明亮 / 较厚）］
胰管和（或）分支扩张	胰管和（或）分支扩张（小血管类似胰管分支；阻塞的胰管）
胰管轮廓不规则	纤维化导致的不规则
结石	结石（肺样胰腺和脾血管壁钙化可被误认为是结石）
囊肿	囊肿和（或）囊性分支（囊性肿瘤时也可出现囊肿和囊性分支）
高回声灶或链	灶状或线状分布的小叶间纤维化；圆形灶可能代表回声链在横截面上的截断，或者小钙化灶或蛋白质密度不足引起声影（声阻抗的改变导致线状或链状发射——这个伪影不能解释不平行于探头的回声链的产生）
低回声小叶	解剖小叶伴有灶状水肿、炎症或萎缩，常被小叶间纤维化包裹（EUS 小叶，尤其是在胰腺癌家族中，能代表结节不典型增生或肿瘤形成）

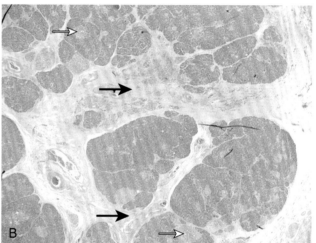
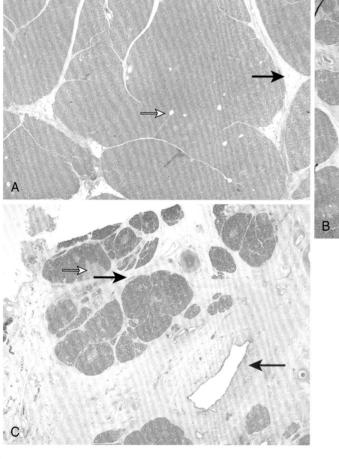

图 14-2　A，正常胰腺的组织学特征。苏木伊红（H&E）染色的胰腺低倍镜（2× 目镜）表现。胰腺的腺泡组织是主要的细胞成分。有少量的脂肪（小叶内圆而清晰的空间，白色箭头）并且也有少量小叶周围纤维成分（黑色箭头）。B，轻度慢性胰腺炎。低倍镜（2× 目镜）胰腺 H&E 染色表现。可见小叶萎缩和小叶间纤维化（黑色箭头），明显的胰岛存在（白色箭头）。C，中度慢性胰腺炎。低倍镜（2× 目镜）的胰腺 H&E 染色表现。小叶萎缩和小叶间纤维化（黑色箭头）引起"蜂窝"出现多个相邻"低回声小叶"（多个解剖小叶在集群，纤维化组织包绕）。明显的胰岛存在（白色箭头）。在图像的右下侧（红色箭头）可见一个大且周围纤维化的胰管

无论怎样，最好避免应用"分叶状"这个词汇，因为腺小叶边界易与低回声小叶相混淆[25]。腹侧胰腺原基腺体没有被作为一个独立的标准列出，并且还没有像这样被检测过，但是这种现象在炎症性胰腺疾病中的发生率比对照组更高（71% 比 25%）[29]。

最低标准术语（minimal standard terminology，MST）已经为这些标准以及 EUS 对胰腺和其他器官的检查结果建立术语，并由世界消化内镜组织（OMED）文献记录及规范化委员会定期更新（表14-5）[47-48]。

表 14-5

用最低标准条款对胰腺炎 EUS 诊断标准的定义

术语	定义	注解
囊肿	异常的无回声区（例如完全没有回声），呈圆形或椭圆形	明确描述大小、分隔、壁增厚或附壁结节、碎片、与主胰管或分支连接并且相关的实性团块； 炎性囊肿一般壁较薄，有单独一个或者没有分隔，常常包含杂质，且常与主胰管相沟通
钙化	实质器官或团块中伴有声影的高回声病变（强烈衰减或者反射结构的回声减少）	一般不推荐用于描述胰腺，除非用于描述囊肿或团块成分
结石	胰管或胆囊中高回声病变伴声影（强烈衰减或反射结构的回声减少）	所有胰腺钙化（不包括团块和囊肿）被认为是胰管内的，尽管存在于分支胰管内的太小不能鉴别出； 一般结石和胰腺"钙化"都被认为是"胰管"特征； 尺寸测量是不准确的，因为通常高回声病变近端部分才可见反射波； 明确描述数量、近似大小、腺体中的位置（头/体/尾）以及是否存在于主胰管中
高回声灶	小的清楚的反射	一些人分别研究了 < 3 mm 和 ≥ 3 mm 高回声灶，但是相对意义尚不清楚； 一般没有声影； 明确描述范围，位置
高回声链	小的，线状，高回声（回声较正常更亮，且/或比周围组织亮）结构	明确描述范围，位置
低回声小叶	由另一个回声链分割成的均匀圆形区域	大概根据定义，回声小叶和链共存，且灶状结构也常常共存 "分叶状"可用来描述腺体小叶，但是有时易与腺小叶边缘相混淆，最好是避免应用这个名词 必须小心确保 > 1 cm 的小叶确实不是团块 明确描述范围，位置
胰管轮廓不规则	胰管粗糙，不规则	明确描述范围，位置
胰管扭曲	胰管带有很多扭曲和弯曲	与不规则相区别；不一定异常
胰管壁高回声	区域胰管回声较正常亮并且/或比周围组织亮	被正常组织围绕的正常的胰管壁几乎没有可辨别的回声，并且基本上是与周围实质等回声
胰管扩张	口径异常增加	胰管尺寸应从离探头最近的壁到离头最远的壁之间测量； 注意其大小、位置、串珠样（粗细口径相互交替）及局部缩窄（狭窄）

资料源自：The International Working Group for Minimum Standard Terminology for Gastrointestinal E. Reproduction of minimum standard terminology in gastrointestinal endosonography. Dig Endosc. 1998；10：158-184；World Organisation of Digestive Endoscopy（OMED）committee of documentation and standardization. Minimum Standard Terminology（MST v 3.0）- http：//www.omed.org/index.php/resources/re_mst/. 3.0 ed；2009.）
"低回声灶"和"小叶结构增强"没有被列入 MST 文件中。

可重复性和观察者之间的一致性

初步研究定义了什么是正常、什么是异常后，进行了第一次诊断测试评估，包括检查的重复性和观察者之间评估标准的可靠性[49]。Wiersema[26]等研究表明，三位审查者得出的一致性（5项标准在多变量分析中有意义）为 83%～94%。

除了观察者一致性的比例的报道外，可以通过计算 kappa（κ）值衡量一致性。κ < 0 表示一致性较差，0 是不一致，1 是完全一致[49]；一致性的最低临界值为 0.20～0.40 不等[50-52]。Wallace 等[27]根据 11 个有经验的 EUS 专家检测观察者间的可靠性，得出慢性胰腺炎的整体诊断率 κ 值为 0.45，个别标准的可靠性更低。进一步的培训及更多的经验（大于 1000 例）均不能提升一致性比例。这九项中只有两项 κ 值大于 0.40：即主胰管扩张（0.61）和具有小叶特性（0.51）[27]。除了结石（κ=0.38）一直被认为是最重要的标准外，其余诊断标准重要性的排名是可变的[27]，可能是因为 EUS 专家对轻微扩张的定义有所不同，尤其是在老年患者中，胰腺管径还没有达成一致意见。尽管初看这些可靠性价值较低，Wallace 等[27]还是能够准确地识别出溃疡性出血病灶（κ=0.34～0.66）[53]，而放射学家通过脑 CT 进行脑卒中定位（κ=0.56～0.62）[54]及心音判定（κ=0.56～0.62）[55]，具有可比性或者观察者间的可靠性更低。MRCP 在专家间可能有较好的一致性，但是总一致性尚未知[56]。

评估测试可靠性的另一个方面是重测或是观察者自己的可信度。后者是指衡量在以后出现相同的图像时该观察者同意以前自己的诊断时的概率，在随后的多个机构间进行研究，观察者自己的可靠性结果很好（90% 一致性；平均 κ 值 0.75）[57]，并且至少与 ERCP 一样好，ERCP 观察者自己的可靠一致性只有 61%～78%[58]。在另一项研究中，由两名内镜超声医师使用背靠背形式 EUS 的重测，一致性比大多数个体标准要低[38]。

需要寻找多少标准？ 多少标准算多？

不同标准寻找和阈值的概括分析列在表 14-1 中。不幸的是，判定异常的阈值变化多端，从 1～6 个或更多，并且寻求的共同特性的变化也很大，从 5～10 或更多。研究发现所有标准中胰管标准的应用最一致，关于胰腺实质的标准，最广泛应用的是高回声灶（尽管关于尺寸大小标准的

视频 14-1　EUS 显示钙化性病变（高回声灶伴声影）的视频

定义还不是很一致）、囊肿和低回声小叶（也被一些研究者称作低回声区域或是低回声灶）。

钙化性病变

钙化或是胰管结石被认为是诊断慢性胰腺炎的依据（视频 14-1）。正因为如此，有钙化的患者大部分被排除在阈值探讨的研究之外，这不可"认作"标准。然而，需要寻求一些支持性发现，正如罗斯蒙特文件中建议的那样。我们研究发现进行外科手术的 71 例患者中有 30 例 EUS 检查发现钙化，但是只有 16 例（58%）经术前 MRI 和 CT 检查能够被发现[37]。另一项小样本研究表明，在 16 例患者中 7 例被发现有小钙化灶，但却被其他成像检查漏掉了[59]。EUS 是检查钙化或结石最敏感、对诊断慢性胰腺炎非常特异的方法。

正如罗斯蒙特研究中所建议的那样，虽然特异性高，但由于很少有其他原因引起钙化，应该寻找一些其他支持的证据[15]，应当小心确保钙化不是附近血管动脉粥样硬化或钙化结节。接受了胰腺括约肌切开术的患者，气体（肺样胰腺）可能导致胰管结石的假象，所以括约肌切开术后要格外重视。

无钙化性病变

在没有钙化的患者中，诊断标准的数量（剩余的 8 项）变得重要起来（视频 14-2）。Wiersema 等[26]用受试者特征（receiver-operator characteristic，ROC）曲线分析，发现三个或更多标准是最好的。Sahai 等[36]通过非正式观察不同临界值，显示在 ERCP 中如发现少于标准中的三项则可有效地排除中度或重度慢性胰腺炎患者，ERCP 检查出现五项或更多诊断标准提示至少存在轻度慢性胰腺炎，这些研究中钙化都不作为一个标准，因为这些患者均被排除在分析之外。支持这些结论的研究中，南卡罗来纳医科大学

视频 14-2　视频片段显示一种高度怀疑无钙化（被称为"微小病变"）慢性胰腺炎的病例

（MUSC）通过消化不良流行病的调查发现有症状对照组平均具有 1.9±1.8 个诊断标准，非对照组有超过六项标准[28]，并且 67% 少于四项标准。如果对照组中有饮酒史的（这样平均来看需要增加一倍诊断标准数目）被排除，这些结果将更加显著。我们也把那 71 例患者的 EUS 结果同外科病理相比较[37]，在没有钙化的患者中（$n=41$），ROC曲线分析提示三个或更多个 EUS 标准，能使诊断敏感性和特异性达到最佳平衡。另一个类似的包括 21 例患者的研究（但是应用了更高的组织学纤维化评分阈值）中发现，四项或更多 EUS 诊断标准是基于 ROC 最佳的临界值[60]。

确诊慢性胰腺炎程度的标准

诊断性检查多个值或是连续监测均增高，则可以确诊（例如脂肪酶超过正常值上限的 3 倍），降低则认为是非常安全的（如囊肿液癌胚抗原＜ 5），并且数值接近或者正好在"最佳临界值"时是不确定的。

关于 EUS 诊断慢性胰腺炎标准的数量的解释也不例外：有三个或四个标准被认为是可疑的，因为结果在或接近最佳临界值。这一发现基本上使可疑疾病的预测基本不变（如概率比接近 1），因此，疾病预测危险因素的存在增加了对可疑疾病的预测性，如酗酒、吸烟、家族史或者出现提示胰腺疾病的症状[40]，这些结果可能代表慢性胰腺炎。与其他连续监测相似，较低的结果（少于三个标准）非常可靠，较多的结果（五个或是更多标准）对诊断疾病非常具有特异性。这些级别的设定是为了表示概率，不是严重程度[15]，这仅与具有重度纤维化标准的增加[37,60]或者更严格的 ERCP 剑桥评分相关。

调整阈值的数据统计

文献不支持为不同年龄、性别和危险因素分组的患者做特殊调整或修正[15]，Rajan 等[61]发现在年龄和诊断标准数量之间存在某种联系。但是在校正其他因素的多变量分析时这种联系意义不大[62]，且这些研究者不考虑老年患者的胰管直径阈值应调高。Yusoff 等[63]也没能找到年龄的关联性。

另外一些研究表明有饮酒史的与无饮酒史的研究对象相比有更多发现，并且 EUS 关于慢性胰腺炎的标准可预测他们的饮酒史。这与乙醇可能引起的临床症状不明显的胰腺和肝损伤相关[64]；吸烟和酗酒史都预示着更多诊断标准的发现[63]，但是因为这两者都是慢性胰腺炎的已知危险因素，更多的诊断标准出现可能代表有无临床症状的亚临床胰腺疾病，这样似乎不合乎逻辑，需要修正，这类似于给无症状的吸烟者进行心脏异常应激试验设置一个更高的门槛，而不是简单地将其定义为亚临床冠状动脉疾病。

在两项研究中，男性的性别独立因素使其与 EUS 特征有更多的关联性[61,63]，这个研究结果的原因还不是很清楚，可能是男性比女性更易酗酒和吸烟，并且程度可能被低估了，性别因素作为特定的危险因素存在也是有可能的。最后没有针对这些群组进行诊断阈值调整提出意见。

准确性及其检测

参考标准和比较技术

经过可信度测试，下一步就是根据参考标准以评估其准确性[49]，但慢性胰腺炎的参照标准也是一个问题。尽管已有复杂先进的统计技术并试图用来解释太完善的参考标准[65]，但是至今仍没有在文献中使用。即使组织学、分级和诊断不很标准化，且局限于很小范围内应用[41,66]，组织学标准在研究与研究之间是随机和不相同的[37,60]。疾病可以是不完全的，如肝硬化的表现[67]，FNA表现出其不可靠性，且没有明显提高诊断的准确性[41]，现在尚不清楚诊断是否需要慢性炎症和纤维化的存在（通常组织学检出的全是纤维化病变）。ERCP 和促胰液素刺激胰液分析历来被认为是非组织学的参考标准，但是这两项技术很有可能漏诊早期疾病，也会引起疼痛。

不是所有的慢性胰腺炎都会引起需要行ERCP的导管性疾病，胰腺有非常强大的功能储备，所以除非进展至疾病的晚期，否则促胰分泌素试验会有假阴性结果。ERCP诊断依据为胰管（主胰管及分支胰管）的不规则和扩张、胰管内充盈缺损或有结石、与主胰管交通的炎性囊肿等来进行剑桥标准分级（表14-6）[32]，这已被广泛接受，尽管是共识推断出来的。慢性胰腺炎未引起胰管不规则改变或阻塞时，ERCP并不能看到胰腺实质的纤维化或炎性改变。

多种类型的非侵入性胰腺功能检测是可行的，包括粪便中酶类的测定（如粪便弹性蛋白酶）[16]及尿、血和呼气中的一些蛋白酶标志物的裂解产物的测定[16,68]。侵入性检测包括测试食物或激素刺激（例如胰泌素试验）后碳酸氢盐、分泌物的液体成分或酶（催化剂）排出。虽然一些研究者认为胰腺功能测试是慢性胰腺炎和胰腺功能不全最敏感可靠的测试方法（精确性可达80%～90%）[16]，但在疾病初期敏感性可下降到40%以下[6]。一个在日本中等规模的研究中比较了胰泌素实验和组织学结果［与日本胃肠病学会共识一致的组织学评分系统（0到4个等级）］，在108例患者中（其中39例组织学检查异常）显示敏感性小于70%[69,70]，其他早些的

表 14-6

内镜逆行胰胆管造影术对慢性胰腺炎的剑桥分级

分级	定义
0：正常	可见均匀管道系统，侧支显影均匀，无腺泡混浊，呈现正常主胰管和侧支结构
1：模棱两可	正常主胰管 1～3侧支异常
2：轻度	正常主胰管 ＞3侧支异常
3：中度	主胰管不规则扩张 ＞3侧支异常 小囊肿（＜10 mm）
4：重度	大囊肿（＞10 mm） 主胰管不规则交叉 胰管内钙化/结石 狭窄或多发狭窄 梗阻伴重度扩张

来源于：Axon AT，Classen M，Cotton PB，et al. Pancreatography in chronic pancreatitis：international definitions. Gut. 1984；25：1107-1112.

组织学结果比较发现类似的中等敏感性[71-72]。与ERCP[73]或者侵入性胰腺功能检查相比[74-75]，当病变轻微时粪弹性蛋白酶诊断敏感性为45%～63%，在疾病严重时敏感性可达73%～100%[73-75]。

研究表明[76-77]，尽管MRCP与ERCP相比分支胰管的分辨率较差，但可以很好地显示主胰管，尤其是在应用胰泌素的情况下。Calvo等[78]研究了78例患者，发现在胰管异常检出率方面MRCP与ERCP相比有86%的敏感性和94%的特异性，相反，Alcaraz等[79]研究了81例患者同时接受MRCP和ERCP检查，但结果显示在诊断慢性胰腺炎方面MRCP只有50%的敏感性（特异性为99%），另一项研究发现MRCP对轻微疾病的敏感性只有25%，在严重疾病时为82%～100%[24]。对于MRCP需要进一步研究和验证的一些方面包括萎缩腺体的标注、较低T2腺体信号强度[80]、对于测试餐（Lundh）和胰泌素刺激的分泌反应[33,80]（胰管扩张或十二指肠充盈）、较低的T1（灌注）强度、（虚拟）胰管镜检查术[81]及弥散加权胰泌素-MRCP（观察水分子的运动以评估弥散和微循环的变化）[24]。

关于MRCP在慢性胰腺炎方面的比较文献远远不及关于EUS的广泛。一项比较了胰泌素-MRCP对胰腺功能检查（尿的胰月桂酰和粪弹性蛋白酶-1）的测试研究显示，胰泌素-MRCP的检查结果在有脂肪泻的患者中是异常的，但是很多假阳性达4%～18%，假阴性率为16%～25%，其结果与胰腺功能测试结果进行了比较[33]。另一项研究表明，虽然重度胰腺炎患者胰泌素刺激流量减少（5.6 ml/min），但与对照组（7.4 ml/min）表现相似，轻度胰腺炎为7.5 ml/min，中度胰腺炎为7.0 ml/min[34]。其他特征如T1/T2强度和萎缩已经被提出，并且被一些研究者所用，但是还需要进一步验证。与EUS相反，MRCP相关文献没有提出一个用来计数或加权评分系统，而是在任何这些特征被发现时指出胰腺炎是"疑似"或者"可能"。

检测和研究的局限性

虽然有上述的局限性，但多个研究显示EUS同ERCP和（或）胰泌素刺激胰腺功能测试相比较已成为诊断慢性胰腺炎最合适的参考标准。有或没有进行随访的临床研究都总结于表14-7、表14-8和图14-3。

表 14-7

EUS 在慢性胰腺炎检查效果的文献综述（没有临床随访）

作者（年份）	患者数目（例数）	设计	结果	注解
Wiersema 1993[26]	69	对照组 20 例 69 例有胰腺或胆囊疼痛 69 例患者均进行 ERCP 检查，其中 16 例行 PPJ 测试	30 例诊断为慢性胰腺炎 ERCP 检出（19）例，ERCP 联合 PPJ 检出（3）例，PPJ 单独检出（6）例，结合临床检出（2）例 每项 ROC 曲线分析，假如等于或超过 11 项诊断标准中的 3 项，SN 为 80%，SP 为 86% ERCP：SN100%，SP79% PPJ+EUS：SN 67%，SP 29% PPJ+ERCP：SN 33%，SP 86%	总共 11 项标准，5 项对于 Logistic 回归很重有意义 病灶 > 3 mm 20 例对照组患者没有被用来进行精确性评估
Buscail 1995[43]	44	81 个连续记录的患者，有 44 人行 ERCP 检查，外加对照组 18 例	SN 88%，SP 100%	非连续记录性 "精心挑选"的对照组认为胰管壁回声正常 非标准术语和诊断标准没有报道阈值
Catalano 1998[25]	80	连续记录复发性胰腺炎患者	ERCP：SN 86%，SP 95% ERCP+PPJ：SN 84%，SP 98% 出现 0 项标准：NPV 100% 6 项标准：PPV100% 3 ～ 5 项标准：ERCP 92% 结果阳性，PPJ 为 50% 1 ～ 2 项标准：ERCP17% 结果阳性，PPJ 为 13%	只要有 1 项诊断标准即被认为异常（轻度），但只对中度 / 重症认定为阳性进行分析 最后发病 6 周后单盲 EUS（无 ERCP）
Sahai 1998[36]	126	前瞻性双盲不明原因疼痛患者或 ERCP 检查怀疑胰腺炎患者	< 3 项标准：NPV > 85% ≥ 6 项标准：PPV > 85% 没有实际的 SN/SP 说明	应用 9 项标准 胰头被忽略 称为灶性病变 < 3 mm 对大多数诊断标准的尺寸标准
Hollerbach 2001[41]	37	疑为慢性胰腺炎，且 27 例患者行 FNA 检查	与 ERCP 而无 FNA 比较：SN 为 97%，SP 为 60% 同时行 FNA 与 ERCP 比较：SN 100%，SP 67%（n=27） 与间接胰腺功能实验比较：SN 52%，SP 75%	总共 5 项诊断标准 加权标准 7% 出现 FNA 后胰腺炎
Chowdhury 2005[43]	21	进行过 EUS 和胰泌素刺激试验的患者回顾性研究	≥ 4 项标准对于 ROC 较理想 ≥ 4 项标准 SN 57%，SP 64% ≥ 6 项标准时 SP 为 92%	9 项 EUS 标准 刺激十二指肠（碳酸氢钠）出现异常峰值 ≥ 80 mEq/ L
Chong 2007[57]	71	对因胰腺疼痛接受外科手术治疗，术前有超声检查记录患者进行回顾性研究	30 例有钙化的患者中只有 58% 在术前 EUS 成像中可见到这些发现 71 例患者中的 41 例没有钙化发现 ≥ 3 项标准对于 ROC 较理想（非钙化） ≥ 3 项标准时：SN 为 83%，SP 为 80% ≥ 5 项标准时：SP 为 100% ≤ 2 项标准时：SN 为 90% 标准数量与组织学严重程度相关系数 r=0.40	9 项 EUS 标准 12 项组织学标准（≥ 2 项为异常） 胃肠病理学家偏盲 有团块病变的被排除
Varadarajulu 2007[38]	42	不存在钙化，因各种指征行胰腺外科手术前进行 EUS 检查的前瞻性研究	≥ 4 项标准对于 ROC 较理想 ≥ 4 项标准时：SN 为 91%；SP 为 86% 标准数量和组织学严重程度相关系数 r=0.85	9 项 EUS 标准 12 项组织学标准（≥ 6 项为异常） 胃肠病理学家单盲评价除外团块状病变

ERCP，内镜逆行胰胆管造影术；FNA，针吸细胞学检查；GI，胃肠；NPV，阴性预测值；PPJ，胰液泌素刺激碳酸氢测试；PPV，阳性预测值；SN，敏感性；SP，特异性

表 14-8

EUS 在慢性胰腺炎中的诊断效果临床随访研究文献综述

作者	患者数目（n）	设计	结果	注解
Hastier 1999[42]	18	72 例酒精性肝硬化，无胰腺症状 对照组 32 例有腹部疼痛症状但 ERCP 检查正常，且既往无胰腺炎和乙醇饮用史 18 例只有 EUS 检查的实质标准，并且随后行 EUS 或 ERCP 随访	EUS 检查发现仅有胰腺实质标准的患者没有一例在 EUS 随访中有病情进展或 ERCP 检查发现新异常（n=10）	采用 8 项标准 纳入 104 例患者 可能由临床因素混淆而产生的选择偏倚，导致重复的 EUS 或 ERCP 检查 Kasugai ERCP 分级 无偏盲
Chen 2002（摘要）[82]	19	对于常规行 EUS 和 ERCP 检查正常的患者 > 12 个月后复查的回顾性研究	6 例中 5 例（83%）ERCP 检查正常但 EUS 检查存在异常的患者，在复查 ERCP 时存在异常 13 例 EUS 与 ERCP 检查均正常的患者中，在随访中 1 例（7%）ERCP 存在异常	共纳入 299 例患者 选择偏倚可能是由于各种临床因素干扰判断，从而导致重复 ERCP 检查
Kahl 等人（2002）	38	症状疑似慢性胰腺炎但是 ERCP 检查结果正常 32 例 EUS 检查结果异常 其中 22 例进行了 ERCP 随访，第二次 ERCP 检查结果异常	第二次 ERCP 检查异常的患者中一半为剑桥评分 1 型，一半为剑桥评分 2 型 在 EUS、ERCP 检查中存在异常的患者第二次 ERCP 检查结果作为金标准时 SN 为 81% EUSSN 为 100%；SP 为 16%（第二次 ERCP 检查结果作为金标准时 SP 为 74%）	共讨论 10 项标准，符合超过 1 项则称为结果异常 ERCP 剑桥分级 非盲法 大多数的 ERCP 进展很细微 最常见的标准（小叶样 = 线、灶）实际上是 2 项标准
Singh 2004（摘要）[83]	39	对 EUS 检查 ≤ 3 项标准的患者进行回顾性研究	在平均 5 年的随访中，18% 的患者发展为糖尿病，比年龄性别预期比率高出很多倍	没有关于 ERCP 是否正常的基线的数据 建议符合 1 ~ 3 条标准可能意味着结构损伤

ERCP，经内镜逆行胰胆管造影术；SN，敏感性；SP，特异性

试验者和回顾性研究

1993 年，Wiersema 等[26] 把 20 名健康志愿者同 69 名有胰腺疼痛的患者相比较，有 30 名患者诊断为慢性胰腺炎：ERCP（n=19）检查、ERCP 和胰泌素刺激纯胰液收集（PPJ）（n=3）、仅 PPJ（n=6）和临床诊断标准（n=2）。与 ERCP 相对比，EUS 诊断慢性胰腺炎的敏感性和特异性分别为 100% 和 79%，而与最终的诊断结果相比，EUS 的敏感性和特异性分别为 80% 和 86%[ERCP，肠促胰分泌素试验和（或）"临床诊断标准"]。在 16 例进行 PPJ 的患者中（包括 9 例结果异常），EUS 的敏感性和特异性分别为 67% 和 29%；相反，相

较于功能测试和临床诊断，ERCP 的敏感性和特异性分别为 33%、86%。由于诊断测试停止只在内部进行了验证，停止点和检测特点可能有所偏颇[49]。

Buscail 等[43] 连续回顾了 81 例被怀疑胰腺疾病的患者，把 44 例患者进行 ERCP 检查的结果与 18 例对照组的结果进行比较。EUS 的定义在某些程度上有些不标准（"管壁回声"被认为正常，非标准用语如广泛回声不均匀、弥漫性高回声、低回声区、肥厚被用来描述异常发现）。进行确诊时标准的阈值数量是模糊的，但是据报道敏感性和特异性分别为 88% 和 100%。虽然试点研究设计是较为常见和可接受的，但通过比较"病例组"

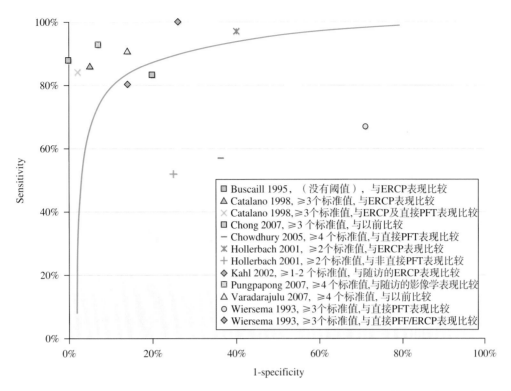

图 14-3　EUS 在慢性胰腺炎各种研究试验测试（操作者特征），描述针对一个特异性（假阳性率）对应的敏感度来表示。ERCP，内镜逆行胰胆管造影；PFT，胰腺功能测试。* 许多研究要么没有、要么钙化性胰腺炎病人很少。这是一个粗略的定性总结曲线。由于参考标准不统一，这个定量曲线没有进行计算

与"对照组"来评估诊断比较容易出现范围偏差，换句话说，它更容易鉴别真正正常（对照组）和确实存在异常的患者（病例组），可以鉴别临床可疑患者是正常还是异常[49,84,85]。

Chowdhury 等[86] 在佛罗里达大学进行的另一项回顾性研究，观察怎样进行 EUS 和侵入性胰腺功能检查（胰泌素实验，正常峰值刺激十二指肠碳酸氢盐的分泌浓度 80mEq/L），并进行比较，从 21 名患者来自这两个测试的数据得出，6 个或更多的标准的阈值（来自 9 个）有 92% 的特异性，ROC 曲线分析表明应用四个或更多的标准的截断可使灵敏性和特异性得到最佳平衡。但是这种方法仅有中等程度的效果（敏感性 57%，特异性 64%）[86]。

前瞻性和序列研究

Catalano 等[25] 在一项前瞻性对比试验中比较了 80 例复发性胰腺炎患者。患者在急性胰腺炎发作后至少六周进行 EUS、ERCP 和胰泌素实验。EUS 诊断轻度慢性胰腺炎的定义为存在两个

或更多的诊断特征；出现三项或五项标准定义为"中度"，超过五项标准定义为"重度"，这十项标准中包括被称为"异质性"的术语。正常的结果被定义为没有发现任何诊断标准。与 ERCP 相比，EUS 的敏感性及特异性分别为 86% 和 95%；与 ERCP 加胰泌素实验相比，EUS 的敏感性和特异性分别为 84% 和 98%。EUS 对正常组织或严重病变组织的检查结果与 ERCP 和胰泌素试验相比，有 100% 的高度一致性，分级也一致（κ=0.82）。EUS 发现三项至五项诊断标准（中度疾病）与 ERCP 有 92% 的一致性，但是与胰泌素实验只有 50% 的一致性。"轻度"胰腺炎（有一到两个诊断标准）ERCP 检测结果异常率为 17%，胰泌素测试为 13%。"轻度""中度""重度"这些术语更像是分级用语而不是疾病可能性的预测，应避免使用。最近由同一小组撰写的文件共识也支持这一观点[15]。ERCP 内镜医生不重视 EUS 检查结果是造成偏见的原因之一。

迄今为止最大的研究来自 MUSC，是由 Sahai 等人[36] 于 1998 年主持的前瞻性研究，126 例不明

原因腹痛或是经 ERCP 检查怀疑胰腺炎的患者首先进行 EUS 检查，然后在屏蔽 ERCP 结果的情况下行 EUS 检查。九项平等的标准被应用，并且对低回声灶（1～2 mm）、低回声小叶（2～5 mm）、胰管管径（胰头部＞3 mm，胰体部＞2 mm，胰尾部＞1 mm）、囊肿（＞2 mm）的大小进行了定义。剑桥 3 级（25%）或更高（21%）的 ERCP 检查结果认定为异常，照此，ERCP 检查的异常或者模棱两可（剑桥＜2 级）（24%）和"轻微的"慢性胰腺炎（剑桥分级 2 级）（29%）视为正常（表 14-7）。有趣的是，虽然将 ERCP 的临界值更改至剑桥 2 级或更高，但在多变量分析中无论单一标准还是多个标准，都没有显示出明显的价值，而胰腺实质标准数成为一个重要的预测值。在这项研究中少于三个标准出现阴性预测价值"大于 85%"，超过六项标准的发现阳性预测价值在 85% 以上；遗憾的是，其他更具体的性能数据没有被公布。

有关包含细针穿刺或活检的研究

2001 年，Hollerbach 等[41] 研究了 37 例临床疑似慢性胰腺炎的德国患者[31]（84%ERCP 结果异常）。对患者（n=27）行 EUS 检查，联合或不联合 FNA、ERCP 及非侵入性胰腺功能检测试验（粪糜蛋白酶和弹性蛋白酶 1，尿胰性月桂酰检测）。只设五项标准 [高回声小叶（病灶），"间隔"（高回声链），不规则胰管，钙化和囊肿]，并加权分成三个等级：（1）高回声小叶或高回声链；（2）在第一级的基础上加胰管不规则；（3）第一、二级的基础上加结石或囊肿。与 ERCP 相比，EUS 的敏感性为 97%（联合 FNA 敏感度为 100%），特异性为 60%（联合 FNA 特异性为 67%）；与胰腺功能检查相比，EUS 的敏感性和特异性分别为 52% 和 75%。27 例患者中有 2 例患者（占 7%）发生 FNA 术后并发症，需要输液和镇痛 1 d。

Dewitt 等[87] 尝试对 16 名经 EUS 检查怀疑慢性胰腺炎的患者进行 EUS 引导下 Tru-Cut 活检，其结果与 13 例行 ERCP 的患者进行比较。活检的结果不论是与 EUS 还是与 ERCP 的诊断结果相比，一致性都很差（κ 值分别为 0 和 0.25）。在 ERCP 检查结果显示为正常的 5 名患者中，Tru-Cut 活检组织学检查结果显示四个检查结果异常，还有一个不能确诊。在 8 个 ERCP 检查结果异常的患者中，只有一例 Tru-Cut 活检结果发现异常（3 个结果正常；4 个不能确诊）。2 名患者（13%）因疼痛症状需要隔夜观察。

因此，FNA 和 Tru-Cut 活检对诊断的帮助有限，而且可能误导 EUS 的诊断，有 5%～15% 的不良事件发生率（未预料到的住院），诊断价值有限而不值得冒险，AGSE 指南认同这一观点[17]。

与外科病理学的比较研究

一项应用胰管支架诱导胰腺炎发生的狗动物模型试验研究证实[88]，EUS 结果和尸检结果之间存在一定关联性。研究包括两组[37,60]，其中一组来源于 MUSC，比较了 EUS 结果与人的手术后病理特点。MUSC 研究了 71 例因怀疑慢性胰腺炎或因有胰腺疼痛症状（如难治性胰腺狭窄或胰腺分裂）[37] 而行外科手术的患者。在没有钙化的患者中（n=41），EUS 标准符合三项及以上时（根据 ROC 曲线分析），有 83% 的敏感性和 80% 的特异性。符合五项或者更多项标准时有 100% 的特异性；符合两项或者更少的标准时假阴性率小于 10%（敏感性为 90%）。在无钙化的亚群中，病理学家进行组织学检查的阳性范围从针芯活检 / 楔形活检的 67%（8/12）到成块组织（例如 Whipple 手术、远端胰腺切除术）活检的 97%（28/29），需要强调的是即使外科手术中穿刺针芯活检也会出现取样误差。

另一组研究来源于 Alabama 大学，研究者前瞻性地研究了包括 42 例因各种适应证行手术的患者的 EUS 结果和手术病理的相关性，包括可切除的肿瘤性囊肿和肿物，发现符合 EUS 标准的四项或者更多时（根据 ROC 曲线分析）敏感性和特异性分别为 91% 和 86%[60]。EUS 标准的数量和组织纤维化严重程度评分之间的相关性（r=0.85）均高于 MUSC 的研究（r =0.40），尽管二者都有统计学意义。值得注意的是，与 Alabama 大学相比，MUSC 使用了较为保守的最小纤维化评分临界值（Ammann 分级 12 项中的两项[39]），而 Alabama 大学研究采用了 6 项。

关于临床或放射学随访研究

因为我们的"金"标准在某种程度上已经"失去光泽"，一些研究关注于对所谓的"EUS 假阳性"患者进行随访以观察早期慢性胰腺炎（即那些在传统金标准下未能发现的患者）是否进展至更为明显的疾病。研究结果相互矛盾（表 14-8 和图 14-3）。

2002 年于 MUSC 研究中心，Chen 等[82] 研究显示，51 例 ERCP 结果正常的患者中，其中有 6 例 EUS 结果异常的患者于一年后复查 ERCP，其中 5 例患者（83%）ERCP 检查结果变成异常（即：尽管最初 ERCP 结果正常，仍有 > 80% 的阳性预测价值）。相比之下，248 例 EUS 及 ERCP 检查结果都正常的患者，其中 13 例患者于一年后行 ERCP 复查，只有 1 例（7%）发现结果异常（即：阴性预测价值约 93%）。

Hastier 等[42] 研究了 72 名酒精性肝硬化（不伴胰腺炎症状）法国患者和 32 例年龄、性别相匹配、伴有腹痛症状但 ERCP 结果正常且无胰腺炎和酗酒既往史的患者作为对照组。共有八项标准（五项关于胰管的标准和三项关于胰腺实质的标准）。在这些患者中，18 例符合至少一项 EUS 中实质标准的表现，并成功行常规 ERCP（n=18），在 12 ～ 38 个月后复查 EUS。其中 10 例患者再次行 ERCP。在所有患者中，EUS 结果均无变化；10 例复查 ERCP 的患者的结果仍然正常。

在德国，由 Kahl 等[40] 进行的另一项研究包括 32 例疑似慢性胰腺炎且 ERCP 结果正常而 EUS 结果异常（> 1 项标准）的患者及 92 例 ERCP 结果正常的患者的研究。值得注意的是，其中超过一半（57%）的患者在 6 ～ 25 个月的随访期间有过饮酒史。共有十项标准 [五项关于胰腺实质的标准（包括"腺体大小"）及五项关于胰管的标准] 被纳入研究；所有患者均存在"小叶"和"间隔"影像。32 例患者中的 22 例患者（69%）在后续随访中进行了 ERCP 复查，ERCP 结果均为异常（接近一半为剑桥 1 级，另一半为剑桥 2 级）。如果把第二次 ERCP 异常结果作为参照标准，那么第一次 ERCP 结果的敏感性为 81%，EUS 结果的敏感性达 100%。值得注意的是，在这项研究中，只有至少符合一项 EUS 标准才能称为阳性，但小叶结构是最常见的发现，实际上代表两项传统标准（即回声链和回声小叶）。

一项来自明尼苏达州罗切斯特梅奥诊所的 Pungpapong 等[89] 的研究使用联合非盲 ERCP，影像 [当 ERCP 正常时至少两项影像检查阴性（即剑桥分组 0 或 1）] 及至少 7 个月（中位数 15 个

月）随访后的临床效果作为评估 EUS 诊断性能的综合参考标准，显示在 99 例有症状的患者符合 9 项标准中的至少 4 项（根据 ROC 曲线分析）。EUS 诊断的敏感性和特异性均为 93%。相比较而言，MRI 或 MRCP 使用一项及以上标准诊断时其敏感性和特异性分别为 65% 和 90%。

这些研究结果之间相互矛盾，可能是因为在应用 EUS 诊断慢性胰腺炎时使用了不同的诊断标准、不同的 ERCP 分级方法（Kasugai[42] 及 Cambridge[40,89] 标准）、无症状[42] 或有症状[40,89] 的患者群体、饮酒程度的不同及存在一些 ERCP 的相对微小病变[40,89]。在全部三项研究中，偏倚的重要来源是医师在分析随访的影像结果时没有了解原始的资料[49,84]。

基本上还没有关于胰腺内分泌功能的比较和随访报道，主要是因为由于腺体内分泌功能具有强大的储备功能，内分泌功能缺失（糖耐量受损或者糖尿病）的发现均较晚。然而，一项有趣的研究描述了随访的 39 名经 EUS 检查（≤ 3 项标准）考虑慢性胰腺炎的概率很低的患者，发现其中七名患者（18%）在超过五年的时间内进展为糖尿病[83]，发病时间晚于年龄和性别相关的五年标准发病率。

效果总结

很难总结关于慢性胰腺炎的 EUS 检查效果，原因有几点：诊断性检查 meta 分析需要一套独特的统计技能；参考文献非常繁杂；金标准或参考标准还远不完善。我们与美国 McGill 大学的 Bayesian 统计组合作，在数据偏差的质量评估与风险评估（QUADAS 诊断性试验质量评价）后，使用 Bayesian 统计方法去调整用于总结测试性能的比照标准的不完善性[90]。我们要求 Bayesian 模型需要考虑我们所知的参考标准的局限性（"预先所了解的信息"）。换言之，即该模型应考虑 EUS 和参考标准间差异的原因可能是参考标准的错误（即假阳性 EUS 检查实际上可能是假阴性参考检查）。调整不完善的参考标准以获得更好的 EUS 检查效果而不是假设参考标准是完善的。应符合至少 3 项标准，敏感性和特异性的集合中位数分别为 87% 和 93%。调整参考标准中敏感性和特异性的范围分别为 74% ～ 95% 及 85% ～ 95%，微小病变疾病的组织学检查最准确（> 90%），功能

测试最不敏感（< 80%）却最特异（> 90%）[90]。

疾病的分期与概率

EUS 标准的阈值和范围并没有普遍应用于慢性胰腺炎严重程度的分期，而是用来评估疾病发生的概率。实际上，EUS 可发现如下特征（结石、狭窄、胰管和分支扩张），这些特征构成 ERCP 剑桥分级 [32]。因此，可以用 EUS 预测剑桥分级中的严重程度。然而，高患病概率（即符合多于五项标准）并不必然意味着病情严重；在剑桥严重度分级中可以居于正常 / 分级不清与严重之间。

符合慢性胰腺炎诊断标准的数量（高、中、低度符合）与进一步组织学检查 [37,60] 或改良型剑桥分级的关联性不大，因此，这些指标一般不用对疾病严重程度分型。低概率不应该被称为"轻微"，中等概率不应该被称为"中度"等等。最近的一个共识会议同意了这一原则 [15]，一些出版物（在作者看来是不正确的）使用符合标准的数量来定义"严重程度"的分级。

炎性假瘤与肿瘤性包块的鉴别

慢性胰腺炎的急性炎症发作可导致局灶水肿，这种水肿在 CT 上无法与肿瘤性团块相鉴别，在这种状况下有报道错误率为 16% ~ 23%[91-92]。虽然慢性胰腺炎的多种特征共存可倾向于炎症的诊断，但癌症仍可存在，因为有 2% ~ 4% 的非家族性慢性胰腺炎患者在 10 ~ 20 年后发展为胰腺癌[93]。假阴性的结果可能会导致严重后果（错失肿瘤的手术切除时机），假阳性结果也一样（导致不必要的胰头十二指肠切除术）。

无疼痛（与有痛相比）表现、消瘦、明显黄疸、持续性或渐进性（与波动性相比）的胆汁淤积、近期发生糖尿病或者糖尿病恶化以及横断面成像显示血管侵犯均有助于区分肿块的良恶性。如果缺乏胰腺炎的危险因素如乙醇，则是另一个危险信号。呈现良性疾病的患者可以偶尔伴有消瘦，特别是在潜袭性急性胰腺炎或者慢性胰腺炎伴有进食减少，进餐导致恶心 / 疼痛和（或）胰腺功能不全的患者中。在慢性炎症急性发作的良性病变患者中糖尿病也可突然加重，或者如果腺体功能已濒临边缘会促使糖尿病再发。糖类抗原（CA199）在良性与恶性疾病之间，尤其是存在胆管梗阻时有大范围的重叠。淋巴结（包括腹腔结

节）在良性和恶性胰腺疾病中均可出现，胆管和（或）胰管扩张（包括双管征）在良性和恶性疾病中均很常见，胰管不规则在这两种类型疾病中也都很常见 [94]，良性胰管狭窄也可有狭窄及不规则，并且胰管细胞学检查在肿瘤发生时检出率较低 [95-96]。这些部分相同使得医师很难做出判断或决定。

EUS 对胰腺癌诊断的准确性，同时进行或不行 FNA 检查，对此已经进行了深入研究 [97]，在第 15 章将会详述，遗憾的是绝大多数研究没有一个好的肿瘤和非肿瘤混合的病例报告。举个典型的例子，由 Mallery 等 [98] 的研究报道了 92% 恶性肿瘤的患病率。

EUS 能独特地显示胰腺实质的细节，而不仅仅依赖胰腺大小、腺体不对称、上游胰管的扩张来评估假瘤。在瘤性包块内的胰腺实质征象和胰管结构常会出现灶性缺失，其与周围组织相比显得更均质并伴有特殊的低回声。瘤体组织很少钙化，因此团块中有钙化灶出现时提示更可能是良性病变，当恶性肿瘤中出现胰腺钙化灶往往会把钙化的实质推移。EUS 诊断发生钙化的慢性胰腺炎的一个明显缺陷是钙化灶声影可掩盖腺体病变比例而影响诊断。血管侵犯的征象常高度怀疑恶性肿瘤，但在某些情况下，与炎症相关的血管结构的压缩、粘连和（或）血栓可能导致误诊（图 14-4）。

Barthet 等 [99] 在对 85 个病例中有 2.5 ~ 3.5 cm 团块组织、伴有黄疸和消瘦的钙化性慢性胰腺炎 5 个患者进行研究，认为 EUS 有 100% 的敏感性。然而，EUS 的敏感性结果是有偏倚的（验证偏差）[84,100]，因为研究者的"验证"（即收集的随访数据）只有 EUS 阳性的患者。Kaufman 和 Sivak[101] 研究了 25 名患者（其中 10 名有恶性疾病）：有 1 例假阴性结果（90% 的敏感性）和 2 例假阳性结果（87% 的特异性）。Nattermann 等 [102] 连续研究了 130 名患者（其中 61 例有恶性疾病），发现几个特点，在癌症和炎症灶中有不同的发生率（7% 对 23% 高回声灶，30% 对 7% 与管腔壁分界的缺失，28% 对 9% 血管之间的分隔缺失，10% 对 0 的明显血管侵犯），然而这些特征中没有一条具有标志性意义，这些数据均有显著的大的重叠性。Glasbrenner 等 [103] 连续研究了 95 例患者（其中 50 例患有恶性疾病）：（非盲法）EUS，

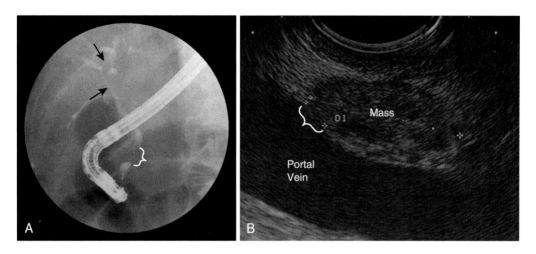

图 14-4　A 与 B，ERCP 和线阵超声显示 70 岁亚洲患者无痛性黄疸，轻度体重下降，没有饮酒或胰腺炎病史。A，内镜逆行胰胆管造影显示远端胆管狭窄（括号显示），胆道细胞刷检结果阴性。肝内胆管显示不规则（箭头所示）。胰腺 CT 显示正常。B，胰腺头部与水肿的胰腺实质相邻处可见一 5 mm×25 mm 低回声团块，与门静脉间可见局部分界不清楚（括号所示），胰腺的其他部分正常（没有慢性胰腺炎表现）。FNA 显示为没有浆细胞的良性细胞。未行血清免疫球蛋白 G4 检测。病理学检查：胰腺头部的慢性胰腺炎病灶可能是自身免疫性的。Mass，肿物；Portal Vein，门静脉

不行 FNA，敏感性和特异性分别为 78% 和 93%。Varadarajulu 等[104]研究显示，EUS-FNA 敏感度在诊断占总数 25% 的肿块伴慢性胰腺炎患者与不存在慢性胰腺炎时相比显著降低（74% 比 91%；P=0.02），在这项研究中慢性胰腺炎的患者需要更多 EUS-FNA 来明确诊断（中位数，5 比 2，P＜0.01），且当 EUS-FNA 结果阴性时预测价值较低（46% 比 89%）。在胰腺癌时可能存在某些基因过度表达[105-114]，在慢性胰腺炎时存在其他基因的差异表达[115-119]，在这些诊断难题中对 FNA 获得的标本补充反转录聚合酶链反应进行细胞学检查有较大潜力，然而与细胞刷活检相关文献给出的相矛盾的结果还需要进一步研究——一项研究显示 K-ras 结果非常好[121]，但另一项研究表明其表现并不比细胞刷活检更好（敏感性 42%）[122]。同样，P53 免疫组化染色结果已经发表，但是不同文献结果也相互矛盾，得出的敏感性可能低至 51%[123]。

数字图像分析（DIA）和荧光原位杂交（FISH）用以分析细胞核 DNA 含量，异倍体的存在已经用于提高 EUS-FNA 诊断的准确性，在一项小型研究中（19 例胰腺 FNA 患者），虽然敏感性略低（87% 对 97%），但是特异性与常规细胞学检查相当[124]。造影剂对比"增强 EUS"或 EUS 弹性成像已在另一个章节讨论（见第 5 章）[125]。

其他成像技术已经在这方面开展研究。胰管内超声因其图像分辨率高，在一些病例的诊断中起到辅助作用，但是整体上诊断率较低。氟脱氧葡萄糖正电子发射断层扫描（FDG-PET）显示出巨大的应用前景，据报道其诊断的敏感性高达 88%；PET 通过新陈代谢活动鉴别炎症和肿瘤病变，会使这两种病变有明显的重合[126-129]。PET 出现假阴性检查结果也同样是个问题；一个 200 例胰腺肿物的研究发现 8 例假阴性结果[129]，且高达 20% 的癌症组织延迟性摄入减少，（PET 良性疾病的表现）[130]。在另一项小型研究中，6 例胰腺癌伴慢性胰腺炎患者，诊断敏感性 83%，假阳性率为 13%[131]。PET 也经常误诊自身免疫性胰腺炎[132]。

自身免疫性胰腺炎

自身免疫性胰腺炎（AIP）胰腺处于激素反应性炎症状态，发病率在急慢性胰腺炎患者中低于 5%[133]，局部可见炎性团块，与癌性肿物相似[14]。可疑胰腺癌而行胰头十二指肠切除的标本中大约 2% 是 AIP。AIP 表现为胰腺功能不全、体重减轻，有轻微腹痛，这些与黄疸和恶性胆管狭窄相关。

一些出版物对 AIP 诊断标准进行了详细描述，包括亚洲[19]、美国（梅奥诊所）[134]和日本最近的报道[20]。1 型 AIP（淋巴浆细胞硬化性胰腺炎）比 2 型（特发性胰管中心性慢性胰腺炎或 AIP 伴有粒细胞上皮损害）更常见[18]。1 型是一种更为明确

的自身免疫性疾病，类似于全身性疾病在胰腺中的表现（包括胆管狭窄、腹膜后纤维化、肾受累和唾液腺肿大），伴有 IgG4 升高；常见于 50 岁以上的男性患者。诊断 AIP 时升高的血清 IgG4（> 140 mg/dl），敏感性和特异性分别为 73% ~ 76% 和 93%[135,136]。当 IgG4 高于正常上限值两倍时（> 280 mg/dl），特异性可达 99%[135]。近期研究发现 AIP 另一个血清学标志物 [纤溶酶原结合蛋白抗体（PBP）] 敏感性和特异性可达 95%；它比 IgG4 诊断准确性更高[137]。2 型 AIP 患者年龄和性别范围更广泛，通常没有 IgG4 的水平增高。因此，2 型 AIP 更需要组织学诊断。而这两型 AIP 均与胆管狭窄发生相关。当临床高度怀疑此病时，IgG4 的轻度升高即可足够做出诊断；在其他情况下，肿块 FNA 检查阴性以及 IgG4 的高水平上升（超过上限值的两倍）才能做出诊断[18]。其他任何部位出现 IgG4 相关疾病也可作为支持性证据，包括壶腹部受累（壶腹部活检 IgG4 染色阳性）[138,139]。

组织学活检和 ERCP 检查在诊断 AIP 中的作用存在争议。细针穿刺细胞学检查的结果为非特异性慢性炎症，往往不能以此确诊，高分化细胞结构的基质碎片只有提示作用[140-141]。Tru-Cut 活检的有效性尚不能确定，有操作后腹痛和胰腺炎的风险。Mayo 和其他临床研究小组[142-143]认为 Tru-Cut 技术非常有用（比 FNA 有用）（图 14-5）。然而，也有研究者持相反观点[144]，一项研究表明只有 1/4 的 AIP 诊断是通过超声引导下组织学检

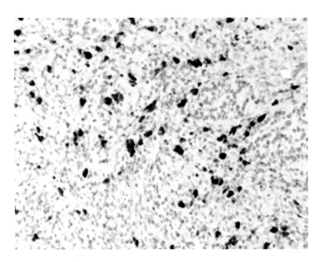

图 14-5 自身免疫性胰腺炎患者。EUS 引导下 Tru-Cut 活检标本可见淋巴浆细胞浸润，免疫标记 IgG4 阳性（> 30 个阳性细胞 / 每高倍镜视野下）

查；在 25% 酒精性胰腺炎和 10% 胰腺癌患者中也可发现 IgG4 阳性细胞[144]。亚洲及日本的共识要求 ERCP 进行诊断，但北美通常避免行诊断性胰腺造影，而是依赖于组织学、影像学、血清学、其他器官受累和对类固醇治疗的反应（HISORt）来进行诊断。近期 ERCP 多中心临床试验初步结果证实 ERCP 诊断的可靠性较差[145]。

典型的横断成像显示，胰腺明显延迟强化弥漫性扩大，无胰管扩张，伴或不伴局部团块。团块周边呈低密度，显示"光晕"[14]。EUS 可看到类似的特征：弥漫性扩大、一定程度的小叶性、腊肠形腺体伴低回声边缘区，有时伴局灶扩大或低回声团块，无胰管扩张[141,146]胰腺狭窄（上游无扩张），可见胆管壁增厚狭窄（视频 14-3）。

近期一项超过 500 名患者的多中心研究中发现，高达 74% 的患者没有应用类固醇激素治疗而自发缓解，相比之下经类固醇激素治疗缓解率为 98%[147]。通常在经类固醇激素治疗 2 ~ 4 周后开始好转，这能印证诊断的可靠性；然而必须注意的是，腺癌和淋巴瘤也可对类固醇激素治疗做出部分反应。有的研究者提出延长类固醇激素治疗时间，在 3 ~ 6 个月后逐渐减量[147]，但是北美中心常规治疗为：使用类固醇激素 30 ~ 40 mg/d，4 ~ 6 周后再进行临床和放射学评估，然后在未来 1 ~ 2 个月内减小剂量[148]。初始使用类固醇激素治疗可能与较低的复发率相关，可能使 IgG4 水平正常且无近端胰管受累[147,149]但是复发率仍为 30% ~ 40%；大多数日本患者采用维持治疗（通常采用低剂量的类固醇激素），然而，北美患者只有在药物减量过程中缓解期不能持续维持的情况下给予维持治疗（例如免疫调节药硫唑嘌呤）。

感染性胰腺炎

感染是急性或亚急性胰腺炎或胰腺炎性团块

视频 14-3 FNA 诊断自身免疫性胰腺炎

较罕见的病因。一个个案报道显示 EUS-FNA 可以检测出肠吉亚尔鞭毛虫感染[150]。胰周结核性淋巴结病也可在检查报道中描述[151-152]。

关于有家族性高胰腺癌风险的慢性胰腺炎诊断标准

有家族胰腺癌和在有波伊茨-耶格综合征时，慢性胰腺炎的诊断需要谨慎。患者的超声内镜发现与不同的组织学相关。Canto 等[153]强调，在这群患者中，慢性胰腺炎诊断标准与发育异常相关，而不是炎症和纤维化。研究群体中的 38 例患者中，45% 符合三项或者四项诊断标准，且亚群中 35% 的患者无饮酒史。另一项来自美国约翰霍普金斯大学的研究显示，胰腺上皮内瘤样病变和胰管内乳头状黏液性瘤病变都与所谓的小叶胰腺萎缩相关，类似慢性胰腺炎[154]。在西雅图，Brentnall 等[155]发现这类高风险患者的 ERCP 和（或）EUS 有类似慢性胰腺炎的表现。因此与慢性胰腺炎推荐诊断指南相反（FNA 通常应避免使用），在有孤立小叶、囊肿或结节的患者中通常须行 FNA 检查或者严密监测，甚至选择性手术切除。

急性胰腺炎

急性胰腺炎的诊断和分期

除了钙化外，所有用于慢性胰腺炎诊断和分期的标准也可在急性胰腺炎中见到（包括囊肿和轻度胰管扩张）。这是为什么通常建议在急性胰腺炎发作至少 4 ~ 6 周后再查找慢性胰腺炎的诊断依据。急性胰腺炎预后的重要预测因素是鉴别积液性质和评估腺体坏死比例，通常行增强 CT 检查进行评估[21]。基本上没有 EUS 对急性胰腺炎检查和分期作用的文献数据，包括对比增强 EUS（理论可行）。可以通过 MRI 评估灌注和探查积液[156-157]。肾衰竭和（或）糖尿病患者因为 CT 检查需要静脉注射的造影剂对此类患者身体有害，所以 MRI 和 EUS 在肾衰竭和（或）糖尿病患者中有一定作用，相关研究还在进行之中。

特发性（复发性）急性胰腺炎（IRAP）和胰腺分裂

急性胰腺炎 80% 左右的病因是酗酒及胆泥或结石阻塞胆总管。EUS 在胆总管结石诊断中的高准确性将在第 17 章讨论。其他 20% 的病例通常考虑是特发性，因为约 80% 的"特发性"病例在排除了明显病因（药物、代谢原因和在老年患者中肿瘤的发生）的情况下不再复发，通常不行进一步检查[158]。高达一半的复发性胰腺炎病因可解释为多种情况，包括药物、小结石病、肿瘤（少见，但要关注年龄 > 60 岁的患者）、括约肌功能障碍（胆管或胰腺）、胰腺分裂、代谢原因（高钙血症，高三酰甘油血症）、自身免疫性疾病、遗传原因、罕见感染和其他状况。一半以上患者伴发慢性胰腺炎，通常是间歇性急性发作造成的损伤后遗症。

EUS 和 MRCP 在探查病因时可以互相代替。EUS 有较高的肿瘤（在老年患者中）检出率和漏诊的胆道结石病检出率（在有胆囊的患者中）。图 14-6 显示了一个例子：CT 和 MRCP 漏诊的胆囊淤泥被 EUS 检出。

Yusoff 等[159]在蒙特利尔研究了 370 例 EUS 诊断为特异性胰腺炎的患者；169 例（46%）为复发性胰腺炎（即 54% 只发作过一次 n=201），并且 124 例（34%）曾行胆囊切除术。根据胆囊状态（缺失或保留），24% ~ 32% 的患者与 EUS 检查结果相符（如果将慢性胰腺炎也作为合理的解释，比例会上升 20%）。胆囊切除术的复发性胰腺炎患者没有发现胆道隐藏结石，但是在只发作过一次并且保留胆囊的胰腺炎患者中结石检出率高达 9%。在保留胆囊患者中，11%EUS 检查可发现胆泥（在先前的成像检查中漏诊）。胰腺分裂检出率在胆囊仍保存的患者中仅有 5%，但是在已行胆囊切除术的患者中，检出率为 11%。3% ~ 5% 的患者患有肿瘤。EUS 在胰腺炎最后一次发作后 4 周内进行及每天饮酒达到 12 g 等因素会导致"特发性"慢性胰腺炎的检出率提高。Tandon 和 Topazian 等[160]回顾了在 31 例特发性急性胰腺炎患者中（一半为复发性，10% 为胆囊切除术后）EUS 的应用经验。检查结果包括微结石（16%）、胰腺分裂（7%）和癌症（3%）。45% 的患者中发现慢性胰腺炎；只发作过一次并且仍保留胆囊的大量患者（10% 没有进行超声扫描）没有进行任何影像学检查，52% 的患者有中至重度饮酒，在距最后一次发作仅 2 ~ 3 周即行 EUS 检查，上述情况下慢性胰腺炎的检出率高。Norton 和 Alderson[161]［n=44 特发性胰腺炎患者（23% 患者为复发，18% 患者为胆囊切除术后）］发现胆囊

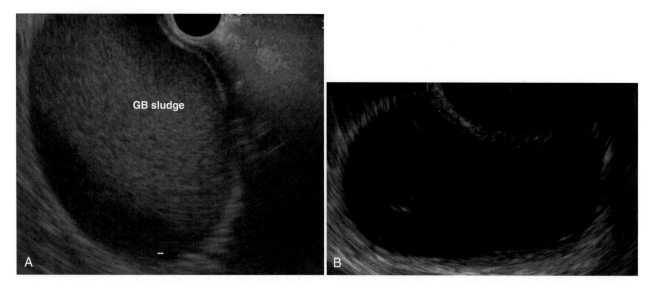

图 14-6　A，胆囊（GB）线阵 EUS（7.5 MHz）上发现了广泛的胆泥（GB sludge）。CT 和 MRI 上未发现胆泥。B，在外部触诊和推动胆囊（通过按压右上腹）后，在线阵 EUS（7.5 MHz）上发现一动态无影像的 1 mm 回声带

结石漏检率异常增高（50%）。其他方面如胆总管结石病（9%）、胰腺分裂（2%）、肿瘤（2%）、慢性胰腺炎（9%）与其他文献相差不大，复发性胰腺炎中隐藏的胆道结石也有一些研究。Liu 等[162]前瞻性地评估了 89 例特发性胰腺炎患者中隐匿性的胆石病发病率，发现 18 例有胆囊的患者中 14 例（78%）有胆结石，17% 的患者有胆囊结石（经 ERCP 或外科手术确认），行 EUS 检查前有 50% 的患者复查过超声，甚至 72% 患者进行过 ERCP。另一项包括 42 例 IRAP 患者的研究同样显示 EUS 对胆囊结石和（或）胆总管结石相对高的检出率（35%）[163]。EUS 在十二指肠采样，使用或不使用缩胆囊素（CCK），理论上易行，但是尚未有确切的研究，大多数机构缺乏基础设施及离心分离和检测胆汁晶体的经验。Lee 等[164]和 Ros[165]的研究表明，73% ~ 74% 患者的十二指肠抽取物存在结晶或胆泥以及不明原因的胰腺炎。综上所述，EUS 比十二指肠晶体分析更准确（96% 对 67%）[166]。南卡罗来纳医科大学的 90 名特发性胰腺炎患者[167]中，56 名进行了 EUS 检查加用胆囊收缩素（CCK）- 刺激十二指肠采样、ERCP 测压及选择性胆管采样。有关 CCK- 刺激后的十二指肠采样和直接胆汁采样胆汁结晶之间的一致性还没有报道。需要更多的研究来证实当没有发现淤泥和结石时，此方法是否对于特发性胰腺炎是一种有效的辅助诊断手段。

EUS 检查对于不明原因的胰腺炎的成本效益尚不清楚。研究[168]表明有胆囊患者，EUS 诊断费用会降低，但是费用的节省程度不能达到预期。假设胆囊结石有 50% 漏检率，胆管结石有 5% 漏检率，则费用会比另三项研究[159,160,167]所计算的高很多。一项系统回顾支持 EUS 在老年患者（虽然定义老年的截点尚不清楚）及仍然保留胆囊的患者诊断中的用处，但是相对年轻的胆囊切除术后患者胰腺炎复发时最好行 ERCP 检查测压或基于胰腺分裂的治疗[22]。

胰腺分裂的检测

EUS 在探查胰腺分裂方面准确性较高（视频 14-4）。早期的 MRCP 研究[169]由于选择性及核实方面的偏差显示出较高准确度，而实际上 MRCP 的准确度只是中等。EUS 中没有"重叠征"（见第

视频 14-4　EUS 对胰腺分裂的诊断及评估

13 章，正常胆胰管的检查）是因为未发育成熟的腹侧胰管增加了胰腺分裂的可能性。南卡罗来纳医科大学的一项小型研究[170]中，虽然只有 6 例无重叠征的胰腺分裂患者，但 30 例患者中 17% 没有胰腺分裂也无重叠征。Chen 等[171]研究表明在胰腺分裂患者中不容易获得重叠征（49% 的胰腺分裂患者对比 6% 无胰腺分裂患者）。上述研究中清楚地显示胰腺分裂患者中约 1/3 到一半依然有重叠征。其他特征包括突出的背侧胰管（16% 对 0%）和"跨管"征（8% 对 0%），敏感性差但特异性良好。后者可见副胰管横跨胆管平面，开口于副乳头，因为明显的副胰管在普通患者中也可见到，可出现假阳性结果。在胰管后从壶腹和腹侧胰到背侧胰可能最有阴性预测价值。胰管狭窄、小管道、胰颈部解剖等因素会使其判断困难。

明尼阿波利斯对 162 名患者的一项前瞻性研究显示[172]，胰腺分裂普遍存在（14%），线扫 EUS 对于诊断胰腺分裂有着高准确性（95% 敏感性）。35 例（8%）因检查不完全可见而被排除，错误地提升了执行的数量。如果这些归类为阴性检查，则敏感性、特异性、阳性预测值和阴性预测值分别是 82%、98%、86% 和 97%。相比之下，41 位患者做了 ERCP，敏感性和特异性分别只有 60% 和 89%。我们回顾性分析了所有诊断性 EUS 检查[173]，111 例行 MRCP 的患者中，发现 EUS 和 MRCP 的敏感性和特异性要低得多，在社区读片的敏感性为 32%，而在三级医疗中心的敏感性为 67%（无论是否有促胰液素）[174]。

除了诊断胰腺分裂外，Catalano[175]等人通过评估 EUS 中促胰液素反应来预测副乳头胰管支架反应，敏感性和特异性大于 80%，观察者间信赖度中度（κ=0.58）。研究对非正常反应的定义尚不明确，有待于进一步研究。

总结

EUS 对慢性胰腺炎的诊断准确性较高：出现钙化或满足五项及以上诊断标准则与 ERCP 和胰腺外分泌功能检测结果相关；如果诊断标准满足不足三项，尤其是无诊断标准时，可直接排除慢性胰腺炎。满足三或四项诊断标准是处于阳性结果的临界；研究处于或者接近这个整体临界值是基本不能确定诊断的，并且不能改变对一个人怀疑某种疾病的预测值。不推荐通过 FNA 或 Tru-cut

活检获取组织学标本。不推荐使用满足诊断标准条件的数量对慢性胰腺炎严重程度进行分级（轻、中、重度）。功能性 MRCP 检查可以用于慢性胰腺炎的诊断，但是在早期疾病的诊断中准确率不高。

EUS 可用于复发性特发性胰腺炎病因的识别；EUS 在老年患者和胆囊保留的患者中诊断率是最高的，是除 MRCP 外较有用的检测方法；但在胆囊切除的年轻患者中较受限制。共存的慢性胰腺炎也可以通过 EUS 明确诊断，对处于慢性疼痛状态的患者有特别确切的效果。EUS 特异性诊断胰腺分裂比 MRCP 的敏感性更高。虽然堆栈现象提示可疑胰腺分裂，但是遵循（或不遵循）胰管从大壶腹到膝部（或从腹侧到背侧）走形的图像使诊断更明确。

EUS 是区分胰腺炎症（炎性假瘤）和胰腺肿物最好的检测技术之一。如果仅仅是炎性改变或者胰腺膨大，没有肿块，通常不必做 FNA 活检，EUS 诊断的阴性预测值较高。对于性质不明的肿物，进行 FNA 获取细胞学检测是有帮助的；可以对原癌基因进行 DIA、FISH 或免疫组化染色仍须做进一步研究。此类型的大多数病例都需要 1 个月左右进行一些影像学检查的随访，以排除罕见的 EUS 假阴性结果并确定诊断及观察良性团块的稳定性。EUS 可怀疑自身免疫性胰腺炎；促胰液素刺激 EUS 检查、EUS 成像分析、EUS 对比增强及超声内镜弹性成像等新技术是有发展前景的，且需要进一步研究（第 5 章）。

致谢

感谢 David Lewin 医生（南卡罗莱纳医科大学，病理科，教授）提供组织学图片。这些图片展示了 EUS 相关的病理学表现。

参考文献

1. Hisanaga K, Hisanaga A, Nagata K, Ichie Y. High speed rotating scanner for transgastric sonography. *Am J Radiol*. 1980;135:627-639.
2. DiMagno EP, Buxton JL, Regan PT, et al. Ultrasonic endoscope. *Lancet*. 1980;22:629-631.
3. DiMagno EP, Regan PT, Clain JE, et al. Human endoscopic ultrasonography. *Gastroenterology*. 1982;1982:824-829.
4. Snady H. Endoscopic ultrasonography in benign pancreatic disease. *Surg Clin North Am*. 2001;81(2):329-344.
5. Inui K, Nakazawa S, Yoshino J, et al. Endoluminal ultrasonography for pancreatic diseases. *Gastroenterol Clin North Am*. 1999;28(3):771-781.
6. Clain JE, Pearson RK. Diagnosis of chronic pancreatitis. Is a gold standard necessary? *Surg Clin North Am*. 1999;79:829-845.
7. Raimondo M, Wallace MB. Diagnosis of early chronic pancreatitis by endoscopic ultrasound. Are we there yet? *JOP*. [Electronic Resource] 2004;5(1):1-7.
8. Etemab B, Whitcomb DC. Chronic pancreatitis: diagnosis, classifiction,

and new genetic developments. *Gastroenterology.* 2001;120:682-707.

9. Bhutani MS. Endoscopic ultrasound in pancreatic diseases: indications, limitations and the future. *Gastroenterol Clin.* 1999;28:747-770.

10. Wallace MB, Hawes RH. Endoscopic ultrasound in the evaluation and treatment of chronic pancreatitis. *Pancreas.* 2001;23(1):26-35.

11. Dancygier H. Endoscopic ultrasonography in chronic pancreatitis. *Gastrointest Endosc Clin N Am.* 1995;5:795-804.

12. Wiersema MJ, Wiersema LM. Endosonography of the pancreas: normal variation versus changes of early chronic pancreatitis. *Gastrointest Endosc Clin N Am.* 1995;5:487-496.

13. Kahl S, Glasbrenner B, Zimmerman S, Malfertheiner P. Endoscopic ultrasound in pancreatic diseases. *Dig Dis.* 2002;20:120-126.

14. Finkelberg DL, Sahani D, Deshpande V, Brugge WR. Autoimmune pancreatitis. *N Engl J Med.* 2006;355(25):2670-2676.

15. Catalano MF, Sahai A, Levy M, et al. EUS-based criteria for the diagnosis of chronic pancreatitis: the Rosemont classification. *Gastrointest Endosc.* 2009;69(7):1251-1261.

16. Forsmark CE. Chapter 49—Chronic pancreatitis. In: Feldman M, Tschumy WOJ, Friedman LS, Sleisenger MH, eds. *Sleisenger & Fordtran's Gastrointestinal and Liver Disease.* 7th ed. Philadelphia: Elsevier; 2002: 943–969.

17. Adler DG, Lichtenstein D, Baron TH, et al. The role of endoscopy in patients with chronic pancreatitis. *Gastrointest Endosc.* 2006; 63(7):933-937.

18. Chari ST, Longnecker DS, Kloppel G. The diagnosis of autoimmune pancreatitis: a Western perspective. *Pancreas.* 2009;38(8):846-848.

19. Otsuki M, Chung JB, Okazaki K, et al. Asian diagnostic criteria for autoimmune pancreatitis: consensus of the Japan-Korea Symposium on Autoimmune Pancreatitis. *J Gastroenterol.* 2008;43(6):403-408.

20. Okazaki K, Kawa S, Kamisawa T, et al. Japanese clinical guidelines for autoimmune pancreatitis. *Pancreas.* 2009;38(8):849-866.

21. DiMagno EP, Chari S. Chapter 48—Acute pancreatitis. In: Feldman M, Tschumy WOJ, Friedman LS, Sleisenger MH, eds. *Sleisenger & Fordtran's Gastrointestinal and Liver Disease.* 7th ed. Philadelphia: Elsevier Science; 2002:913–942.

22. Wilcox CM, Varadarajulu S, Eloubeidi M. Role of endoscopic evaluation in idiopathic pancreatitis: a systematic review. *Gastrointest Endosc.* 2006; 63(7):1037-1045.

23. Burns PN, Wilson SR. Microbubble contrast for radiological imaging: 1. Principles. *Ultrasound Q.* 2006;22(1):5-13.

24. Sugiyama M, Haradome H, Atomi Y. Magnetic resonance imaging for diagnosing chronic pancreatitis. *J Gastroenterol.* 2007;42(suppl 17):108-112.

25. Catalano MF, Lahoti S, Geenen JE, Hogan WJ. Prospective evaluation of endoscopic ultrasonography, endoscopic retrograde pancreatography, and secretin test in the diagnosis of chronic pancreatitis. *Gastrointest Endosc.* 1998;48(1):11-17.

26. Wiersema MJ, Hawes RH, Lehman G, et al. Prospective evaluation of endoscopic ultrasonography and endoscopic retrograde cholangiopancreatography in patients with chronic abdominal pain of suspected pancreatic origin. *Endoscopy.* 1993;25:555-564.

27. Wallace MB, Hawes RH, Durkalski V, et al. The reliability of EUS for the diagnosis of chronic pancreatitis: interobserver agreement among experienced endosonographers. *Gastrointest Endosc.* 2001;53(3): 294-299.

28. Sahai AV, Mishra G, Penman ID, et al. EUS to detect evidence of pancreatic disease in patients with persistent or nonspecific dyspepsia. *Gastrointest Endosc.* 2000;52:153-159.

29. Savides TJ, Gress FG, Zaidi SA, et al. Detection of embryologic ventral pancreatic parenchyma with endoscopic ultrasound. *Gastrointest Endosc.* 1996;43:14-19.

30. Donald JJ, Shorvon PJ, Lees WR. A hypoechoic area within the head of the pancreas–a normal variant. *Clin Radiol.* 1990;41:337-338.

31. Atri M, Nazarnia S, Mehio A, et al. Hypoechogenic embryologic ventral aspect of the head and uncinate process of the pancreas: in vitro correlation of US with histopathologic findings. *Radiology.* 1994; 190:441-444.

32. Axon AT, Classen M, Cotton PB, et al. Pancreatography in chronic pancreatitis: international definitions. *Gut.* 1984;25:1107-1112.

33. Gillams A, Pereira S, Webster G, Lees W. Correlation of MRCP quantification (MRCPQ) with conventional non-invasive pancreatic exocrine function tests. *Abdom Imaging.* 2008;33(4):469-473.

34. Gillams AR, Lees WR. Quantitative secretin MRCP (MRCPQ): results in 215 patients with known or suspected pancreatic pathology. *Eur Radiol.* 2007;17(11):2984-2990.

35. Cheon YK, Cho KB, Watkins JL, et al. Frequency and severity of post-ERCP pancreatitis correlated with extent of pancreatic ductal opacification. *Gastrointest Endosc.* 2007;65(3):385-393.

36. Sahai AV, Zimmerman M, Aabakken L, et al. Prospective assessment of the ability of endoscopic ultrasound to diagnose, exclude, or establish the severity of chronic pancreatitis found by endoscopic retrograde cholangiopancreatography. [see comment]. *Gastrointest Endosc.* 1998; 48(1):18-25.

37. Chong AK, Hawes RH, Hoffman BJ, et al. Diagnostic performance of EUS for chronic pancreatitis: a comparison with histopathology. *Gastrointest Endosc.* 2007;65(6):808-814.

38. Gardner TB, Gordon SR. Interobserver agreement for pancreatic endoscopic ultrasonography determined by same day back-to-back examinations. *J Clin Gastroenterol.* 2011;45(6):542-545.

39. Ammann RW, Heitz PU, Kloppel G. Course of alcoholic chronic pancreatitis: a prospective clinicomorphological long-term study. *Gastroenterology.* 1996;111(1):224-231.

40. Kahl S, Glasbrenner B, Leodolter A, et al. EUS in the diagnosis of early chronic pancreatitis: a prospective follow-up study. *Gastrointest Endosc.* 2002;55(4):507-511.

41. Hollerbach S, Klamann A, Topalidis T, Schmiegel WH. Endoscopic ultrasonography (EUS) and fine-needle aspiration (FNA) cytology for diagnosis of chronic pancreatitis. *Endoscopy.* 2001;33(10):824-831.

42. Hastier P, Buckley MJ, Francois E, et al. A prospective study of pancreatic diseases in patients with alcoholic cirrhosis: comparative diagnostic value of ERCP and EUS and long-term significance of isolated parenchymal abnormalities. *Gastrointest Endosc.* 1999;49:705-709.

43. Buscail L, Escourrou J, Moreau J, et al. Endoscopic ultrasonography in chronic pancreatitis: a comparative prospective study with conventional ultrasonography, computed tomography, and ERCP. *Pancreas.* 1995; 10:251-257.

44. Stevens T, Lopez R, Adler DG, et al. Multicenter comparison of the interobserver agreement of standard EUS scoring and Rosemont classification scoring for diagnosis of chronic pancreatitis. *Gastrointest Endosc.* 2010;71(3):519-526.

45. Kalmin B, Hoffman B, Hawes R, Romagnuolo J. Conventional versus Rosemont endoscopic ultrasound criteria for chronic pancreatitis: comparing interobserver reliability and intertest agreement. *Can J Gastroenterol.* 2011;25(5):261-264.

46. Sepe PS, Ohri A, Sanaka S, et al. A prospective evaluation of fatty pancreas by using EUS. *Gastrointest Endosc.* 2011;73(5):987-993.

47. The International Working Group for Minimum Standard Terminology for Gastrointestinal Endosonography. Reproduction of minimum standard terminology in gastrointestinal endosonography. *Digestive Endoscopy.* 1998;10:158-184.

48. Aabacken L, Rembacken B, LeMoine O, et al. for the OMED committee for standardization and terminology. *Minimum Standard Terminology for Gastrointestinal Endoscopy.* MST 3.0. Available from: http://www .worldendo.org/mst.htm.

49. Romagnuolo J, Joseph L, Barkun AN. Interpretation of diagnostic tests (Chapter 3). In: Rosenberg L, Joseph L, Barkun AN, eds. *Surgical Arithmetic: Epidemiological, Statistical, and Outcome-Based Approach to Surgical Practice.* Georgetown, Texas: Landes Bioscience; 2000:64–83.

50. Altman DG. *Practical Statistics for Medical Students.* London: Chapman and Hall; 1991.

51. Landis JR, Koch GG. An application of hierarchical kappa-type statistics in the assessment of majority agreement among multiple observers. *Biometrics.* 1977;33(2):363-374.

52. Fleiss JL. *Statistical Methods for Rates and Proportions.* 2nd ed. New York: John Wiley & Sons; 1981.

53. Lau JY, Sung JJ, Chan AC, et al. Stigmata of hemorrhage in bleeding peptic ulcers: an interobserver agreement study among international experts. *Gastrointest Endosc.* 1997;46:33-36.

54. von Kummer R, Holle R, Gizyska U, et al. Interobserver agreement in assessing early CT signs of middle cerebral artery infarction. *Am J Neuroradiol.* 1996;17:1743-1748.

55. Lok CE, Moragan CD, Ranganathan N. The accuracy and interobserver agreement in detecting the 'gallop sounds' by cardiac auscultation. *Chest.* 1998;114:1283-1288.

56. Takehara Y, Ichijo K, Tooyama N, et al. Breath-hold MR cholangiopancreatography with a long-echo-train fast spin-echo sequence and a surface coil in chronic pancreatitis. [see comment]. *Radiology.* 1994; 192(1):73-78.

57. Lieb JG 2nd, Palma DT, Garvan CW, et al. Intraobserver agreement among endosonographers for endoscopic ultrasound features of chronic pancreatitis: a blinded multicenter study. *Pancreas.* 2011;40(2):177-180.

58. Reuben A, Johnson AL, Cotton PB. Is pancreatogram interpretation reliable?–a study of observer variation and error. *Br J Radiol.* 1978; 51(612):956-962.

59. Morris-Stiff G, Webster P, Frost B, et al. Endoscopic ultrasound reliably identifies chronic pancreatitis when other imaging modalities have been non-diagnostic. *JOP.* 2009;10(3):280-283.

60. Varadarajulu S, Eltoum I, Tamhane A, Eloubeidi MA. Histopathologic correlates of noncalcific chronic pancreatitis by EUS: a prospective tissue characterization study. *Gastrointest Endosc.* 2007;66(3):501-509.

61. Rajan E, Clain JE, Levy MJ, et al. Age-related changes in the pancreas

identified by EUS: a prospective evaluation. *Gastrointest Endosc.* 2005;61(3):401-406.

62. Chong AK, Romagnuolo J. Gender-related changes in the pancreas detected by EUS. *Gastrointest Endosc.* 2005;62(3):475.

63. Yusoff IF, Sahai AV. A prospective, quantitative assessment of the effect of ethanol and other variables on the endosonographic appearance of the pancreas. *Clin Gastroenterol Hepatol.* 2004;2(5):405-409.

64. Thuler FP, Costa PP, Paulo GA, et al. Endoscopic ultrasonography and alcoholic patients: can one predict early pancreatic tissue abnormalities? *JOP.* 2005;6(6):568-574.

65. Joseph L, Gyorkos TW, Coupal L. Bayesian estimation of disease prevalence and the parameters of diagnostic tests in the absence of a gold standard. *Am J Epidemiol.* 1995;141:263-272.

66. Fekete PS, Nunez C, Pitlik DA. Fine-needle aspiration biopsy of the pancreas: a study of 61 cases. *Diagn Cytopathol.* 1986;2:301-306.

67. Regev A, Berho M, Jeffers LJ, et al. Sampling error and intraobserver variation in liver biopsy in patients with chronic HCV infection. *Am J Gastroenterol.* 2002;97(10):2614-2618.

68. Romagnuolo J, Schiller D, Bailey RJ. Using breath tests wisely in a gastroenterology practice: an evidence-based review of indications and pitfalls in interpretation. *Am J Gastroenterol.* 2002;97:1113-1126.

69. Hayakawa T, Kondo T, Shibata T, et al. Relationship between pancreatic exocrine function and histological changes in chronic pancreatitis. *Am J Gastroenterol.* 1992;87:1170-1174.

70. Research committee for chronic pancreatitis in Japanese Society of Gastroenterology. In: Yamagata S, ed. *Clinical diagnostic criteria for chronic pancreatitis.* Tokyo: Igakutosho; 1984.

71. Heij HA, Obertop H, van Blankenstein M, et al. Relationship between functional and histological changes in chronic pancreatitis. *Dig Dis Sci.* 1986;31:1009-1013.

72. Heij HA, Obertop H, van Blankenstein M, et al. Comparison of endoscopic retrograde pancreatography with functional and histologic changes in chronic pancreatitis. *Acta Radiol.* 1987;28:289-293.

73. Hardt PD, Marzeion AM, Schnell-Kretschmer H, et al. Fecal elastase 1 measurement compared with endoscopic retrograde cholangiopancreatography for the diagnosis of chronic pancreatitis. *Pancreas.* 2002; 25(1):e6-e9.

74. Loser C, Mollgaard A, Folsch UR. Faecal elastase 1: a novel, highly sensitive, and specific tubeless pancreatic function test. *Gut.* 1996; 39(4):580-586.

75. Lankisch PG, Schmidt I, Konig H, et al. Faecal elastase 1: not helpful in diagnosing chronic pancreatitis associated with mild to moderate exocrine pancreatic insufficiency. *Gut.* 1998;42(4):551-554.

76. Lomas DJ, Bearcroft PW, Gimson AE. MR cholangiopancreatography: prospective comparison of a breath-hold 2D projection technique with diagnostic ERCP. *Eur Radiol.* 1999;9(7):1411-1417.

77. Manfredi R, Costamagna G, Brizi MG, et al. Severe chronic pancreatitis versus suspected pancreatic disease: dynamic MR cholangiopancreatography after secretin stimulation. *Radiology.* 2000;214(3):849-855.

78. Calvo MM, Bujanda L, Calderon A, et al. Comparison between magnetic resonance cholangiopancreatography and ERCP for evaluation of the pancreatic duct. *Am J Gastroenterol.* 2002;97:347-353.

79. Alcaraz MJ, De la Morena EJ, Polo A, et al. A comparative study of magnetic resonance cholangiography and direct cholangiography. [see comment]. *Rev Esp Enferm Dig.* 2000;92(7):427-438.

80. Czako L, Endes J, Takacs T, et al. Evaluation of pancreatic exocrine function by secretin-enhanced magnetic resonance cholangiopancreatography. *Pancreas.* 2001;23(3):323-328.

81. Kalapala R, Sunitha L, Nageshwar RD, et al. Virtual MR pancreatoscopy in the evaluation of the pancreatic duct in chronic pancreatitis. *JOP.* 2008;9(2):220-225.

82. Chen RYM, Hino S, Aithal GP, et al. Endoscopic ultrasound (EUS) features of chronic pancreatitis predate subsequent development of abnormal endoscopic retrograde pancreatogram (ERP) (abstract). *Gastrointest Endosc.* 2002;55:AB242.

83. Singh P, Vela S, Agrawal D, et al. Long term outcome in patients with endosonographic findings suggestive of mild chronic pancreatitis. (abstract). *Gastrointest Endosc.* 2004;59:AB231.

84. Begg CB. Biases in the assessment of diagnostic tests. *Stat Med.* 1987;6:411-423.

85. Lachs MS, Nachamkin I, Edelstein PH, et al. Spectrum bias in the evaluation of diagnostic tests: lessons from the rapid dipstick test for urinary tract infection. *Ann Intern Med.* 1992;117(2):135-140.

86. Chowdhury R, Bhutani MS, Mishra G, et al. Comparative analysis of direct pancreatic function testing versus morphological assessment by endoscopic ultrasonography for the evaluation of chronic unexplained abdominal pain of presumed pancreatic origin. *Pancreas.* 2005; 31(1):63-68.

87. DeWitt J, McGreevy K, LeBlanc J, et al. EUS-guided Trucut biopsy of suspected nonfocal chronic pancreatitis. *Gastrointest Endosc.* 2005; 62(1):76-84.

88. Bhutani MS, Ahmed I, Verma D, et al. An animal model for studying endoscopic ultrasound changes of early chronic pancreatitis with histologic correlation: a pilot study. *Endoscopy.* 2009;41(4):352-356.

89. Pungpapong S, Wallace MB, Woodward TA, et al. Accuracy of endoscopic ultrasonography and magnetic resonance cholangiopancreatography for the diagnosis of chronic pancreatitis: a prospective comparison study. *J Clin Gastroenterol.* 2007;41(1):88-93.

90. Romagnuolo J, Dendukuri N, Schiller I, Joseph L. Test performance of EUS for chronic pancreatitis: novel meta-analysis using Bayesian techniques designed for imperfect reference standards. *Gastrointest Endosc.* 2012;75(4):AB204-AB205.

91. Delhaze M, Jonard P, Gigot JF, et al. [Chronic pancreatitis and pancreatic cancer. An often difficult differential diagnosis] (French). *Acta Gastroenterol Belg.* 1989;52:458-466.

92. DelMaschio A, Vanzulli A, Sironi S, et al. Pancreatic cancer versus chronic pancreatitis: diagnosis with CA 19-9 assessment, US, CT, and CT-guided fine-needle biopsy. *Radiology.* 1991;178:95-99.

93. Lowenfels AB, Maisonneuve P, Cavallini G, et al. Pancreatitis and the risk of cancer. *NEJM.* 1993;328:1433-1437.

94. Becker D, Strobel D, Bernatik T, Hahn EG. Echo-enhanced color- and power-Doppler EUS for the discrimination between focal pancreatitis and pancreatic carcinoma. *Gastrointest Endosc.* 2001;53(7):784-789.

95. McGuire DE, Venu RP, Brown RD, et al. Brush cytology for pancreatic carcinoma: an analysis of factors influencing results. *Gastrointest Endosc.* 1996;44(3):300-304.

96. Vandervoort J, Soetikno RM, Montes H, et al. Accuracy and complication rate of brush cytology from bile duct versus pancreatic duct. *Gastrointest Endosc.* 1999;49(3 Pt 1):322-327.

97. Kochman ML. EUS in pancreatic cancer. *Gastrointest Endosc.* 2002;56:S6-S12.

98. Mallery JS, Centeno BA, Hahn PF, et al. Pancreatic tissue sampling guided by EUS, CT/US, and surgery: a comparison of sensitivity and specificity. *Gastrointest Endosc.* 2002;56:218-224.

99. Barthet M, Portal I, Boujaoude J, et al. Endoscopic ultrasonographic diagnosis of pancreatic cancer complicating chronic pancreatitis. *Endoscopy.* 1996;28(6):487-491.

100. Sackett DL, Haynes RB, Guyatt GH, Tugwell P. *Clinical Epidmiology: a Basic Science for Clinical Medicine.* 2nd ed. Boston, MA: Little Brown; 1991.

101. Kaufman AR, Sivak MV Jr. Endoscopic ultrasonography in the differential diagnosis of pancreatic disease. *Gastrointest Endosc.* 1989;35: 214-219.

102. Nattermann C, Goldschmidt AJ, Dancygier H. [Endosonography in the assessment of pancreatic tumors. A comparison of the endosonographic findings of carcinomas and segmental inflammatory changes] (German). *Dtsch Med Wochenschr.* 1995;120:1571-1576.

103. Glasbrenner B, Schwartz M, Pauls S, et al.. Prospective comparison of endoscopic ultrasound and endoscopic retrograde cholangiopancreatography in the preoperative assessment of masses in the pancreatic head. *Dig Surg.* 2000;17:468-474.

104. Varadarajulu S, Tamhane A, Eloubeidi MA. Yield of EUS-guided FNA of pancreatic masses in the presence or the absence of chronic pancreatitis. *Gastrointest Endosc.* 2005;62(5):728-736, quiz 51, 53.

105. Yu XJ, Long J, Fu DL, et al. Analysis of gene expression profiles in pancreatic carcinoma by using cDNA microarray. *Hepatobiliary Pancreat Dis Int.* 2003;2(3):467-470.

106. Chhieng DC, Benson E, Eltoum I, et al. MUC1 and MUC2 expression in pancreatic ductal carcinoma obtained by fine-needle aspiration. *Cancer.* 2003;99(6):365-371.

107. Crnogorac-Jurcevic T, Missiaglia E, Blaveri E, et al. Molecular alterations in pancreatic carcinoma: expression profiling shows that dysregulated expression of S100 genes is highly prevalent. *J Pathol.* 2003; 201(1):63-74.

108. Iacobuzio-Donahue CA, Ashfaq R, Maitra A, et al. Highly expressed genes in pancreatic ductal adenocarcinomas: a comprehensive characterization and comparison of the transcription profiles obtained from three major technologies. *Cancer Res.* 2003;63(24):8614-8622.

109. Jonckheere N, Perrais M, Mariette C, et al. A role for human MUC4 mucin gene, the ErbB2 ligand, as a target of TGF-beta in pancreatic carcinogenesis. *Oncogene.* 2004;23(34):5729-5738.

110. Juuti A, Nordling S, Louhimo J, et al. Loss of p27 expression is associated with poor prognosis in stage I-II pancreatic cancer. *Oncology.* 2003;65(4):371-377.

111. Missiaglia E, Blaveri E, Terris B, et al. Analysis of gene expression in cancer cell lines identifies candidate markers for pancreatic tumorigenesis and metastasis. *Int J Cancer.* 2004;112(1):100-112.

112. Su SB, Motoo Y, Iovanna JL, et al. Expression of p8 in human pancreatic cancer. *Clin Cancer Res.* 2001;7(2):309-313.

113. Maacke H, Jost K, Opitz S, et al. DNA repair and recombination factor Rad51 is over-expressed in human pancreatic adenocarcinoma. *Oncogene.* 2000;19(23):2791-2795.

114. Biankin AV, Morey AL, Lee CS, et al. DPC4/Smad4 expression and outcome in pancreatic ductal adenocarcinoma. *J Clin Oncol*. 2002;20(23):4531-4542.

115. Boltze C, Schneider-Stock R, Aust G, et al. CD97, CD95 and Fas-L clearly discriminate between chronic pancreatitis and pancreatic ductal adenocarcinoma in perioperative evaluation of cryocut sections. *Pathol Int*. 2002;52(2):83-88.

116. Casey G, Yamanaka Y, Friess H, et al. p53 mutations are common in pancreatic cancer and are absent in chronic pancreatitis. *Cancer Lett*. 1993;69(3):151-160.

117. Di Sebastiano P, di Mola FF, Di Febbo C, et al. Expression of interleukin 8 (IL-8) and substance P in human chronic pancreatitis. *Gut*. 2000;47(3):423-428.

118. Liao Q, Kleeff J, Xiao Y, et al. Preferential expression of cystein-rich secretory protein-3 (CRISP-3) in chronic pancreatitis. *Histol Histopathol*. 2003;18(2):425-433.

119. Logsdon CD, Simeone DM, Binkley C, et al. Molecular profiling of pancreatic adenocarcinoma and chronic pancreatitis identifies multiple genes differentially regulated in pancreatic cancer. [erratum appears in Cancer Res. 2003 Jun 15;63(12):3445]. *Cancer Res*. 2003;63(10):2649-2657.

120. Mitas M, Cole DJ, Hoover L, et al. Real-time reverse transcription-PCR detects KS1/4 mRNA in mediastinal lymph nodes from patients with non–small-cell lung cancer. *Clin Chem*. 2003;49:312-315.

121. Yamaguchi Y, Watanabe H, Yrdiran S, et al. Detection of mutations of p53 tumor suppressor gene in pancreatic juice and its application to diagnosis of patients with pancreatic cancer: comparison with K-ras mutation. *Clin Cancer Res*. 1999;5(5):1147-1153.

122. Sturm PD, Rauws EA, Hruban RH, et al. Clinical value of K-ras codon 12 analysis and endobiliary brush cytology for the diagnosis of malignant extrahepatic bile duct stenosis. *Clin Cancer Res*. 1999;5(3):629-635.

123. Stewart CJ, Burke GM. Value of p53 immunostaining in pancreaticobiliary brush cytology specimens. *Diagn Cytopathol*. 2000;23(5):308-313.

124. Levy MJ, Clain JE, Clayton A, et al. Preliminary experience comparing routine cytology results with the composite results of digital image analysis and fluorescence in situ hybridization in patients undergoing EUS-guided FNA. *Gastrointest Endosc*. 2007;66(3):483-490.

125. Chari ST, Takahashi N, Levy MJ, et al. A diagnostic strategy to distinguish autoimmune pancreatitis from pancreatic cancer. *Clin Gastroenterol Hepatol*. 2009;7(10):1097-1103.

126. Keogan MT, Tyler D, Clark L, et al. Diagnosis of pancreatic carcinoma: role of FDG PET. *AJR Am J Roentgenol*. 1565;171(6):1565-1570.

127. Rajput A, Stellato TA, Faulhaber PF, et al. The role of fluorodeoxyglucose and positron emission tomography in the evaluation of pancreatic disease. *Surgery*. 1998;124(4):793-797.

128. Bares R, Klever P, Hauptmann S, et al. F-18 fluorodeoxyglucose PET in vivo evaluation of pancreatic glucose metabolism for detection of pancreatic cancer. *Radiology*. 1994;192(1):79-86.

129. Higashi T, Saga T, Nakamoto Y, et al. Diagnosis of pancreatic cancer using fluorine-18 fluorodeoxyglucose positron emission tomography (FDG PET) –usefulness and limitations in "clinical reality". *Ann Nucl Med*. 2003;17:261-279.

130. Nakamoto Y, Higashi T, Sakahara H, et al. Delayed (18)F-fluoro-2-deoxy-D-glucose positron emission tomography scan for differentiation between malignant and benign lesions in the pancreas. *Cancer*. 2000;89:2547-2554.

131. van Kouwen MC, Jansen JB, van Goor H, et al. FDG-PET is able to detect pancreatic carcinoma in chronic pancreatitis. *Eur J Nucl Med Mol Imaging*. 2005;32(4):399-404.

132. Kajiwara M, Kojima M, Konishi M, et al. Autoimmune pancreatitis with multifocal lesions. *J Hepatobiliary Pancreat Surg*. 2008;15(4):449-452.

133. Sah RP, Pannala R, Chari ST, et al. Prevalence, diagnosis, and profile of autoimmune pancreatitis presenting with features of acute or chronic pancreatitis. *Clin Gastroenterol Hepatol*.

134. Chari ST, Smyrk TC, Levy MJ, et al. Diagnosis of autoimmune pancreatitis: the Mayo Clinic experience. *Clin Gastroenterol Hepatol*. 2006;4(8):1010-1016, quiz 934.

135. Ghazale A, Chari ST, Smyrk TC, et al. Value of serum IgG4 in the diagnosis of autoimmune pancreatitis and in distinguishing it from pancreatic cancer. *Am J Gastroenterol*. 2007;102(8):1646-1653.

136. Choi EK, Kim MH, Lee TY, et al. The sensitivity and specificity of serum immunoglobulin G and immunoglobulin G4 levels in the diagnosis of autoimmune chronic pancreatitis: Korean experience. *Pancreas*. 2007;35(2):156-161.

137. Frulloni L, Lunardi C, Simone R, et al. Identification of a novel antibody associated with autoimmune pancreatitis. *N Engl J Med*. 2009;361(22):2135-2142.

138. Kubota K, Kato S, Akiyama T, et al. Differentiating sclerosing cholangitis caused by autoimmune pancreatitis and primary sclerosing cholangitis according to endoscopic duodenal papillary features. *Gastrointest Endosc*. 2008;68(6):1204-1208.

139. Kamisawa T, Tu Y, Egawa N, et al. A new diagnostic endoscopic tool for autoimmune pancreatitis. *Gastrointest Endosc*. 2008;68(2):358-361.

140. Deshpande V, Mino-Kenudson M, Brugge WR, et al. Endoscopic ultrasound guided fine needle aspiration biopsy of autoimmune pancreatitis: diagnostic criteria and pitfalls. *Am J Surg Pathol*. 2005;29(11):1464-1471.

141. Farrell JJ, Garber J, Sahani D, Brugge WR. EUS findings in patients with autoimmune pancreatitis. *Gastrointest Endosc*. 2004;60(6):927-936.

142. Levy MJ, Reddy RP, Wiersema MJ, et al. EUS-guided trucut biopsy in establishing autoimmune pancreatitis as the cause of obstructive jaundice. *Gastrointest Endosc*. 2005;61(3):467-472.

143. Mizuno N, Bhatia V, Hosoda W, et al. Histological diagnosis of autoimmune pancreatitis using EUS-guided trucut biopsy: a comparison study with EUS-FNA. *J Gastroenterol*. 2009;44(7):742-750.

144. Bang SJ, Kim MH, Kim do H, et al. Is pancreatic core biopsy sufficient to diagnose autoimmune chronic pancreatitis? *Pancreas*. 2008;36(1):84-89.

145. Sugumar A, Levy MJ, Kamisawa T, et al. Utility of endoscopic retrograde pancreatogram (ERP) to diagnose autoimmune pancreatitis (AIP): an international, double blind randomized, multicenter study (Abstract). *Gastrointest Endosc*. 2009;69:AB124.

146. Hoki N, Mizuno N, Sawaki A, et al. Diagnosis of autoimmune pancreatitis using endoscopic ultrasonography. *J Gastroenterol*. 2009;44(2):154-159.

147. Kamisawa T, Shimosegawa T, Okazaki K, et al. Standard steroid treatment for autoimmune pancreatitis. *Gut*. 2009;58(11):1504-1507.

148. Pannala R, Chari ST. Corticosteroid treatment for autoimmune pancreatitis. *Gut*. 2009;58(11):1438-1439.

149. Ghazale A, Chari ST, Zhang L, et al. Immunoglobulin G4-associated cholangitis: clinical profile and response to therapy. *Gastroenterology*. 2008;134(3):706-715.

150. Carter JE, Nelson JJ, Eves M, Boudreaux C. *Giardia lamblia* infection diagnosed by endoscopic ultrasound-guided fine-needle aspiration. *Diagn Cytopathol*. 2007;35(6):363-365.

151. Cherian JV, Somasundaram A, Ponnusamy RP, Venkataraman J. Peripancreatic tuberculous lymphadenopathy. An impostor posing diagnostic difficulty. *JOP*. 2007;8(3):326-329.

152. Boujaoude JD, Honein K, Yaghi C, et al. Diagnosis by endoscopic ultrasound guided fine needle aspiration of tuberculous lymphadenitis involving the peripancreatic lymph nodes: a case report. *World J Gastroenterol*. 2007;13(3):474-477.

153. Canto MI, Goggins M, Yeo CJ, et al. Screening for pancreatic neoplasia in high-risk individuals: an EUS-based approach. *Clin Gastroenterol Hepatol*. 2004;2:606-621.

154. Brune K, Abe T, Canto M, et al. Multifocal neoplastic precursor lesions associated with lobular atrophy of the pancreas in patients having a strong family history of pancreatic cancer. *Am J Surg Pathol*. 2006;30(9):1067-1076.

155. Brentnall TA, Bronner MP, Byrd DR, et al. Early diagnosis and treatment of pancreatic dysplasia in patients with a family history of pancreatic cancer. *Ann Intern Med*. 1999;131:247-255.

156. Lecesne R, Taourel P, Bret PM, et al. Acute pancreatitis: interobserver agreement and correlation of CT and MR cholangiopancreatography with outcome. *Radiology*. 1999;211:727-735.

157. Arvanitakis M, Delhaye M, De Maertelaere V, et al. Computed tomography and magnetic resonance imaging in the assessment of acute pancreatitis. *Gastroenterology*. 2004;126:715-723.

158. Ballinger AB, Barnes E, Alstead EM, Fairclough PD. Is intervention necessary after a first episode of acute idiopathic pancreatitis? *Gut*. 1996;38:293-295.

159. Yusoff IF, Raymond G, Sahai AV. A prospective comparison of the yield of EUS in primary vs. recurrent idiopathic acute pancreatitis. *Gastrointest Endosc*. 2004;60:673-678.

160. Tandon M, Topazian M. Endoscopic ultrasound in idiopathic acute pancreatitis. *Am J Gastroenterol*. 2001;96(3):705-709.

161. Norton SA, Alderson D. Endoscopic ultrasonography in the evaluation of idiopathic acute pancreatitis. [see comment]. *Br J Surg*. 2000;87(12):1650-1655.

162. Liu CL, Lo CM, Chan JK, et al. EUS for detection of occult cholelithiasis in patients with idiopathic pancreatitis. *Gastrointest Endosc*. 2000;51(1):28-32.

163. Morris-Stiff G, Al-Allak A, Frost B, et al. Does endoscopic ultrasound have anything to offer in the diagnosis of idiopathic acute pancreatitis? *JOP*. 2009;10(2):143-146.

164. Lee SP, Nicholls JF, Park HZ. Biliary sludge as a cause of acute pancreatitis. *NEJM*. 1992;326:589-593.

165. Ros E, Navarro S, Bru C, et al. Occult microlithiasis in "idiopathic" acute pancreatitis: prevention of relapses by cholecystectomy or ursodeoxycholic acid therapy. *Gastroenterology*. 1991;101:1701-1709.

166. Dahan P, Andant C, Levy P, et al. Prospective evaluation of endoscopic ultrasonography and microscopic examination of duodenal bile in the diagnosis of cholecystolithiasis in 45 patients with normal conventional ultrasonography. *Gut*. 1996;38:277-281.

167. Coyle WJ, Pineau BC, Tarnasky PR, et al. Evaluation of unexplained acute and acute recurrent pancreatitis using endoscopic retrograde cholangiopancreatography, sphincter of Oddi manometry and endoscopic ultrasound. *Endoscopy*. 2002;34(8):617-623.

168. Wilcox CM, Kilgore M. Cost minimization analysis comparing diagnostic strategies in unexplained pancreatitis. *Pancreas*. 2009;38(2):117-121.

169. Bret PM, Reinhold C, Taourel P, et al. Pancreas divisum: evaluation with MR cholangiopancreatography. *Radiology*. 1996;199(1):99-103.

170. Bhutani MS, Hoffman B, Hawes RH. Diagnosis of pancreas divisum by endoscopic ultrasonography. *Endoscopy*. 1999;31:167-169.

171. Chen RYM, Hawes RH, Wallace MB, Hoffman BJ. Diagnosing pancreas divisum in patients with abdominal pain and pancreatitis: is endoscopic ultrasound (EUS) accurate enough? (abstract). *Gastrointest Endosc*. 2002;55:AB96.

172. Lai R, Freeman ML, Cass OW, Mallery S. Accurate diagnosis of pancreas divisum by linear-array endosonography. *Endoscopy*. 2004;36:705-709.

173. Vaughan R, Mainie I, Hawes RH, et al. Accuracy of endoscopic ultrasound in the diagnosis of pancreas divisum in a busy clinical setting (abstract). *Gastrointest Endosc*. 2006;63:AB263.

174. Carnes ML, Romagnuolo J, Cotton PB. Miss rate of pancreas divisum by magnetic resonance cholangiopancreatography in clinical practice. *Pancreas*. 2008;37(2):151-153.

175. Catalano MF, Lahoti S, Alcocer E, et al. Dynamic imaging of the pancreas using real-time endoscopic ultrasonography with secretin stimulation. *Gastrointest Endosc*. 1998;48:580-587.

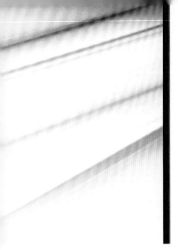

第 15 章

EUS 在胰腺肿瘤中的应用

Leticia Perondi Luz・Mohammad Al-Haddad・John DeWitt
（李红洲　李彦茹 译　李　文 校）

内容要点

- EUS 是诊断胰腺肿瘤最敏感的成像方法，尤其适用于 CT 等其他检测方法无法发现的肿瘤。
- 在发现肿瘤侵犯门静脉方面，EUS 较 CT、血管造影更有优势；在发现肠系膜上静脉和上腹部大动脉侵犯方面，CT 优于 EUS。
- 由于解剖及设备限制，EUS 的发现转移癌能力不及 CT、MRI。对肝转移灶、腹水、腹腔肿大淋巴结行 EUS-FNA，可避免不必要的手术。
- EUS-FNA 诊断胰腺肿瘤敏感性达 85%，特异性达 100%。通过实时细胞病理学检查，诊断效率大为提高。若 EUS-FNA 阴性，可行 Tru-Cut 活检诊断胰腺肿瘤。
- 大多数研究表明，在评估胰腺癌的可切除性方面，EUS、CT 和 MRI 没有明显差异。但是术前通常会联合 EUS、CT 或 MRI 评估血管浸润情况或先前未发现转移灶的病变。最佳的术前评估取决于 EUS 应用情况，具体方案应该个体化。
- EUS 是发现胰腺神经内分泌肿瘤最准确的方法，尤其是小于 2 cm 的肿瘤。对可疑神经内分泌肿瘤患者应联合应用 EUS、EUS-FNA、生长抑素受体闪烁成像等方法诊断。

对胰腺及上腹部腹膜后结构进行 EUS 检查具有很大的挑战性，这些区域很难用 EUS 形象化显示。但一旦掌握这些技能，就能在术前对胰腺进行详尽的检查。本章节将介绍 EUS 在胰腺肿瘤中的应用。

胰腺肿瘤的诊断

EUS 是发现胰腺良恶性病变最敏感的成像方法（图 15-1 和图 15-2）。一项长达 21 年包含 1096 例共 23 个研究的总结分析指出 EUS 发现胰腺肿块的敏感性在 85% ～ 100%[1-23]。但部分研究表明，若存在一些良性胰腺疾病和壶腹部肿瘤可能导致分析结果有偏差[1-4,11-12,17-19]。因此，用这些数据推断胰腺恶性肿瘤应该谨慎。16 个比较同时期 EUS、CT 诊断胰腺肿瘤敏感性的研究中[3-4,6-13,16-19,21-22]，

EUS 敏感度为 98%，较 CT 的 77% 高（表 15-1）。EUS 诊断胰腺肿瘤明显优于传统 CT[3-4,6,16] 及腹部 US[2-4,6,12]，相当于[13] 或超过[11,17-19] 单排螺旋 CT。目前常用的 CT 为 32 排或 64 排，能获得薄层图像，也能三维重建[24-25]。一些研究比较了 EUS 与多排 CT（MDCT）发现胰腺肿瘤的优劣，发现 EUS 较 4 排 CT 有优势。Agarwal 等[21] 报导 EUS 诊断胰腺癌的敏感性为 100%，MDCT 为 86%。Dewitt 等[22] 也有类似报道，对 80 例胰腺癌患者，EUS 敏感性为 98%，优于 MDCT 的 86%。EUS 与 MRI 敏感性比较的报道不多见。有研究称 EUS 等优于[7] 或等同于 MRI[20]。未来在诊断胰腺肿块方面，EUS 与 3.0 T 或更高的 MRI 的比较研究还有待进行。

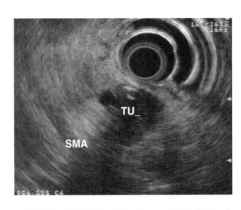

图 15-1　线阵 EUS 图像（5 MHz）。胰头部肿瘤，大小 22 mm × 21 mm，低回声，边界不清，未累及肠系膜上动脉，胆道内放置塑料支架。CT 检查未能发现此肿瘤（TU，肿瘤；SMA，肠系膜上动脉）

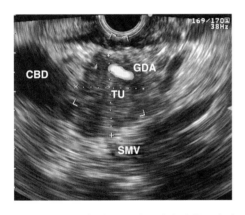

图 15-2　线阵 EUS 图像（6 MHz）。胰头肿块，大小 2.5 cm 阻塞胃十二指肠动脉。多普勒显示血管内血流。未见肿瘤侵犯十二指肠壁及肠系膜上静脉。胆总管梗阻，梗阻以上胆管扩张（TU，肿瘤；CBD，胆总管；GDA，胃十二指肠动脉；SMV，肠系膜上静脉）

可疑胰腺肿瘤检查列表

1. **淋巴结**：顺序检查下列可疑部位：腹侧、胰周、肝门、肝胃韧带、下腔静脉，甚至后纵隔，转移性淋巴瘤通常是圆形，边界清，低回声，直径 5 mm 以上。但不是所有转移淋巴瘤都有此特征。如怀疑有淋巴转移，注意其特征及与肿瘤的距离；一旦怀疑远处淋巴结转移，应行 EUS-FNA 检查。

2. **肝**：可经胃、经十二指肠查找转移灶，肝转移灶一般为低回声，边界清，1 个或多个转移灶，对可疑转移癌可行 EUS-FNA 检查。

3. **腹水**：胃或十二指肠壁外三角形或不规则无回声区，是腹腔转移或血管阻塞继发改变。可行 EUS 引导下穿刺送检。

4. **血管侵犯**：对于胰头部肿瘤，应记录肿瘤与门静脉、上腔静脉、肝动脉及胃十二指肠动脉的关系。对于胰体肿瘤，应确认与腹主动脉、上腔静脉、门静脉汇合处，肝动脉、脾静脉的关系。对于胰尾的肿瘤，应看脾静脉和腹主动脉。仔细检查肿瘤与血管的关系。记录如下内容：肿瘤血管交界面高回声是否完整、规则，是否有侵犯及阻塞血管，有无门静脉或肠系膜上静脉侵犯，注意肝门及十二指肠周围区域侧枝静脉，对脾静脉阻塞应注意脾门、胃底侧枝静脉。

5. **肿瘤**：记录所有可视肿块的特征：最大直径，壁是否规则或边界是否清楚，回声特点，实性或囊性结构。

6. **EUS-FNA**：取样从最远处转移灶开始。如已明确有腹水、转移淋巴瘤或肝转移灶，应先取这些部位。如活检结果阴性，对可疑灶再取检，每次活检应记录：获取组织数量，是否使用吸引，获取标本的预处理是否有效。

7. **分期**：所有可疑胰腺恶性肿瘤依照 AJCC 分期标准进行 TNM 分期。

EUS 尤其适用于诊断其他成像方法不能发现的小肿瘤[1,3,7,13,17,21-22,26]。对于 ≤ 20 mm 的肿瘤，EUS 敏感性在 90% ～ 100%，而 CT 为 40% ～ 67%，MRI 为 33%[7,13]。薄层扫描或强化 CT[24,27] 能发现小的胰腺肿块[22]。对于 CT 或 MRI 未能发现肿块的梗阻性黄疸患者，推荐行 EUS 检查，以发现肿块或排除非肿瘤性疾病。Wang 等[26] 最新研究显示 CT 诊断不定患者中 EUS 敏感性、特异性、阳性预测值（PPV）和准确性分别达 87%、98%、98% 和 92%。

对慢性胰腺炎、癌灶广泛浸润、明显胰腺分裂、急性胰腺炎近期（< 4 周）患者 EUS 不易发现胰腺肿块[28]。Catanzaro 等[29] 对 80 例临床可疑胰腺癌患者进行 EUS 检查并随访，发现 EUS 正常者 24 个月内未发展成胰腺癌。因此，EUS 检查未发现异常，则基本可排除胰腺癌；但对未见肿块的慢性胰腺炎患者，应随访 EUS 或其他检查。胆胰管内支架声影可掩盖小的胰腺结节。

一些新的研究评估了 EUS 诊断或排除胰腺肿瘤的准确性。Lee 等[30] 报道胰腺恶性肿瘤扩张胰管周围的高回声征，其敏感性达 74%，特异性达 86%，准确性达 80%。该研究并没有报道胰管、胆管直径变化。Rodriguez 等[31] 结合 FNA 的阴性结果研究显示胰管扩张和血管侵犯与肿瘤密切相关。同一个研究显示胰管不扩张且 FNA 阴性的阴性预测值（NPV）为 100%[31]。Eloubeidi 等[32] 报

表 15-1

EUS 与其他方法诊断胰腺肿瘤敏感性比较

作者（年份）	病例（n）	敏感性（%）					
		EUS	CT	MRI	US	PET	ERCP
Lin et al[2] (1989)	33	94	—	—	91	—	—
Rosch et al[3] (1991)	102	99	77	—	67	—	90
Rosch et al[4] (1992)	60	98	85	—	78		
Palazzo et al[6] (1993)	49	91	66		64		
Muller et al[7] (1994)	33	94	69	83	—		
Marty et al[8] (1995)	37	92	63	—	—		
Melzer et al[9] (1996)	12	100	83	—			
Dufour et al[10] (1997)	24	92	88				
Howard et al[11] (1997)	21	100	67	—			
Sugiyama et al[12] (1997)	73	96	86	—	81	—	
Legmann et al[13] (1998)	30	100	92				
Gress et al[14] (1999)	81	100	74	—			
Midwinter et al[17] (1999)	34	97	76				
Mertz et al[18] (2000)	31	93	53	—	—	87	
Rivadeneira et al[19] (2003)	44	100	68	—			
Ainsworth et al[20] (2003)	22	87	—	96			
Agarwal et al[21] (2004)	71	100	86	—			
Dewitt et al[22] (2004)	80	98	86	—			
总数	837	837	782	55	317	31	102
总体敏感性		—	98	77	88	76	87	90

道 EUS 胰管直径与胰腺宽度的比值 0.34；PPV、NPV、敏感性、特异性、准确性分别为 87%、99%、94%、97% 和 97%；单用胰管扩张诊断准确性及 PPV 分别为 83% 和 50%。

EUS 能提供高分辨率成像，可利用这一技术检查无症状高风险人群以发现早期胰腺癌。Canto 等[33] 报道了一项前瞻性队列研究，对 38 例 Peutz-Jeghers 综合征或 2 项胰腺癌高风险因素无症状人群行 EUS 检查，EUS 发现 6 例胰腺良恶性肿瘤，而临床诊断胰腺肿瘤只有 5.3%（2/38）。Langer 等[34] 研究发现对无症状高风险人群行 EUS 检查优于 MRI，对胰腺癌或其他家族性癌症史个体第一次 EUS 检查时，可以发现腺癌和乳头状黏液

瘤[35]。这些研究表明对无症状的胰腺癌高风险人群行 EUS 检查是可行的。但当前一些数据还不足以推荐 EUS 作为一项常规检查。Zubarik 等人[36] 最近的一项群组研究利用血清 CA19-9 筛选了 546 例患者，他们的一级亲属中最少有一名患有胰腺癌。其中，5% 的患者（27 例）CA19-9 水平升高，随后行 EUS 检查，5 例患者检查出肿瘤或恶性发现，包括 1 例胰腺腺癌。检查出 1 例胰腺肿瘤和胰腺腺癌的花费分别为 8431 美元和 41 133 美元。

Canto 等[37] 最近的一项多中心研究筛选了 225 例无临床症状的高风险人群，包括：① Peutz-Jegher 综合征患者，②最少 1 名一级或二级亲属患有胰腺癌的家族性乳腺卵巢癌患者，③最少 1 名

一级亲属患有家族性胰腺癌的患者。在这项研究中，对包括 CT、MRI、EUS 等影像均使用盲法研究比较。216 例中的 92 例（42%）用任何一种影像方法都可以检查出最少 1 处胰腺肿块或胰管扩张。84 例患者中的 51 例（60%）查出有多发囊性病变，通常很小，位置多发。CT、MRI 和 EUS 分别在 11%、33% 和 42% 的患者中检查出胰腺异常。在这些异常中，有 85 例患者被怀疑或已确认患有肿瘤，在行胰腺切除术的 5 例患者中，有 3 例为重度不典型增生。

国际胰腺癌筛查（CAPS）联盟峰会最近发表一篇共识[38]推荐对高风险个体进行筛查，但缺乏长期监测的证据。推荐筛查对象包括：至少有 2 位一级亲属患病的家族性胰腺癌患者的一级金属，Peutz-Jeghers 综合征患者，一位或多位一级亲属是 P16、BRCA2 和遗传性非息肉大肠癌基因突变携带者。共识对筛查起始和终止年龄没做要求。筛查方法可选 EUS、MRI，而 CT 及 ERCP 不做常规。如有必要，可行手术探查，但切除范围仍有争论。

自身免疫性胰腺炎（autoimmune pancreatitis，AIP）和原发性胰腺淋巴瘤（primary pancreatic lymphoma，PPL）能发展成原发性胰腺癌，适当的术前检查可避免不必要的手术。AIP 最明显的症状是隐性黄疸、腹痛和体重减轻[39-40]。AIP 的 EUS 图像表现为胰腺弥漫性增大，局部低回声肿块，胆管壁增厚或者胰周淋巴结肿大[39-42]。22-G 或 25-G-EUS-FNA 提示非特异性浆细胞浸润慢性炎症改变，但敏感性、特异性较低，EUS 引导 Tru-Cut 活检（EUS-TCB）或 19-G 穿刺针可能更容易诊断[42-43]。PPL 肿块不易与腺癌区分（图 15-3）。虽然 EUS 和放射成像单独应用可能无助于 PPL 确诊，但 EUS-FNA 细胞学检查可以正确诊断 PPL[44]。如有相应的临床症状未能发现恶性病变，又有大量异型淋巴细胞就要怀疑 PPL 可能。

影像技术，例如强化造影 EUS（CE-EUS），可用于鉴别胰腺腺癌与其他良恶性病变。在实时诊断中，静脉注射造影剂后即可检测到胰腺肿瘤微脉管系统中的微气泡。腺癌显示低强化而神经内分泌肿瘤和假瘤性慢性胰腺炎显示中等强加或高强化。众多可用的造影剂包括：第一代造影剂[例如 Levovist（利声显）]，第二代造影剂[例如 SonoVue（声诺维）、Sonazoid 等]。最近的一项包含 1139 例患者的 Meta 分析中，CE-EUS 用于胰腺

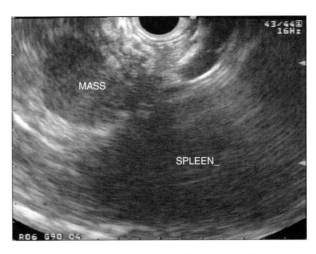

图 15-3　线阵 EUS 图像（7.5MHz）胰腺尾部脾旁 1.9cm 淋巴结（mass，肿块；spleen，脾）

腺癌鉴别诊断的总体灵敏度和特异度分别为 94% 和 89%[45]。此研究发现 CE-EUS 显示低强化病变是对腺癌灵敏准确的预测。在美国，由于费用高昂、可用造影剂及相应专业知识的缺乏，对 CE EUS 的常规应用较局限。

EUS 弹性成像是鉴别良、恶性肿瘤的新方法。与柔软组织相比，知应组织受挤压时应变少。基于以上原理，该方法可提供实时成像[46-47]。由于恶性病变硬度强于周围正常比邻组织，测量张力可以帮助区分胰腺肿块的性质。有 Meta 分析指出，其对实性肿块的敏感性高达 95% ~ 97%，但特异性只有 67% ~ 76%[47-48]。弹性成像可以提供更多的信息，潜在增加了 EUS-FNA 的效果，EUS 可以改善 FNA 的靶向性。但该技术也有明显不足，如目标移动难以控制，肿块硬度测量不精[48]。

Saftoiu 等[49]联合 CE 及实时弹性成像技术等对 21 例慢性胰腺炎及 33 例胰腺癌进行 EUS 研究发现敏感性、特异性和准确性分别为 75.8%、95.2% 和 83.3%，PPV 及 NPV 分别为 96.2% 和 71.4%。

胰腺肿瘤分期

胰腺恶性肿瘤分期，依照美国癌症联合协会（American Joint Committee for Cancer，AJCC）制定的 TNM 分期标准，分别描述为①肿瘤大小（T）、②淋巴结（W）、③远处转移（M），据报道 EUS T 分期准确性在 63% ~ 94%（表 15-2）[4,6-7,13-14,16-17,19,22,50-60]，数据变化较大主要是因为 MDCT 发现肿瘤远处转移或血管侵犯增多，从而导致这类患者手术治疗

表 15-2

胰腺癌 EUS T、N 分期准确性

作者（年份）	病例纳入（n）	胰腺癌手术（n）	准确性（%）	
			T 分期	N 分期
Tio et al[59] (1990)	43	36	92	74
Grimm et al[53] (1990)	NA	26	85	72
Mukai et al[54] (1991)	26	26	NR	65
Rosch et al[4] (1992)	60	40	NR	72
Rosch et al[56] (1992)	46	35	94	80
Palazzo et al[6] (1993)	64	49	82	64
Yasuda et al[60] (1993)	NA	29	NR	66
Muller et al[7] (1994)	49	16	82	50
Giovannini et al[52] (1994)	90	26	NR	80
Tio et al[58] (1996)	70	52	84	69
Akahoshi et al[14] (1998)	96	37	64	50
Legmann et al[13] (1998)	30	22	90	86
Buscail et al[51] (1999)	73	26	73	69
Midwinter et al[17] (1999)	48	23	NR	74
Gress et al[16] (1999)	151	75	85	72
Ahmad et al[50] (2000)	NA	89	69	54
Rivadeneira et al[19] (2003)	NA	44	NR	84
Soriano et al[57] (2004)	127	62	62	65
Ramsay et al[55] (2004)	27	22	63	69
DeWitt et al[22] (2004)	104	53	67	41

NA，不可用；NR，未报道

减少。排除这类患者后的研究再与之前的相比，其 T 分期准确性可能有所下降。近 15 年，一些医疗中心尝试通过血管重建切除已有侵犯门静脉和（或）肠系膜上静脉的肿瘤以达到切缘阴性的目的（图 15-4 至图 15-6）[61-62]。为适应手术变化，2003 版的 AJCC 手册（第 6 版）更新了 1997 版分期标准，更好地从不可切除（T4）肿瘤中区分可能切除（T3）肿瘤。2003 版 AJCC 分期标准定义：但凡有腹主动脉或上腔静脉侵犯，则定为 T4 期（表 15-3）。2010 年第 7 版分期标准没有变化。

胰腺癌 T 分期较多，而淋巴结（nodal，N）仅分 N0 和 N1，代表无或有淋巴结转移，EUS 评估胰腺肿瘤 N 分期的准确性为 41% ～ 86%[4,6-7,13-14,16-17,19,22,51-60,63]。准确性随转移淋巴瘤图像特征而异，图像特征包括直径大于 1 cm，低回声，边界清楚，圆形。当 4 个特征都出现于一个淋巴结上，则 80% ～ 100% 发生转移[64-65]，EUS 单独诊断转移瘤的敏感性在 28% ～ 92%[6-7,14,17,19,55,57-58]，但绝大多数研究报告 EUS 敏感性低于 65%。较低敏感性有两个原因：第一，多数转移淋巴结不全具有上述 4 个图像特征[64]，因此可能被错误地诊断为良性病变。第二，肿瘤周围有炎症反应和肿块较大可能被误诊为腺瘤[66]。EUS 诊断胰腺转移癌的特异性是 26% ～ 100%[6-7,14,17,19,55,57-58]；大多数研究报道其特异性，超过 70%。EUS-FNA 或许能提高特异性，但少有这样的研究。Cahn 等[67] 报道 EUS-FNA 诊断出 13 例胰腺癌中的 7 例，淋巴转移占 62%。胰头肿瘤，转移淋巴结可经手术一并切除，因此诊断这类淋

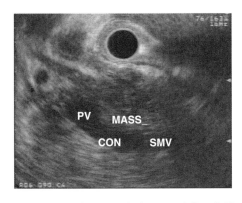

图 15-4　胰头肿块（7.5 MHz）侵犯肠系膜上静脉。肿瘤累及门静脉汇合处及门静脉（MASS，肿块；PV，门静脉；CON，门静脉汇合处；SMV，肠系膜上静脉）

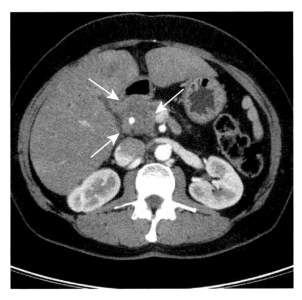

图 15-5　上图同一患者腹部 CT 图。箭头所示肠系膜上静脉受累

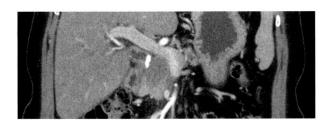

图 15-6　上图同一患者 CT 三维重建图。同样可见肠系膜上静脉受累

巴结转移并非必要[22]，且对胰头癌周围淋巴结常规 EUS-FNA 可能不是必须的。如有腹部淋巴结转移，手术治疗可能不能进行，因此对该区域仔细

表 15-3

AJCC 胰腺癌 TNM 分期（2010）

解剖分期 / 预后组

0 期	Tis，N0，M0
Ⅰ A 期	T1，N0，M0
Ⅰ B 期	T2，N0，M0
Ⅱ A 期	T3，N0，M0
Ⅱ B 期	T1，N1，M0
	T2，N1，M0
	T3，N1，M0
Ⅲ	T4，任何 N，M0
Ⅳ	任何 T，任何 N，M1

原发肿瘤（T）

Tx	原发肿瘤无法评估

T0 无原发肿瘤的证据

Tis	原位癌 a
T1	肿瘤局限于胰腺，最大径 ≤ 2 cm
T2	肿瘤局限于胰腺，最大径 2 cm
T3	肿瘤扩展至胰腺外，但未累及腹腔动脉和肠系膜上动脉
T4	肿瘤侵犯腹腔动脉和肠系膜上动脉

区域淋巴结（N）

Nx	不能测到区域淋巴结
N0	无区域淋巴结转移
N1	区域淋巴结转移

远处转移（M）

M0	无远处转移
M1	有远处转移

a 这也包括"PanIn Ⅲ"分类

（From Edge S，Byrd DR，Compton CC，Fritz AG，Greene FL，Trotti A eds. AJCC Cancer Staging Manual. 7th ed. New York，NY：Springer；2010：245-247.）

检查对决定是否手术至关重要。有研究显示，在 EUS 诊断的胰腺肿瘤病例中，有 7% 有淋巴结转移[68]。因此，对胰周检查有助于疾病分期。

早期研究发现，在胰腺癌 T[6-7] 和 N[4,6-7,54] 分期方面，EUS 位于常规 CT 检查（表 15-4），但一项新近的研究显示，在 T 分期上 EUS 优于 CT[22]。

表 15-4

EUS 与 CT、MRI、超声 TNM 分期准确性比较

作者（年份）	病例（n）	EUS 准确性（%）		CT 准确性（%）		MRI 准确性（%）		US 准确性（%）	
		T	N	T	N	T	N	T	N
Mukai et al[54] (1991)	26	—	65	—	38	—	—	—	58
Rosch et al[4] (1992)	40	—	72	—	38	—	—	—	53
Palazzo et al[6] (1993)	64	82	64	45	50	50	56	—	37
Muller et al[7] (1994)	16	82	50	56	38	57	50	—	—
Legmann et al[13] (1998)	22	90	86	86	77	—	—	—	—
Midwinter et al[17] (1999)	23	—	74	—	65	—	—	—	—
Rivadeneira et al[19] (2003)	44	—	84	—	68	—	—	—	—
Soriano et al[57] (2004)	62	63	67	73	56	62	60	—	—
Ramsay et al[55] (2004)	27	63	69	76	63	83	56	—	—
DeWitt et al[22] (2004)	53	67	44	41	47	—	—	—	—

多数研究认为二者在 T[17,55,57] 和 N[13,17,19,22,55,57] 分期上无明显差异。相反，Soriano 等[57] 发现在评估局部扩张时，螺旋 CT 优于 EUS。早期研究也表明，对于胰腺肿瘤分期，EUS 优于 MRI[6-7]。但最近的 2 项研究显示[55,57]，在 T、N 分期上，EUS 和 MRI 没有差别。显然，在肿瘤分期上，EUS 较其他方法的优势不明显。针对 EUS 与 MDCT 和高磁场 3.0 特斯拉 MRI 的进一步比较研究以及 EUS 在胰腺肿瘤分期中的进一步作用还有待阐述。

对于非结节性肿瘤，CT 和 MRI 优于 EUS，这是因为 EUS 受上消化道解剖及 EUS 观察范围限制。大多数患者 EUS 可以观察肝左叶及尾状叶，肝右叶不易观察，因而必要时用其他检查手段来补充诊断。EUS 评估肝转移瘤最主要的优势是能发现其他方法发现不了的小病变[69-70] 和通过 EUS-FNA 获取标本活检[69-71]。文献报道 EUS 诊断肝的良恶性病变的敏感性为 82% ~ 94%[71-72]。胰腺癌肝转移通常不采取手术切除治疗[72]。EUS 可以发现并穿刺抽吸已明确诊断或其他方法未发现的腹水（图 15-7 至图 15-9）[73-74]。EUS-FNA 诊断恶性腹水或肝转移癌（图 15-10）预示患者生存率不佳[75]。因此胰腺肿瘤分期中应常规检测胃十二指肠周围腹水。

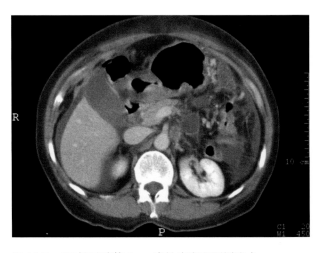

图 15-7　CT 提示胰体 3 cm 囊性病变和肝周腹水

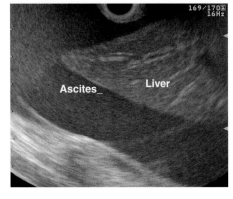

图 15-8　线阵 EUS 图（6 MHz）肝周腹水（Ascites，腹水；Liver，肝）

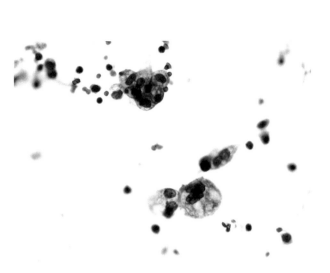

图 15-9　腹水细胞学检查证实为转移性腺癌（Diff-Quik 染色，100 倍）

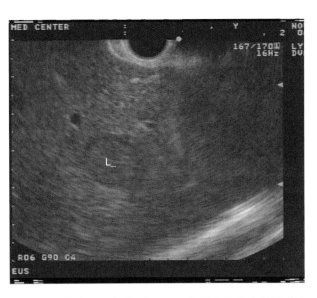

图 15-10　线阵 EUS 图像（7.5 MHz）胰头肿物患者肝尾叶 1.5 cm 低回声团块，CT 未见

胰腺肿瘤血管侵犯

EUS 评估肿瘤侵犯血管的准确性很难分析，其原因众多。首先，大多数研究中血管侵犯的组织关系在术中才能发现，术中发现的血管侵犯可能被高估或低估[76-77]，至 EUS 分期信息不正确。其次，EUS 评估胰腺胰或其他器官肿瘤图像没有统一的标准。很多学者都报道过各自的标准。

EUS 评估肿瘤血管侵犯的准确性为 40% ～ 100%（表 15-5）[9-10,16,18-19,51,54-55,57]，敏感性及特异性分别在 42% ～ 91% 和 89% ～ 100%[16,51,55,57-58]，有研究显示，EUS 的准确性较 CT 的高[9,16,18,19,54]，但也报道增强 CT 准确性高于 EUS[10,55,57]。据报道 MRI 的准确性等同[57]或高于[55]EUS。报道称，对于静脉侵犯，EUS 等同[8]或优于[6]CT。EUS 评估动脉侵犯的敏感性和准确性为 56%[8] 和 50%[6]。对于评估肿瘤浸润血管，血管造影不及 EUS 和 CT，因此在胰腺肿瘤分期中目前还无一种绝对的方法[4,54,57]。

EUS 诊断门静脉及汇合处血管侵犯的敏感性是 60% ～ 100%[1,4,12,17,56,80-81]，多数研究超过 80%（图 15-11），其敏感性高于 CT[4,12,17,56] 及血管造影[4,12,56,80]。EUS 发现肠系膜上静脉、肠系膜上动脉和腹主动脉的敏感性分别为 17% ～ 83%[51]、17%[18] 和约 50%[4,56]（图 15-12 和图 15-13），CT 对肠系膜上动脉[17-18] 及腹主动脉[4,56] 的敏感性高于

EUS。EUS 很难观察肠系膜血管全貌及胰头部肿瘤造成的闭塞[81]，相反，EUS 能较易观察脾动静脉（图 15-14）[1,56,80-81]。然而，Tellez-Avilla 等最近一项研究发现 EUS 对动脉受侵的 PPV 为 100%，而 CT 仅为 60%[79]。从现有数据看，联合应用 EUS 和 CT（或 MRI）评估肿瘤可切除性方面优于单独应用 EUS。

有研究者探讨了镜下图像反应胰腺恶性肿瘤血管侵犯的准确性。Yasuda 等[1]用"血管受压边缘不规整"标准发现恶性肿瘤门静脉侵犯敏感性、特异性和准确性分别为 79%、87% 和 81%。Rosch 等[4]用"形态异常，高回声界面消失，紧密接触"标准发现门静脉侵犯敏感性、特异性和准确性分别为 91%、89% 和 94%。这些研究者进一步录像回顾发现单独应用某个指标预测血管侵犯的敏感及特异性都超不过 80%[81]，他们发现血管完全阻塞并有侧枝循环则提示血管浸润的特异性为 94%。Snady 等[82]也有类似报道，以"出现侧枝循环，管腔内肿物，高回声界面消失"为标准特异性达 100%。Brugge 等[80]报道依据选择的 EUS 标准，发现门静脉侵犯的敏感性、特异性分别在 40% ～ 80% 和 23% ～ 100%，标准的选择可权衡敏感性和特异性，高特异性标准需要手术验证。综上所述，评估肿瘤血管侵犯的标准为管壁不规整，侧支循环建立及管腔可见肿物等。

表 15-5

EUS 与 CT、US、血管造影术、MRI 评估胰腺血管侵犯准确性比较

作者（年份）	病例（n）	方法	敏感性（%）	特异性（%）	PPV（%）	NPV（%）	准确率（%）
Mukai et al[54]（1991）[a]	26	EUS	—	—	—	—	77
		CT	—	—	—	—	38
		US	—	—	—	—	50
		血管造影术	—	—	—	—	56
Melzer et al[9]（1996）	13	EUS	—	—	—	—	92
		CT	—	—	—	—	61
Dufour et al[10]（1997）	24	EUS	—	—	—	—	40
		CT	—	—	—	—	90
Buscail et al[51]（1999）[b]	32	EUS	67	100	100	83	88
Gress et al[16]（1999）	75	EUS	91	96	94	93	93
		CT	15	100	100	60	62
Mertz et al[18]（2000）	6	EUS	—	—	—	—	100
		CT	—	—	—	—	50
Tierney et al[78]（2001）	45	EUS	87	—	—	—	—
		CT	33	—	—	—	—
Rivadeneira et al[19]（2003）	9	EUS	—	—	—	—	100
		CT	—	—	—	—	45
Ramsay et al[55]（2004）	19	EUS	56	89	—	—	68
		CT	80	78	—	—	89
		MRI	56	100	—	—	78
Soriano et al[57]（2004）	62	EUS	42	97	89	74	76
		CT	67	94	89	80	83
		MRI	59	84	72	74	74
		血管造影术	21	100	100	64	67
Tellez-Avila et al[79]（2012）	50	EUS	61	90	78	80	80
		CT	55	93	83	77	74

PPV：阳性预测值；NPV：阴性预测值
[a] 腹膜后血管；[b] 包括壶腹癌患者

胰腺肿瘤可切除性

　　胰腺癌根治性切除即切缘组织学阴性（Ro 切除）是唯一的治愈性治疗，也是预后生存的独立因素[83-84]。因此，术前评估是否能手术切除很重要，有助于准确手术切除病灶，也可避免对不可切除肿瘤患者进行不必要的手术。

　　一项含 9 个研究 33 例患者的记录分析指出

EUS 评估胰腺癌可切除性的敏感性和特异性分别为 69% 和 82%（表 15-6）[11,13,16,22,50-51,55,57-58]。报道的敏感性和特异性范围分别在 23% ～ 91% 和 63% ～ 100%。EUS 评估肿瘤可切除性准确性是 77%，9 项研究中 8 项比较了 EUS 和其他成像方法的准确性。

　　众多研究报道 EUS 与 CT、MRI 效果类似，

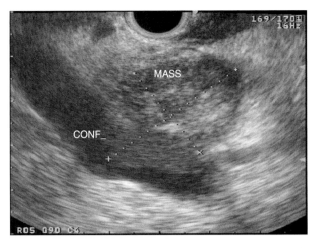

图 15-11　胰体肿块（7.5 MHz），大小 2.8 cm，侵犯门静脉（MASS，肿瘤；CONF，门静脉汇合处）

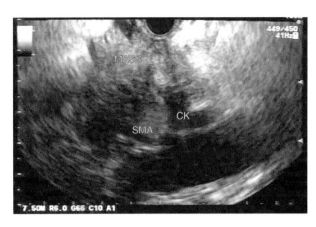

图 15-12　胰体肿块（7.5 MHz），大小 4.5 cm，侵犯腹腔干和肠系膜上动脉（MASS，肿瘤；CK，腹腔干；SMA，肠系膜上动脉）

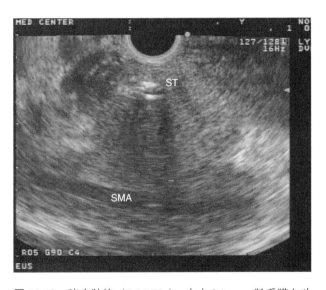

图 15-13　胰头肿块（7.5 MHz），大小 3.1 cm，肠系膜上动脉被包绕，胆管扩张（ST，胆管；SMA，肠系膜上动脉）

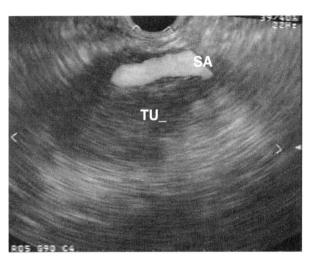

图 15-14　胰体肿块（6 MHz），大小 3 cm，侵犯脾动脉（TU，肿瘤；SA，脾动脉）

一些研究者声称最佳的选择是联合利用多种手段来评估肿瘤可切除性。通过决策分析，Soriano 等 [57] 发现对肿瘤进行可切除性评估，先行 CT 或 EUS 检查，再行另一项检查，准确性最高，成本最低。Ahmad 等 [50] 报道尽管单独应用 EUS 或 MRI 敏感性不高，但可提高 PPV。Tierney 等 [78] 建议先常规行 CT 检查，然后多数人再查 EUS，因为 EUS 能发现血管侵犯。DeWitt 等 [22] 报道当 MDCT 和 EUS 评估一致时即可行手术治疗，而单独应用任何一项，其准确性无明显差异。其他研究也表明术前应行 EUS 检查，防止不可切除肿瘤

经手术被切除 [51]，也有助于发现 CT 未能发现的肿瘤并进行肿瘤分期 [13,22]。对可疑胰腺肿瘤术前评估还没有统一共识（表 15-7）。基于 EUS 的评估方法还是被推荐的（图 15-15）。EUS 的作用取决于 EUS 的应用情况及操作者的技术情况。深层次的成本决策分析及 EUS 与先进 CT、MRI 的对比研究还有待进行。

EUS-FNA 在胰腺癌中的应用

　　EUS 出现之前，通常在术中进行 [85-86] 或经皮 CT、超声引导下行胰腺肿块 FNA 或切片活检 [87-90]。

表 15-6

EUS 评估胰腺癌可切除性图像特征

作者（年份）	病例（*n*）	敏感性（%）	特异性（%）	阳性预测值（%）	阴性预测值（%）	准确性（%）
Howard et al[11]（1997）*	21	75	77	67	83	76
Legmann et al[13]（1998）	27	90	83	95	75	92
Buscail et al[51]（1999）	26	47	100	100	50	65
Gress et al[16]（1999）	75	95	92	93	94	93
Ahmad et al[50]（2000）	63	61	63	69	55	62
Tierney et al[78]（2001）	24	93	67	82	83	83
Soriano et al[57]（2004）	62	23	100	100	64	67
Ramsay et al[46]（2004）	26	56	83	91	38	63
DeWitt et al[22]（2004）	53	88	68	71	86	77
总计	377	69	82	86	72	77

* 包括 6 例壶腹癌

表 15-7

EUS 与 CT、MRI、血管造影评估胰腺癌可切除性比较

作者（年份）	病例（*n*）	方法	敏感性（%）	特异性（%）	阳性预测值（%）	阴性预测值（%）	准确性（%）
Howard et al[11]（1997）*	22	EUS	75	77	67	83	76
		CT	63	100	100	80	86
		血管造影术	38	92	75	71	71
Legmann et al[13]（1998）	27	EUS	90	83	95	75	92
		CT	90	100	100	77	93
Gress et al[16]（1999）	75	EUS	95	92	93	94	93
	58	CT	97	19	58	83	60
Ahmad et al[41]（2000）	63	EUS	61	63	69	55	62
		MRI	73	72	77	68	73
Tierney et al[69]（2001）	24	EUS	93	67	82	83	83
		CT	100	33	71	100	75
Ramsay et al[46]（2004）	26	EUS	56	83	91	38	63
		CT	79	67	88	50	76
		MRI	81	83	93	67	83
Soriano et al[48]（2004）	62	EUS	23	100	100	64	67
		CT	67	97	95	77	83
		MRI	57	90	81	73	75
		血管造影术	37	100	65	71	
DeWitt et al[22]（2004）	53	EUS	88	68	71	86	77
		CT	92	64	70	90	77

* 包括 6 例壶腹癌

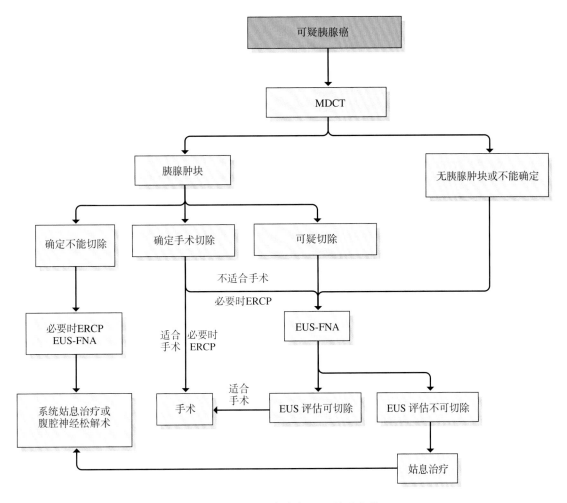

图 15-15　可疑胰腺癌 EUS 处理流程

术中 FNA 是一项准确安全的技术[88]，但会相对延长手术时间，特别是在实时解读标本的情况下。随着针道种植学说的报道[91-94]及 EUS-FNA 的发展，经皮 FNA 在逐渐减少。

可对患者在一般清醒镇静术下行线性 EUS-FNA，并配合心电监护，在内镜头端装上传感器超声，监视下可以看见穿刺针穿进病变区域。市面上有各种型号的穿刺针，从 19-G 至 25-G。穿刺过程中可应用多普勒技术查看穿刺途径，可有效避免穿入血管，减少对正常组织的损伤。通过胃或十二指肠壁穿入目标区域后，拔出穿刺针芯，开始抽吸。在肿块各个方向来穿刺 30 ~ 45s。时刻注意穿刺针的回声像，避免穿刺过深，穿透组织。穿刺后穿刺针收回鞘内，整个过程结束。穿刺针腔内的组织平铺于 2 个玻璃片上，一个空气干燥下用于迅速染色、实时观察；另一个用酒精固定留待观察。抽吸组织标本时应避免标本组织过少

及标本中血液过多。

EUS-FNA 穿刺针通过活检孔道，在钩突部病变处行穿刺活检具有挑战性。通常短镜身操作更有利（与 ERCP 相似），抽吸标本时病变在视野中，但这种位置不稳定，易滑入胃腔，良好镜身运动、角度控制及气体控制有利于保持短镜身。胰腺钩突部病变活检通常采用长镜身，将内镜推至十二指肠球顶部或降段。长镜身较短镜身稳定，但进针会困难些。一旦发现病变，将内镜头端贴近病变，吸出腔内气体使病变和内镜头端贴近。使内镜头端和病变间距离最短，这样穿刺针道内获取的正常组织就少。长镜身的镜身弯曲可导致出针困难，遇到这种情况时，调整内镜至胃或十二指肠再次寻找病变图像，定位准确后再次出针，穿刺针穿出活检孔道后，调整内镜头端寻找病变位置。胰尾病变活检通常采用短镜身。若进针途中有血管，可微调内镜头端，一般可避开

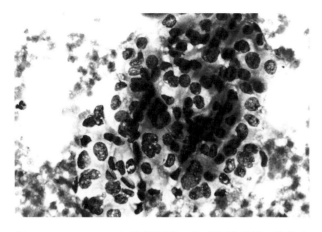

图15-16 EUS-FNA 细胞学图像。异型细胞重叠、核浆比增加提示腺癌（HE 染色，20 倍）

血管取到组织。

1992 年 Vilmann 等[94] 首次报道 EUS-FNA 用于胰腺肿瘤，此后，多项研究报道了 EUS-FNA 的应用。两篇最近发表的 Meta 分析总结了超过 8400 例胰腺肿瘤患者、67 项研究报告，二者表明基于细胞学检测的 EUS-FNA 诊断恶性肿瘤的敏感性分别为 85% 和 89%，特异性分别为 98% 及 99%（图15-16）[95-96]。一些研究者的报道表明在 ERCP 或其他检查阴性的患者行 EUS-FNA 诊断胰腺癌的敏感性超过 90%[97-98]。尽管敏感性很高，但 EUS-FNA 对胰腺肿瘤诊断的阴性预测值仅为 55%[21,98-105]。因此，即使活检结果为阴性或不能诊断，也不能完全排除恶性肿瘤可能。Fritscher-Ravens 等[106] 研究 207 例胰腺局灶性病变患者，发现 EUS-FNA 诊断恶性肿物于正常胰腺组织实质内的敏感性（89%）高于慢性胰腺炎组织实质内（54%）。有慢性胰腺炎时活检细胞学检查很难分析，降低了 EUS-FNA 对胰腺肿块检测的敏感性[107]。另外 Siddiqui 等[108] 发现 247 例中有 4 例（1.1%）出现假阳性，所有 4 例患者错误地诊断为胰腺肿瘤，但外科手术病理为慢性胰腺炎。

由于绝大多数报道 EUS-FNA 敏感性超过 80%，因此多数超声内镜术者也应达到这一水平。要达到这一水平初学者至少得完成 40 例 EUS-FNA 练习[109]。短期培训有助于提高 EUS-FNA 水平，并显著降低不合格标本的数量[110]。美国消化内镜学会（ASGE）对 EUS 资格认证指南[111] 及 EUS 核心课程[112] 建议在指导下完成至少 50 例 EUS-FNA，并且至少完成 70 例胆胰病理操作才有使用 EUS 的资格。我们认为 EUS-FNA 的训练最好在具有大量实践经验的专家指导下完成。

在大多数转诊诊疗中心，实时细胞病理学结果可以反馈给术者，以确定所取标本的质量。实时诊断与最终诊断相关[113]，二者均能提高诊断确定性和降低不确定性[114]。Schmidt 等[115] 系统回顾了 5 个研究报告，比较了有或没有实时病理诊断的准确性。一般来说，有实时病理准确性可提高 10%。Hebert-Magee 等[96] 最近一项包括 34 项研究、3644 个患者的 Meta 分析显示，快速实时病理诊断能显著提高 EUS-FNA 的准确性。当两项初始研究[116-117] 没有快速病理结果回报时，增加取检次数至 5 ~ 7 次可显著提高病理准确性，有助于超声内镜术者行 EUS-FNA 检查。

有时，对可疑胰腺癌病灶采样不足时，实时细胞学检测无法确认其恶性程度，这可能与肿瘤坏死、纤维化或血管富集有关。通过"扇面采样"、调整不同的进针角度范围来获取周围组织病变能提高诊断率。最近，Bang 等[118] 一项随机研究显示，"扇面技术"通过较少的穿刺次数就能获得确诊，优于较常规的操作。增加穿刺采样次数也能提高诊断率，但会增加标本血液含量。在这种情况下，避免误吸和使用小规格穿刺针可以帮助减少血液样本量。最后，EUS 引导下的核心组织穿刺活检在以下情况可能被考虑。当不能现场行细胞病理学检查时，让远在外地的细胞病理学专家进行动态远程细胞病理学诊断，然后立刻反馈给超声内镜医师，这似乎是个很有前途的代替方案[119-121]。另外，在一项研究中[121]，在现场对 FNA 样本进行诊断时，细胞学技师（译者注：指的是医学实验室中在病理学专家管理下进行细胞学检查的技术专家）与细胞病理学专家的准确性相当。

常用的 EUS-FNA 穿刺针一般为 19-G、22-G 或 25-G 穿刺针。最近有研究指出[123-124]，22-G 和 25-G 穿刺针对获取充足的组织样本量效果相当。Madhoun 等[125] 最近一项包括 1292 例患者的 Meta 分析指出，25-G 穿刺针较 22-G 穿刺针敏感性更高。Affolter 等[126] 另一项 Meta 分析指出 25-G 穿刺针较 22-G 穿刺针更加易于刺入组织，但诊断准确性、穿刺次数及并发症均无明显差异。尽管如此，在一些研究中，对胰头及钩突处病变进行活检取样时，25-G 穿刺针较 22-G 穿刺针发生相关技术故障少，因此在此类病例中应首先考虑使用 25-G 穿刺针[127-128]。

传统来讲，由于 19-G 穿刺针质地较硬，很少用于十二指肠。最近，由镍钛合金制造的 19-G 穿刺针增加了灵活性，克服了原有的局限性（Flex 19，Boston Scientific，Natick，MA）。Varadarajulu[129] 首次报道了该 19-G 穿刺针在 38 例患者中的应用，包括 32 例胰头 / 钩突部病变，经十二指肠穿刺全部成功并采得足够的样本做细胞学分析，且没有与操作技术和过程相关的并发症发生。

胰腺实性肿物行 EUS-FNA 的主要并发症发生在 0.5% ~ 2.5% 的患者中[105,130-134]。由于风险较小，实性病变的 EUS-FNA 术后通常不需要用抗生素。Gress 等[130] 报道实性胰腺肿物 EUS-FNA 术后胰腺炎发生率为 1.2%（2/121），严重出血发生率为 1%（1/121）。另一项前瞻性研究报道[133] 胰腺肿物 EUS-FNA 术后并发急性胰腺炎发生于 2/100 的患者中（2%），且患者均有近期胰腺炎病史。因此，对这类患者行 EUS-FNA 时应格外小心。Eloubeidi 等[105] 报道 EUS-FNA 术后有 10/158（6.3%）的患者出现一些自限性并发症，包括低氧血症、腹痛、活检部位出血、咽部溃疡；术后 3 天，78 例患者中有 20 例出现至少 1 种轻微症状，1 例发生轻型胰腺炎，2 例进入急诊室观察（其中 1 例诊断为脱水）。另一项前瞻性研究中，Al-Haddad 等[132] 报道，对 127 例行 EUS-FNA 术的胰腺实性肿物患者为期 30 天的随访，没有发现迟发性并发症。O'Toole 等[134] 报道了 248 例（包括 134 例行 EUS-FNA 的实性病变患者行 EUS-FNA）无并发症发生。Wang 等[135] 最近系统地综合并分析了 8246 例患胰腺疾病的患者，其中 7337 例患者为实性肿物，研究表明有 60 例出现并发症（0.82%），36 例患者发生胰腺炎，其中 75% 为轻度，1 例并发重度胰腺炎患者死亡（预计胰腺炎的相关死亡率约为 2.78%）。疼痛、出血、发热和感染的总发生率分别为 0.38%、0.10%、0.08% 和 0.02%。

已有报道，EUS-FNA 引导下的腹膜肿瘤细胞追踪能筛查不高于 2.2% 的患者，这明显低于 CT 引导下的 FNA（16.3%）[136]。Ikezawa 等[137] 对 161 例行 ERCP 患者中的 56 例行 EUS-FNA 的患者进行研究，研究表明行 EUS-FNA 不会增加这些胰腺癌患者的腹膜转移癌风险。为了评估经胃行胰头胰尾肿瘤 FNA 的风险，Beane 等[138] 对于全部行末端胰腺切除术后无复发生存的胰腺癌患者进行评估。179 例行术前 FNA 的患者整体无复发生存率与 59 例未行术前 FNA 的患者无区别。此外，近期 Ngamruengphong 等[139] 评估了 256 例在术前 EUS-FNA 诊断为恶性实体、囊性肿瘤后行外科手术治疗的患者的胃 / 腹膜复发风险，发现 EUS-FNA 并不会使针道种植的概率提高。

到目前为止，还没有大规模的前瞻性试验是关于 EUS-FNA 对胰腺肿物穿刺活检准确性的比较。Qian 和 Hecht[140] 报道，对于胰腺肿物来说，CT-FNA 优于 EUS-FNA。但是，Mallery 等[141] 报道对于胰腺肿物行手术，CT-FNA 及 EUS-FNA 的活检准确性并无显著性差异。不过，这两项研究的结果很难概括是因选择偏差而在 EUS-FNA 对肿瘤进行采样相较于其他方法（如 CT 引导下采样等）更困难。可以看出，对那些明确的、可见的，且影像学检查已明确手术不能治愈的胰腺肿瘤患者行经皮 FNA 采样是可以接受的。但对于其他病变，EUS-FNA 优于经皮 FNA。此外，对疑似胰腺恶性肿瘤患者初始诊疗时选择 EUS 及 EUS-FNA 是最合适的检测手段[142-143]。

尽管胰腺肿块行 EUS-FNA 准确性很高，严重并发症少，但其仍有一定局限性。首先，需要现场的细胞学专家评估获取的样本是否充足。其次，PPL 和高分化管状细胞腺癌单凭细胞学很难确诊。最后，EUS-FNA 的 NPV 较低，对阴性结果不能排除恶性可能。为克服这些限制，发明了一种螺旋弹簧 19-G Tru-Gut 活检针（Quick-Core，Wilson-Cook，Winston-Salem，NCUSA）在标准线阵超声内镜下获取组织标本[144]。Larghi 等[145] 通过对 23 例胰腺实质肿物患者使用 EUS-TCB 穿刺活检，总成功率达 74%。当从经胃穿刺变成经十二指肠穿刺时，其成功率从 100% 降至 41%。研究者称，经十二指肠穿刺对操作者相对较困难，因为穿刺针不易出活检孔道，需反复调整镜头位置。另一项由 Varadarajulu 等[146] 比较 EUS-TCB 及 EUS-FNA 多点采样，发现 2 种技术的诊断准确性并无差异。还有一项研究包含 113 例患者的 EUS-TCB 报道[147]，包括胰头、胰颈、胰体、胰尾部病变，其中 90/113（80%）患者被诊断为恶性肿瘤。EUS-TCB 的敏感性和准确性分别为 62%

和 68%，胰头、钩突部与胰颈、胰体部病变的诊断率没有显著性差异。已有研究表明，TCB 推荐用在自身免疫性胰腺炎[42]和淋巴瘤[148]的诊断中。另外，TCB 还用于实时 FNA 结果不理想或该技术不可用时。EUS-TCB 技术在十二指肠操作具有挑战性，由于 19-G 穿刺针口径内部的固有硬度及机械摩擦带来的局限性，一种新型的具有反向切割槽技术以便获取组织芯活检的 19-G 穿刺活检针（FNB）设备已被发明（ProCore，Cook Endoscopy，Winston-Salem，NC）。Iglesias-Garcia 等[149]实施 114 例 EUS-TCB，其中 112 例操作成功（98%），102 例获取例足够的组织样品（89%），总诊断准确性高于 85%。在这项研究中，33 例成功经十二指肠穿刺（33/35），且不与样品质量成负相关关系，该作者指出在十二指肠操作 EUS-TCB 更困难，很多时候穿刺针不易推出。

最近，Larghi 等[150]报道了一系列包含 61 例胰腺肿物患者的研究，应用新型 22-G ProCore 穿刺针行 EUS-FNB 在技术上是可行的，其中 88% 的患者单次穿刺即可获得合适的样本进行组织学检测。Bang 等[151]另一项包含 56 例胰腺肿物的随机试验指出，使用 22-G 穿刺针的 FNA 和 FNB 在技术操作或诊断率上没有差异。

一些研究者还研究了组织中异常基因表达是否可以提高 EUS-FNA 诊断胰腺肿物的诊断率。Ogura 等[152]最近一系列包含 394 例胰腺肿物患者的报道指出，联合 k-ras 基因和细胞病理使诊断的敏感性从 87% 提高至 93%，准确性从 89% 提高至 94%。最近一项 Meta 分析[153]包括 8 项研究 931 例接受 EUS-FNA 胰腺肿物患者的研究，总敏感性和特异性分别为 80%、97%；k-ras 基因突变分析的预计敏感性和特异性分别为 76.8%、3.3%，联合应用 k-ras 基因突变分析及细胞学检测的敏感性和特异性分别为 88.7% 和 92%。总体来说，当 EUS-FNA 结果不确定时，联合 k-ras 基因突变检测，可以使假阴性率降至 55.6%，假阳性率降至 10.7%。此外，其他体细胞突变 p53、p16 到 k-ras 基因突变分析已被证实当 EUS-FNA 结果不明确时，可提高确诊癌症的敏感性至 100%[154]。由于 EUS-FNA 诊断率相对较高，再者基因检测成本较高且存在一些局限性，基因检测仅用于与患者达成协议且 EUS-FNA 结果不明确时。

胰腺神经内分泌瘤

胰腺神经内分泌瘤（PNET）占不低于胰腺肿瘤的 10%，患病率为 1/100 000[155]。10% ~ 20% 的 PNET 为功能性 PNET（FPNET），是一种肿瘤激素分泌过多产生的临床综合征。临床上最重要的两个 FPNET 是促胃液素和胰岛素瘤。当有明显的一系列临床症状（如难治性低血糖、腹痛、腹泻或消化性溃疡等）及影像学提示胰腺肿块时，则 PNET 用于临床怀疑是相对简单的，检测其内分泌物可以确诊。若 PNET 无明显临床症状，则考虑诊断非功能性 PNET（NFPNET）[156]。由于缺乏激素过量相关的特异性表现，NFPNET 诊断较晚，随着肿物变大并伴随非特异性症状（包括黄疸、体重减轻、腹痛和胰腺炎等）才能确诊[157-158]。良、恶性 PNET 的分化程度仅凭术后病理学检测很难确认的[159]。因此，通常通过有远处转移存在诊断为恶性，良性则依据临床表现来诊断[160]。与原发性管状腺癌相似，手术切除是治愈的唯一手段[161-162]。因此，术前评估为高度怀疑的患者可积极地选择手术切除治疗。

在一系列研究中比较 EUS 与其他影像学检测方法诊断敏感性表明（表 15-8），EUS 诊断 PNET 敏感性为 77% ~ 94%（图 15-17）[163-170]。EUS 尤其适用于其他检测方法不能发现的、小的 PNET（小于 2.5 cm）（图 15-18）。经腹部超声诊断敏感性为 7% ~ 29%[164,167,170]。类似地，早期研究显示 CT 的诊断敏感性也较低，仅为 14% ~ 30%[164,167,170]。Gouya 等[168]报道了一个包括 30 例患者共计 32 个胰岛素瘤并追踪 13 年的队列研究，表明 EUS 敏感性为 94%，非螺旋 CT 为 29%，MDCT 为 57%。最近，Khashab 等[171]一项包含 217 例患者的回顾性研究发现，CT 可能比 EUS 更容易错过 < 2 cm 的胰岛素瘤。该作者还发现，EUS 的总体敏感性（91%）高于 CT（63%）。

比较 EUS 与 MRI 诊断敏感性的早期研究提示 MRI 敏感性为 25% ~ 29%[167,170]。但一些近期研究显示 MRI 敏感性为 85% ~ 100%[172-173]，PPV 为 96%[174]。这是由于 PNET 为富血管肿瘤，可疑 PNET 患者血管造影胰腺可呈"雾状"，但血管造影诊断肿瘤的敏感性不足 30%[163,170]。生长抑素受体成像（SRS）诊断胰岛素瘤的临床效用有一定局限性，其敏感性为 14% ~ 60%[167,169-170]。有

表 15-8

EUS 与 CT、US、MRI、SRS、血管造影评估胰腺神经内分泌瘤比较

作者（年份）	病例（n）	肿瘤（n）	方法	敏感性（%）	特异性（%）	PPV（%）	NPV（%）	准确性（%）
Rosch et al[163] (1992)	37	胰岛素瘤（31）	EUS	82	95			
		胃泌素瘤（7）	CT	0				
		胰高血糖素瘤（1）	US	0				
			Angio	27				
Palazzo et al[164] (1993)	30	胰岛素瘤（13）	EUS	79				
			CT	14				
		胃泌素瘤（17）	US	7				
			EUS	79				
Zimmer et al[170] (1996)	20	胃泌素瘤（10）	EUS	79				
			CT	29				
			MRI	29				
			US	29				
			SRS	86				
		胰岛素瘤（10）	EUS	93				
			CT	21				
			MRI	7				
			US	7				
			SRS	14				
Proye et al[169] (1998)a	41	所有胰腺神经内分泌瘤	EUS	77		94		
		胰岛素瘤（20）	SRS	60		100		
		胃泌素瘤（21）	SRS	25		100		
		胰岛素瘤（9）	EUS + SRS	89				
		胃泌素瘤（14）		93				
De Angelis et al[166] (1999)	23	胰岛素瘤（12）	EUS	87				
			CT	30				
			MRI	25				
			US	17				
			SRS	15				
			Angio	27				
Ardengh et al[166] (2000)	12	胰岛素瘤（12）	EUS	83				
			CT	17				
Anderson et al[165] (2000)	75	胃泌素瘤（36）	EUS	100	94	95	100	97
	14	胰岛素瘤（36）	EUS	88	100	100	43	89
			Angio	44				
Gouya et al[168] (2003)b	38	胰岛素瘤（38）	EUS	94				
			CT	29-94				
Khashab et al[171] (2011)	217	所有胰腺神经内分泌瘤（231）	EUS	91				
		非功能性胰腺神经内分泌瘤（173）	CT	63				
		胰岛素瘤（35）						
		胃泌素瘤（10）						
		胰高血糖素瘤（7）						
		舒血管肠肽瘤（5）						
		类癌（1）						

Angio：血管造影；CT，电子计算机断层扫描；MRI，磁共振成像；SRS，生长抑素
a EUS 联合 SRS 对胰岛素瘤（n=9）和胃分泌瘤（n=14）的总体敏感性分别为 89% 和 93%
b 非螺旋 CT、厚断面 CT 和旋转面 CT 的敏感性分别为 29%、57% 和 94%

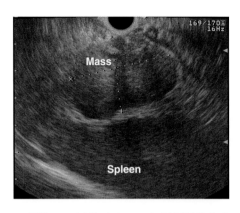

图 15-17 线阵 EUS 图像（6.0 MHz）胰尾肿块大小 4.5 cm，边界清楚，低回声，患者无症状（Mass，肿块；Spleen，脾）

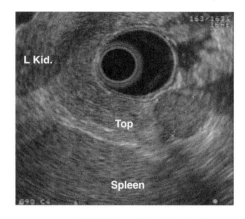

图 15-18 MEN-1 患者胰尾亚厘米级低回声影，CT 未能发现（L kid.，左肾；spleen，脾；Top，顶端）

其他报道称 SRS 检测肿瘤的敏感性高达 58% ~ 86%[170,175-176]。Proye 等[169] 用 EUS 检测病理已明确诊断的胰岛素瘤患者（*n*=20）和促胃液素瘤患者（*n*=21），发现 EUS 的诊断敏感性为 77%，PPV 为 94%。同样的患者，SRS 诊断胰岛素瘤和促胃液素瘤的敏感性和 PPV 分别为 60% 和 100%、25% 和 100%。联合应用两项检查 9 例胰岛素瘤和 14 例胃液素瘤患者，联合应用 EUS 和 SRS 检查的总体敏感性为 89% 和 93%。因此，联合应用 EUS 和 SRS 检查可优化术前诊断 PNET 的能力且限制血管造影等具有侵入性的检查。同胰腺癌一样[142-143]，PNET 早期应用 EUS 术前检查是划算的，特别是减少侵入检查及其带来的并发症[177]。

应用 EUS-FNA 可诊断疑似原发或转移的 PNET（图 15-19 至图 15-21）。在一个包含 30 例患者的回顾性研究中，Ardengh 等[178] 研究表明 EUS-FNA 的敏感性、特异性、PPV、NPV 和准确性分别为 82.6%、85.7%、95%、60% 和 83.3%。EUS 也可用于诊断小肿瘤，Gines 等[179] 研究 10 例功能性 PNETS 患者，肿瘤平均大小为 12 mm，EUS-FNA 诊断敏感性达 90%。最近，Pais 等[180] 在一项包含 92 例患者的回顾性研究中表明，EUS-FNA 诊断 PNET 的敏感性为 87%。其敏感性与 FPNET、NFPNET 类似，但相较于良性肿瘤其诊断恶性肿瘤的敏感度更高。另外，Atiq 等[181] 在一个包含 81 例患者的回顾性报告研究表明，EUS-FNA 诊断 PNET 的准确性达 90.1%。Puli 等[182] 一项包含 13 个研究及 456 个患者的 Meta 分析研究表明，EUS 检测 PNET 的总体敏感性及特异性

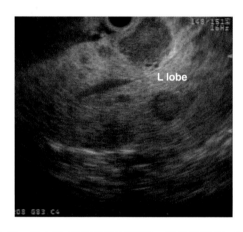

图 15-19 肝左叶多发高回声结节，考虑转移癌（L.lobe，肝左叶）

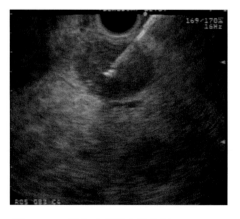

图 15-20 肝左叶高回声结节行 EUS-FNA

分别为 87% 和 98%。这些研究均表明 EUS 不仅能准确诊断 PNET，还能采集样本更有助于诊断。免疫组化有利于神经内分泌肿瘤的诊断[183-186]，如神

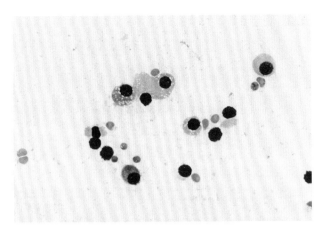

图 15-21 EUS-FNA 细胞学显示浆细胞核异型，类似恶性神经内分泌肿瘤。患者无明显症状，属非功能性 PNET 伴肝转移

经元特异性烯醇酶，突触小泡蛋白，嗜铬粒蛋白免疫组化检测敏感性及特异性均超过 90%，如果取到适当的组织免疫组化更有价值。

经 CT 或 EUS 诊断的小肿瘤在术中有时很难定位。术前 EUS 引导下注射印度墨汁可指导术中胰岛素瘤的定位[187]，这些信息可能能有助于诊断并未手术治疗提供规划。最近一包含 30 个患者（其中包括 10 例 PNET 患者）的回顾性研究表明[188]，EUS 引导下腹腔镜胰腺远端切除不仅能协助肿瘤定位，而且其操作是可行、安全的。该作者还发现[189]，相较于非 EUS 引导，EUS 引导下腹腔镜胰腺远端切除术能有效地减少手术时间。另外，EUS 引导下的基准定位有助于小型 PNET 患者的肿瘤定位[190]。

FNA 获取的标本还可进行基因测序，最近，一项包含 29 例 PNET，平均随访 33 个月的研究显示，等位基因缺失和患者预后、病程进展及死亡率有关[191]。此外，Ki-67 表达是重要的癌前基因，对 NFPNET 分级及预后起重要作用，其检测与应用 19-G 穿刺针于核心组织取检标本有关，有助于肿瘤治疗方法多元化[192]。

胰腺内副脾（胰脾）是一种罕见的良性情况，与 PNET 类似。在一项包括 2060 例行 EUS-FNA 的实性胰腺肿物患者的回顾性研究中，发现 14 例胰腺内异位脾患者（0.6%），多为无症状青年男性[193]。其一般特点为圆形均质低回声、边界规则，多于胰尾部，平均直径 2.2 cm。EUS-FNA 后行 CD8 染色阳性有助于确诊[194-195]，但临床应用价值有待明确。

胰腺转移瘤

孤立的胰腺肿物通常为局部慢性胰腺炎或胰腺原发的良、恶性病变。胰腺继发性转移瘤非常少见，占切除胰腺的 2%～3%[196-198]。正常诊断胰腺孤立结节非常重要。积极的手术切除有助于患者长期存活[199-201]。对其他患者正常的诊断可避免不必要的手术和有针对性选择非手术治疗。

转移胰腺癌 EUS 图像特点不同于原发性胰腺癌。Palazzo 等[202] 对 7 例转移性胰腺癌患者 EUS 图像进行研究，发现 16 个结节中 15 个呈圆形，回声均匀，边界清楚。DeWitt 等[203] 比较了 80 例原发癌与 24 例转移癌图像，发现转移癌边界清楚。Bechade 等[204] 报道 11 例肾细胞癌胰腺转移患者，发现 10 例转移瘤比较清楚。因此，有恶性肿瘤病史患者发现胰腺有边界清楚的结节高度怀疑转移癌。最近，Hijioka 等[205] 一项回顾性研究中对比了 28 例胰腺转移癌患者与 60 例胰腺管状癌患者的 EUS 图像，研究表明转移癌主胰管不扩张及囊肿的存在比原发性恶性肿瘤更容易预测[205]。因此，超声内镜下可见边界清楚的胰腺肿物伴恶性肿瘤病史的患者应提高对转移性病灶的怀疑。

EUS-FNA 能提供转移病变的细胞学检查（视频 15-1）。DeWitt 等[203] 报道了 24 例转移癌 EUS-FNA 结果，发现原发癌 10 例来自肾，6 例来自皮肤，4 例来自肺，2 例来自结肠，1 例来自肝，1 例来自胃。胰腺转移癌可发生于原发肿瘤诊断多年后，尤其是肾细胞癌（图 15-22 和图 15-23）。最近，El Hajj 等[206] 报道了 49 例应用 EUS-FNA 及 Tru-Cut 活检术诊断原发于各脏器的转移癌患者，研究表明 EUS-FNA 在大多数患者中有显著的临床效果，是由于它确定了 90% 的经 X 线检查和（或）临床症状缓解后复发性恶性肿瘤的诊断，且为同时存在转移性疾病的 5 名患者做出了初步诊断。详细了解患者恶性肿瘤病史有助于疾病诊断。

视频 15-1 胰尾 2 cm 低回声团块 EUS-FNA 患者无症状，肾细胞癌切除 3 年

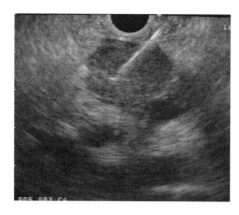

图 15-22   线阵超声内镜观察（5.0 MHz），胰头边界清楚 1.5 cm 大小低回声肿块行 EUS-FNA。患者十二年前肾癌切除病史

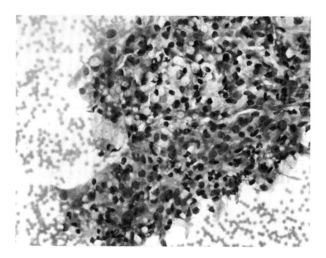

图 15-23   EUS-FNA 细胞学清楚显示肾癌转移，手术证实此诊断

对恶性肿瘤病史较长的患者，获取额外的组织学样本进行细胞学及免疫组化检查有助于胰腺转移癌及复发性恶性肿瘤的诊断[203]。

参考文献

1. Yasuda K, Mukai H, Fujimoto S, et al. The diagnosis of pancreatic cancer by endoscopic ultrasonography. *Gastrointest Endosc*. 1988; 34:1-8.
2. Lin JT, Wang JT, Wang TH. The diagnostic value of endoscopic ultrasonography in pancreatic disorders. *Taiwan Yi Xue Hui Za Zhi*. 1989; 88:483-487.
3. Rosch T, Lorenz R, Braig C, et al. Endoscopic ultrasound in pancreatic tumor diagnosis. *Gastrointest Endosc*. 1991;37:347-352.
4. Rosch T, Braig C, Gain T, et al. Staging of pancreatic and ampullary carcinoma by endoscopic ultrasonography. Comparison with conventional sonography, computed tomography, and angiography. *Gastroenterology*. 1992;102:188-199.
5. Snady H, Cooperman A, Siegel J. Endoscopic ultrasonography compared with computed tomography with ERCP in patients with obstructive jaundice or small peri-pancreatic mass. *Gastrointest Endosc*. 1992;38:27-34.
6. Palazzo L, Roseau G, Gayet B, et al. Endoscopic ultrasonography in the diagnosis and staging of pancreatic adenocarcinoma. Results of a prospective study with comparison to ultrasonography and CT scan. *Endoscopy*. 1993;25:143-150.
7. Muller MF, Meyenberger C, Bertschinger P, et al. Pancreatic tumors: evaluation with endoscopic US, CT, and MR imaging. *Radiology*. 1994;190:745-751.
8. Marty O, Aubertin JM, Bouillot JL, et al. [Prospective comparison of ultrasound endoscopy and computed tomography in the assessment of locoregional invasiveness of malignant ampullar and pancreatic tumors verified surgically]. *Gastroenterol Clin Biol*. 1995;19:197-203.
9. Melzer E, Avidan B, Heyman Z, et al. Preoperative assessment of blood vessel involvement in patients with pancreatic cancer. *Isr J Med Sci*. 1996;32:1086-1088.
10. Dufour B, Zins M, Vilgrain V, et al. [Comparison between spiral x-ray computed tomography and endosonography in the diagnosis and staging of adenocarcinoma of the pancreas. Clinical preliminary study]. *Gastroenterol Clin Biol*. 1997;21:124-130.
11. Howard TJ, Chin AC, Streib EW, et al. Value of helical computed tomography, angiography, and endoscopic ultrasound in determining resectability of periampullary carcinoma. *Am J Surg*. 1997;174: 237-241.
12. Sugiyama M, Hagi H, Atomi Y, et al. Diagnosis of portal venous invasion by pancreatobiliary carcinoma: value of endoscopic ultrasonography. *Abdom Imaging*. 1997;22:434-438.
13. Legmann P, Vignaux O, Dousset B, et al. Pancreatic tumors: comparison of dual-phase helical CT and endoscopic sonography. *AJR Am J Roentgenol*. 1998;170:1315-1322.
14. Akahoshi K, Chijiiwa Y, Nakano I, et al. Diagnosis and staging of pancreatic cancer by endoscopic ultrasound. *Br J Radiol*. 1998;71: 492-496.
15. Harrison JL, Millikan KW, Prinz RA, et al. Endoscopic ultrasound for diagnosis and staging of pancreatic tumors. *Am Surg*. 1999;65:659-664, discussion 664-655.
16. Gress FG, Hawes RH, Savides TJ, et al. Role of EUS in the preoperative staging of pancreatic cancer: a large single-center experience. *Gastrointest Endosc*. 1999;50:786-791.
17. Midwinter MJ, Beveridge CJ, Wilsdon JB, et al. Correlation between spiral computed tomography, endoscopic ultrasonography and findings at operation in pancreatic and ampullary tumours. *Br J Surg*. 1999; 86:189-193.
18. Mertz HR, Sechopoulos P, Delbeke D, et al. EUS, PET, and CT scanning for evaluation of pancreatic adenocarcinoma. *Gastrointest Endosc*. 2000;52:367-371.
19. Rivadeneira DE, Pochapin M, Grobmyer SR, et al. Comparison of linear array endoscopic ultrasound and helical computed tomography for the staging of periampullary malignancies. *Ann Surg Oncol*. 2003;10: 890-897.
20. Ainsworth AP, Rafaelsen SR, Wamberg PA, et al. Is there a difference in diagnostic accuracy and clinical impact between endoscopic ultrasonography and magnetic resonance cholangiopancreatography? *Endoscopy*. 2003;35:1029-1032.
21. Agarwal B, Abu-Hamda E, Molke KL, et al. Endoscopic ultrasound-guided fine needle aspiration and multidetector spiral CT in the diagnosis of pancreatic cancer. *Am J Gastroenterol*. 2004;99:844-850.
22. DeWitt J, Devereaux B, Chriswell M, et al. Comparison of endoscopic ultrasonography and multidetector computed tomography for detecting and staging pancreatic cancer. *Ann Intern Med*. 2004;141: 753-763.
23. Fisher L, Segarajasingam DS, Stewart C, et al. Endoscopic ultrasound guided fine needle aspiration of solid pancreatic lesions: performance and outcomes. *J Gastroenterol Hepatol*. 2009;24:90-96.
24. Rafique A, Freeman S, Carroll N. A clinical algorithm for the assessment of pancreatic lesions: utilization of 16- and 64-section multidetector CT and endoscopic ultrasound. *Clin Radiol*. 2007;62:1142-1153.
25. Prokesch RW, Schima W, Chow LC, et al. Multidetector CT of pancreatic adenocarcinoma: diagnostic advances and therapeutic relevance. *Eur Radiol*. 2003;13:2147-2154.
26. Wang W, Shpaner A, Krishna SG, et al. Use of EUS-FNA in diagnosing pancreatic neoplasm without a definitive mass on CT. *Gastrointest Endosc*. 2013;doi:10.1016/j.gie.2013.01.040.
27. Bronstein YL, Loyer EM, Kaur H, et al. Detection of small pancreatic tumors with multiphasic helical CT. *AJR Am J Roentgenol*. 2004;182: 619-623.
28. Bhutani MS, Gress FG, Giovannini M, et al. The No Endosonographic Detection of Tumor (NEST) study: a case series of pancreatic cancers missed on endoscopic ultrasonography. *Endoscopy*. 2004;36:385-389.
29. Catanzaro A, Richardson S, Veloso H, et al. Long-term follow-up of patients with clinically indeterminate suspicion of pancreatic cancer and normal EUS. *Gastrointest Endosc*. 2003;58:836-840.

30. Lee SH, Ozden N, Pawa R, et al. Periductal hypoechoic sign: an endo-sonographic finding associated with pancreatic malignancy. *Gastrointest Endosc*. 2010;71:249-255.

31. Rodriguez S, Faigel D. Absence of a dilated duct predicts benign disease in suspected pancreas cancer: a simple clinical rule. *Dig Dis Sci*. 2010;55:1161-1166.

32. Eloubeidi MA, Luz LP, Tamhane A, et al. Ratio of pancreatic duct caliber to width of pancreatic gland by endosonography is predictive of pancreatic cancer. *Pancreas*. 2013;42:670-679.

33. Canto MI, Goggins M, Yeo CJ, et al. Screening for pancreatic neoplasia in high-risk individuals: an EUS-based approach. *Clin Gastroenterol Hepatol*. 2004;2:606-621.

34. Langer P, Kann PH, Fendrich V, et al. Five years of prospective screening of high-risk individuals from families with familial pancreatic cancer. *Gut*. 2009;58:1410-1418.

35. Poley JW, Kluijt I, Gouma DJ, et al. The yield of first-time endoscopic ultrasonography in screening individuals at a high risk of developing pancreatic cancer. *Am J Gastroenterol*. 2009;104:2175-2181.

36. Zubarik R, Gordon SR, Lidofsky SD, et al. Screening for pancreatic cancer in a high-risk population with serum CA 19-9 and targeted EUS: a feasibility study. *Gastrointest Endosc*. 2011;74:87-95.

37. Canto MI, Hruban RH, Fishman EK, et al. Frequent detection of pancreatic lesions in asymptomatic high-risk individuals. *Gastroenterology*. 2012;142:796-804, quiz e714-795.

38. Canto MI, Harinck F, Hruban RH, et al. International Cancer of the Pancreas Screening (CAPS) Consortium summit on the management of patients with increased risk for familial pancreatic cancer. *Gut*. 2013;62:339-347.

39. Farrell JJ, Garber J, Sahani D, et al. EUS findings in patients with auto-immune pancreatitis. *Gastrointest Endosc*. 2004;60:927-936.

40. Raina A, Yadav D, Krasinskas AM, et al. Evaluation and management of autoimmune pancreatitis: experience at a large US center. *Am J Gastroenterol*. 2009;104:2295-2306.

41. Hoki N, Mizuno N, Sawaki A, et al. Diagnosis of autoimmune pancreatitis using endoscopic ultrasonography. *J Gastroenterol*. 2009;44:154-159.

42. Levy MJ, Reddy RP, Wiersema MJ, et al. EUS-guided trucut biopsy in establishing autoimmune pancreatitis as the cause of obstructive jaundice. *Gastrointest Endosc*. 2005;61:467-472.

43. Iwashita T, Yasuda I, Doi S, et al. Use of samples from endoscopic ultrasound-guided 19-gauge fine-needle aspiration in diagnosis of autoimmune pancreatitis. *Clin Gastroenterol Hepatol*. 2012;10:316-322.

44. Khashab M, Mokadem M, DeWitt J, et al. Endoscopic ultrasound guided fine needle aspiration with or without flow cytometry for the diagnosis of primary pancreatic lymphoma. *Endoscopy* 2010;42:228-231.

45. Gong TT, Hu DM, Zhu Q. Contrast-enhanced EUS for differential diagnosis of pancreatic mass lesions: a meta-analysis. *Gastrointest Endosc*. 2012;76:301-309.

46. Ophir J, Cespedes I, Ponnekanti H, et al. Elastography: a quantitative method for imaging the elasticity of biological tissues. *Ultrason Imaging*. 1991;13:111-134.

47. Hu DM, Gong TT, Zhu Q. Endoscopic ultrasound elastography for differential diagnosis of pancreatic masses: a meta-analysis. *Dig Dis Sci*. 2013;58:1125-1131.

48. Mei M, Ni J, Liu D, et al. EUS elastography for diagnosis of solid pancreatic masses: a meta-analysis. *Gastrointest Endosc*. 2013;77:578-589.

49. Saftoiu A, Iordache SA, Gheonea DI, et al. Combined contrast-enhanced power Doppler and real-time sonoelastography performed during EUS, used in the differential diagnosis of focal pancreatic masses (with videos). *Gastrointest Endosc*. 2010;72:739-747.

50. Ahmad NA, Lewis JD, Siegelman ES, et al. Role of endoscopic ultrasound and magnetic resonance imaging in the preoperative staging of pancreatic adenocarcinoma. *Am J Gastroenterol*. 2000;95:1926-1931.

51. Buscail L, Pages P, Berthelemy P, et al. Role of EUS in the management of pancreatic and ampullary carcinoma: a prospective study assessing resectability and prognosis. *Gastrointest Endosc*. 1999;50:34-40.

52. Giovannini M, Seitz JF. Endoscopic ultrasonography with a linear-type echoendoscope in the evaluation of 94 patients with pancreatobiliary disease. *Endoscopy*. 1994;26:579-585.

53. Grimm H, Maydeo A, Soehendra N. Endoluminal ultrasound for the diagnosis and staging of pancreatic cancer. *Baillieres Clin Gastroenterol*. 1990;4:869-888.

54. Mukai H, Nakajima M, Yasuda K, et al. [Preoperative diagnosis and staging of pancreatic cancer by endoscopic ultrasonography (EUS)–a comparative study with other diagnostic tools]. *Nippon Shokakibyo Gakkai Zasshi*. 1991;88:2132-2142.

55. Ramsay D, Marshall M, Song S, et al. Identification and staging of pancreatic tumours using computed tomography, endoscopic ultra-sound and mangafodipir trisodium-enhanced magnetic resonance imaging. *Australas Radiol*. 2004;48:154-161.

56. Rosch T, Dittler HJ, Lorenz R, et al. [The endosonographic staging of pancreatic carcinoma]. *Dtsch Med Wochenschr*. 1992;117:563-569.

57. Soriano A, Castells A, Ayuso C, et al. Preoperative staging and tumor resectability assessment of pancreatic cancer: prospective study comparing endoscopic ultrasonography, helical computed tomography, magnetic resonance imaging, and angiography. *Am J Gastroenterol*. 2004;99:492-501.

58. Tio TL, Sie LH, Kallimanis G, et al. Staging of ampullary and pancreatic carcinoma: comparison between endosonography and surgery. *Gastrointest Endosc*. 1996;44:706-713.

59. Tio TL, Tytgat GN, Cikot RJ, et al. Ampullopancreatic carcinoma: preoperative TNM classification with endosonography. *Radiology*. 1990;175:455-461.

60. Yasuda K, Mukai H, Nakajima M, et al. Staging of pancreatic carcinoma by endoscopic ultrasonography. *Endoscopy*. 1993;25:151-155.

61. Howard TJ, Villanustre N, Moore SA, et al. Efficacy of venous reconstruction in patients with adenocarcinoma of the pancreatic head. *J Gastrointest Surg*. 2003;7:1089-1095.

62. Al-Haddad M, Martin JK, Nguyen J, et al. Vascular resection and reconstruction for pancreatic malignancy: a single center survival study. *J Gastrointest Surg*. 2007;11:1168-1174.

63. Ahmad NA, Lewis JD, Ginsberg GG, et al. EUS in preoperative staging of pancreatic cancer. *Gastrointest Endosc*. 2000;52:463-468.

64. Bhutani MS, Hawes RH, Hoffman BJ. A comparison of the accuracy of echo features during endoscopic ultrasound (EUS) and EUS-guided fine-needle aspiration for diagnosis of malignant lymph node invasion. *Gastrointest Endosc*. 1997;45:474-479.

65. Catalano MF, Sivak MV Jr, Rice T, et al. Endosonographic features predictive of lymph node metastasis. *Gastrointest Endosc*. 1994;40:442-446.

66. Nakaizumi A, Uehara H, Iishi H, et al. Endoscopic ultrasonography in diagnosis and staging of pancreatic cancer. *Dig Dis Sci*. 1995;40:696-700.

67. Cahn M, Chang K, Nguyen P, et al. Impact of endoscopic ultrasound with fine-needle aspiration on the surgical management of pancreatic cancer. *Am J Surg*. 1996;172:470-472.

68. Hahn M, Faigel DO. Frequency of mediastinal lymph node metastases in patients undergoing EUS evaluation of pancreaticobiliary masses. *Gastrointest Endosc*. 2001;54:331-335.

69. Nguyen P, Feng JC, Chang KJ. Endoscopic ultrasound (EUS) and EUS-guided fine-needle aspiration (FNA) of liver lesions. *Gastrointest Endosc*. 1999;50:357-361.

70. tenBerge J, Hoffman BJ, Hawes RH, et al. EUS-guided fine needle aspiration of the liver: indications, yield, and safety based on an international survey of 167 cases. *Gastrointest Endosc*. 2002;55:859-862.

71. Hollerbach S, Willert J, Topalidis T, et al. Endoscopic ultrasound-guided fine-needle aspiration biopsy of liver lesions: histological and cytological assessment. *Endoscopy*. 2003;35:743-749.

72. DeWitt J, LeBlanc J, McHenry L, et al. Endoscopic ultrasound-guided fine needle aspiration cytology of solid liver lesions: a large single-center experience. *Am J Gastroenterol*. 2003;98:1976-1981.

73. Chang KJ, Albers CG, Nguyen P. Endoscopic ultrasound-guided fine needle aspiration of pleural and ascitic fluid. *Am J Gastroenterol*. 1995;90:148-150.

74. Nguyen PT, Chang KJ. EUS in the detection of ascites and EUS-guided paracentesis. *Gastrointest Endosc*. 2001;54:336-339.

75. DeWitt J, Yu M, Al-Haddad M, et al. Survival in patients with pancreatic cancer following the diagnosis of malignant ascites or liver metastases by EUS-FNA. *Gastrointest Endosc*. 2010;71:260-265.

76. Furukawa H, Kosuge T, Mukai K, et al. Helical computed tomography in the diagnosis of portal vein invasion by pancreatic head carcinoma: usefulness for selecting surgical procedures and predicting the outcome. *Arch Surg*. 1998;133:61-65.

77. Ishikawa O, Ohigashi H, Sasaki Y, et al. Intraoperative cytodiagnosis for detecting a minute invasion of the portal vein during pancreatoduo-denectomy for adenocarcinoma of the pancreatic head. *Am J Surg*. 1998;175:477-481.

78. Tierney WM, Francis IR, Eckhauser F, et al. The accuracy of EUS and helical CT in the assessment of vascular invasion by peripapillary malignancy. *Gastrointest Endosc*. 2001;53:182-188.

79. Tellez-Avila FI, Chavez-Tapia NC, Lopez-Arce G, et al. Vascular invasion in pancreatic cancer: predictive values for endoscopic ultrasound and computed tomography imaging. *Pancreas*. 2012;41:636-638.

80. Brugge WR, Lee MJ, Kelsey PB, et al. The use of EUS to diagnose malignant portal venous system invasion by pancreatic cancer. *Gastrointest Endosc*. 1996;43:561-567.

81. Rosch T, Dittler HJ, Strobel K, et al. Endoscopic ultrasound criteria for vascular invasion in the staging of cancer of the head of the pancreas: a blind reevaluation of videotapes. *Gastrointest Endosc*. 2000;52:

469-477.

82. Snady H, Bruckner H, Siegel J, et al. Endoscopic ultrasonographic criteria of vascular invasion by potentially resectable pancreatic tumors. *Gastrointest Endosc.* 1994;40:326-333.

83. Benassai G, Mastrorilli M, Quarto G, et al. Factors influencing survival after resection for ductal adenocarcinoma of the head of the pancreas. *J Surg Oncol.* 2000;73:212-218.

84. Richter A, Niedergethmann M, Sturm JW, et al. Long-term results of partial pancreaticoduodenectomy for ductal adenocarcinoma of the pancreatic head: 25-year experience. *World J Surg.* 2003;27:324-329.

85. Saez A, Catala I, Brossa R, et al. Intraoperative fine needle aspiration cytology of pancreatic lesions. A study of 90 cases. *Acta Cytol.* 1995;39:485-488.

86. Schadt ME, Kline TS, Neal HS, et al. Intraoperative pancreatic fine needle aspiration biopsy. Results in 166 patients. *Am Surg.* 1991;57:73-75.

87. Brandt KR, Charboneau JW, Stephens DH, et al. CT- and US-guided biopsy of the pancreas. *Radiology.* 1993;187:99-104.

88. Bret PM, Nicolet V, Labadie M. Percutaneous fine-needle aspiration biopsy of the pancreas. *Diagn Cytopathol.* 1986;2:221-227.

89. Di Stasi M, Lencioni R, Solmi L, et al. Ultrasound-guided fine needle biopsy of pancreatic masses: results of a multicenter study. *Am J Gastroenterol.* 1998;93:1329-1333.

90. Sperti C, Pasquali C, Di Prima F, et al. Percutaneous CT-guided fine needle aspiration cytology in the differential diagnosis of pancreatic lesions. *Ital J Gastroenterol.* 1994;26:126-131.

91. Caturelli E, Rapaccini GL, Anti M, et al. Malignant seeding after fine-needle aspiration biopsy of the pancreas. *Diagn Imaging Clin Med.* 1985;54:88-91.

92. Ferrucci JT, Wittenberg J, Margolies MN, et al. Malignant seeding of the tract after thin-needle aspiration biopsy. *Radiology.* 1979;130:345-346.

93. Smith FP, Macdonald JS, Schein PS, et al. Cutaneous seeding of pancreatic cancer by skinny-needle aspiration biopsy. *Arch Intern Med.* 1980;140:855.

94. Vilmann P, Jacobsen GK, Henriksen FW, et al. Endoscopic ultrasonography with guided fine needle aspiration biopsy in pancreatic disease. *Gastrointest Endosc.* 1992;38:172-173.

95. Hewitt MJ, McPhail MJ, Possamai L, et al. EUS-guided FNA for diagnosis of solid pancreatic neoplasms: a meta-analysis. *Gastrointest Endosc.* 2012;75:319-331.

96. Hebert-Magee S, Bae S, Varadarajulu S, et al. The presence of a cytopathologist increases the diagnostic accuracy of endoscopic ultrasound-guided fine needle aspiration cytology for pancreatic adenocarcinoma: a meta-analysis. *Cytopathology.* 2013;24:159-171.

97. Gress F, Gottlieb K, Sherman S, et al. Endoscopic ultrasonography-guided fine-needle aspiration biopsy of suspected pancreatic cancer. *Ann Intern Med.* 2001;134:459-464.

98. Harewood GC, Wiersema MJ. Endosonography-guided fine needle aspiration biopsy in the evaluation of pancreatic masses. *Am J Gastroenterol.* 2002;97:1386-1391.

99. Voss M, Hammel P, Molas G, et al. Value of endoscopic ultrasound guided fine needle aspiration biopsy in the diagnosis of solid pancreatic masses. *Gut.* 2000;46:244-249.

100. Bhutani MS, Hawes RH, Baron PL, et al. Endoscopic ultrasound guided fine needle aspiration of malignant pancreatic lesions. *Endoscopy.* 1997;29:854-858.

101. Faigel DO, Ginsberg GG, Bentz JS, et al. Endoscopic ultrasound-guided real-time fine-needle aspiration biopsy of the pancreas in cancer patients with pancreatic lesions. *J Clin Oncol.* 1997;15:1439-1443.

102. Wegener M, Pfaffenbach B, Adamek RJ. Endosonographically guided transduodenal and transgastral fine-needle aspiration puncture of focal pancreatic lesions. *Bildgebung.* 1995;62:110-115.

103. Fritscher-Ravens A, Schirrow L, Atay Z, et al. [Endosonographically controlled fine needle aspiration cytology–indications and results in routine diagnosis]. *Z Gastroenterol.* 1999;37:343-351.

104. Ylagan LR, Edmundowicz S, Kasal K, et al. Endoscopic ultrasound guided fine-needle aspiration cytology of pancreatic carcinoma: a 3-year experience and review of the literature. *Cancer.* 2002;96:362-369.

105. Eloubeidi MA, Chen VK, Eltoum IA, et al. Endoscopic ultrasound-guided fine needle aspiration biopsy of patients with suspected pancreatic cancer: diagnostic accuracy and acute and 30-day complications. *Am J Gastroenterol.* 2003;98:2663-2668.

106. Fritscher-Ravens A, Brand L, Knofel WT, et al. Comparison of endoscopic ultrasound-guided fine needle aspiration for focal pancreatic lesions in patients with normal parenchyma and chronic pancreatitis. *Am J Gastroenterol.* 2002;97:2768-2775.

107. Schwartz DA, Unni KK, Levy MJ, et al. The rate of false-positive results with EUS-guided fine-needle aspiration. *Gastrointest Endosc.* 2002;56:868-872.

108. Siddiqui AA, Kowalski TE, Shahid H, et al. False-positive EUS-guided

FNA cytology for solid pancreatic lesions. *Gastrointest Endosc.* 2011;74:535-540.

109. Mertz H, Gautam S. The learning curve for EUS-guided FNA of pancreatic cancer. *Gastrointest Endosc.* 2004;59:33-37.

110. Harewood GC, Wiersema LM, Halling AC, et al. Influence of EUS training and pathology interpretation on accuracy of EUS-guided fine needle aspiration of pancreatic masses. *Gastrointest Endosc.* 2002;55:669-673.

111. Eisen GM, Dominitz JA, Faigel DO, et al. Guidelines for credentialing and granting privileges for endoscopic ultrasound. *Gastrointest Endosc.* 2001;54:811-814.

112. Committee AT, DiMaio CJ, Mishra G, et al. EUS core curriculum. *Gastrointest Endosc.* 2012;76:476-481.

113. Eloubeidi MA, Tamhane A, Jhala N, et al. Agreement between rapid onsite and final cytologic interpretations of EUS-guided FNA specimens: implications for the endosonographer and patient management. *Am J Gastroenterol.* 2006;101:2841-2847.

114. Klapman JB, Logrono R, Dye CE, et al. Clinical impact of on-site cytopathology interpretation on endoscopic ultrasound-guided fine needle aspiration. *Am J Gastroenterol.* 2003;98:1289-1294.

115. Schmidt RL, Witt BL, Matynia AP, et al. Rapid on-site evaluation increases endoscopic ultrasound-guided fine-needle aspiration adequacy for pancreatic lesions. *Dig Dis Sci.* 2013;58:872-882.

116. Erickson RA, Sayage-Rabie L, Beissner RS. Factors predicting the number of EUS-guided fine-needle passes for diagnosis of pancreatic malignancies. *Gastrointest Endosc.* 2000;51:184-190.

117. LeBlanc JK, Ciaccia D, Al-Assi MT, et al. Optimal number of EUS-guided fine needle passes needed to obtain a correct diagnosis. *Gastrointest Endosc.* 2004;59:475-481.

118. Bang JY, Magee SH, Ramesh J, et al. Randomized trial comparing fanning with standard technique for endoscopic ultrasound-guided fine-needle aspiration of solid pancreatic mass lesions. *Endoscopy.* 2013;45:445-450.

119. Buxbaum JL, Eloubeidi MA, Lane CJ, et al. Dynamic telecytology compares favorably to rapid onsite evaluation of endoscopic ultrasound fine needle aspirates. *Dig Dis Sci.* 2012;57:3092-3097.

120. Goyal A, Jhala N, Gupta P. TeleCyP (Telecytopathology): real-time fine-needle aspiration interpretation. *Acta Cytol.* 2012;56:669-677.

121. Khurana KK, Rong R, Wang D, et al. Dynamic telecytopathology for on-site preliminary diagnosis of endoscopic ultrasound-guided fine needle aspiration of pancreatic masses. *J Telemed Telecare.* 2012;18:253-259.

122. Olson MT, Ali SZ. Cytotechnologist on-site evaluation of pancreas fine needle aspiration adequacy: comparison with cytopathologists and correlation with the final interpretation. *Acta Cytol.* 2012;56:340-346.

123. Lee JH, Stewart J, Ross WA, et al. Blinded prospective comparison of the performance of 22-gauge and 25-gauge needles in endoscopic ultrasound-guided fine needle aspiration of the pancreas and peripancreatic lesions. *Dig Dis Sci.* 2009;54:2274-2281.

124. Siddiqui UD, Rossi F, Rosenthal LS, et al. EUS-guided FNA of solid pancreatic masses: a prospective, randomized trial comparing 22-gauge and 25-gauge needles. *Gastrointest Endosc.* 2009;70:1093-1097.

125. Madhoun MF, Wani SB, Rastogi A, et al. The diagnostic accuracy of 22-gauge and 25-gauge needles in endoscopic ultrasound-guided fine needle aspiration of solid pancreatic lesions: a meta-analysis. *Endoscopy.* 2013;45:86-92.

126. Affolter KE, Schmidt RL, Matynia AP, et al. Needle size has only a limited effect on outcomes in EUS-guided fine needle aspiration: a systematic review and meta-analysis. *Dig Dis Sci.* 2013;58:1026-1034.

127. Camellini L, Carlinfante G, Azzolini F, et al. A randomized clinical trial comparing 22G and 25G needles in endoscopic ultrasound-guided fine-needle aspiration of solid lesions. *Endoscopy.* 2011;43:709-715.

128. Sakamoto H, Kitano M, Komaki T, et al. Prospective comparative study of the EUS guided 25-gauge FNA needle with the 19-gauge Trucut needle and 22-gauge FNA needle in patients with solid pancreatic masses. *J Gastroenterol Hepatol.* 2009;24:384-390.

129. Varadarajulu S, Bang JY, Hebert-Magee S. Assessment of the technical performance of the flexible 19-gauge EUS-FNA needle. *Gastrointest Endosc.* 2012;76:336-343.

130. Gress FG, Hawes RH, Savides TJ, et al. Endoscopic ultrasound-guided fine-needle aspiration biopsy using linear array and radial scanning endosonography. *Gastrointest Endosc.* 1997;45:243-250.

131. Wiersema MJ, Vilmann P, Giovannini M, et al. Endosonography-guided fine-needle aspiration biopsy: diagnostic accuracy and complication assessment. *Gastroenterology.* 1997;112:1087-1095.

132. Al-Haddad M, Wallace MB, Woodward TA, et al. The safety of fine-needle aspiration guided by endoscopic ultrasound: a prospective study. *Endoscopy.* 2008;40:204-208.

133. Gress F, Michael H, Gelrud D, et al. EUS-guided fine-needle aspiration

of the pancreas: evaluation of pancreatitis as a complication. *Gastrointest Endosc*. 2002;56:864-867.

134. O'Toole D, Palazzo L, Arotcarena R, et al. Assessment of complications of EUS-guided fine-needle aspiration. *Gastrointest Endosc*. 2001;53: 470-474.

135. Wang KX, Ben QW, Jin ZD, et al. Assessment of morbidity and mortality associated with EUS-guided FNA: a systematic review. *Gastrointest Endosc*. 2011;73:283-290.

136. Micames C, Jowell PS, White R, et al. Lower frequency of peritoneal carcinomatosis in patients with pancreatic cancer diagnosed by EUS-guided FNA vs. percutaneous FNA. *Gastrointest Endosc*. 2003;58: 690-695.

137. Ikezawa K, Uehara H, Sakai A, et al. Risk of peritoneal carcinomatosis by endoscopic ultrasound-guided fine needle aspiration for pancreatic cancer. *J Gastroenterol*. 2012;doi:10.1007/s00535-012-0693-x.

138. Beane JD, House MG, Cote GA, et al. Outcomes after preoperative endoscopic ultrasonography and biopsy in patients undergoing distal pancreatectomy. *Surgery*. 2011;150:844-853.

139. Ngamruengphong S, Xu C, Woodward TA, et al. Risk of gastric or peritoneal recurrence, and long-term outcomes, following pancreatic cancer resection with preoperative endosonographically guided fine needle aspiration. *Endoscopy*. 2013;45:619-626.

140. Qian X, Hecht JL. Pancreatic fine needle aspiration. A comparison of computed tomographic and endoscopic ultrasonographic guidance. *Acta Cytol*. 2003;47:723-726.

141. Mallery JS, Centeno BA, Hahn PF, et al. Pancreatic tissue sampling guided by EUS, CT/US, and surgery: a comparison of sensitivity and specificity. *Gastrointest Endosc*. 2002;56:218-224.

142. Harewood GC, Wiersema MJ. A cost analysis of endoscopic ultrasound in the evaluation of pancreatic head adenocarcinoma. *Am J Gastroenterol*. 2001;96:2651-2656.

143. Chen VK, Arguedas MR, Kilgore ML, et al. A cost-minimization analysis of alternative strategies in diagnosing pancreatic cancer. *Am J Gastroenterol*. 2004;99:2223-2234.

144. Levy MJ, Jondal ML, Clain J, et al. Preliminary experience with an EUS-guided trucut biopsy needle compared with EUS-guided FNA. *Gastrointest Endosc*. 2003;57:101-106.

145. Larghi A, Verna EC, Stavropoulos SN, et al. EUS-guided trucut needle biopsies in patients with solid pancreatic masses: a prospective study. *Gastrointest Endosc*. 2004;59:185-190.

146. Varadarajulu S, Fraig M, Schmulewitz N, et al. Comparison of EUS-guided 19-gauge Trucut needle biopsy with EUS-guided fine-needle aspiration. *Endoscopy*. 2004;36:397-401.

147. Thomas T, Kaye PV, Ragunath K, et al. Efficacy, safety, and predictive factors for a positive yield of EUS-guided Trucut biopsy: a large tertiary referral center experience. *Am J Gastroenterol*. 2009;104:584-591.

148. Eloubeidi MA, Mehra M, Bean SM. EUS-guided 19-gauge trucut needle biopsy for diagnosis of lymphoma missed by EUS-guided FNA. *Gastrointest Endosc*. 2007;65:937-939.

149. Iglesias-Garcia J, Poley JW, Larghi A, et al. Feasibility and yield of a new EUS histology needle: results from a multicenter, pooled, cohort study. *Gastrointest Endosc*. 2011;73:1189-1196.

150. Larghi A, Iglesias-Garcia J, Poley JW, et al. Feasibility and yield of a novel 22-gauge histology EUS needle in patients with pancreatic masses: a multicenter prospective cohort study. *Surg Endosc*. 2013; doi:10.1007/s00464-013-2957-9.

151. Bang JY, Hebert-Magee S, Trevino J, et al. Randomized trial comparing the 22-gauge aspiration and 22-gauge biopsy needles for EUS-guided sampling of solid pancreatic mass lesions. *Gastrointest Endosc*. 2012; 76:321-327.

152. Ogura T, Yamao K, Sawaki A, et al. Clinical impact of K-ras mutation analysis in EUS-guided FNA specimens from pancreatic masses. *Gastrointest Endosc*. 2012;75:769-774.

153. Fuccio L, Hassan C, Laterza L, et al. The role of K-ras gene mutation analysis in EUS-guided FNA cytology specimens for the differential diagnosis of pancreatic solid masses: a meta-analysis of prospective studies. *Gastrointest Endosc*. 2013;doi:10.1016/j.gie.2013 .04.162.

154. Salek C, Benesova L, Zavoral M, et al. Evaluation of clinical relevance of examining K-ras, p16 and p53 mutations along with allelic losses at 9p and 18q in EUS-guided fine needle aspiration samples of patients with chronic pancreatitis and pancreatic cancer. *World J Gastroenterol*. 2007;13:3714-3720.

155. Jensen RT, Norton JA. Pancreatic endocrine tumors. In: Feldman M, Scharschmidt BF, Sleisenger MH, eds. *Sleisenger and Fordtran's Gastrointestinal and Liver Disease*. 7th ed. Philadelphia: WB Saunders; 2002: 988-1016 2002, DOI.

156. Modlin IM, Tang LH. Approaches to the diagnosis of gut neuroendocrine tumors: the last word (today). *Gastroenterology*. 1997;112: 583-590.

157. Madura JA, Cummings OW, Wiebke EA, et al. Nonfunctioning islet cell tumors of the pancreas: a difficult diagnosis but one worth the effort. *Am Surg*. 1997;63:573-577, discussion 577-578.

158. Lam KY, Lo CY. Pancreatic endocrine tumour: a 22-year clinicopathological experience with morphological, immunohistochemical observation and a review of the literature. *Eur J Surg Oncol*. 1997; 23:36-42.

159. Kloppel G, Heitz PU. Pancreatic endocrine tumors. *Pathol Res Pract*. 1988;183:155-168.

160. Schindl M, Kaczirek K, Kaserer K, et al. Is the new classification of neuroendocrine pancreatic tumors of clinical help? *World J Surg*. 2000;24:1312-1318.

161. Akerstrom G, Hellman P, Hessman O, et al. Surgical treatment of endocrine pancreatic tumours. *Neuroendocrinology*. 2004;80(suppl 1): 62-66.

162. Azimuddin K, Chamberlain RS. The surgical management of pancreatic neuroendocrine tumors. *Surg Clin North Am*. 2001;81:511-525.

163. Rosch T, Lightdale CJ, Botet JF, et al. Localization of pancreatic endocrine tumors by endoscopic ultrasonography. *N Engl J Med*. 1992;326:1721-1726.

164. Palazzo L, Roseau G, Chaussade S, et al. [Pancreatic endocrine tumors: contribution of ultrasound endoscopy in the diagnosis of localization]. *Ann Chir*. 1993;47:419-424.

165. Anderson MA, Carpenter S, Thompson NW, et al. Endoscopic ultrasound is highly accurate and directs management in patients with neuroendocrine tumors of the pancreas. *Am J Gastroenterol*. 2000; 95:2271-2277.

166. Ardengh JC, Rosenbaum P, Ganc AJ, et al. Role of EUS in the preoperative localization of insulinomas compared with spiral CT. *Gastrointest Endosc*. 2000;51:552-555.

167. De Angelis C, Carucci P, Repici A, et al. Endosonography in decision making and management of gastrointestinal endocrine tumors. *Eur J Ultrasound*. 1999;10:139-150.

168. Gouya H, Vignaux O, Augui J, et al. CT, endoscopic sonography, and a combined protocol for preoperative evaluation of pancreatic insulinomas. *AJR Am J Roentgenol*. 2003;181:987-992.

169. Proye C, Malvaux P, Pattou F, et al. Noninvasive imaging of insulinomas and gastrinomas with endoscopic ultrasonography and somatostatin receptor scintigraphy. *Surgery*. 1998;124:1134-1143, discussion 1143-1134.

170. Zimmer T, Stolzel U, Bader M, et al. Endoscopic ultrasonography and somatostatin receptor scintigraphy in the preoperative localisation of insulinomas and gastrinomas. *Gut*. 1996;39:562-568.

171. Khashab MA, Yong E, Lennon AM, et al. EUS is still superior to multidetector computerized tomography for detection of pancreatic neuroendocrine tumors. *Gastrointest Endosc*. 2011;73:691-696.

172. Semelka RC, Custodio CM, Cem Balci N, et al. Neuroendocrine tumors of the pancreas: spectrum of appearances on MRI. *J Magn Reson Imaging*. 2000;11:141-148.

173. Van Nieuwenhove Y, Vandaele S, Op de Beeck B, et al. Neuroendocrine tumors of the pancreas. *Surg Endosc*. 2003;17:1658-1662.

174. Thoeni RF, Mueller-Lisse UG, Chan R, et al. Detection of small, functional islet cell tumors in the pancreas: selection of MR imaging sequences for optimal sensitivity. *Radiology*. 2000;214:483-490.

175. Gibril F, Reynolds JC, Doppman JL, et al. Somatostatin receptor scintigraphy: its sensitivity compared with that of other imaging methods in detecting primary and metastatic gastrinomas. A prospective study. *Ann Intern Med*. 1996;125:26-34.

176. van Eijck CH, Lamberts SW, Lemaire LC, et al. The use of somatostatin receptor scintigraphy in the differential diagnosis of pancreatic duct cancers and islet cell tumors. *Ann Surg*. 1996;224:119-124.

177. Bansal R, Tierney W, Carpenter S, et al. Cost effectiveness of EUS for preoperative localization of pancreatic endocrine tumors. *Gastrointest Endosc*. 1999;49:19-25.

178. Ardengh JC, de Paulo GA, Ferrari AP. EUS-guided FNA in the diagnosis of pancreatic neuroendocrine tumors before surgery. *Gastrointest Endosc*. 2004;60:378-384.

179. Gines A, Vazquez-Sequeiros E, Soria MT, et al. Usefulness of EUS-guided fine needle aspiration (EUS-FNA) in the diagnosis of functioning neuroendocrine tumors. *Gastrointest Endosc*. 2002;56: 291-296.

180. Pais SA, Al-Haddad M, Mohamadnejad M, et al. EUS for pancreatic neuroendocrine tumors: a single-center, 11-year experience. *Gastrointest Endosc*. 2010;71:1185-1193.

181. Atiq M, Bhutani MS, Bektas M, et al. EUS-FNA for pancreatic neuroendocrine tumors: a tertiary cancer center experience. *Dig Dis Sci*. 2012;57:791-800.

182. Puli SR, Kalva N, Bechtold ML, et al. Diagnostic accuracy of endoscopic ultrasound in pancreatic neuroendocrine tumors: a systematic review and meta analysis. *World J Gastroenterol*. 2013;19:3678-3684.

183. Baker MS, Knuth JL, DeWitt J, et al. Pancreatic cystic neuroendocrine tumors: preoperative diagnosis with endoscopic ultrasound and fine-

needle immunocytology. *J Gastrointest Surg*. 2008;12:450-456.

184. Chang F, Vu C, Chandra A, et al. Endoscopic ultrasound-guided fine needle aspiration cytology of pancreatic neuroendocrine tumours: cytomorphological and immunocytochemical evaluation. *Cytopathology*. 2006;17:10-17.

185. Collins BT, Cramer HM. Fine-needle aspiration cytology of islet cell tumors. *Diagn Cytopathol*. 1996;15:37-45.

186. Kidd M, Modlin IM, Mane SM, et al. Q RT-PCR detection of chromogranin A: a new standard in the identification of neuroendocrine tumor disease. *Ann Surg*. 2006;243:273-280.

187. Zografos GN, Stathopoulou A, Mitropapas G, et al. Preoperative imaging and localization of small sized insulinoma with EUS-guided fine needle tattoing: a case report. *Hormones (Athens)*. 2005;4:111-116.

188. Lennon AM, Newman N, Makary MA, et al. EUS-guided tattooing before laparoscopic distal pancreatic resection (with video). *Gastrointest Endosc*. 2010;72:1089-1094.

189. Newman NA, Lennon AM, Edil BH, et al. Preoperative endoscopic tattooing of pancreatic body and tail lesions decreases operative time for laparoscopic distal pancreatectomy. *Surgery*. 2010;148:371-377.

190. Law JK, Singh VK, Khashab MA, et al. Endoscopic ultrasound (EUS)-guided fiducial placement allows localization of small neuroendocrine tumors during parenchymal-sparing pancreatic surgery. *Surg Endosc*. 2013;doi:10.1007/s00464-013-2975-7.

191. Fasanella KE, McGrath KM, Sanders M, et al. Pancreatic endocrine tumor EUS-guided FNA DNA microsatellite loss and mortality. *Gastrointest Endosc*. 2009;69:1074-1080.

192. Larghi A, Capurso G, Carnuccio A, et al. Ki-67 grading of nonfunctioning pancreatic neuroendocrine tumors on histologic samples obtained by EUS-guided fine-needle tissue acquisition: a prospective study. *Gastrointest Endosc*. 2012;76:570-577.

193. Ardengh JC, Lopes CV, Kemp R, et al. Pancreatic splenosis mimicking neuroendocrine tumors: microhistological diagnosis by endoscopic ultrasound guided fine needle aspiration. *Arq Gastroenterol*. 2013;50:10-14.

194. Tatsas AD, Owens CL, Siddiqui MT, et al. Fine-needle aspiration of intrapancreatic accessory spleen: cytomorphologic features and differential diagnosis. *Cancer Cytopathol*. 2012;120:261-268.

195. Schreiner AM, Mansoor A, Faigel DO, et al. Intrapancreatic accessory spleen: mimic of pancreatic endocrine tumor diagnosed by endoscopic ultrasound-guided fine-needle aspiration biopsy. *Diagn Cytopathol*. 2008;36:262-265.

196. Roland CF, van Heerden JA. Nonpancreatic primary tumors with metastasis to the pancreas. *Surg Gynecol Obstet*. 1989;168:345-347.

197. Nakeeb A, Lillemoe KD, Cameron JL. The role of pancreaticoduodenectomy for locally recurrent or metastatic carcinoma to the periampullary region. *J Am Coll Surg*. 1995;180:188-192.

198. Sperti C, Pasquali C, Liessi G, et al. Pancreatic resection for metastatic tumors to the pancreas. *J Surg Oncol*. 2003;83:161-166, discussion 166.

199. Z'Graggen K, Fernandez-del Castillo C, Rattner DW, et al. Metastases to the pancreas and their surgical extirpation. *Arch Surg*. 1998;133:413-417, discussion 418-419.

200. Ghavamian R, Klein KA, Stephens DH, et al. Renal cell carcinoma metastatic to the pancreas: clinical and radiological features. *Mayo Clin Proc*. 2000;75:581-585.

201. Faure JP, Tuech JJ, Richer JP, et al. Pancreatic metastasis of renal cell carcinoma: presentation, treatment and survival. *J Urol*. 2001;165:20-22.

202. Palazzo L, Borotto E, Cellier C, et al. Endosonographic features of pancreatic metastases. *Gastrointest Endosc*. 1996;44:433-436.

203. DeWitt J, Jowell P, Leblanc J, et al. EUS-guided FNA of pancreatic metastases: a multicenter experience. *Gastrointest Endosc*. 2005;61:689-696.

204. Bechade D, Palazzo L, Fabre M, et al. EUS-guided FNA of pancreatic metastasis from renal cell carcinoma. *Gastrointest Endosc*. 2003;58:784-788.

205. Hijioka S, Matsuo K, Mizuno N, et al. Role of endoscopic ultrasound and endoscopic ultrasound-guided fine-needle aspiration in diagnosing metastasis to the pancreas: a tertiary center experience. *Pancreatology*. 2011;11:390-398.

206. El H II, LeBlanc JK, Sherman S, et al. Endoscopic ultrasound-guided biopsy of pancreatic metastases: a large single-center experience. *Pancreas*. 2013;42:524-530.

第 16 章

EUS 在胰腺囊肿诊断中的应用

Anne Marie Lennon · Ian D. Penman

（张姝翌 译　李　文 校）

> **内容要点**
>
> - 胰腺囊肿的鉴别诊断很广泛，大部分囊肿性病变是良性病变。但黏液性肿瘤（IPMN 和 MCN）可能是恶性病变或具有癌变倾向，因此黏液性肿瘤的鉴别诊断非常重要。
> - 单纯依靠 EUS 的影像会使胰腺囊肿性病变的诊断受到局限。
> - EUS 图像、囊液的细胞学分析、癌胚抗原的水平和黏蛋白染色技术的联合可应用于胰腺囊肿的鉴别诊断。
> - 抗生素保护下对囊肿性病变行细针抽吸术（FNA）是安全的，其出血、感染和胰腺炎的发生率比较低。
> - 胰腺囊肿的诊断治疗，依赖详细临床病史的评估、影像学检查和多学科合作。

胰腺囊肿在以前很少检出，但近年其因高分辨率图像广泛应用于临床而被频繁检出。在进行 CT[1] 或 MRI[2] 检查的患者中，有 2%～13% 的患者被检出胰腺囊肿，这些患者没有任何症状及胰腺病史。这些囊肿病理各异，有单纯囊肿、癌前病变及癌性囊肿。胰腺囊肿因其发病率的不断增长而日益被重视。胰腺囊肿的诊治方面存在以下难点：如何准确地预测哪些病变为癌变、需要切除；哪些可以通过间断的影像学检查随访；哪些不需要进一步随访。

尽管 CT、MRI 很先进，但是二者用于明确囊肿性质的能力仍很有限。EUS 具有高分辨率、能进行 FNA，因而应用于胰腺病变的诊断。本章将讨论胰腺囊肿性病变的分类、EUS 的特征表现、FNA 对细胞学和肿瘤标记物分析的作用。胰腺囊肿的诊断方法也将在本章讲述。

胰腺囊肿的类型

胰腺囊肿类型很多，包括良性囊肿、潜在极低恶性囊肿、恶性囊肿以及潜在恶性囊肿（表 16-1）。假性囊肿是最常见的类型，占切除的胰腺囊肿的比例 < 10%；外科手术中，最常见类型是：导管内乳头状黏液瘤（intraductal papillary mucinous neoplasms，IPMN）、黏液性囊肿（mucinous cystic neoplasms，MCN）以及浆液性囊腺瘤（serous cystadenomas，SCA），分别占切除囊肿病例的 50%、16% 和 12%[3]。实性肿瘤也可以囊性变性，胰腺囊性神经内分泌瘤、实性假乳头瘤（solid pseudopapillary neoplasms，SPN）和胰腺囊性导管腺癌占切除囊肿比例的 1%～9%。胰腺囊肿的临床表现、内镜特征图像以及治疗会在下文中讨论。

诊断方法

临床病史及影像学

获得完整的病史对于诊断很重要。询问病史的关键问题包括：是否有胰腺炎、黄疸病史，近

表 16-1

胰腺囊肿的分类

良性或潜在低度癌性	潜在癌性	癌性
假性囊肿	导管内乳头状黏液性肿瘤	胰腺导管腺癌
淋巴上皮囊肿	黏液性囊肿性肿瘤	神经内分泌瘤
潴留囊肿		实性假乳头状瘤
先天性囊肿		胰母细胞瘤
淋巴管瘤		胰腺囊腺癌
浆液性囊腺瘤		

期是否有糖尿病发病，是否有中上腹或背部疼痛，是否有厌食或体重减轻。以上任何一项都与恶性囊肿有关。有下列病史的患者应该进行 EUS 详查并密切随访：是否有个人或家族性肿瘤病史提示与多发性内分泌瘤病 1 型、脑视网膜血管瘤病（范希佩尔 - 林道综合征，Von Hippel-Lindau disease）相关；是否有如下病史（遗传性非息肉性结肠直肠癌、Peutz-Jeghers 综合征、BRCA1、BRCA2、家族性

非典型多痣黑色素瘤）提示胰腺癌发生风险增加 [4]；患者是否有胰腺炎发病的危险因素，如饮酒。

患者大多先行横断面成像检查，再行 EUS；MRI 和胰腺 CT 检查有助于明确诊断。从病史和横断面成像，部分患者可以明确诊断，并决定是否需要外科手术。当遇到诊断不清或难以承受手术的危重病例（例如，亚健康的老年患者胰头病变），EUS 可以协助诊断。胰腺囊肿性病变的鉴别诊断和操作流程如图 16-1 所示。

EUS 表现

胰腺 EUS 的检查方法和 FNA 技术在第 21 章讲述。EUS 探查胰腺囊肿性病变的方法在本节中讲述，接着将讲述特殊的囊肿性病变。

如果是囊肿性病变，应描述病变的大小、位置及其与相邻血管和器官的关系、是否存在局部或远处转移，这些情况会影响后续的治疗方案（表 16-2），如果是假性囊肿，需要评估是否行 EUS 引导下的引流。此外还应该描述囊肿壁的厚度、是否存在附壁结节及肿物（见检查清单）。囊肿的大小 [小囊肿，大囊肿（＞1 cm）或大小混合囊肿]、是否有隔膜及隔膜的厚度（图 16-2）、

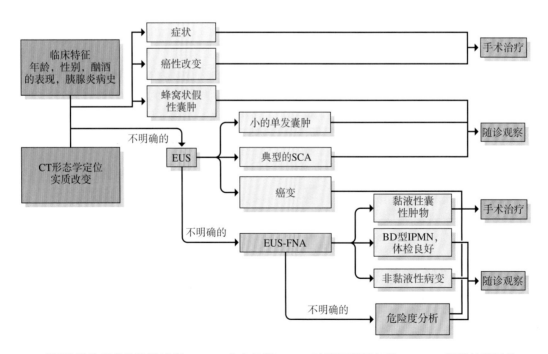

图 16-1 EUS 对胰腺囊性病变的诊治流程。BD，分支导管；CT，计算机断层扫描；FNA，细针抽吸活检；HX，病史；IPMN，导管内乳头状黏液瘤；PX，预后；SCA，浆液性囊腺瘤；SX 症状（From OH HC, Kim MH, Hwang CY, et al. Cystic lesions of the pancreas：challenging issues in clinical practice. AM J Gastroenterol. 2008；103：229-239）

表 16-2

胰腺囊肿性病变的特征

	浆液性囊腺瘤	黏液性囊腺瘤	导管内乳头状黏液肿瘤	实性假乳头状瘤	假性囊肿
部位	任何部位	体 / 尾	源于主胰管或侧支，胰头 > 胰体 / 尾	任何部位	任何部位
癌变倾向	非常低	中度	主胰管受累时呈中高度癌变倾向	中度	无
EUS 特征	多发小囊肿；多为蜂窝状小囊肿；中央纤维化或钙化，也可能为大的囊肿和实性病变	巨大囊肿，分隔结节或乳头样隆起	主胰管扩张或侧支扩张。有附壁结节或肿块	囊实性混合	单房，大小和壁厚度不同；回声；急性 / 慢性胰腺炎的特征
与胰管交通	不是	很少	是	不是	有时
细胞学	Bland 糖原阳性的立方上皮细胞	低黏度	柱状或立方上皮细胞，黏蛋白阳性；不典型增生，异性增生或癌变的特征	异形，嗜酸性，乳头状细胞，过碘酸希夫反应阳性，弹力蛋白阳性	巨噬细胞，炎性细胞，细胞碎片
囊液	低黏度	高黏度	高黏度	低黏度，血性坏死	低黏度
淀粉酶	低	可变的	可变的	可变的	高
癌胚抗原	低	通常是高的	通常是低的	未知	低

是否有高回声黏液及碎屑都应被评估。主胰管的尺寸是否与囊肿相交通，在胰管里是否存在黏蛋白及附壁结节，是否存在局部扩张都应该描述。

EUS 检查中有如下特征影像需要考虑囊肿癌变：囊壁或隔膜的增厚、相关的实性肿块、附壁结节（图 16-3）。主胰管局灶扩张、胰管测量 10 mm 或主胰管测量在 5 ～ 9 mm 且有附壁结界，这些均与癌变风险升高相关。在预测癌变倾向时，附壁结节与黏蛋白球的 EUS 图像是最难区别的特征之一。如下几点可以帮助区分这两种病变（图 16-4）。黏蛋白球通常有圆形、清楚的边界，且边缘高回声、中心低回声。在一项研究中，这 3 个特征同时存在的情况下，黏蛋白球占 90%（视频 16-1）[5]。血管的存在提示有附壁结节，有时在多普勒超声中也能看到。另外，无论患者是被动还是主动移动体位，黏蛋白球可以在囊肿内移动（视频 16-1）。有一组研究将附壁结节分为 4 种类型：Ⅰ型，1 ～ 2 mm 细，乳头状突起；Ⅱ型，较大的息肉状结节；Ⅲ型，较大的增厚壁上突出的结构；Ⅳ型，在实质中有低回声边界不清的乳头状结节[6]。本研究发现Ⅰ～Ⅳ型的附壁结节平均分别可以达到 5 mm、6 mm、11 mm 和 20 mm。此外，90% Ⅲ型或Ⅳ型患者合并侵袭性癌[7]。由此该研究可得出的结论是大小 1 cm 以上在或合并边界不清肿块的附壁结节为高度可疑癌变。

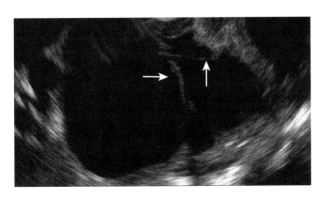

图 16-2　假性囊肿。多年假性囊肿的病例，薄壁内部的分膈（箭头所示）

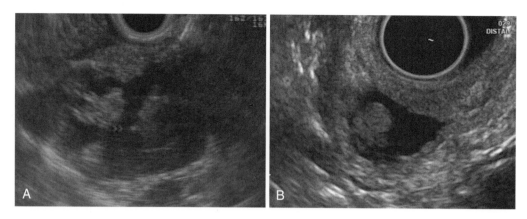

图 16-3　主胰管导管内乳头状黏液性肿瘤（IPMN）。A，主胰管明显扩张、源于管壁的高回声结节；B，主胰管 IPMN 患者中来源于主胰管的附壁结节

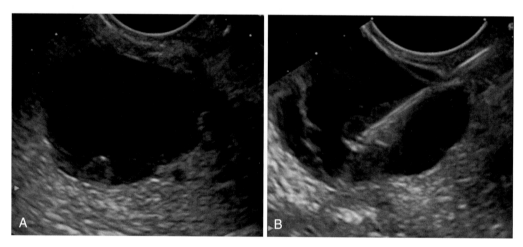

图 16-4　黏液。A，6 点钟位置、毗邻囊壁的病变，易于确认，囊壁高回声，中央低回声。这些表现提示是黏膜性病变。B，病变可移动，确认其为黏液，而不是附壁结节（Copyright AM Lennon.）

视频 16-1　视频演示的典型黏液性囊肿

其他工具

　　增强对比（Contrast-enhanced，CE）超声内镜成像技术 CE-EUS 是将微泡造影剂注射至外周静脉，30 ～ 40 s 后在胰腺循环。该技术基于恶性肿瘤与普通胰腺组织和黏蛋白具有不同的脉管模式。一些小型研究证明了 CE-EUS 对附壁结节的评估是有帮助的[7-8]。一项前瞻性研究发现，CE-EUS 对于附壁结节外科病理学确诊率达 94%，重度不典型增生或合并侵袭性癌的确诊率为 75%[9]。更多关于 CE-EUS 的描述请见第 5 章。

EUS 引导下细针抽吸术

　　单纯的 EUS 形态学不能完全区分良、恶性胰腺囊肿性病变（PCL）[10]。EUS 区分良、恶性病变的图像可显示异常的胰管、残渣或分隔[11]。一项大型多中心前瞻性研究[12]发现根据 EUS 图像特征诊断黏液性病变（IPMN 和 MCN）的准确性仅有 51%。然而，最近荷兰的一项研究[13]报告其灵敏度为 78%，而 EUS 检测胰腺恶性囊肿的灵敏度仅有 25%。其他回顾性研究显示，EUS 检测恶性或癌变倾向准确性更高，灵敏度为 91%[14]。尽管 EUS 的分辨率很高，单独应用于诊断仍有明显的局限性。

胰腺囊肿患者通常行 EUS-FNA，因为它能提供很多附加的信息，这有助于明确囊肿分型并影响后续的治疗。根据囊肿的大小、位置以及周围的血管来选择穿刺针大小和种类。在穿刺时尽量使用单通道，将并发症的风险降到最低，并将囊液吸净（图 16-5），从而降低感染的风险。对于大囊肿，适宜使用大口径的穿刺针，如 19-G，它可以快速抽吸液体。有血管的病变，如胰腺囊性神经内分泌瘤，使用大口径穿刺针通常会取出血性样本，因而应用小口径穿刺针更有效。微囊 SCA 对 FNA 具有挑战性，FNA 很难获得足够样本进行检测。在这种情况下，19-G 穿刺针有助于获得囊肿的组织芯活检。组织芯穿刺活检针与常规 EUS-FNA 穿刺针使用的对比会在第 22 章详细探讨。以囊肿壁为目标，反复轻柔地穿刺囊壁，能提高黏液性囊肿及恶性囊的肿细胞学诊断率[15]。

25-G 穿刺针的细胞刷可以应用于 EUS 引导下评估 PCL。研究证实，细胞刷可以获得更多的上皮细胞，这比抽吸囊液获得的细胞[16]以及细胞内黏蛋白[17]更有利于诊断。但是，还有一些研究证明细胞刷在诊断方面没有优势（55%）[5]。而且，细胞刷的使用也会带来一些问题。首先，它只能在 19-G EUS-FNA 穿刺针中使用。一项研究表明，细胞刷在胰腺头端及钩突状病变中很难使用，几乎 1/3 的病例中不能使用细胞刷[16]。此外，细胞刷的并发症发病率显著高于常规 EUS-FNA，高达 18%，主要并发症发生率为 8%～10%，其中包括 1 例死亡[16-17]。因此，我们不推荐常规使用细胞刷。

胰腺囊肿行 EUS-FNA 并发症的风险比实性病变行 FNA 稍高一些[9]。在最近关于 EUS-FNA 并发症的系统综述中发现最常见的并发症是胰腺炎，发生率为 1.1%，其次是疼痛（0.77%）、出血（0.33%）、发热（0.33%）以及感染（0.22%）[9]。胰腺炎通常为轻型，但是也有重症病例及 1 例死亡病例的报道[9]。推荐使用抗生素预防，通常在操作前静脉注射环丙沙星。美国胃肠内镜学会推荐术后继续口服环丙沙星 3～5 天[18]。虽然有报道 EUS-FNA 导致恶性肿瘤播散，但非常罕见[19]。在实际操作中，如有需要，医生会进行囊肿 FNA，FNA 可以提供足够的囊液，进行血清癌胚抗原（CEA）分析或细胞学分析，或者观察是否有可疑的征象。

囊液分析

细胞学

大部分研究显示细胞学检查特异性高，接近 100%，但灵敏度大相径庭。这也反映出明确诊断胰腺囊肿十分困难，特别是当样本中的细胞结构比较少的时候，诊断就更加困难。Brandwein[20] 和 Brugge 等[12] 报道区分良、恶性或潜在恶性 PCL 的灵敏度分别为 55% 和 59%。在 Hernandez[21] 和 Frossard 等[22] 进行的对照研究中，灵敏度分别为 89% 和 97%。细胞学的灵敏度受到多因素影响，也可能发生抽样误差。此外，血液、胃或十二指肠黏膜良性上皮细胞的存在会导致结果难以解释或出现假阳性结果。无论是检验技师还是病理学专家，进行试验的前提是通过 EUS-FNA 获得充足的标本，才能够提高试验效率[23]。操作者的经验和（或）检测机构也很重要：最近的研究显示操作者经验越丰富，试验的精确性越高[23]。也可以对胰液进行细胞学分析，有研究表明灵敏度 21%～75%[25]。

肿瘤标记物

鉴于细胞学检查灵敏度的有限性，为提高诊断的准确性，囊液还可以进行肿瘤标记物的检测。研究表明，囊液的肿瘤标记物包括：CEA，

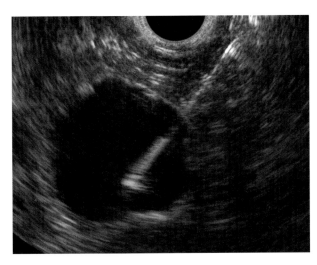

图 16-5　EUS-FNA。可用 19-G、22-G 或 25-G 型号的穿刺针。本病例为 22-G 穿刺针

CA19-9，CA72-4，CA125 和 CA15-3[12,22,26-28] 等。虽然一些研究结果十分有意义，但目前已使用的肿瘤标记物与 CEA 相比不足以达到诊断目的，而未经研究的尚未证实是否有效。

CEA 在黏液性肿瘤中呈高水平（IPMN 和 MCN），而在假性囊肿（感染除外）和 SCA 中呈低水平（感染除外）[12,22]（见表 16-2）。CEA 灵敏度和特异性变化取决于研究及所用的 CEA 阈值。大多数内镜医生在区分黏液、非黏液性囊肿时采用的临界值为 > 192 ng/ml。这是基于大型、前瞻性、多中心试验获得的，该值对于黏液性囊肿与其他类型囊肿鉴别的准确性达 79%，明显优于单独的 EUS 形态（51%）或细胞学（59%）诊断的准确性。在这项研究中，没有结合形态学特征、细胞学和肿瘤标记物仍优于单独检测 CEA。然而，其他研究已发现最适宜的临界值范围是 100 ～ 800 ng/ml[12,22,26,29]。原因之一是：CEA 的检测采用的是针对血清的化验标准而不具囊液，不同的试验会导致不同的研究及中心之间对比困难。12 项研究汇集分析发现[24]，CEA 浓度 > 800 ng/ml 首先考虑黏液性病变（敏感性 48%，特异性 48%）；相反，囊肿液 CEA 低水平（< 5 ng/ml）提示非黏液性病变，例如 SCA，（敏感性 57% ～ 100%，特异性 77% ～ 86%）[30-31]。CEA 检测的另一个问题是，实验室检测需要 0.25 ～ 1 ml 的液体。荷兰最近的一项研究发现，只有少于 60% 的患者能获得足够的液体进行 CEA 检测[13]。大多数研究表明，囊肿液体 CEA 水平升高并没有被证明与高度不典型性增生或侵入性癌症的风险增高有关，也无法作为癌变的标记物[32]。囊液 CEA 高的水平提示黏液囊肿，低水平提示非黏液性囊肿；然而，敏感性和特异性都达不到 100%。

在多数实验室，大约需要 0.5 ml 的液体进行囊液淀粉酶检测，假性囊肿的鉴别诊断时需要做该项检查。囊液淀粉酶 < 250 U/ml 基本可以排除假性囊肿（敏感性 44%，特异性 98%）[22]。MCN 和 IPMN 的囊液淀粉酶水平都有变化，但并不是鉴别二者金标准[33]。

分子标记物

近 5 年，我们对胰腺癌基因及其恶变发生时机的认识有了显著进展[34-35]。一项早期多中心研究[36] 对比细胞学检查、囊液 CEA 水平、DNA 分析（包括 DNA 定量、k-ras 基因突变及多等位基因缺失等分析）的准确性发现，k-ras 基因突变高度提示黏液性病变（优势比为 20.9，特异性为 96%）；而 DNA 的数量和质量，k-ras 基因突变的出现，以及杂合性缺失（LOH）与恶性肿瘤存在密切联系。后续的研究表明，这些标记物在当时能明确 33% ～ 89% 的黏液性囊肿[37-40]。

约翰·霍普金斯大学（The Johns Hopkins University）团队研究的主要最新进展之一是明确了 5 个基因（包括 VHL、RNF43、CTNNB1、GNAS 及 k-ras 基因），这可以对胰腺囊肿的主要类型进行鉴别诊断[41]。VHL 和 CTNNB1 基因突变能够识别 SCA 和 SPN，GNAS 基因的突变只有在 IPMN 患者中被发现，并据此进行 MCN 与 IPMN 的鉴别诊断。在另一项大型、多中心研究中，作者试图明确胰腺囊液中是否有关键的突变基因[42]。他们发现在 96% 的 IPMN 患者中能够识别出 GNAS 基因突变或者 k-ras 基因突变。相反，SCA 患者中没有任何基因突变[37-40]。因此，通过这些基因突变可以从 IPMN 和 MCN 患者中鉴别出 SCA 患者。这些研究结果已在 2015 年得到应用。

胰腺囊肿的类型

胰腺囊肿分为多种不同类型，Sakorafas 等回顾性研究表明罕见胰腺囊肿包括：良性上皮性囊肿、淋巴管瘤、血管瘤、腺泡细胞囊腺瘤 / 腺癌，胰管母细胞癌等[43]；其中，最常见的胰腺囊肿类型会在本章回顾。临床上最重要的是区别黏液性囊肿（即 IPMN 和 MCN）和其他类型的胰腺囊肿，这个区别主要是通过成像、囊液 CEA 的高表达及细胞学检查中的黏液素等特征来综合判断。

假性囊肿

胰腺假性囊肿是最常见的类型，几乎是所有急性胰腺炎、慢性胰腺炎患者的并发症。临床上如何准确鉴别假性囊肿与囊性肿瘤是非常重要的。假性囊肿缺乏真正的上皮层，囊壁包括炎性和纤维组织。假性囊肿的囊壁早期很薄，成熟时会变厚。假性囊肿大小各异，影像一般呈单囊、无回声结构（视频 16-2；图 16-6）。如果囊腔内有坏死组织或感染的出现，成像可能会有所改变而被误认为是囊性肿瘤（图 16-7 和图 16-8）。间隔少见，假性囊肿往往与主胰管直接相通。其发病特点是

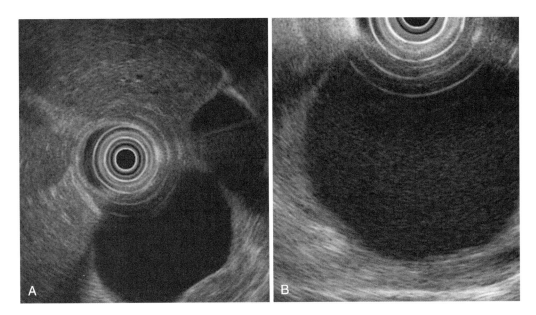

图 16-6　假性囊肿。A，胰腺炎患者，EUS：一个直径 3 cm、薄壁的、无回声囊性病灶，B，与胃壁相邻；慢性腹痛患者，慢性胰腺炎及假性囊肿

视频 16-2　假性囊肿

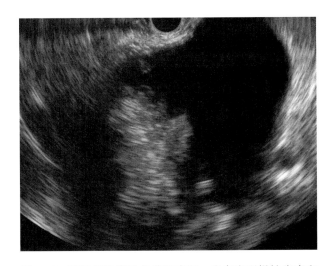

图 16-7　胰腺假性囊肿的典型表现。患者出现慢性腹痛和体重减轻，超声表现疑似囊性肿瘤，但细针穿刺细胞活检术显示活检液呈炎性改变伴有陈旧血染色，癌胚抗原含量低，淀粉酶浓度大于 66 000 U/ml。通过持续检测，切除病变囊肿，最终被确诊为假性囊肿

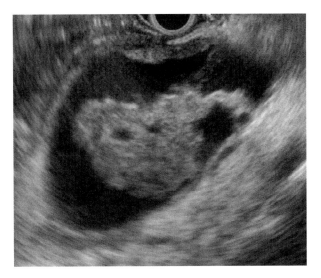

图 16-8　重症胰腺炎患者合并假性囊肿感染、发热。囊内不规则、高回声的物质提示有囊性肿瘤的可能，囊壁没有改变。细针抽吸活检细胞学检查只发现了巨噬细胞及细胞碎屑；淀粉酶的浓度高于 6000 U/ml

存在急慢性胰腺炎，可能直接和腺管相交通有关，可支持假性囊肿的诊断。其他应该注意的特点是肠壁和囊腔之间的距离，多普勒超声检查以及侧副管存在，使得节段性门静脉高压症的发病率排在肝脾静脉血栓之后。炎性淋巴结一般在假性囊肿附近发现。因为假性囊肿缺乏上皮层，因此在细针穿刺时也不会发现上皮细胞，除非在穿刺时被胃或十二指肠上皮的污染。抽吸获得的囊液是低黏度的，色暗、混浊，甚至有少量血性物（图16-9）及炎性细胞，例如巨噬细胞和组织细胞。淀粉酶升高，其他肿瘤标记物水平较低，感染时CEA水平升高。淀粉酶水平＜250 U/ml 时几乎可以排除假性囊肿[30]。

假性囊肿是良性的，除非合并感染或有其他症状存在，一般不需要干预性治疗。关于假性囊肿的治疗会在第24章详细叙述。

浆液性囊腺瘤

浆液性囊腺瘤（SCA）多见于女性患者，单发，发生于胰腺的任何部位，常发生于胰头及胰体部，不与主胰管相交通[44-45]。SCA 有 4 种不同类型的成像特征，最常见的表现是有薄间隔的多发小囊性病变（图 16-10；视频 16-3），约占60%[45]；超过 35% 的 SCA 患者 EUS 表现为单个巨型囊腔（＞1 cm）（图 16-11）或混合型囊腔，使之更难以与 MCN 及分支型 -IPMN 患者区分；少数患者则表现为由多个微囊（1～2 mm）结合而成的实性病变结构（图 16-12）。病变中央纤维化或钙化是 SCA 的典型表现，发生率低，＜20%。若EUS 表现为局灶性结节或囊壁增厚，囊内可见黏蛋白、漂浮物或胰管不规则扩张，则可怀疑为黏液囊性肿瘤。

可通过 EUS 的特征性表现来诊断浆液性囊腺瘤（视频 16-3）。细胞学检查可提高内镜诊断的准确性，尤其是在典型的微囊结构不存在时。体积小及血管丰富的囊肿行 FNA 比较困难，囊肿的细胞学表现是浆液包含小立方细胞粘连糖蛋白，而非黏蛋白。通过囊液可以明确诊断，一般情况下淀粉酶及 CEA 浓度较低。由于囊肿的体积较小，想要获取适量的囊液检测 CEA 浓度比较困难。如

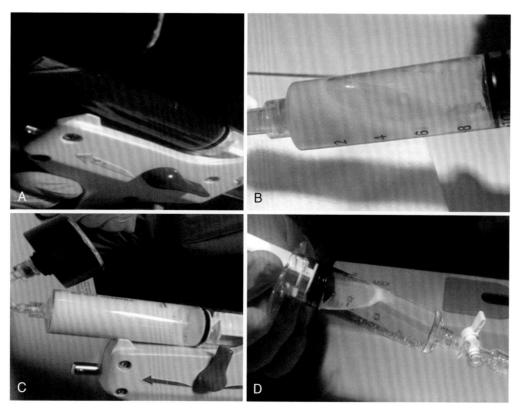

图 16-9 囊性液体。A，出血；B，假性囊肿中抽出的浑浊液体；C，淋巴上皮囊肿中抽出的不透明液体 D. 从黏液囊肿中抽出的透明液体

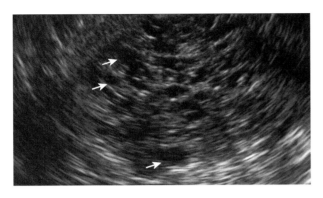

图 16-10　浆液性囊腺瘤。EUS 下浆液腺瘤的典型表现，直径约 2.5cm，包含多个小囊肿；有时病灶中心可表现为纤维化或钙化，但本病例未表现

视频 16-3　视频显示为 EUS 下浆液性囊腺瘤的表现，呈多个小间隔的囊性病变

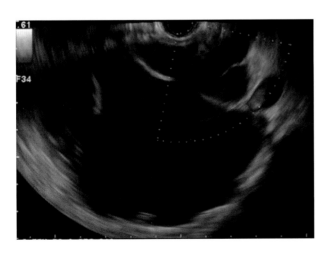

图 16-11　浆液性囊腺瘤。EUS 表现：胰尾部病变直径约 9 cm 的无回声、类囊腔状病灶，内有薄间隔；淀粉酶及 CEA 浓度较低，患者最终选择手术切除，病理证实为卵巢浆液性囊腺瘤（Copyright AM Lennon.）

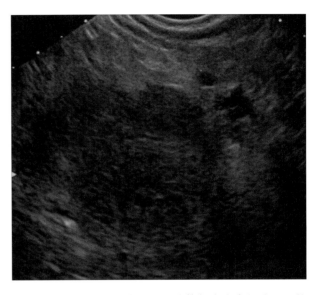

图 16-12　实性浆液性囊腺瘤。胰体部病变直径约 4cm 的低回声病灶，EUS-FNA 无囊性液体抽出，无法行细胞学检测，手术切除后病理诊断为卵巢浆液性囊腺瘤（Copyright AM Lennon.）

视频 16-4　视频清晰地显示浆液性囊腺瘤中稀薄的液体

调查显示肝转移的风险为 0.7%，且所有肝转移均发生于囊肿 > 10 cm 的患者中 [44-45]。尽管病理诊断不考虑为恶性，但是 5% 的患者出现周围局部结构或淋巴结受累 [44]。鉴于其为良性病变，目前指南建议只有在有症状或诊断不明确时行外科手术切除 [46]，并建议 SCA 患者应定期复查随访 [47]。我们通常建议 SCA 患者每 2 年做 1 次 MRI。

黏液性囊性肿瘤

　　MCN 是单发性囊肿，常发生于中青年女性，超过 90% 的病例发生于胰体、尾部；男性患者极少见，只占 2% 的病例 [48-49]。与 IPMN 不同的是，有卵巢基质样物质的存在，含有雌激素和孕激素受体。EUS 可见巨大的囊性病变（视频 16-5），通常可见分隔（图 16-13）。15% 的患者周边钙化，提示 MCN，但也可见于 SPN。典型的 MCN 不与

果 CEA 的浓度 < 5 mg/ml，浆液性腺瘤诊断明确 [30]，可以排除黏液病变的可能。

　　浆液性囊腺瘤的癌变率非常低，一项大样本

视频 16-5　黏液性囊性肿瘤

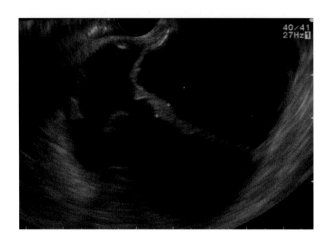

图 16-13　黏液性囊腺瘤。5 cm 的局部无回声病变，内部可见一个略增厚（4 mm）分隔。进行 EUS 细针抽吸活检，检测囊液 CEA 呈高水平，细胞学显示黏蛋白。外科病理学证实为黏液性囊腺瘤（Copyright AM Lennon.）

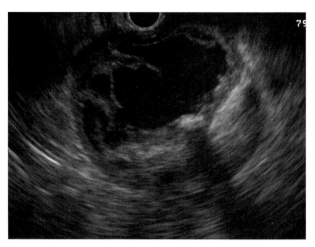

图 16-14　黏液性囊腺瘤。囊肿壁不规则并显著增厚（星号标注）

视频 16-6　视频展示了在胰腺囊肿内有实性部分符合囊腺癌

主胰管交通，此特性可以与 BD-IPMN 鉴别。然而，最近一项多中心研究发现，进行 ERCP 的 MCN 患者有 18% 发现与主胰管沟通[48]。MCN 几乎是单发囊肿，和胰腺存在的其他囊性病变或胰管扩张很少见，如果出现上诉情况应考虑 IPMN。囊壁不规则增厚，囊肿内的实性病变，邻近的实性团块（图 16-14），或出现胰管狭窄、阻塞或移位，均提示恶变（视频 16-6）。FNA 可进一步明确诊断。囊液通常是清亮的（见图 16-9D）。除抽吸囊液外，还应对囊壁和隔膜应进行病理活检。细胞学检查能明确了黏液所含的黏蛋白和柱状上皮细胞。正如本章前面所讨论的，囊液的淀粉酶水平不同，但这不能用于区分 MCN 和 IPMN[33]。

与 SCA 不同，MCN 有明确的恶变风险，大型研究提示高度不典型增生（即原位癌）或浸润性癌症的发生率略低于 20%[48,50]。患者手术预后良好，复发率只有 6%。综上所述，手术通常是远端胰腺切除术而不是胰十二指肠切除术，而且大多数患者都很年轻，需要长期随访，目前指南推荐

对适合手术的患者可行手术切除[46,51]。老年患者或有多种并发症的患者，可以考虑随诊观察。

导管内乳头状黏液性肿瘤

IPMN 以前罕见，但现在有近 50% 的手术切除胰腺囊肿病例确诊为 IPMN。与 MCN 和 SCA 不同，IPMN 在男性和女性中的发病率相同。任何年龄均可发病，60 多岁为高发年龄。IPMN 可以累及胰腺各部位，胰头多发。大约 20% 的病例，出现多个囊肿，即多病灶（比如出现在胰腺的多个不同区域）[52]。

IPMN 的分型：主胰管型（main pancreatic duct，MD）-IPMN，分支型（branch duct，BD）-IPMN，或混合型 IPMN（图 16-15）。涉及主胰管的是指主胰管局部或弥漫性扩张 > 5 mm[51]。因为 IPMN 有恶变的风险并影响治疗方案，因此该病的鉴别诊断很重要。

IPMN 内镜表现：局部或弥漫性主胰管和（或）侧支扩张；主胰管和侧支之间形成交通侧

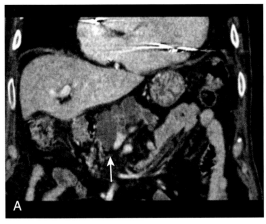
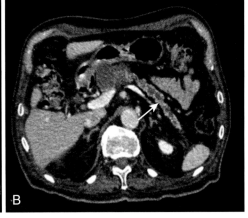

图 16-15 混合型导管内乳头状黏液性肿瘤（IPMN）。A，在冠状位平面，胰头部一巨大囊实性占位，是否有主胰管受累及（箭头所指），实性部分可疑肿瘤；B，胰体尾部可见主胰管扩张（箭头所指）及实质萎缩

视频 16-7 视频展示 EUS 对胰腺的评价。胰腺颈部一个大囊肿与主胰管相交通。此外，主胰管内乳头状突起符合 IPMN 的表现。取检乳头状突起，除外癌变

支，是 BD-IPMN 或混合型 IPMN 的特征性表现（视频 16-7），但因为黏液阻塞，这种现象并不常见。在主胰管或囊肿中都可以看到充盈缺损，这是附壁结节（见图 16-3）或黏液栓造成的（见图 16-4 和视频 16-1）。这些病变的鉴别诊断是很困难的，会在 EUS 成像部分详细讨论。IPMN 有恶性病变倾向（图 16-6 和视频 16-8）。此外，越来越多的证据表明，IPMN 患者面临发展成胰腺导管腺癌的风险（图 16-17）[52-57]。因此，囊肿以及整个胰腺实质，探查低回声团块都是非常重要的。Vater 壶腹也应该探查，"鱼嘴"样裂隙状乳头偶尔可以看到挤出黏液。局部的低回声团块或附壁结节（图 16-3 和图 16-16）是恶性肿瘤的征象。

EUS-FNA 获得囊液样本可以进行 CEA、淀粉酶和细胞学检测。囊液通常是清亮的（图 16-9D）。与 MCN 相似，IPMN 有黏液囊肿，且囊液 CEA 升高。囊液淀粉酶检测可以区分 IPMN 或假性囊肿，除此之外，囊液淀粉酶不用常规送检，

因为它们无法区分 IPMN 和 MCN。细胞学检测应该常规送检，如果检测到明显异形细胞，是手术切除的适应证之一[51]。黏蛋白有助于进一步明确 PMN 或 MCN 的诊断。少见的沙砾样钙化影高度提示 IPMN。

根据上皮细胞亚型以及含有黏蛋白的糖蛋白表型，IPMN 分为 4 种亚型：胃型、肠型，胆胰型，嗜酸粒细胞型。上皮细胞亚型与不典型增生的程度相关，与胃型囊肿与低度细胞异形相关（占所有的 91% 低风险囊肿）；肠型和胆胰型与高度细胞异形相关（占所有高危囊肿的 79%）[58-59]。然而，上皮细胞亚型通常只在手术切除的大体标本中得以明确。

主胰管是否受累决定 IPMN 的恶性转化风险及今后治疗。病例报道外科手术的高风险及浸润性癌发生率为 45% ~ 60%[51]，因此 MD-IPMN 和混合型 IPMN 比 BD-IPMN 风险明显增高[51]。相反，接受手术切除的 BD-IPMN 患者中只有 16% ~ 24% 在术后发现高恶性或浸润性癌。以上在最新的关于胰腺黏液囊肿的国际共识指南（International Consensus Guidelines）中均有提到（图 16-18）[51]。指南推荐伴有黄疸或伴有增强团块影像学表现的 IPMN 患者可进行外科手术治疗。若患者有近期胰腺炎病史，无强化的附壁结节，主胰管扩张 5 ~ 9 mm，或者主胰管口径突然出现变化，则应进行超声内镜。如果在超声内镜检查后可疑恶性肿瘤（附壁结节，明显异型），应考虑手术切除。早先的指南建议所有大于 3 cm 的 IPMN 均应手术切

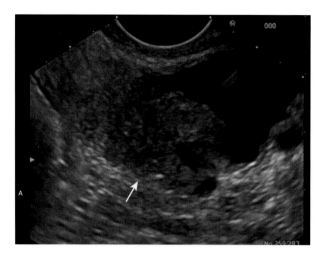

图 16-16　分支胰管型导管内乳头状黏液性肿瘤（IPMN）实性部分。肿瘤具有恶变的潜能。与主胰管相连的囊肿，囊液癌胚抗原值较高，与分支胰管型 IPMN 一致。囊肿的部位，囊肿壁变厚且边缘不规则（箭头所指）。这些特征与 Ⅳ 型附壁结节一致并可疑为 BD-IPMN 的癌性转化（Copyright AM Lennon.）

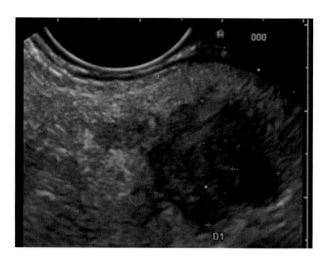

图 16-17　与 IPMN 分隔开的腺癌。该患者 4 年前接受了胰头重度异型增生 IPMN 的切除术。所有的切缘清晰。图中可见有一个不规则的低回声区，并与囊肿隔开。对其行 EUS-FNA 证实为腺癌（Copyright AM Lennon.）

视频 16-8　在导管内乳头状黏液性肿瘤中发现胰腺癌的视频

除 [60]；然而，最新的指南认为，越来越多的证据表明单看肿瘤的大小并不能作为肿瘤恶性程度的预测。合适的 BD-IPMN 患者年龄较小且囊肿 > 3 cm 时可考虑手术切除；然而，囊肿 > 3 cm 且无可疑特征的老年患者还需考虑定期观察。无任何可疑特征的患者可以单独进行监测，监测时间间隔由患者最大的囊肿的大小确定。MRI 检查是最常用的方式。在国外的一些医院，MRI 通常用于小囊肿的监测，EUS 则用于较大的囊肿或容易转为恶性的囊肿。更多的研究将评价这些新指南的敏感性和特异性。

　　IPMN 与其他类型胰腺囊肿的一个关键区别是：IPMN 在术后可复发（图 16-17），最近的研究显示，15% 出现复发的患者需要手术干预。因此，所有 IPMN 患者进行手术切除后，即使残余胰腺上并没有明显囊肿残留，仍然需要定期监测。

定期检测的间隔由病理分级切除的标本及残留胰腺中的囊肿大小确定 [51]。

胰腺实性假乳头状肿瘤

　　虽然 PN 曾一度被认为是罕见的，但现在这种独特的病变已得到更好的认识，其占手术切除囊性肿瘤的 5%[3]，多发于女性（约 90%），且好发年龄广泛，典型的表现多发生于 20 多岁患者 [60a]。患者无特异性症状，极少数患者会出现黄疸和胰腺炎。随着横断面成像使用的增加，越来越多的 SPN 被偶然发现，几乎 40% 的患者被此种方式发现。

　　SPN 几乎都是单囊肿，可出现在胰头部、体部或胰尾，通常较局限。病变的特点是中央出血性囊性变，呈现典型的囊实性外观（图 16-19；视频 16-9）；一些可以呈实性外观（图 16-20）。只有一些病例报告和小样本研究评估了超声内镜和 EUS-FNA 的作用 [61-71]。SPN 病灶通常界限清晰，可能为实性或囊实混合性，周围钙化，上述征象也可见于 MCN。虽然组织学特征通常可以作为诊断的标准，但出血性变性行 FNA 时常常获得出血的、坏死组织的样本，可以为诊断提供线索。

　　在 8% 的 SPN 患者中有明确的恶变潜能与淋巴结转移或远处转移的可能 [60a]，因此建议所有 SPN 患者均行手术切除。经过外科手术切除的 SPN 患者均应随访 5 年，其复发率为 4.4%[60a]。

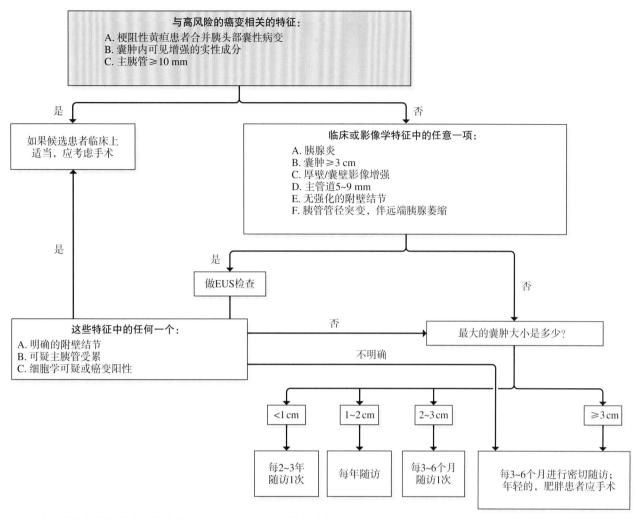

与高风险的癌变相关的特征：
A. 梗阻性黄疸患者合并胰头部囊性病变
B. 囊肿内可见增强的实性成分
C. 主胰管≥10 mm

是

否

如果候选患者临床上适当，应考虑手术

临床或影像学特征中的任意一项：
A. 胰腺炎
B. 囊肿≥3 cm
C. 厚壁/囊壁影像增强
D. 主管道5~9 mm
E. 无强化的附壁结节
F. 胰管管径突变，伴远端胰腺萎缩

是

是

做EUS检查

否

这些特征中的任何一个：
A. 明确的附壁结节
B. 可疑主胰管受累
C. 细胞学可疑或癌变阳性

否

不明确

最大的囊肿大小是多少？

<1 cm　1~2 cm　2~3 cm　≥3 cm

每2~3年随访1次　每年随访　每3~6个月随访1次　每3~6个月进行密切随访；年轻的，肥胖患者应手术

*具有大的囊肿或其他不良特征的病变建议用CT、MRI或EUS做监测随访

图 16-18　导管内乳头状黏液性肿瘤治疗的国际共识指南。CT，计算机断层扫描；MRI，磁共振成像（Adapted from Tanaka M，Fernandez-Del Castillo C，Adsay V，et al. International Consensus Guidelines 2012 for the management of IPMN and MCN of the pancreas. Pancreatology，2012；12：183-197.）

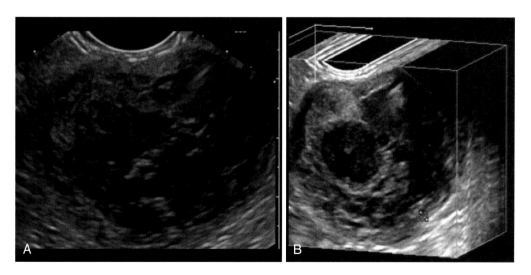

图 16-19　胰腺实性假乳头状肿瘤。A，实性假乳头状瘤，可见囊实性区。B，三维图像中的囊肿成像，可以清楚地看到出血中心

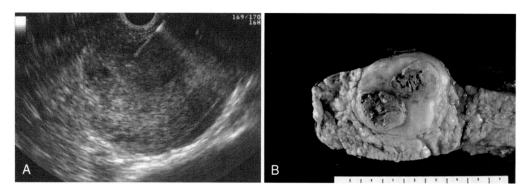

图 16-20 胰腺实性假乳头状肿瘤。A，胰体实性病变的 EUS 图像，细针穿刺证实为囊实性假乳头状肿瘤；B，手术切除标本

视频 16-9 胰腺实性假乳头状肿瘤的视频

囊性神经内分泌肿瘤

大部分神经内分泌肿瘤是实性肿物，但少数可出现囊性改变（图 16-21 和图 16-22），可以发生在胰腺的任何部位，通常为单发，除非与某些综合征相关联，如多发性内分泌腺瘤或范希佩尔 -

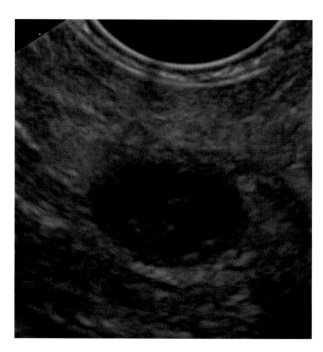

图 16-22 胰腺神经内分泌肿瘤。伴有小且不规则的实性结构（6 点钟位置）的囊性病变

林道综合征。病变不与主胰管相通。虽然其主要表现为囊性病变，多数有增厚的囊壁或实性成分，其余的实质和胰管是正常的。通过穿刺活检可以得到细胞学结果，因此 EUS-FNA 是一个有效的诊断方法。无论是囊液 CEA 或淀粉酶都有助于囊肿的鉴别诊断。

囊性导管腺癌

胰腺导管腺癌可出现囊性变。这些囊肿与本章前面描述的病变不同，囊肿的性质并不明确，常有不规则厚壁与实性组织（图 16-23 和视频 16-10）。EUS-FNA 因其可以定位活检从而明确诊断。胰腺

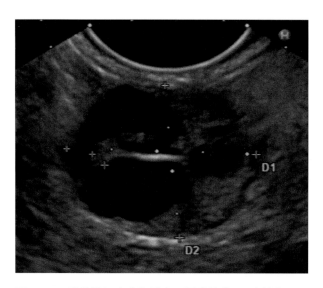

图 16-21 胰腺神经内分泌肿瘤。隔膜较薄，1 点钟位置和 6 点钟位置之间囊壁明显增厚。对实性部位行 EUS-FNA，确诊为胰腺神经内分泌肿瘤（Copyright AM Lennon.）

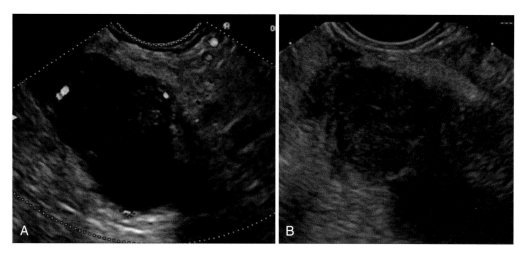

图 16-23　囊性胰腺导管腺癌。A，囊肿的 9 点钟与 12 点钟位置之间可见一可疑实性结构。B，进一步扫描，清晰可见一边缘不规则的低回声肿块。进行细针抽吸活检示囊液癌胚抗原较低且细胞学检测无抗体。细针穿刺实性成分证实为腺癌（Copyright AM Lennon.）

视频 16-10　胰腺囊肿病变的视频。EUS 引导下的细针抽吸实性成分结果为腺癌

导管腺癌的评估和治疗将在第 15 章深入讨论。

未来发展方向

影像

激光共聚焦显微内镜（CLE）是一种新型的成像技术，它通过低功率激光照射和扫描 1 个单一的平面组织，产生 1 个实时图像或进行组织活检。CLE 已经开发一项技术：通过 19-G EUS-FNA 穿刺针并使上皮细胞图像尺寸放大至几百微米。初步研究证明通过此种方法处理体内的胰腺肿块和囊肿，可获得 > 90% 的患者图像，其中有 60% 具有高质量[72]。该技术的限制性：降低了成像深度。另一种成像方式是光学相干断层扫描（OCT）。OCT 将结构可视化达到 2 mm 的深度，并能测量几微米的结构直径。在胰腺囊肿体外初步研究中，OCT 在鉴别黏液性病变与非黏液性病变的敏感性和特异性在 78% ～ 100%[73]。现在还有

一些有趣的初步研究：囊肿表面面积的多少可以被检查到？如果所有的囊肿（即那些在钩突）可以成功地被看到，CLE / OCT 还可以提供哪些除了标准成像或囊液分析以外的额外信息？这些问题有待进一步研究。

分子标志物

EUS、CEA、细胞学检查在诊断胰腺囊肿方面并非没有局限性（表 16-3）。它可能是一组分子标记将被纳入一个综合诊断模型，结合临床资料、影像学特征、细胞学、CEA 水平以提高非黏液性和黏液性囊肿鉴别诊断的准确性。胰液分析的特殊之处是由乳头分泌素刺激下收集胰液。如前所述，GNAS 突变是 IPMN 较为特异的标志物并且已经在胰腺组织[41]及胰腺囊肿[42]中均检测到，在进一步的研究中，Kanda 和他的同事们[74]能够识别 IPMN 患者胰液中的 GNAS 突变。既往研究表明，其他类型的囊肿患者未见 GNAS 突变。微小胰腺囊肿患者因囊液过少、无法进行囊液分析，胰液分析为他们提供很大的帮助。

虽然 GNAS 和 k-ras 基因突变有助于鉴别胰腺囊肿的类型，但在中低度不典型增生囊性肿瘤中均可出现，因此不能作为判断病变不典型增生程度的标记。与此相反，TP53 突变在 IPMN、重度异型增生的 MCN 或浸润型腺癌中均可发现。来自约翰霍普金斯大学判断 TP53 突变可在 IPMN 和重度异型增生的 MCN 以及浸润性胰腺癌患者中出

表 16-3

EUS 评价胰腺囊性病变的重要限制

流程方面	限制
技术方面	大的病变（＞ 6 cm）成像衰减
EUS 成像	病变的形态学特征明显重叠
FNA	22-G 穿刺针抽吸黏稠液体
	小囊肿获取样本量少
	细胞学检查准确性受限：被柱状胃肠上皮细胞污染；样本错误：在黏液性病变中，不典型增生或癌性病变呈斑片状
淀粉酶浓度	与主胰管交通的病变中，淀粉酶水平有变异
CEA 水平	在感染性假性囊肿或淋巴上皮囊肿病变会上升
其他肿瘤标记物（例如 CA19-9，CA72-4）	未经证实的价值；临床试验的作用

现，多数中、低度异型增生的患者中均没有发现任何基因突变[22]，但是这些结果需要进行大量前瞻性临床试验来进一步的验证。

囊肿切除

胰腺手术死亡率很高，比如胰十二指肠切除术的死亡率为 1%～2%[3]。这激发了对替代的治疗方法的研究。研究表明，在 EUS 引导下向胰腺囊性病变中注射乙醇或乙醇和紫杉醇混合物可用于去除囊肿上皮，从而避免手术[75-80]。另有一些报道则有所不同，结果表明其囊肿分辨率在33%～79%[35-40]。这项治疗类型的问题是通过消除所有的上皮而不是减少囊肿的大小是如何达到有效治疗的。在囊肿消融术后接受手术切除的患者中，有报道称其成功率范围为 0～100%。射频消融术是一种乙醇或紫杉醇的替代疗法。一项多中心研究表明，对胰腺神经内分泌肿瘤、胰腺囊肿的患者进行射频消融术、治疗后发现，75% 的患者囊肿体积缩小，其中有 25% 的患者在影像学表现上出现囊肿完全消失的现象[41]，胰腺囊肿患者的前瞻性临床试验应进一步研究：接受手术切除的患者再行射频消融术时，其胰腺囊肿的上皮消融量及其副作用。

检查列表

定位和描述囊肿
- 部位和大小
- 管壁的薄厚
- 管腔的距离，内部的血管
- 局部的不规则乳头样突起或附壁结节的大小
- 相关的肿物
- 中央或四周钙化
- 是否有分隔及其厚度
- 囊肿内是否有碎片或回声的情况
- 与胰管有无交通及胰管直径

检查其余胰腺组织，特别是寻找与囊肿无关的肿块样病变
实性病变进行 EUS-FNA
EUS-FNA 获得的囊液抗生素覆盖
对囊液进行 CEA 水平和细胞学的评价包括黏蛋白染色

参考文献

1. Laffan TA, Horton KM, Klein AP, et al. Prevalence of unsuspected pancreatic cysts on MDCT. *AJR Am J Roentgenol*. 2008;191:802-807.
2. Lee KS, Sekhar A, Rofsky NM, et al. Prevalence of incidental pancreatic cysts in the adult population on MR imaging. *Am J Gastroenterol*. 2010;105:2079-2084.
3. Valsangkar NP, Morales-Oyarvide V, Thayer SP, et al. 851 resected cystic tumors of the pancreas: a 33-year experience at the Massachusetts General Hospital. *Surgery*. 2012;152:S4-S12.
4. Shin EJ, Canto MI. Pancreatic cancer screening. *Gastroenterol Clin North Am*. 2012;41:143-157.
5. Thomas T, Bebb J, Mannath J, et al. EUS-guided pancreatic cyst brushing: a comparative study in a tertiary referral centre. *JOP*. 2010; 11:163-169.

6. Ohno E, Hirooka Y, Itoh A, et al. Intraductal papillary mucinous neoplasms of the pancreas: differentiation of malignant and benign tumors by endoscopic ultrasound findings of mural nodules. Ann Surg. 2009; 249:628-634.

7. Ohno E, Hirooka Y, Itoh A, et al. Intraductal papillary mucinous neoplasms of the pancreas: differentiation of malignant and benign tumors by Endoscopic ultrasonography findings of mural nodules. Ann Surg. 2011.

8. Kurihara N, Kawamoto H, Kobayashi Y, et al. Vascular patterns in nodules of intraductal papillary mucinous neoplasms depicted under contrast-enhanced ultrasonography are helpful for evaluating malignant potential. Eur J Radiol. 2012;81:66-70.

9. Wang KX, Ben QW, Jin ZD, et al. Assessment of morbidity and mortality associated with EUS-guided FNA: a systematic review. Gastrointest Endosc. 2011;73:283-290.

10. Ahmad NA, Kochman ML, Lewis JD, et al. Can EUS alone differentiate between malignant and benign cystic lesions of the pancreas? Am J Gastroenterol. 2001;96:3295-3300.

11. Ahmad NA, Kochman ML, Brensinger C, et al. Interobserver agreement among endosonographers for the diagnosis of neoplastic versus non-neoplastic pancreatic cystic lesions. Gastrointest Endosc. 2003;58:59-64.

12. Brugge WR, Lewandrowski K, Lee-Lewandrowski E, et al. Diagnosis of pancreatic cystic neoplasms: a report of the cooperative pancreatic cyst study. Gastroenterology. 2004;126:1330-1336.

13. de Jong K, van Hooft JE, Nio CY, et al. Accuracy of preoperative workup in a prospective series of surgically resected cystic pancreatic lesions. Scand J Gastroenterol. 2012;47:1056-1063.

14. Sedlack R, Affi A, Vazquez-Sequeiros E, et al. Utility of EUS in the evaluation of cystic pancreatic lesions. Gastrointest Endosc. 2002;56: 543-547.

15. Hong SK, Loren DE, Rogart JN, et al. Targeted cyst wall puncture and aspiration during EUS-FNA increases the diagnostic yield of premalignant and malignant pancreatic cysts. Gastrointest Endosc. 2012;75: 775-782.

16. Sendino O, Fernandez-Esparrach G, Sole M, et al. Endoscopic ultrasonography-guided brushing increases cellular diagnosis of pancreatic cysts: a prospective study. Dig Liver Dis. 2010;42:877-881.

17. Al-Haddad M, Gill KR, Raimondo M, et al. Safety and efficacy of cytology brushings versus standard fine-needle aspiration in evaluating cystic pancreatic lesions: a controlled study. Endoscopy. 2010;42:127-132.

18. ASGE Standards Of Practice Committee, Banerjee S, Shen B, et al. Antibiotic prophylaxis for GI endoscopy. Gastrointest Endosc. 2008;67: 791-798.

19. Hirooka Y, Goto H, Itoh A, et al. Case of intraductal papillary mucinous tumor in which endosonography-guided fine-needle aspiration biopsy caused dissemination. J Gastroenterol Hepatol. 2003;18:1323-1324.

20. Brandwein SL, Farrell JJ, Centeno BA, et al. Detection and tumor staging of malignancy in cystic, intraductal, and solid tumors of the pancreas by EUS. Gastrointest Endosc. 2001;53:722-727.

21. Hernandez LV, Mishra G, Forsmark C, et al. Role of endoscopic ultrasound (EUS) and EUS-guided fine needle aspiration in the diagnosis and treatment of cystic lesions of the pancreas. Pancreas. 2002;25:222-228.

22. Frossard JL, Amouyal P, Amouyal P, et al. Performance of endosonography-guided fine needle aspiration and biopsy in the diagnosis of pancreatic cystic lesions. Am J Gastroenterol. 2003;98:1516-1524.

23. Olson MT, Ali SZ. Cytotechnologist on-site evaluation of pancreas fine needle aspiration adequacy: comparison with cytopathologists and correlation with the final interpretation. Acta Cytol. 2012;56:340-346.

24. Maire F, Couvelard A, Hammel P, et al. Intraductal papillary mucinous tumors of the pancreas: the preoperative value of cytologic and histopathologic diagnosis. Gastrointest Endosc. 2003;58:701-706.

25. Lai R, Stanley MW, Bardales R, et al. Endoscopic ultrasound-guided pancreatic duct aspiration: diagnostic yield and safety. Endoscopy. 2002;34:715-720.

26. Hammel P, Voitot H, Vilgrain V, et al. Diagnostic value of CA 72-4 and carcinoembryonic antigen determination in the fluid of pancreatic cystic lesions. Eur J Gastroenterol Hepatol. 1998;10:345-348.

27. Rubin D, Warshaw AL, Southern JF, et al. Expression of CA 15.3 protein in the cyst contents distinguishes benign from malignant pancreatic mucinous cystic neoplasms. Surgery. 1994;115:52-55.

28. REFERENCE DELETED IN PROOFS.

29. Cizginer S, Turner BG, Bilge AR, et al. Cyst fluid carcinoembryonic antigen is an accurate diagnostic marker of pancreatic mucinous cysts. Pancreas. 2011;40:1024-1028.

30. van der Waaij LA, van Dullemen HM, Porte RJ. Cyst fluid analysis in the differential diagnosis of pancreatic cystic lesions: a pooled analysis. Gastrointest Endosc. 2005;62:383-389.

31. Hammel P, Levy P, Voitot H, et al. Preoperative cyst fluid analysis is useful for the differential diagnosis of cystic lesions of the pancreas. Gastroenterology. 1995;108:1230-1235.

32. Park WG, Mascarenhas R, Palaez-Luna M, et al. Diagnostic performance of cyst fluid carcinoembryonic antigen and amylase in histologically confirmed pancreatic cysts. Pancreas. 2011;40:42-45.

33. Al-Rashdan A, Schmidt CM, Al-Haddad M, et al. Fluid analysis prior to surgical resection of suspected mucinous pancreatic cysts. A single centre experience. J Gastrointest Oncol. 2011;2:208-214.

34. Yachida S, Jones S, Bozic I, et al. Distant metastasis occurs late during the genetic evolution of pancreatic cancer. Nature. 2010;467:1114-1117.

35. Jones S, Zhang X, Parsons DW, et al. Core signaling pathways in human pancreatic cancers revealed by global genomic analyses. Science. 2008; 321:1801-1806.

36. Khalid A, Zahid M, Finkelstein SD, et al. Pancreatic cyst fluid DNA analysis in evaluating pancreatic cysts: a report of the PANDA study. Gastrointest Endosc. 2009;69:1095-1102.

37. Sreenarasimhaiah J, Lara LF, Jazrawi SF, et al. A comparative analysis of pancreas cyst fluid CEA and histology with DNA mutational analysis in the detection of mucin producing or malignant cysts. JOP. 2009; 10:163-168.

38. Panarelli NC, Sela R, Schreiner AM, et al. Commercial molecular panels are of limited utility in the classification of pancreatic cystic lesions. Am J Surg Pathol. 2012;36:1434-1443.

39. Shen J, Brugge WR, Dimaio CJ, et al. Molecular analysis of pancreatic cyst fluid: a comparative analysis with current practice of diagnosis. Cancer. 2009;117:217-227.

40. Toll AD, Kowalski T, Loren D, et al. The added value of molecular testing in small pancreatic cysts. JOP. 2010;11:582-586.

41. Wu J, Jiao Y, Dal Molin M, et al. Whole-exome sequencing of neoplastic cysts of the pancreas reveals recurrent mutations in components of ubiquitin-dependent pathways. Proc Natl Acad Sci U S A. 2011;108: 21188-21193.

42. Wu J, Matthaei H, Maitra A, et al. Recurrent GNAS mutations define an unexpected pathway for pancreatic cyst development. Sci Transl Med. 2011;3:92ra66.

43. Sakorafas GH, Smyrniotis V, Reid-Lombardo KM, et al. Primary pancreatic cystic neoplasms of the pancreas revisited. Part IV: rare cystic neoplasms. Surg Oncol. 2012;21:153-163.

44. Khashab MA, Shin EJ, Amateau S, et al. Tumor size and location correlate with behavior of pancreatic serous cystic neoplasms. Am J Gastroenterol. 2011;106:1521-1526.

45. Kimura W, Moriya T, Hanada K, et al. Multicenter study of serous cystic neoplasm of the Japan Pancreas Society. Pancreas. 2012;41: 380-387.

46. Khalid A, Brugge W. ACG practice guidelines for the diagnosis and management of neoplastic pancreatic cysts. Am J Gastroenterol. 2007; 102:2339-2349.

47. Malleo G, Bassi C, Rossini R, et al. Growth pattern of serous cystic neoplasms of the pancreas: observational study with long-term magnetic resonance surveillance and recommendations for treatment. Gut. 2012;61:746-751.

48. Yamao K, Yanagisawa A, Takahashi K, et al. Clinicopathological features and prognosis of mucinous cystic neoplasm with ovarian-type stroma: a multi-institutional study of the Japan Pancreas Society. Pancreas. 2011; 40:67-71.

49. Reddy RP, Smyrk TC, Zapiach M, et al. Pancreatic mucinous cystic neoplasm defined by ovarian stroma: demographics, clinical features, and prevalence of cancer. Clin Gastroenterol Hepatol. 2004;2:1026-1031.

50. Crippa S, Salvia R, Warshaw AL, et al. Mucinous cystic neoplasm of the pancreas is not an aggressive entity: lessons from 163 resected patients. Ann Surg. 2008;247:571-579.

51. Tanaka M, Fernandez-Del Castillo C, Adsay V, et al. International consensus guidelines 2012 for the management of IPMN and MCN of the pancreas. Pancreatology. 2012;12:183-197.

52. Ohtsuka T, Kono H, Tanabe R, et al. Follow-up study after resection of intraductal papillary mucinous neoplasm of the pancreas; special references to the multifocal lesions and development of ductal carcinoma in the remnant pancreas. Am J Surg. 2012;204:44-48.

53. Mori Y, Ohtsuka T, Tsutsumi K, et al. Multifocal pancreatic ductal adenocarcinomas concomitant with intraductal papillary mucinous neoplasms of the pancreas detected by intraoperative pancreatic juice cytology. A case report. JOP. 2010;11:389-392.

54. Uehara H, Nakaizumi A, Ishikawa O, et al. Development of ductal carcinoma of the pancreas during follow-up of branch duct intraductal papillary mucinous neoplasm of the pancreas. Gut. 2008;57:1561-1565.

55. Kanno A, Satoh K, Hirota M, et al. Prediction of invasive carcinoma in branch type intraductal papillary mucinous neoplasms of the pancreas. J Gastroenterol. 2010;45:952-959.

56. He J, Cameron JL, Ahuja N, et al. Is it necessary to follow patients after resection of a benign pancreatic intraductal papillary mucinous neoplasm? J Am Coll Surg. 2013;216:657-665, discussion 665-667.

57. Ingkakul T, Sadakari Y, Ienaga J, et al. Predictors of the presence of

concomitant invasive ductal carcinoma in intraductal papillary mucinous neoplasm of the pancreas. *Ann Surg.* 2010;251:70-75.

58. Furukawa T, Kloppel G, Volkan Adsay N, et al. Classification of types of intraductal papillary-mucinous neoplasm of the pancreas: a consensus study. *Virchows Arch.* 2005;447:794-799.

59. Maker AV, Katabi N, Gonen M, et al. Pancreatic cyst fluid and serum mucin levels predict dysplasia in intraductal papillary mucinous neoplasms of the pancreas. *Ann Surg Oncol.* 2011;18:199-206.

60. Tanaka M, Chari S, Adsay V, et al. International consensus guidelines for management of intraductal papillary mucinous neoplasms and mucinous cystic neoplasms of the pancreas. *Pancreatology.* 2006;6:17-32.

60a. Law JK, Ahmed A, Singh VK, et al. A systematic review of solid pseudopapillary neoplasms: Are these rare lesions? *Pancreas.* 2014;43:331-337.

61. Stoita A, Earls P, Williams D. Pancreatic solid pseudopapillary tumours—EUS FNA is the ideal tool for diagnosis. *ANZ J Surg.* 2010;80:615-618.

62. Song JS, Yoo CW, Kwon Y, et al. Endoscopic ultrasound-guided fine needle aspiration cytology diagnosis of solid pseudopapillary neoplasm: three case reports with review of literature. *Korean J Pathol.* 2012;46:399-406.

63. Salla C, Chatzipantelis P, Konstantinou P, et al. Endoscopic ultrasound-guided fine-needle aspiration cytology diagnosis of solid pseudopapillary tumor of the pancreas: a case report and literature review. *World J Gastroenterol.* 2007;13:5158-5163.

64. Nadler EP, Novikov A, Landzberg BR, et al. The use of endoscopic ultrasound in the diagnosis of solid pseudopapillary tumors of the pancreas in children. *J Pediatr Surg.* 2002;37:1370-1373.

65. Mergener K, Detweiler SE, Traverso LW. Solid pseudopapillary tumor of the pancreas: diagnosis by EUS-guided fine-needle aspiration. *Endoscopy.* 2003;35:1083-1084.

66. Master SS, Savides TJ. Diagnosis of solid-pseudopapillary neoplasm of the pancreas by EUS-guided FNA. *Gastrointest Endosc.* 2003;57:965-968.

67. Jhala N, Siegal GP, Jhala D. Large, clear cytoplasmic vacuolation: an under-recognized cytologic clue to distinguish solid pseudopapillary neoplasms of the pancreas from pancreatic endocrine neoplasms on fine-needle aspiration. *Cancer.* 2008;114:249-254.

68. Jani N, Dewitt J, Eloubeidi M, et al. Endoscopic ultrasound-guided fine-needle aspiration for diagnosis of solid pseudopapillary tumors of the

pancreas: a multicenter experience. *Endoscopy.* 2008;40:200-203.

69. Cisco R, Jeffrey RB, Norton JA. Solid pseudopapillary tumor of the pancreas: an unexpected finding after minor abdominal trauma. *Dig Dis Sci.* 2010;55:240-241.

70. Chatzipantelis P, Salla C, Apostolou G, et al. Endoscopic ultrasound-guided fine needle aspiration cytology diagnosis of solid pseudopapillary tumor of the pancreas: a report of 3 cases. *Acta Cytol.* 2010;54:701-706.

71. Bardales RH, Centeno B, Mallery JS, et al. Endoscopic ultrasound-guided fine-needle aspiration cytology diagnosis of solid-pseudopapillary tumor of the pancreas: a rare neoplasm of elusive origin but characteristic cytomorphologic features. *Am J Clin Pathol.* 2004;121:654-662.

72. Konda VJ, Aslanian HR, Wallace MB, et al. First assessment of needle-based confocal laser endomicroscopy during EUS-FNA procedures of the pancreas (with videos). *Gastrointest Endosc.* 2011;74:1049-1060.

73. Iftimia N, Cizginer S, Deshpande V, et al. Differentiation of pancreatic cysts with optical coherence tomography (OCT) imaging: an ex vivo pilot study. *Biomed Opt Express.* 2011;2:2372-2382.

74. Kanda M, Knight S, Topazian MD, et al. Mutant GNAS detected in duodenal collections of secretin-stimulated pancreatic juice indicates the presence or emergence of pancreatic cysts. *Gut.* 2012.

75. Gan SI, Thompson CC, Lauwers GY, et al. Ethanol lavage of pancreatic cystic lesions: initial pilot study. *Gastrointest Endosc.* 2005;61:746-752.

76. Oh HC, Seo DW, Lee TY, et al. New treatment for cystic tumors of the pancreas: EUS-guided ethanol lavage with paclitaxel injection. *Gastrointest Endosc.* 2008;67:636-642.

77. Oh HC, Seo DW, Kim SC, et al. Septated cystic tumors of the pancreas: is it possible to treat them by endoscopic ultrasonography-guided intervention? *Scand J Gastroenterol.* 2009;44:242-247.

78. DeWitt J, McGreevy K, Schmidt CM, et al. EUS-guided ethanol versus saline solution lavage for pancreatic cysts: a randomized, double-blind study. *Gastrointest Endosc.* 2009;70:710-723.

79. Oh HC, Seo DW, Song TJ, et al. Endoscopic ultrasonography-guided ethanol lavage with paclitaxel injection treats patients with pancreatic cysts. *Gastroenterology.* 2011;140:172-179.

80. DiMaio CJ, DeWitt JM, Brugge WR. Ablation of pancreatic cystic lesions: the use of multiple endoscopic ultrasound-guided ethanol lavage sessions. *Pancreas.* 2011;40:664-668.

第 17 章

EUS 在胆管、胆囊和壶腹病变中的应用

Mohammad Al-Haddad

（赵晓倩　李彦茹　李　程 译　张庆瑜　李　文 校）

> **内容要点**
>
> - 中、低风险的胆总管结石患者，在行内镜逆行胰胆管造影（ERCP）前建议进行 EUS 检查。
> - 不明原因的急性胰腺炎患者以及腹部超声检查正常的右上腹疼痛患者应考虑行 EUS 检查。
> - 不明原因的胆总管狭窄患者，应行 EUS 检查；如果尚无结论，还应行 ERCP 检查，进行组织样本检查或进行管腔内超声（IDUS）。
> - EUS 可以检查直径 > 5 mm 的胆囊息肉，以确定恶性病变的程度并指导随后的治疗方法。
> - 应用 EUS 和 IDUS 有助于壶腹部肿瘤的分期。EUS 能更好地在早期（腺瘤，T1）与进展期（T2 ～ T4）之间进行分期鉴别。IDUS 可能有助于早期肿瘤的分期。

胆道结石、肿瘤以及壶腹病变的一般检查要点

肝外胆管（扩张、胆石）
肝内胆管（扩张）
肝左叶和肝右叶
胆囊
壶腹（包括 T1 壶腹病变的 IDUS）
胰腺和主胰管
淋巴结
腹水
门静脉高压

EUS 和胆道结石

胆管结石

内镜逆行胰胆管造影（Endoscopic retrograde cholangiopancreatography，ERCP）在很长一段时间内被认为是胆总管（CBD）结石诊断的最好方法。而且，ERCP 在与内镜下括约肌切开术（ES）协同操作时可以移除结石。然而，ERCP 仍是带

来严重并发症风险的有创检查[1-3]，即使是由经验丰富的内镜医师来操作，其并发症发生率和死亡率也只是分别降低至 5% 和 0.1%[4]。此外，由于 ERCP 难于区分小结石和气泡，因而许多情况下需要协同 ES 来确定胆总管结石的诊断。ES 的并发症发生率是 5% ～ 10%[5-8]，目前死亡率低于 1%[5-10]。由于胆道括约肌功能的永久损伤[14]，约 10% 的患者[11-13] 会出现长期并发，如胆管狭窄和非梗阻性胆管炎。

一种更加精确的诊断技术将取代 ERCP 检查，其能够降低胆总管结石患者的发病率和死亡率。经皮腹部超声（Transabdominal ultrasonography，TUS）是一种无创性检查形式，几乎零风险且应用广泛。现今，对于经临床和（或）化验检查怀疑胆总管结石的患者，TUS 经常被用于初步的评估手段。然而，尽管 TUS 对于胆石症的诊断是敏感、特异的[15]，但是其对胆总管结石病患者甚至严重钙化的胆总管结石患者诊断的敏感性仍有局限性[16-17]。胆管的定位及相邻十二指肠内的气体

241

会干扰远端胆管的成像。超声波在腹部肥胖的患者中会衰减，使得这项技术在肥胖患者中的效率降低。

在过去 10 年，其他成像形式如 CT、EUS 及磁共振胰胆管造影（MRCP）均有助于胆总管结石的诊断且避免更多侵入性胰胆管造影术（ERCP 或围手术期造影）。CT 诊断的敏感性、特异性和准确性范围分别是 85% ～ 88%，88% ～ 97% 和 86% ～ 94%[18-19]。然而，CT 在探测直径 < 5 mm 的结石时的敏感性明显低于直径 > 5 mm 的结石[20]。尽管多检测器 CT 的多维重建可以提高检查的特异性[22-23]，但与 MRCP 和 EUS 相比，螺旋 CT 诊断并没有绝对优势[21]。因此 EUS 和 MRCP 是最精确且几乎没有侵害的诊断胆总管结石的方法。

胆总管结石诊断的 EUS 及 MRCP 表现

EUS 提供了一个很好的肝外胆道系统的可视化超声图像。壶腹或胆总管内的胆管结石呈高回声结构（图 17-1 和图 17-2），有时可在胆管中自由移动，伴（或不伴）声影和炎症性增厚的胆管壁（视频 17-1）。EUS 发现小型胆总管结石的准确性较 ERCP 好[24]（图 17-3），其为无创性检查[25-27] 且技术上很少失败[26,28]。在某些条件下，EUS 对胆总管结石的特异性为 98%[29]，此外，EUS 能发现被其他影像技术经常遗漏的胆管沉淀以及微小胆石（图 17-4）[30]。

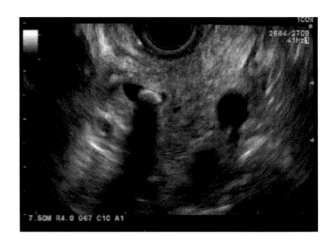

图 17-2　线扫 EUS 显示（7.5 MHz）直径约 5 mm 的胆总管结石影

视频 17-1　患者右上腹疼痛伴转氨酶升高，于胰头部、远端胆管和胰管使用环扫 EUS 检查。EUS 可见胆总管内一可移动的无声影结构，提示非钙化性结石

MRCP 是一个无创、零辐射的影像学检查技术，被认为是比 CT 诊断胆石症更加准确的方法[21,31-41]。这个技术的不足之处包括：有限的空间分辨率和十二指肠乳头区域的壶腹部胆总管结石诊断困难，在一些方面缺少可行性，需要医生的经验操作且成本高[42]。此外，MRCP 对于带有金属的器具（例如起搏器、脑动脉瘤夹）是绝对禁忌的。幽闭恐惧症患者，约占此人群总数的 4%[43]，通常不能进行该项检查。EUS 比 MRCP 的空间分辨率高（0.1 ～ 1.5 mm vs. 0.1 ～ 1.5 mm），而且对胆石症检测的敏感性不随结石大小而改变，这点与 MRCP 不同[44]。因此，当 MRCP 经常检测不到小于 10 mm[45-46] 的结石且诊断小于 5 mm[21,44-45] 结石的敏感度降至约 65% 时并不奇怪。不过，正如我们近年来发表的一系列研究中所讲的那样[47]，未来影像学的发展将会检测出更小的结石。

为了比较每种检测技术，需要考虑一些参数。首先应考虑的是，被评估的技术性能和"金标准"检查之间的误差。事实上，两次测量之间

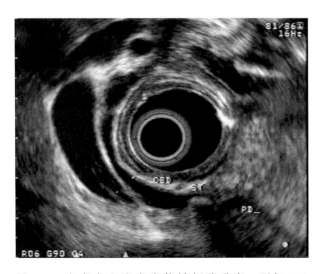

图 17-1　患者右上腹疼痛伴转氨酶升高，环扫 EUS（7.5 MHz）显示胆总管结石（应为环扫，原书说明错误）

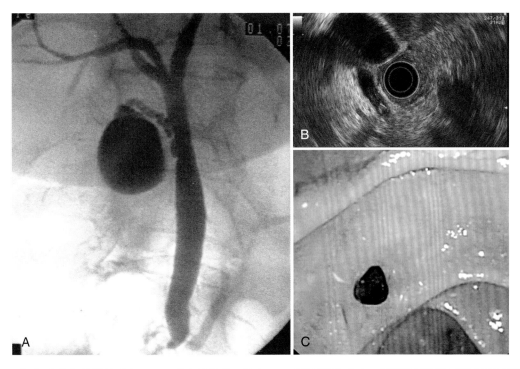

图 17-3　(A) 小的胆总管结石在 ERCP 下未被发现，但在 EUS 下被识别 (B)，行胆道括约肌切开术后气囊取石证实 (C)

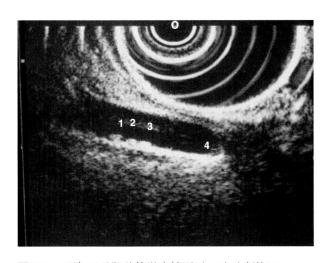

图 17-4　环扫显示胆总管微小结石 (n=4) (鸣谢 Mohamad Eloubeidi, MD.)

结石自动位移会随着间隔时间而增加，导致假阳性结果。在一项关于 EUS 和 ERCP 之间差异的研究中，当二者依次执行于每个患者，21% 的患者在 1 个月内都会发生结石的位移 [48]。比较研究的理想情况是，在评估的技术完成后立即或不久之后执行金标准检测。第二，金标准仍是一个未确定的，ERCP 和手术中的胆管造影术是最常选用的技术。然而，我们都知道单靠不透明图像不足以排除胆总管结石，因为它的敏感度大约只有 90%。最好的参考标准来源于联合应用 ERCP、ES 以及胆总管机械探查（如用 Dormia 网篮或球囊）。然而，因为相关的发病率和死亡率，所以对低度或中度风险的胆总管结石患者很难提出使用这个方法。另一种方法是，当结石确定存在时，这些患者实施 ERCP、ES 和胆管探查，并随访患者的结石被取出。有些胆总管结石患者因为长期无症状而漏诊，因而必须有足够长的时间随访才能得到准确的结论。对于一些已跟踪随访 1 年的患者，未发现治疗随后的 6 个月都没有发现结石 [24,49]。

一些文献分别评估了 EUS 和 MRCP 的诊断价值。根据证据的水平，按表现由多到少，划分为 3 个等级（表 17-1 和表 17-2）：

等级 1：与金标准（ERCP、ES 和胆总管机械探查）相比，两项检查的间隔时间要尽量缩短 [50-53]。

等级 2：如果结石存在，这项技术可以与 ERCP 和 EST 相比；如果没有结石，临床和实验室随访至少 6 个月 [24-25,47,49,54-60]。

等级 3：该技术与胆管造影术对比（ERCP 或手术期胆管造影）[21,28,61-75]。

表 17-1

EUS 下胆总管结石的诊断

作者（年份）	证据等级 [a]	病例（*n*）	胆总管结石发生率（%）	EUS 敏感性 %	特异性 %	PPV%	NPV%	准确度 %
Aubertin et al[50] （1996）	1	50	24	96	96	92	100	98
Prat et al[53] （1996）	1	119	66	93	97	98	88	95
Kohut et al[51] （2002）	1	134	68	93	93	98	87	94
Meroni et al[52] （2004）	1	47	15	71	90	55	95	—
Dancygier et al[56] （1994）	2	31	39	96	50	100	—	98
Norton et al[59] （1997）	2	50	48	86	94	95	89	92
Burtin et al[54] （1997）	2	68	49	97	98	100	96	98
Canto et al[25] （1998）	2	64	30	84	98	94	93	94
Chak et al[115] （1999）	2	31	36	88	98	100	95	97
Liu et al[29] （2000）	2	139	35	98	98	100	96	99
Prat et al[60] （2001）	2	123	27	100	100	100	100	100
Berdah et al[49] （2001）	2	68	20	96	97	93	100	98
Buscarini et al[55] （2003）	2	463	52	98	99	99	98	97
Kohut et al[83] （2003）	2	55	9	75	99	100	98	98
Aubé et al[47] （2005）	2	45	34	94	97	94	97	96
Ney et al[58] （2005）	2	68	32	96	99	100	97	98
Amouyal et al[62] （1994）	3	62	36	97	100	94	97	96
Shim et al[71] （1995）	3	132	21	89	100	100	97	98
Palazzo et al[28] （1995）	3	422	36	95	98	—	—	96
Sugiyama et al[73] （1997）	3	142	36	97	99	100	95	98
Montariol et al[69] （1998）	3	215	19	85	93	75	96	92
De Ledinghen et al[64] （1999）	3	32	31	100	95	91	100	97
Lachter et al[67] （2000）	3	50	66	96	75	89	93	94
Materne et al[68] （2000）	3	50	26	97	88	94	93	94
Scheiman et al[70] （2001）	3	28	18	80	95	80	96	—
Ainsworth et al[61] （2004）	3	163	33	90	99	98	94	93
Kondo et al[21] （2005）	3	30	86	98	50	92	100	93
Dittrick et al[65] （2005）	3	30	37	100	84	56	100	—

[a] 等级 1，检查技术与 ERCP+EST 的对比，且操作之间间隔很短；等级 2，如果结石存在，这项技术可以与 ERCP+EST 相比；如果没有结石，临床和生物学随访至少 6 个月；等级 3，该技术与 ERCP 或围手术期胆管造影做对比

NPV，阴性预测值；PPV，阳性预测值

　　在对 3532 例和 2673 例患者的两个 Meta 分析中评价了 EUS 诊断性[76-77]，汇总 EUS 的敏感性和特异性分别是 89% ~ 94% 和 94% ~ 95%。用于胆总管结石诊断的 MRCP 在 10 篇系统性回顾的研究中得到证实，MRCP 具有较高的敏感性（范围：80% ~ 100%）和特异性（范围：83% ~ 98%）[78]。根据对比研究，EUS 在胆管结石诊断方面比 ERCP 更优[47-48] 或者等效[2,47,61,68-69]。一个 Meta 分析[79]

表 17-2

MRCP 诊断胆总管结石

作者（年份）	证据等级[a]	病例（n）	胆总管结石发生率				
			敏感性 %	特异性 %	PPV%	NPV%	准确度 %
Gautier et al[57]（2004）	2	99	96	99	—	—	—
Aubé et al[47]（2005）	2	45	88	97	93	93	—
Mofidi et al[32]（2008）	2	49	100	96	—	—	—
Topal et al[33]（2003）	2	315	95	100	100	98	—
Scaffidi et al[34]（2009）	2	120	88	72	87	72	83
De Ledinghen et al[64]（1999）	3	32	100	73	62	100	82
Cervi et al[63]（2000）	3	60	100	94	—	—	—
Demartines et al[75]（2000）	3	70	100	96	93	100	
Stiris et al[72]（2000）	3	50	88	94	97	81	
Materne et al[68]（2000）	3	50	91	94	88	95	92
Scheiman et al[70]（2001）	3	28	40	96	66	88	
Kim et al[66]（2002）	3	121	95	95	—	—	95
Taylor et al[74]（2002）	3	146	98	89	84	99	
Griffin et al[36]（2003）	3	115	84	96	91	93	92
Ainsworth et al[61]（2004）	3	163	87	97	95	93	
Kondo et al[21]（2005）	3	30	88	75	96	50	86
Ausch et al[35]（2005）	3	773	94	98	80	99	
Hallal et al[38]（2005）	3	29	100	91	50	100	92
Makary et al[96]（2005）	3	64	94	98	94	98	
Moon et al[39]（2005）	3	32	80	83	89	71	81
De Waele et al[37]（2007）	3	104	83	98	91	95	94
Norero et al[41]（2008）	3	125	97	74	89	90	90
Richard et al[40]（2013）	3	70	27	83	36	77	69

[a] 等级 1，检查技术与 ERCP+ES 的对比，且操作之间间隔很短；等级 2，如果结石存在，这项技术可以与 ERCP+ES 相比；如果没有结石，临床和生物学随访至少 6 个月；等级 3，该技术与 ERCP 或为围手术期胆管造影对比

NPV，阴性预测值；PPV，阳性预测值

和一个系统性评论[80] 和 EUS 和 MRCP 相比在诊断胆总管结石方面都显示出较高的诊断率。虽然这两种检查形式不存在显著的统计学差异，EUS 趋向于比 MRCP 有更高的敏感性和特异性（EUS 分别是93% 和 88% ～ 96%，MRCP 分别是83% ～ 85% 和 89% ～ 93%），因此，EUS 优于 MRCP。这一点在小结石引起急性胆源性胰腺炎上尤其明显。然而，根据国家和地方资源的差异，这两种技术之间的选择还要考虑其他因素，例如操作的可行性、医生的经验和成本的消耗。

超声影像学手段

在大多数 EUS 的研究中，环扫 EUS 曾被用于诊断胆管结石的标准；然而，正如在一系列研究中所述[51,67,81-83]，比较线扫 EUS 和 ERCP+ES 或者胆总管切开术和胆总管镜检查（表 17-1），线扫 EUS 的准确性似乎与环扫 EUS 的相当。

在两个研究中也评价了 EUS 腔外导管探头

(extraductal catheter probe EUS，EDUS)[81,84]。在较早发表的前瞻性研究中，对于怀疑胆总管结石或者远端胆总管胆汁淤积的患者，在 ERCP 和 ES 操作之前采用 EDUS 环扫探头扫描[84]，在 34 例胆管结石中有 33 例为阳性；ERCP 漏诊的 8 例结石患者被 ES 检测出。最近，同组进行的另外一项前瞻性研究比较了 EDUS 和传统 EUS 之间的诊断效果[81]，发现 EDUS 的准确性与线扫 EUS 接近。

管腔内超声（intraductal ultrasonography，IDUS）近期也被提议用于这类并发症（图 17-5）。在一项对疑似患有胆总管结石且做过 ERCP 的患者的前瞻性研究表明，20 MHz IDUS 可发现那些经胆管图像模糊或胆管造影证实有结石的患者[85]。有趣的是，36% 经 ERCP 检查结果阳性的结石患者并没有结石存在。根据作者的解释，出现这一现象的部分原因是由于气泡的存在。35% ERCP 结果为阴性的患者中，经 IDUS 检查可以发现沉渣和结石且被 ES 检查证实。另一项研究表明，在 ES 之后进一步做 IDUS 以确定结石完全清除，降低了胆总管结石的复发率（未行 IDUS 检查组胆总管结石复发率 13.2%，行 IDUS 检查组胆总管结石复发率为 3.4%）[86]。

MRCP、ERCP 和 IDUS 诊断胆管结石的敏感性比较分别是 80%、90% 和 95%。一个前瞻性试验证实 IDUS+ERCP 的诊断准确性优于单纯使用 ERCP[87]。IDUS 对于透光结石的检查尤为有帮助。最近的一项研究表明，IDUS 识别出了 148 名患者的所有胆管结石（100%）[88]，反之 ERCP 在同一组患者中却漏诊了 3 名结石患者。然而，因为与 ERCP 相关的发病率，IDUS 不能作为一个常规操作。但是对于那些 EUS 或 MRCP 发现胆管结石而在 ERCP 未能检出的胆总管结石患者，或者加用 ES 以明确结石是否被完全清除的患者，可以在 ES 之前采用 IDUS 检查。

EUS、MRCP 和 ERCP 在胆总管结石病治疗中的应用

非侵入性影像学检查的使用可以大量减少不适当的胆管侵入性检查[24,26,55,89-90]。一项 Meta 分析比较了 EUS 引导下 ERCP 治疗和单独使用 ERCP 治疗，发现使用 EUS 后可以显著降低总体并发症的发病风险（相关风险 0.35），安全有效地使 67.1% 的患者避免行 ERCP[90]。在 ERCP 前行 EUS 或 MRCP 检查是否必须取决于胆总管中存在结石的先验概率。对于怀疑有胆总管结石病患者，临床及实验室标准和超声（US）检查可以将风险由低到高分级[91-92]。由于评价标准的变化，在文献中对各种风险类型的定义没有非常准确的描述[91,93-94]。根据已经出版的研究，确诊患有胆总管结石的高级风险患者的比例低于 80%（66% ~ 78%）[25,53,55,95]，而中级风险的患者患有胆总管结石病的比例低于 40%（19% ~ 44%）[25,28,49,53,62,71,73,96]。大多数专家同意 ERCP 可作为高级风险胆总管结石患者的一线治疗方法[24-25,28]，即使完全避免不必要的 ERCP 治疗过程是不可能的[97]。

EUS 作为检查高级风险类型患者的一线方法，无论是排除结石还是评估其他原因引起的胆道症状都已经得到支持[31,55]。此外，EUS 确诊了胆总管结石，使得在需要的时候能够确定使用侵入性技术，例如乳头预切开术。然而，关于在这些病例中常规应用 EUS 的意见到现在依然没有统一[98]。实际上，最好的方法可能是在同一次镜下发现结石后，使用 ERCP 联合 EUS[99-100]。

中级风险患者包括那些存在胆源性以及肝功能化验异常或胆总管扩张的相关症状的患者。一般的共识是将 EUS（或 MRCP）作为首选诊断方法（在行 TUS 后）[26,89-90,101-102]。在行腹腔镜下胆囊切除术的前提下对该方法进行评估[49]。根据术前标准，对被认为是高级风险的患者行 ERCP 是首选方法。中级风险的患者在腹腔镜胆囊切除术之前采用 EUS 检查。19% 的中级风险患者和 78% 的高级风险患者发现了胆管结石。在 EUS 检查的基础上使治疗过程更加有效，更有利于结石的手术处理。在平均 32 个月的随访中，在 300 例同组

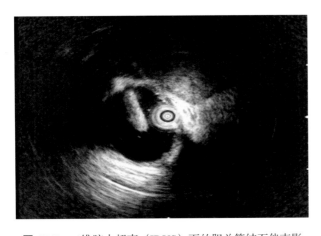

图 17-5　二维腔内超声（IDUS）下的胆总管结石伴声影

患者中没有发现残留结石。

在低级风险患者中，没有明显胆汁分泌或肝功能异常，没有 TUS 检查显示胆总管增粗，无需做进一步检查。我们根据风险分级向相关可疑胆总管结石患者提议一个诊断流程（图 17-6）。

考虑到成本效益，倾向于首选 EUS 检查。在一项 485 名可疑胆总管结石患者的前瞻性研究中，不论患者是否为高级风险，均采用了 EUS。凭借 ERCP 和 EST 可确认 EUS 阳性结果。EUS 作为基本检查方法的平均花费明显低于使用 ERCP 的患者[55]。在 ERCP 的检查操作的患者中，EUS 引导下行 ERCP 检查可减少 14% 的花费。同时，在另外一组类似患者组的回顾性研究中也可以节省费用[103]。其他研究者发现，在中级风险患者组中，EUS 是成本效益最高的检查方法。然而，在胆总管结石（高级风险组）患者中，50% 以上的较高成本效益的检查方法应首选 ERCP 检查[25,61,97,104]。急性胆道胰腺炎患者中，经济学的评估强调 EUS 因价格低、操作简单、并发症少而成为主要检查方法并占据主导地位，在急重症胰腺炎患者中尤为明显[105]。最后，一项随机研究表明，内镜下同时行 EUS+ERCP 和两个不同时间下行 EUS+ERCP 的比较[100]：第一组患者的平均手术时间和住院天数显著减少，这使得两组在住院率和总花费上有明显不同。重要的是，费用的估计往往依国家卫生保健系统和资源的不同而不同，也受当地操作者经验的影响，无论是 EUS 检查操作的准确性，还是 ERCP 的操作和并发症发生率以及随后的重复检查，操作者的技术是相当重要的。

总之，EUS 是胆管成像最理想的选择。只有胆总管结石病的患者才选择 ERCP。MRCP 用于对 EUS 有禁忌证的患者或者使用 EUS 受到限制时。如果胆道 EUS 检查正常，则可以不用 ERCP[24,26,89-90]，除非临床症状持续发作或在随访期间复发。理想情况下，EUS 和 ERCP 应联合在内镜中使用，以降低反复镇静的风险和减少成本。当这种措施不可行时，高风险患者可首先行 ERCP。

胆囊结石

经腹部超声（transabdominal ultrasonography，TUS）诊断胆囊结石非常有价值，一项 Meta 分析显示其敏感性和特异性分别是 97% 和 95%[106]。胆囊结石、直径 < 3mm 以及腹部肥胖的患者敏感性降低。当 US 检查阴性和临床症状之间不符时，采用胆汁晶体分析是合理的[107]。基于 EUS 在胆总管小结石的诊断价值，其也用来作为胆石症的评

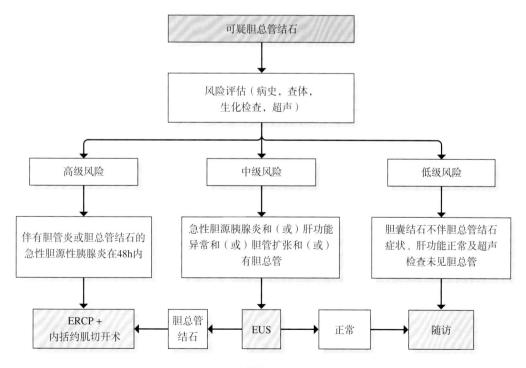

图 17-6　胆总管结石患者的诊断流程

价（图 17-7 和图 17-8）。1995 年 Dill 等[108]研究发现，在诊断微小结石方面 EUS 同胆汁晶体分析一样准确（图 17-9 和图 17-10），并在一组 58 例伴有胆绞痛且 US 检查阴性的患者中只有 1 例检查失败。EUS 对有胆区疼痛但 US 结果正常的患者进行胆道结石的检查，其重要意义得到了另外几个研究支持，显示 EUS 是一个非常有效的方式，并可对患者治疗方案的制订产生影响[109-111]。例如，Thorboll 等[111]研究发现，35 例 TUS 检查正常但在临床表现上疑似胆囊结石的患者中，EUS 能发现 18 例胆囊结石（51.4%）。

急性特发性胰腺炎（IAP）可能由胆汁淤积或微小结石导致，通过其他影像技术无法检测出。尽管报道的胆囊结石发病率变动很大（范围：10% ～ 73%）[112-114]，虽然胆囊完整，但胆囊结石依旧是发生胰腺炎的最普遍原因。一项研究曾发现在 18 例 US 检查阴性的胆囊结石患者中 14 例经 EUS 检查阳性[29]。另一项 Chak 等[115]研究显示，EUS 与 US 相比，敏感性分别是 91% 和 50%，准确性分别是 97% 和 83%。在一个更大研究中[30]，分析了 168 例诊断为特发性胰腺炎的患者，EUS 在 40% 的患者中确诊了胆囊结石（胆汁淤积或小结石），这些患者不论是否与胆总管结石有关，均被其他的检查漏诊。总体而言，80% 的急性胰腺炎患者病因都通过 EUS 得到确诊。在 Yusoff 等[116]研究的 201 例不明原因的患者中，应用 EUS 对 31% 的患者进行初步诊断，最常见的发病原因是慢性胰腺炎和胆汁淤积。一项系统性回顾研究

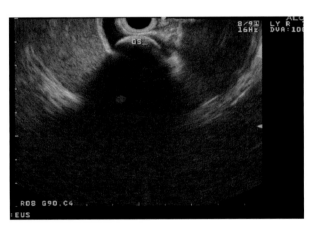

图 17-7 线扫 EUS（7.5 MHz）显示在评价食管上皮下病变时偶然发现一个单发胆结石声影

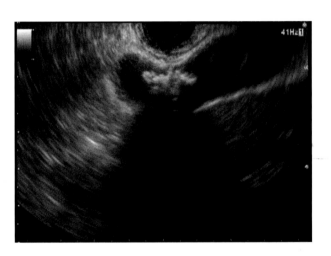

图 17-8 线扫 EUS（7.5 MHz）显示多个严重钙化性胆囊结石

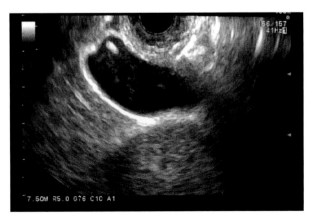

图 17-9 无症状患者，线扫 EUS（7.5 MHz）显示胆泥伴小结石

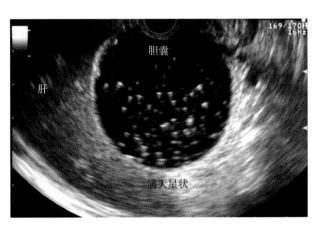

图 17-10 环扫 EUS（6 MHz）显示胆囊微小结石（"满天星"状）

评价了 EUS 在特发性胰腺炎中显示出很高的诊断价值，尤其是在单纯特发性发作的患者和复发性发作以及胆囊原位癌的患者[117]。此外，在评价特发性胰腺炎方面，EUS 与其他检查方法（包括 ERCP 测压法、胆汁吸引术以及腹腔镜胆囊切除术）相比，使用成本最小化分析得出 EUS 是最具有成本效益的首选方案[118]。因此，EUS 检查似乎是评估特发性胰腺炎患者最好检查的方法，因为 EUS 不仅能诊断胆囊淤积和结石，而且对胰腺炎患者诊断也有较高的准确性。另外，这个检查创伤比较小。对于不明原因发病的患者，尤其是胆囊切除术后患者，如果 EUS 结果为阴性，应该考虑采用 ERCP 和 Oddi 括约肌测压法。

小结

EUS 是检查胆总管结石存在与否的最有效方法，用于低等或中等风险的胆总管结石患者检查可以避免不必要的 ERCP 或 EST 检查。MRCP 可以作为备用检查且没有限制。当结石很小但有症状时，MRCP 很可能会漏诊。对于有高风险的胆总管结石患者，ERCP 结合或不结合 ES（当胆管造影可以看到胆总管结石时），EUS 可作为首选检查方法；对于不能解释的右上腹痛患者胆囊结石和胆泥的诊断以及不明原因的急性胰腺炎的鉴别，EUS 现在是继 TUS 后的一种有效方法。

诊断目录

胆总管结石或胆囊结石
- 有声或无声阴影的强回声移动图像相关表现

相关征象
- 肝外胆管和（或）胆囊管扩张
- 胆囊和（或）胆管壁增厚
- 壶腹部增厚
- 胆囊周围液体

EUS 在胆管狭窄中的应用

胆管狭窄的定性诊断对于胃肠病学者来说依旧是挑战。虽然 TUS 和 CT 可以明确地诊断胆管扩张，但是它们只能对 2/3 的病例查出病因[17,119]。除了相邻的肿瘤侵犯或转移，MRCP 在恶性肿瘤的诊断中并没有表现出比 ERCP 更多的优势[120]。然而，MRCP 在考察组织损伤范围方面优于 ERCP，因为 MRCP 能显示梗阻的近端胆道系统[121]。

ERCP 对梗阻性黄疸的诊断有更高的准确性，但是获得肿瘤分期相关的诊断价值是有限的，因为只能获得间接肿瘤信号，如狭窄、狭窄前扩张，或者二者都有，而肿瘤本身一般是看不见的。

往往在 ERCP 时常用导管内组织取样。细胞刷诊断胆道肿瘤的敏感性低至 27% ～ 56%[122-126]，这是因为肿瘤具有造成组织粘连的特性，所以黏膜下层肿瘤（胰腺癌、胆囊癌和淋巴结转移）的检测常是阴性的。新的以细胞学为基础的辅助技术近年来得到发展，从而提高细胞学敏感性。这些技术 [包括荧光原位杂交（fluorescent in situ hybridization，FISH）分析] 发现，染色体的多体性利用荧光探测和数字影像分析（digital image analysis，DIA）技术评定了非整倍性的存在[127-128]。最近的一项研究表明，FISH 分析是一项很有前景的技术，它使刷细胞活检的敏感性从 21% 增加至 58%[129]，而且只需要很少量的组织。

提取组织样本的其他手段包括在 ERCP 检测中使用活检钳，其敏感性高于单独使用刷细胞活检，在胆管癌中敏感性 44% ～ 89%，胰腺癌中敏感性 33% ～ 71%[130-134]。然而，这项技术受限于其较低的阴性预测值（NPV）。这就需要发展新技术来磨损肿瘤表面以提高细胞检出率，例如：狭窄扩张术、内镜针吸活检术和胆道刷细胞术的结构与单纯运用细胞刷相比可以明显提高恶性狭窄的诊断率[135]。然而，这些结果尚未得到确实[136]。目前来说，使用这种新型单一操纵器胆管镜系统的胆管镜下在胆管活检方面是一项很有前景的方法，其敏感性高达 93%[139-142]。然而，胆道镜是一个有创的检查，并发症概率为 7%[143]，并未得到广泛应用。此外，不论是有创还是无创的检查，胆管狭窄诊断方面的困难依旧存在[144-145]。

EUS 和 IDUS 在胆道狭窄中的作用

已经证明 EUS 是诊断胆道梗阻的一个有效方法，因为它很容易看到胆总管。因此它很容易鉴别胆管阻塞和肿瘤，以及肿瘤的分期[56,146-148]（图 17-11 和图 17-12）。在一个包含 555 例患者的 9 项研究的 Meta 分析中，EUS 诊断恶性胆道狭窄的敏感性为 78%，特异性为 84%[76]。在进展期胆道狭窄评估时，EUS 引导下细针抽吸术（FNA）获得的组织明显提高了诊断率，并且并发症的风险很少。因为远端胆总管可即刻在 EUS 探头下定

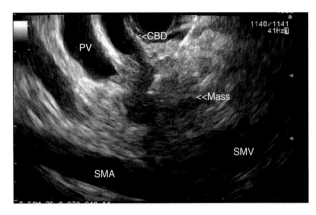

图 17-11　患者出现无痛性黄疸，线扫 EUS（7.5 MHz）显示壶腹周围病变起源于胆总管（CBD）远端。肠系膜上动脉（SMA）和静脉（SMV）出现肿瘤包绕，紧靠门静脉（PV）。经 FNA 细胞学检测证实该肿块为胆管癌

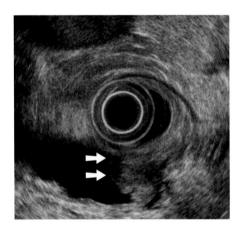

图 17-12　环扫 EUS（5 MHz）显示软组织肿块（箭头所指）造成胆总管上段梗阻，诊断为浸润性胆管癌

位，当从十二指肠球部检查时，EUS 能很好地评估远端胆管狭窄。因此，EUS-FNA 可以非常准确地诊断远端导道狭窄的恶性病变（视频 17-2）。EUS-FNA 在胆道末端狭窄，尤其是胰头肿块的患者中有很高的诊断率[149-157]。在这种情况下，整体 EUS-FNA 的敏感性和特异性范围分别是 81% ~ 91% 和 71% ~ 100%[149,151,155-156,158-159]。在一个包含 284 例患者的 9 项研究的 Meta 分析中，在胆道狭窄和胆囊肿块中 EUS-FNA 的敏感性和特异性分别是 84% 和 100%[160]。然而，胆管癌报告的准确性较低，主要是因为该方法难以接近肝门胆管癌（Klatahin 肿瘤），并且由于离探头太远很难通过 EUS 观察和取样这类肿瘤。而且，近端胆道病变常常比较小且弥漫性浸润，不像远端胆道病变常

视频 17-2　患者梗阻性黄疸，采用线扫 EUS 对胆管进行探查，胆管远端实性肿物伴该位置胆管壁特有层的缺失；胆管内出现一个高回声胆管支架结构，狭窄部胆管壁增厚

表现为实性肿块。细胞学诊断有助于合理治疗和避免不必要的手术。据报道，EUS-FNA 诊断胆道阻塞的敏感性为 45% ~ 100%，而诊断近端胆道狭窄的敏感性范围为 25% ~ 89%[159,161-165,157,163,166-171]（表 17-3）。这些数值可能高估了 EUS-FNA 在肝门狭窄诊断的真实水平，因为绝大多数的研究都是近端和远端狭窄共存的。前视线扫 EUS（GF-UCT160J-AL5, Olympus Medical Center Valley, PA, USA）的有限经验建议改进肝门部狭窄成像和简化 EUS-FNA 技术[172]。

　　随着导丝引导的高频（20 MHz）型微探头的出现，IDUS 成为诊断胆道狭窄的有效技术，微型探头可以轻易地通过乳头而无需做乳头预切开[173-174]。IDUS 提供准确的胆管壁和周围组织的图像，即使是在探及深度有限的情况下，也可以充分提供胆管壁损害和可能的临近结构的侵及和压迫。IDUS 比传统的 DUS 更容易也更快掌握。引流前使用以避免炎性反应，因此在同一过程中由 ERCP 专家操作会更好[175]。IDUS 可以通过 86% ~ 100% 的胆管狭窄病例[135,174,176-180]，且绝大多数的患者没有以前的扩张。大多数失败是由于导丝不能通过肝门及肝内胆管的严重狭窄[174,179]。在 Klatskin 肿瘤，当右或左肝管狭窄导致探头不能通过时，检查一般可以从对侧进行。通过该方法进入胆管的导丝不会干扰 US 成像（为防止干扰，导丝应当在 IDUS 之前去除）。最新一代的 IDUS 包括一个可以通过外部导管自动移动的探头，在同一个扫描操作时间里，环型和线型扫描同时进行。三维成像可自动生成，而且（与二维 IDUS 相比）可以大大缩短操作时间。一些研究者建议三维 IDUS 评估肝胆癌的进展更加有效[181]，二维和三维系统的比较对评价这种技术其他优点是有必要的。

表 17-3

胆道狭窄采用超声内镜下细针穿刺的技术特性

作者（年份）	肝门部狭窄（*n*）	恶性狭窄病例（*n*）	肝门胆道狭窄	所有狭窄总指标					肝门部狭窄敏感性（%）
				敏感性（%）	特异性（%）	PPV（%）	NPV（%）	准确度（%）	
Fritscher-Ravens et al[163]（2000）	10	10	10	80	—	100	—	—	80
Rösch et al[190]（2002）	43	26	3	79	62	76	66		—
Lee et al[159]（2004）	42	24	1	47	100	100	50		—
Eloubeidi et al[166]（2004）	28	21	15	86	100	100	57	88	67
Fritscher-Ravens et al[167]（2004）	44	32	44	89	100	100	67	91	89
Rösch et al[165]（2004）	50	28	11	75	100	100	58	70	25
Byrne et al[161]（2004）	35	11	3	45	100	100			—
Meara et al[164]（2006）	46	30	—	87	100				—
DeWitt et al[162]（2006）	24	23	24	77	100	100	29	79	77
Saifuku et al[171]（2010）	34	17	0	94	82	84	93	88	—
Mohamadnejad et al[157]（2011）	81	81	30	73	100	—	—		59
Ohshima et al[169]（2011）	22	18	2	100	100	100	100	100	—
Nayar et al[170]（2011）	32	24	32	52	100	100	54	68	52
Tummala et al[168]（2013）	342	248	—	92	—	—	81	92	—

a 基于手术病理，明确的细胞学诊断或长期临床随访
NPV，阴性预测值；PPV，阳性预测值

　　EUS 下胆管壁呈 3 层结构，第一层是高回声层，相当于边界回声黏膜层；第二层是低回声层，是由平滑肌纤维和弹性纤维组织构成的；第三层是低回声层，是带有边缘回声的薄而疏松的结缔组织[182-183]。恶性狭窄的标准就是超声模式下胆道壁三层正常结构被破坏（外层反射波、中间低回声、内层反射波）（图 17-13 和图 17-14），低回声浸润性病变边缘不规则，不均匀低回声区侵犯周围组织，主要的低回声团块伸入到邻近结构。良性狭窄（图 17-15）的超声表现为：胆管壁三层结构保存完整，回声均匀，边缘光滑，强回声病变以及无块状损害。中间回声增强及不对称的病变都被认为是恶性的，因此认为对称的是良性的，但是对于不对称的病变，也不是所有研究人员都认为是恶性的标准[138,153,174,184]。

　　IDUS 在区分各种原因引起的胆道良、恶性狭

窄时的准确性为 76%～92%。2002 年，Tamada 等[185] 提出了 IDUS 的另外标准。认为胆管壁的破坏对肿瘤相关的狭窄是特异性的指标。无蒂肿瘤

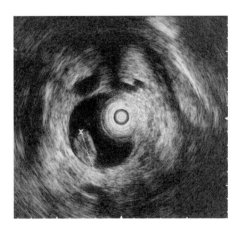

图 17-13　二维 IDUS 显示胆总管管腔内有一小的实性肿块突出（白叉），合并早期胆管癌

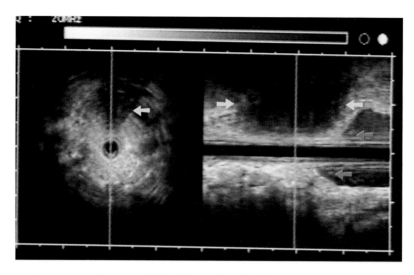

图 17-14 三维 IDUS 显示胆管狭窄（黄色箭头）和胰腺癌（绿色箭头）

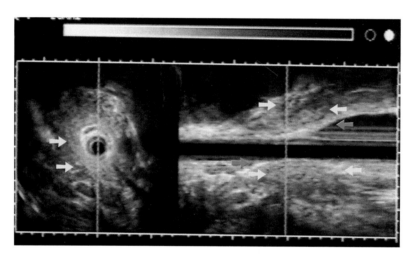

图 17-15 三维 IDUS 显示胆管狭窄（黄色箭头），炎症外压性急性胰腺炎（绿色箭头）

（无论存在于管内或者延伸出胆总管壁）和直径＞10 mm 的肿瘤都是恶性肿瘤的另一个主要阳性标准。狭窄的回声反射很大程度上与操作有关，因此其不再作为预测恶性的一个因素。大部分上述标准未涉及的以及采样结果为阴性的患者都没有恶性病变。若出现标准中的两项，即使病理结果为阴性，也高度提示是恶性的。IDUS 无恶性狭窄标准及病理结果阴性，良性病变的诊断具有 95% 的准确性和 100% 的 NPV[185]。既往有胆总管结石病史或胆道手术史的患者都预示着良性病变。最近，Krishna 等 [177] 另一项研究对 45 名在 CT 或 MRI 检查时未发现凸起样病变的胆道狭窄患者进行了 IDUS 结果评价。最主要的发现就是壁厚度 ≤7 mm 对于排除恶性肿瘤是很有说服力的参数，

无外源性压迫时有 100% 的 NPV。IDUS 对于确认血管性结构的外源性压迫或者结石嵌入胆囊管以及压迫胆总管（Mirizzi 综合征）是很有效的方法 [135,185-186]。用 IDUS 也可准确地检测胆道内乳头状瘤病。而这一疾病经常会因应用常用的检测技术（如 ERCP、EUS 或 MRI）而误诊。胆管内正常结构被突向管腔内的息肉样病变所覆盖，可用于确定该诊断 [187]。在 30 例 IDUS 检查的胆管癌患者中，有 3 人（10%）经病理或手术确诊为胆道乳头状瘤 [186]。当 ERCP 发现胆总管内息肉病变时，IDUS 是唯一能够检测肝内胆管内合并胆道乳头瘤样增生的方法（图 17-16）。这个诊断的临床意义是很重要的，因为年轻的、没有中晚期胆管癌的胆道乳头状瘤患者应该行 Whipple 切除术结合部

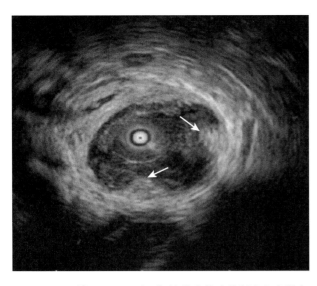

图 17-16　二维 IDUS 显示，胆管乳头状瘤伴肝内息肉样变

分肝切除或者肝移植[187]。对于原发性硬化性胆管炎（primary sclerosing cholangitis，PSC）和显性狭窄诊断困难的患者，传统地认为没有比 IDUS 在诊断胆管癌上更精确的成像技术了（图 17-17）[188]。然而，最近的一些研究显示出一些令人振奋的结果[128,189]。在一项前瞻性研究中[189]，40 名 PSC 患者行 ERCP+IDUS，预测恶性肿瘤的敏感性、特异性、准确性、PPV 和 NPV 分别为 87.5%、91%、90%、70% 和 97%。

胆管狭窄的处理

由于各种诊断方法的性能都有令人失望的地方，因此选择什么样的成像技术至关重要。在一项前瞻性的比较研究中，对 40 位胆道狭窄患者均

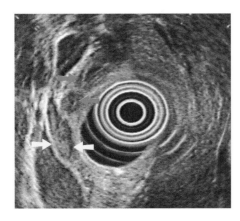

图 17-17　二维 IDUS 显示硬化性胆管炎伴胆管壁不规则增厚（绿色箭头）和囊壁（绿色箭头）

进行了包括 ERCP、MRCP、CT 和 EUS 的 4 项检查。其中当 MRCP 与 EUS 联合应用时，诊断的特异性提高了[190]。除此之外，一项关于 142 名无黄疸胆汁淤积和不明原因胆总管扩张患者的前瞻性研究显示，MRCP 后行 EUS 对于肝外胆管癌的早期诊断有很高的敏感性和特异性（分别为 90% 和 98%）[191]。

考虑到 EUS（带或不带有 FNA）和 ERCP + IDUS 各自的局限性以及风险性，应在评估任何胆道狭窄之前提出如下选择。如果狭窄限于胆总管水平，在进行非侵入性成像检查后应选择 EUS，这是基于它能清晰地显示在末端胆道病变并能够取组织样本。对于诊断困难的近端狭窄的患者，EUS 和 EUS-FNA 有几点局限性，除了行 IDUS 外，在 ERCP 的基础上行组织采集效果也许更好[135,153,185]，考虑到它的低 NPV，只有在高度怀疑为恶性肿瘤时，EUS-FNA 才被保留用于 ERCP 刷细胞学结果为阴性或者不确诊者。因此，一些研究者提出系统地将 EUS-FNA 加入到 ERCP 刷中以提高确诊率[192]。随着经口胆道镜的日益普及，可以在直视下对胆道病变进行活检。在一项研究中，与 ERCP 细胞刷活检比较，经口胆道镜对胆道狭窄的敏感性为 100%，特异性为 89%，诊断的准确性为 90%[193]。在日本最近一项多中心试验中，单独逆行性胆管造影术（endoscopic retrograde cholangiography，ERC）检查、ERC 结合内镜以及 ERC 结合内镜下活检诊断胆管恶性肿瘤的准确性分别是 74%、84% 和 93%[142]。最近，Nguyen 等报道了胆道狭窄患者在考虑胆管镜检查之前行 EUS-FNA 的经验。EUS-FNA 提供的组织诊断，使 60% 的患者避免了胆管镜检查，使并发症减少了 2.5%，且节约了成本[194]。然而，对于近端胆道狭窄的患者，EUS-FNA 却不是最优的选择。Siddiqui 等[195] 提出胆管镜可以确诊 77% 在 ERCP 引导的刷细胞学活检和 EUS-FNA 都无法确诊的患者。随着胆管镜在设计、可操作性和光分辨率上的逐步改善[196]，经口胆管镜检查将有可能成为胆道狭窄（特别是近端狭窄）评估中对 ERCP 有帮助作用的附件。

通过 EUS 观察和取样胆管狭窄可能会对内镜操作者形成挑战。胆管病变可以从十二指肠处得到最好的观察和取样。如果只从十二指肠球部检查，末端胆管病变有时会漏诊。因此内镜在通过十二指肠时可缓慢后退至十二指肠第二部分以扩

大视野范围，同时保持完全向上偏，来定位病变部位。在 FNA 中超声内镜探头紧贴十二指肠壁定位，对帮助固定视野和减少探针穿过组织的数量至关重要。这个位置在倾斜的视野中形成一个角度，因此建议为了放缓视野的前进应使用 25-G 穿刺针。而且，25-G 穿刺针诊断的准确度与 22-G 穿刺针相当[197-199]，在 FNA 时也很少出血，特别是在靠近血管狭窄处，如门静脉和肝动脉。

总之，我们对胆道狭窄的处理提出以下建议（图 17-18）：

- 对于胆总管狭窄：首先，EUS 加上 FNA，然后 ERCP+IDUS，必要时加上刷细胞学活检 / 胆管镜 / 活检钳活检。
- 对于肝总管和肝门区狭窄：MRI 加上 ERCP+IDUS 以及在荧光透视法或者胆管镜检查下刷细胞学活检 / 活检钳活检。当 ERCP 为阴性结果而临床上却高度怀疑为恶性肿瘤时行 EUS-FNA。

胆管上皮癌分期

当确诊为胆管癌时，分期主要决定了患者是否可以进行手术治疗，这也是唯一治愈的机会。组织学上，早期癌最深的浸润局限于肝外胆管的

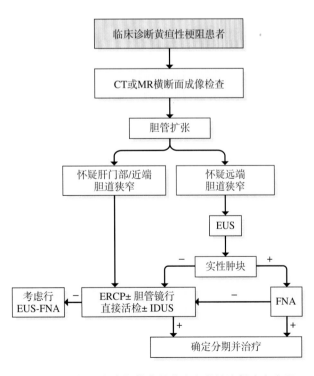

图 17-18　怀疑患有胆管癌的黄疸患者的诊断治疗流程

黏膜层或者纤维肌层，不管是否有淋巴结转移。病理学上，胆管癌按以下修订的 TNM 分期系统进行分期：T1，局限于胆总管壁；T2，侵袭超出了胆总管壁；T3，侵入邻近结构，如胰腺、十二指肠和门静脉。从胆管造影的角度上，根据 Bismuth 分类法，共同分期系统描述了肿瘤在胆管内的扩散程度[200]。然而，这个系统并未对血管和淋巴结累及做出说明，从而使预测手术切除性的能力受限。

一项前瞻性研究对 EUS 和 IDUS 在胆道狭窄中的作用进行了比较，并发现 IDUS 对于 T 期的准确性（78%）高于 EUS（54%）[153]。由于 EUS 检查范围的局限性，对于肝门区和肝总管狭窄诊断的准确性较差，N 分期也相似。另有调查者发现，标准的 20 MHz 探针的穿入深度不适于对晚期恶性狭窄相关的淋巴瘤的评估[135]。EUS 和 IDUS 都不能区分胆管癌 T1 和 T2 期。大量外科研究表明[201]，IDUS 对胆道狭窄的敏感性、特异性和准确性分别是 93%、89% 和 91%。在恶性肿瘤亚组分析中，IDUS 对胆管癌的敏感性最高（98%），其次为胰腺癌（94%），胆囊癌（89%）和壶腹癌（81%）。IDUS 辨别肿瘤 T1 期的准确性是 84%，而对 T2 和 T3 期分别是 73% 和 71%[201]。

事实上，胆管肿瘤分级的主要问题是其切除问题，这取决于是否有血管、纵隔和肿瘤转移至邻近器官，如胰腺的转移。传统横断层面成像（MRI 和螺旋 CT）对有手术禁忌的患者有帮助，例如患有 Bismuth- Ⅳ 型 Klatskin 肿瘤和转移瘤的患者。新一代多控 CT 扫描仪和 MRI 提高了高分辨率影像以识别肿瘤或血管的横切面。然而，胆管癌的纵向转移是不易被发现的。胆管壁受侵范围的显微镜下诊断问题尚未解决，导致在一些患者的切除边缘活检分期偏低。胆管造影术和经口胆管镜检查取活检对于确定浸润的纵向范围和深度也是有局限性的[202-203]。Tamada 等[204] 在早期关于 IDUS 对胆管上皮癌分期进行评估并认为用选择的形态学标准（例如狭窄外缘切口）对于评估肿瘤纵向转移到狭窄肝侧的准确性为 72%。当将非对称性的壁增厚作为肿瘤纵向侵袭到肝和十二指肠侧的标准时，IDUS 准确性会增加，与 ERCP（分别为 47% 和 43%）[179] 相比，它的准确性分别为 84% 和 86%。Inui 等[181] 在后来的系列研究中表明，当出现连续性的或者远离主要病变部位的胆管壁不规则增厚时，诊断为肿瘤的纵向

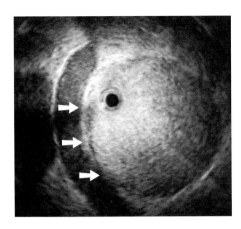

图 17-19　二维 IDUS 获得的胆管癌分期，显示无右肝动脉侵犯（箭头）

扩散。IDUS 评价胆道内侵袭总准确性为 85%。但是，IDUS 的局限就是前期的胆道引流也会引起炎症性的增厚[175]。因此，IDUS 必须与 ERCP 指数或经肝引流同时进行。

IDUS 在发现病变侵入门静脉和右肝动脉方向的准确性是 100%（图 17-19），这是最常受侵的两个血管。肝左和肝总动脉很少受侵也很难看见，因为肝十二指肠韧带以外的区域不能被 IDUS 发现[205-206]。Tamada 等[205-206] 最近的 2 项术前研究发现，IDUS 检测血管受侵的准确性明显高于门静脉血管造影（100% vs. 50%）和肝动脉（100% vs. 33%）血管造影。胆管肿瘤侵袭临近胰腺实质时，建议行胰十二指肠切除术联合胆管切除术。在确定轻度胰腺实质受侵时，IDUS 也优于 EUS（准确性 100% vs. 78%）[175]，但是会因 IDUS 致管内浸润使分期偏低而影响治疗效果。

各种成像技术（CT、MRCP、EUS 和 IDUS）对胆管肿瘤诊断效果仍缺乏系统研究。临床上肝门胆管肿瘤患者首先应行 MRI 和 MRCP。对于可手术切除肿瘤的患者，手术前还应做 ERCP+IDUS 检查以协助外科手术治疗。对于胆管癌，EUS 仍然是最有效的方法。只有当在 EUS 下看不见附近的肿瘤或者仍然怀疑肿瘤侵犯门静脉时，才考虑行 ERCP+IDUS。最后，EUS 和 IDUS 是判定胆道狭窄的性质和胆管癌分级的有效工具。由于各自的局限性（EUS 对肝门成像以及 IDUS 对胆汁引流的需求），这些技术的应用取决于地区的经验、临床表现和传统影像的综合结果。

诊断列表

胆管癌
- 伴或不伴肿块的管壁低回声增厚
- 息肉状腔内肿瘤
- 血管、胰腺、肝、壶腹和十二指肠的侵犯
- 胆管扩张
- 淋巴结肿大的存在

乳头状瘤
- 息肉状腔内肿瘤取代了正常胆管壁

Mirizzi 综合征
- 胆囊结石压迫胆总管
- 胆管壁规则增厚
- 其他良性狭窄
- 管壁规则增厚，没有破坏

EUS 在胆囊疾病中的应用（结石除外）

胆囊息肉

内镜的广泛应用使胆囊息肉样病变的诊断率不断提高。事实上，有报告显示 4%～7% 的健康人群也有胆囊息肉[207-209]。胆固醇性、炎性及纤维性息肉都没有恶变的倾向，因此，在患者出现症状之前是不需要手术干预的。相反，腺瘤性息肉必须切除，因为从腺瘤到癌的转变是胆囊胆道上皮的一大特征[210]。一个包含 1605 个连续性胆囊切除术标本的大样本组织学检查资料研究从腺瘤到腺癌的组织学转变，发现所有的原位癌都与腺瘤样成分有关[211]。这一关系也反映在 19% 的侵袭性肿瘤上。而且，胆囊肿瘤除了早期外，是消化系统中预后最差的肿瘤之一。

腹腔镜手术是摘除胆囊创伤性最小的侵入性方式。然而，手术后并发症仍高达 4%[212-123]。此外，术后会有高达 20% 的患者出现胆囊切除后综合征。因此，确定一个选择胆囊息肉手术的治疗标准是非常重要的。通过 TUS、CT 或者 MRI 偶然发现的无症状患者的胆囊息肉会在临床上陷入两难。若发现单个的，直径＞10 mm，且无蒂回声的病变则提示为肿瘤性的息肉[211,216]，并建议胆囊摘除[217-218]。但是，直径＜5 mm，US 影像为有蒂的多块状回波的息肉则通常考虑为胆固醇息肉或者炎症性息肉[219]，这些患者只建议他们随访，对这个观点也存有争论。在一项针对 70 位直径＜2 cm 的胆囊息肉样病变患者的研究中，35% 的非肿瘤息肉患者的息肉＞10 mm[220]。而且，很

多研究报导30%息肉直径在11～20 mm的患者,其息肉都为胆固醇息肉[221]。因此,对直径> 10 mm的胆囊息肉行胆囊切除术有可能会切除良性息肉。另一方面,一些研究显示在息肉直径在5～10 mm的患者中有19%～29%经确诊为腺瘤[216,219]。因此,一个高度精确的诊断对于确定最好的治疗方案是非常必要的。因为TUS的安全性和可实用性,其非常适合作为一线检查,但是,在一些近期的大型外科文献中报道TUS诊断胆囊息肉的准确性仅有50%[222]。由于EUS的高分辨率,使得EUS在胆囊病变成像上比普通超声更精确[216,219,223-224]。

EUS可以清楚地看到胆囊壁的双层结构。内部低回声区层为黏膜层、肌层及浆膜下纤维层,外层低回声区层为浆膜下脂肪层和浆膜[225-226]。在某些情况下,一个高回声区显示在一个内部低回声区上这大多被认为是2层界面的重叠。EUS下胆囊息肉影像为一个伸入到胆囊腔的不带声影区的回声结构。Azuma等[223]认为,EUS在诊断息肉性质方面比TUS更好,在对89例直径< 2 cm胆囊息肉患者的研究中表明,EUS的确诊率为87%,而TUS为52%。EUS对胆囊癌诊断的敏感性、特异性、PPV和NPV值分别为92%、88%、76%和97%。

两项研究对使用EUS判断肿瘤的风险性提供了系统评分[219-220]。在对经EUS检查发现的70例息肉直径< 20 mm的手术患者回顾性分析中,Sadamoto等[220]通过多元分步逻辑回归方法对胆囊息肉的形态学特征进行了分析。这些息肉经胆囊切除术被分为两组,肿瘤(腺瘤和腺癌)和非肿瘤(纤维、炎症和胆固醇息肉)。EUS研究的变量有:最大直径,最大息肉的高度宽度比、回声经内部回声形式、表面形态、息肉的数量和形状,有无高回声点,有无胆结石。除了肿瘤大小外,内部回声形式和高回声点变量具有统计学意义。所有肿瘤性息肉,包括小的,在EUS上都会有呈现相对不均匀内部回声形式,相反,大的胆固醇息肉,即使直径> 10 mm,内部回声形式也是均匀的。在这个研究中,EUS的敏感性、特异性和准确性分别为78%,83%和83%[220]。据报道,这些高回声点代表含有胆固醇的大量泡沫样组织细胞[209-221],高回声点对于胆固醇息肉有重要意义[220-221]。然而,对两例腺癌息肉的研究发现,

高回声点为癌变上皮下聚集的泡沫细胞[220]。另一种系统评分是基于EUS的5个变量来预测胆囊息肉的恶性程度[219]。这个系统基于结构分层、回声模式、边缘、蒂以及息肉的数量。根据这项研究,大小被认为是评估肿瘤性息肉的最有意义指标。所有直径≤ 5 mm的息肉都是非肿瘤性的,而94%直径> 15 mm的息肉都是肿瘤性的。超过15 mm的胆囊息肉与5～10 mm或10～15 mm的息肉相比,其恶性概率明显增高。但是,直径5～10 mm的息肉和直径10～15 mm的息肉就恶性程度而言没有显著差异。直径为5～15 mm的息肉评分6的肿瘤性风险要高于评分小于6的,其敏感性、特异性及准确性分别为81%、86%和84%。作者总结认为使用该评分系统可以区分5～15 mm胆囊息肉患者肿瘤性病变的风险。

除外上述讨论的复杂的EUS系统评分,息肉的大小仍然是一个简单而重要的因素,用来预测胆囊息肉的肿瘤性形成。尽管近年来的研究认为,低回声区是对肿瘤性息肉最好的单个预测因子,但是直径> 15 mm的息肉仍然有很大的恶性风险[227]。在另一项研究中,虽然EUS在分析息肉大小上总是优于TUS,但是与诊断直径< 10 mm息肉与TUS准确性89%相比,EUS诊断直径< 10 mm息肉的准确性仅只有44%[228]。最后,EUS辅助技术的出现已经帮助提高了EUS鉴别恶性胆囊息肉的能力。Choi等[224]报道过使用强化EUS,由于恶性息肉不规则血管的存在,对比增强谐波(contrast-enhanced harmonic,CEH)-EUS相比传统EUS在诊断敏感性、特异性方面有所提高,分别为94%和93% vs. 90%和91%。在另一些较小样本研究中,Park等[229]发现CEH-EUS也可以帮助区分胆固醇息肉和腺瘤性胆囊。在这些研究的观点中,EUS被建议作为没有切除的息肉的监视工具,然而,尚缺乏长期随访来证明。

根据这些研究结果,EUS下胆囊息肉的鉴别似乎比TUS更加准确。然而,用这些结果去选择是手术还是临床随访仍不够完善,特别是在边界线大小的息肉。EUS下的诊断只是对其他临床相关信息的补充,以及在高风险手术患者的处理上更加有用。对于直径> 1 cm的胆囊息肉来说,系统的手术治疗是仍是最安全的和最好的选择。它可能被建议提供对5～10 mm的息肉成像。对于EUS下发现的可疑的病例,手术应当是最佳考虑。

另一方面，对其他病例在内镜随访中 EUS 可作为对息肉的生长、回声方式改变及形状变化的一种参考性检查[230-231]。但是，需要更多的研究来证实 EUS 在这方面的作用。

胆囊肿瘤

外科手术前区分腺瘤和腺癌是没有必要的，因为腺瘤有发展为腺癌的倾向[211]，这两种病变都需要手术治疗。但是，由于开腹胆侵袭囊切除术和腹腔镜的显著不同，有报道说晚期癌症患者腹腔镜胆囊切除术后肿瘤在腹膜有复发[232-323]。TUS 和 CT 的发展，使得胆囊癌的早期诊断成为可能。然而，这些技术方法只能对晚期病变分期。由于 EUS 可以区分良性和恶性息肉，它可以帮助决定最佳的手术方式，良性息肉或早期癌症行腹腔镜检查，晚期癌症用开腹手术[234]。

胆囊癌的分期是依据美国癌症联合协会（American Joint Committee on Cancer，AJCC）TNM 分级系统[235]（表 17-4）。EUS 在胆囊癌症分期上的准确性与所采用的标准有关，胆囊息肉基部壁层的完整性具有决定性作用（图 17-20）。Fujita 等[225]通过观察联系把肿瘤分为 4 组。A 型是有蒂团块会有固体回声模式带有细结节状表面，B 型是一个具有宽大基底部团块带有不规则的表面和完整的高回声外层，C 型是外部高回声层因团块回声而不规则，D 型是整个层面结构都被破坏了。在总结了 EUS 和病理学后，作者建议 A 型癌症在手术前应归类于 Tis，因为癌症的侵袭仅仅局限于黏膜并没有侵入到周围上皮。C 型癌症是侵袭到了黏膜下层的脂肪层，因此它在外科定级为 T2。而 B 型癌症可以是 T1 或 T2，因为它侵入的深度从黏膜层到纤维层不等。这是最难准确归类的一型，因为侵入深度的确定在外高回声层保存的情况下是很复杂的。

在另一个有 41 名胆囊癌患者的回顾性调查中[236]，发现 EUS 成像和组织病理学肿瘤分级有很强的相关性。根据肿瘤的形态和邻近胆囊壁的结构，EUS 成像的分类如下：A 型，有蒂的团块邻近的胆囊壁结构完整；B 型，无蒂的和（或）基底宽大的团块带有完整的胆囊壁外高回声层；C 型，无蒂或者基底宽大的团块带有狭窄的外高回声区；D 型，无蒂和（或）基底部的团块带有被破坏的外高回声区。在病理学中，A 型对应 Tis，

表 17-4

胆囊癌 AJCC 分级

原发肿瘤（T）

TX	没有被发现的肿块
T0	没有证据的初级肿块
Tis	原位癌
T1	肿瘤侵入固有层或肌层
T1a	肿瘤侵入固有层
T1b	肿瘤侵入肌层
T2	肿瘤侵犯了肌肉周围的结缔组织但不超过浆膜层或侵入肝脏
T3	肿瘤侵入到浆膜层（脏腹膜）和（或）直接侵入肝和（或）侵入邻近器官或组织，如胃、十二指肠、结肠、胰腺、网膜或者肝外胆管
T4	肿瘤侵入门静脉或肝动脉，或者侵入 2 个或以上的肝外器官或组织

局部淋巴结转移（N）

NX	局部淋巴结没有被侵入
N0	没有区域淋巴结转移
N1	沿胆囊管，胆总管，肝动脉和（或）门静脉转移淋巴结
N2	转移至主动脉，盲肠周围，肠动脉和（或）腹腔动脉淋巴结

远部转移（M）

M0	没有远处转移
M1	远处转移

（From Edge S，Byrd DR，Compton CC，Fritz AG，Greene FL，Trotti A，eds. AJCC Cancer Staging Manual. 7th ed. New York，NY：Springer；2010：215.）

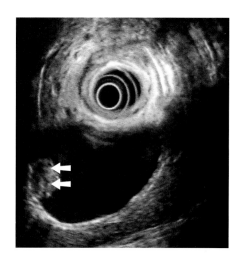

图 17-20　胆囊腺瘤性息肉，直径 15 mm（箭头所示）

B 型对应 T1，C 型对应 T2，D 型对应 T3 ～ T4。超声内镜分型与四种类型对应的准确性分别为 100%、76%、85% 和 93%。最好的结果是 Tis 或者 T3 ～ T4。

FNA 胆囊穿刺已经过尝试并证实其可精确地确诊为恶性肿瘤，精确性上升至 80% ～ 100%[164,237-241]（表 17-5）。对胆囊直接穿刺的并发症发生率是很低的，但是在对肿物行 FNA 或对胆汁取样评估急性胰腺炎时 [240]，发生胆汁性腹膜炎和急性胆囊炎 [242] 的病例也有报道。为了降低这个风险，应该使用 25-G 规格的穿刺针。

从治疗的观点出发，追加胆囊切除术同时行系统地淋巴结清除术及肝切除应该适用于所有的 T3（图 17-21）和 T4 期患者，而腹腔镜胆囊切除术对 Tis 期肿瘤患者是足够的。在外科手术中通过 EUS 区分 T1、T2 期是很困难的，但在患者早期肿瘤的诊断上是很有效的 [243]。当通过 EUS 发现一个深部组织的肿瘤是低回声时，有可能是 T1 和 T2 型肿瘤且指向浆膜下侵袭 [244]。然而，这个发现仅在息肉样胆囊肿瘤中有价值。

总体来说，EUS-FNA 在胆囊肿瘤的诊断和分级上的价值仍然受到质疑，EUS-FNA 似乎是一种获取胆囊肿块标本进行细胞学检查的安全方法 [164,239,241]。这也用于确定淋巴结是否受到侵犯，不论是否考虑 T 分级，恶性淋巴结的存在表明疾病处于 III 期，（见表 17.4）。然而，由于 FNA 阴性预测值的受限，尽管细胞学检测为阴性，但所有

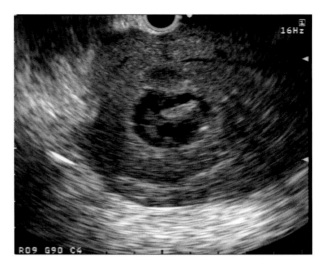

图 17-21　患者，55 岁，体重下降，疼痛加重，肝酶升高。线扫 EUS 下（7.5MHz）显示一个巨大的胆囊团块，胆囊壁增厚，侵入周围的肝组织，提示为 T3 期肿瘤。胆囊管成像受胆泥影响

怀疑为胆囊病变的患者都应追加外科手术。

因为对 EUS 在胆囊肿瘤分级研究较少且是回顾性的，所以 EUS 对此类疾病的常规分级的作用仍是不明确的。然而，EUS 在早期肿瘤的诊断上是很有效的。并且，可以对更多的进展期病例（T3、T4 和 N1 病例）进行合适的分期。对于这些病例，应该给予开服根治性胆囊切除术。对于所有其他病例，开腹胆囊切除术的切除范围应该根据具体情况而定。

表 17-5

EUS-FNA 下胆囊肿物的诊断数据

作者（年份）	病例（n）	敏感性（%）	特异性（%）	并发症	评论
Kim et al[240]（2012）	13	84.6	100	一例胆囊炎	抽样了当地的 18 个患者
Hijioka et al[237]（2012）	24	96	100	无并发症	ERC 的诊断敏感率为 47%
Hijioka et al[238]（2010）	15	89	100	无并发症	最后的诊断：5 个胆囊炎，10 个腺癌。FNA 适当的帮助区分出了 XGC 的 5/6 个怀疑的病例。所有患者均使用 22-G 针
Meara et al[164]（2006）	7	80	100	无特殊	所有患者均使用 22-G 针
Varadarajulu et al[241]（2005）	7	80	100	无并发症	
Jacobson et al[239]（2003）	6	100	100	无并发症	用细胞学检测确诊 XGC 患者 1 例；所有患者使用 22-G 针

ERC，内镜逆行胆管造影；EUS，超声内镜；FNA，细针抽吸术；XGC，黄色肉芽肿性胆囊炎

其他胆囊壁增厚的原因

有许多疾病都可以导致胆囊壁局部和弥漫性增厚（表 17-6）。对于弥漫性增厚伴囊周液体患者，应鉴别急性胆囊炎和其他疾病，如腹水、门脉高压、病毒性肝炎和低蛋白血症[245]。因此，依据这些病例的临床表现及其他影像学表现是非常重要的。

其他情况引起的局部或者弥漫性胆囊壁增厚与肿瘤性疾病是很难鉴别的，慢性胆囊炎是一种常见病，常伴有结石，呈高回声壁层次结构完整，壁一般都是均匀的增厚，但也可能局部性增厚[246]。胆囊腺肌症常被认为是良性的病变，增厚的胆囊壁伴小囊性改变，通常为壁内憩室（扩张的 Rokitansky-Aschoff 窦）。超声诊断时，胆囊壁增厚，壁层清晰、结构完整的无回声区或者有时有高回声区（彗星尾征）[216]。按照侵入的范围和部位，传统上将腺肌瘤病分为三型：局部的、广泛的和节段性的。癌症不同于微小的腺肌瘤病，用传统的内镜诊断是很容易的[247]。然而，有些病例很难诊断，特别是局部类型的，节段性的腺肌瘤病与胆囊癌已经有联系，特别是对于老年患者[248]。黄色肉芽肿性胆囊炎（XGC）是一种少见的胆囊慢性炎症，临床表现与胆囊炎相似。在一项 15 年的关于胆囊切除患者的系列调查中，XGC 的患者占 1.46%[249]，其中 85% 与结石病有关。XGC 可与胆囊癌相似（见表 17-6）。EUS 有时可见到胆囊壁上高回声结节，这可能就是黄色肉芽肿[250]。

总体来说，EUS 在诊断胆囊壁增厚中作用的研究仍很少。Mizuguchi 等[234] 在对 EUS、传统 US、CT 和 MRI 对胆囊壁增厚的鉴别诊断进行比较。EUS 在对胆囊壁多层成像上优于其他成像方式。在 EUS 下胆囊壁多层结构的破坏对于胆囊癌的诊断是最具有特异性的。但并不一定能确诊，因为这也可能在 XGC 中看见[250]。最近，Kim 等在 134 名胆囊壁增厚的患者中（包括 11 名癌症胆囊切除的患者）研究表明，胆囊壁增厚 > 10 mm 且内部低回声团块可通过多元分析为致瘤性胆囊壁增厚[251]。EUS 也能帮助诊断胆囊受累的其他少见病变，例如硬化性胆管炎[252]，门静脉栓塞导致内部胆囊静脉曲张[253]，并且弥漫性增厚也可见于胰胆管解剖变异的患者[254-255]。最后，胆管弥漫性乳头瘤样增生也可累及胆囊，可能表现为突出的团块样增厚[256] 伴胆管息肉。

小结

综上所述，EUS 在诊断胆囊疾病方面的作用不如诊断胆管癌和胆管结石。TUS、CT 或 MRI 已足够对某胆囊疾病明确诊断并指导治疗。对于

表 17-6

超声内镜下胆囊壁增厚的特征和病因

疾病	增厚	EUS 特征 其他体征
急性胆囊炎	局限或弥漫的，分层连续	胆囊周围液体
慢性胆囊炎	高回声	
胆囊癌	局限的，分层不连续	息肉状或团块
腺肌症	局限或弥漫的，分层连续	无回声区域（囊性），高回声图像，有彗星尾征
黄色肉芽肿性胆囊炎	局限或弥漫的，分层不连续	胆囊壁高回声结节图像
门脉高压，病毒性肝炎，腹水或低蛋白血症	弥漫的，分层连续	腹水
肝外门静脉梗阻	局限的，分层连续	胆囊壁内静脉曲张
原发性硬化性胆管炎	弥漫的，分层连续	不规则增厚
弥漫多发性乳头状瘤	局限或弥漫的，分层不连续	
胰胆管不规则变化	弥漫的，分层连续	主要是低回声层增厚

EUS，超声内镜

一些胆囊息肉的患者（息肉直径在 5 ~ 10 mm 的患者或者息肉直径 > 10 mm 的手术机会较小的患者），建议使用 EUS 来帮助我们选择治疗方法。对于怀疑胆囊癌或者胆囊大息肉需要进行手术的患者，进行 EUS 检查是有帮助的。最后，对于弥漫性胆囊壁增厚而 TUS 不能确定的病例，EUS 在区分良恶性方面还是很有用的。

十二指肠壶腹部肿瘤

Vater 壶腹肿瘤位于胆胰管十二指肠结合部，该部位由 Oddi 括约肌控制。在 85% 的人群中，胰管和胆总管在 Vater 壶腹处汇合形成一个远端的共同通道。正常的壶腹大约始于十二指肠壁外 2 cm 然后穿过固有肌层，形成长为 9 ~ 25 cm 的十二指肠内段[257]。起源于 Vater 壶腹的许多不同类型肿瘤，包括良性的管状和绒毛状腺瘤及癌以及一些少见的病理类型，例如：脂肪瘤、纤维瘤、神经纤维瘤、平滑肌瘤、淋巴管瘤以及各种类型的神经内分泌肿瘤。腺瘤呈散发性而且呈息肉样综合征，通常被视为癌前病变，腺瘤向腺癌的连续性的变化通常认为是壶腹周围癌的主要发病机制[258]。在胃镜检查时更常见的为良性腺瘤，其在内镜治疗的壶腹肿瘤中占有很大比例[259]。而且，家族性腺瘤性息肉病（familial adenomatosis polyposis，FAP）患者需要内镜的随访，因为这种患者结肠外腺瘤或肿瘤高发[260]。患有肿瘤的患者也会有黄疸、腹痛、体重下降、胰腺炎、贫血等症状。

壶腹部肿瘤（乳头状瘤）会通过转移以及侵犯周围的淋巴结和静脉向邻近器官播散。大部分的壶腹肿瘤源自壶腹的黏膜，然后侵入 Oddi 括约肌。这些肿瘤逐渐侵入十二指肠的固有肌层及浆膜层，最终突破浆膜层侵入胰腺。然而，壶腹肿瘤由于早期阶段的一些症状易于被发现而使得其预后比胰腺癌要好得多[261]。内镜下诊断壶腹部肿瘤通常不太容易。肉眼观肿瘤是息肉状的或是溃疡状的。结石阻塞会导致胆汁淤积。事实上，6% ~ 38% 的壶腹癌患者合并存在胆总管结石病[262-266]。

壶腹癌的病理学确诊也是比较困难。活组织检查可能是错误的，因为高达 38% 的病例出现假阴性[264,266-269]。在这些病例中，进行内镜下十二指肠乳头括约肌切开术就显得很有必要，其可使壶腹内生长的肿瘤暴露出来，而得到二次活检的

阳性结果。其次，病理学家对炎性组织腺瘤和低度不典型增生腺瘤的鉴别诊断也有困难，因此有必要进行重复的活检。再次，标准的钳夹活检并不能代表整个肿瘤的状态：良性腺瘤中可能含有表浅的或深入其中的恶性病灶，正如壶腹癌中也可能含有良性的组织成分[270]。事实上，组织活检会漏掉 19% ~ 30% 的腺癌病例[264,266-269]。

考虑到这些限制，对于正常壶腹、炎性病变或者真正的肿瘤进行鉴别诊断是困难的。对于有壶腹隆起而没有黏膜异常的患者被建议使用 EUS 检查以排除壶腹肿瘤。Will 等[271]对 133 例患者的系列报道，是关于在十二指肠镜下发现壶腹和壶腹周围损伤。EUS 对诊断乳头和乳头周围恶性病变的敏感性和特异性分别是 93% 和 75%，分别使用病理学作为诊断标准。这种低特异性也被其他报道所证实唯一可确定为壶腹肿块的特征是：浸润到十二指肠的固有肌层（图 17-22），或者主胰管的生长（视频 17-3），或者出现了肿瘤的胆总管的腔内生长（图 17-23）[272-273]。其他标准包括：超声学表现（图 17-24）、壶腹部增大和胆总管或主胰管的扩张，但这样的表现并不特异，它也可能在非肿瘤性改变甚至是正常的情况下出现。对于有症状的患者，EUS 对壶腹肿瘤检测的敏感性较高，相反对于无症状的患者敏感性就会降低。例如，有时候 EUS 下无壶腹异常但最终被诊断为壶腹的肿瘤，这种情况在家族性腺瘤性息肉病患者中很常见。这强调了这样一种事实，EUS 在诊断壶腹肿瘤的高敏感性，但也有它的局限性，有时只有活检能够可靠地证实这个诊断。万一黏膜活检因为肿瘤的内部扩散而失去准确性，为了避免 ES 检查使肿瘤扩散的危险，FNA 可以作为一种安全的可选择的技术去证实诊断[274-275]。因而对于怀

视频 17-3　环扫 EUS 下检查壶腹肿瘤患者的胰头、胆总管和胰管。胆管已经预先扩张并呈现减压状态。相反，胰管（PD）仍然显著扩大。壶腹团块侵袭到了十二指肠壁、胆管和胰管

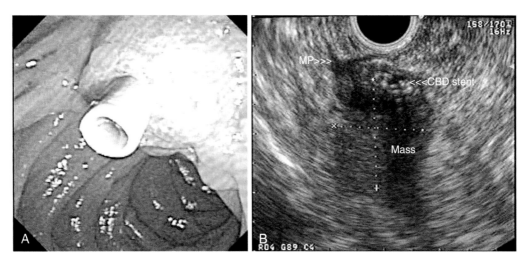

图 17-22　A，一个无痛性黄疸的壶腹团块患者的内镜图像，图中预先放置一个塑料支架。B，同样病例的线扫 EUS（7.5 MHz）。十二指肠固有肌层严重怀疑被肿瘤浸润。建议对这位患者行胰十二指肠切除术。CBD，胆总管

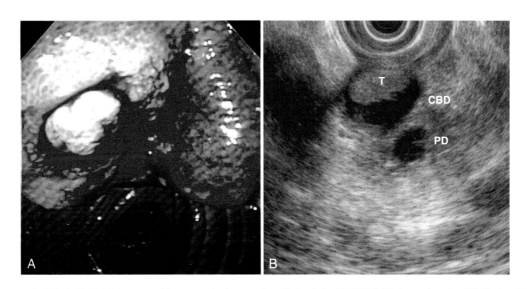

图 17-23　A，壶腹癌内镜下所见。B，环扫 EUS 下（6 MHz），肿瘤（T）侵及胆总管（CBD）、主要胰管（PD）和十二指肠壁

疑壶腹梗阻（基于临床表现，生化指标或是形态学检查支持）但缺乏明确的活组织检查以及 EUS 阴性的患者需要行十二指肠括约肌切开术并重复进行活检。另一方面，对于内镜下怀疑壶腹肿瘤而无临床症状的患者，如果缺乏明确的病理活检以及 EUS 检查正常的患者应当进行随访（图 17-25）。

对于其他消化系统肿瘤，对肿瘤进行分期的目的在于选择最合适的治疗方法以及确定预后。很长时间以来，胰十二指肠切除术是对良性肿瘤或是早期癌患者唯一有效的治疗方法[276]。由于外科壶腹切除术的发病率和无法控制转移的淋巴结，因而很少行外科手术切除。在最近的 20 年，内镜下壶腹切除术的快速发展已经使得 70% ~ 80% 的早期癌症患者或良性肿瘤（图 17-26）患者得到治愈[277-282]。和局部手术切除[267,285]相比，内镜壶腹切除术的发病率更低（6% ~ 36%）[259,266,281,283-285]；然而，对于不同的患者需要仔细地选择最恰当的治疗方案。尽管内镜壶腹切除术有良好效果，但其对于淋巴转移仍是无能为力，目前估计高达 T1 期患者的 30%[286]。此外，扩散到胰腺或胆管的肿瘤疾病是不适于使用这个方法的。这些局限性突

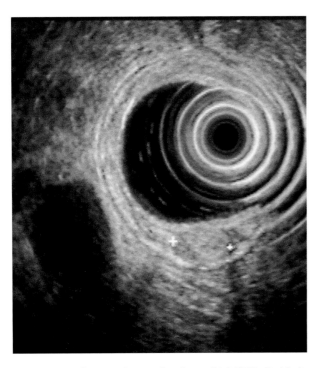

图 17-24 环扫 EUS（6 MHz）下 uT1 期壶腹肿瘤（白色十字标记之间）

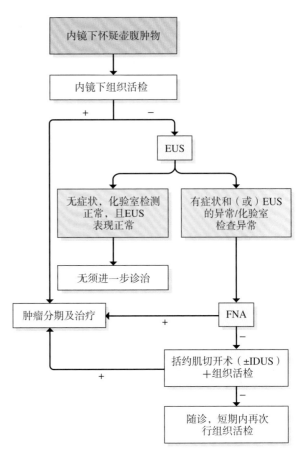

图 17-25 内镜下怀疑壶腹阻塞的患者的诊断流程

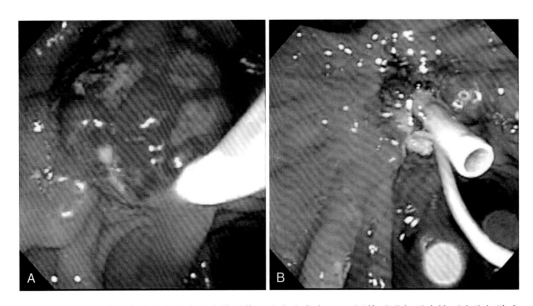

图 17-26 A，内镜下组织活检证实为壶腹肿瘤的内镜图像。这个患者在 EUS 评估后进行了内镜下壶腹切除术。套圈标记受损部位。B，腺瘤在经内镜下完全切除后的内镜图像。注意胆管（蓝色）和胰腺（橘黄色）

出了预处理的重要性，不只是评估肿瘤的可切除性，还是确定哪种肿瘤可以行内镜切除术或者外科手术。

根据 TNM 分期法 [235]（表 17-7）对壶腹肿瘤进行分期。然而，这种分级方法是有局限性的，因为 T1 期不仅包括侵入黏膜的早期癌症也包括侵入十二指肠黏膜下层的肿瘤。另一种分级更加详细的系统发明克服了这种局限性：T1 期肿瘤被分成了局限于 Oddi 括约肌内生长的 d0 期肿瘤和侵入十二指肠黏膜下层的 d1 期肿瘤。但是 d0 期和 d1 期之间还是在肿瘤淋巴转移方面存在显著的不同 [286-289]，d0 期（0%）和 d1 期（30%）[290-292]。晚期肿瘤出现淋巴结转移的概率更大，T2 期为55%，T3 ～ T4 期为 78%[292]。严格按照这个分级的话，d0 期肿瘤归为早期癌症，这些患者行内镜下壶腹切除术有望达到治愈。各种不同的影像学手段（例如 TUS，CT，血管造影，ERCP，MRCP和 EUS）已经用于病变的分期和肿瘤可切除性的评估。这些肿瘤经常围绕着壶腹生长，远离肠系膜血管和肝门的血管，常很快出现黄疸和胰腺炎的症状。因此，临床上很难见到源自壶腹的巨大

肿瘤以及侵入血管的肿瘤。这类肿瘤比胰腺和胆管肿瘤易于切除。T 分期更加重要的一点在于对患者的预后做出判断并为选择治疗方案提供依据（外科手术或是内镜下切除）。

EUS 对于局部手术前肿瘤分级仍是最为可靠的手段。最早的文献报道在评估 T 分级和 N 分级以及确定肿瘤的可切除性方面，EUS 要优于 CT、US 和血管造影 [146,273]（在评估肝门静脉系统 [273] 是否受累方面，EUS 具有 95% 的准确性）。在最近的研究中将 EUS（环扫或线扫）与传统或螺旋 CT 在可切除性的分级方面做对比 [293-299]。在一项 50 名患者的连续性调查中显示，对于 T 分级的总体评估，EUS 要比 CT（78% vs. 24%）和 MRI（78% vs. 46%）更准确 [287]。由于瘤周纤维组织增生性胰腺炎和肿瘤的浸润性病灶很难区分，导致 EUS 进行肿瘤的 T 分级时出现错误，最常见的是低估 T3 级和高估 T2 级 [288]。然而，考虑到 T2 和 T3 期肿瘤会采用相同的手术治疗，因此二者之间的划分也没太大价值（图 17-27）。更重要的是 EUS 在确定是否行内镜下壶腹切除术上的准确性。EUS 在确定肿瘤的 T 分期高于 T1 期的准确性上是非常高的，准确性在 90% 左右（78% ～ 94%）（表 17-8）。EUS也能够很好地显示肿瘤的十二指肠腔内生长，这方面还未有文献做过准确的评价。然而，EUS 尽管根据十二指肠第三高回声层的肿瘤浸润也能做出d1 期肿瘤的诊断（图 17-28），但是由于 Oddi 括约肌在 6 ～ 12 MHz 的超声波下是看不到的，这就使

表 17-7

壶腹肿瘤的 TNM 分级

原发肿瘤（T）

TX	主要肿瘤不能被评估
T0	没有主要肿瘤的证据
Tis	原位癌
T1	肿瘤仅在壶腹黏膜或是 Oddi 括约肌内
T2	肿瘤侵入了胆囊壁
T3	肿瘤侵入了胰腺
T4	肿瘤侵入了乳头周围的软组织或者其他临近器官不只是胰腺

局部淋巴结（N）

NX	局部淋巴结没有
N0	没有淋巴结转移的迹象
N1	局部淋巴结转移

远处转移（M）

M0	没有远处转移
M1	远处转移

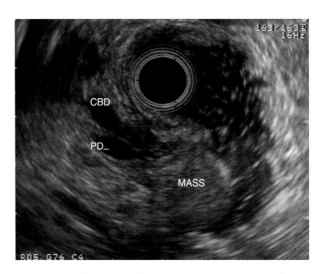

图 17-27　环扫 EUS 图像（6 MHz），一个巨大的侵袭到胆囊壁和胰头部壶腹肿物。CBD，胆总管；PD，胰管

表 17-8

EUS 在壶腹肿瘤中的应用

作者（年份）	病例（n）	技术	敏感性（%）	特异性（%）	PPV（%）	NPV（%）	准确性（%）
Mukai et al [146]（1992）	23	EUS	93	78	87	88	87
Tio et al[288]（1996）	32	EUS	100	60	93	100	94
Itoh et al[300]（1997）	40	IDUS	89	85	85	90	88
Menzel et al[301]（1999）	15	IDUS	100	80	91	100	93
Cannon et al[287]（1999）	50	EUS	88	100	100	80	90
Ito et al[296]（2007）	40	EUS/IDUSa	95	62	69	93	78
Artifon et al[293]（2009）	27	EUS	100	–	93	–	93
Chen et al[295]（2009）	31	EUS	96	57	89	80	88
Manta et al[303]（2010）	24	EUS	88	100	100	89	94
Wee et al[302]（2012）	79	EUS	69	88	66	88	–

EUS，超声内镜；IDUS，管腔内超声；NPV，阴性预测值；PPV，阳性预测值
a IDUS 所有病例中联合 EUS

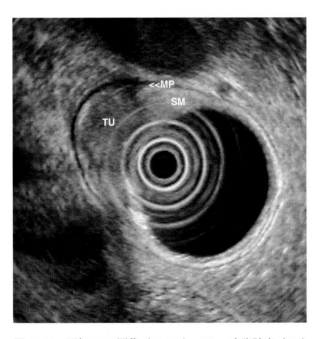

图 17-28 环扫 EUS 图像（6 MHz），uT1sm 壶腹肿瘤（TU）伴黏膜下层（SM）浸润；固有肌层（MP）完整未被浸润

得 EUS 在显示肿瘤的十二指肠黏膜下层浸润方面存在局限性。另一方面，EUS 在显示淋巴结转移方面的准确性也较低（53% ~ 87%），阴性预测值 < 75%[146,273,282,287-288,293,295,297,300-303]。此外，MRI 在淋巴结分期方面并不优于 EUS[164]，同时 CT 又缺乏敏感性和特异性[293,295]。对于腔外生长的肿瘤进行

EUS 引导下 FNA 具有高度的准确性[304]。使用这项技术能够提高术前诊断的准确性，虽然现在的数据支持仍非常有限。

因此，EUS 被认为在预测壶腹肿瘤的不可切除性以及确定 T 分期方面具有较高的准确性。但是，EUS 不能定位 Oddi 括约肌且对淋巴结转移的 NPV 较低，因而在这些方面是有限制的。两项补充检查（十二指肠镜和 IDUS）可能有所帮助。在十二指肠镜下，溃疡位于壶腹顶端，正常黏膜与乳头相隔常表示病灶已经侵入十二指肠黏膜下层因而认为其具有侵袭性[305]。为了提高诊断准确性，IDUS 已经被推荐作为诊断壶腹肿瘤更加精确的超声工具。相比于传统的 7.5 MHz 或 12 MHz 的 EUS，腔内导管探针由于其频率（20 MHz）更高而使得分辨率有了大幅度提高（图 17-29）。但是，这些探针也有一些局限性：超声探针应通过 ERCP 插入肿瘤，但是由于穿透深度的限制，使得 N 分期更加困难[301]。然而，IDUS 是唯一能够提供壶腹括约肌层图像的影像学手段[300]。正是由于能够清晰显示 Oddi 括约肌和十二指肠黏膜下层而使得 T 分期更细致，特别体现在早癌的划分上（图 17-30）。在 32 例 Vater 壶腹乳头状癌病例中，IDUS 诊断的准确性是 87.5%，对淋巴结转移的敏感性和特异性分别是 66.7% 和 91.3%[300]。IDUS 对于早期肿瘤播散的诊断准确性

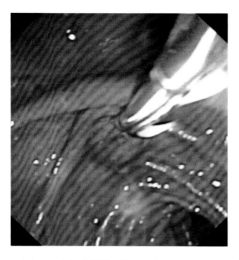

图 17-29　用于壶腹肿瘤分期的导丝引导下的 IDUS 图像

生长应当考虑内镜壶腹切除术。

由于内镜壶腹切除术后的总体复发率是 13%（0 ～ 30%）[259,277-280,283-284,306-314]。EUS 需要联合内镜和活组织检查对壶腹肿瘤患者进行随访，尤其观察是否有腔内的复发。对于高度的损伤或者腺癌，内镜切除术不完全的切除，在内镜手术治疗后很可能复发[259]。胰十二指肠切除术应当被考虑应用于所有适用的外科患者[259,315]。

如果可以，应当在任何有创治疗前应用 EUS 和 IDUS 壶腹部肿瘤进行分期，如在热活检、EST 或植入胆道支架之前。有人称这些治疗由于引入了空气或人工制品而会影响超声内镜的检查结果。

最高，在 d0、d1、d2 期病灶分别达到了 100%、92.3% 和 100%。IDUS 在显示腔内侵袭方面也有很高的准确性，达到了 100%[300]（图 17-31）。

综合以上 3 种研究结果——十二指肠镜检查，EUS，IDUS——可以应用三步法来确定壶腹肿瘤是否适合行根治性的内镜下壶腹切除术：

1．十二指肠镜：在壶腹顶端有大的肿瘤伴溃疡通常意味着黏膜下层的浸润，此时应当考虑胰十二指肠切除术。

2．EUS：肿瘤分期超过 uT1 期或侵入到肌层并且所有的肿瘤伴腔内生长时应当考虑胰十二指肠切除术。

3．IDUS：uT1 期肿瘤无黏膜下层浸润或腔内

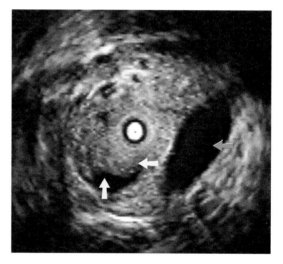

图 17-31　壶腹肿瘤的 IDUS 图像。黄色箭头，胆管内生长；蓝色箭头，正常主胰管

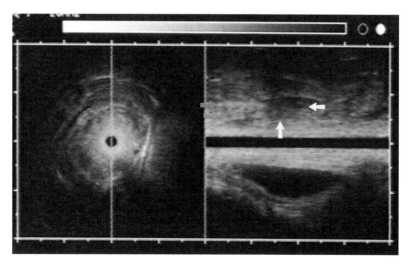

图 17-30　三维 IDUS 显示 d1 壶腹肿瘤。黄色箭头，肿瘤侵及黏膜下层；绿色箭头，正常的黏膜下层；黄色箭头，Oddi 括约肌

在一些文献中，EUS 下 T 分期的准确性会从 84% 降至 72%[287]，这常见于对 T2 期和 T3 期肿瘤的低评估上。而且，虽然胆道内引流管只留置两周[175]，IDUS 就会显示胆管壁增厚两倍，而这常被误认为肿瘤的腔内扩散。最后，关于壶腹肿瘤的治疗前分期的经济价值的研究很少。只有一篇研究显示在壶腹肿瘤的处理中应用 EUS 确定患者是否适于局部切除术是一种划算的方法[313]。

小结

EUS 有助于壶腹肿瘤的诊断，特别是内镜下无异常发现的晚期病灶。由于在对肿瘤可切除性及预后的评估上有相当高的准确性，EUS 也用于壶腹癌治疗。随着壶腹早期癌和壶腹良性肿瘤的内镜下治疗的发展，需要对所选病例进行准确的分期。联合内镜、EUS 和 IDUS 是很有前景的。

诊断目录

壶腹肿瘤
- 壶腹部高回声或低回声性增厚
- 管内肿瘤呈内息肉状
- 血管、胰腺或十二指肠浸润
- 胆管或胰管扩张
- 胆管或胰管管内生长
- 十二指肠周围淋巴结肿大

良性改变
- 壶腹部高回声或低回声增厚
- 十二指肠壁完整
- 没有腔内的息肉状物
- 没有胆管或胰管的扩张

参考文献

1. Andriulli A, Loperfido S, Napolitano G, et al. Incidence rates of post-ERCP complications: a systematic survey of prospective studies. *Am J Gastroenterol.* 2007;102:1781-1788.
2. Davis WZ, Cotton PB, Arias R, et al. ERCP and sphincterotomy in the context of laparoscopic cholecystectomy: academic and community practice patterns and results. *Am J Gastroenterol.* 1997;92:597-601.
3. Loperfido S, Angelini G, Benedetti G, et al. Major early complications from diagnostic and therapeutic ERCP: a prospective multicenter study. *Gastrointest Endosc.* 1998;48:1-10.
4. Cotton PB, Garrow DA, Gallagher J, et al. Risk factors for complications after ERCP: a multivariate analysis of 11,497 procedures over 12 years. *Gastrointest Endosc.* 2009;70:80-88.
5. Barthet M, Lesavre N, Desjeux A, et al. Complications of endoscopic sphincterotomy: results from a single tertiary referral center. *Endoscopy.* 2002;34:991-997.
6. Cotton PB, Geenen JE, Sherman S, et al. Endoscopic sphincterotomy for stones by experts is safe, even in younger patients with normal ducts. *Ann Surg.* 1998;227:201-204.
7. Freeman ML, Nelson DB, Sherman S, et al. Complications of endoscopic biliary sphincterotomy. *N Engl J Med.* 1996;335:909-918.
8. Sherman S, Ruffolo TA, Hawes RH, et al. Complications of endoscopic sphincterotomy. A prospective series with emphasis on the increased risk associated with sphincter of Oddi dysfunction and nondilated bile ducts. *Gastroenterology.* 1991;101:1068-1075.
9. Lambert ME, Betts CD, Hill J, et al. Endoscopic sphincterotomy: the whole truth. *Br J Surg.* 1991;78:473-476.
10. Rabenstein T, Schneider HT, Nicklas M, et al. Impact of skill and experience of the endoscopist on the outcome of endoscopic sphincterotomy techniques. *Gastrointest Endosc.* 1999;50:628-636.
11. Folkers MT, Disario JA, Adler DG. Long-term complications of endoscopic biliary sphincterotomy for choledocholithiasis: a North-American perspective. *Am J Gastroenterol.* 2009;104:2868-2869.
12. Hawes RH, Cotton PB, Vallon AG. Follow-up 6 to 11 years after duodenoscopic sphincterotomy for stones in patients with prior cholecystectomy. *Gastroenterology.* 1990;98:1008-1012.
13. Sugiyama M, Atomi Y. Risk factors predictive of late complications after endoscopic sphincterotomy for bile duct stones: long-term (more than 10 years) follow-up study. *Am J Gastroenterol.* 2002;97:2763-2767.
14. Bergman JJ, van Berkel AM, Groen AK, et al. Biliary manometry, bacterial characteristics, bile composition, and histologic changes fifteen to seventeen years after endoscopic sphincterotomy. *Gastrointest Endosc.* 1997;45:400-405.
15. Vicary FR. Progress report. Ultrasound and gastroenterology. *Gut.* 1977;18:386-397.
16. Dong B, Chen M. Improved sonographic visualization of choledocholithiasis. *J Clin Ultrasound.* 1987;15:185-190.
17. Stott MA, Farrands PA, Guyer PB, et al. Ultrasound of the common bile duct in patients undergoing cholecystectomy. *J Clin Ultrasound.* 1991;19:73-76.
18. Neitlich JD, Topazian M, Smith RC, et al. Detection of choledocholithiasis: comparison of unenhanced helical CT and endoscopic retrograde cholangiopancreatography. *Radiology.* 1997;203:753-757.
19. Polkowski M, Palucki J, Regula J, et al. Helical computed tomographic cholangiography versus endosonography for suspected bile duct stones: a prospective blinded study in non-jaundiced patients. *Gut.* 1999; 45:744-749.
20. Tseng CW, Chen CC, Chen TS, et al. Can computed tomography with coronal reconstruction improve the diagnosis of choledocholithiasis? *J Gastroenterol Hepatol.* 2008;23:1586-1589.
21. Kondo S, Isayama H, Akahane M, et al. Detection of common bile duct stones: comparison between endoscopic ultrasonography, magnetic resonance cholangiography, and helical-computed-tomographic cholangiography. *Eur J Radiol.* 2005;54:271-275.
22. Anderson SW, Rho E, Soto JA. Detection of biliary duct narrowing and choledocholithiasis: accuracy of portal venous phase multidetector CT. *Radiology.* 2008;247:418-427.
23. Okada M, Fukada J, Toya K, et al. The value of drip infusion cholangiography using multidetector-row helical CT in patients with choledocholithiasis. *Eur Radiol.* 2005;15:2140-2145.
24. Napoleon B, Dumortier J, Keriven-Souquet O, et al. Do normal findings at biliary endoscopic ultrasonography obviate the need for endoscopic retrograde cholangiography in patients with suspicion of common bile duct stone? A prospective follow-up study of 238 patients. *Endoscopy.* 2003;35:411-415.
25. Canto MI, Chak A, Stellato T, et al. Endoscopic ultrasonography versus cholangiography for the diagnosis of choledocholithiasis. *Gastrointest Endosc.* 1998;47:439-448.
26. Lee YT, Chan FK, Leung WK, et al. Comparison of EUS and ERCP in the investigation with suspected biliary obstruction caused by choledocholithiasis: a randomized study. *Gastrointest Endosc.* 2008;67:660-668.
27. Lightdale CJ. Indications, contraindications, and complications of endoscopic ultrasonography. *Gastrointest Endosc.* 1996;43:S15-S19.
28. Palazzo L, Girollet PP, Salmeron M, et al. Value of endoscopic ultrasonography in the diagnosis of common bile duct stones: comparison

with surgical exploration and ERCP. *Gastrointest Endosc.* 1995;42:225-231.

29. Liu CL, Lo CM, Chan JK, et al. EUS for detection of occult cholelithiasis in patients with idiopathic pancreatitis. *Gastrointest Endosc.* 2000;51:28-32.

30. Frossard JL, Sosa-Valencia L, Amouyal G, et al. Usefulness of endoscopic ultrasonography in patients with "idiopathic" acute pancreatitis. *Am J Med.* 2000;109:196-200.

31. Bret PM, Reinhold C. Magnetic resonance cholangiopancreatography. *Endoscopy.* 1997;29:472-486.

32. Mofidi R, Lee AC, Madhavan KK, et al. The selective use of magnetic resonance cholangiopancreatography in the imaging of the axial biliary tree in patients with acute gallstone pancreatitis. *Pancreatology.* 2008;8:55-60.

33. Topal B, Van de Moortel M, Fieuws S, et al. The value of magnetic resonance cholangiopancreatography in predicting common bile duct stones in patients with gallstone disease. *Br J Surg.* 2003;90:42-47.

34. Scaffidi MG, Luigiano C, Consolo P, et al. Magnetic resonance cholangio-pancreatography versus endoscopic retrograde cholangio-pancreatography in the diagnosis of common bile duct stones: a prospective comparative study. *Minerva Med.* 2009;100:341-348.

35. Ausch C, Hochwarter G, Taher M, et al. Improving the safety of laparoscopic cholecystectomy: the routine use of preoperative magnetic resonance cholangiography. *Surg Endosc.* 2005;19:574-580.

36. Griffin N, Wastle ML, Dunn WK, et al. Magnetic resonance cholangiopancreatography versus endoscopic retrograde cholangiopancreatography in the diagnosis of choledocholithiasis. *Eur J Gastroenterol Hepatol.* 2003;15:809-813.

37. De Waele E, Op de Beeck B, De Waele B, et al. Magnetic resonance cholangiopancreatography in the preoperative assessment of patients with biliary pancreatitis. *Pancreatology.* 2007;7:347-351.

38. Hallal AH, Amortegui JD, Jeroukhimov IM, et al. Magnetic resonance cholangiopancreatography accurately detects common bile duct stones in resolving gallstone pancreatitis. *J Am Coll Surg.* 2005;200:869-875.

39. Moon JH, Cho YD, Cha SW, et al. The detection of bile duct stones in suspected biliary pancreatitis: comparison of MRCP, ERCP, and intraductal US. *Am J Gastroenterol.* 2005;100:1051-1057.

40. Richard F, Boustany M, Britt LD. Accuracy of magnetic resonance cholangiopancreatography for diagnosing stones in the common bile duct in patients with abnormal intraoperative cholangiograms. *Am J Surg.* 2013;205:371-373.

41. Norero E, Norero B, Huete A, et al. [Accuracy of magnetic resonance cholangiopancreatography for the diagnosis of common bile duct stones]. *Rev Med Chil.* 2008;136:600-605.

42. MacEneaney P, Mitchell MT, McDermott R. Update on magnetic resonance cholangiopancreatography. *Gastroenterol Clin North Am.* 2002;31:731-746.

43. Kay CL. Which test to replace diagnostic ERCP–MRCP or EUS? *Endoscopy.* 2003;35:426-428.

44. Savides TJ. EUS-guided ERCP for patients with intermediate probability for choledocholithiasis: is it time for all of us to start doing this? *Gastrointest Endosc.* 2008;67:669-672.

45. Mendler MH, Bouillet P, Sautereau D, et al. Value of MR cholangiography in the diagnosis of obstructive diseases of the biliary tree: a study of 58 cases. *Am J Gastroenterol.* 1998;93:2482-2490.

46. Zidi SH, Prat F, Le Guen O, et al. Use of magnetic resonance cholangiography in the diagnosis of choledocholithiasis: prospective comparison with a reference imaging method. *Gut.* 1999;44:118-122.

47. Aube C, Delorme B, Yzet T, et al. MR cholangiopancreatography versus endoscopic sonography in suspected common bile duct lithiasis: a prospective, comparative study. *AJR Am J Roentgenol.* 2005;184:55-62.

48. Frossard JL, Hadengue A, Amouyal G, et al. Choledocholithiasis: a prospective study of spontaneous common bile duct stone migration. *Gastrointest Endosc.* 2000;51:175-179.

49. Berdah SV, Orsoni P, Bege T, et al. Follow-up of selective endoscopic ultrasonography and/or endoscopic retrograde cholangiography prior to laparoscopic cholecystectomy: a prospective study of 300 patients. *Endoscopy.* 2001;33:216-220.

50. Aubertin JM, Levoir D, Bouillot JL, et al. Endoscopic ultrasonography immediately prior to laparoscopic cholecystectomy: a prospective evaluation. *Endoscopy.* 1996;28:667-673.

51. Kohut M, Nowakowska-Dulawa E, Marek T, et al. Accuracy of linear endoscopic ultrasonography in the evaluation of patients with suspected common bile duct stones. *Endoscopy.* 2002;34:299-303.

52. Meroni E, Bisagni P, Bona S, et al. Pre-operative endoscopic ultrasonography can optimise the management of patients undergoing laparoscopic cholecystectomy with abnormal liver function tests as the sole risk factor for choledocholithiasis: a prospective study. *Dig Liver Dis.* 2004;36:73-77.

53. Prat F, Amouyal G, Amouyal P, et al. Prospective controlled study of endoscopic ultrasonography and endoscopic retrograde cholangiography in patients with suspected common-bileduct lithiasis. *Lancet.* 1996;347:75-79.

54. Burtin P, Palazzo L, Canard JM, et al. Diagnostic strategies for extrahepatic cholestasis of indefinite origin: endoscopic ultrasonography or retrograde cholangiography? Results of a prospective study. *Endoscopy.* 1997;29:349-355.

55. Buscarini E, Tansini P, Vallisa D, et al. EUS for suspected choledocholithiasis: do benefits outweigh costs? A prospective, controlled study. *Gastrointest Endosc.* 2003;57:510-518.

56. Dancygier H, Nattermann C. The role of endoscopic ultrasonography in biliary tract disease: obstructive jaundice. *Endoscopy.* 1994;26:800-802.

57. Gautier G, Pilleul F, Crombe-Ternamian A, et al. Contribution of magnetic resonance cholangiopancreatography to the management of patients with suspected common bile duct stones. *Gastroenterol Clin Biol.* 2004;28:129-134.

58. Ney MV, Maluf-Filho F, Sakai P, et al. Echo-endoscopy versus endoscopic retrograde cholangiography for the diagnosis of choledocholithiasis: the influence of the size of the stone and diameter of the common bile duct. *Arq Gastroenterol.* 2005;42:239-243.

59. Norton SA, Alderson D. Prospective comparison of endoscopic ultrasonography and endoscopic retrograde cholangiopancreatography in the detection of bile duct stones. *Br J Surg.* 1997;84:1366-1369.

60. Prat F, Edery J, Meduri B, et al. Early EUS of the bile duct before endoscopic sphincterotomy for acute biliary pancreatitis. *Gastrointest Endosc.* 2001;54:724-729.

61. Ainsworth AP, Rafaelsen SR, Wamberg PA, et al. Cost-effectiveness of endoscopic ultrasonography, magnetic resonance cholangiopancreatography and endoscopic retrograde cholangiopancreatography in patients suspected of pancreaticobiliary disease. *Scand J Gastroenterol.* 2004;39:579-583.

62. Amouyal P, Amouyal G, Levy P, et al. Diagnosis of choledocholithiasis by endoscopic ultrasonography. *Gastroenterology.* 1994;106:1062-1067.

63. Cervi C, Aube C, Tuech JJ, et al. [Nuclear magnetic resonance cholangiography in biliary disease. Prospective study in 60 patients]. *Ann Chir.* 2000;125:428-434.

64. de Ledinghen V, Lecesne R, Raymond JM, et al. Diagnosis of choledocholithiasis: EUS or magnetic resonance cholangiography? A prospective controlled study. *Gastrointest Endosc.* 1999;49:26-31.

65. Dittrick G, Lamont JP, Kuhn JA, et al. Usefulness of endoscopic ultrasound in patients at high risk of choledocholithiasis. *Proc (Bayl Univ Med Cent).* 2005;18:211-213.

66. Kim JH, Kim MJ, Park SI, et al. MR cholangiography in symptomatic gallstones: diagnostic accuracy according to clinical risk group. *Radiology.* 2002;224:410-416.

67. Lachter J, Rubin A, Shiller M, et al. Linear EUS for bile duct stones. *Gastrointest Endosc.* 2000;51:51-54.

68. Materne R, Van Beers BE, Gigot JF, et al. Extrahepatic biliary obstruction: magnetic resonance imaging compared with endoscopic ultrasonography. *Endoscopy.* 2000;32:3-9.

69. Montariol T, Msika S, Charlier A, et al. Diagnosis of asymptomatic common bile duct stones: preoperative endoscopic ultrasonography versus intraoperative cholangiography–a multicenter, prospective controlled study. French Associations for Surgical Research. *Surgery.* 1998;124:6-13.

70. Scheiman JM, Carlos RC, Barnett JL, et al. Can endoscopic ultrasound or magnetic resonance cholangiopancreatography replace ERCP in patients with suspected biliary disease? A prospective trial and cost analysis. *Am J Gastroenterol.* 2001;96:2900-2904.

71. Shim CS, Joo JH, Park CW, et al. Effectiveness of endoscopic ultrasonography in the diagnosis of choledocholithiasis prior to laparoscopic cholecystectomy. *Endoscopy.* 1995;27:428-432.

72. Stiris MG, Tennoe B, Aadland E, et al. MR cholangiopancreaticography and endoscopic retrograde cholangiopancreaticography in patients with suspected common bile duct stones. *Acta Radiol.* 2000;41:269-272.

73. Sugiyama M, Atomi Y. Endoscopic ultrasonography for diagnosing cho-ledocholithiasis: a prospective comparative study with ultrasonography and computed tomography. *Gastrointest Endosc*. 1997;45:143-146.

74. Taylor AC, Little AF, Hennessy OF, et al. Prospective assessment of magnetic resonance cholangiopancreatography for noninvasive imaging of the biliary tree. *Gastrointest Endosc*. 2002;55:17-22.

75. Demartines N, Eisner L, Schnabel K, et al. Evaluation of magnetic reso-nance cholangiography in the management of bile duct stones. *Arch Surg*. 2000;135:148-152.

76. Garrow D, Miller S, Sinha D, et al. Endoscopic ultrasound: a meta-analysis of test performance in suspected biliary obstruction. *Clin Gas-troenterol Hepatol*. 2007;5:616-623.

77. Tse F, Liu L, Barkun AN, et al. EUS: a meta-analysis of test performance in suspected choledocholithiasis. *Gastrointest Endosc*. 2008;67:235-244.

78. Al Samaraee A, Khan U, Almashta Z, et al. Preoperative diagnosis of choledocholithiasis: the role of MRCP. *Br J Hosp Med (Lond)*. 2009;70:339-343.

79. Ledro-Cano D. Suspected choledocholithiasis: endoscopic ultrasound or magnetic resonance cholangio-pancreatography? A systematic review. *Eur J Gastroenterol Hepatol*. 2007;19:1007-1011.

80. Verma D, Kapadia A, Eisen GM, et al. EUS vs MRCP for detection of choledocholithiasis. *Gastrointest Endosc*. 2006;64:248-254.

81. Wehrmann T, Martchenko K, Riphaus A. Catheter probe extraductal ultrasonography vs. conventional endoscopic ultrasonography for detection of bile duct stones. *Endoscopy*. 2009;41:133-137.

82. Katanuma A, Maguchi H, Osanai M, et al. The difference in the capabil-ity of delineation between convex and radial arrayed echoendoscope for pancreas and biliary tract; case reports from the standpoint of both convex and radial arrayed echoendoscope. *Dig Endosc*. 2011;23(suppl 1):2-8.

83. Kohut M, Nowak A, Nowakowska-Dulawa E, et al. Endosonography with linear array instead of endoscopic retrograde cholangiography as the diagnostic tool in patients with moderate suspicion of common bile duct stones. *World J Gastroenterol*. 2003;9:612-614.

84. Seifert H, Wehrmann T, Hilgers R, et al. Catheter probe extraductal EUS reliably detects distal common bile duct abnormalities. *Gastrointest Endosc*. 2004;60:61-67.

85. Catanzaro A, Pfau P, Isenberg GA, et al. Clinical utility of intraductal US for evaluation of choledocholithiasis. *Gastrointest Endosc*. 2003;57:648-652.

86. Tsuchiya S, Tsuyuguchi T, Sakai Y, et al. Clinical utility of intraductal US to decrease early recurrence rate of common bile duct stones after endoscopic papillotomy. *J Gastroenterol Hepatol*. 2008;23:1590-1595.

87. Sotoudehmanesh R, Kolahdoozan S, Asgari AA, et al. Role of endo-scopic ultrasonography in prevention of unnecessary endoscopic retro-grade cholangiopancreatography: a prospective study of 150 patients. *J Ultrasound Med*. 2007;26:455-460.

88. Lu J, Guo CY, Xu XF, et al. Efficacy of intraductal ultrasonography in the diagnosis of non-opaque choledocholith. *World J Gastroenterol*. 2012;18:275-278.

89. Karakan T, Cindoruk M, Alagozlu H, et al. EUS versus endoscopic retrograde cholangiography for patients with intermediate probability of bile duct stones: a prospective randomized trial. *Gastrointest Endosc*. 2009;69:244-252.

90. Petrov MS, Savides TJ. Systematic review of endoscopic ultrasonogra-phy versus endoscopic retrograde cholangiopancreatography for sus-pected choledocholithiasis. *Br J Surg*. 2009;96:967-974.

91. Cotton PB. Endoscopic retrograde cholangiopancreatography and lapa-roscopic cholecystectomy. *Am J Surg*. 1993;165:474-478.

92. Cotton PB, Baillie J, Pappas TN, et al. Laparoscopic cholecystectomy and the biliary endoscopist. *Gastrointest Endosc*. 1991;37:94-97.

93. O'Toole D, Palazzo L. Choledocholithiasis–a practical approach from the endosonographer. *Endoscopy*. 2006;38(suppl 1):S23-S29.

94. Sgouros SN, Bergele C. Endoscopic ultrasonography versus other diag-nostic modalities in the diagnosis of choledocholithiasis. *Dig Dis Sci*. 2006;51:2280-2286.

95. Abboud PA, Malet PF, Berlin JA, et al. Predictors of common bile duct stones prior to cholecystectomy: a meta-analysis. *Gastrointest Endosc*. 1996;44:450-455.

96. Makary MA, Duncan MD, Harmon JW, et al. The role of magnetic reso-nance cholangiography in the management of patients with gallstone pancreatitis. *Ann Surg*. 2005;241:119-124.

97. Sahai AV, Mauldin PD, Marsi V, et al. Bile duct stones and laparoscopic cholecystectomy: a decision analysis to assess the roles of intraoperative cholangiography, EUS, and ERCP. *Gastrointest Endosc*. 1999;49:334-343.

98. Das A, Chak A. Endoscopic ultrasonography. *Endoscopy*. 2004;36:17-22.

99. Benjaminov F, Stein A, Lichtman G, et al. Consecutive versus separate sessions of endoscopic ultrasound (EUS) and endoscopic retrograde cholangiopancreatography (ERCP) for symptomatic choledocholithia-sis. *Surg Endosc*. 2013;27:2117-2121.

100. Fabbri C, Polifemo AM, Luigiano C, et al. Single session versus separate session endoscopic ultrasonography plus endoscopic retrograde chol-angiography in patients with low to moderate risk for choledocholithia-sis. *J Gastroenterol Hepatol*. 2009;24:1107-1112.

101. Polkowski M, Regula J, Tilszer A, et al. Endoscopic ultrasound versus endoscopic retrograde cholangiography for patients with intermediate probability of bile duct stones: a randomized trial comparing two management strategies. *Endoscopy*. 2007;39:296-303.

102. Kim KM, Lee JK, Bahng S, et al. Role of endoscopic ultrasonography in patients with intermediate probability of choledocholithiasis but a negative CT scan. *J Clin Gastroenterol*. 2013;47:449-456.

103. Alhayaf N, Lalor E, Bain V, et al. The clinical impact and cost implica-tion of endoscopic ultrasound on use of endoscopic retrograde cholangiopancreatography in a Canadian university hospital. *Can J Gastroenterol*. 2008;22:138-142.

104. Arguedas MR, Dupont AW, Wilcox CM. Where do ERCP, endoscopic ultrasound, magnetic resonance cholangiopancreatography, and intra-operative cholangiography fit in the management of acute biliary pan-creatitis? A decision analysis model. *Am J Gastroenterol*. 2001;96:2892-2899.

105. Romagnuolo J, Currie G. Noninvasive vs. selective invasive biliary imaging for acute biliary pancreatitis: an economic evaluation by using decision tree analysis. *Gastrointest Endosc*. 2005;61:86-97.

106. Shea JA, Berlin JA, Escarce JJ, et al. Revised estimates of diagnostic test sensitivity and specificity in suspected biliary tract disease. *Arch Intern Med*. 1994;154:2573-2581.

107. Ko CW, Sekijima JH, Lee SP. Biliary sludge. *Ann Intern Med*. 1999;130:301-311.

108. Dill JE, Hill S, Callis J, et al. Combined endoscopic ultrasound and stimulated biliary drainage in cholecystitis and microlithiasis–diagnoses and outcomes. *Endoscopy*. 1995;27:424-427.

109. Dahan P, Andant C, Levy P, et al. Prospective evaluation of endoscopic ultrasonography and microscopic examination of duodenal bile in the diagnosis of cholecystolithiasis in 45 patients with normal conventional ultrasonography. *Gut*. 1996;38:277-281.

110. Mirbagheri SA, Mohamadnejad M, Nasiri J, et al. Prospective evaluation of endoscopic ultrasonography in the diagnosis of biliary microlithiasis in patients with normal transabdominal ultrasonography. *J Gastrointest Surg*. 2005;9:961-964.

111. Thorboll J, Vilmann P, Jacobsen B, et al. Endoscopic ultrasonography in detection of cholelithiasis in patients with biliary pain and negative transabdominal ultrasonography. *Scand J Gastroenterol*. 2004;39:267-269.

112. Kaw M, Brodmerkel GJ Jr. ERCP, biliary crystal analysis, and sphincter of Oddi manometry in idiopathic recurrent pancreatitis. *Gastrointest Endosc*. 2002;55:157-162.

113. Lee SP, Hayashi A, Kim YS. Biliary sludge: curiosity or culprit? *Hepatol-ogy*. 1994;20:523-525.

114. Ros E, Navarro S, Bru C, et al. Occult microlithiasis in "idiopathic" acute pancreatitis: prevention of relapses by cholecystectomy or urso-deoxycholic acid therapy. *Gastroenterology*. 1991;101:1701-1709.

115. Chak A, Hawes RH, Cooper GS, et al. Prospective assessment of the utility of EUS in the evaluation of gallstone pancreatitis. *Gastrointest Endosc*. 1999;49:599-604.

116. Yusoff IF, Raymond G, Sahai AV. A prospective comparison of the yield of EUS in primary vs. recurrent idiopathic acute pancreatitis. *Gastroin-test Endosc*. 2004;60:673-678.

117. Wilcox CM, Varadarajulu S, Eloubeidi M. Role of endoscopic evaluation in idiopathic pancreatitis: a systematic review. *Gastrointest Endosc*. 2006;63:1037-1045.

118. Wilcox CM, Kilgore M. Cost minimization analysis comparing diagnos-tic strategies in unexplained pancreatitis. *Pancreas*. 2009;38:117-121.

119. Lahde S. Helical CT in the examination of bile duct obstruction. *Acta Radiol*. 1996;37:660-664.

120. Park MS, Kim TK, Kim KW, et al. Differentiation of extrahepatic bile duct cholangiocarcinoma from benign stricture: findings at MRCP versus ERCP. *Radiology*. 2004;233:234-240.

121. Zidi SH, Prat F, Le Guen O, et al. Performance characteristics of magnetic resonance cholangiography in the staging of malignant hilar strictures. *Gut.* 2000;46:103-106.

122. Stewart CJ, Mills PR, Carter R, et al. Brush cytology in the assessment of pancreatico-biliary strictures: a review of 406 cases. *J Clin Pathol.* 2001;54:449-455.

123. Cote GA, Sherman S. Biliary stricture and negative cytology: what next? *Clin Gastroenterol Hepatol.* 2011;9:739-743.

124. Glasbrenner B, Ardan M, Boeck W, et al. Prospective evaluation of brush cytology of biliary strictures during endoscopic retrograde cholangiopancreatography. *Endoscopy.* 1999;31:712-717.

125. Kipp BR, Stadheim LM, Halling SA, et al. A comparison of routine cytology and fluorescence in situ hybridization for the detection of malignant bile duct strictures. *Am J Gastroenterol.* 2004;99:1675-1681.

126. Lee JG, Leung JW, Baillie J, et al. Benign, dysplastic, or malignant–making sense of endoscopic bile duct brush cytology: results in 149 consecutive patients. *Am J Gastroenterol.* 1995;90:722-726.

127. Fritcher EG, Kipp BR, Halling KC, et al. A multivariable model using advanced cytologic methods for the evaluation of indeterminate pancreatobiliary strictures. *Gastroenterology.* 2009;136:2180-2186.

128. Levy MJ, Baron TH, Clayton AC, et al. Prospective evaluation of advanced molecular markers and imaging techniques in patients with indeterminate bile duct strictures. *Am J Gastroenterol.* 2008;103:1263-1273.

129. Gonda TA, Glick MP, Sethi A, et al. Polysomy and p16 deletion by fluorescence in situ hybridization in the diagnosis of indeterminate biliary strictures. *Gastrointest Endosc.* 2012;75:74-79.

130. Ponchon T, Gagnon P, Berger F, et al. Value of endobiliary brush cytology and biopsies for the diagnosis of malignant bile duct stenosis: results of a prospective study. *Gastrointest Endosc.* 1995;42:565-572.

131. Schoefl R, Haefner M, Wrba F, et al. Forceps biopsy and brush cytology during endoscopic retrograde cholangiopancreatography for the diagnosis of biliary stenoses. *Scand J Gastroenterol.* 1997;32:363-368.

132. de Bellis M, Sherman S, Fogel EL, et al. Tissue sampling at ERCP in suspected malignant biliary strictures (Part 2). *Gastrointest Endosc.* 2002;56:720-730.

133. De Bellis M, Sherman S, Fogel EL, et al. Tissue sampling at ERCP in suspected malignant biliary strictures (Part 1). *Gastrointest Endosc.* 2002;56:552-561.

134. Higashizawa T, Tamada K, Tomiyama T, et al. Biliary guidewire facilitates bile duct biopsy and endoscopic drainage. *J Gastroenterol Hepatol.* 2002;17:332-336.

135. Farrell RJ, Jain AK, Brandwein SL, et al. The combination of stricture dilation, endoscopic needle aspiration, and biliary brushings significantly improves diagnostic yield from malignant bile duct strictures. *Gastrointest Endosc.* 2001;54:587-594.

136. de Bellis M, Fogel EL, Sherman S, et al. Influence of stricture dilation and repeat brushing on the cancer detection rate of brush cytology in the evaluation of malignant biliary obstruction. *Gastrointest Endosc.* 2003;58:176-182.

137. Tamada K, Kurihara K, Tomiyama T, et al. How many biopsies should be performed during percutaneous transhepatic cholangioscopy to diagnose biliary tract cancer? *Gastrointest Endosc.* 1999;50:653-658.

138. Tamada K, Ueno N, Tomiyama T, et al. Characterization of biliary strictures using intraductal ultrasonography: comparison with percutaneous cholangioscopic biopsy. *Gastrointest Endosc.* 1998;47:341-349.

139. Chen YK, Parsi MA, Binmoeller KF, et al. Single-operator cholangioscopy in patients requiring evaluation of bile duct disease or therapy of biliary stones (with videos). *Gastrointest Endosc.* 2011;74:805-814.

140. Chen YK, Pleskow DK. SpyGlass single-operator peroral cholangiopancreatoscopy system for the diagnosis and therapy of bile-duct disorders: a clinical feasibility study (with video). *Gastrointest Endosc.* 2007;65:832-841.

141. Draganov PV, Chauhan S, Wagh MS, et al. Diagnostic accuracy of conventional and cholangioscopy-guided sampling of indeterminate biliary lesions at the time of ERCP: a prospective, long-term follow-up study. *Gastrointest Endosc.* 2012;75:347-353.

142. Osanai M, Itoi T, Igarashi Y, et al. Peroral video cholangioscopy to evaluate indeterminate bile duct lesions and preoperative mucosal cancerous extension: a prospective multicenter study. *Endoscopy.* 2013.

143. Sethi A, Chen YK, Austin GL, et al. ERCP with cholangiopancreatoscopy may be associated with higher rates of complications than ERCP alone: a single-center experience. *Gastrointest Endosc.* 2011;73:251-256.

144. Devereaux CE, Binmoeller KF. Endoscopic retrograde cholangiopancreatography in the next millennium. *Gastrointest Endosc Clin N Am.* 2000;10:117-133, vii.

145. Fogel EL, Sherman S. How to improve the accuracy of diagnosis of malignant biliary strictures. *Endoscopy.* 1999;31:758-760.

146. Mukai H, Nakajima M, Yasuda K, et al. Evaluation of endoscopic ultrasonography in the pre-operative staging of carcinoma of the ampulla of Vater and common bile duct. *Gastrointest Endosc.* 1992;38:676-683.

147. Songur Y, Temucin G, Sahin B. Endoscopic ultrasonography in the evaluation of dilated common bile duct. *J Clin Gastroenterol.* 2001;33:302-305.

148. Tio TL, Cheng J, Wijers OB, et al. Endosonographic TNM staging of extrahepatic bile duct cancer: comparison with pathological staging. *Gastroenterology.* 1991;100:1351-1361.

149. Agarwal B, Abu-Hamda E, Molke KL, et al. Endoscopic ultrasound-guided fine needle aspiration and multidetector spiral CT in the diagnosis of pancreatic cancer. *Am J Gastroenterol.* 2004;99:844-850.

150. Gress F, Gottlieb K, Sherman S, et al. Endoscopic ultrasonography-guided fine-needle aspiration biopsy of suspected pancreatic cancer. *Ann Intern Med.* 2001;134:459-464.

151. Harewood GC, Wiersema MJ. Endosonography-guided fine needle aspiration biopsy in the evaluation of pancreatic masses. *Am J Gastroenterol.* 2002;97:1386-1391.

152. Hollerbach S, Klamann A, Topalidis T, et al. Endoscopic ultrasonography (EUS) and fine-needle aspiration (FNA) cytology for diagnosis of chronic pancreatitis. *Endoscopy.* 2001;33:824-831.

153. Menzel J, Poremba C, Dietl KH, et al. Preoperative diagnosis of bile duct strictures–comparison of intraductal ultrasonography with conventional endosonography. *Scand J Gastroenterol.* 2000;35:77-82.

154. Palazzo L, Roseau G, Gayet B, et al. Endoscopic ultrasonography in the diagnosis and staging of pancreatic adenocarcinoma. Results of a prospective study with comparison to ultrasonography and CT scan. *Endoscopy.* 1993;25:143-150.

155. Raut CP, Grau AM, Staerkel GA, et al. Diagnostic accuracy of endoscopic ultrasound-guided fine-needle aspiration in patients with presumed pancreatic cancer. *J Gastrointest Surg.* 2003;7:118-126, discussion 127-128.

156. Varadarajulu S, Tamhane A, Eloubeidi MA. Yield of EUS-guided FNA of pancreatic masses in the presence or the absence of chronic pancreatitis. *Gastrointest Endosc.* 2005;62:728-736, quiz 751, 753.

157. Mohamadnejad M, DeWitt JM, Sherman S, et al. Role of EUS for preoperative evaluation of cholangiocarcinoma: a large single-center experience. *Gastrointest Endosc.* 2011;73:71-78.

158. Horwhat JD, Paulson EK, McGrath K, et al. A randomized comparison of EUS-guided FNA versus CT or US-guided FNA for the evaluation of pancreatic mass lesions. *Gastrointest Endosc.* 2006;63:966-975.

159. Lee JH, Salem R, Aslanian H, et al. Endoscopic ultrasound and fine-needle aspiration of unexplained bile duct strictures. *Am J Gastroenterol.* 2004;99:1069-1073.

160. Wu LM, Jiang XX, Gu HY, et al. Endoscopic ultrasound-guided fine-needle aspiration biopsy in the evaluation of bile duct strictures and gallbladder masses: a systematic review and meta-analysis. *Eur J Gastroenterol Hepatol.* 2011;23:113-120.

161. Byrne MF, Gerke H, Mitchell RM, et al. Yield of endoscopic ultrasound-guided fine-needle aspiration of bile duct lesions. *Endoscopy.* 2004;36:715-719.

162. DeWitt J, Misra VL, Leblanc JK, et al. EUS-guided FNA of proximal biliary strictures after negative ERCP brush cytology results. *Gastrointest Endosc.* 2006;64:325-333.

163. Fritscher-Ravens A, Broering DC, Sriram PV, et al. EUS-guided fine-needle aspiration cytodiagnosis of hilar cholangiocarcinoma: a case series. *Gastrointest Endosc.* 2000;52:534-540.

164. Meara RS, Jhala D, Eloubeidi MA, et al. Endoscopic ultrasound-guided FNA biopsy of bile duct and gallbladder: analysis of 53 cases. *Cytopathology.* 2006;17:42-49.

165. Rosch T, Hofrichter K, Frimberger E, et al. ERCP or EUS for tissue diagnosis of biliary strictures? A prospective comparative study. *Gastrointest Endosc.* 2004;60:390-396.

166. Eloubeidi MA, Chen VK, Jhala NC, et al. Endoscopic ultrasound-guided fine needle aspiration biopsy of suspected cholangiocarcinoma. *Clin Gastroenterol Hepatol.* 2004;2:209-213.

167. Fritscher-Ravens A, Broering DC, Knoefel WT, et al. EUS-guided fine-needle aspiration of suspected hilar cholangiocarcinoma in potentially operable patients with negative brush cytology. *Am J Gastroenterol.* 2004;99:45-51.

168. Tummala P, Munigala S, Eloubeidi MA, et al. Patients with obstructive jaundice and biliary stricture +/- mass lesion on imaging: prevalence of malignancy and potential role of EUS-FNA. *J Clin Gastroenterol.* 2013; 47:532-537.

169. Ohshima Y, Yasuda I, Kawakami H, et al. EUS-FNA for suspected malignant biliary strictures after negative endoscopic transpapillary brush cytology and forceps biopsy. *J Gastroenterol.* 2011;46:921-928.

170. Nayar MK, Manas DM, Wadehra V, et al. Role of EUS/EUS-guided FNA in the management of proximal biliary strictures. *Hepatogastroenterology.* 2011;58:1862-1865.

171. Saifuku Y, Yamagata M, Koike T, et al. Endoscopic ultrasonography can diagnose distal biliary strictures without a mass on computed tomography. *World J Gastroenterol.* 2010;16:237-244.

172. Larghi A, Lecca PG, Ardito F, et al. Evaluation of hilar biliary strictures by using a newly developed forward-viewing therapeutic echoendoscope: preliminary results of an ongoing experience. *Gastrointest Endosc.* 2009;69:356-360.

173. Farrell RJ, Agarwal B, Brandwein SL, et al. Intraductal US is a useful adjunct to ERCP for distinguishing malignant from benign biliary strictures. *Gastrointest Endosc.* 2002;56:681-687.

174. Vazquez-Sequeiros E, Baron TH, Clain JE, et al. Evaluation of indeterminate bile duct strictures by intraductal US. *Gastrointest Endosc.* 2002;56:372-379.

175. Tamada K, Tomiyama T, Ichiyama M, et al. Influence of biliary drainage catheter on bile duct wall thickness as measured by intraductal ultrasonography. *Gastrointest Endosc.* 1998;47:28-32.

176. Domagk D, Wessling J, Reimer P, et al. Endoscopic retrograde cholangiopancreatography, intraductal ultrasonography, and magnetic resonance cholangiopancreatography in bile duct strictures: a prospective comparison of imaging diagnostics with histopathological correlation. *Am J Gastroenterol.* 2004;99:1684-1689.

177. Krishna NB, Saripalli S, Safdar R, et al. Intraductal US in evaluation of biliary strictures without a mass lesion on CT scan or magnetic resonance imaging: significance of focal wall thickening and extrinsic compression at the stricture site. *Gastrointest Endosc.* 2007;66: 90-96.

178. Stavropoulos S, Larghi A, Verna E, et al. Intraductal ultrasound for the evaluation of patients with biliary strictures and no abdominal mass on computed tomography. *Endoscopy.* 2005;37:715-721.

179. Tamada K, Nagai H, Yasuda Y, et al. Transpapillary intraductal US prior to biliary drainage in the assessment of longitudinal spread of extrahepatic bile duct carcinoma. *Gastrointest Endosc.* 2001;53:300-307.

180. Varadarajulu S, Eloubeidi MA, Wilcox CM. Prospective evaluation of indeterminate ERCP findings by intraductal ultrasound. *J Gastroenterol Hepatol.* 2007;22:2086-2092.

181. Inui K, Miyoshi H. Cholangiocarcinoma and intraductal sonography. *Gastrointest Endosc Clin N Am.* 2005;15:143-155, x.

182. Gress F, Chen YK, Sherman S, et al. Experience with a catheter-based ultrasound probe in the bile duct and pancreas. *Endoscopy.* 1995;27: 178-184.

183. Kuroiwa M, Tsukamoto Y, Naitoh Y, et al. New technique using intraductal ultrasonography for the diagnosis of bile duct cancer. *J Ultrasound Med.* 1994;13:189-195.

184. Kuroiwa M, Goto H, Hirooka Y, et al. Intraductal ultrasonography for the diagnosis of proximal invasion in extrahepatic bile duct cancer. *J Gastroenterol Hepatol.* 1998;13:715-719.

185. Tamada K, Tomiyama T, Wada S, et al. Endoscopic transpapillary bile duct biopsy with the combination of intraductal ultrasonography in the diagnosis of biliary strictures. *Gut.* 2002;50:326-331.

186. Wehrmann T, Riphaus A, Martchenko K, et al. Intraductal ultrasonography in the diagnosis of Mirizzi syndrome. *Endoscopy.* 2006;38: 717-722.

187. Dumortier J, Scoazec JY, Valette PJ, et al. Successful liver transplantation for diffuse biliary papillomatosis. *J Hepatol.* 2001;35:542-543.

188. Tamada K, Tomiyama T, Oohashi A, et al. Bile duct wall thickness measured by intraductal US in patients who have not undergone previous biliary drainage. *Gastrointest Endosc.* 1999;49:199-203.

189. Tischendorf JJ, Meier PN, Schneider A, et al. Transpapillary intraductal ultrasound in the evaluation of dominant bile duct stenoses in patients with primary sclerosing cholangitis. *Scand J Gastroenterol.* 2007;42: 1011-1017.

190. Rosch T, Meining A, Fruhmorgen S, et al. A prospective comparison of the diagnostic accuracy of ERCP, MRCP, CT, and EUS in biliary strictures. *Gastrointest Endosc.* 2002;55:870-876.

191. Sai JK, Suyama M, Kubokawa Y, et al. Early detection of extrahepatic bile-duct carcinomas in the nonicteric stage by using MRCP followed by EUS. *Gastrointest Endosc.* 2009;70:29-36.

192. Mishra G, Conway JD. Endoscopic ultrasound in the evaluation of radiologic abnormalities of the liver and biliary tree. *Curr Gastroenterol Rep.* 2009;11:150-154.

193. Fukuda Y, Tsuyuguchi T, Sakai Y, et al. Diagnostic utility of peroral cholangioscopy for various bile-duct lesions. *Gastrointest Endosc.* 2005;62:374-382.

194. Nguyen NQ, Schoeman MN, Ruszkiewicz A. Clinical utility of EUS before cholangioscopy in the evaluation of difficult biliary strictures. *Gastrointest Endosc.* 2013;78(6):868-874.

195. Siddiqui AA, Mehendiratta V, Jackson W, et al. Identification of cholangiocarcinoma by using the Spyglass Spyscope system for peroral cholangioscopy and biopsy collection. *Clin Gastroenterol Hepatol.* 2012;10:466-471, quiz e48.

196. Itoi T, Reddy DN, Sofuni A, et al. Clinical evaluation of a prototype multi-bending peroral direct cholangioscope. *Dig Endosc.* 2013.

197. Siddiqui UD, Rossi F, Rosenthal LS, et al. EUS-guided FNA of solid pancreatic masses: a prospective, randomized trial comparing 22-gauge and 25-gauge needles. *Gastrointest Endosc.* 2009;70:1093-1097.

198. Lee JK, Lee KT, Choi ER, et al. A prospective, randomized trial comparing 25-gauge and 22-gauge needles for endoscopic ultrasound-guided fine needle aspiration of pancreatic masses. *Scand J Gastroenterol.* 2013;48:752-757.

199. Madhoun MF, Wani SB, Rastogi A, et al. The diagnostic accuracy of 22-gauge and 25-gauge needles in endoscopic ultrasound-guided fine needle aspiration of solid pancreatic lesions: a meta-analysis. *Endoscopy.* 2013;45:86-92.

200. Bismuth H, Castaing D, Traynor O. Resection or palliation: priority of surgery in the treatment of hilar cancer. *World J Surg.* 1988;12:39-47.

201. Meister T, Heinzow HS, Woestmeyer C, et al. Intraductal ultrasound substantiates diagnostics of bile duct strictures of uncertain etiology. *World J Gastroenterol.* 2013;19:874-881.

202. Nimura Y. Staging cholangiocarcinoma by cholangioscopy. *HPB (Oxford).* 2008;10:113-115.

203. Sato M, Inoue H, Ogawa S, et al. Limitations of percutaneous transhepatic cholangioscopy for the diagnosis of the intramural extension of bile duct carcinoma. *Endoscopy.* 1998;30:281-288.

204. Tamada K, Ueno N, Ichiyama M, et al. Assessment of pancreatic parenchymal invasion by bile duct cancer using intraductal ultrasonography. *Endoscopy.* 1996;28:492-496.

205. Tamada K, Ido K, Ueno N, et al. Assessment of hepatic artery invasion by bile duct cancer using intraductal ultrasonography. *Endoscopy.* 1995;27:579-583.

206. Tamada K, Ido K, Ueno N, et al. Assessment of portal vein invasion by bile duct cancer using intraductal ultrasonography. *Endoscopy.* 1995;27:573-578.

207. Chen CY, Lu CL, Chang FY, et al. Risk factors for gallbladder polyps in the Chinese population. *Am J Gastroenterol.* 1997;92:2066-2068.

208. Segawa K, Arisawa T, Niwa Y, et al. Prevalence of gallbladder polyps among apparently healthy Japanese: ultrasonographic study. *Am J Gastroenterol.* 1992;87:630-633.

209. Sugiyama M, Atomi Y, Kuroda A, et al. Large cholesterol polyps of the gallbladder: diagnosis by means of US and endoscopic US. *Radiology.* 1995;196:493-497.

210. Aldridge MC, Bismuth H. Gallbladder cancer: the polyp-cancer sequence. *Br J Surg.* 1990;77:363-364.

211. Kozuka S, Tsubone N, Yasui A, et al. Relation of adenoma to carcinoma in the gallbladder. *Cancer.* 1982;50:2226-2234.

212. Garcia-Olmo D, Vazquez P, Cifuentes J, et al. Postoperative gangrenous peritonitis after laparoscopic cholecystectomy: a new complication for a new technique. *Surg Laparosc Endosc.* 1996;6:224-225.

213. Zilberstein B, Cecconello I, Ramos AC, et al. Hemobilia as a complication of laparoscopic cholecystectomy. *Surg Laparosc Endosc.* 1994; 4:301-303.

214. Black NA, Thompson E, Sanderson CF. Symptoms and health status before and six weeks after open cholecystectomy: a European cohort study. ECHSS Group. European Collaborative Health Services Study Group. *Gut.* 1994;35:1301-1305.

215. Desautels SG, Slivka A, Hutson WR, et al. Postcholecystectomy pain syndrome: pathophysiology of abdominal pain in sphincter of Oddi type III. *Gastroenterology.* 1999;116:900-905.

216. Sugiyama M, Atomi Y, Yamato T. Endoscopic ultrasonography for differential diagnosis of polypoid gall bladder lesions: analysis in surgical and follow up series. *Gut.* 2000;46:250-254.

217. Kubota K, Bandai Y, Noie T, et al. How should polypoid lesions of the gallbladder be treated in the era of laparoscopic cholecystectomy? *Surgery.* 1995;117:481-487.

218. Shinkai H, Kimura W, Muto T. Surgical indications for small polypoid lesions of the gallbladder. *Am J Surg.* 1998;175:114-117.

219. Choi WB, Lee SK, Kim MH, et al. A new strategy to predict the neoplastic polyps of the gallbladder based on a scoring system using EUS. *Gastrointest Endosc.* 2000;52:372-379.

220. Sadamoto Y, Oda S, Tanaka M, et al. A useful approach to the differential diagnosis of small polypoid lesions of the gallbladder, utilizing an endoscopic ultrasound scoring system. *Endoscopy.* 2002;34:959-965.

221. Sugiyama M, Xie XY, Atomi Y, et al. Differential diagnosis of small polypoid lesions of the gallbladder: the value of endoscopic ultrasonography. *Ann Surg.* 1999;229:498-504.

222. French DG, Allen PD, Ellsmere JC. The diagnostic accuracy of transabdominal ultrasonography needs to be considered when managing gallbladder polyps. *Surg Endosc.* 2013;27(11):4021-4025.

223. Azuma T, Yoshikawa T, Araida T, et al. Differential diagnosis of polypoid lesions of the gallbladder by endoscopic ultrasonography. *Am J Surg.* 2001;181:65-70.

224. Choi JH, Seo DW, Park DH, et al. Utility of contrast-enhanced harmonic EUS in the diagnosis of malignant gallbladder polyps (with videos). *Gastrointest Endosc.* 2013.

225. Fujita N, Noda Y, Kobayashi G, et al. Diagnosis of the depth of invasion of gallbladder carcinoma by EUS. *Gastrointest Endosc.* 1999;50:659-663.

226. Morita K, Nakazawa S, Naito Y, et al. [Endoscopic ultrasonography of the gallbladder compared with pathological findings]. *Nihon Shokakibyo Gakkai Zasshi.* 1986;83:86-95.

227. Cho JH, Park JY, Kim YJ, et al. Hypoechoic foci on EUS are simple and strong predictive factors for neoplastic gallbladder polyps. *Gastrointest Endosc.* 2009;69:1244-1250.

228. Cheon YK, Cho WY, Lee TH, et al. Endoscopic ultrasonography does not differentiate neoplastic from non-neoplastic small gallbladder polyps. *World J Gastroenterol.* 2009;15:2361-2366.

229. Park CH, Chung MJ, Oh TG, et al. Differential diagnosis between gallbladder adenomas and cholesterol polyps on contrast-enhanced harmonic endoscopic ultrasonography. *Surg Endosc.* 2013;27:1414-1421.

230. Chijiiwa K, Sumiyoshi K, Nakayama F. Impact of recent advances in hepatobiliary imaging techniques on the preoperative diagnosis of carcinoma of the gallbladder. *World J Surg.* 1991;15:322-327.

231. Kimura K, Fujita N, Noda Y, et al. Differential diagnosis of large-sized pedunculated polypoid lesions of the gallbladder by endoscopic ultrasonography: a prospective study. *J Gastroenterol.* 2001;36:619-622.

232. Nasiri S, Gafuri A, Karamnejad M, et al. Four port-site recurrences of gall bladder cancer after laparoscopic cholecystectomy. *ANZ J Surg.* 2009;79:75-76.

233. Hu JB, Sun XN, Xu J, et al. Port site and distant metastases of gallbladder cancer after laparoscopic cholecystectomy diagnosed by positron emission tomography. *World J Gastroenterol.* 2008;14:6428-6431.

234. Mizuguchi M, Kudo S, Fukahori T, et al. Endoscopic ultrasonography for demonstrating loss of multiple-layer pattern of the thickened gallbladder wall in the preoperative diagnosis of gallbladder cancer. *Eur Radiol.* 1997;7:1323-1327.

235. Edge SB, Byrd DR, Compton CC, et al., eds. *American Joint Committee on Cancer Staging Manual.* 7th ed. New York: Springer; 2010:211.

236. Sadamoto Y, Kubo H, Harada N, et al. Preoperative diagnosis and staging of gallbladder carcinoma by EUS. *Gastrointest Endosc.* 2003;58:536-541.

237. Hijioka S, Hara K, Mizuno N, et al. Diagnostic yield of endoscopic retrograde cholangiography and of EUS-guided fine needle aspiration sampling in gallbladder carcinomas. *J Hepatobiliary Pancreat Sci.* 2012;19:650-655.

238. Hijioka S, Mekky MA, Bhatia V, et al. Can EUS-guided FNA distinguish between gallbladder cancer and xanthogranulomatous cholecystitis? *Gastrointest Endosc.* 2010;72:622-627.

239. Jacobson BC, Pitman MB, Brugge WR. EUS-guided FNA for the diagnosis of gallbladder masses. *Gastrointest Endosc.* 2003;57:251-254.

240. Kim HJ, Lee SK, Jang JW, et al. Diagnostic role of endoscopic ultrasonography-guided fine needle aspiration of gallbladder lesions. *Hepatogastroenterology.* 2012;59:1691-1695.

241. Varadarajulu S, Eloubeidi MA. Endoscopic ultrasound-guided fine-needle aspiration in the evaluation of gallbladder masses. *Endoscopy.* 2005;37:751-754.

242. Jacobson BC, Waxman I, Parmar K, et al. Endoscopic ultrasound-guided gallbladder bile aspiration in idiopathic pancreatitis carries a significant risk of bile peritonitis. *Pancreatology.* 2002;2:26-29.

243. Downing SR, Cadogan KA, Ortega G, et al. Early-stage gallbladder cancer in the Surveillance, Epidemiology, and End Results database: effect of extended surgical resection. *Arch Surg.* 2011;146:734-738.

244. Fujimoto T, Kato Y, Kitamura T, et al. Case report: hypoechoic area as an ultrasound finding suggesting subserosal invasion in polypoid carcinoma of the gall bladder. *Br J Radiol.* 2001;74:455-457.

245. Kim MY, Baik SK, Choi YJ, et al. Endoscopic sonographic evaluation of the thickened gallbladder wall in patients with acute hepatitis. *J Clin Ultrasound.* 2003;31:245-249.

246. Sato M, Ishida H, Konno K, et al. Segmental chronic cholecystitis: sonographic findings and clinical manifestations. *Abdom Imaging.* 2002;27:43-46.

247. Ishizuka D, Shirai Y, Tsukada K, et al. Gallbladder cancer with intratumoral anechoic foci: a mimic of adenomyomatosis. *Hepatogastroenterology.* 1998;45:927-929.

248. Nabatame N, Shirai Y, Nishimura A, et al. High risk of gallbladder carcinoma in elderly patients with segmental adenomyomatosis of the gallbladder. *J Exp Clin Cancer Res.* 2004;23:593-598.

249. Guzman-Valdivia G. Xanthogranulomatous cholecystitis: 15 years' experience. *World J Surg.* 2004;28:254-257.

250. Muguruma N, Okamura S, Okahisa T, et al. Endoscopic sonography in the diagnosis of xanthogranulomatous cholecystitis. *J Clin Ultrasound.* 1999;27:347-350.

251. Kim HJ, Park JH, Park DI, et al. Clinical usefulness of endoscopic ultrasonography in the differential diagnosis of gallbladder wall thickening. *Dig Dis Sci.* 2012;57:508-515.

252. Eaton JE, Thackeray EW, Lindor KD. Likelihood of malignancy in gallbladder polyps and outcomes following cholecystectomy in primary sclerosing cholangitis. *Am J Gastroenterol.* 2012;107:431-439.

253. Palazzo L, Hochain P, Helmer C, et al. Biliary varices on endoscopic ultrasonography: clinical presentation and outcome. *Endoscopy.* 2000;32:520-524.

254. Tokiwa K, Iwai N. Early mucosal changes of the gallbladder in patients with anomalous arrangement of the pancreaticobiliary duct. *Gastroenterology.* 1996;110:1614-1618.

255. Tanno S, Obara T, Maguchi H, et al. Thickened inner hypoechoic layer of the gallbladder wall in the diagnosis of anomalous pancreaticobiliary ductal union with endosonography. *Gastrointest Endosc.* 1997;46:520-526.

256. Kawakatsu M, Vilgrain V, Zins M, et al. Radiologic features of papillary adenoma and papillomatosis of the biliary tract. *Abdom Imaging.* 1997;22:87-90.

257. Fockens P. The role of endoscopic ultrasonography in the biliary tract: ampullary tumors. *Endoscopy.* 1994;26:803-805.

258. Spigelman AD, Talbot IC, Penna C, et al. Evidence for adenoma-carcinoma sequence in the duodenum of patients with familial adenomatous polyposis. The Leeds Castle Polyposis Group (Upper Gastrointestinal Committee). *J Clin Pathol.* 1994;47:709-710.

259. Laleman W, Verreth A, Topal B, et al. Endoscopic resection of ampullary lesions: a single-center 8-year retrospective cohort study of 91 patients with long-term follow-up. *Surg Endosc.* 2013;27(10):3865-3876.

260. Burke CA, Beck GJ, Church JM, et al. The natural history of untreated duodenal and ampullary adenomas in patients with familial adenomatous polyposis followed in an endoscopic surveillance program. *Gastrointest Endosc.* 1999;49:358-364.

261. Sommerville CA, Limongelli P, Pai M, et al. Survival analysis after pancreatic resection for ampullary and pancreatic head carcinoma: an analysis of clinicopathological factors. *J Surg Oncol.* 2009;100:651-656.

262. Baczako K, Buchler M, Beger HG, et al. Morphogenesis and possible precursor lesions of invasive carcinoma of the papilla of Vater: epithelial dysplasia and adenoma. *Hum Pathol.* 1985;16:305-310.

263. Hayes DH, Bolton JS, Willis GW, et al. Carcinoma of the ampulla of Vater. *Ann Surg.* 1987;206:572-577.

264. Kimchi NA, Mindrul V, Broide E, et al. The contribution of endoscopy and biopsy to the diagnosis of periampullary tumors. *Endoscopy*. 1998;30:538-543.

265. Knox RA, Kingston RD. Carcinoma of the ampulla of Vater. *Br J Surg*. 1986;73:72-73.

266. Ponchon T, Berger F, Chavaillon A, et al. Contribution of endoscopy to diagnosis and treatment of tumors of the ampulla of Vater. *Cancer*. 1989;64:161-167.

267. Clary BM, Tyler DS, Dematos P, et al. Local ampullary resection with careful intraoperative frozen section evaluation for presumed benign ampullary neoplasms. *Surgery*. 2000;127:628-633.

268. Neoptolemos JP, Talbot IC, Carr-Locke DL, et al. Treatment and outcome in 52 consecutive cases of ampullary carcinoma. *Br J Surg*. 1987;74:957-961.

269. Yamaguchi K, Enjoji M, Kitamura K. Endoscopic biopsy has limited accuracy in diagnosis of ampullary tumors. *Gastrointest Endosc*. 1990; 36:588-592.

270. Sivak MV. Clinical and endoscopic aspects of tumors of the ampulla of Vater. *Endoscopy*. 1988;20(suppl 1):211-217.

271. Will U, Bosseckert H, Meyer F. Correlation of endoscopic ultrasonography (EUS) for differential diagnostics between inflammatory and neoplastic lesions of the papilla of Vater and the peripapillary region with results of histologic investigation. *Ultraschall Med*. 2008;29:275-280.

272. Keriven O, Napoléon B, Souquet JC, et al. Patterns of the ampulla of Vater at endoscopic ultrasonography (abstract). *Gastrointest Endosc*. 1993;39:A290.

273. Rosch T, Braig C, Gain T, et al. Staging of pancreatic and ampullary carcinoma by endoscopic ultrasonography. Comparison with conventional sonography, computed tomography, and angiography. *Gastroenterology*. 1992;102:188-199.

274. Pang JC, Minter RM, Kwon RS, et al. The role of cytology in the preoperative assessment and management of patients with pancreaticobiliary tract neoplasms. *J Gastrointest Surg*. 2013;17:501-510.

275. Defrain C, Chang CY, Srikureja W, et al. Cytologic features and diagnostic pitfalls of primary ampullary tumors by endoscopic ultrasound-guided fine-needle aspiration biopsy. *Cancer*. 2005;105:289-297.

276. Brown KM, Tompkins AJ, Yong S, et al. Pancreaticoduodenectomy is curative in the majority of patients with node-negative ampullary cancer. *Arch Surg*. 2005;140:529-532, discussion 532-533.

277. Binmoeller KF, Boaventura S, Ramsperger K, et al. Endoscopic snare excision of benign adenomas of the papilla of Vater. *Gastrointest Endosc*. 1993;39:127-131.

278. Norton ID, Gostout CJ, Baron TH, et al. Safety and outcome of endoscopic snare excision of the major duodenal papilla. *Gastrointest Endosc*. 2002;56:239-243.

279. Saurin JC, Chavaillon A, Napoleon B, et al. Long-term follow-up of patients with endoscopic treatment of sporadic adenomas of the papilla of Vater. *Endoscopy*. 2003;35:402-406.

280. Zadorova Z, Dvofak M, Hajer J. Endoscopic therapy of benign tumors of the papilla of Vater. *Endoscopy*. 2001;33:345-347.

281. Patel R, Davitte J, Varadarajulu S, et al. Endoscopic resection of ampullary adenomas: complications and outcomes. *Dig Dis Sci*. 2011;56:3235-3240.

282. Roberts KJ, McCulloch N, Sutcliffe R, et al. Endoscopic ultrasound assessment of lesions of the ampulla of Vater is of particular value in low-grade dysplasia. *HPB (Oxford)*. 2013;15:18-23.

283. Catalano MF, Linder JD, Chak A, et al. Endoscopic management of adenoma of the major duodenal papilla. *Gastrointest Endosc*. 2004;59:225-232.

284. Desilets DJ, Dy RM, Ku PM, et al. Endoscopic management of tumors of the major duodenal papilla: refined techniques to improve outcome and avoid complications. *Gastrointest Endosc*. 2001;54:202-208.

285. Ceppa EP, Burbridge RA, Rialon KL, et al. Endoscopic versus surgical ampullectomy: an algorithm to treat disease of the ampulla of Vater. *Ann Surg*. 2013;257:315-322.

286. Winter JM, Cameron JL, Olino K, et al. Clinicopathologic analysis of ampullary neoplasms in 450 patients: implications for surgical strategy and long-term prognosis. *J Gastrointest Surg*. 2010;14:379-387.

287. Cannon ME, Carpenter SL, Elta GH, et al. EUS compared with CT, magnetic resonance imaging, and angiography and the influence of biliary stenting on staging accuracy of ampullary neoplasms. *Gastrointest Endosc*. 1999;50:27-33.

288. Tio TL, Sie LH, Kallimanis G, et al. Staging of ampullary and pancreatic carcinoma: comparison between endosonography and surgery. *Gastrointest Endosc*. 1996;44:706-713.

289. Yoshida T, Matsumoto T, Shibata K, et al. Patterns of lymph node metastasis in carcinoma of the ampulla of Vater. *Hepatogastroenterology*. 2000;47:880-883.

290. Nakao A, Harada A, Nonami T, et al. Prognosis of cancer of the duodenal papilla of Vater in relation to clinicopathological tumor extension.

Hepatogastroenterology. 1994;41:73-78.

291. Shirai Y, Tsukada K, Ohtani T, et al. Carcinoma of the ampulla of Vater: histopathologic analysis of tumor spread in Whipple pancreatoduodenectomy specimens. *World J Surg*. 1995;19:102-106, discussion 106-107.

292. Yamaguchi K, Enjoji M. Carcinoma of the ampulla of vater. A clinicopathologic study and pathologic staging of 109 cases of carcinoma and 5 cases of adenoma. *Cancer*. 1987;59:506-515.

293. Artifon EL, Couto D Jr, Sakai P, et al. Prospective evaluation of EUS versus CT scan for staging of ampullary cancer. *Gastrointest Endosc*. 2009;70:290-296.

294. Buscail L, Pages P, Berthelemy P, et al. Role of EUS in the management of pancreatic and ampullary carcinoma: a prospective study assessing resectability and prognosis. *Gastrointest Endosc*. 1999;50:34-40.

295. Chen CH, Yang CC, Yeh YH, et al. Reappraisal of endosonography of ampullary tumors: correlation with transabdominal sonography, CT, and MRI. *J Clin Ultrasound*. 2009;37:18-25.

296. Ito K, Fujita N, Noda Y, et al. Preoperative evaluation of ampullary neoplasm with EUS and transpapillary intraductal US: a prospective and histopathologically controlled study. *Gastrointest Endosc*. 2007;66:740-747.

297. Maluf-Filho F, Sakai P, Cunha JE, et al. Radial endoscopic ultrasound and spiral computed tomography in the diagnosis and staging of periampullary tumors. *Pancreatology*. 2004;4:122-128.

298. Midwinter MJ, Beveridge CJ, Wilsdon JB, et al. Correlation between spiral computed tomography, endoscopic ultrasonography and findings at operation in pancreatic and ampullary tumours. *Br J Surg*. 1999;86:189-193.

299. Rivadeneira DE, Pochapin M, Grobmyer SR, et al. Comparison of linear array endoscopic ultrasound and helical computed tomography for the staging of periampullary malignancies. *Ann Surg Oncol*. 2003;10:890-897.

300. Itoh A, Goto H, Naitoh Y, et al. Intraductal ultrasonography in diagnosing tumor extension of cancer of the papilla of Vater. *Gastrointest Endosc*. 1997;45:251-260.

301. Menzel J, Hoepffner N, Sulkowski U, et al. Polypoid tumors of the major duodenal papilla: preoperative staging with intraductal US, EUS, and CT–a prospective, histopathologically controlled study. *Gastrointest Endosc*. 1999;49:349-357.

302. Wee E, Lakhtakia S, Gupta R, et al. The diagnostic accuracy and strength of agreement between endoscopic ultrasound and histopathology in the staging of ampullary tumors. *Indian J Gastroenterol*. 2012;31:324-332.

303. Manta R, Conigliaro R, Castellani D, et al. Linear endoscopic ultrasonography vs magnetic resonance imaging in ampullary tumors. *World J Gastroenterol*. 2010;16:5592-5597.

304. Gress FG, Hawes RH, Savides TJ, et al. Endoscopic ultrasound-guided fine-needle aspiration biopsy using linear array and radial scanning endosonography. *Gastrointest Endosc*. 1997;45:243-250.

305. Napoleon B, Pialat J, Saurin JC, et al. [Adenomas and adenocarcinomas of the ampulla of Vater: endoscopic therapy]. *Gastroenterol Clin Biol*. 2004;28:385-392.

306. Cheng CL, Sherman S, Fogel EL, et al. Endoscopic snare papillectomy for tumors of the duodenal papillae. *Gastrointest Endosc*. 2004;60:757-764.

307. Han J, Lee SK, Park DH, et al. [Treatment outcome after endoscopic papillectomy of tumors of the major duodenal papilla]. *Korean J Gastroenterol*. 2005;46:110-119.

308. Irani S, Arai A, Ayub K, et al. Papillectomy for ampullary neoplasm: results of a single referral center over a 10-year period. *Gastrointest Endosc*. 2009;70:923-932.

309. Jung MK, Cho CM, Park SY, et al. Endoscopic resection of ampullary neoplasms: a single-center experience. *Surg Endosc*. 2009;23:2568-2574.

310. Katsinelos P, Paroutoglou G, Kountouras J, et al. Safety and long-term follow-up of endoscopic snare excision of ampullary adenomas. *Surg Endosc*. 2006;20:608-613.

311. Martin JA, Haber GB. Ampullary adenoma: clinical manifestations, diagnosis, and treatment. *Gastrointest Endosc Clin N Am*. 2003;13:649-669.

312. Moon JH, Cha SW, Cho YD, et al. Wire-guided endoscopic snare papillectomy for tumors of the major duodenal papilla. *Gastrointest Endosc*. 2005;61:461-466.

313. Vogt M, Jakobs R, Benz C, et al. Endoscopic therapy of adenomas of the papilla of Vater. A retrospective analysis with long-term follow-up. *Dig Liver Dis*. 2000;32:339-345.

314. Yamao T, Isomoto H, Kohno S, et al. Endoscopic snare papillectomy with biliary and pancreatic stent placement for tumors of the major duodenal papilla. *Surg Endosc*. 2010;24:119-124.

315. Boix J, Lorenzo-Zuniga V, Moreno de Vega V, et al. Endoscopic resection of ampullary tumors: 12-year review of 21 cases. *Surg Endosc*. 2009;23:45-49.

第五篇

肛　肠

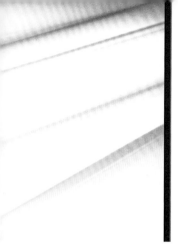

第18章

如何实施肛管直肠 EUS

Paul Fockens · Steve Halligan · Robert H. Hawes · Shyam Varadarajulu
（张锡朋 李会晨 李彦茹 译 李 文 校）

肛周区域

肛周区域的检查比较简单，患者无需做特殊准备，患者应被告知检查的感觉类似于把手指放进肛门，其产生的不适较指肛检查稍轻微些。硬质的探头会使患者产生恐惧感，因此，检查前应告知患者该检查仅插入肛门末端几厘米（和直肠超声内镜插入相对较深不同）。检查时患者应采取左侧卧位，由于生理解剖的不同，女性患者最好选择俯卧位，左侧卧位会导致女性会阴前方的解剖变形，出现难于解释的不对称影像，特别是对会阴部有瘢痕患者[1]。

合适的设备对于成功实施肛管 EUS 很重要。其中最具代表性（文献中描述最多）的常用探头是 Bruel-Kjaer 机械环扫探头。在 EUS 早期阶段，EUS 起初是机械环扫 EUS，但是这种 EUS 检查呈现出的近场成像质量差，使得肛管括约肌受伪像影响而模糊不清。后来，Olympus 公司设计推广了一种和他们的机械硬质处理器相同的硬质直肠探头。随着电子环扫 EUS 的引进，现在的设备选择更加多样化且能够传输肛管更高品质的图像，老式的硬质探头已被替代。

硬质探头现作为备用探头使用，例如在一些系统需要探头充满脱气水以达到声耦合。这通过经侧方的腔道注水来完成。探针在操作时必须注满水，以便从椎体的头端孔排出空气。

无论是否需要注水，硬质探头的头端需要使用超声胶润滑并套上保护套以便插入肛门。当探头插入肛门时，打开开关以获得图像。继续插入探头使其先端到达远端直肠。这时轻轻地回撤探头检查肛管括约肌。临床基于显示器上的实时图像（三维成像除外，整个过程可以后期重现）来完成所有的超声检查，并在以下 3 个水平位获取一些常规正常图像：即肛管的近端、中部和远端。

在这 3 个解剖水平位行标准放大，然后重复高倍放大以获得典型的六层图像，每个放大倍数下有 3 个图像。调整探头方向使前方的图像（如 12 点方向）位于图像的正上方。熟悉肛管正常及异常解剖结构的有经验的检查医师检查通常能迅速完成，特别是当肛门括约肌正常时会更加迅速。成像技术不会因为探头是硬式或电子环扫探头而有差异。

直肠

直肠 EUS 检查主要针对直肠息肉和直肠癌分期，检查的适应证在各个国家有很大的不同。检查前患者需灌肠或做充分的肠道准备以排空检查区域的大便。开始时患者取左侧卧位，检查过程中可能需要改变体位。对于非环形肿物或侧向发育性息肉，检查体位应调整到相应的位置以便肿物可以完全浸没在水中，有利于判断直肠壁受浸润的方位（前壁、后壁、左侧或右侧）。因为设备通常不需要进入直乙交界区，一般无需使用镇静药物。

通常采用注水型内镜，注水型内镜可以向直肠内冲水，且在检查肿物的同时可以冲洗影响成像的粪便，选择适当的体位可以优化注水。

对于设备的选择没有一个统一的标准。对于诊断远端直肠肿瘤的分期，经常使用硬质环扫 EUS。另外可供选择的设备是用于上消化道检查的环扫 EUS。其优势是能在光学可视帮助下（斜视）进入更高位置的直肠。有时也可以使用线型 EUS，其优点是对于直肠壁外病变（如淋巴结或术后复发肿瘤）可行 EUS 引导下细针抽吸术（EUS-guided fine needle aspiration，EUS-FNA）。线型超声的另一个优势是由于肿瘤和肠壁可以在同一图像上显示，因而较容易判定其浸润深度。检查浅表病变可以使用微型探头，12 MHz 的微型探头能探查到浸润深度 2 cm 的病变。

在硬质探头或 EUS 的先端使用水囊可以通过清除探头周围的空气使探头和肿瘤间实现更好的声耦合。直肠内注水有时会有帮助，特别是病变较小易被水囊压扁时。使直肠内完全充满水是有很困难且不必尝试的，因为通过改变患者的体位可更容易进行超声检查。当行灌肠准备时，要小心过多的灌肠液会使近端结肠的大便排到待检查部位。

通常将内镜头端置于肿瘤的近端，将水囊缓慢地充起，肠腔内注满水（视频 18-1）。从这个位置开始，要将传感器置于肠腔的中心，以获得直肠壁层的垂直影像（图 18-1）。这时应该注意寻找直肠周围的特征性解剖影像。标志解剖影像是膀胱，膀胱一经被确认，则调整其影像使位于 12 点钟方向位置（图 18-2）。然后缓慢地回拉镜身，并保持传感器在肠腔的中心。调整大小旋钮使传感器保持在肠腔的中心位置。检查者要确保不要使

视频 18-1　超声内镜技术在直肠中的应用演示

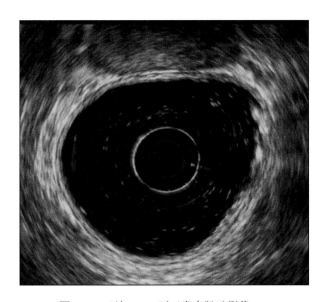

图 18-1　环扫 EUS 下正常直肠壁影像

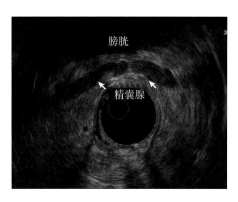

图 18-2　膀胱：12 点钟位置处无回声结构；精囊：男性膀胱下方狭长的低回声结构

内镜头端弯转，因为这可能造成出现切线伪像，导致肿瘤浸润深度评估不准。在超声探头后撤时，在男性患者膀胱的 12 点钟位置处可出现低回声的狭长结构，即精囊腺（图 18-2），继续回撤时视野内可见 12 点钟位置处的低回声蚕豆状结构，即前列腺（图 18-3）。在女性患者后退过程中，在膀胱下方首先出现的是子宫影像（图 18-4A），显示为 12 点钟位置处的圆形低回声结构。接着出现阴道影像，显示为长卵圆形的低回声图像，其中心出现强回声带，表示有气体的存在（图 18-4B）。识别直肠周围结构十分重要，因为如果肿瘤浸润其中任一结构即为 T4 病变。而且必须把这些结构——特别是精囊腺，同淋巴结区分开来。

一旦肿瘤部位被确定，应对病变部位包括肿瘤下方的各个层次进行全面检查直肠壶腹瓣和直乙交界区使得环扫超声很难获得直肠壁的垂直影像。因此控制 EUS 的水平扫描对于防止非垂直影像带来的分期高估十分重要。

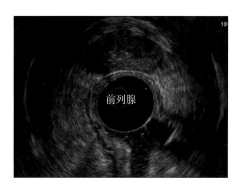

图 18-3　前列腺：EUS 后撤的过程中，男性出现的蚕豆状低回声结构

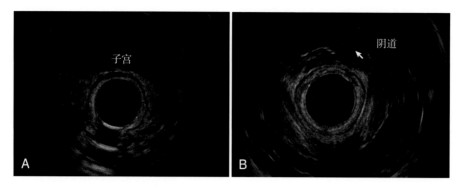

图 18-4 子宫和阴道：从膀胱开始回撤时，女性患者首先出现子宫影像（A），显示为 12 点钟位置处低回声圆形结构；然后是阴道影像（B），显示为低回声长卵圆形结构伴特征性的中心高回声带，代表空气的存在

当肿瘤影像检查完毕，超声内镜应进入直乙交界处寻找可疑的直肠周围淋巴结。尽管内镜可以进入更高位的结肠进行检查，但通常不建议进行此种操作。注意存储病变图像，当然，在何处留存图像没有统一的标准。

对于小的黏膜或黏膜下层的直肠病变，使用双通道内镜和微型探头检查更加容易。这种设备允许同时完成注水、内镜检查和超声检查的操作。

EUS-FNA 是安全可行的，在针刺活检前应使用抗生素，其适应证包括已确诊的原发直肠癌伴有可疑淋巴结转移且淋巴结不被原发肿瘤"保护"（肿瘤位于超声探头和淋巴结之间）以及直肠周围起源不明的肿瘤。

参考文献

1. Frudinger A, Bartram CI, Halligan S, et al. Examination techniques for endosonography of the anal canal. *Abdom Imaging*. 1998;23: 301-303.

第 19 章

EUS 在直肠癌中的应用

Ferga C. Gleeson

（张庆怀 李舒媛 杨景文 译 李彦茹 李 文 校）

内容要点

- 淋巴结位置对于制订直肠癌治疗方案的重要性显著增高。
- 超声内镜引导下细针抽吸术（EUS-FNA）是局部临床分期的重要组成部分。
- 尽管 EUS 对于 T 分期不够精确，但是 EUS-FNA 即可以建立对直肠周围淋巴结疾病的诊断，又可将髂血管周围淋巴结的诊断准确性提高 7%。
- 应注意新辅助治疗与在 EUS 下分期的关系。
- 在术后检测期间，EUS-FNA 可通过对直肠壁外周围组织的活检，确定肿瘤的局部复发。

美国每年新发直肠癌病例约 4 万例[1]，从当前数据显示，直肠癌患者的预后与如下的因素直接相关，包括：原发肿瘤侵及范围（T 分期），涉及淋巴结数（N 分期），环周切缘（circumferential resection margin，CRM）以及有无远处转移（M 分期）。目前术前分期与治疗是由各种影像成像方式所决定的，包括超声内镜（endoscopic ultrasonography，EUS），磁共振成像（magnetic resonance imaging，MRI），计算机断层扫描术（computed tomography，CT）等，并且这些影像结果将有助于选择合适的新辅助治疗及手术方案。

由于临床实践及当期文献报道与先前的文献报道不一致，下消化道（lower gastrointestinal，GI）EUS 检查对于直肠癌分期评估的准确性最近受到质疑。德国一个多中心前瞻性研究（n=7000，2000—2008 年）未行新辅助治疗[2]，比较由环扫 EUS 确定的 T 分期与病手术理活检 T 分期的一致性。结果显示 T 分期的一致性为 65%，且降期率和升期率分别为 17% 和 18%。另外，美国中心的进一步研究显示（1993—2007 年），非 FNA 的 EUS 不能对淋巴结转移进行可靠的评估，其结果提示有 29% 的假阳性率，23% 的患者评估分期低

于手术病理分期[3]。并且两项研究均未包括 EUS-FNA 对于疾病分期及相应治疗的重要性。

本章节应用最新的数据，通过综合概述加强并巩固知识与技能的组合。探讨 EUS 及可选择影像成像对于原发性直肠癌的术前评估，新辅助治疗方案的选择，以及术后相应监测。最后一节提出对下消化道 EUS 的革新。

肛门直肠相关解剖及 2010 版美国癌症联合协会直肠癌分期系统

肛门直肠解剖

直肠长约 12 cm，位于肛管及乙状结肠之间，按肿瘤距肛门的距离，可分为直肠下段、直肠中段及直肠上段三部分[4]。外科学肛管指肛缘至肛门直肠交界处，长 2.5 ~ 4 cm[5]。解剖学肛管对应于外科学肛管的下 2/3 部分，齿状线为两部分的分界线，齿状线以上肛管表面覆盖为柱状上皮，而齿状线以下肛管表面覆盖为鳞状上皮，两者之间约 10 mm 为过渡区域，其黏膜组织学结构是可变的[6]。

直肠壁从内到外由黏膜层、黏膜下层及固有肌层组成。在 EUS 中黏膜层及黏膜下层表现为 3

层回声层结构，其中黏膜层表现为内侧的高回声层（黏膜层与超声探头接触区域）及外侧的低回声层，黏膜下层表现为外侧的高回声层。直肠固有肌层由外纵肌及内平滑肌组成，在 EUS 下表现为第 4 层回声层结构，内侧平滑肌向肛侧增厚连续延伸为肛门内括约肌，外侧纵肌与肛提肌融合[5]。最外层的括约肌复合体是由横纹肌组成，包括肛提肌、耻骨直肠肌及部分肛门外括约肌。

直肠周围脂肪组织中由肠周淋巴结、直肠上血管及肌肉纤维组织共同组成直肠系膜。直肠系膜脂肪组织在腹腔内直肠后侧部分较厚，与乙状结肠系膜脂肪组织相连，而直肠前侧部分可表现为缺如。外周由直肠系膜筋膜包绕，在男性中此筋膜向下与 Denonvillier 筋膜合并，前列腺及精囊腺位于筋膜前方；在女性中直肠系膜筋膜向下与直肠阴道筋膜合并，阴道位于此筋膜前方。直肠系膜筋膜对于径向分布的中上部直肠肿瘤可形成一个重要的屏障，并构成全直肠系膜切除术（total mesorectal excision，TME）的解剖平面。

直肠淋巴引流首先发生于直肠系膜内的直肠周围淋巴结[7]，这些淋巴结主要位于直肠上部及后部，多数沿直肠周围血供分布。淋巴引流一般沿直肠上动脉进入直肠系膜，沿肠系膜下动脉进入乙状结肠系膜。直肠中动脉起源于髂内动脉，直肠下动脉起源于阴部内动脉，阴部内动脉起源于髂内动脉前侧。直肠中动脉与直肠下动脉有时吻合于肛管直肠交界处，虽然少见，直肠下段肿瘤可沿此途径转移至阴部内神经及髂内动脉周围淋巴结。

直肠癌国际恶性肿瘤标记符号分期

国际恶性肿瘤标记符号（The tumor-node-metastasis，TNM）系统是由美国癌症联合协会（American Joint Committee on Cancer，AJCC）和国际抗癌联盟（the International Union Against Cancer，UICC）共同倡导的肿瘤分期系统，目前已成为世界上结直肠癌标准分期系统[8-9]。TNM 系统通过肿瘤侵及直肠壁的深度划分 T 分期。N 分期通过直肠癌区域淋巴结划分，包括直肠周围系膜、乙状结肠系膜、肠系膜下、骶骨、骶前、骶岬、阴部内、髂内、直肠上段、直肠中段及直肠下段等区域，而这些区域以外的淋巴结受累，如髂外或髂总区域淋巴结受累，被认为是远处转移（M 分期）（表 19-1）。

表 19-1

原发性直肠癌 TNM 分期系统（2010 年版）

原发肿瘤（T）

Tx	原发肿瘤无法评价
T0	无原发肿瘤证据
Tis	原位癌：局限于上皮内或侵犯黏膜固有层[a]
T1	肿瘤侵犯黏膜下层
T2	肿瘤侵犯固有肌层
T3	肿瘤穿透固有肌层到达浆膜下层，或侵犯无腹膜覆盖的结直肠旁组织
T4a	肿瘤穿透腹膜脏层[b]
T4b	肿瘤直接侵犯或粘连于其他器官或结构[b,c]

区域淋巴结（N）[d]

NX	区域淋巴结无法评价
N0	无区域淋巴结转移
N1	有 1～3 枚区域淋巴结转移
N1a	有 1 枚区域淋巴结转移
N1b	有 2～3 枚区域淋巴结转移
N1c	浆膜下、肠系膜、无腹膜覆盖结肠/直肠周围组织内有肿瘤种植（tumor deposit，TD），N2
N2a	4～6 枚区域淋巴结转移
N2b	7 枚及更多区域淋巴结转移

远处转移（M）

M0	无远处转移
M1	有远处转移
M1a	远处转移局限于单个器官或部位（如肝，肺，卵巢，非区域淋巴结）
M1b	远处转移分布于一个以上的器官/部位或腹膜转移

[a]注：Tis 包括肿瘤细胞局限于腺体基底膜（上皮内）或黏膜固有层（黏膜内），未穿过黏膜肌层到达黏膜下层

[b]注：T4 的直接侵犯包括穿透浆膜侵犯其他肠段，并得到镜下诊断的证实（如盲肠癌侵犯乙状结肠），或者位于腹膜后或腹膜下肠管的肿瘤，穿破肠壁固有肌层后直接侵犯其他脏器或结构，例如降结肠后壁的肿瘤侵犯左肾或侧腹壁，或者中下段直肠癌侵犯前列腺、精囊腺、宫颈或阴道。

[c]注：肿瘤肉眼上与其他器官或结构粘连则分期为 cT4b。但是，若显微镜下该粘连处未见肿瘤存在则分期为 pT3。V 和 L 亚分期用于表明是否存在血管和淋巴管浸润，而 PN 则用以表示神经浸润

[d]注：沉积于远离原发肿瘤边缘的结肠或直肠周围脂肪组织内的不规则肿瘤卫星结节，已经没有了残留淋巴结组织的证据，可能表明不连续的扩散，静脉浸润的血管外扩散及完全代替淋巴结。但分布于肿瘤的淋巴引流途径上。多数种植结节源于淋巴血管浸润，或者比较罕见的是源于周围神经浸润

(From Edge S, Byrd DR, Compton CC, Fritz AG, Greene FL, Trotti A eds (2010). AJCC Cancer Staging Manual. 7th ed. New York, NY: Springer, pp 157)

肿瘤其他参数也是成像需要考虑的方面，这些参数包括：肿瘤近端及远端肿瘤的边缘，肿瘤环周溃疡程度，肛门括约肌的浸润程度，以及远端肿瘤边缘与中间 Houston 瓣的关系。Houston 瓣是前侧腹膜反折的标志，且肿瘤近端或远端与前侧腹膜反折的位置关系对于手术术式的选择有重要的意义。

视频 19-1　环扫 EUS 在直肠检查中的演示

直肠癌中 EUS 的应用

EUS 在直肠癌检测中的应用，可以提高对直肠壁组织学层次的划定。通过对肿瘤层次的准确划定，可以进行更为完善的治疗（视频 19-1）[10-13]。EUS 是直肠癌检测的一个重要成像方法，与 CT 方法相比 [14-17]，其对 T 分期的划分具有优势。EUS 技术已如前所描述（第 18 章），作为一种曲线形超声内镜，将会逐渐地被广泛、频繁地应用 [18]。

直肠癌的 T 分期

EUS 中直肠癌表现为低回声病变，破坏了正常直肠壁的 5 层结构。在检测中，应注意记录远端肿瘤边缘与精囊（男性）或子宫颈（女性）的关系，以确定肿瘤前侧与腹膜反折的关系。根据文献报道，对于 T 分期，EUS 检测的准确性为 80%～95%，而 CT 检测的准确性为 65%～75%，MRI 检测的准确性为 75%～85%[19-21]（图 19-1）。在 T 分期的划分上，一个需要注意的问题是，在 T2 分期的划分中，对继发于肿瘤结缔组织增生而引起的周围炎症，因难于鉴别而过高地划分 T 分期 [22]（图 19-2）。

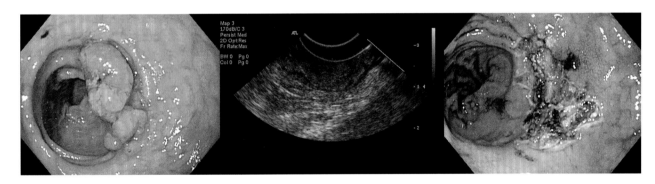

图 19-1　男性，84 岁，位于 Houston 瓣上方 T1N0 直肠癌，保守疗法局部用圈套器切除术

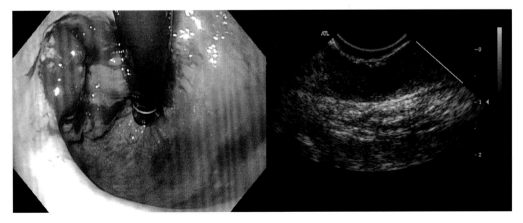

图 19-2　女性，62 岁，T2N0 直肠癌，行开腹手术切除。肿瘤侵及肌层（EUS 下的第 4 层低回声层结构），但是没有穿透该层（T3）或穿透第 5 层超声结构直至直肠周围组织

视频 19-2　应用 EUS 诊断 T3N1 期直肠癌

T3 期肿瘤的划分，肿瘤扩散穿过肌层至直肠周围脂肪，应消除肌肉 - 脂肪界面特征性伪像（视频 19-2）。因此不同的 T3 期肿瘤，如浸润较浅的肿瘤，其预后相对较好[23]。术前 EUS 检测，肿瘤侵出肌层的多少（≤ 2 mm 或 > 3 mm），可对预后提供重要的信息。但需要说明的是，在侵出肌层≤ 2 mm 的 T3 肿瘤中，过高分期更为常见（50%）[24]。在 T3 分期肿瘤中，肿瘤厚度是局部及总体复发的独立预后指标[25]。肿瘤厚度 19 mm 是术前患者分类的有用指标，患者可选择手术或新辅助治疗。

相反，EUS 的分辨率对于微小恶性肿瘤浸润物检测有局限性，而对 T 分期可能会降期划分。增加超声频率可提高分辨率，但同时会因降低对浸润深度的检测范围而不能显现肿瘤边缘。因此，这对邻近器官浸润的检测具有局限性。所以，操作经验、直肠肿瘤的位置等均是影响肿瘤准确分期的因素，尤其是对更高位置肿瘤的检测[22,26-28]。

一项包括 42 项研究的 Meta 分析（n=5039，时间：1980—2008 年）回顾研究了 EUS 对 T 分期的准确性，该研究认为 EUS 对进展期疾病的敏感性要高于对早期疾病[29]（表 19-2）。

直肠癌的 N 分期

对于食管癌患者来说传统的 EUS 能准确地预测淋巴结转移[30]。这些超声特征包括短轴、回声、形态以及边界。恶性特征包括淋巴结增大（短轴 > 1 cm）、低回声、圆形以及边界光滑（图 19-3 和表 19-3）。然而，这些传统的 EUS 淋巴结诊断标准不适用于非食管癌的其他肿瘤[30-32]。任何一项单独的诊断标准并不能预测肺癌、食管癌及胰腺癌的恶性程度。如果 4 种异常特征同时出现，那么肿瘤恶性侵袭的准确性达到 80%。然而，只有 25% 的恶性淋巴结会同时出现这 4 种特征（表19-4）。

表 19-2

EUS 较高的 T 分期准确性提示其更适用于进展期疾病而不是早期疾病的诊断

T 分期	敏感性（%）	特异性（%）
T1	87.8	98.3
T2	80.5	95.6
T3	96.4	90.6
T4	95.4	98.3

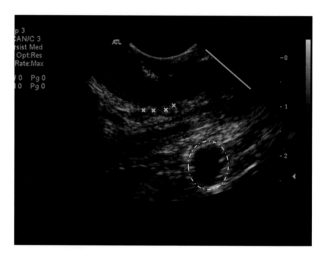

图 19-3　54 岁老年男性患者（T3N1）术后行新辅助治疗（++++ = 肿瘤突破第 4 层，病变在 T3）。病变周围明显的淋巴结不需要行细针穿刺活检。其特征为低回声、短轴 > 5 mm，椭圆形边缘不规则

表 19-3

良恶性淋巴结的 EUS 形态学特征

EUS 特征	良性特征	恶性特征
回声	强回声	低回声
形态	不规则	圆形
边界	不规则	光滑
直径（短轴）	< 10 mm	≥ 10 mm

尽管 EUS-FNA 是肿瘤局部分期最精确的方法，但 N 分期的准确性仅有 70% ～ 75%，最近的报道显示甚至低至 42%[33-34]。最早的观点认为 EUS 不能检测到直肠周围良性淋巴结[18]。因此，对于直肠癌患者来说，能看到的淋巴结即是淋巴结转移，因此可免除使用 FNA。一项评估 EUS 对

表 19-4

恶性淋巴结在 EUS 中的表现

	2 个或更多的特征	3 个或更多的特征	4 个特征
敏感性（%）	77	68	23
特异性（%）	29	52	100
PPV（%）	53	60	100
NPV（%）	55	61	55
准确性（%）	54	61	61

NPV，阴性预测值；PPV，阳性预测值

N 分期的 Meta 分析（35 例研究，$n=2732$，1966—2008 年）提示 EUS 的敏感性和准确性不够高，需要进一步的诊断标准去提高其准确性[35]。重要的是这些研究都提示没有行 FNA，而只做基础的环扫 EUS 检查。

最初的经直肠腔内超声认为在直肠癌中淋巴结直径 7 mm 可被诊断为直肠癌淋巴结转移，通过与手术后的病理对比，其准确性可达 83%[36]。一项 FNA 研究认为良性淋巴结与局部转移淋巴结的形态学差异较小，除非 4 种特征同时出现，才能准确区分良性和恶性淋巴结[37]。传统的诊断标准包括短轴 10 mm、低回声、圆形以及边界光滑，其诊断恶性淋巴结病的准确性分别为 61%、65%、51% 和 51%。淋巴结短轴 5 mm 或低回声表现只能预测恶性浸润。短轴和长轴为 6 mm 及 9 mm 能较好区分良恶性淋巴结。Knight 等[38]使用手术后组织学标本评估 FNA 对原发和转移性大肠癌诊断的敏感性、特异性、阳性和阴性率，其分别为 89%、79%、89% 和 79%。

相对于 EUS 评估的原发性直肠癌，术前 FNA 能鉴定其中 7% 有系膜外淋巴结转移。例如髂外血管淋巴结浸润超出了标准的 TME 手术操作范围。如果 EUS 能识别这些转移部位，那么就能更改标准的放疗范围或扩展 TME 切除范围[39]。临床、内镜和与转移相关的超声特征包括，血清癌胚抗原（carcinoembryonic antigen，CEA）水平、肿瘤长度 ≥ 4 cm、肿瘤占肠腔 ≥ 50%、肿瘤形态以及淋巴结直径。

最近的研究显示当需要评估淋巴结情况以及是否需要新辅助治疗时，应使用 FNA 而不是仅仅依靠淋巴结形态。不使用 FNA 会导致不合理的治疗以及随后患者的不良预后。需要注意的是，对于 48% 的腔内肿瘤（包括直肠癌）来说，腔内细胞学阳性，但是这并不影响 FNA 的应用[40]。异位的细胞污染、EUS 检查工作者以及诊断的失误都是 EUS-FNA 结果假阳性的风险因素[41]。

对于低位肠道实质性病灶来说，EUS-FNA 被认为是低风险的操作，感染并发症发生率低，因此不需要预防性地给予抗生素来防止细菌性心内膜炎的发生[42]。直到一些相反的数据出现，才认为不应在直肠及膀胱周围取样，因为即使给了预防性抗生素，仍然会形成脓肿并需要经皮引流[43]。

MRI 与 EUS 的评估对比

应用 MRI 对直肠癌的局部分期，特别是直肠内线圈技术，已被广泛描述[44-46]。与 EUS 相比，它在理论上体现很多优势，它显示了更广阔的视野和对狭窄性肿瘤研究的可能性[26,47-48]。最近能有助于外科医生的标志——前腹膜反折——已经在 74% 的患者中证实[49]。一项包括 90 篇文章的 Meta 分析（1995—2002 年）比较了 MRI、不包括 FNA 的 EUS 和 CT 对肿瘤分期敏感性，这项分析得出了如下结论：①对于 T1/T2 期病变，EUS 和 MRI 有相似的敏感性，但是 EUS 的特异性更高（86% vs. 69%）；②对于 T3 期肿瘤，EUS 的敏感性显著高于 MRI 或 CT[50]（图 19-4）。最近的一项前瞻性研究显示，MRI 不能看见任何 T1 期肿瘤，然而 EUS 能评估所有 T4 的肿瘤[51]。另外，EUS 和 MRI 对于肠腔狭窄或是息肉性病变的准确性不高。

MRI 还被用来评估直肠系膜内淋巴结，淋巴结主要通过形态学特征而不仅仅是依靠直径大小。MRI 评估淋巴结转移主要通过不规则的边缘和不均匀的信号，而且其能识别直肠系膜外的淋巴结转移[52-53]。很多研究对淋巴结转移做了评估（图 19-5）。2004 年的一项 Meta 分析显示 MRI 的敏感性和特异性分别为 66% 和 76%，不包括 FNA 的 EUS 分别为 67% 和 78%，CT 分别为 55% 和 74%[46,50]。另一项 Meta 分析显示 MRI 和 EUS 在 N 分期上没有显著性差异，尽管 EUS 在特异性上略有优势[54]。

CT、PET-CT 与 EUS 的评估对比

传统上 CT 被用来辨别转移性疾病，因为其

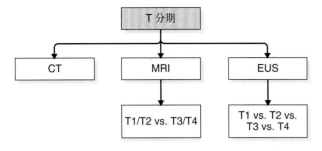

图 19-4　评估 T 分期的影像学选择。CT，计算机断层成像术；EUS，超声内镜；MRI，磁共振成像

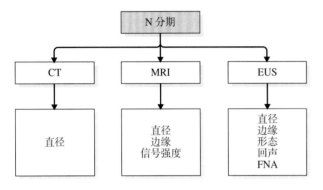

图 19-5　评估 N 分期的影像学选择。CT，计算机断层成像术；EUS，超声内镜；FNA，细针抽吸；MRI，磁共振成像

分辨率不能识别直肠壁的各层[55-56]。最近多层螺旋 CT 被用来评估直肠系膜内情况，特别是病变在近端或是中位直肠。然而，其对于远端直肠癌评估的准确性欠佳[57-58]。CT 最佳的预测淋巴结转移的直径为 7 mm[59]。然而，腹部 CT 联合 EUS 被认为是非转移性近端直肠癌最有效分期方法，但是随着盆腔 MRI 的广泛使用这一观点得到改变[60]。

PET-CT 能给传统的直肠癌分期提供额外的信息，尤其是进展期肿瘤[61]。对比增强 PET-CT 在局部淋巴结评估方面要优于普通 PET-CT，而且能改善 1/3 患者的分期和治疗[62-63]。一些权威专家建议用最大标准摄取值（Standardized Uptake Values，SUV）$_{max}$ 预测新辅助治疗减期和完整病理反应[64-65]。然而，目前还没有任何有关 EUS-FNA 与 PET-CT 的对比报道。

新辅助治疗后 EUS 的评估

肿瘤对新辅助治疗的反应能较好地预测患者无病生存率。但是，新辅助治疗后由于放疗后的

水肿、炎症、坏死及纤维化使得 EUS 对直肠癌分期的准确性显著下降[66-67]。在这方面有关 EUS 的研究不多，但是在新辅助后使用 EUS 进行肿瘤分期结果不太满意[68]。新辅助治疗后 T 分期的准确性为 50%[69-74]。最终的病理分期是最准确的，新辅助后肿瘤的重新分期很有限，临床的相关性对于术中和术后的处理是很重要的。然而，应用非肿瘤周围的淋巴结 FNA 能确定局部淋巴结的良、恶性，为进一步处理提供了有用的信息。

EUS 在根治性切除和局部切除术后复发直肠癌中的应用

阳性环周切缘、浆膜侵犯、淋巴管侵犯、静脉壁侵犯以及较差的组织学分化都是局部复发（local recurrence，LR）的非独立性预测因素[75]。新辅助联合全直肠系膜切除能显著降低 LR（＜10%），其发生率在术后 2 年内是最高的[76-77]。早期发现 LR 能给予早期治疗并改善存活率。因为 LR 一般发生在直肠腔外，在早期内镜很难发现。EUS 不能区分复发和术后炎症或纤维化导致的改变，而且视野会被血管夹和缝线占据。然而，局部直肠壁或者直肠周围组织的 FNA（91% 的敏感性，93% 的特异性）优于临床评估和单纯的 EUS。目前还没有有效的方法诊断局部复发。两项前瞻性研究显示在直肠癌 LR 的诊断上，EUS 要优于 CT[78-79]。在两项研究中，EUS 的敏感性（100%）要高于 CT（82% vs. 85%）。对于无症状的患者来说 EUS 的敏感性要高于指诊、CT 和 CEA 水平[80]。术后 EUS 检查的时间间隔还不太确定。然而，对于在低位前切除，术后 2 年内每 6 个月复查 1 次 EUS 能有效地监测直肠癌局部复发[81]。

局部切除适用于早期直肠癌以及不宜行根治性切除的患者，但复发率高。对黏膜瘢痕活检和淋巴结或直肠壁行 EUS-FNA 能用于确定是否为局部复发[82]。此外，EUS-FNA 使用或不使用 Tru-Cut 细胞活检（Tru-Cut biopsy，TCB）对直肠腔外病变的患者诊断很有效，而且能决定治疗方式（图 19-6）[83]。

直肠癌低位前切除术后，直肠壁吻合口处的囊肿需要与直肠癌局部复发鉴别。EUS 能通过吻合口囊壁的厚度来识别病变，而 FNA 能显示在非恶性肿瘤细胞中的黏蛋白及其他炎性细胞[84]。EUS-FNA 和 TCB 对于盆腔恶性肿瘤的诊断较敏

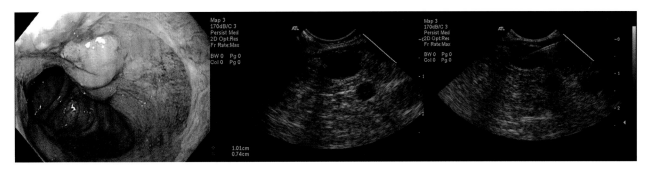

图 19-6　局部切除后 18 个月可见经肛门的切除瘢痕。EUS 检测到一个低回声的、增大的恶性淋巴结

感，但是会有 7% 发生相应的并发症，因此不推荐使用该方法 [85-86]。

EUS 在直肠壁转移中的应用

远端的原发性肿瘤很少经胃肠道壁转移。3847 例胃镜检查中发现 1 例（0.03%），1871 例肠镜检查中发现 1 例（0.05%）[87]。继发性直肠皮革样胃在 EUS 中的表现与原发性皮革样胃较为类似，主要特征为黏膜下层和肌层环形增厚 [88]（图 19-7）。已有报道证实 FNA 有助于诊断继发于前列腺癌的肠壁转移 [89]。这与直肠子宫内膜异位症的表现不同，其特征主要是黏膜层完整，第 4 层和第 5 层低回声或不均匀信号。它也和发生在直肠壁外的局部复发表现不同 [90-91]。包括或不包括 TCB 的 EUS-FNA 能进一步明确诊断并识别原发病灶，包括来源于膀胱、乳腺、胃和皮肤黑色素瘤 [92]。

低位胃肠道 EUS 的创新性干预

术后盆腔积液可采用 EUS 引导下引流 [93]。与憩室病无关的腹盆腔脓肿也可采取 EUS 引导下引流 [94]。非手术患者可采取 EUS 细针注射乙醇用于治疗恶性盆腔淋巴结，对于直肠血管扩张出血也可采用 EUS 引导下凝固剂置入 [95-96]。

结论

对于直肠癌来说淋巴结的良恶性的诊断对于治疗起关键性作用，EUS-FNA 对于临床分期也很重要。尽管 EUS-FNA 对 T 分期准确度不高，但其能够准确预测直肠周围淋巴结。新辅助治疗后的 EUS 分期应谨慎使用，但是因其能够鉴别局部是否存在复发，在术后复查中益处较大。

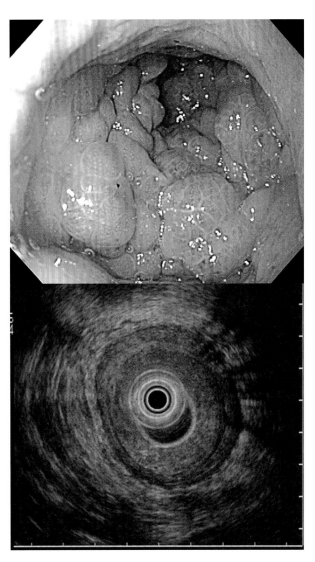

图 19-7　患者 2 年前曾患膀胱移行细胞癌，现表现为黏膜鹅卵石样改变以及低回声肠壁增厚

参考文献

1. http://www.cancer.gov/cancertopics/types/colon-and-rectal.
2. Marusch F, Ptok H, Sahm M, et al. Endorectal ultrasound in rectal carcinoma–do the literature results really correspond to the realities of routine clinical care? *Endoscopy.* 2011;43(5):425-431.
3. Shapiro R, Ali UA, Lavery IC, Kiran RP. Endorectal ultrasound does not reliably identify patients with uT3 rectal cancer who can avoid neoadjuvant chemoradiotherapy. *Int J Colorectal Dis.* 2013;[Epub ahead of print].
4. Nelson H, Petrelli N, Carlin A, et al. Guidelines 2000 for colon and rectal cancer surgery. *J Natl Cancer Inst.* 2001;93:583-596.
5. Wexner SD, Jorge JMN. Anatomy and embryology of the anus, rectum, and colon. In: Corman ML, ed. *Colon and Rectal Surgery.* Philadelphia: Lippincott-Raven; 1998:1-26.
6. Kaiser AM, Ortega AE. Anorectal anatomy. *Surg Clin North Am.* 2002;82(6):1125-1138.
7. Canessa CE, Badia F, Fierro S, et al. Anatomic study of the lymph nodes of the mesorectum. *Dis Colon Rectum.* 2001;44:1333-1336.
8. Greene FL, Page DL, Fleming ID, et al., eds. *AJCC Cancer Staging Manual.* 7th ed. NewYork, NY: Springer; 2010.
9. Sobin LH, Wittekind C, eds. *TNM: Classification of Malignant Tumours.* 6th ed. NewYork, NY: Wiley-Liss; 2002.
10. Fedyaev EB, Volkova EA, Kuznetsova EE. Transrectal and transvaginal ultrasonography in the preoperative staging of rectal carcinoma. *Eur J Radiol.* 1995;20(1):35-38.
11. Dershaw DD, Enker WE, Cohen AM, Sigurdson ER. Transrectal ultrasonography of rectal carcinoma. *Cancer.* 1990;66(11):2336-2340.
12. Cohen JL, Grotz RL, Welch JP, Deckers PJ. Intrarectal sonography. A new technique for the assessment of rectal tumors. *Am Surg.* 1991;57(7):459-462.
13. Hawes RH. New staging techniques. Endoscopic ultrasound. *Cancer.* 1993;71(12 suppl):4207-4213.
14. Schwartz DA, Harewood GC, Wiersema MJ. EUS for rectal disease. *Gastrointest Endosc.* 2002;56(1):100-109.
15. Kwok H, Bissett IP, Hill GL. Preoperative staging of rectal cancer. *Int J Colorectal Dis.* 2000;15(1):9-20.
16. Rifkin MD, Ehrlich SM, Marks G. Staging of rectal carcinoma: prospective comparison of endorectal US and CT. *Radiology.* 1989;170(2):319-322.
17. Holdsworth PJ, Johnston D, Chalmers AG, et al. Endoluminal ultrasound and computed tomography in the staging of rectal cancer. *Br J Surg.* 1988;75(10):1019-1022.
18. Wiersema MJ, Harewood GC. Endoscopic ultrasound for rectal cancer. *Gastroenterol Clin North Am.* 2002;31:1093-1105.
19. Golfieri R, Giampalma E, Leo P, et al. Comparison of magnetic resonance (0, 5 T), computed tomography, and endorectal ultrasonography in the preoperative staging of neoplasms of the rectum-sigma. Correlation with surgical and anatomopathologic findings. *Radiol Med.* 1993;85(6):773-783.
20. Kim NK, Kim MJ, Yun SH, et al. Comparative study of transrectal ultrasonography, pelvic computerized tomography, and magnetic resonance imaging in preoperative staging of rectal cancer. *Dis Colon Rectum.* 1999;42(6):770-775.
21. Halefoglu AM, Yildirim S, Avlanmis O, et al. Endorectal ultrasonography versus phased-array magnetic resonance imaging for preoperative staging of rectal cancer. *World J Gastroenterol.* 2008;14(22):3504-3510.
22. Kauer WK, Prantl L, Dittler HJ, Siewert JR. The value of endosonographic rectal carcinoma staging in routine diagnostics: a 10-year analysis. *Surg Endosc.* 2004;18(7):1075-1078.
23. Harewood GC, Kumar KS, Clain JE, et al. Clinical implications of quantification of mesorectal tumor invasion by endoscopic ultrasound: all T3 rectal cancers are not equal. *Gastroenterol Hepatol.* 2004;19(7):750-755.
24. Jürgensen C, Teubner A, Habeck JO, et al. Staging of rectal cancer by EUS: depth of infiltration in T3 cancers is important. *Gastrointest Endosc.* 2011;73(2):325-328.
25. Esclapez P, Garcia-Granero E, Flor B, et al. Prognostic heterogeneity of endosonographic T3 rectal cancer. *Dis Colon Rectum.* 2009;52(4):685-691.
26. Orrom WJ, Wong WD, Rothenberger DA, et al. Endorectal ultrasound in the preoperative staging of rectal tumors. A learning experience. *Dis Colon Rectum.* 1990;33(8):654-659.
27. Solomon MJ, McLeod RS, Cohen EK, et al. Reliability and validity studies of endoluminal ultrasonography for anorectal disorders. *Dis Colon Rectum.* 1994;37(6):546-551.
28. Sailer M, Leppert R, Bussen D, et al. Influence of tumor position on accuracy of endorectal ultrasound staging. *Dis Colon Rectum.* 1997;40(10):1180-1186.
29. Puli SR, Bechtold ML, Reddy JB, et al. How good is endoscopic ultrasound in differentiating various T stages of rectal cancer? Meta-analysis and systematic review. *Ann Surg Oncol.* 2009;16(2):254-265.
30. Catalano MF, Sivak MV, Rice T, et al. Endosonographic features predictive of lymph node metastasis. *Gastrointest Endosc.* 1994;40:442-446.
31. Murata Y, Muroi M, Yoshida M, et al. Endoscopic ultrasonography in the diagnosis of esophageal carcinoma. *Surg Endosc.* 1987;1:11-16.
32. Tio TL, Coene PP, Luiken GJ, et al. Endosonography in the clinical staging of esophagogastric carcinoma. *Gastrointest Endosc.* 1990;36(suppl 2):S2-S10.
33. Rosen LS, Bilchik AJ, Beart RW Jr, et al. New approaches to assessing and treating early-stage colon and rectal cancer: summary statement from 2007 Santa Monica Conference. *Clin Cancer Res.* 2007;13:6853s-6856s.
34. Tsendsuren T, Jun SM, Mian XH. Usefulness of endoscopic ultrasonography in preoperative TNM staging of gastric cancer. *World J Gastroenterol.* 2006;12:43-47.
35. Puli SR, Reddy JB, Bechtold ML, et al. Accuracy of endoscopic ultrasound to diagnose nodal invasion by rectal cancers: a meta-analysis and systematic review. *Ann Surg Oncol.* 2009;16(5):1255-1265.
36. Heneghan JP, Salem RR, Lange RC, et al. Transrectal sonography in staging rectal carcinoma: the role of gray-scale, color-flow, and Doppler imaging analysis. *AJR Am J Roentgenol.* 1997;169:1247-1252.
37. Gleeson FC, Clain JE, Papachristou GI, et al. Prospective assessment of EUS criteria for lymphadenopathy associated with rectal cancer. *Gastrointest Endosc.* 2009;69(4):896-903.
38. Knight CS, Eloubeidi MA, Crowe R, et al. Utility of endoscopic ultrasound-guided fine-needle aspiration in the diagnosis and staging of colorectal carcinoma. *Diagn Cytopathol.* 2011;doi:10.1002/dc.21804; [Epub ahead of print].
39. Gleeson FC, Clain JE, Rajan E, et al. EUS-FNA assessment of extramesenteric lymph node status in primary rectal cancer. *Gastrointest Endosc.* 2011;74(4):897-905.
40. Levy MJ, Gleeson FC, Campion MB, et al. Prospective cytological assessment of gastrointestinal luminal fluid acquired during EUS: a potential source of false-positive FNA and needle tract seeding. *Am J Gastroenterol.* 2010;105(6):1311-1318.
41. Gleeson FC, Kipp BR, Caudill JL, et al. False positive endoscopic ultrasound fine needle aspiration cytology: incidence and risk factors. *Gut.* 2010;59(5):586-593.
42. Levy MJ, Norton ID, Clain JE, et al. Prospective study of bacteremia and complications With EUS FNA of rectal and perirectal lesions. *Clin Gastroenterol Hepatol.* 2007;5(6):684-689.
43. Mohamadnejad M, Al-Haddad MA, Sherman S, et al. Utility of EUS-guided biopsy of extramural pelvic masses. *Gastrointest Endosc.* 2012; 75(1):146-151.
44. Brown G, Richards CJ, Bourne MW, et al. Morphologic predictors of lymph node status in rectal cancer with use of high-spatial-resolution MR imaging with histopathologic comparison. *Radiology.* 2003;227:371-377.
45. Gualdi GF, Casciani E, Guadalaxara A, et al. Local staging of rectal cancer with transrectal ultrasound and endorectal magnetic resonance imaging: comparison with histologic findings. *Dis Colon Rectum.* 2000;43:338-345.
46. Bianchi P, Ceriani C, Palmisano A, et al. A prospective comparison of endorectal ultrasound and pelvic magnetic resonance in the preoperative staging of rectal cancer. *Ann Ital Chir.* 2006;77(1):41-46.
47. Hulsmans FJ, Tio TL, Fockens P, et al. Assessment of tumor infiltration depth in rectal cancer with transrectal sonography: caution is necessary. [see comment]. *Radiology.* 1994;190(3):715-720.
48. Hildebrandt U, Feifel G. Preoperative staging of rectal cancer by intrarectal ultrasound. *Dis Colon Rectum.* 1985;28(1):42-46.
49. Gollub MJ, Maas M, Weiser M, et al. Recognition of the anterior peritoneal reflection at rectal MRI. *AJR Am J Roentgenol.* 2013;200(1):97-101.
50. Bipat S, Glas AS, Slors FJ, et al. Rectal cancer: local staging and assessment of lymph node involvement with endoluminal US, CT, and MR imaging, a meta-analysis. *Radiology.* 2004;232:773-783.
51. Fernández-Esparrach G, Ayuso-Colella JR, Sendino O, et al. EUS and magnetic resonance imaging in the staging of rectal cancer: a prospective and comparative study. *Gastrointest Endosc.* 2011;74(2):347-354.
52. Brown G, Richards CJ, Bourne MW. Morphologic predictors of lymph node status in rectal cancer with use of high-spatial-resolution MR

imaging with histopathologic comparison. *Radiology*. 2003;227(2): 371-377.

53. Brown G, Kirkham A, Williams GT, et al. High-resolution MRI of the anatomy important in total mesorectal excision of the rectum. *AJR Am J Roentgenol*. 2004;182(2):431-439.

54. Lahaye MJ, Engelen SM, Kessels AG, et al. USPIO-enhanced MR imaging for nodal staging in patients with primary rectal cancer: predictive criteria. *Radiology*. 2008;246(3):804-811.

55. Heriot AG, Grundy A, Kumar D. Preoperative staging of rectal carcinoma. *Br J Surg*. 1999;86:17-28.

56. Kim NK, Kim MJ, Yun SH, et al. Comparative study of transrectal ultrasonography, pelvic computerized tomography, and magnetic resonance imaging in preoperative staging of rectal cancer. *Dis Colon Rectum*. 1999; 42:770-775.

57. Wolberink SV, Beets-Tan RG, de Haas-Kock DF, et al. Multislice CT as a primary screening tool for the prediction of an involved mesorectal fascia and distant metastases in primary rectal cancer: a multicenter study. *Dis Colon Rectum*. 2009;52(5):928-934.

58. Vliegen R, Dresen R, Beets G, et al. The accuracy of Multi-detector row CT for the assessment of tumor invasion of the mesorectal fascia in primary rectal cancer. *Abdom Imaging*. 2008;33(5):604-610.

59. Pomerri F, Maretto I, Pucciarelli S, et al. Prediction of rectal lymph node metastasis by pelvic computed tomography measurement. *Eur J Surg Oncol*. 2009;35(2):168-173.

60. Harewood GC, Wiersema MJ. Cost-effectiveness of endoscopic ultrasonography in the evaluation of proximal rectal cancer. *Am J Gastroenterol*. 2002;97(4):874-882.

61. Eglinton T, Luck A, Bartholomeusz D, et al. Positron-emission tomography/computed tomography (PET/CT) in the initial staging of primary rectal cancer. *Colorectal Dis*. 2010;12(7):667-673.

62. Davey K, Heriot AG, Mackay J, et al. The impact of 18-fluorodeoxyglucose positron emission tomography-computed tomography on the staging and management of primary rectal cancer. *Dis Colon Rectum*. 2008;51(7): 997-1003.

63. Tateishi U, Maeda T, Morimoto T, et al. Non-enhanced CT versus contrast-enhanced CT in integrated PET/CT studies for nodal staging of rectal cancer. *Eur J Nucl Med Mol Imaging*. 2007;34(10):1627-1634.

64. Kim JW, Kim HC, Park JW, et al. Predictive value of (18) FDG PET-CT for tumour response in patients with locally advanced rectal cancer treated by preoperative chemoradiotherapy. *Int J Colorectal Dis*. 2013;[Epub ahead of print].

65. Bampo C, Alessi A, Fantini S, et al. Is the standardized uptake value of FDG-PET/CT predictive of pathological complete response in locally advanced rectal cancer treated with capecitabine-based neoadjuvant chemoradiation? *Oncology*. 2013;84(4):191-199.

66. Siddiqui AA, Fayiga Y, Huerta S. The role of endoscopic ultrasound in the evaluation of rectal cancer. *Int Semin Surg Oncol*. 2006;3:36.

67. Williamson PR, Hellinger MD, Larach SW, Ferrara A. Endorectal ultrasound of T3 and T4 rectal cancers after preoperative chemoradiation. *Dis Colon Rectum*. 1996;39(1):45-49.

68. Marone P, de Bellis M, Avallone A, et al. Accuracy of endoscopic ultrasound in staging and restaging patients with locally advanced rectal cancer undergoing neoadjuvant chemoradiation. *Clin Res Hepatol Gastroenterol*. 2011;35(10):666-670.

69. Vanagunas A, Lin DE, Stryker SJ. Accuracy of endoscopic ultrasound for restaging rectal cancer following neoadjuvant chemoradiation therapy. *Am J Gastroenterol*. 2004;99(1):109-112.

70. Romagnuolo J, Parent J, Vuong T, et al. Predicting residual rectal adenocarcinoma in the surgical specimen after preoperative brachytherapy with endoscopic ultrasound. *Can J Gastroenterol*. 2004;18(7):435-440.

71. Rau B, Hunerbein M, Barth C, et al. Accuracy of endorectal ultrasound after preoperative radiochemotherapy in locally advanced rectal cancer. *Surg Endosc*. 1999;13:980-984.

72. Maor Y, Nadler M, Barshack I, et al. Endoscopic ultrasound staging of rectal cancer: diagnostic value before and following chemoradiation. *J Gastroenterol Hepatol*. 2006;21(2):454.

73. Napoleon B, Pujol B, Berger F, et al. Accuracy of endosonography in the staging of rectal cancer treated by radiotherapy. *Br J Surg*. 1991; 78:785-788.

74. Ramirez JM, Mortensen NJ, Takeuchi N, Humphreys MM. Endoluminal ultrasonography in the follow-up of patients with rectal cancer. *Br J Surg*. 1994;81:692-694.

75. Dresen RC, Peters EE, Rutten HJ, et al. Local recurrence in rectal cancer can be predicted by histopathological factors. *Eur J Surg Oncol*. 2009; 35(10):1071-1077.

76. Law WL, Chu KW. Anterior resection for rectal cancer with mesorectal excision: a prospective evaluation of 622 patients. *Ann Surg*. 2004;240(2):260-268.

77. Jörgren F, Johansson R, Damber L, Lindmark G. Risk factors of rectal cancer local recurrence: population-based survey and validation of the Swedish Rectal Cancer Registry. *Colorectal Dis*. 2010;12(10): 977-986.

78. Novell F, Pascual S, Viella P, Trias M. Endorectal ultrasonography in the follow-up of rectal cancer. Is it a better way to detect early local recurrence? *Int J Colorectal Dis*. 1997;12:78-81.

79. Lohnert M, Dohrmann P, Stoffregen C, Hamelmann H. [Value of endorectal sonography in the follow-up of patients treated surgically for rectum carcinoma]. *Zentralbl Chir*. 1991;116:461-464.

80. Mellgren A, Sirivongs P, Rothenberger DA, et al. Is local excision adequate therapy for early rectal cancer? *Dis Colon Rectum*. 2000;43: 1064-1071.

81. Rex DK, Kahi CJ, Levin B, et al. Guidelines for colonoscopy surveillance after cancer resection: a consensus update by the American Cancer Society and the US Multi-Society Task Force on Colorectal Cancer. *Gastroenterology*. 2006;130(6):1865-1871.

82. Gleeson FC, Larson DW, Dozois EJ, et al. Recurrence detection following transanal excision facilitated by EUS-FNA. *Hepatogastroenterology*. 2012;59(116):1102-1107.

83. Boo SJ, Byeon JS, Park do H, et al. EUS-guided fine needle aspiration and trucut needle biopsy for examination of rectal and perirectal lesions. *Scand J Gastroenterol*. 2011;46(12):1510-1518.

84. Honda K, Akahoshi K, Matsui N, et al. Role of EUS and EUS-guided FNA in the diagnosis of rectal implantation cyst at an anastomosis site after a previous low anterior resection for a rectal cancer without evidence of cancer recurrence. *Gastrointest Endosc*. 2008;68(4): 782-785.

85. Mohamadnejad M, Al-Haddad MA, Sherman S, et al. Utility of EUS-guided biopsy of extramural pelvic masses. *Gastrointest Endosc*. 2012;75(1):146-151.

86. Puri R, Eloubeidi MA, Sud R, et al. Endoscopic ultrasound-guided drainage of pelvic abscess without fluoroscopy guidance. *J Gastroenterol Hepatol*. 2010;25(8):1416-1419.

87. Wei SC, Su WC, Chang MC, et al. Incidence, endoscopic morphology and distribution of metastatic lesions in the gastrointestinal tract. *J Gastroenterol Hepatol*. 2007;22(6):827-831.

88. Dumontier I, Roseau G, Palazzo L, et al. Endoscopic ultrasonography in rectal linitis plastica. *Gastrointest Endosc*. 1997;46(6):532-536.

89. Bhutani MS. EUS and EUS-guided fine-needle aspiration for the diagnosis of rectal linitis plastica secondary to prostate carcinoma. *Gastrointest Endosc*. 1999;50(1):117-119.

90. Pishvaian AC, Ahlawat SK, Garvin D, Haddad NG. Role of EUS and EUS-guided FNA in the diagnosis of symptomatic rectosigmoid endometriosis. *Gastrointest Endosc*. 2006;63(2):331-335.

91. Mascagni D, Corbellini L, Urciuoli P, Di Matteo G. Endoluminal ultrasound for early detection of local recurrence of rectal cancer. *Br J Surg*. 1989;76(11):1176-1180.

92. Gleeson FC, Clain JE, Rajan E, et al. Secondary linitis plastica of the rectum: EUS features and tissue diagnosis (with video). *Gastrointest Endosc*. 2008;68(3):591-596.

93. Ulla-Rocha JL, Vilar-Cao Z, Sardina-Ferreiro R. EUS-guided drainage and stent placement for postoperative intra-abdominal and pelvic fluid collections in oncological surgery. *Therap Adv Gastroenterol*. 2012;5(2): 95-102.

94. Ramesh J, Bang JY, Trevino J, Varadarajulu S. Comparison of outcomes between EUS-guided trans-colonic and trans-rectal drainage of abdominopelvic abscesses. *J Gastroenterol Hepatol*. 2013;28(4):620-625.

95. DeWitt J, Mohamadnejad M. EUS-guided alcohol ablation of metastatic pelvic lymph nodes after endoscopic resection of polypoid rectal cancer: the need for long-term surveillance. *Gastrointest Endosc*. 2011;74(2): 446-447.

96. Weilert F, Shah JN, Marson FP, Binmoeller KF. EUS-guided coil and glue for bleeding rectal varix. *Gastrointest Endosc*. 2012;76(4):915-916.

第 20 章

通过肛门 EUS 检查评估肛门括约肌

Steve Halligan

（赵建业 郑艳敏 邓全军 译 谢立群 李 文 校）

内容要点

- 肛门内镜超声检查（AES）操作简单，可以看到肛门括约肌复合体，尤其是肛门内括约肌和肛门外括约肌。
- AES 能够显示括约肌撕裂及缺损情况。
- AES 能够显示括约肌形态特征及确定肌肉质量。
- AES 是确定肛门失禁病因的一种最重要的检查。

1989 年，首次描述[1]的肛门内镜超声检查（anal endosonography，AES），它是第一种技术将肛门括约肌复合体用高空间分辨率来解释构成括约肌的各个组成部分具有可视性。尽管有肛内磁共振成像（magnetic resonance imaging，MRI）的问世，AES 仍具有最高空间分辨率以及简便易行等优点。AES 的推出引发了对肛门失禁原因（及其治疗）的革命性再认识。既往肛门失禁一直被认为主要是由于盆腔神经病变引起[2]。当用 AES 对肛门失禁患者进行研究时发现很多病例存在隐性的肛门括约肌中断。肛门括约肌中断的患者可行外科手术治疗，目的是恢复括约肌环的完整性。而括约肌完整但质量较差的患者可采取保守治疗或其他手术方法。

目前，在对这些患者的临床诊断过程中，AES 检查取代生理性检测已成为重要的检查手段。AES 可能最常用于产生损伤后，同时也有助于对引起大便失禁的其他解剖性病因的认识。例如，检查者利用 AES 确定神经性排便失禁的病因是一种特定模式的肛门括约肌萎缩，AES 还能识别隐匿性排便失禁和肛门外科术后损伤引起的排便失禁。

设备及检测技术

虽然可以用 EUS 进行肛门检查，但是最好还是应用专门肛门超声探头。肛门是一个表浅的结构，超声内镜和专门设计的超声探头相比，既繁琐又昂贵。AES 最初设计是为了用于鉴别直肠癌分期和前列腺成像的 7.5 MHz 传感器。由橡胶气囊包绕传感器经肛门插入直肠，气囊充满脱气水，传感器机械转动，从而显示直肠肠壁 360° 超声图像。伦敦 St Mark 医院 Clive Bartram 教授[1]通过简单地更换具有刚性塑料锥形的软橡胶气囊，实现了传感器可以安全地进出肛门。这个操作在之前是不可能实现的，因为包裹旋转的金属传感器的球囊引发肛门收缩，会导致球囊破裂。

在新型的探头内装置了一个更高频率的具有永久性硬盖固定的换能器（图 20-1），有些还具备三维立体的功能，实现了探头进出过程中的图像采集（例如，EUP-R54AW-19/33，Wellingborough，UK），或者通过在囊内装有可沿 Z 轴移动而头部保持固定肛管内的换能器探头的图像采集（例如，2052 换能器，BK Medical，Herlev，丹麦）。

有经验的操作者行 AES 检查，操作时间短，检查很简单，患者容易耐受。患者无需特殊准备。患者被告知就像小手指进入肛门那样会有些不适，比做肛门指诊要舒服得多。对于患者而言，探头可能是令人恐惧的一件设备，因此必须告知患者，

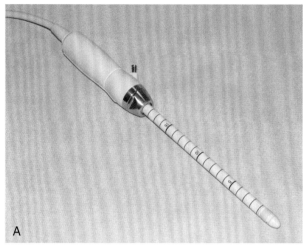

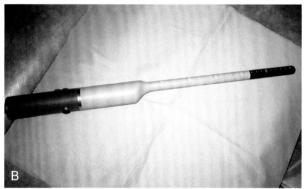

图 20-1　检查肛门括约肌复合体的超声探头。A，Hithehi EUP-R54AW-19/33 电子环扫探头；B，B 和 K 医疗 1846 探头（A，Courtesy of Hitachi Medical Systems，Wellingborough，英国；B，Courtesy of BK Medical，Herlev，丹麦）

探头只会进入肛门远端数厘米（而超声内镜进入直肠显然可以插的更深一些）。

男性取左侧卧位，女性最好俯卧位进行检查。女性在左侧卧位检查时可能会偶尔扭曲前会阴解剖学结构，从而出现不对称的伪像，导致很难区分正常解剖还是会阴瘢痕[3]。在过去需要用注射器通过侧孔注入脱气水充满换能器，将位于探头尖端的空气通过针孔排出来实现声耦合。然而，最现代化的探头只需要尖端涂布润滑的超声检查用胶，然后套上一个便于插入的、有润滑作用的保护套，只要探头插入肛门，马上就可进行图像采集。操作要领是将探头即换能器插入直肠远端，然后轻轻地回撤探头，慢慢来检查肛门括约肌。

对于所有的超声检查，检查发现的疾病通常是基于实时显示在监视器屏幕上超声图像（除三维采集情况下，其余全部检查可以稍后重放）。静止图像通常需要在 3 个层面存档：即近端肛管、

中段肛管和远端肛管（见下文），可以很方便地获得这些静止图像。在这 3 个解剖水平按标准放大倍数成像，然后在每个部位用更高的 3 倍数放大重复检查，总共生成 6 幅图像。探头定向前部（即在 12 点钟位置）是最上层。对于有经验的、熟悉正常与异常解剖学结构的操作者，检查通常是非常快，特别是面对肛门括约肌正常的受检者，也许只有 1 min 左右。

肛门括约肌解剖

显然，充分了解肛门基本解剖是准确解读 EUS 声像结果的一个先决条件。肛门括约肌包括肛门外括约肌和肛门内括约肌：肛门外括约肌（external anal sphincter，EAS）由横纹肌组成，而肛门内括约肌（internal anal sphincter，IAS）是平滑肌。两种括约肌就形成了两个圆柱层，肛门内括约肌层在最内层（图 20-2）。

EAS 起自骨盆底横纹肌且由 3 层柱状纤维束构成（分浅层、深层及皮下层），但在实际工作中很难区分。深层部分与耻骨直肠肌（耻骨尾骨肌）肌肉融合，它本身与盆底的肛提肌合并。EAS 向末端延伸 1 cm 就是 IAS，它是 EAS 肌皮下组织的一部分。在 EAS 前方是密切相关的一些周边结构，如会阴浅横肌和会阴体。在后方，是连续的提肛韧带，它通常是在男性中更突出的一个结构，不应被误认为是后括约肌缺损。女性 EAS 前部比男性更短，这个情况不应该与括约肌缺损混淆。

IAS 是肠管末端平滑肌环形增厚所形成，它从肛门直肠交界处至齿状线以下 1～1.5 cm（图 20-2）。肠管纵形肌也终止在肛管，但与 IAS 相比不太明显。在 EAS 与 IAS 之间有互相交叉的纵肌，终止于肛门外括约肌皮下部和肛门皮下。内外括约肌之间的纵肌的括约功能较内外括约肌相比较弱，其主要功能为在排便时起支撑作用，防止肠管扭转[4]。在 EAS 和纵肌之间有一潜在空间，可能充填脂肪。肛门括约肌被包围在坐骨肛门所形成的空间（通常简称为坐骨直肠窝），主要含有脂肪。

肛门括约肌正前方是中央会阴肌腱或会阴体。在男性中，中央会阴肌腱位于后球海绵体肌和阴茎海绵体及其相关肌肉，而在女性，就位于肛门阴道隔内。许多纤维结构插入到会阴体，如肛门外括约肌，会阴深、浅横肌，球海绵体肌，耻骨直肠肌。

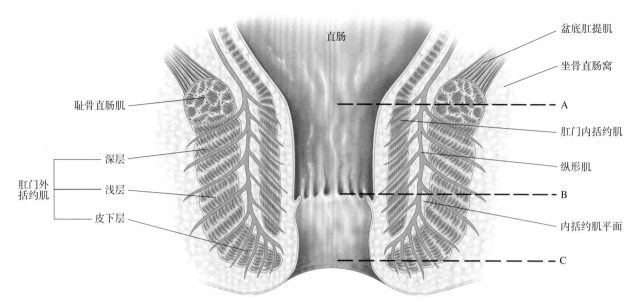

图 20-2 重要的肛管冠状面结构示意图。扫描水平对应于图 20-3

这些结构不应该与括约肌的缺陷混淆。例如，目前已经确认正常的肛门括约肌存在解剖学变异体，如应鉴别会阴浅横肌与 EAS 之间的关系[5]。

远端肛管内衬复层鳞状上皮，内含丰富的感受器。这些感受器大部分集中在齿状线与近端柱状上皮交界处。肛管皮下组织比较厚，皮下组织、血管及周围空间组成的肛垫在抑制排便方面也发挥了重要作用。

正常超声内镜下成像

因为肛门周围的括约肌是圆柱形，一个 360°的视野是最佳的，一旦考虑括约肌缺陷，轴面结构图像对外科手术有指导价值。如前所述，我们可以在 3 个层面（肛管近端、中段和远端）很方便地取得基准图像。

近端肛管主要通过耻骨直肠肌和横向的会阴部肌肉来确定（图 20-3A）。肛门直肠交界处周围的耻骨直肠肌韧带可以与 EAS 区分，因为其前部向外散开终止于耻骨弓就像与其融合一样（图 20-3A）。IAS 超声显示为一个连续的高回声环，因其他邻近组织显示为低回声，所以 IAS 与其他相邻的肛管组成部分易于区分。皮下组织、EAS 和纵形肌一般都表现出不同程度的高回声，即使用直接可比性的肛内 MRI[6]，这些组织的边界往往难以准确确定。传感器的频率增加，提高了空间分辨率[7]，也有助于阐明三维成像的超声解剖[8]。

Sultan 等[9] 仔细地按病理解剖层次成像出人体标本肛管层数，从而验证了超声图像的表现。研究者发现，正常的肌肉回声随着传感器方向改变而改变。因此，正常变异横纹肌滑动可能出现低回声，取决于其传感器方向，不应该与括约肌撕裂或瘢痕混淆。

如果超声探头从近端肛管回撤 1 cm 或更多一些，就会发现，随着耻骨直肠肌逐渐延伸至 EAS，耻骨直肠肌的前端将会聚集在一起。EAS 形成一个完整圆环的位置则被定义为肛管中部（见图 20-3B）。在这个位置，IAS 最厚，最易观察。在这个层面，内括约肌平面和纵行肌可能被看成两个不同的层面，而纵行肌则被看做形成了平滑肌纤维束的远端。

缓慢地回撤探头更多一些，将视野移动到皮下 EAS（见图 20-3C）。这种结构位于肛门内括约肌末端以下，如果其末端不规则，这些肌肉要么看不见，要么部分可见（一种常见的正常变异）。通常不可能在这个水平确切看到纵行肌，因为在它交叉到 EAS 时已经变薄了，并且它主要是由弹性纤维组织组成，而不是邻近的平滑肌。

只有操作者牢固地掌握了之前描述的正常超声解剖结构，才能正确地解读 AES 检查的超声图像。肛门括约肌疾病是指括约肌肌肉中断（即继

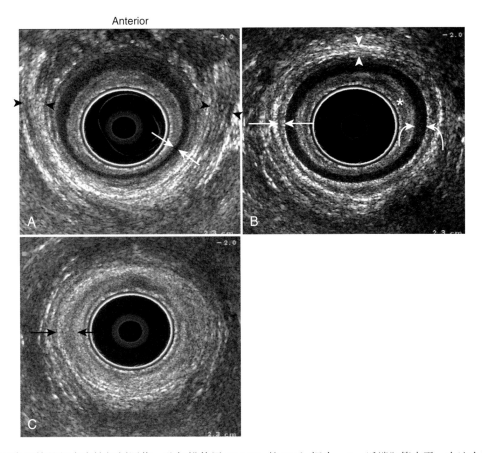

Anterior

图 20-3 女性正常肛管的超声内镜解剖图像。此扫描使用 10 MHz 的 360°探头。A，近端肛管水平。在这个层面上，清楚地观察到耻骨直肠肌前端的双边（白箭头之间）就像肌肉纤维朝向耻骨。肛门括约肌之间的低回声层也能清楚地看到（白箭头）。B，肛管中部。在这个层面上，肛管周围外括约肌浅部（特别是前方）形成一个完整的环（白箭头之间）。内括约肌最厚（弯曲箭头之间）。括约肌间平面和纵行肌（白箭之间）在内、外括约肌之间。皮下组织（星号）位于内括约肌内侧。C，肛管末节。在这个层面上，因为扫描平面是内括约肌终端尾侧，主要是皮下外括约肌（白箭头之间）

发于各种原因的括约肌裂伤）或者神经肌肉萎缩或变性引起的肌肉质量异常。正常的超声图像表现结合年龄和性别来正确地鉴别肌肉质量很重要。Frudinger 等[7] 通过高频率 AES 检查 150 例从未生育过的女性，发现年龄相关的肛门括约肌形态学的差异，结果是 IAS 的厚度与年龄呈显著正相关。相反，EAS 的厚度与年龄呈显著负相关[7]。也有一些证据表明，IAS 的反射率随年龄的增加而增加。在皮下组织、纵行肌或耻骨直肠肌中，年龄与其厚度无明显相关性[7]。

正常成人 IAS 平均为 2～3 mm 厚（在肛管中部的三点钟或九点钟位置），但较薄的 IAS 在有症状的老年人更加显著（见下文）。此外，尽管与邻近结构相比，IAS 可以很容易测量到，其他肌肉可能更加难以测量，且可能存在更大的观察误差。

Gold 等[10] 用 AES 测量 51 例相邻肛管组织的结构，结果发现，尽管组内一致性要优于组间一致性，测量的 EAS 95% 置信区间的一致性限值为 5 mm，而肛门内括约肌为 1.5 mm[10]。更重要的是，从诊断的角度来看，对诊断括约肌中断和 IAS 回声组内一致性非常好（分别为 κ=0.80 和 0.74）[10]。

考虑到肛管结构和超声表现的不同特点，男性和女性的超声图像存在明显的差异；最重要的是，对女性来讲，EAS 前部完整环更短。不久前这种差异已被鉴别，且 Williams 等[8] 使用三维超声内镜检查，发现女性肛门外括约肌头尾长度约为 17mm，而男性为 30mm。女性 EAS 短前管可能被误解为括约肌缺陷。此外，由于男性肌肉组成差异，通常具有更多的横纹肌外观（图 20-4）。

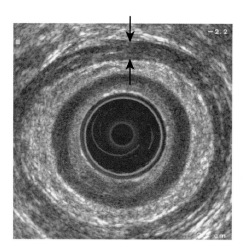

图 20-4　在无症状的男性肛管中部行 AES 检查。与图 20-3 相比有更多的条纹表现，特别是外括约肌（箭头之间）呈低回声

肛门括约肌功能

绝大多数临床医生推荐 AES 检查，主要针对主诉肛门失禁、排气失禁或者排气排便均失禁患者。因此，了解一些肛门括约肌功能的基础知识很重要。

肛门括约肌是人体中最复杂的括约肌。肛门和盆底肌肉之间的多方面关系维持平衡，通过躯体和自主神经通路，这种效应在排便时暂时克服。IAS 是受交感骶前神经纤维支配的，且不受意识控制。它主要负责在静息状态下停止肛门收缩，这是一个连续的不随意收缩状态。尽管是横纹肌，耻骨直肠肌和肛门外括约肌也显示一些静息压，且可以在腹内压突然增加时迅速无意识地收缩肛门以防止肛门失禁。肛门外括约肌受阴部神经（S2，S3 和 S4）支配。

排便是在运动和吃饭时由结肠平滑肌收缩诱发的。这些收缩推动粪便从乙状结肠进入空旷的直肠，且刺激直肠感觉神经产生排便冲动。这些神经也能确定直肠内容物的性质（即固体、液体或气体）。除了括约肌的完整性外，全直肠的感觉和鉴别气体、液体和固体内容物的能力是肠道蠕动持续的重要组成部分。一项研究表明[11] 由于一些感觉感受器位于骨盆底部，直肠切除后感觉持续存在。直肠填充引起肛门括约肌舒张反射（直肠 - 肛门抑制）、直肠收缩、耻骨直肠肌和 EAS 收缩，后两者都是由意识控制的调节。肛管内的粪便在齿状线接触神经感受器极大地强化了排便冲动，这可被横纹肌收缩有效地抑制，直到正常排便。如果是这样，盆底松弛和增加腹内压创造了一个从直肠到肛门的压力梯度，进而引起排便。

EAS 和 IAS 在肛门排便运动中的正常功能以及贡献可以用来预测哪块肌肉是异常的。例如，IAS 异常通常导致被动性大便失禁（即患者不知道大便失禁即将发生），但 EAS 异常更频繁的表现为急迫性大便失禁（例如，患者无法有意识地推迟排便）[12]。

肛门直肠生理测试

在 AES 检查发明之前，主要通过肛门直肠生理试验测定括约肌的完整性和功能，测试神经完整性、传导以及肌肉性能。几乎没有生理学测试可绝对地做出诊断（仅依靠生理学检查作出诊断是武断的），大部分需要考虑到症状，临床表现和影像。然而，这些测试提供了宝贵的互补信息，且需要一直与 AES 检查结合起来。因此，在这一领域行 EUS 检查需要知道这些测试，但是在不同的实验室，其正常值不同。

测压法

由于用手指评估肛门压力是不可靠的，我们常用测压法来确定直肠和肛管压力。测压系统根据复杂性分不同种类，如：简单的气囊连接压力传感器导管灌注通道测量压力，固态多位点同时测压导管，以及超过 24 h 或更长时间的记录流动测量信息系统等。当导管从直肠撤回到肛门时记录的压力升高，当到达肛门边界时又降至正常。这个区域定义为功能肛管长度（相对于解剖长度，通常是较短的）。肛门失禁患者的高压区域的压力通常是降低的。一个稳定的肛门测压导管可以测量肛管静息压力，它主要反映了 IAS 的功能。在一般情况下，静息压降低意味着 IAS 疾病。相反，当患者自动收缩肛门时产生的压力高于静息压，它反映了 EAS 的功能。当 EAS 裂伤和产后损伤时这种压力往往是降低的。对于极个别患者，当静息压和收缩压都出现异常时说明肛门内外括约肌复合疾病。

阴部神经反射延迟

阴部神经末端运动神经元神经反射延迟是测

定在手指刺激阴部神经，进而诱导肛门括约肌收缩时的电位。试验通过使用带有电极刺激的一次性手套在基底部与压力感受器作用，刺激坐骨棘附近的感觉和运动神经元[13]。目前认为拉伸损伤的结果导致神经传导缓慢，拉伸损伤主要是由于分娩[2,14]或慢性拉伤[15]所致，而正常人过度拉伸可以显示神经传导减慢。阴部神经病变的临床意义尚不清楚，其中神经病变的程度与盆底下降和肛门的感觉应该是直接相关的，但研究结果不能证明这点[16]。然而，那些具有阴部神经潜伏期异常的患者，尽管他们的肛门括约肌是完整的，但常常由于括约肌神经变性而导致大便失禁，而且一旦存在潜在的神经病变，那么括约肌将很难成功手术修复[17]。

肌电图描记法

针电极插入 EAS 可以确定其电活动和肌肉质量。失去神经支配的括约肌可以通过将附近健康神经轴移植此处来改善神经传导，而肌电图描记法可以量化移植评估效果，因为记录的括约肌的动作电位是多相的。在发明了 AES 检查以前，肌电图一直是术前诊断肛门括约肌撕裂唯一可靠的方法；针电极插入疑似病变部位时记录不到肌电位（因为是盲插，也有可能针电极没有插到正常的肌肉组织）。针电极沿肛门环周穿刺，直到产生正常电位，从而寻找括约肌的病变位点。肌电图描记法是有痛感的但不能麻醉，因为局部麻醉干扰记录。幸运的是，在检测括约肌功能缺陷方面，AES 检查比肌电图描记法更有优势[18]。

肛门失禁超声下表现

正如前面提到的，大多数临床医生行 AES 检查是因为患者主诉大便失禁。肛门失禁可能有多种原因，其中很多是涉及括约肌的完整性和质量。目前认为 AES 可以起到评估这个问题的核心作用，因为 AES 能可靠地识别这些患者是否有括约肌撕裂，并选择出可能受益于恢复括约肌环手术的患者，还能防止对其他患者进行不必要的手术。体格检查不能可靠地检测肛门括约肌是否缺损，肛管压力虽然可以帮助评估括约肌功能，以确定是否正常，但不能说明是否是因为失去括约肌的完整性或神经病而引起的。

肛门失禁是很常见的，尤其是女性，其患病率随着年龄的增长而增加。年龄超过 45 岁人群中有 2% 患有肛门失禁[19]，超过 65 岁时的患病率上升至 7%[20]。在养老院或医院，大约有 1/3 的人群有肛门失禁[19]，可能因漏报而实际患病率更高。肛门失禁对国民经济有一定的影响，如 1988 年的一项研究估计，仅在美国每年用于肛门失禁的费用高达 4 亿美元，并且肛门失禁是老年患者入住护理养老院第二常见原因[21]。目前已经建立了几个肛门失禁的临床分级系统。

产科损伤

分娩是肛门失禁的常见原因，分娩直接撕裂肛门括约肌或损伤括约肌神经。在 AES 发明应用以前，大家普遍认为括约肌神经损伤是分娩相关排便失禁的主要原因，因为阴道分娩后由于拉伸损伤影响阴部神经传导[2]，而肛门括约肌撕裂伤被认为是一个比较罕见的事件，因为临床上阴道分娩所致肛门括约肌撕裂伤的概率只有 1/200[22]。然而，通过 AES 检查发现肛门括约肌撕裂发生率比原来设想的要高得多。一项早期 AES 研究表明，11 例被诊断为神经性排便失禁的经产妇中 4 例存在无可否认的肛门括约肌损伤[23]。进一步研究表明，62 例 EAS 损伤的女性中有 56 例与分娩撕裂有关（90%）[24]。

在一个具有里程碑意义的研究中，Sultan 等[25]通过 AES 研究 202 例随机选择的女性分娩前后括约肌损伤情况，发现 79 例初产妇中有 28 例肛门括约肌损伤（35%），48 例经产妇中 21 例肛门括约肌损伤（44%）。此外，EUS 检查发现，括约肌损伤与分娩后 6 周肛门失禁症状和生理学损伤相关，表现为肛门静息压和收缩压降低。初产妇分娩前均未出现括约肌障碍，剖宫产的女性无一例出现括约肌缺陷。这些研究结果证实，阴道分娩可以导致括约肌损伤，尤其是产钳牵拉术。此外，研究还证实，单纯阴道分娩后立即行临床检查会导致多数肛门括约肌损伤的患者漏诊。

如果在分娩时有重大损伤，肛门失禁会立刻发生，但有许多女性会晚一些出现此症状。这可能是由于多次分娩、进行性的神经病变、年龄、更年期因素的累积效应超出了机体的代偿机制所致。很多女性由于尴尬而不去诉说，或是因为她们的医生认为这种病症无法治愈。超声内镜检查的准确性无论在病理组织结构[9]上还是在外科手术中[18]都已得到证实，并且准确性能达到95%[23,26-27]。例如，一项包含有44例患者的研究发现，23例肛门外括约肌及21例肛门内括约肌术前经EUS检查显示有缺损的所有患者，在以后的外科手术中都被证实[26]。

括约肌为圆柱体样结构，一旦发现中断就可诊断为括约肌撕裂。肛门内括约肌环低回声区域的中断提示肛门内括约肌缺损，而肛门外括约肌不均匀回声区的不连续性则被定义为缺损，这种缺损定位于内括约肌平面及纵行肌的周围。产科损伤通常位于前部，这是阴道部位。由于肛门内外括约肌毗邻，因此产科损伤经常同时累及二者。单纯的EAS损伤在产科损伤中比较少见，单纯的IAS损伤更是罕见。

严重损伤中，整个括约肌前部功能是完全丧失的，伴有阴道与肛管之间泄殖腔的缺损（图20-5）。然而，通常对不同程度的损伤，一些类型的一期修复会在分娩后立即进行以关闭会阴。这些修复的能力有很大的不同。瘢痕组织在括约肌两端间形成并形成超声缺损（图20-6~图20-8）。瘢痕组织在括约肌末端形成，在超声声像图上表现为缺损。目前尚不清楚症状与超声声像图上表现的损伤范围之间是如何关联。例如，一项包含有330例女性患者的研究发现，尽管有EAS撕裂的女性比那些没有肛门外括约肌撕裂女性的基础收缩压更低，但其撕裂的形态（按照纵行及环形的范围）无论与临床症状还是与受损的肛门压力之间没有相关性[28]。患者可能在最初损伤的数年

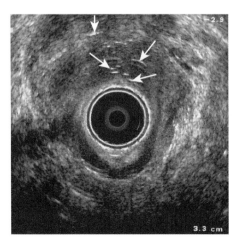

图 20-5 产科损伤。女性经阴道分娩5 kg婴儿后前生殖腔的缺损。注意这里没有内、外括约肌，在缺损处的气体（箭头所指）延伸至探头的表面

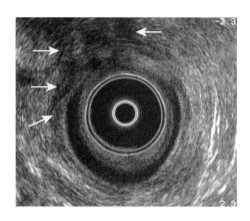

图 20-6 典型的影响到肛门内、外括约肌的前产道损伤。这位29岁的女性没有临床症状，因作为研究的一部分而做了肛门超声检查。分娩后一期修补术是对外括约肌进行了一定程度的修复，但修补后在超声声像图上仍显示有缺损（箭头所指）

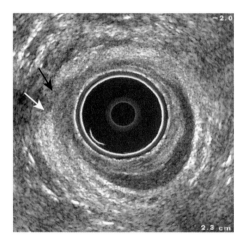

图 20-7 典型的前产道的损伤影响到内、外括约肌。经一期修补后的括约肌在理论上被很好地连接到一起（箭头所指），但患者分娩后出现肛门失禁

后出现临床症状（图20-8），有些患者可能括约肌有较大缺损，但一开始就没有任何临床症状（图20-6）。一项前瞻性研究结果也支持这种观点，在这项研究中，他们发现许多女性在分娩后有明确的证据表明有肛门括约肌的损伤，但他们几乎没有临床症状[29]。另外，对124位经阴道分娩出现迟发性肛门失禁的住院母亲进行研究发现，71%女性在超声声像图上出现括约肌的缺损，尽管分娩致肛门括约肌撕裂与临床症状的出现存在短暂分离现象，目前确认括约肌的缺损就是肛门失禁的病因[30]。

会阴撕裂不直接涉及括约肌，因此认为它不

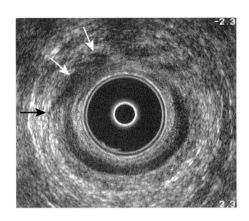

图 20-8　典型的前产道的损伤影响到内、外括约肌。这位 55 岁的女性在阴道分娩的数年后出现了肛门失禁的症状。虽然退化的原因很容易归结于进行性的神经病变，在超声内镜声像图的右前象限上还是很清晰地显示一处缺损（箭头）

大可能会导致直接的临床症状（图 20-9）。一项对 55 例未育女性前瞻性的研究表明，产后借助超声内镜检查发现，29% 的女性存在产后损伤。但是，那些女性的损伤仅存在于耻骨直肠肌或会阴横部的肌肉群，不会导致临床症状，提示肛门压力下降与症状无关 [31]。产后肛管形态可能会改变，但不伴有会阴或括约肌的直接撕裂。特别指出的是，二维及三维的研究均发现在经阴道分娩后，前肛门外括约肌会缩短，但在超声声像图上没有任何撕裂的证据（分娩后括约肌的延长会永久改变其形状，但不伴随直接的撕裂）[32-33]。另一方面，借助气体在瘘管中呈高回声的原理，AUS 可被用于检查女性

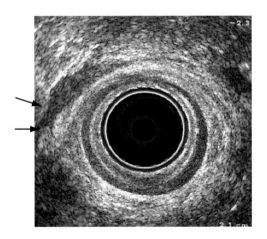

图 20-9　会阴瘢痕。这位阴道分娩无临床症状女性的内镜超声检查声像图中，在右前象限显示的是一处会阴瘢痕（箭头）

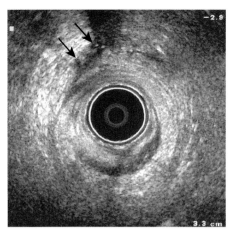

图 20-10　阴道分娩延时女性的前位肛门阴道瘘（箭头所指）

在产后有无肛门阴道瘘，并用来描述瘘管的形态及其与括约肌功能机制之间的关系（图 20-10）。

阴道分娩后会阴及括约肌的损伤，若在临床上未发现有明显的撕裂，那么随后应用局麻可迅速进行修补。括约肌外科手术被称为一期修补术，肛门括约肌超声内镜对这类修补手术评价对手术是否进行具有重要意义。很明显，许多女性即使发现撕裂并进行了修补，但在一期修补术后仍承受着肛门失禁的痛苦。对 156 例这样女性的研究发现，40% 的研究对象有肛门失禁，在超声声像图上表现为持续的括约肌的缺损 [34]。另一项研究也发现，56 位女性中的 44 位（79%）经阴道分娩后在临床上发现有肛门外括约肌的撕裂，虽经过一期括约肌修补术，在超声声像图上仍显示有持续的括约肌缺损，和那些经修补后没有超声声像缺损的女性相比，前者伴随有更多的临床症状 [35]。这些发现同样被其他研究者所证实 [36]。

一期括约肌修补术的目标是恢复括约肌环的完整性，但是占相当比例的病例似乎达不到这个目标（图 20-11）。这可能是因为阴道分娩后会阴的急性水肿与淤青，这些因素可能会妨碍进行成功有效的修补。一项对 48 位经一期修补术的女性进行 2～7 天的观察，发现 90% 女性存在超声声像上的缺损。缺损多位于近端肛管，一项研究提示最初的修补术是不彻底的 [37]。调查者总结发现修补不完全主要是由于外科手术经验不足所致，而与括约肌损伤范围的关系不大，因为许多操作都是由低年资医生或助产士来实施完成。

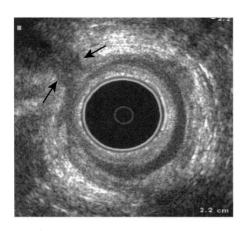

图 20-11　阴道分娩后被临床发现有三度损伤经一期修补术的 AES 检查。一处有持续的外括约肌缺损显而易见（箭头所指）

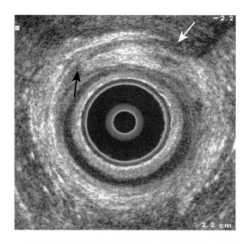

图 20-12　前折叠式括约肌修补术后的良好超声表现。外括约肌末端被很好地折叠（箭头之间），且没有残余缺损

如果在一期修补术后仍有症状残留，并且在超声声像上有明确的括约肌持续缺损的证据，那么这些患者可能需要进行二期括约肌修补术。越来越普遍的选择是实施前折叠修补术，手术是将损伤的肛门外括约肌的末端先游离、折叠（绷紧肛管），再将它们缝合在一起。大约 85% 的女性在术后症状会立即得到缓解，但这种缓解作用不持久，5 年后比例会降到 50% 左右[38]。退化的原因尚不明确，但伴随进行性的神经病变可能参与其中，这可能是术中会阴部神经的损伤或肛门括约肌的失神经支配及缺血导致的结果。尽管如此，再次尝试进行二期括约肌修补是可行的，并且能缓解临床症状，即使以前经过许多次尝试，另外延迟的括约肌修补术也是可行的，因为它能产生很好的缓解临床症状的效果[39,40]。

EUS 检查在评价二期修补术上被认为能起到一定作用。例如，超声声像上修补的完整性与临床症状及生理状态的改善都有关联性[41]。经良好的前括约肌修补术后，括约肌的末端在 EUS 检查上表现为括约肌的良好折叠（图 20-12），而较差的修补则表现为持续的括约肌的缺损（图 20-13）。目前进行肛门外括约肌修补是必需的，因为对肛门内括约肌进行修补已证实没有价值。良好外括约肌修补的同时伴随着内括约肌缺损可导致持续的临床症状，尤其是对于那些被动失禁的患者。

EUS 检查也可用于筛选那些容易发生产科损伤的高危女性人群。例如，一些研究者建议 AES

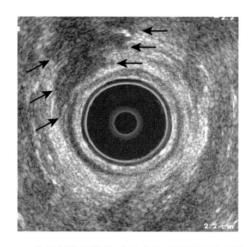

图 20-13　女性括约肌修补术后症状残留的不良超声表现。一处较大的连续缺损显而易见（箭头所指）

可作为阴道分娩的一项常规检查，来识别那些有隐性括约肌撕裂的女性[42]，这些女性在随后的分娩中可能会有括约肌撕裂的进一步风险[43-44]，也就是说会增加累积损伤的风险。EUS 检查也已经用来决策选择哪种方式收集分娩信息，以达到最佳预测与此相关的括约肌损伤的可能性。

一项包含 159 例女性的研究发现，超声影像上的撕裂与婴儿头围、体重、母体会阴侧切术或宫缩的时间无关[45]。但是，借助产钳分娩与括约肌撕裂密切相关[45]，这种相关性也被其他研究者认识到[25-46]。其他研究者也已发现括约肌撕裂与硬膜外麻醉下第二产程延长之间存在关联，产程延长增加了括约肌撕裂的风险，相对危险度比值为 2：1[46]。

借助 AES 检查有时条件有限，对分娩后女性进行一份简单的肛门失禁问卷调查，这可能是一种识别她们有没有括约肌损伤的可行方法。Frudinger 等[29]研究发现，通过这样的方法可识别出 60% 阴道分娩后有持续外括约肌撕裂的女性。

AES 对识别女性阴道分娩后有没有括约肌损伤是一项革命性的检查方法，但一些学者对 AES 判断外括约肌撕裂的确切发病率存有异议。例如，Sultan 等[25]具有里程碑意义的研究发现，初产妇肛门外括约肌撕裂的发生率为 35%，但 Varma 等[47]则报道真实的发生率接近 9%，其他研究者报道为 17%[48]。为解决发生率的不确定性，一项包含了 717 位初产女性的 Meta 分析显示，括约肌缺损在初产女性中的发生率为 27%，其中 30% 具有临床症状。研究者认为括约肌破裂导致产后肛门失禁发生的概率为 80%[49]。

特发性的肛门内括约肌变性及肛门外括约肌萎缩

并非所有肛门失禁都是括约肌撕裂造成的。很多失禁患者具有完整的括约肌结构，但是括约肌的功能因神经肌肉的变性而受损。Vaizey 等[50]报道 52 例肛门失禁患者，经内镜超声检查她们的肛门内、外括约肌结构完整，但她们的内括约肌很薄，而且具有高反射性。在这组人群中，反映肛门内括约肌功能的残余压力明显降低，但收缩压及阴部神经的反应时间都是正常的。研究者推测在这些患者肛门失禁的病因可能是不连续的、独立的内括约肌原发变性，因为肛门内括约肌通常随着年龄的增长而增厚[7]，用 AES 很容易诊断肛门内括约肌是否变薄。对于内括约肌厚度测量在 1 mm 或小于 1 mm 的任何年龄较大的患者（图 20-14），还应考虑到肛门内括约肌变薄的另一个少见原因是系统性硬化病（硬皮病）[51]。

肛门外括约肌同样可能变性，这个过程被称为萎缩。这种现象是通过肛门内的 MRI 检查首先被发现，由于肛门外括约肌横纹肌与坐骨肛管脂肪组织可明显区别，因此 MRI 检查肌肉组织比 AES 检查更容易识别[52]。虽然机制不明确，但长期的阴部神经病变可能是一种可能性，肛门外括约肌的萎缩也很重要，因为它会对括约肌的修复产生不利影响。Briel 等[52]发现在这组人群中，对伴随有肛门外括约肌缺损的这组患者进行外科手

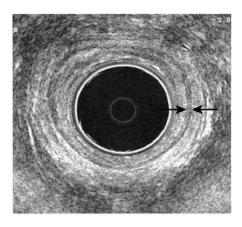

图 20-14　患者女，69 岁，被动肛门失禁，AES 显示内括约肌（箭头之间）虽完整但几乎不可见，厚度测量为 0.7 mm。这提示原发性的肛门内括约肌变性

术治疗往往是不成功的，因为肛门外括约肌的功能质量将会因萎缩而大打折扣。联合应用肛门内 MRI 及 AES 检查，Williams 等[53]可明确肛门外括约肌萎缩的超声特征，并发现在这些患者中，肛门外括约肌回声不均匀，边界不清。特别是肛门外括约肌的侧边缘不清晰，肌层比正常要薄[53]。内括约肌变性和外括约肌萎缩在同一患者中可能同时存在，这可能是长期被称为神经性排便失禁的超声特征（图 20-15）。的确，在同一患者身上可以同时发现内外括约肌的萎缩和撕裂。

虽然肛门内 MRI 在诊断肛门外括约肌萎缩方面，比 AES 更优越，但研究者发现两种检查方法对于括约肌撕裂的诊断价值相当。肛门内括约肌变性患者的括约肌很薄，而且在 EUS 上可很好地被观察，因此 AES 特别适用于对其进行诊断，而对

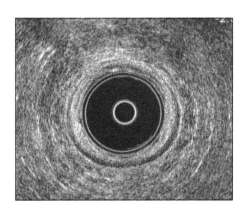

图 20-15　患者女，50 岁，肛门失禁，AES 显示内、外括约肌结构都很完整，但是显示不清晰。外括约肌侧边缘模糊提示萎缩，内括约肌很薄则提示变性

于老年人，肛门内括约肌通常会随年龄增长而增厚，一项观察发现 AES 可以区分出正常与非正常肛门内括约肌[54]。而用 AES 来确诊肛门外括约肌萎缩很困难，首先外括约肌较难界定，其次随着年龄增长，正常的肛门外括约肌趋于变薄[7]。

医源性括约肌损伤及肛门创伤

不幸的是，医源性损害是肛门失禁相对常见的原因。一项包含 50 例患者的研究报道，在经历各种各样的肛门外科操作术后，46% 的患者发现有括约肌缺损[55]。虽然一些操作的目的是为了寻找分离括约肌的原理机制，但大多数的内括约肌切开术，以及一些其他操作通常不会引起括约肌损伤。无意的括约肌切开与痔切除术之间的关系已经被很好地认识到（图 20-16）。一项包含 16 例患者的研究发现，在进行痔切除术后，50% 的患者存在有括约肌缺损[56]。象限式切开肛门内括约肌在有症状患者中应用相当普遍，但是偶尔切开过深就会损伤纵行肌肉以及肛门外括约肌。

对于需要接受肛门扩张操作的患者，其肛门内括约肌也有可能被损伤。在这些病例中，主要特征是环周广泛的肛门内括约肌断裂（图 20-17）。如果对难治性便秘手工直肠排便操作不仔细，治疗肛瘘的肛门延伸术（Lord 术式）可能是发生这种括约肌撕裂方式的常见原因[57]。经肛的固定装置，例如那些被用于低前位切除术的装置，可能在发射固定时无意地与内括约肌吻合在一起，结果造成内括约肌缺损以及随后的被动失禁[58-59]。而侧切中有目的地分离肛门内括约肌，通常是为

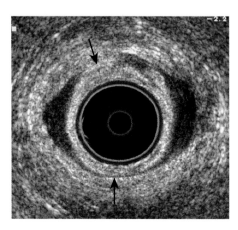

图 20-16 患者男，痔切除术后肛门失禁，AES 下显示痕提示广泛的内括约肌的分离，及前、后部大的缺损（箭头处）

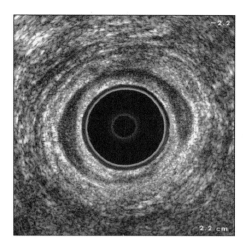

图 20-17 患者女，肛门内括约肌断裂。AES 显示肛门扩张后的内括约肌断裂，她目前患有肛门失禁

了仅仅分离尾部长度的 1/3。然而，术后对内括约肌形态进行前瞻性超声研究揭示，分离通常比实际预期的范围更广泛，尤其是女性，可能是因为肛管解剖长度短于男性[60]。这些研究已经提高了内科医生对过度分离肛门内括约肌的认识后果，在肛门超声检查广泛应用后，手术者可能现在比以前更谨慎了。结果是，超声研究已经揭示，一些括约肌切开后发生过持续肛瘘的患者，可能她们在术中没有进行任何的肌肉分离[61]。

AES 用于治疗肛门失禁是当前具有重要意义的事情，虽然这项工作相当超前。例如，AES 有必要应用于介导硅树脂等填充剂注射到肛门括约肌内，这可能是治疗肛门失禁的举措[62-63]。更多更新的研究工作已经借助 AES，将自体成肌细胞运送至外括约肌缺损处，希望这些设计的细胞与周围的环境进行整合，并修复受损的横纹肌功能[64]。

其他肛门疾病的超声表现

虽然 AES 在肛门失禁患者中发挥主要作用，但它还有其他应用价值。其中最突出的应用是用于描述肛管直肠瘘的超声图像。外科医生在患者身上实施手术，他们需要知道瘘管与肛门括约肌之间的关系，因为治疗上通常涉及切开肛瘘并将它开放，以便感染能够引流并随后得到治愈。实际上常常需要掌握对括约肌不可避免地进行分离的程度，括约肌分离的程度可能需借助 AES 来指导。

初期应用 AES 对肛管直肠瘘进行术前评估，效果不尽如人意，评估的效果还不及一位经验丰

富的结直肠外科医生的肛门指诊[65]。然而，新近应用 10 MHz AES 的研究结果却令人乐观。一项对 104 位患者的 108 处肛瘘研究发现，AES 能准确分类 81% 病例的主瘘管，而经验丰富外科医生肛门指诊的准确性只有 61%[66]。EUS 判断肛管及肠道内开口的位置特别准确，判断的准确性可达91%[66]。原因在于肠道开口必然靠近于换能器界面，因此在高空间分辨率下能被看到。无论如何，AES 在许多领域也存在一些缺点，如 EUS 穿透力不够，特别是高频换能器，限制了其扫查远离肛管炎症及脓肿的能力。不幸的是，这些病变在疾病复发患者身上特别常见[67]。另外，AES 不能可靠区别感染与纤维化，二者在超声上都呈低回声改变。这种缺点造成对疾病复发的判断特别困难，因为活动性炎症与纤维化瘢痕经常同时存在。目前已经开展了将过氧化氢或超声造影剂注射到血管内以弄清特殊管腔的走形等检查工作[68]。

　　AES 的另一个缺点是不能在冠状面上描述瘘管，而这对外科手术很重要，因此鉴别上、下肛提肌可能非常困难。一些研究者试图采用三维成像技术来克服这一缺点[69-70]（图 20-18），但是这项技术目前还相对处于实验阶段。但总体来说，毫无疑问 MRI 是一项更高级的技术；而对于肛瘘疾病，AES 的主要作用是用于评估肛瘘修补术后肛门失禁患者括约肌破裂的程度。AES 也可在内括约肌小脓肿的患者中发挥特殊作用，这种小脓肿在标准体部 MRI 或肛内 MRI 检查中很难发现（图 20-19）。

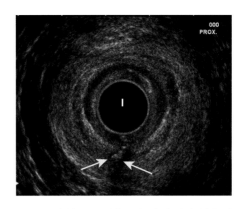

图 20-19　EUS 清楚显示这位肛门疼痛患者前括约肌肌间的脓肿（箭头所示）。肛门指诊检查正常

　　EUS 已提示严重便秘患者括约肌的异常，但这些异常改变的意义仍不明确。例如，众所周知，孤立性直肠溃疡综合征患者具有异常增厚的肛门内括约肌（图 20-20）[71]，而这与直肠黏膜重度脱垂有关[72]。AES 也已发现顽固性便秘儿童肛门内括约肌的肥大现象[73]。一项对 144 例便秘儿童的研究发现，括约肌的肥大与症状的持续时间、严重程度、巨直肠的直径及直肠收缩力的增强都有关[74]。研究者们发现，IAS 增厚是由于直肠粪便的长期刺激导致的括约肌肥大[74]。当需要判断新生儿肛门的准确解剖位置时，EUS 可能非常有价值，它可发现肛门闭锁儿童任何残留的肌肉组织，与 MRI 检查不同，在围手术期行 AES 检查更容易[75-76]。

　　EUS 也可用来对肛门原位肿瘤进行分期，因为它可判断肿瘤侵犯周围组织的深度（图 20-21）

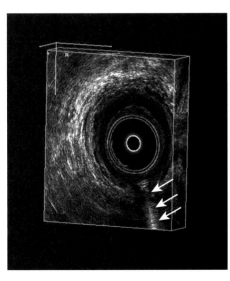

图 20-18　通过肛瘘的外瘘口注射过氧化氢后的三维 AES 图像。在括约肌肌间瘘管中存有回声气体

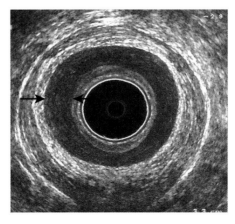

图 20-20　患者男，孤立性直肠溃疡综合征。AES 显示内括约肌（箭头间）测量厚度为 7.5 mm，远大于正常值

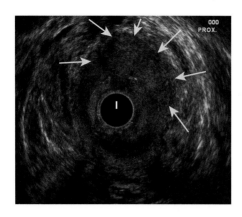

图 20-21　患者男，原发性肛门鳞癌。AES 显示，在左前象限的一处巨大肿块（箭头所指）已突破肛门括约肌复合层累及周围组织

[77]。但是，一些学者发现，此检查方法对于监测肿瘤原位复发帮助甚微，因为 82 例患者中的 14 例全部仅依靠目测及肛门指诊发现的[78]。

最新进展

近年来描述三维超声图像研究结果的论文数量激增，例如：对肛门撕裂括约肌切开术后肛门内括约肌部分的纵轴超声描述[79]。虽然三维超声是一项非常有用的科研工具，但作者认为在临床工作中，对于有经验的专业医师来说，三维超声图像并不比标准的二维图像更具有优势。作者本人在临床上仅用二维超声就足以诊断相关疾病，三维超声图像最大的优势其实就在于它能获得包含整个肛管的大量数据信息，完整检查后得到的数据接下来可以检索和回顾，而二维图像只能选择性得到一些二维切面图像信息。

经会阴超声最近已经得到了极大关注。虽然经会阴超声被认为具有损伤性更小、操作简便易行、图像更容易获得、患者更容易接受等优点[80]，但作者认为，将超声探头放在会阴与将细径探头插入患者肛门数厘米部位进行扫查，二者之间并没有实质性的差别。无论如何，如果该技术是准确的，那么熟练使用标准超声探头的能力就具有明显优势。经会阴超声检查时患者取仰卧位，臀部屈曲并将探头直接放置于其会阴，显然，所获得图像解剖结构与 AES 检查所得到图像的解剖结构明显不同。经阴道超声也是一项可供选择的检查方法，用来显示"未受干扰"肛门括约肌的超声图像。虽然比较这些检查方法优劣的研究论文

还很少，但最近的一篇综述的结论是，对于肛门括约肌疾患来说，目前认为 AES 还是最准确的诊断方法[80]。

参考文献

1. Law PJ, Bartram CI. Anal endosonography: technique and normal anatomy. *Gastrointest Radiol.* 1989;14:349-353.
2. Snooks SJ, Setchell M, Swash M, Henry MM. Injury to the innervation of the pelvic floor sphincter musculature in childbirth. *Lancet.* 1984;2:546-550.
3. Frudinger A, Bartram CI, Halligan S, Kamm M. Examination techniques for endosonography of the anal canal. *Abdom Imaging.* 1998;23:301-303.
4. Lunniss PJ, Phillips RK. Anatomy and function of the anal longitudinal muscle. *Br J Surg.* 1992;79:882-884.
5. Stoker J, Rociu E, Zwamborn AW, et al. Endoluminal MR imaging of the rectum and anus: technique, applications, and pitfalls. *Radiographics.* 1999;19:383-398.
6. Williams AB, Bartram CI, Halligan S, et al. Endosonographic anatomy of the normal anal canal compared with endocoil magnetic resonance imaging. *Dis Colon Rectum.* 2002;45:176-183.
7. Frudinger A, Halligan S, Bartram CI, et al. Female anal sphincter: age-related differences in asymptomatic volunteers with high-frequency endoanal US. *Radiology.* 2002;224:417-423.
8. Williams AB, Bartram CI, Halligan S, et al. Multiplanar anal endosonography: normal anal canal anatomy. *Colorectal Dis.* 2001;3:169-174.
9. Sultan AH, Nicholls RJ, Kamm MA, et al. Anal endosonography and correlation with in vitro and in vivo anatomy. *Br J Surg.* 1993;80:508-511.
10. Gold DM, Halligan S, Kmiot WA, Bartram CI. Intraobserver and interobserver agreement in anal endosonography. *Br J Surg.* 1999;86:371-375.
11. Lane RH, Parks AG. Function of the anal sphincters following colo-anal anastomosis. *Br J Surg.* 1977;64:596-599.
12. Engel AG, Kamm MA. Relationship of symptoms in faecal incontinence to specific sphincter abnormalities. *Int J Colorectal Dis.* 1995;10:152-155.
13. Rogers J, Henry MM, Misiewicz JJ. Disposable pudendal nerve stimulator: evaluation of the standard instrument and new device. *Gut.* 1988;29:1131-1133.
14. Kiff ES, Swash M. Slowed conduction in the pudendal nerves in idiopathic (neurogenic) faecal incontinence. *Br J Surg.* 1984;71:614-616.
15. Parks AG, Porter NH, Hardcastle JD. The syndrome of the descending perineum. *Proc R Soc Med.* 1966;59:477-482.
16. Jorge JMN, Wexner SD, Ehrenpreis ED, et al. Does perineal descent correlate with pudendal neuropathy? *Dis Colon Rectum.* 1993;36:475-483.
17. Gilliand R, Altomare DF, Moreira H, et al. Pudendal neuropathy is predictive of failure following anterior overlapping sphincteroplasty. *Dis Colon Rectum.* 1998;41:1516-1522.
18. Sultan AH, Kamm MA, Talbot IC, et al. Anal endosonography for identifying external sphincter defects confirmed histologically. *Br J Surg.* 1994;81:463-465.
19. Denis P, Bercoff E, Bizien MF. Etude de la prevalence di l'incontinence anale chez l'adulte. *Gastroenterol Clin Biol.* 1992;16:344-350.
20. Talley NJ, O'Keefe EA, Zinsmeister AR, Melton JL. Prevalence of gastrointestinal symptoms in the elderly: a population based study. *Gastroenterology.* 1992;102:895-901.
21. Lahr CJ. Evaluation and treatment of incontinence. *Pract Gastroenterol.* 1988;12:27-35.
22. Sultan AH, Kamm MA, Hudson CN, Bartram CI. Third degree obstetric tears: risk factors and outcome of primary repair. *BMJ.* 1994;308:887-891.
23. Law PJ, Kamm MA, Bartram CI. Anal endosonography in the investigation of faecal incontinence. *Br J Surg.* 1991;78:312-314.
24. Burnett SJD, Spence-Jones C, Speakman CTM, et al. Unsuspected sphincter damage following childbirth revealed by anal endosonography. *Br J Radiol.* 1991;64:225-227.
25. Sultan AH, Kamm MA, Hudson CN, et al. Anal sphincter disruption during vaginal delivery. *N Engl J Med.* 1993;329:1905-1911.
26. Deen KI, Kumar D, Williams JG, et al. Anal sphincter defects: correlation between endoanal ultrasound and surgery. *Ann Surg.* 1993;218:201-205.
27. Sentovich SM, Wong WD, Blatchford GJ. Accuracy and reliability of transanal ultrasound for anterior anal sphincter injury. *Dis Colon Rectum.* 1998;41:1000-1004.
28. Voyvodic F, Rieger NA, Skinner S, et al. Endosonographic imaging of anal sphincter injury: does the size of the tear correlate with the degree

of dysfunction? *Dis Colon Rectum.* 2003;46:735-741.

29. Frudinger A, Halligan S, Bartram CI, et al. Assessment of the predictive value of a bowel symptom questionnaire in identifying perianal and anal sphincter trauma after vaginal delivery. *Dis Colon Rectum.* 2003;46: 742-747.

30. Oberwalder M, Dinnewitzer A, Baig MK, et al. The association between late-onset fecal incontinence and obstetric anal sphincter defects. *Arch Surg.* 2004;139:429-432.

31. Williams AB, Bartram CI, Halligan S, et al. Anal sphincter damage after vaginal delivery using three-dimensional endosonography. *Obstet Gynaecol.* 2001;97:770-775.

32. Frudinger A, Halligan S, Bartram CI, et al. Changes in anal anatomy following vaginal delivery revealed by anal endosonography. *Br J Obstet Gynaecol.* 1999;106:233-237.

33. Williams AB, Bartram CI, Halligan S, et al. Alteration of anal sphincter morphology following vaginal delivery revealed by multiplanar anal endosonography. *BJOG.* 2002;109:942-946.

34. Poen AC, Felt-Bersma RJ, Strijers RL, et al. Third-degree obstetric perineal tear: long-term clinical and functional results after primary repair. *Br J Surg.* 1998;85:1433-1438.

35. Davis K, Kumar D, Stanton SL, et al. Symptoms and anal sphincter morphology following primary repair of third-degree tears. *Br J Surg.* 2003;90:1573-1579.

36. Savoye-Collet C, Savoye G, Koning E, et al. Endosonography in the evaluation of anal function after primary repair of a third-degree obstetric tear. *Scand J Gastroenterol.* 2003;38:1149-1153.

37. Starck M, Bohe M, Valentin L. Results of endosonographic imaging of the anal sphincter 2-7 days after primary repair of third- or fourth-degree obstetric sphincter tears. *Ultrasound Obstet Gynecol.* 2003;22:609-615.

38. Malouf AJ, Norton CS, Engel AF, et al. Long-term results of overlapping anterior anal-sphincter repair for obstetric trauma. *Lancet.* 2000;355: 260-265.

39. Pinedo G, Vaizey CJ, Nicholls RJ, et al. Results of repeat anal sphincter repair. *Br J Surg.* 1999;86:66-69.

40. Giordano P, Renzi A, Efron J, et al. Previous sphincter repair does not affect the outcome of repeat repair. *Dis Colon Rectum.* 2002;45: 635-640.

41. Felt-Bersma RJ, Cuesta MA, Koorevaar M. Anal sphincter repair improves anorectal function and endosonographic image: a prospective clinical study. *Dis Colon Rectum.* 1996;39:878-885.

42. Faltin DL, Boulvain M, Irion O, et al. Diagnosis of anal sphincter tears by postpartum endosonography to predict fecal incontinence. *Obstet Gynecol.* 2000;95:643-647.

43. Fines M, Donnelly V, Behan M, et al. Effect of second vaginal delivery on anorectal physiology and faecal continence: a prospective study. *Lancet.* 1999;354:983-986.

44. Faltin DL, Sangalli MR, Roche B, et al. Does a second delivery increase the risk of anal incontinence? *BJOG.* 2001;108:684-688.

45. Varma A, Gunn J, Lindow SW, Duthie GS. Do routinely measured delivery variables predict anal sphincter outcome? *Dis Colon Rectum.* 1999;42: 1261-1264.

46. Donnelly V, Fynes M, Campbell D, et al. Obstetric events leading to anal sphincter damage. *Obstet Gynecol.* 1998;92:955-961.

47. Varma A, Gunn J, Gardiner A, et al. Obstetric anal sphincter injury: prospective evaluation of incidence. *Dis Colon Rectum.* 1999;42: 1537-1543.

48. Abramowitz L, Sobhani I, Ganansia R, et al. Are sphincter defects the cause of anal incontinence after vaginal delivery? Results of a prospective study. *Dis Colon Rectum.* 2000;43:590-596, discussion 596–598.

49. Oberwalder M, Connor J, Wexner SD. Meta-analysis to determine the incidence of obstetric anal sphincter damage. *Br J Surg.* 2003;90: 1333-1337.

50. Vaizey CJ, Kamm MA, Bartram CI. Primary degeneration of the internal anal sphincter as a cause of passive faecal incontinence. *Lancet.* 1997; 349:612-615.

51. Engel AF, Kamm MA, Talbot IC. Progressive systemic sclerosis of the internal anal sphincter leading to passive faecal incontinence. *Gut.* 1994;35:857-859.

52. Briel JW, Stoker J, Rociu E, et al. External anal sphincter atrophy on endoanal magnetic resonance imaging adversely affects continence after sphincteroplasty. *Br J Surg.* 1999;86:1322-1327.

53. Williams AB, Bartram CI, Modhwadia D, et al. Endocoil magnetic resonance imaging quantification of external anal sphincter atrophy. *Br J Surg.* 2001;88:853-859.

54. Malouf AJ, Williams AB, Halligan S, et al. Prospective assessment of accuracy of endoanal MR imaging and endosonography in patients with fecal incontinence. *AJR Am J Roentgenol.* 2000;175:741-745.

55. Felt-Bersma RJ, van Baren R, Koorevaar M, et al. Unsuspected sphincter defects shown by anal endosonography after anorectal surgery: a prospective study. *Dis Colon Rectum.* 1995;38:249-253.

56. Abbasakoor F, Nelson M, Beynon J, et al. Anal endosonography in patients with anorectal symptoms after haemorrhoidectomy. *Br J Surg.* 1998;85:1522-1524.

57. Gattuso JM, Kamm MA, Halligan SM, Bartram CI. The anal sphincter in idiopathic megarectum: effects of manual disimpaction under general anesthetic. *Dis Colon Rectum.* 1996;39:435-439.

58. Ho YH, Tsang C, Tang CL, et al. Anal sphincter injuries from stapling instruments introduced transanally: randomized, controlled study with endoanal ultrasound and anorectal manometry. *Dis Colon Rectum.* 2000;43:169-173.

59. Farouk R, Duthie GS, Lee PW, Monson JR. Endosonographic evidence of injury to the internal anal sphincter after low anterior resection: long-term follow-up. *Dis Colon Rectum.* 1998;41:888-891.

60. Sultan AH, Kamm MA, Nicholls RJ, Bartram CI. Prospective study of the extent of internal anal sphincter division during lateral sphincterotomy. *Dis Colon Rectum.* 1994;37:1031-1033.

61. Garcia-Granero E, Sanahuja A, Garcia-Armengol J, et al. Anal endosonographic evaluation after closed lateral subcutaneous sphincterotomy. *Dis Colon Rectum.* 1998;41:598-601.

62. Tjandra JJ, Lim JF, Hiscock R, Rajendra P. Injectable silicone biomaterial for fecal incontinence caused by internal anal sphincter dysfunction is effective. *Dis Colon Rectum.* 2004;47:2138-2146.

63. Maeda Y, Vaizey CJ, Kamm MA. Long-term results of perianal silicone injection for faecal incontinence. *Colorectal Dis.* 2007;9:357-361.

64. Frudinger A, Kölle D, Schwaiger W, et al. Muscle-derived cell injection to treat anal incontinence due to obstetric trauma: pilot study with 1 year follow-up. *Gut.* 2010;59:55-61.

65. Choen S, Burnett S, Bartram CI, Nicholls RJ. Comparison between anal endosonography and digital examination in the evaluation of anal fistulae. *Br J Surg.* 1991;78:445-447.

66. Buchanan GN, Halligan S, Bartram CI, et al. Clinical examination, endosonography, and magnetic resonance imaging for preoperative assessment of fistula-in-ano: comparison to an outcome based reference standard. *Radiology.* 2004;233:674-681.

67. Buchanan G, Halligan S, Williams A, et al. Effect of MRI on clinical outcome of recurrent fistula-in-ano. *Lancet.* 2002;360:1661-1662.

68. Kruskal JB, Kane RA, Morrin MM. Peroxide-enhanced anal endosonography: technique, image interpretation, and clinical applications. *Radiographics.* 2001;21:173-189.

69. Buchanan GN, Bartram CI, Williams AB, et al. Value of hydrogen peroxide enhancement of three-dimensional endoanal ultrasound in fistula-in-ano. *Dis Colon Rectum.* 2005;48:141-147.

70. West RL, Zimmerman DD, Dwarkasing S, et al. Prospective comparison of hydrogen peroxide-enhanced three-dimensional endoanal ultrasonography and endoanal magnetic resonance imaging of perianal fistulas. *Dis Colon Rectum.* 2003;46:1407-1415.

71. Halligan S, Sultan A, Rottenberg G, Bartram CI. Endosonography of the anal sphincters in solitary rectal ulcer syndrome. *Int J Colorectal Dis.* 1995;10:79-82.

72. Marshall M, Halligan S, Fotheringham T, et al. Predictive value of internal anal sphincter thickness for diagnosis of rectal intussusception in patients with solitary rectal ulcer syndrome. *Br J Surg.* 2002;89: 1281-1285.

73. Hosie GP, Spitz L. Idiopathic constipation in childhood is associated with thickening of the internal anal sphincter. *J Pediatr Surg.* 1997;32:1041-1043, discussion 1043-1044.

74. Keshtgar AS, Ward HC, Clayden GS, Sanei A. Thickening of the internal anal sphincter in idiopathic constipation in children. *Pediatr Surg Int.* 2004;20:817-823.

75. Jones NM, Humphreys MS, Goodman TR, et al. The value of anal endosonography compared with magnetic resonance imaging following the repair of anorectal malformations. *Pediatr Radiol.* 2003;33: 183-185.

76. Yamataka A, Yoshida R, Kobayashi H, et al. Intraoperative endosonography enhances laparoscopy-assisted colon pull-through for high imperforate anus. *J Pediatr Surg.* 2002;37:1657-1660.

77. Tarantino D, Bernstein MA. Endoanal ultrasound in the staging and management of squamous-cell carcinoma of the anal canal: potential implications of a new ultrasound staging system. *Dis Colon Rectum.* 2002;45:16-22.

78. Lund JA, Sundstrom SH, Haaverstad R, et al. Endoanal ultrasound is of little value in follow-up of anal carcinomas. *Dis Colon Rectum.* 2004;47:839-842.

79. Murad-Regadas SM, Fernandes GO, Regadas FS, et al. How much of the internal sphincter may be divided during lateral sphincterotomy for chronic anal fissure in women? Morphologic and functional evaluation after sphincterotomy. *Dis Colon Rectum.* 2013;56:645-651.

80. Abdool Z, Sultan AH, Thakar R. Ultrasound imaging of the anal sphincter complex: a review. *Br J Radiol.* 2012;85:865-875.

第六篇

EUS 引导下的组织获取

第 21 章

EUS 引导下的细针抽吸术

Anand V. Sahai · Sarto C. Paquin

（邹家琪　王树森 译　李　文 校）

内容要点

- 由于在 EUS 镜身保持直线的情况下，穿刺针比较容易移动，因此 EUS 头端应该尽可能减少向上下和左右的角度，并且不需要抬钳器。
- 在进针之前，应该用彩色多普勒总体观察进针的路径。
- 当进针的过程中需要通过呈较大角度弯曲的内镜头端时，不能过于用力。
- 在 EUS 引导下进行细针抽吸的全过程中，穿刺针始终都在可视平面内。
- 当抽吸一个内容物不多的囊肿时，应抽出全部液体并向内注入抗生素，而不是尝试穿刺囊肿壁进行细胞学检查。

随着超声内镜（endoscopic ultrasound，EUS）的应用，细针抽吸术（fine-needle aspiration，FNA）为临床提供了大量极具价值的信息，包括通过对标本的病理学检查来证实肿块良恶性或转移的证据（"病理分期"）。正如很多技术一样，熟练掌握此技术需要很多实践操作经验。虽然在某些情况下，EUS-FNA 比其他操作需要更高的技术，但此技术掌握起来并不是十分困难。对一个深埋在钩突下方 5 mm 大小的胰腺结节进行采样当然要比一个隆突下 4 cm 大的淋巴结采样更具有挑战性。有趣的是，虽然只是一个简单的操作，但对患者的治疗方案将产生巨大的影响（例如，通过证实纵隔淋巴结的转移，避免了应用外科手术的方法治疗非小细胞肺癌患者）。

EUS-FNA 可以被分解为一系列的步骤，正确的执行每个步骤可以提高对恶性病变的检出率。对于如何更好地操作 EUS-FNA，作者们都有自己的意见，然而客观数据表明这些意见对于结果的改善没有重要影响。

本章节详细地描述了常见的 EUS-FNA 技术，基本上可以应用于大部分病变的取样，以获得细胞学或具有特殊要求细胞团的采样分析。针对一些具有挑战性的争议和问题也将有专门讨论。

在大多数情况下，用于细胞学诊断的样本是足够的。这些样本通过免疫组化染色可以确定或排除上皮恶性肿瘤（例如，诊断神经内分泌肿瘤和小细胞肺癌，寻找特异性的肿瘤受体等），还可以通过流式细胞术诊断或排除淋巴单克隆过程。细胞学样本用来确诊肉芽肿是足够的，它可以协助诊断肉芽瘤样疾病。然而，在一些情况下，组织学和核心样本被要求使用更大规格的穿刺针获得。用于组织学分析的"核心"活检术样本采集将在第 22 章详细讲解。

适应证与禁忌证

应用于组织获取的 EUS-FNA 技术的适应证范围目前已经拓宽。尽管对组织进行采样最常用于确诊疑似恶性肿瘤[1]，其在诊断良性病变如结节病和感染也是非常有用的（例如，肺结核和真菌感染）。框 21-1 总结了 EUS-FNA 操作的大致步骤。

EUS-FNA 存在禁忌证。在进行 EUS-FNA 之

框 21-1	EUS-FNA 手术的常见部位

胰腺
胆管
消化道管壁病变 a
　疑似性管壁增厚
　上皮下病变
肾上腺
肝
腹膜后肿块
淋巴结
后纵隔
　疑似淋巴结
　肺部肿物 b

a 消化壁病变包括：食管、胃、十二指肠和直肠
b 在超声内镜下观察肺部肿物必须邻近后纵隔

框 21-2	EUS-FNA 禁忌证

超声内镜禁忌证
　心脏或呼吸系统不稳定
　疑似内脏穿孔
　存在胃肠障碍未减压或未禁食的患者胃肠道梗阻
凝血功能障碍
　服用抗凝药物
　抗血小板治疗 a
病灶不易接近
　病灶不可视
　大血管或管道干扰
　原始肿物干扰的转移瘤病灶
EUS-FNA 结果不会影响后续治疗方案的患者

a 阿司匹林或非甾体抗炎药的应用不在禁忌证范围内

前，超声内镜医师必须明确组织样本应用于临床是可行的。

作为一项基本原则，FNA 禁止应用于严重凝血障碍的患者 [国际标准化比值（INR）> 1.5，血小板数 < 100 000；目前正使用噻吩并吡啶类等药物，例如：氯吡格雷][2]。但使用阿司匹林或非甾体抗炎药不在禁忌证范围。接受抗凝治疗（例如：华法林或达比加群）的患者应停药一段时间后（使用华法林者需停药 3 ~ 5 天后，使用达比加群者需停药 48 h 后）再进行 EUS-FNA。如果患者处于血栓栓塞疾病的高危期，伴随低分子量肝素的搭桥治疗应该被考虑。正在接受抗血小板治疗（例如：氯吡格雷）的患者也应该先停药 7 ~ 10 天再行 EUS-FNA，这样可以降低这些患者血栓栓塞的风险。

停用治疗药物对一些高危期患者来说不是很安全。在这些情况下，停用抗凝药所带来的潜在风险要比 FNA 诱导的出血风险大很多（例如，纵隔肿瘤患者进行 FNA 手术时，为了防止大规模的肺栓塞，抗凝治疗是必要的），当使用小规格（25-G）穿刺针并减少通过次数（如进行现场细胞学检测）时，不停止抗凝治疗的 EUS-FNA 也许是可行的。

最后，EUS-FNA 也存在一些解剖学禁忌证，例如：一根大血管或管道阻挡在目标病灶和超声针芯之间，超声针芯不能接近淋巴结时，穿刺会出现假阳性的风险。框 21-2 会对 EUS-FNA 禁忌证进行概述。

EUS-FNA 的操作大致步骤

1. 核实患者情况，明确指征。
2. 确定病变部位并确定内镜位置。
3. 选择大小合适的穿刺针。
4. 将 EUS-FNA 针插入到内镜中。
5. 将穿刺针放置于病灶部位。
6. 穿刺病灶且在病灶内移动穿刺针。
7. 撤回穿刺针并处理抽吸出来的组织。
8. 为后续通路准备穿刺针。
9. EUS-FNA 的进化趋势
   a. 针芯的应用
   b. 抽吸技术的应用
10. 不同部位行 EUS-FNA 术具有特殊性：
    a. 食管
    b. 胃部
    c. 十二指肠球部
    d. 十二指肠降段（D2）

明确指征

在行 EUS-FNA 之前，应该明确适应证，对所需的内镜设备和人员安排，做好充分的准备。和其他的检查一样，行 EUS-FNA 前不需要改变现有的治疗方案。在开始 EUS-FNA 之前，让患者了解，这个手术对患者的临床诊治和患者本身都是有益的。如果内镜操作者并不负责管理患者的治疗方案，若有极其明显的证据表明实施该检查的风险远高于可能带来的益处，操作者可以决定是

否对患者实施 EUS-FNA。如果存在任何疑问，应该在实施此项检查之前（甚至在操作过程中）参考内科医师的意见。

如果操作存在可能影响预后、存在肿瘤扩散的风险，或者患者属于穿刺并发症（例如：出血、感染、周围组织损伤）的高危人群，且是否行 EUS-FNA 并不影响治疗方案时，应避免行 EUS-FNA。

在面临多点位 FNA 手术时，应该首先集中考虑能够提供最明确信息的病灶部位。如在确诊伴随疑似肝结节的胰头占位病变时，肝结节的 FNA 可以提供一个阳性的细胞学检查结果，并确定此患者不适合手术。

确定病变部位及内镜位置

应该尽量保持 EUS 是垂直的。这样就可以使穿刺针在镜内移动得更加灵活并降低通道损伤的风险。

按照我们的经验，大多数胰腺病灶（包括胰头、胰腺钩突病灶）能够在 EUS 观察下伸直位取样。若这样操作，EUS 应该被转移至十二指肠降部，然后在"短"位退出。通过将 EUS 退出并视野朝向十二指肠头，大多数的胰头病灶能够被穿刺取出。但当充分退出 EUS 时，这个位置将变得不稳定并且内镜可能滑落至胃部。应用这种退出技术，胰颈部附近的病灶通常是很难取样做活检的，因为它们只是瞬间可见且位置不固定。

对于这些病灶（任何其他垂直位不能应用内镜取样的病灶），采取一个"长"位置是必要的，使内镜视野在十二指肠球部或胃幽门前区。当需要穿刺胰头部位硬结时，这个位置将具有一种机械优势。

选择合适的穿刺针

直到撰写本书为止，共有 3 种尺寸的穿刺针可用于 EUS-FNA 细胞学检查获取样本，型号分别为 19-G、22-G 和 25-G。这些针的型号比较适合配置带有斜切口的针头，这样的针头可以协助避免更多的样本进入针内。

越来越多的证据显示，对比大直径穿刺针，小直径穿刺针能够在诊断上提供更准确的结果且更容易操作[3-8]。大直径穿刺针往往更加难以操作（特别是 19-G 穿刺针），不仅会造成更大创伤还可

能取到被血液污染的标本。与小直径穿刺针相比，大直径穿刺针实际上可能会降低穿刺效果。一直以来都使用 22-G 针穿刺实质性病变，主要也是因为它是第一个商业推出型号。后来 25-G 穿刺针也进入了市场，一些研究者推测，25-G 穿刺针会更好（更容易穿透硬质病变，机动性强，减少抽吸出血性标本），特别是对极具风险的胰头组织进行穿刺[7,9-12]。回顾研究显示，25-G 穿刺针比 22-G 穿刺针更适合胰腺癌组织的穿刺，前者具有更好的敏感性[9-10]。但是不能证实此敏感性具有统计学意义[7,11]。然而，一项最近的 Meta 分析研究表明：25-G 穿刺针在胰腺肿瘤穿刺中比 22-G 穿刺针具有更好的敏感性 [85%（95% CI：82% ~ 88%）vs. 93%（95% CI：91% ~ 96%），$P = 0.0003$][8]。由于已有研究得出结论，25-G 穿刺针头是更灵敏并且更易操作的，因而在应用 EUS 引导下细针穿刺技术获得生物学检查样本时，25-G 穿刺针更受欢迎是合情合理的。

穿刺针针头附近开斜切口的具体价值（若有的话）在本章节不做详细论述。唯一的前瞻性对比研究显示：对于采集生物学检查样本来说，斜切口针头没有优势[13]。研究者若想得到确切结论还需继续进行大量对比试验。

将 EUS-FNA 穿刺针插入到超声内镜中

是否在 EUS 到达指定穿刺位置之前将 FNA 穿刺针系统插入到超声内镜中是根据个人习惯来决定的。然而，值得注意的是，一旦 EUS 到达了指定位置，很可能出现穿刺针很难到位或者几乎不能到达指定位置的问题，因为超声内镜可能不是完全伸直的。在这种情况下，针鞘可能卡在头端弯曲的部分。这时不应该过度用力推针鞘通过极度弯曲的 EUS 头端，因为针鞘可能会因用力过猛而穿透活检通道管壁。相反，若想完全插入穿刺针系统则应该适当退出内镜使之形成直线的形态。

在十二指肠降部取样时，应确保内镜固定在十二指肠降部后将穿刺针插入内镜，即：穿刺针和（或）针鞘不应在十二指肠降段从活检通道穿出，因为这样做存在十二指肠撕裂的风险。内镜在插针前应被调至"短镜"模式下。

在插入穿刺针之前应将手术通道的橡胶帽取下。一旦穿刺针完全插入 EUS，针底部应被 Luer

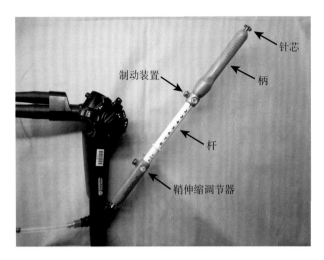

图 21-1   穿刺针系统被 Luer 锁固定在 EUS 手术通道中

锁固定住，防止其进入手术通道（图 21-1）。

在某些情况下，一些在穿刺之前清晰可见的病变部位在一次穿刺后变得很难分辨。穿刺针 / 针鞘可能会人工的略微减少超声探头和肠壁之间耦合，从而产生类似人工空气间隔的效果。微调超声内镜的位置、抽吸或者是重新插入穿刺针组件也许可以纠正这类问题。

确定病变在穿刺针路径中的位置

将 EUS 放置于能够体现病变的最佳位置，可以使 EUS-FNA 更加容易、安全和有效。调整针鞘位置使其恰好超过抬钳器伸出。大多数地方可以买到与穿刺针配套的针鞘长度调节器。这个装置位于针轴底部附近，它可以使 EUS 选择合适的针鞘长度便于内镜退至肠腔内（见图 21-1）。为了缩小内镜轴导致的超声伪影和增强抬钳器的偏转功能，针鞘应位于与手术通道出口较近的地方。但是，为了避免穿刺针移动过程中手术通道内壁受损，必须确保针鞘停留在手术通道外部（图 21-2）。

针鞘调节器调节完毕后，应将螺丝拧紧，避免在推动穿刺针时不小心使针鞘向前移动，这样会使肠腔受损。针鞘调节器一般都是在穿刺针首次使用时调节好，在随后的过程一般很少需要调动。

当确定病变部位后，EUS 放置的位置应尽可能地向内贴近穿刺针进入时的自然路径（最好不需要抬钳器）（图 21-3）。位置的变化取决于器械的使用。如果没有合适的进入通道则需要通过移动内镜抬钳器，使穿刺针能在内镜所在位置上偏转至病灶位置（图 21-4）。内镜的抬钳器可以增加

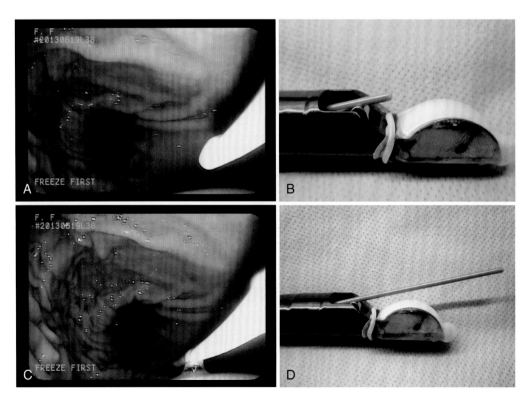

图 21-2   合适的针鞘长度。A 和 B，距离适中。C 和 D，距离过长

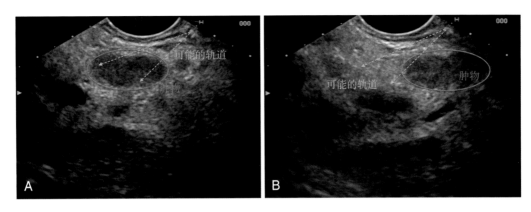

图 21-3　FNA 前正确定位隆突下淋巴结。A，病变组织在穿刺针和抬钳器内；B，错误的定位

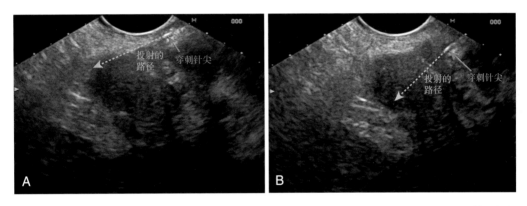

图 21-4　使用抬钳器提供足够的穿刺针轨道。A，使用抬钳器使穿刺针在中间位置处于自然状态；B，使用抬钳器纠正穿刺针轨道使其进入正确的路径

内镜轴与穿刺针之间的角度，但不能减小这个角度（图 21-5）。如果具备合适的抬钳器调节器，最好将上 / 下调节器锁住，如果需要可以用拇指移动抬钳器。

一个制动装置锁住了针鞘内的穿刺针，以免在穿刺针插入内镜及在内镜中操作时发生意外损伤或内镜受损。在穿刺病灶前，制动装置必须松开以确保穿刺针可以调整。制动装置能够限制穿刺针运动的最大距离（图 21-6）。此项技术对于防止穿刺针插入超过目标病变的范围是很有帮助的，一旦超出将是很危险的（例如：病变部位紧靠着血管）。一旦病变位置显示在屏幕上，应用标尺测

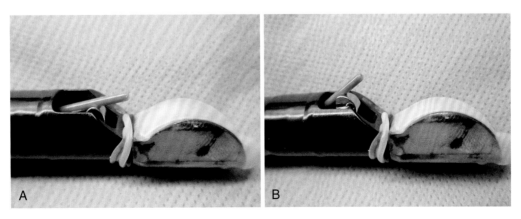

图 21-5　抬钳器移动范围。A，没有使用抬钳器；B，抬钳器最大角度

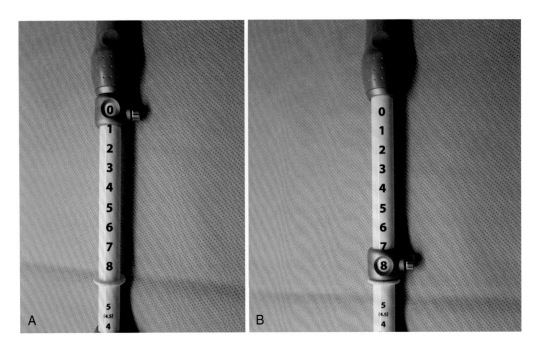

图 21-6 制动装置。A，无制动；B，开启制动

量超声探头和病变中心的距离。然后在制动装置上设定这个距离。

为了确保穿刺针在可控范围运动，可以用右手的手掌和最后的 2 或 3 个手指抓住穿刺针柄的固定部分。拇指和示指可以抓住移动的部分，这个姿势可以精细和有效地掌控穿刺针的运动。任何不能较好控制穿刺针运动的方式都不应使用（图 21-7）。

如前所述，当穿刺针是拉直的，EUS-FNA 通常比较容易进行。任何由于过度抬起或者扭转 EUS 或过度按压抬钳器导致的穿刺针弯曲都会增加穿刺针调节的阻力，并且可能导致穿刺针与内镜轴不在一条直线上，从而引起穿刺针从 EUS 的视野中消失。这种情况通常发生在 EUS 针芯被放置在十二指肠球部或十二指肠降部时。

为了减小穿刺到其他重要组织中的风险，我们应尝试严格限制穿刺针到目标组织之间的距离。我们还应避免因穿刺产生的管腔梗阻，这样容易诱发胆管炎或胰腺炎。

我们可以想象穿刺一个如血管或胆管样的结构时，相对于在切线方向造成的裂伤而言，垂直于管壁进针所引起渗漏的风险会小很多。因此，应避免穿刺针接触所有血管，特别是横向地穿过某条血管。在进针之前，借助多普勒功能可以扫描穿刺路径，避免接触到穿刺路径上一些未知的重要的血管。

病变的穿刺和在病变中穿刺针的移动

一旦穿刺针调配完毕且病灶处于合适的位置，即开始组织取样。为了避免损伤其他组织，应在持续的实时 EUS 引导下将穿刺针插入组织，通过重复地抽插穿刺针分离细胞，并用针腔收集。此项技术要求穿刺针保持在超声影像的平面，而且针刺要慎重，保持视线一直在针尖末端。应谨慎确保穿刺针不离开病变样本的范围，避免周围不需要的组织污染样本。

一旦穿刺病灶准备就绪，就应通过多普勒功能来查找血管以清扫穿刺路径中的障碍。开始进针之前，应用上 / 下旋钮将内镜镜头向上旋转，这样使得病变更接近 EUS，减小因穿刺针推动使超声探头和肠壁的距离扩大造成探头和肠壁间存有空气，从而降低超声图像的质量。当尝试刺入一个硬结病变时，这也提供了一个技术优势，固定向上旋转的镜头也增加了对胃肠壁的压力，利于刺入活动的或较厚的壁（如胃体）。

首先将穿刺针推进到针鞘外约 1 cm 处，将针头定位于 EUS 内。针头定位后，根据需要应用抬钳器调整穿刺针轨道。穿刺针在超声介导下刺入病变组织。

由于某些原因，如果穿刺针已经刺入病变，

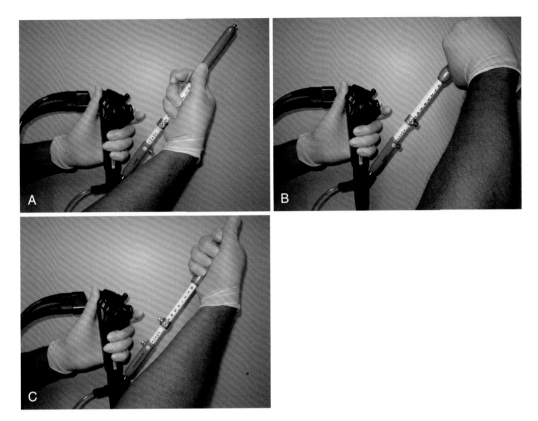

图 21-7　手持刺针。A，正确的方法；B，错误的方法；C，另一种正确的方法

但无法看到穿刺针尖，应停止穿刺针所有的向前的动作。继续向前进针以期望看到针尖是错误的，这将导致病变深层或周围组织不可逆转地被刺破。相反，首要动作是缓慢的撤回针尖，这个动作将帮助定位针尖的位置，避免发生刺伤病变深层组织的危险。如果这个方法无效，摇臂缓慢地左右晃动能将穿刺针调整回到超声图像平面。

如果这两种方法都失败了，穿刺针应完全撤出病变，回到针鞘。如果因为内镜位置导致穿刺针变弯曲，应从 EUS 中移除穿刺针系统，需要将穿刺针校直（详见本章后续内容），再次尝试刺入。内镜旋转时经常会遇到这个问题，尤其是在十二指肠球部或球后部。

当穿刺针位于病变部位并且可以很清晰地看到针尖，将穿刺针在病变组织内抽插几次，要有足够的刺入力度来分离细胞。用力推动穿刺针使肠壁和超声传感器分离，降低了肠壁和传感器之间的能见度，这时应增加 EUS 轴向内的压力将探头背面顶向肠壁。当穿刺时，通过 EUS 持续吸引也能减少穿刺针和肠壁之间出现空气的风险。

如果用抬钳器来调整穿刺针角度，穿刺针正好位于病变组织内，抬钳器于放松的位置是有帮助的，这能允许穿刺针更自由的移动。

相同病变的不同区域的样本："扇面"与"多通路"技术

为了收集尽可能多的样本，在制作切片之前，病灶几个区域都应被取样[14]。

在同一路径中，可以应用"扇面"技术对相同病变的不同区域取样本，前提是病变组织足够软（视频 21-1）。通过抬钳器或镜头上 / 下旋转的操作来引导穿刺针进入病变的不同区域，或者确定进针的方向是卵圆形或椭圆形病变组织的长轴并保证穿刺针不从病变部位中撤出，这就是扇面技术[15]。

但是如果病变组织质地过于坚硬，应用"扇面"技术是不可行的。这时，可应用"多通路"技术（视频 21-2）。这个技术包括穿刺针从内镜移出之前的多次、大范围的通过病灶穿刺取样。穿刺针在病灶的整个直径范围内移动 5 ~ 10 次，然后穿刺针从病灶退出并且移进病灶的另一个不同的区域。在处理样本之前，每个病灶约有 5 个区

视频 21-1　FNA"扇面"技术

视频 21-2　FNA"多通路"技术

域可以被取样。"多通路"技术与"扇面"技术的区别在于，后者在病灶不同区域取样时，没有完全移出病灶[16]（图 21-8）。

撤出穿刺针和处理抽出组织样本

标本取得后，穿刺针要完全地撤回到鞘内。锁定装置应该被恢复至最初的最高位置，拧紧螺丝以确保安全。只有在锁定装置中清晰地看见数字"0"，才能确保穿刺针完全退出（见图 21-6A）。

为了避免穿刺针内凝血，需将抽出物尽可能快的从穿刺针中排出。操作者用 10 ml 充气的注射器将标本迅速转移到玻片上，然后使用另一个玻片将组织铺平，每次需用到 2 个玻片。如果需要分组，应使用充气的注射器将不同的样本分装到含有 20 ml 50% 乙醇的容器中。

如果穿刺针堵塞了，可以插入针芯将其穿通，标本迅速转移到玻片上或容器内后，用注射器快速地移除穿刺针内残留的组织。

为接下来的穿刺准备穿刺针

一个穿刺针可以应用多次穿刺而不用更换，除非发生了故障或针尖变钝。如果上一次抽出物是含有血液的，则需要在下一次穿刺前常规用生

理盐水冲洗针腔。

如果穿刺针弯了，必须将其校直，否则会在接下来的穿刺中出现超声束偏转。为了校直穿刺针，应将穿刺针自针鞘完全推出，用你的手指校直（图 21-9）。然后用酒精棉签清洁穿刺针的表面。

如果有细胞学专家在场，应反复穿刺直到细胞学专家确定获得足够的材料为止。如果没有细胞学专家在场，现有的数据表明需要 3 ～ 5 次穿刺才能获得诊断（如果确实存在癌症）[17-21]。穿刺针其穿刺次数没有限制，但是，如果穿刺针出现故障或针芯再次插入时变得很困难时，应更换穿刺针。

EUS-FNA 的发展趋势

针芯的应用

所有市场上可以购买到的 EUS-FNA 系统都包括一个可移动的针芯。针芯可防止肠壁组织堵塞穿刺针，从而限制对病变部位细胞的抽吸情况。虽然这种想法是合乎逻辑的，但是没有数据证实针芯的使用可增加 EUS-FNA 的样本量。针芯的操作增加了 EUS-FNA 技术实施的时间和耗能，增加了穿刺针刺伤组织的危险，也增加了 EUS-FNA 穿

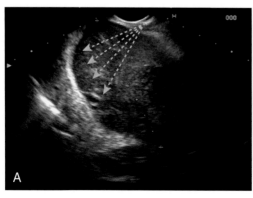
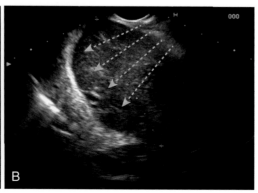

图 21-8　FNA 多个取样位点。A，扇面技术；B，多通路技术

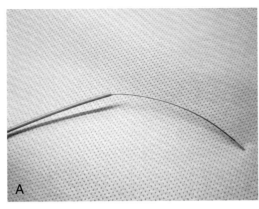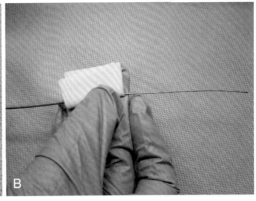

图 21-9　拉直穿刺针。A，弯曲的穿刺针；B，拉直的穿刺针

刺针系统的成本。某种情况下，针芯实际上也使得 EUS-FNA 无法实施。例如，刺穿病变组织会导致无法推进或移除针芯。这个问题只是发生在超声内镜是弯曲的时候（尤其是十二指肠球部和延伸部取样）或者应用大穿刺针（19-G）时。

目前，针对 EUS-FNA 是否应用针芯问题，已有研究者进行了 3 组随机对照试验和多组回顾性研究。针芯对于 EUS-FNA 系统来说没有价值这个观点得到了普遍认可[22-24]。由于没有插入和撤出针芯的动作，没有针芯的 EUS-FNA 在技术上更简单和快捷。因此，可以明确地建议 EUS-FNA 不应使用针芯。但是，必要时针芯可以用来排出抽吸物或穿通穿刺针。在明确适应证的情况下，针芯也可以是有用的，例如，在固体病灶中抽吸囊肿液或传送基准标志物时，针芯可以防止黏液栓形成。理论上，如果在到达目标病灶（例如，一个深位的肝肿物）前必须要穿过大量的正常组织（> 2 ～ 3 cm 或更大），针芯也可能是有用的；但这只是一种推测。

抽吸的使用

文献中关于使用抽吸可获得更多标本的证据是有争论的，有些作者推荐使用抽吸，而其他人则认为抽吸可以造成由于抽出物中含有血液，将不利于细胞学的充分分析。两组随机试验已经证实，在淋巴结和胰腺肿物实施 FNA 时应用抽吸技术没有提高 FNA 的诊断率[19,25]。在开始实施 FNA 时不用抽吸可能是合理的。然而，对抽出物立即分析后如果不能充分显示细胞的特性，应在穿刺针撤出病变前立即抽吸 5 ～ 10 ml 或使用持续的抽吸来取得更多的标本（然而，这一点还未经证实）。

习惯上，抽吸都会使用一个空注射器。最近，有一些新的抽吸方法得以流传，包括使用一个装满水的注射器进行抽吸（"湿技术"或"液体针芯"）或减慢针芯退出的速度（"慢退"技术）。然而，目前让没有数据证实以上应用是可行的。

不同部位的细针穿刺抽吸

在不同的部位实施 EUS-FNA 难度可能也有所不同。以下将叙述在不同部位实施 EUS-FNA 所常见的一些困难及解决方法。

食管

食管是 EUS-FNA 最容易操作的部位。通过食管可以接触到的病灶大多是纵隔淋巴结或肿块，EUS 总是处于直线位置，而且食管的管道状解剖结构也可避免内镜的弯曲。

胃

在进行 EUS-FNA 的常见部位中，胃可能是壁最厚的器官。而且胃的顺应性非常好，这意味着在进针过程中，胃可能会回缩。这一特点将会使穿过胃壁变得困难，并使定位胃周病变组织成为一个难题，特别是当病灶很小或可以移动的时候（例如：肝胃韧带淋巴结）。当遇到这些问题时，将 EUS-FNA 分为两个步骤进行可能会有所帮助。首先，将注意力集中在穿过胃壁上。吸出胃内空气可以便于胃壁穿刺。与将内镜从胃 - 食管连接处推到所要进行穿刺的位置相比，将内镜（从胃窦）

回撤到穿刺位置可以使胃壁更加稳固。用力使内镜头端上翘也有助于内镜头端紧贴胃壁。成功的胃部穿刺需要比一般情况用力更快速，但仍需注意力度控制。如果有安全制动装置，则可以用其来防止进针过远。一旦穿刺针成功穿过胃壁进入胃周，则将注意力集中于第二步——目标病灶的穿刺上。

十二指肠球部

当超声内镜位于十二指肠球部时，我们通常假设这是一个"长镜身"的位置。尽管在这个位置可能有利于对硬结病变更为有力的穿刺，但内镜的弯曲可能会导致穿刺针难以进入内镜。为避免这种情况发生，当内镜在胃腔时就应将针插入。将穿刺针置入内镜后，将内镜穿过幽门，并在球部调整内镜的位置。

要从球部刺入肝门部病变组织常需要逆时针旋转镜身，但是过度旋转也会折弯穿刺针。因为穿刺针处于针鞘外，所以可能处于超声平面外从而无法看到。此时应将穿刺针从内镜中移出并将弯曲的部分拉直。如果这个问题再次出现，应将穿刺针置于鞘外几毫米的地方进入器官壁内，同时使探头面对病灶。慢慢逆时针旋转通常会使针头出现。当确定向左旋转可以看到穿刺针后，将穿刺针抽回鞘内，同时调整超声内镜探头的位置与病灶的水平一致，顺时针旋转镜身使探头转离病灶。穿刺针伸出几毫米并反时针旋转。如果额外旋转的量足够，则穿刺针应位于病灶前方。理想状态下，在 FNA 全过程中，应该一直可以看到穿刺针。切记从胃部可能更容易进入幽门病灶，因为超声内镜处于伸直状态，并且很少需要弯曲。

十二指肠降段（D2）

在此处进行 FNA 也会遇到与球部相同的困难，将穿刺针插入内镜可能成为问题。为避免这一情况出现，内镜应完全回抽为"短镜身"位置但仍位于降部。这一操作应保证内镜没有任何弯曲从而使进针变得容易。有时，在穿刺针进入 Luer 锁接口前几厘米时可能会遇到阻力。此时，操作者应解除内镜调节钮的所有锁定并应用上/下调节钮来将内镜头端尽量向下偏转。这一技术应可消除将穿刺针插入内镜时的阻力。当穿刺针在内镜轴内固定好后，内镜轴可以再依需要改变位置进入十二指肠降段。专家们发现这一技术允许任何管径的穿刺针插入，包括 19-G 穿刺针。

此处也会发生穿刺针弯曲的问题，当然这取决于穿刺时需要将内镜旋转的程度。在十二指肠球部中描述的技术也可以在这里应用。

特殊问题

多发性病变的标本采集

当有潜在的活检部或病变部位存在（例如，胰腺肿块，腹腔淋巴结，肝病变，纵隔淋巴结）时，标本采集应从病变部开始，如果是阳性病变，这样将确认出最准确的分期。如果第一次病变部位活检是阴性的，则应该在该病变分期最高处再次取活检。如果转移病灶被确认，则原发病灶不一定需要活检，除非有充分的理由需要这样做。如果应用上述顺序进行活检（即从远端病灶向原发病灶），则几个病变可以使用同一个 EUS-FNA 穿刺针采取样本；如果不是按照这样的顺序，则每一个病灶都需要一个新的穿刺针，以避免假阳性和（或）肿瘤种植的风险。

囊肿性病变

囊肿性病变可能需要穿刺囊液来分析，进行囊肿壁活检或者进行治疗。主要的风险是感染和出血。出血是值得警惕的，但是通常不会很严重，因为囊腔的容积可以限制出血的量。但感染却可以导致严重的发病率和死亡率。因此与其他病变相比，除非清楚地获得此操作对患者很有帮助的证据，不应对囊肿进行穿刺。如有明确迹象的话可以在穿刺囊肿前应用抗生素[26]。

除非有明显的证据，否则依作者们的观点很少对囊肿壁进行取样。这样不仅增加了出血的危险，且囊液的细胞学检查结果通常都是阴性的。因此，如果不是特殊组织构成的囊肿，首要目标应该是抽取囊肿液体做肿瘤标志物检测。相反，如果囊性病变具有显著的特殊组织成分，那么对特殊组织单独实施 EUS-FNA 是合理的，但要避免囊肿穿刺的风险。应咨询病理实验室的工作人员来确定分析需要囊液的最小量。

对于较大直径的病变（1～2 cm，或更大），19-G 的穿刺针更适合，常作为优先选择，以便更迅速和完整的抽吸出囊液（尤其当液体较为黏稠的时候）。如之前指出的，应用针芯可以避免阻碍抽吸的黏液栓堵塞穿刺针。一旦穿刺针在囊肿腔里，针芯可以退出，开始进行抽吸。每次都应该换一个新的穿刺针来穿刺囊肿，如果可能的话，一次性完成操作。如果不能一次完成，那么就必须换一个新的穿刺针。

许多专家认为，囊液完全排空后发生感染的风险是很低的，这可能是合理的。然而，在多房囊肿的情况下，更安全的做法是抽吸一个单一的、位置表浅的囊肿，当然也需抽吸足够量的囊液以够所需。

一旦囊肿被刺破，应在抽吸前将针尖置于囊肿的中心。随着抽吸的进行和囊肿壁的塌陷，应重新定位穿刺针，需要远离囊肿壁或者任何可能堵塞穿刺针内腔的组织碎片。如果穿刺针在囊液完全抽吸干净之前发生了堵塞，通常应该停止抽吸并重新定位穿刺针，而不是去移动囊肿壁。当囊肿壁完全瘪陷的时候应停止抽吸，这时往往很难定位针尖的位置，避免尝试重新定位后吸尽最后一滴囊液，因为这样可能会导致出血。一旦获得足够分析的囊液时，剩下的液体可以通过注射器反复抽取或者通过连接吸引器来引流。完成囊肿抽吸后应进行短期观察，观察早期可能出现的出血和复发。

非固定的病变

非固定部位的病变，如腹膜后淋巴结，因在穿刺时容易从穿刺针尖部移开而难以进行穿刺。如果病变过小，或是不直接与肠壁毗邻，或是呼吸运动度过大，这个情况会变得更加复杂。首先穿刺针穿过消化道管壁有助于进行有效的病变部位穿刺，一旦穿刺针尖进入腔外间隙就可以对准病变进行穿刺。

穿刺病变部位时，推进针尖使针尖靠近病变外壁。并需要与呼吸运动协调。穿入病变时，一次快速的刺入可增加对病变部位的穿刺效果。使穿刺针完全穿过病变部位是有必要的。如果完全刺入，病变部位就变为相对固定，这时就可以缓慢回退穿刺针至病变的部位。

硬化病变

有些情况下因为病变部位较硬，使穿刺变得困难。如果穿刺困难，必须首先确认穿刺针功能

正常。例如，针头经过多次穿刺，或穿刺针没有有效地离开针鞘都会使穿刺针变钝。

如果穿刺针功能完好，可以增加穿刺力度。然而，这只能作为最后的手段，因为在用力穿刺的同时，不能很好地控制穿刺深度。也可以上翘针尖，针尖顶住病变前缘并固定，逐渐增大推针的压力。如果尝试失败，也可以借助 EUS 进镜的力量（如果 EUS 的位置可以确保进镜力量的轴向与穿刺针一致）。

肿瘤种植

尽管非常罕见，EUS 穿刺活检的过程中可能会发生细胞种植[27-32]。在潜在可切除的恶性病变中，如果活检路径不在手术切除范围内，应重新考虑 EUS-FNA。（如穿过胃壁的胰体病变 FNA）。如果可行，可以尝试经手术将被切除的部分的肠壁进行活检（如胰腺颈部的肿物可经十二指肠壁穿刺）。

为了防止腔外种植，如淋巴结，EUS-FNA 绝对不能在病变累及全层的肠壁中进行。

总结

EUS-FNA 是重要的临床工具。具有较高技术挑战，但若病变局限、并足够大，且可置于 EUS 穿刺的位置，常常可以进行直接穿刺。除了介绍 EUS-FNA 的基本技术，还额外介绍了提高效率的办法，概括起来如下：①有效的移动穿刺针；②从病灶的多个不同区域取样；③使用较小的穿刺针（25-G）。不应该使用针芯，因为所有数据显示，除了增加步骤的繁琐性，针芯不能够改善效果。仍没有证据表明任何类型的抽吸或者更新的穿刺针设计可以改善效果。本章介绍了基本的 FNA 技术，它需要进行更多的质量比较试验才能够使此技术有所改进和发展。

参考文献

1. Dumonceau JM, Polkowski M, Larghi A, et al. Indications, results, and clinical impact of endoscopic ultrasound (EUS)-guided sampling in gastroenterology: European Society of Gastrointestinal Endoscopy (ESGE) Clinical Guideline. *Endoscopy*. 2011;43:1-16.
2. ASGE Standards of Practice Committee, Anderson MA, Ben-Menachem T, et al. Management of antithrombotic agents for endoscopic procedures. *Gastrointest Endosc*. 2009;70(6):1060-1070.
3. Lee JK, Lee KT, Choi ER, et al. A prospective, randomized trial comparing 25-gauge and 22-gauge needles for endoscopic ultrasound-guided fine needle aspiration of pancreatic masses. *Scand J Gastroenterol*. 2013;48(6):752-757.
4. Affolter KE, Schmidt RL, Matynia AP, et al. Needle size has only a limited effect on outcomes in EUS-guided fine needle aspiration: a systematic review and meta-analysis. *Dig Dis Sci*. 2013;58(4):1026-1034.

5. Camellini L, Carlinfante G, Azzolini F, et al. A randomized clinical trial comparing 22G and 25G needles in endoscopic ultrasound-guided fine-needle aspiration of solid lesions. *Endoscopy*. 2011;43:709-715.

6. Fabbri C, Polifemo AM, Luigiano C, et al. Endoscopic ultrasound-guided fine needle aspiration with 22- and 25-gauge needles in solid pancreatic masses: a prospective comparative study with randomisation of needle sequence. *Dig Liver Dis*. 2011;43:647-652.

7. Siddiqui UD, Rossi F, Rosenthal LS, et al. EUS-guided FNA of solid pancreatic masses: A prospective, randomized trial comparing 22-gauge and 25-gauge needles. *Gastrointest Endosc*. 2009;70:1093-1097.

8. Madhoun MF, Wani SB, Rastogi A, et al. The diagnostic accuracy of 22-gauge and 25-gauge needles in endoscopic ultrasound-guided fine needle aspiration of solid pancreatic lesions: A meta-analysis. *Endoscopy*. 2013;45:86-92.

9. Yusuf TE, Ho S, Pavey DA, et al. Retrospective analysis of the utility of endoscopic ultrasound-guided fine-needle aspiration (EUS-FNA) in pancreatic masses, using a 22-gauge or 25-gauge needle system: a multicenter experience. *Endoscopy*. 2009;41(5):445-448.

10. Nguyen TT, Lee CE, Whang CS, et al. A comparison of the diagnostic yield and specimen adequacy between 22 and 25 gauge needles for endoscopic ultrasound guided fine-needle aspiration (EUS-FNA) of solid pancreatic lesions (SPL): is bigger better? *Gastrointest Endosc*. 2008; 67(5):AB100.

11. Lee JH, Stewart J, Ross WA, et al. Blinded prospective comparison of the performance of 22-gauge and 25-gauge needles in endoscopic ultrasound-guided fine needle aspiration of the pancreas and peri-pancreatic lesions. *Dig Dis Sci*. 2009;54(10):2274-2281.

12. Paquin SC, Gariepy G, Sahai AV. A Prospective, randomized, controlled trial of EUS-FNA with and without a stylet: no stylet is better. *Gastrointest Endosc*. 2007;65(5):AB198.

13. Bang JY, Hebert-Magee S, Trevino J, et al. Randomized trial comparing the 22-gauge aspiration and 22-gauge biopsy needles for EUS-guided sampling of solid pancreatic mass lesions. *Gastrointest Endosc*. 2012; 76(2):321-327.

14. Varadarajulu S, Fockens P, Hawes RH. Best practices in endoscopic ultrasound-guided fine-needle aspiration. *Clin Gastroenterol Hepatol*. 2012;10(7):697-703.

15. Bang JY, Magee SH, Ramesh J, et al. Randomized trial comparing fanning with standard technique for endoscopic ultrasound-guided fine-needle aspiration of solid pancreatic mass lesions. *Endoscopy*. 2013;45(6): 445-450.

16. Wyse JM, Paquin SC, Joseph L, et al. EUS-FNA without the stylet: the yield is comparable to that with the stylet and sampling of multiple sites during the same pass may improve sample quality and yield. *Gastrointest Endosc*. 2009;69(5):AB330-AB331.

17. Rong L, Kida M, Yamauchi H, et al. Factors affecting the diagnostic accuracy of endoscopic ultrasonography-guided fine-needle aspiration (EUS-FNA) for upper gastrointestinal submucosal or extraluminal solid mass lesions. *Dig Endosc*. 2012;24(5):358-363.

18. Suzuki R, Irisawa A, Bhutani MS, et al. Prospective evaluation of the optimal number of 25-gauge needle passes for endoscopic ultrasound-guided fine-needle aspiration biopsy of solid pancreatic lesions in the absence of an onsite cytopathologist. *Dig Endosc*. 2012;24(6):452-456.

19. Wallace MB, Kennedy T, Durkalski V, et al. Randomized controlled trial of EUS-guided fine needle aspiration techniques for the detection of malignant lymphadenopathy. *Gastrointest Endosc*. 2001;54(4):441-447.

20. LeBlanc JK, Ciaccia D, Al-Assi MT, et al. Optimal number of EUS-guided fine needle passes needed to obtain a correct diagnosis. *Gastrointest Endosc*. 2004;59(4):475-481.

21. Savides TJ. Tricks for improving EUS-FNA accuracy and maximizing cellular yield. *Gastrointest Endosc*. 2009;69(suppl 2):S130-S133.

22. Sahai AV, Paquin SC, Gariépy G. A prospective comparison of endoscopic ultrasound-guided fine needle aspiration results obtained in the same lesion, with and without the needle stylet. *Endoscopy*. 2010;42: 900-903.

23. Rastogi A, Wani S, Gupta N, et al. A prospective, single-blind, randomized, controlled trial of EUS-guided FNA with and without a stylet. *Gastrointest Endosc*. 2011;74:58-64.

24. Wani S, Gupta N, Gaddam S, et al. A comparative study of endoscopic ultrasound guided fine needle aspiration with and without a stylet. *Dig Dis Sci*. 2011;56:2409-2414.

25. Puri R, Vilmann P, Săftoiu A, et al. Randomized controlled trial of endoscopic ultrasound-guided fine-needle sampling with or without suction for better cytological diagnosis. *Scand J Gastroenterol*. 2009;44(4): 499-504.

26. ASGE Guideline. Antibiotic prophylaxis for GI endoscopy. *Gastrointest Endosc*. 2008;67:791-798.

27. Hirooka Y, Goto H, Itoh A, et al. Case of intraductal papillary mucinous tumor in which endosonography-guided fine-needle aspiration biopsy caused dissemination (letter). *J Gastroenterol Hepatol*. 2003;18: 1323-1324.

28. Shah JN, Fraker D, Guerry D, et al. Melanoma seeding of an EUS-guided fine needle track. *Gastrointest Endosc*. 2004;59:923-924.

29. Paquin SC, Gariépy G, Lepanto L, et al. A first report of tumor seeding because of EUS-guided FNA of a pancreatic adenocarcinoma. *Gastrointest Endosc*. 2005;61(4):610-611.

30. Doi S, Yasuda I, Iwashita T, et al. Needle tract implantation on the esophageal wall after EUS-guided FNA of metastatic mediastinal lymphadenopathy. *Gastrointest Endosc*. 2008;67(6):988-990.

31. Chong A, Venugopal K, Segarajasingam D, et al. Tumor seeding after EUS-guided FNA of pancreatic tail neoplasia. *Gastrointest Endosc*. 2011;74(4):933-935.

32. Katanuma A, Maguchi H, Hashigo S, et al. Tumor seeding after endoscopic ultrasound-guided fine-needle aspiration of cancer in the body of the pancreas. *Endoscopy*. 2012;44(suppl 2 UCTN):E160-E161.

第22章

EUS引导下的细针活检术

Nikola Panić · Alberto Larghi

（朱　海　王树森译　王　曦　李　文校）

内容要点

- 尽管 EUS-FNA 非常精确，但也不能完全获得癌变组织以及缺少细胞学专业技术，即使使用 EUS 也只能做出有限的诊断。
- EUS-TCB 相对于 EUS-FNA 没明显的优势，且由于技术限制，不能经十二指肠取出足量的标本。
- 标准 19-G 和 22-G 穿刺针（有或无负压）能从各种组织中获得高质量标本的可靠性已被证实，多个实验中心的数据都能证明其实验结果具有重复性。
- 多个实验中心的实验数据证实了 ProCore 19-G 和 22-G 的穿刺针能获得足量的组织标本以及其重复性，但 ProCore 25-G 的穿刺针则不适用于组织学的标本采集。
- EUS-FNB 有望改善各种诊断技术，能用于靶向治疗以及治疗效果的监测中。

自 1992 年[1]以来随着 EUS-FNA 的不断发展，EUS-FNA 已成为明确诊断、确定胃肠道及邻近器官疾病分期的重要工具[2]。据调查数据显示 EUS-FNA 的诊断准确性达 60% ～ 90%[3]，但对肿瘤如间质瘤、淋巴瘤和高分化腺瘤诊断的准确性特别低，因为这些肿瘤通过细胞学很难诊断[4-6]。此外，EUS-FNA 的准确性还依赖于细胞病理学专家对所采集标本进行准确性评估[7-9]，这需要高水平的专业知识，而在很多中心不具备的[10]，这一点成为 EUS 在各个国家广泛应用的障碍，并且由于缺少细胞学专业知识使诊断结果的准确性较低[11-12]。

为组织学检查采集样本可能会受 EUS-FNA 主要限制的影响，组织切片及完整地保存组织标本是诊断及充分了解某些肿瘤特性至关重要的部分，如淋巴瘤及胃肠道间质瘤。此外，为组织学检查采集的标本也可用来：①对组织进行免疫标记，提升了鉴别诊断的能力；②为良性病变做出特异性诊断，而不仅仅是为了获得细胞学样本，从而使患者避免了采取标本的损伤和减少了高昂的后续检测费用；③组织分析和细胞培养指导胃肠道癌患者的个性化靶向治疗[13-15]。

通过对不同直径的 FNA 穿刺针为获得组织学检查采集组织标本的能力进行测试[16-18]，开发出用于 EUS 引导下细针穿刺活检术（EUS-guided fine-needle biopsy，EUS-FNB）的穿刺切割（Tru-Cut）活检针，即快速（Quick-Core）活检针，然而这些技术相对于 EUS-FNA 没有明显的优势[19-22]。最近，一项采用标准 22-G 和 19-G 的穿刺针的 EUS 引导下细针穿刺组织采集术（EUS fine-needle tissue acquisition，EUS-FNTA）新技术已被应用于一些研究中[23-25]。新的穿刺针（ProCore 穿刺针）专门为获得组织学标本设计，这些穿刺针都已经应用于临床试验中[26-29]。新技术和穿刺针以及改进的标本处理技术，可能会从细胞学到组织学，对 EUS 的应用产生影响，从而促使 EUS 在全世界范围内的使用。

本章将介绍 EUS-FNB 的技术发展和操作方法，以及临床结果、局限性和对未来的展望。

EUS 引导下的 Tru-Cut 活检术（EUS-TCB）

背景

使用大口径切割针为组织学检查获取标本时，需要经皮下 [在传统超声（US）和计算机断层扫描术（CT）的引导下穿刺]，管腔内（经肛，经直肠，经阴道，经颈静脉）和外科手术（腹腔镜检查，开放性手术）来完成[30-32]。基于这些经验，EUS 引导下 Tru-Cut 活检穿刺技术的成功开发似乎也顺理成章。2002 年，第一例病例报告发表，应用 19-G Quick-Core 穿刺针（Cook Medical Inc., Bloomington, IN, US）获取了足以行组织学检查的 18 mm 组织学标本[33]，这项研究以猪为动物模型，报道了应用 Quick-Core 穿刺针经胃穿入肝、脾、左肾和胰体穿刺为组织学检查采样的 EUS-TCB 的安全性和可行性[33]。几个月后，这个团队报道了第 1 次人体试验的结果，对 19 位患者进行了肠道内和肠道外病变的评估[22]，患者接受 EUS-TCB 和 EUS-FNA 后，发现 EUS-TCB 相对于 EUS-FNA 具有更高的准确性（85% vs. 60%），明显减少了确诊所需的穿刺针通过的次数（平均 2 vs. 3.3，$P < 0.05$），且没有遇到明显的并发症。

此后，许多研究都验证了 EUS-TCB 的可行性和安全性，以及与其他 EUS 引导采样技术的性能比较[19-22,34-51]。

设计与操作

EUS-TCB 装置在针柄处装有弹簧加载结构，能够自动采取活检标本（图 22-1）。针柄包括穿刺针能调范围为 8 cm 定位装置和一个调节轮，旋转调整装置能将装置调节到适当的位置。针柄以外的结构包括导管鞘、内层 19-G 切割针鞘、18mm 的标本槽和 5 mm 的针尖（图 22-2）。在穿刺针插入超声内镜的活检通道时，通过后拉弹性手柄将

视频 22-1 EUS 引导下的 Tru-Cut 活检术

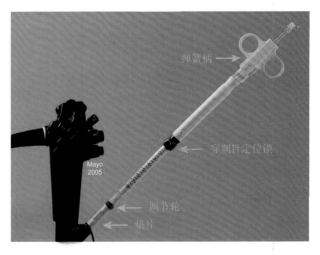

图 22-1 放置于线性超声内镜的 Tru-Cut 穿刺针各个组成结构，包括机械弹簧装置（spring-loaded mechanism）手柄能够自动采取活检标本；穿刺针定位锁（screw-stop lock）开启时能使穿刺针进针 8 cm，且能够防止无意的进针；调节轮（adjustment wheel）使设备调整到合适的方向；垫片其长度取决于线性超声内镜的制造商（Adapted with Levy MJ, Wiersema MJ. EUS-guided Trucut biopsy. Gastrointest Endosc. 2005；62：417-426.）

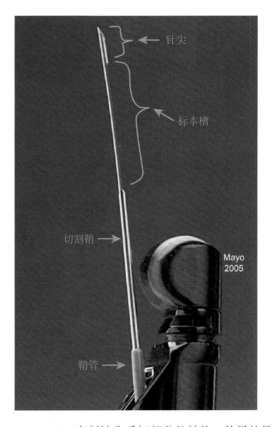

图 22-2 Tru-Cut 穿刺针非手柄部分的结构：外层的导管鞘，内层的 19-G 切割鞘用于切割组织；18 mm 的标本槽保护核心标本；5 mm 的针尖（Adapted with Levy MJ, Wiersema MJ. EUS-guided Trucut biopsy. Gastrointest Endosc. 2005；62：417-426.）

穿刺针放置到"发射位置"使切割鞘和标本槽撤回（图 22-3），穿刺针的针头不超过导管鞘（图 22-4）。准备好穿刺针后，将穿刺针从 EUS 活检通道插入，并旋紧固定于活检通道口。为了确保采集标本的质量，需要通过旋转穿刺针来调整位置，所以需要 19-G 穿刺针手柄与不同型号超声内镜相匹配。这个位置标本槽朝向传感器，一旦确认病变位置，可通过控制 EUS，包括抬钳器，实时引

导穿刺针进针。向前按下弹性手柄，使标本槽插入病变组织；至少 30 s 后，进一步按压弹性手柄击发发射装置，使切割鞘覆盖标本槽获得活检标本。操作结束后，锁定穿刺针定位装置并将穿刺针从 EUS 中取出。

结果

表 22-1 对已有文献汇总研究评估了 EUS-TCB

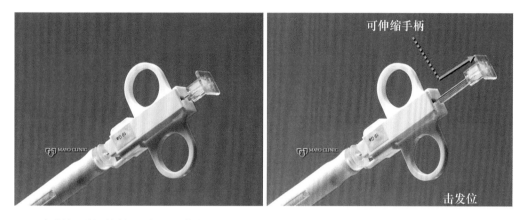

图 22-3 Tru-Cut 穿刺针手柄结构，采用弹簧加载结构击发切割鞘（Adapted with Levy MJ，Wiersema MJ. EUS-guided Trucut biopsy. Gastrointest Endosc.2005；62：417-426.）

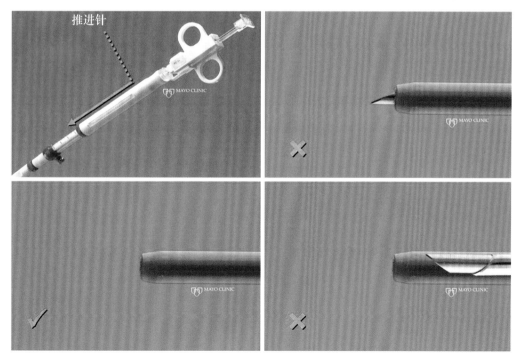

图 22-4 装载穿刺针时其针头不能超出导管鞘。超出导管鞘将会暴露针尖，可能损坏 EUS。穿刺针未接近导管鞘口，则可能误穿导管鞘和 EUS（Adapted with Levy MJ，Wiersema MJ. EUS-guided Trucut biopsy. Gastrointest Endosc. 2005；62：417-426.）

技术应用于各类患者的性能结果。Levy 等 [22] 通过评估一部分患者的肠道和肠外病变，报道了经胃 EUS-TCB 相较于经胃 EUS-FNA 有更高的准确性且障碍更少。Larghi 等 [34] 还报道对一小部分胰腺实性占位患者的经验，他们能对 74% 的患者进行胰腺组织标本采样，其诊断准确性为 87%。但是经十二指肠穿刺采样的失败率高达 40%，这表明在有弯曲结构部位使用此设备的困难性。Itoi 等 [35] 也报道了经十二指肠胰腺穿刺采样有相同的失败率，以及 Sakamoto 等 [40] 报道失败率稍低达 17%。

随后，各种相关研究结果均已发表（见表 22-1），本章不详细介绍患者数量较少的研究结果。

表 22-1

EUS-TCB 需要的 QUICK-CORE 穿刺针性能评估研究

作者（年）	病例（n）	患者类型	EUS-TCB 应用率（%）	EUS-TCB 准确性（%）	EUS-FNA 准确性（%）	经十二指肠的活检标本采集量
Levy et al[22]（2003）	19	肠内和场外病灶	未使用	85	60	未使用
Larghi et al[34]（2004）	23	胰腺肿块	74	61	未使用	40
Varadarajulu et al[19]（2004）	18	腹部和纵隔病变	89	78	89	未报道
Itol et al[35]（2005）	16	胰腺肿块	69	未报道	未使用	40
Storch et al[36]（2006）	41	腹部和纵隔病变	未报道	76	76	未使用
Wittmann et al[37]（2006）	96	腹部和纵隔病变	88	73	77	未报道
Aithal et al[38]（2007）a	167	腹部和腹壁外肿块	89	89	82	未报道
Saftolu et al[39]（2007）	30	腹部和纵隔病变	89	68	73	未使用
Sakamoto et al[40]（2008）b	24	胰腺肿块	50	54	92	17
Shah et al[20]（2008）	51	胰腺肿块	86	52	89	未报道
Storch et al[41]（2008）	48	淋巴结、肺和食管壁肿块	94	79	79	未使用
Berger et al[42]（2009）	70	纵隔病变	94	90	93	未使用
DeWitt et al[43]（2009）	21	疑似肝实质病变	100	90	未使用	未使用
Mizuno et al[44]（2009）	14	疑似自身免疫胰腺	100	76	88	未报道
Polkowski et al[45]（2009）	49	胃基底部病变	63	89	未使用	未使用
Thomas et al[21]（2009）	247	胰腺肿块，食管壁和胰腺外病变	87	75	未使用	未报道
Wahnschalfe et al[40]（2009）	24	腹部和腹壁外病变	83	95	未使用	未报道 c
Dewitt et al[47]（2010）	38	疑似上消化道或直肠间质瘤	97	79	76	未使用
Ribeiro et al[48]（2010）	24	疑似淋巴瘤	100	73 d	0 d	未使用
Lee et al[49]（2011）	65	胃基底部病变	57	NP	NP	未使用
Moharmadmeja et al[50]（2011）	6	壁外骨盆肿块	83	80	未报道	未使用
Cho[51]（2013）	27	纵隔肿块	未报道	78	78	未使用

a 患者病变部位在一个相对较直，只有内窥镜能接近的部位时，需要采用经十二指肠的方法对病变部位进行采样
b FNA 采用 22-G 的穿刺针
c 活组织检查部位（胃、十二指肠、食管）都能采取到足量的标本
d 淋巴瘤诊断和分型的准确度

其中 3 个有一定数量意义的患者的研究，能评估使用 EUS-TCB 和 EUS-FNA 的不同采样方法[37-38,42]。Wittmann 等[37] 对 159 位各种实质病变的患者（83 位胰腺病变的患者和 76 位非胰腺病变的患者）进行检查，病变直径小于 2 cm 的单独使用 EUS-FNA，病变部位大于 2 cm 的采用 EUS-FNA 结合 EUS-TCB。统计数据发现，相对单独使用 EUS-FNA，联合使用这两种技术能更多次数地获得充足标本（P=0.056），并无 EUS-TCB 相关严重并发症报道。FNA、TCB 和 FNA-TCB 的总准确度分别是 77%，73% 和 91%，FNA-TCB 相对于单独使用 EUS-FNA 的准确性明显提升。根据这些研究结果，EUS-FNA 联合 FNA-TCB 相对于使用单项技术增加了采取标本的量，提升了对大于 2 cm 病变的诊断准确性[37]。

随后 Aithal 等[38] 比较了"双重采样"（FNA/TCB 对 95 位患者进行检查）和"连续采样"（对 72 位患者进行检查）对实质病变的诊断效果。通过食管或胃进行采样的概率为 86%。"双重采样"的结果表明 EUS-FNA 和 EUS-TCB 联合的准确性明显高于单独使用 EUS-FNA（92.6% vs. 82.1%，P=0.048），但相对单独使用 TCB 则不明显（92.6% vs. 89.5%，P=0.61）。"连续采样"对患者诊断的准确性为 92%，"双重采样"的准确性为 93%，建议在大部分患者中使用前者的采样方法能节省一根穿刺针[38]。值得注意的是采用 EUS-TCB 对纵隔肺结核的患者进行检查后是会产生冷脓肿。

最后，Berger 等[42] 在回顾性研究中，连续评估了 70 例纵隔病变应用 EUS-FNA、EUS-TCB 的诊断性能，研究表明 EUS-FNA、EUS-TCB 和 FNA-TCB 联合诊断的准确性没有明显的差异（分别为 93%、90% 和 98%），无并发症发生。有趣的是，20 位患者中有 15 位通过细胞学检测诊断为恶性肿瘤，可以通过组织学分析做进一步明确诊断（其中 8 例肿瘤来源，明确诊断淋巴瘤 4 例，3 例具有肿瘤特征）。尽管基于上述研究结果，作者建议 FNA 不能确诊的特殊病例也应限制 EUS-TCB 的使用[42]。

这项研究没有在大样本患者人群中评估 EUS-TCB 的性能，但涉及与 EUS-FNA 的比较[21]。对 247 例患者进行检查，其中 113 例有胰腺肿块，34 例食管和胃壁增厚，100 例为胰腺外病变。每位患者大约经过 3 次穿刺，这 274 位患者中有 14 位患者穿刺失败（6%），其中 57% 的失败原因是经十二指肠穿刺，其总诊断准确性为 75%，其中并发症发生率为 2%。阳性诊断率的独立预测因子包括大于 2 次的活检次数（P=0.05）及穿刺部位（胃 vs. 十二指肠，P=0.001；胃 vs. 食管，P=0.041）[21]。

根据所有发表的研究表明，EUS-TCB 相对于 EUS-FNA 并没有明显的优势（表 22-1），尽管是那些怀疑淋巴瘤或上皮下病变，被认为是典型 II a 类指征需行 EUS-TCB 的患者[40]。此外，EUS-TCB 操作困难，技术上不如 EUS-FNA 直观且并发症发生概率较高。由于这些原因，使 EUS-TCB 不能在三级医疗中心以外的地方广泛使用，但会视为 EUS-FNB 技术进一步发展的基础。

采用标准 22-G 穿刺针在 EUS 引导下进行细针活检术

背景

2000 年，Voss 等[18] 采用了一种能克服 EUS-FNA 局限性的方法，使用标准 22-G 穿刺针通过 30 ml 的注射器高负压吸取胰腺肿块以获得组织标本。这种方法能在 81% 的患者中得到组织芯标本，其诊断准确性为 74.4%。后来，其他团队也报道了采用这种使用 22-G 穿刺针通过有或无高负压吸引的方法，能得到组织学检查所需的标本[23,52-55]。Larghi 等[23] 采用 Alliance II 系统能稳定、持续地负压吸引，并命名为 EUS –FNTA 以区别标准的 EUS-FNA。

设计与操作

高负压 EUS-FNTA 使用 22-G 穿刺针，通过 Alliance II 系统进行负压吸引[23]（Boston Scientific Corp., Natick, MA, US）（图 22-5）。在实时 EUS

视频 22-2　使用标准 22-G 穿刺针的 EUS-FNTA 组织活检技术

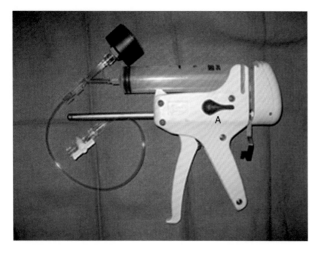

图 22-5 在 EUS 的引导下，通过 Alliance Ⅱ 系统吸取组织标本。将标准 FNA 穿刺针末端连接 Alliance Ⅱ 系统，开启抽吸模式（A），将 65 ml 注射器抽吸至 35 ml，以提供持续、稳定的高负压（From Larghi A，Noffsinger A，Dye CE，et al.EUS-guided fine-needle tissue acquisition by using high negative pressure suction for the evaluation of solid masses: a pilot study. Gastrointest Endosc. 2005；62：768-774.）

成像技术的支持下，一旦穿刺针到达目标病变位置，抽出针芯；穿刺针的末端接上 Alliance Ⅱ 负压抽吸系统，然后变成抽吸模式，通过 Alliance Ⅱ 系统将 60 ml 注射器抽吸至 35 ml（可以调节）而产生持续、稳定的高负压，开放锁定的注射器，在持续稳定的高负压下在病变区域前后移动穿刺针。

结果

研究结果评估了采用标准 22-G 穿刺针为组织学检查获得组织活检标本的可能性（见表 22-2）[13,18,52-55]。不同研究中其采取的标本量和诊断准确性都不一样，可能原因是采用了不同的技术和标本处理方法。法国 Clichy 团队，第一个报道采用标准 22-G 穿刺针为组织学检查获取的标本，不仅能用于分析组织结构，还能更好地进行免疫染色提高诊断准确性[18]。为了从理论上提高组织采样的可能性，他们通过 30 ml 的注射器产生高负压抽吸，在胰腺实性病变的患者中采取标本。总体来说，99 位患者中能对其中 90 位患者成功进行采样操作（90.9%），其中有 73 位患者的采样标本能用于组织学分析（占成功采样人数的 81%，占总人数的 73.7%），在这些患者中又有 67 例患者能够成功进行明确诊断（占成功采样人数的 74.4%，占总人数的 67.7%）；其中有 5% 的患者

有轻微出血并采取保守治疗。有趣的是，对腺瘤的诊断准确性明显高于神经内分泌肿瘤（81% vs. 47%，$P < 0.02$），肿瘤的大小不影响诊断的结果。这个研究报告之后并没有任何其他验证或否定的研究出现，直到 5 年后 Larghi 等[23]对实性肿瘤患者采用 Alliance Ⅱ 系统进行负压抽吸标本的报道出现。他们研究了 27 位患有包括胰腺、纵隔、左肾上腺、肝、胆囊和胃壁肿瘤的患者，所有患者都是第一次接受 EUS-FNA 并共行 5 次穿刺，使用相同的 22-G 穿刺针行额外一次穿刺，并对所有患者采样进行组织学检查，均无并发症发生。EUS-FNA 和 EUS-FNTA 达到相同的诊断准确性 76.9%（一些患者使用两种技术都得到阴性诊断，没有得到明确的诊断，被认为是假阴性结果），所以作者认为 EUS-FNTA 作为首选的采样技术具有潜在的优势[23]，但一项涉及 61% 淋巴结肿大患者的研究否定了这个推断[53]。在 EUS-FNTA 采样后直接将标本放入福尔马林中用于组织学检查，36 位患者的检查中只有 24.8% 找到组织芯活检标本。另一方面，77.8% 的诊断准确性和 Larghi 等[23]得到的结果相似，这表明至少能获得细胞学检测的标本。

Iglesias Garcia 等[52]对 62 位有胰腺肿物的患者应用相同的 22-G 穿刺针，再进行一次额外的没有使用高负压吸引的采样并评估，采取到 6.5 ± 5.3 mm 的核心标本，有 83.9% 适用于组织学检查。总的来说，得到正确的诊断结果需要进行 3 次穿刺的概率为 88.7%，一小部分标本只能用于细胞学诊断而不能用于组织学诊断。在随后的研究中，Möller 等[54]在 192 位胰腺肿物患者中，进一步研究了采用 22-G 穿刺针在无高负压情况下的采样能力，将针芯插入穿刺针，通过肉眼评估核心标本的含量，再用注射器吸取标本并放入福尔马林中；剩余的液体标本放入生理盐水中或涂片上用于细胞学检测。采用这项技术，能在 85.9% 的患者中得到适用于组织学检查的标本并且只需要 1～2 次穿刺；在这些情况下，采集的标本能用于细胞学检查的概率为 93.2%。总的组织学诊断准确性为 71.4% 和细胞学诊断准确性为 77.6%，两种检查方法结合的诊断准确性为 87.5%[54]。最后，Noda 等[55]进行了相似的研究，采集 33 位胰腺肿物患者的标本，分别进行细胞学和组织学的评估，在 33 个标本中有 25 个能通过细胞学诊断（75.8%），31 个（93.9%）标本随后做了免疫染色。

表 22-2

采用标准 22-G 穿刺针进行组织学检查获取组织活检标本的可能性评估研究

作者（年份）	病例（n）	患者类型	核心组织采集率（%）	诊断准确率（%）
Voss et al[18]（2000）[a]	99	胰腺肿块	81	68
Larghi et al[23]（2005）[b,c]	27	实体肿块	96	76.9
Iglesias-Garcia et al[52]（2007）	62	胰腺肿块	83.9	88.7
Gerker et al[55]（2009）[b]	120	实体肿块和淋巴瘤	27.8	77.8[d]
Moller et al[54]（2009）	192	胰腺肿块	86.5	71.4
Noda et al[55]（2010）	32	实体肿块和淋巴瘤	不适用	93.9

[a] 使用 30 ml 注射器进行高负压抽吸
[b] 采用 Alliance Ⅱ 系统进行高负压抽吸
[c] 标准单针采样 FNA 操作后的结果
[d] 基于组织学和细胞学诊断准确性评估

采用标准 19-G 穿刺针在 EUS 引导下的细针活检术

背景

2005—2006 年，两个日本研究者首次报道了采用标准 19-G 穿刺针在有胰腺实性占位、纵隔和（或）腹腔淋巴结病，以及其他器官为组织学检查采取核心标本[35-36]。他们报道的总体诊断准确性分别为 68.8% 和 98%，总准确率的差异主要原因是在经十二指肠获取患者胰头和钩突部位组织，该部位采样操作的失败率较高（在 8 位患者中有 5 位操作失败，失败率达 62.5%）[35]。然而，Yasuda 等[56] 研究显示对未知原发灶淋巴瘤亚型诊断准确性高达 88%，以及采用标准 19-G 穿刺针进行采样是在选定患者群体中建立诊断标准的关键。

Itoi[35] 和 Yasuda[56] 根据试验结果改良穿刺技术，即在穿刺针插入 EUS 的工作位置之前拔出针芯增加了穿刺针的灵活性，克服使用 19-G 穿刺针经十二指肠穿刺的局限性[24]。对于改良后的技术，作者仍然命名为 EUS-FNTA，以区别于 EUS-FNA，来应用于不同的患者群体及一些特殊病例中进行检测，认为通过该方法获得的组织学标本比细胞学图片检测更易明确诊断[24-25,57-59]。

EUS 细针组织抽吸术

EUS-FNTA 采用一次性标准 19-G 穿刺针，在穿刺针插入超声内镜的活检通道之前抽出针芯，在穿刺针末端接上一个 10 ml 注射器。在 EUS 引导下向病变组织进针几毫米，然后让注射器产生负压，将穿刺针在病变部位前后移动 2 ~ 3 次[60]。在停止使用注射器产出负压后，将穿刺针移除，用生理盐水将穿刺针中的组织冲到福尔马林中，送去做组织学检查。

结果

表 22-3 总结了使用标准 19-G 穿刺针为组织学分析采集标本的研究结果[24-25,35,56,61-67]，表 22-3 显示在 Itoi 等[35] 的部分研究表明经十二指肠穿刺失败率较高，但在发表的研究结果中其成功率和标本获取率都在 90% 以上。此外，在 Iwashita 等[63] 的研究中，总诊断准确性也高于 90%，被检查患者的胰腺肿块怀疑是由自身免疫引起的，在随后的研究中，尽管在 93% 患者都采集标本做组织学检查，但只有 43% 的自身免疫性胰腺炎能根据胰导管附近淋巴结浆细胞的浸润、闭塞的静脉炎和（或）IgG4 阳性来诊断。另外 50% 患者能获

视频 22-3　使用标准 19-G 穿刺针的 EUS-FNTA 技术

表 22-3

使用标准 19-G 穿刺针获得活检标本的可能性评估研究

作者（年份）	病例（n）	患者类型	技术成功率（%）	产率（%）	诊断准确性（%）
Itoi et al[35]（2005）[a]	16	胰腺肿块	81	68.8	68.8
Yasuda et al[56]（2006）	104	纵隔和（或）腹部淋巴结病变	100	100	98.1；对淋巴瘤亚型诊断准确性达88%
Iwashita et al[61]（2008）	41	纵隔淋巴结病疑似肉状瘤病	100	95.1	95.1
Larghi et al[24]（2011）[b,c]	120	异种患者人群	99.2	96.7	93.2
Eckardt et al[62]（2012）	46	胃基层病变	71.7	59	52
Iwashita et al[63]（2012）	44	胰腺肿块，疑似自身免疫性胰腺病变	100	93	43.2
Larghi et al[25]（2012）[c]	30	胰腺肿块，疑似非功能性神经内分泌瘤	100	93.3	93.3
Stavropoulos et al[64]（2012）[d]	31	肝检测异常患者通过 EUS 排除胆道梗阻	100	91	91
Varadarajulu et al[65]（2012）	38	胰腺肿块 / 上皮下病变	100	94.7	94.7
Yasuda et al[66]（2012）	152	纵隔或腹部病变疑似淋巴瘤	97	97	93.4；对淋巴瘤亚型诊断准确性达95%（142例患者）
Gor et al[67]（2013）	10	肝检测异常患者	100	100	100
Larghi et al[57]（2013）[c,e]	121	胃基底部病变	99.2	93.4	93.4

[a] 所有的失败都发生在经十二指肠采样中
[b] 经 FNA 检查皮下病变，食管胃壁增厚，纵隔和腹部肿块，未知原发灶的淋巴瘤，胰体和胰尾病变阴性的患者
[c] 采用 EUS-FNTA
[d] 在病变部位采集至少 6 管 15 mm 长的组织为采样充足
[e] 所有的操作都应用前视 EUS

取标本进行组织学分析，但不能用 AIP 的组织学特性来诊断特发性慢性胰腺炎[63]。这种低诊断结果，是由于 AIP 组织学特征性斑块分布的改变[68]，因此在 EUS 引导下采取的标本不足以鉴别。另一方面，在所有患者中采集的标本，可排除恶性病症，这对采用类固醇安全地试验性治疗 AIP 相对重要[63]。

在 2006 年[56]后，日本岐阜大学医院团队发表了关于纵隔淋巴结病的经验，其临床表现提示有结节病[61]和对于大部分慢性纵隔和（或）腹腔病变的患者可怀疑患淋巴瘤[66]。这两项研究都证明了采用 19-G 穿刺针的价值：①确认临床怀疑的结节病；②建立对淋巴瘤及其亚型的诊断标准，可以避免更多侵入性诊断操作[66]。这个结果建议在这类患者群体采用标准 19-G 穿刺针进行采样操作。

在作者第一次使用改良的 EUS-FNTA 技术后，发现对于 FNA 诊断未知原发的淋巴结病为阴性以及为阴性的皮下病变、食管胃壁增厚，以及胰体、胰尾实体病变，我们认为组织学标本比细胞学标本更合适[18]。总体来说，对于这 120 位登记的患者，在操作技术上是完全成功的，除一位患者以外没有发生并发症，有 96.7% 的诊断率以及 93.2% 的确诊率。通过 EUS-FNTA 采集的标本不仅能为恶性肿瘤建立诊断标准，而且对 20 例明确了良性病变而不需要更多的侵入性检查和不必要的随访[24]。

诊断为良性和恶性病变典型诊断病例见图 22-6，在第一组试验经验中，胰头 / 钩突肿物患者 EUS-FNA 阴性不被记录，因为在进行 EUS-FNA

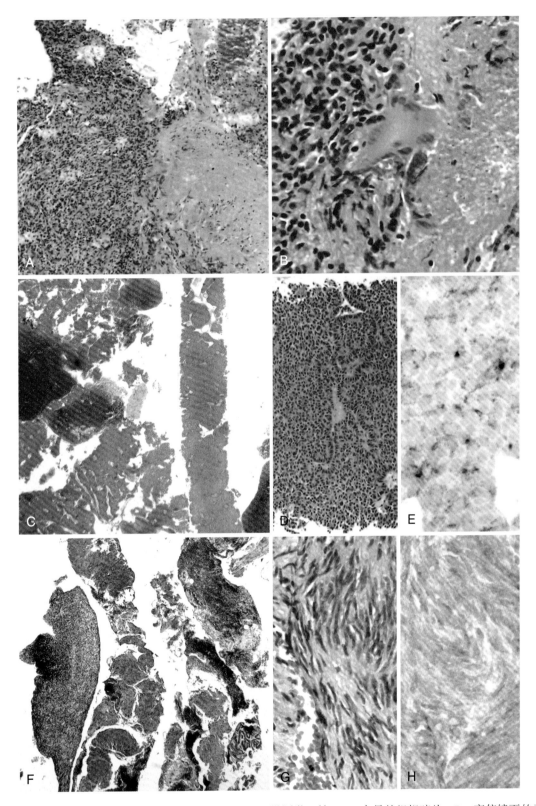

图 22-6　采用 EUS-FNTA 得到的代表性病例标本。A 和 B，纵隔淋巴结：A，大量的组织碎片；B，高倍镜下的干酪性死物质（显微图片左侧部分）和与结核肉芽肿一致的多核巨噬细胞，通过 PCR 和 H&E 检测确认。C ~ E，胰体 - 尾：C 和 D，大部分组织切片分化良好，无功能的神经内分泌瘤的组织碎片，具有典型的小梁结构，低级的坏死组织学空隙和有丝分裂相（D），免疫组织化学检测到嗜铬粒蛋白 A（E）；C 和 D，苏木精和伊红；E，免疫过氧化物酶。F ~ H，胃周病变：F，大量肿瘤组织碎片，没有坏死，结构正常，少量异型细胞浸润（G），c-kit 阳性，胃肠道间质瘤（GIST）；F 和 G，苏木精和伊红；H，免疫过氧化物酶。PCR，聚合酶链反应（*Larghi A，Verna EC，Ricci R，et al. EUS-guided fine-needle tissue acquisition by using a 19-G needle in a selected patient population：a prospective study.Gastrointest Endosc. 2011；74：504-510.*）

检查后可能干扰支架置入操作[24]。随后，第二组实验中患者的胰腺病变怀疑是无功能性的神经内分泌瘤（NF-NEN）[25]，对于这些患者测定 ki-67 增值指数相对于组织活检更好，对处理方案有重要的预测价值[25]。30 位患者中胰腺肿物直径为 16.9±6.1 mm，病变贯穿胰腺，包括胰头和钩突（8 位患者，占总人数的 27%）只能从十二指肠穿刺，所有患者的检查操作均成功完成，这 30 位患者中有 28 位的标本组织学检查能确认 NF-NEN。此外，26 例患者（92.9% 例标本可用，占全部的 86.6%）可以进行 Ki-67 检测（图 22-7）。与代表金标准的外科标本在 Ki-67 检测方面相比较，当应用分界 > 2% 来定义 G2 期肿瘤时，有 12 例患者适用，10 例患者显示与标准一致。分界为 5% 时，相对 2% 对胰腺 NF-NEN 预后的评级更有价值[69-70]，在所有患者中具有一致性[25]。这些结果表明术前行 EUS-FNTA 样本检测 Ki-67 适用于患者治疗方案的选择。

另外两个已经对使用标准 19-G 穿刺针进行评估的是病因不清的肝功能测试异常的患者，行 EUS 检查以排除胆道梗阻及其他皮下病变[57,62,64,67]。第一组试验中，Stavropoulos 等[64] 研究了采用标准 19-G 穿刺针在 EUS 引导下进行有价值的肝组织活检。在 22 位患者的检查中，有 20 位（91%）采集的标本能用于诊断检查。重要的是没有发生并发症，包括有 5 位有凝血障碍的高风险患者（PLT < 100 000/μl，INR > 1.3）。Gor 等[67] 在 10 位患者中得到了一致的结果，采用标准 19-G 穿刺针进行 EUS-FNB 为诊断采取核心组织标本，平均长度 14.4 mm，每个组织样本平均 9.2 管标本。在有上皮下病变的患者中，两次研究得到了相反的结果，诊断准确性为 52% vs. 93.4%[57]，这种差异原因不明。通过这项研究推断出，采用 EUS-FNTA 在操作前取出针芯使穿刺针增加灵活性以容易操作，并且在线性超声内镜的引导下似乎更易使用 19-G 穿刺针操作[71-73]，可以作为实验结果能得到高准确率的原因。作者对免疫组织化学检测阴性，组织学特征为 GIST 的 3 位患者标本（代表性病例见图 22-8），进行遗传学分析来达到诊断目的（图 22-9）。对 GIST 进行基因型的分析超出了诊断意义，预测愈后以及能优化对不可切除病变的化疗方案和选择新的辅助治疗方案[74-75]。

最后，Varadarajulu 等[65] 最近发表了他们使用新开发的镍钛合金可弯曲 19-G 穿刺针的经验（Expect ™ 19 Flex，Boston Scientific Corp.，Natick，MA，US），能更好地进行经十二指肠穿刺。他们对 32 位患者经十二指肠穿刺，检查胰头 / 钩突部位的肿块或胰周肿块，以及 6 位上皮下病变患者，其中胃（5 例患者）及直肠（1 例患者），同时进行细胞病理学检测和细胞块分析（cell block analysis）。所有操作均成功完成。通过标本的细胞块分析表明 38 位患者中有 36 位患者（93.7%）取得了最理想的组织学核心标本。基于这些实验结果[66]，该团队提出在不能进行细胞病理学检测时，他们推荐采用 EUS-FNB 代替标准 19G 穿刺针的 EUS-FNA，经食管、胃、直肠采取标本，使用可弯曲 19-G 穿刺针经十二指肠采样[76,77]。然而，到目前为止，还没有足够的数据能将此建议变成标准操作，在对得出明确结论之前，使用不同穿刺针和技术进行 EUS-FNB 操作的更进一步的经验的获得是必要的。

总之，根据上述研究结果，强烈建议使用标准 19-G 穿刺针获取组织活检芯标本。然而，所有这些数据均来源于单中心有经验的临床医生使用标准 19-G 穿刺针进行研究的结果，而其他中心一些经验不足的临床医生及社区的研究结果并不清楚。回答这些重要问题的进一步研究非常必要。

采用 ProCore 穿刺针在 EUS 的引导下进行细针活检术

背景

尽管 Quick-Core 穿刺针由于其使用的困难性和相对于标准 FNA 穿刺针没有优势而未能得到广泛应用，该制造商开发了一种新的穿刺针—ProCore 穿刺针[26]，3 种尺寸的 ProCore 穿刺针分别是 19-G 和 22-G 和 25G，这种穿刺针能满足各种需要并能应对各种临床状况和困难。

设计与操作

所有的 ProCore 穿刺针长 1.705 m 并由不锈钢制成以及一个镍钛合金制成的针芯。针芯与套管匹配，针尖长度因穿刺针的大小而不同，针尖的反向切割刃因穿刺针大小不同而离针尖的距离不同（见图 22-10），反向切割刃用于切割穿刺的组织。ProCore 穿刺针的特征和差异见表 22-4。

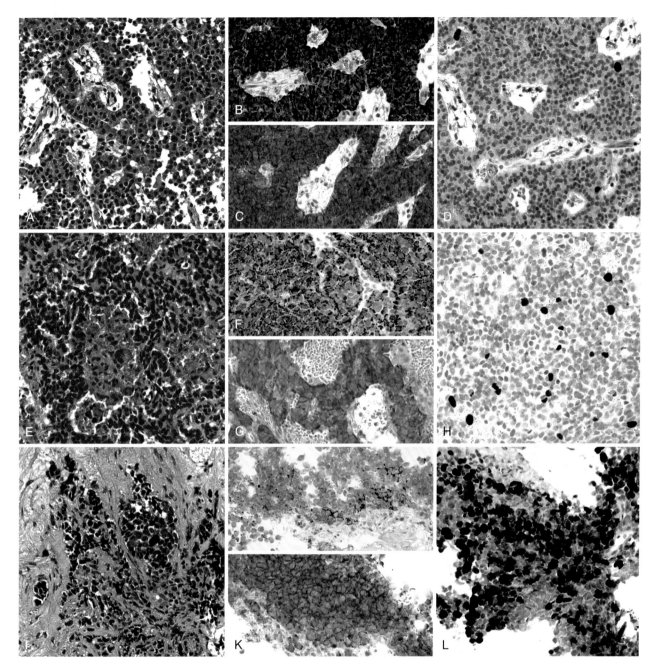

图 22-7 EUS-FNTA 采集神经内分泌肿瘤标本的分级。A ~ D，一级原始神经外胚层肿瘤可见小梁结构，非典型（A），嗜铬粒蛋白 A 强免疫反应性（B）和突触小泡蛋白（C），少量细胞的细胞核被 ki-67 标记（D）。E ~ H，二级原始神经外胚层肿瘤可见大量的小梁结构，中等细胞异型性（E），嗜铬粒蛋白 A 强免疫反应性（F）突触小泡蛋白（G），离散细胞的细胞核被 ki-67 标记（H）。I ~ L，高级，G3，p-NEC 碎片标本，可见大量结缔组织和细胞质缺乏的异型胰岛细胞（I），嗜铬粒蛋白 A 病灶上的通常微弱的免疫反应性（J），强烈弥散的突触小泡蛋白免疫反应性（K），弥散细胞的细胞核被 ki-67 标记（L）。A，E，I，苏木精和伊红；B ~ D，F ~ H 和 J ~ L，免疫过氧化物酶。PNET，胰腺神经内分泌肿瘤。pNEC，xxxxxxx（Larghi A，Capurso G，Carnuccio A，et al. Ki-67 grading of nonfunctioning pancreatic neuroendocrine tumors on histologic samples obtained by EUS-guided fine-needle tissue acquisition：a prospective study. Gastrointest Endosc. 2012；76：570-577.）p-NEC，高级别神经内分泌癌；p-NET，低级别到中度级别胰腺内分泌瘤

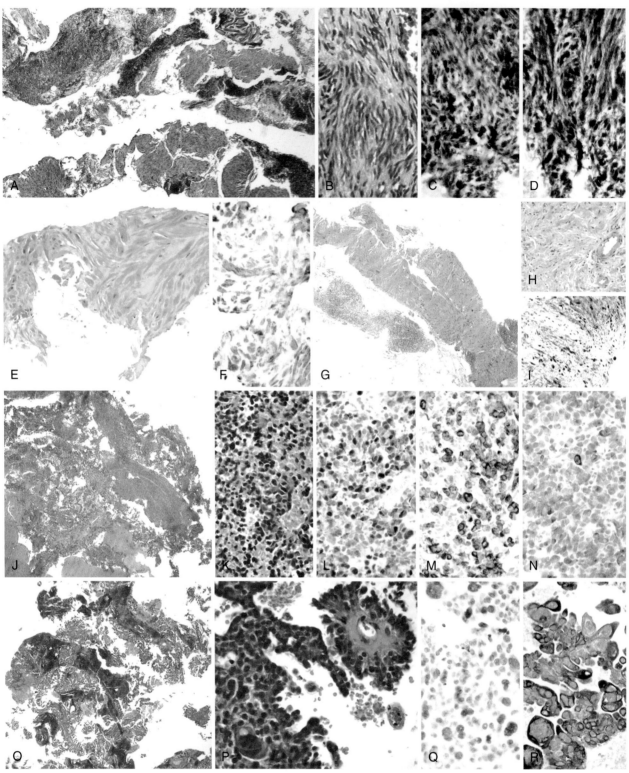

图 22-8 采用 EUS-FNTA 得到大量皮下病变的病例标本。A ~ D，胃 GIST（胃肠间质瘤）：大量的组织碎片（A），高倍镜下的梭型细胞肿瘤（B），弥散的 CD117 强阳性细胞（C），DOG1（D），明确诊断为 GIST（A 和 B，苏木精和伊红；C，CD117 IHC；D，DOG1 IHC；放大倍数：A，×20；B，C 和 D，×400）。E 和 F，食管平滑肌瘤。大量的碎片标本检测到嗜酸性细胞质、细胞核浅染和没有有丝分裂的梭形细胞，能见其交叉成束（E）；同时发现强烈的肌间线蛋白反应（F）CD117 和 DOG1 阴性诊断为平滑肌瘤（E，苏木精和伊红；F，结蛋白 IHC；放大倍数：E，×200；F，×400）。G ~ I，胃神经鞘瘤：组织活检诊断为梭形细胞肿瘤（G 和 H）；血管壁增厚（H），S-100 阳性（I），CD117 和 DOG1 阴性，诊断为神经鞘瘤（G，H，苏木精和伊红；I，S-100 IHC；放大倍数：G，×40；H 和 I ×400）。J ~ N，胃转移的黑素瘤：活检组织标本含大量非典型上皮样细胞肿瘤（J 和 K），S-100 强阳性（L），HMB-45（M），黑色素 -A（N），典型的黑色素瘤（J ~ K，苏木精和伊红；L，S-100 IHC；M ~ H，MB-45 IHC；N，黑色素 -A IHC；放大倍数：J，×40；K ~ N，×400）。O ~ R，卵巢浆液性乳头状癌胃转移：活检标本在乳头处标记出异型的上皮样细胞（O 和 P），核 WT1 反应阳性（Q），细胞角蛋白 7 阳性（R）（O 和 P，H&E；Q，WT1 IHC；R，细胞角蛋白 7 IHC；放大倍数：O，×20；P ~ R，×400）．IHC，免疫组织化学（Larghi A，Fuccio L，Chiarello G et al. Fine-needle tissue acquisition from subepithelial lesions using a forward-viewing linear echoendoscope. Endoscopy 2014；46：39-45.）

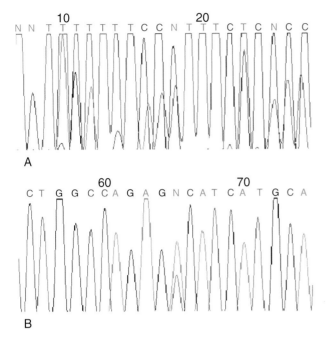

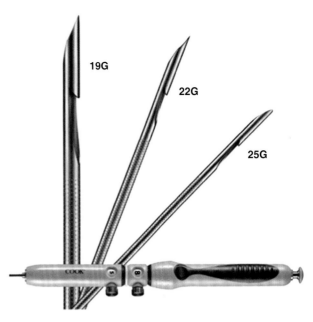

图 22-10　19-G、22-G 和 25G 穿刺针

图 22-9　由于通过 EUS-FNTA 从两位患者皮下病变中获取的组织核心活检标本的组织学特征与胃肠道间质瘤诊断一致，但是免疫组织化学结果为阴性，所以对二者活检标本进行突变分析。杂合子丢失 6 个核苷酸造成 kit 基因的外显子 11 的部分核苷酸序列产生读框移码突变（1666 ~ 1671 位）（A）。这是由于丢失了两个氨基酸（556 位的谷氨酰胺和 557 位的色氨酸）（△Q556-W557）。PDGFRA 基因外显子 18 的部分核苷酸序列在 2526 位发生杂合子 A → T 的改变（B）。这是由于 842 位的天门冬氨酸被缬氨酸替换所致（D842 V）

1 次），标本回收方式（空气，针芯内的或生理盐水）都不影响组织标本的采集[26]。这个欧洲团队在随后的研究中[27]，采用了一个标准化的采样操作：①穿刺针在 EUS 的引导下对病变部位进行穿刺；②一旦穿刺成功，取出针芯，用 10 ml 的注射器进行负压吸引，持续 30 s；③在病变内前后移动 3 ~ 4 次；④通过关闭注射器锁来解除负压，最后取下穿刺针，用生理盐水将穿刺针内的组织标本冲出到福尔马林或 CytoLyt 溶液中[27]。

　　另一种采样技术——慢拉技术，是使用 25-G ProCore 穿刺针进行组织采样[29]。采用这种技术时，一旦穿刺针进入病变部位，将针芯从针鞘中持续缓慢地拉出同时在 10 ~ 20 间往复运动，产生负压吸引标本（视频 22-5）。初步结果显示[78]，使用这种技术采取的标本量明显高于之前欧洲 ProCore 研究采用的抽吸方法[26-27]。

视频 22-4　采用 ProCore 穿刺针的 EUS-FNB 技术

　　在第一次发表的研究中[26]，有欧洲的 5 个中心参与其中，每个中心使用不同的采样技术，进行单变量和多变量分析，唯一的变量是获取的标本，这些标本由一位经验丰富的组织学家进行评估并做出正确的最终诊断。穿刺部位（十二指肠 vs. 其他部位），是否使用针芯，前后移动的次数（3 ~ 4 次 vs. 1 次），穿刺次数（2 ~ 3 次 vs.

视频 22-5　EUS 引导下细针穿刺活检采用针芯拉出技术的操作

表 22-4

不同 PROCORE 穿刺针的主要特点

	ECHO-HD-25-C	ECHO-HD-22-C	ECHO-HD-19-C
穿刺针外径（mm）	0.56	0.71	1.07
穿刺针内径（mm）	0.37	0.51	0.94
穿刺针长度（m）	1.705	1.705	1.705
穿刺针斜面	柳叶刀	柳叶刀	柳叶刀
探针尖设计	柳叶刀	隐藏式球	隐藏式球
反向斜面长度（mm）	2	2	4
从反向斜面到针尖的距离	3	3.9	5
针鞘尺寸	5.2Fr	5.2Fr	4.8Fr
穿刺针材料	不锈钢	不锈钢	不锈钢
探针材料	镍钛诺	镍钛诺	镍钛诺

结果

Iglesias-Garcia 等[26] 在多个实验中心评估了采用 19-G ProCore 穿刺针诊断肠内、外病变的性能。对 109 位患者的 114 回声不均匀病灶使用新开发的活检穿刺针 EUS-FNB 技术进行诊断，对其中 112 病灶（98.24%）成功实行了诊断而且无并发症发生。只有 2 例的失败发生在经十二指肠采样操作过程中，经十二指肠采样总成功率为 94.3%（33/35）。这两位患者分别有腔静脉淋巴结肿大和胰头肿块，失败原因是不能在穿刺针进入病变后抽出针芯。总体来说，成功采样病变中，其中适用于组织学检查的标本有 102 个病灶（89.5%）和 10 例适用于细胞学检测的标本（标本被处理成一个细胞块）。对所有病变的诊断准确性为 86%，对恶性病变的诊断准确性为 92.9%。有趣的是，明显提升病理诊断准确性的唯一因素是所参与的是一个非常有经验的病理学专家[26]。

一项研究对来自 5 个中心的 5 位有经验的病理学专家对使用 19-G ProCore 穿刺针获取的标本质量进行观察者间的评估[79]。总的来说，参与的病理学专家对组织标本评估的一致性高（91.2%）可视为相同的准确性，Fleiss'κ 为 0.73（95% CI：0.61 ~ 0.81）[79]。此外，这些同样的标本被非专家病理学医生进行评估，其一致性明显下降（数据未发表），这说明一个专门致力于 EUS 样本诊断的病理学家的重要性。作者认为应该强烈鼓励通过联合超声内镜医师进行教学活动以提高病理

学专家鉴定水平的能力。

随后，这个团队通过 61 位有胰腺肿块的患者，评估 22-G ProCore 穿刺针的性能，57.4% 的病变位于胰头或钩突部位，需要采用经十二指肠采样的方法[27]。根据上述操作方法，一位患者的病变位于钩突部位，操作失败是因为不能将穿刺针从超声内镜的活检通道中推出。对其余患者都成功地完成采样操作，对 55 位患者重新采样并用于组织学检查（90.2%），除 1 例患者外，其余患者（占 88.5%）均诊断明确，标本取材量足够用于判断。这个令人满意的试验结果推动了另一个团队设计一种随机实验，对 56 位患有胰腺肿块的患者采集样本，比较这种穿刺针和标准 22-G FNA 穿刺针在获取细胞学和组织学标本方面的能力[28]，发现 FNA 和 FNB 穿刺针在明确诊断所需的穿刺次数以及准确率和失败率都没有明显的差异。此外，采取到组织芯标本的概率也没有明显差异（FNA 100% vs. FNB 83.3%，$P=0.26$）[28]。另一方面，组织芯标本质量最佳在 FNA 标本中占 66.7%，在 FNB 标本中占 80%（$P=0.66$）[28]。在一个相同设计的研究中，包括胰腺肿块和其他类型的病变（例如，淋巴结和肠内、肠外病变），22-G ProCore 穿刺针与 22-G FNA 穿刺针比较，实现正确诊断所需的次数明显较少[80]。尽管这两种穿刺针具有相似的细胞学诊断能力、诊断准确性和获得细胞块的数量，但这个发现可以节约操作时间和成本[80]。当未来多中心对大量患者进行研究时，22-G ProCore 穿刺针比较标准

22-G FNA 穿刺针对实质病变诊断的优势就会显现出来。

最近评估了 22-G ProCore 穿刺针在诊断胰腺囊性病变的应用[81]，对 60 个囊肿进行了穿刺，获得足量的穿刺液用于癌胚抗原和淀粉酶的测定，32 例（53.2%）k-ras 突变得到验证，24 例（40%）囊肿吸引。此外，对 65% 的囊肿重新采样进行细胞组织学诊断，诊断准确性达到 94.4%，对同时伴有实质性病变并已经恶变的病灶为 100%。

最后，Iwashita 等[29] 报道了第一次使用 25-G ProCore 穿刺针对 50 位胰腺实性占位的患者进行诊断的经验，他们采用上文提到的针芯慢拉技术，FNB 后，将针芯插回获得的标本涂抹在载玻片上，将可见的组织条标本挑出放入福尔马林溶液中，剩余的标本涂片做现场细胞学检查。作者发现第一次穿刺标本的细胞学诊断灵敏度十分高（83%），且在第 2 和第 3 次穿刺敏感性分别提升到 91% 和 96%。组织学分析基于每一次穿刺，他们发现第一穿刺的灵敏度为 63%，这个值相对于第 2 ~ 4 次穿刺提升了 87%。有趣的是，他们发现组织条标本出现在第一穿刺的概率只有 12%，在第 2 ~ 4 次出现的概率为 32%。作者的观点是这个结果表明 25-G ProCore 穿刺针能准确收集细胞学诊断的标本，可能比使用标准 25-G FNA 穿刺更有效，但不能用于需要获得组织条活检标本做诊断。

结论及展望

过去的十年，克服 EUS-FNA 技术局限性成为许多科学家攻克的目标，在 EUS 的引导下，应用于病理检查的多种取样技术和获取组织活检样本的专用穿刺针已都有所改进和发展。这些努力促使 EUS-FNA 技术从细胞学向组织学转变，这可能有助于 EUS 在细胞学技术发展困难的国家和地区大范围推广和应用，这点是不难解释的。更重要的是，在个体化医学时代，这种转变将会为靶向治疗奠定基础，同时有助于获得更好的治疗大多数胃肠道恶性肿瘤的方法。因为用于病理学检查的组织样本比预测分子标志物或用于培养的细胞抽吸物更充足，应用化学敏感性测试可以指导个体化治疗。这将使 EUS 技术由诊断方法向更倾向于治疗的方法转变，这样不仅能够提供一个诊断结果，还能够为每个患者提供最适合的个体化

治疗。基于这些前提，目前应该转换思维模式并进行一项调查，这项调查将针对利用正确的技术和（或）正确的穿刺针获得足够标本去完成所有相关研究才有可能实现每位患者的个体化诊断和治疗。这种穿刺针不应只被专家需要，也应被每一个超声内镜医生需要。作者们坚信，超声内镜医生与病理学医生的紧密合作是至关重要的。不只是专家，每一个超声内镜医生也应需要这种穿刺针。这能够使 EUS-FNB 穿刺技术平衡发展，取得最理想的临床成果。

参考文献

1. Vilmann P, Jacobsen GK, Henriksen FW, et al. Endoscopic ultrasonography with guided fine needle aspiration biopsy in pancreatic disease. *Gastrointest Endosc.* 1992;38:172-173.
2. Dumonceau JM, Polkowski M, Larghi A, et al. European Society of Gastrointestinal Endoscopy. Indications, results, and clinical impact of endoscopic ultrasound (EUS)-guided sampling in gastroenterology: European Society of Gastrointestinal Endoscopy (ESGE) Clinical Guideline. *Endoscopy.* 2011;43:897-912.
3. Dumonceau JM, Polkowski M, Larghi A, et al. Indications, results, and clinical impact of endoscopic ultrasound (EUS)-guided sampling in gastroenterology: European Society of Gastrointestinal Endoscopy (ESGE) Clinical Guideline. *Endoscopy.* 2011;43:897-912.
4. Erickson RA, Sayage-Rabie L, Beissner RS. Factors predicting the number of EUS-guided fine-needle passes for diagnosis of pancreatic malignancies. *Gastrointest Endosc.* 2000;51:184-190.
5. Turner MS, Goldsmith JD. Best practices in diagnostic immunohistochemistry: spindle cell neoplasms of the gastrointestinal tract. *Arch Pathol Lab Med.* 2009;133:1370-1374.
6. Garcia CF, Swerdlow SH. Best practices in contemporary diagnostic immunohistochemistry: panel approach to hematolymphoid proliferations. *Arch Pathol Lab Med.* 2009;133:756-765.
7. Hébert-Magee S, Bae S, Varadarajulu S, et al. The presence of a cytopathologist increases the diagnostic accuracy of endoscopic ultrasound-guided fine needle aspiration cytology for pancreatic adenocarcinoma: a meta-analysis. *Cytopathology.* 2013;24:159-171.
8. Iglesias-Garcia J, Dominguez-Munoz JE, Abdulkader I, et al. Influence of on-site cytopathology evaluation on the diagnostic accuracy of endoscopic ultrasound-guided fine needle aspiration (EUS-FNA) of solid pancreatic masses. *Am J Gastroenterol.* 2011;106:1705-1710.
9. Eloubeidi MA, Tamhane A, Jhala N, et al. Agreement between rapid onsite and final cytologic interpretations of EUS-guided FNA specimens: implications for the endosonographer and patient management. *Am J Gastroenterol.* 2006;101:2841-2847.
10. Jhala NC, Jhala DN, Chhieng DC, et al. Endoscopic ultrasound-guided fine-needle aspiration. A cytopathologist's perspective. *Am J Clin Pathol.* 2003;120:351-367.
11. Kalaitzakis E, Panos M, Sadik R, et al. Clinicians' attitudes towards endoscopic ultrasound: a survey of four European countries. *Scand J Gastroenterol.* 2009;44:100-107.
12. Larghi A, Eguia V, Hassan C, et al. Economic crisis: the right time to widen the utilization of endoscopic ultrasound. *Endoscopy.* 2014;46(1):80-81.
13. Braat H, Bruno M, Kuipers EJ, et al. Pancreatic cancer: promise for personalised medicine? *Cancer Lett.* 2012;318:1-8.
14. Wakatsuki T, Irisawa A, Terashima M, et al. ATP assay-guided chemosensitivity testing for gemcitabine with biopsy specimens obtained from unresectable pancreatic cancer using endoscopic ultrasonography-guided fine-needle aspiration. *Int J Clin Oncol.* 2011;16:387-394.
15. Brais RJ, Davies SE, O'Donovan M, et al. Direct histological processing of EUS biopsies enables rapid molecular biomarker analysis for interventional pancreatic cancer trials. *Pancreatology.* 2012;12:8-15.
16. Harada N, Kouzu T, Arima M, et al. Endoscopic ultrasound-guided histologic needle biopsy: preliminary results using a newly developed endoscopic ultrasound transducer. *Gastrointest Endosc.* 1996;44:327-330.
17. Binmoeller KF, Thul R, Rathod V, et al. Endoscopic ultrasound-guided, 18-gauge, fine needle aspiration biopsy of the pancreas using a 2.8 mm channel convex array echoendoscope. *Gastrointest Endosc.* 1998;47:

121-127.

18. Voss M, Hammel P, Molas G, et al. Value of endoscopic ultrasound guided fine needle aspiration biopsy in the diagnosis of solid pancreatic masses. *Gut.* 2000;46:244-249.

19. Varadarajulu S, Fraig M, Schmulewitz N, et al. Comparison of EUS guided 19-gauge Trucut needle biopsy with EUS-guided fine-needle aspiration. *Endoscopy.* 2004;36:397-401.

20. Shah SM, Ribeiro A, Levi J. EUS-guided fine needle aspiration with and without trucut biopsy of pancreatic masses. *JOP.* 2008;9:422-430.

21. Thomas T, Kaye PV, Ragunath K, et al. Efficacy, safety, and predictive factors for a positive yield of EUS-guided Trucut biopsy: a large tertiary referral center experience. *Am J Gastroenterol.* 2009;104:584-591.

22. Levy MJ, Jondal ML, Clain J, et al. Preliminary experience with an EUS guided trucut biopsy needle compared with EUS-guided FNA. *Gastrointest Endosc.* 2003;57:101-106.

23. Larghi A, Noffsinger A, Dye CE, et al. EUS-guided fine needle tissue acquisition by using high negative pressure suction for the evaluation of solid masses: a pilot study. *Gastrointest Endosc.* 2005;62:768-774.

24. Larghi A, Verna EC, Ricci R, et al. EUS-guided fine-needle tissue acquisition by using a 19-gauge needle in a selected patient population: a prospective study. *Gastrointest Endosc.* 2011;74:504-510.

25. Larghi A, Capurso G, Carnuccio A, et al. Ki-67 grading of nonfunctioning pancreatic neuroendocrine tumors on histologic samples obtained by EUS-guided fine-needle tissue acquisition: a prospective study. *Gastrointest Endosc.* 2012;76:570-577.

26. Iglesias-Garcia J, Poley JW, Larghi A, et al. Feasibility and yield of a new EUS histology needle: results from a multicenter, pooled, cohort study. *Gastrointest Endosc.* 2011;73:1189-1196.

27. Larghi A, Iglesias-Garcia J, Poley JW, et al. Feasibility and yield of a novel 22-gauge histology EUS needle in patients with pancreatic masses: a multicenter prospective cohort study. *Surg Endosc.* 2013;27:3733-3738.

28. Bang JY, Hebert-Magee S, Trevino J, et al. Randomized trial comparing the 22-gauge aspiration and 22-gauge biopsy needles for EUS-guided sampling of solid pancreatic mass lesions. *Gastrointest Endosc.* 2012;76:321-327.

29. Iwashita T, Nakai Y, Samarasena JB, et al. High single-pass diagnostic yield of a new 25-gauge core biopsy needle for EUS-guided FNA biopsy in solid pancreatic lesions. *Gastrointest Endosc.* 2013;7:909-915.

30. Hatada T, Ishii H, Ichii S, et al. Diagnostic value of ultrasound-guided fine-needle aspiration biopsy, core-needle biopsy, and evaluation of combined use in the diagnosis of breast lesions. *J Am Coll Surg.* 2000;190:299-303.

31. Rodriguez LV, Terris MK. Risks and complications of transrectal ultrasound guided prostate needle biopsy: a prospective study and review of the literature. *J Urol.* 1998;160:2115-2120.

32. Durup Scheel-Hincke J, Mortensen MB, Pless T, et al. Laparoscopic four-way ultrasound probe with histologic biopsy facility using a flexible tru-cut needle. *Surg Endosc.* 2000;14:867-869.

33. Wiersema MJ, Levy MJ, Harewood GC, et al. Initial experience with EUS-guided trucut needle biopsies of perigastric organs. *Gastrointest Endosc.* 2002;56:275-278.

34. Larghi A, Verna EC, Stavropoulos SN, et al. EUS-guided trucut needle biopsies in patients with solid pancreatic masses: a prospective study. *Gastrointest Endosc.* 2004;59:185-190.

35. Itoi T, Itokawa F, Sofuni A, et al. Puncture of solid pancreatic tumors guided by endoscopic ultrasonography: a pilot study series comparing Trucut and 19-gauge and 22-gauge aspiration needles. *Endoscopy.* 2005;37:362-366.

36. Storch I, Jorda M, Thurer R, et al. Advantage of EUS Trucut biopsy combined with fine-needle aspiration without immediate on-site cytopathologic examination. *Gastrointest Endosc.* 2006;64:505-511.

37. Wittmann J, Kocjan G, Sgouros SN, et al. Endoscopic ultrasound-guided tissue sampling by combined fine needle aspiration and trucut needle biopsy: a prospective study. *Cytopathology.* 2006;17:27-33.

38. Aithal GP, Anagnostopoulos GK, Tam W, et al. EUS-guided tissue sampling: comparison of "dual sampling" (Trucut biopsy plus FNA) with "sequential sampling" (Trucut biopsy and then FNA). *Endoscopy.* 2007;39:725-730.

39. Saftoiu A, Vilmann P, Guldhammer SB, et al. Endoscopic ultrasound (EUS)-guided Trucut biopsy adds significant information to EUS-guided fine-needle aspiration in selected patients: a prospective study. *Scand J Gastroenterol.* 2007;42:117-125.

40. Sakamoto H, Kitano M, Komaki T, et al. Prospective comparative study of the EUS guided 25-gauge FNA needle with the 19-gauge Trucut needle and 22-gauge FNA needle in patients with solid pancreatic masses. *J Gastroenterol Hepatol.* 2009;24:384-390.

41. Storch I, Shah M, Thurer R, et al. Endoscopic ultrasound-guided fine-needle aspiration and trucut biopsy in thoracic lesions: when tissue is the issue. *Surg Endosc.* 2008;22:86-90.

42. Berger LP, Scheffer RC, Weusten BL, et al. The additional value of EUS guided Tru-cut biopsy to EUS guided FNA in patients with mediastinal lesions. *Gastrointest Endosc.* 2009;69:1045-1051.

43. Dewitt J, McGreevy K, Cummings O, et al. Initial experience with EUS-guided Tru-cut biopsy of benign liver disease. *Gastrointest Endosc.* 2009;69:535-542.

44. Mizuno N, Bhatia V, Hosoda W, et al. Histological diagnosis of autoimmune pancreatitis using EUS-guided trucut biopsy: a comparison study with EUS-FNA. *J Gastroenterol.* 2009;44:742-750.

45. Polkowski M, Gerke W, Jarosz D, et al. Diagnostic yield and safety of endoscopic ultrasound-guided trucut biopsy in patients with gastric submucosal tumors: a prospective study. *Endoscopy.* 2009;41:329-334.

46. Wahnschaffe U, Ullrich R, Mayerle J, et al. EUS-guided Trucut needle biopsies as first-line diagnostic method for patients with intestinal or extraintestinal mass lesions. *Surg Endosc.* 2009;23:2351-2355.

47. DeWitt J, Emerson RE, Sherman S, et al. Endoscopic ultrasound-guided Trucut biopsy of gastrointestinal mesenchymal tumor. *Surg Endosc.* 2011;25:2192-2202.

48. Ribeiro A, Pereira D, Escalón MP, et al. EUS-guided biopsy for the diagnosis and classification of lymphoma. *Gastrointest Endosc.* 2010;71:851-855.

49. Lee JH, Choi KD, Kim MY, et al. Clinical impact of EUS-guided Trucut biopsy results on decision making for patients with gastric subepithelial tumors ≥ 2 cm in diameter. *Gastrointest Endosc.* 2011;74:1010-1018.

50. Mohamadnejad M, Al-Haddad MA, Sherman S, et al. Utility of EUS-guided biopsy of extramural pelvic masses. *Gastrointest Endosc.* 2012;75:146-151.

51. Cho CM, Al-Haddad M, Leblanc JK, et al. Rescue endoscopic ultrasound (EUS)-guided Trucut biopsy following suboptimal EUS-guided fine needle aspiration for mediastinal Lesions. *Gut Liver.* 2013;7:150-156.

52. Iglesias-Garcia J, Dominguez-Munoz E, Lozano-Leon A, et al. Impact of endoscopic ultrasound-guided fine needle biopsy for diagnosis of pancreatic masses. *World J Gastroenterol.* 2007;13:289-293.

53. Gerke H, Rizk MK, Vanderheyden AD, et al. Randomized study comparing endoscopic ultrasound-guided Trucut biopsy and fine needle aspiration with high suction. *Cytopathology.* 2010;21:44-51.

54. Möller K, Papanikolaou IS, Toermer T, et al. EUS-guided FNA of solid pancreatic masses: high yield of 2 passes with combined histologic-cytologic analysis. *Gastrointest Endosc.* 2009;70:60-69.

55. Noda Y, Fujita N, Kobayashi G, et al. Diagnostic efficacy of the cellblock method in comparison with smear cytology of tissue samples obtained by endoscopic ultrasound-guided fine-needle aspiration. *J Gastroenterol.* 2010;45:868-875.

56. Yasuda I, Tsurumi H, Omar S, et al. Endoscopic ultrasound-guided fine needle aspiration biopsy for lymphadenopathy of unknown origin. *Endoscopy.* 2006;38:919-924.

57. Larghi A, Fuccio L, Chiarello G, et al. Fine-needle tissue acquisition from subepithelial lesions using a forward-viewing linear echoendoscope. *Endoscopy.* 2014;46:39-45.

58. Larghi A, Lococo F, Ricci R, et al. Pleural tuberculosis diagnosed by EUS-guided fine-needle tissue acquisition. *Gastrointest Endosc.* 2010;272:1307-1309.

59. Larghi A, Lugli F, Sharma V, et al. Pancreatic metastases from a bronchopulmonary carcinoid diagnosed by endoscopic ultrasonography-guided fine-needle tissue acquisition. *Pancreas.* 2012;41:502-504.

60. Bang JY, Magee SH, Ramesh J, et al. Randomized trial comparing fanning with standard technique for endoscopic ultrasound-guided fine-needle aspiration of solid pancreatic mass lesions. *Endoscopy.* 2013;45:445-450.

61. Iwashita T, Yasuda I, Doi S, et al. The yield of endoscopic ultrasound-guided fine needle aspiration for histological diagnosis in patients suspected of stage I sarcoidosis. *Endoscopy.* 2008;40:400-405.

62. Eckardt AJ, Adler A, Gomes EM, et al. Endosonographic large-bore biopsy of gastric subepithelial tumors: a prospective multicenter study. *Eur J Gastroenterol Hepatol.* 2012;24:1135-1144.

63. Iwashita T, Yasuda I, Doi S, et al. Use of samples from endoscopic ultrasound-guided 19-gauge fine-needle aspiration in diagnosis of autoimmune pancreatitis. *Clin Gastroenterol Hepatol.* 2012;10:316-322.

64. Stavropoulos SN, Im GY, Jlayer Z, et al. High yield of same-session EUS-guided liver biopsy by 19-gauge FNA needle in patients undergoing EUS to exclude biliary obstruction. *Gastrointest Endosc.* 2012;75:310-318.

65. Varadarajulu S, Bang JY, Hebert-Magee S. Assessment of the technical performance of the flexible 19-gauge EUS-FNA needle. *Gastrointest Endosc.* 2012;76:336-343.

66. Yasuda I, Goto N, Tsurumi H, et al. Endoscopic ultrasound-guided fine needle aspiration biopsy for diagnosis of lymphoproliferative disorders: feasibility of immunohistological, flow cytometric, and cytogenetic assessments. *Am J Gastroenterol.* 2012;107:397-404.

67. Gor N, Salem SB, Jakate S, et al. Histological adequacy of EUS-guided liver biopsy when using a 19-gauge non-Tru-Cut FNA needle. *Gastrointest Endosc.* 2013;79:170-172.

68. Zamboni G, Lüttges J, Capelli P, et al. Histopathological features of

diagnostic and clinical relevance in autoimmune pancreatitis: a study on 53 resection specimens and 9 biopsy specimens. *Virchows Arch.* 2004;445:552-563.

69. Scarpa A, Mantovani W, Capelli P, et al. Pancreatic endocrine tumors: improved TNM staging and histopathological grading permit a clinically efficient prognostic stratification of patients. *Mod Pathol.* 2010;23: 824-833.

70. Rindi G, Falconi M, Klersy C, et al. TNM staging of neoplasms of the endocrine pancreas: results from a large international cohort study. *J Natl Cancer Inst.* 2012;104:764-777.

71. Larghi A, Lecca PG, Ardito F, et al. Evaluation of hilar biliary strictures by using a newly developed forward-viewing therapeutic echoendoscope: preliminary results of an ongoing experience. *Gastrointest Endosc.* 2009;69:356-360.

72. Trevino JM, Varadarajulu S. Initial experience with the prototype forward-viewing echoendoscope for therapeutic interventions other than pancreatic pseudocyst drainage (with videos). *Gastrointest Endosc.* 2009;69:361-365.

73. Larghi A, Seerden TC, Galasso D, et al. EUS-guided therapeutic interventions for uncommon benign pancreaticobiliary disorders by using a newly developed forward-viewing echoendoscope (with videos). *Gastrointest Endosc.* 2010;72:213-215.

74. Corless CL, Barnett CM, Heinrich MC. Gastrointestinal stromal tumours: origin and molecular oncology. *Nat Rev Cancer.* 2011;11: 865-878.

75. Eisenberg BL, Smith KD. Adjuvant and neoadjuvant therapy for primary GIST. *Cancer Chemother Pharmacol.* 2011;67(suppl 1):S3-S8.

76. Itoi T, Tsuchiya T, Itokawa F, et al. Histological diagnosis by EUS-guided fine-needle aspiration biopsy in pancreatic solid masses without on-site cytopathologist: a single-center experience. *Dig Endosc.* 2011;23(suppl 1):34-38.

77. Bang JY, Ramesh J, Trevino J, et al. Objective assessment of an algorithmic approach to EUS-guided FNA and interventions. *Gastrointest Endosc.* 2013;77:739-744.

78. Iwashita T, Nakai Y, Samarasena JB, et al. Endoscopic ultrasound-guided fine needle aspiration and biopsy (EUS-FNAB) using a novel 25-gauge core biopsy needle: optimizing the yield of both cytology and histology. *Gastrointest Endosc.* 2012;75:AB183.

79. Petrone MC, Poley JW, Bonzini M, et al. Interobserver agreement among pathologists regarding core tissue specimens obtained with a new endoscopic ultrasound histology needle; a prospective multicentre study in 50 cases. *Histopathology.* 2013;62:602-608.

80. Witt BL, Adler DG, Hilden K, et al. A comparative needle study: EUS-FNA procedures using the HD ProCore(™) and EchoTip(®) 22-gauge needle types. *Diagn Cytopathol.* 2013;41:1069-1074.

81. Barresi L, Tarantino I, Traina M, et al. Endoscopic ultrasound-guided fine needle aspiration and biopsy using a 22-gauge needle with side fenestration in pancreatic cystic lesions. *Dig Liver Dis.* 2013;46:45-50.

第 23 章

超声内镜医生的细胞学启示

Darshana Jhala / Nirag Jhala

（李彦茹　周　杨　张国梁译　王树森　李　文校）

> **内容要点**
>
> - 超声内镜专家和细胞病理学家之间的沟通是超声内镜引导下的细胞抽吸术（EUS-FNA）成功的关键。
> - 行 EUS-FNA 操作计划初期应包括细胞病理学。
> - 对患者诊断过程的系统规范化有助于得到准确的诊断结果。

科学上的发现和成熟的理论是获得概念突破的源泉，这些概念的突破性进展是值得称赞的。在生物技术领域的进步是卓越的创造性想象的标志，这些创造性想象超越了抽象的概念思维并通过技术得以表达。尽管在概念上的推进是细微的，但是多数临床医师认为在生物医学科学方面的进步显著地拓宽了我们的视野并且使我们重新定义了"疾病管理"的概念。

超声内镜（endoscopic ultrasonography，EUS）引导下的细针抽吸术（fine-needle aspiration，FNA）领域亦是如此。20 世纪 50 年代后期提出了软式内镜概念，并在此基础上生产出可应用于人体的软式内镜，成为近代超声内镜发展史上的里程碑 [1]。20 世纪 80 年代，内镜搭载超声探头，并将多普勒技术应用于内镜检查，这些突破性进展使得病变部位可视化效果更佳，并且可清晰地扫查到血管结构。上述技术的进步使得超声内镜不仅能扫查胃肠道腔内病变，还能显示胃肠道管壁的病变及管壁周围淋巴结（胸腔和腹腔内）、胰腺、肝（主要是左肝）、左肾、脾和肾上腺等部位的病变，且可扫查范围仍在扩大 [2-6]。然而，仅依靠 EUS 图像是不足以区分肿瘤或非肿瘤以及病变的良恶性的 [7]。20 世纪 90 年代初，随着技术进步，EUS-FNA 技术得以实现 [8-9]。该技术能够实现在实时监控下安全获取细胞学组织，及时而准确地进行定性诊断和分期。

EUS-FNA 诊断结果的准确性有赖于细胞病理医师和内镜医师的高效合作。那些最佳诊断得益于内镜医师和细胞病理学专家的充分信任和密切配合。因此，超声内镜专家和细胞病理学家都能对细胞学的标本获取和解读等相关问题有所了解可以提高诊断质量 [3,10]。当他们的观点取得一致时，EUS-FNA 的诊断效果将远远超过预期 [11]。正如早先预期的那样 [2]，EUS-FNA 技术已经在多个机构成为规范化诊疗项目，且将逐渐取代其他诊断手段，来作为组织诊断、分期诊断和患者管理的依据。

本章旨在帮助超声内镜医师和细胞病理学家学习细胞学（获取）过程方面的技术，并且帮助他们理解有关解读细胞病理学诊断的基本原则。因此，本章回顾了相关技术，这些技术可能影响到细胞学解读和诊断结果。同时本章还将讨论良恶性病变在 EUS-FNA 常规取样中的诊断方法和各自细胞学突出特点。

提高 EUS 诊断率的技术方法

EUS-FNA 成功的基础是获得足够的细胞数量，只有足够的细胞数量方可做出最有效的诊断。因此，需要仔细地计划和理解那些可能会影响到靶病灶细胞结构方面的因素。

早期计划

最理想的是在制订 EUS-FNA 操作计划的初期就邀请一名有经验的病理学专家参与操作的各阶段。操作计划会涉及许多决定性因素，例如，超声内镜套件的位置、所选用的配件和穿刺针的类型、人员部署、FNA 操作安排、制剂类型、传播介质、为了充分诊断而进行的术中即时细胞学检查（冰冻切片）所需的准备、进行辅助研究所需的准备，以及操作过程中进行患者管理的数据表（表 23-1）。进一步的计划应当包括定制供应、储备 FNA 用品的小车或者柜子，或者在内镜隔间区域设立一个永久的用来贮备物资的地方。

组织样本制备的类型（包括直接涂片、基于液体的细胞学的制备、细胞块、针芯活检或联合技术）除了取决于各自的相对敏感性、特异性和诊断准确性外，还取决于长期实践、人员因素、病理室和内镜室之间的距离等。培养足以准确诊断 EUS 标本的技能不仅有赖于经验丰富的细胞病理学家，还需要有正确理解这些标本的其他特殊经验。经验表明，那些对胃肠疾病感兴趣的细胞病理学专家往往能够提供更准确的诊断[12]。

病理学专家和实验室工作人员如果能全面理解他们在 EUS 操作和患者管理过程中的直接作用，就能确保他们对 EUS 提供适当的支持。诊断策略取决于此操作是否为筛选试验，即该患者是否无需做进一步检查或者是否为促进患者管理决策的制订所进行的辅助研究提供依据。

下一步是考虑获得细胞学基础数据及诊断数据。病灶部位的 EUS 特征与其他临床信息相结合，可以提供包括诊断的准确率、操作者的个人能力、冰冻切片的有效性和其他质量保证措施等有价值的信息反馈。

专业工作人员应该接受适当的培训，并应了解他们的专业知识和技术的局限性。在美国，细胞实验相关的技术和解释服务均由州和联邦层面、通过 1988 年临床试验促进增补条款（the Clinical Laboratory Improvement Amendments of 1988，CLIA 1988）和美国病理学家学院实验室授权程序（the College of American Pathologists，CAP）和其他相关条款进行管理，这种强制性及自愿性标准确保高品质的实验室质量。

以下各节讨论有望提高超声内镜活检术诊断水平的技术因素，包括：穿刺针的类型和大小、负压吸引或"毛细管现象"吸引、穿刺的次数、穿刺途径的方向，这些因素见表 23-2。

细针抽吸术

细针活检术应用广泛，不仅可用于可触及肿块的经皮活检术，还可用于 EUS、计算机断层扫描术（computed tomography，CT）或其他影像学引导下的活检技术。细针内的取材通常涂在载玻片上，由此形成的单层细胞被固定、干燥、染色。通过细针抽吸获得的材料一般是单个或一小群细胞分散体，而不是完整的组织核心。因为制备过程中不需要切片，所以涂片上的细胞都是完整的，它们呈聚拢或摊开状态，这要看如何进一步处理

表 23-1

在手术计划时需要考虑到的细胞学因素

因素	细节
活检类型	空针芯组织学或者细针穿刺细胞学
细针型号	25-G，22-G，19-G 等
固定或核芯组织处理	福尔马林等
FNA 穿刺细胞的制备类型	直接涂片，负责转运的媒介［专用培养基或者细胞培养基（RPMI-1640），福尔马林等其他］
涂片类型	空气干燥，酒精固定或者同时使用这两种方法
人员	培训过的 GI 相关员工，实验室人员
术中即时细胞学评估	细胞病理学专家、细胞学技师、高年资的受训者、没有实施
细胞学信息数据库	诊断，取材次数，病理学家名称，准备涂片的类型，可用的细胞块大小，专项研究名称

FNA，细针抽吸术；GI，胃肠道

表 23-2

影响诊断率的相关技术

技术特点	优点	缺点
术前计划	优化的实验室支持	无
内镜医师水平	更有可能获得充足的组织	无
病理学专家水平	几乎没有假阳性或者非典型诊断	无
空针芯组织学	组织学诊断	尽可能多的组织
	组织特殊染色	无法现场评估
	样品不需要实验室人员现场处理或评估	
针吸活组织检查	获取更多的细胞	几乎没有缺点
		某些损伤或者部位难以获取充足细胞
型号较小的穿刺针抽吸	较少的组织损伤	相对少的细胞
抽吸	获取更多的细胞	增加组织内出血风险
		可能损失某些细胞特征
多次取材	获取更多的细胞	组织损伤
细胞病理专家现场指导	指导获取足以建立诊断的取材	时间和花费多
空气干燥乙醇固定的涂片	互补的染色技术突显细胞核和细胞结构	需要不断地技术改进
细胞块	可以完成特殊染色	不是一个独立的准备,最好结合涂片

它们。从细针活检中获得的单层细胞涂片可以分辨微细结构,可以看到细胞核和细胞质,这些细节要优于许多其他方法。

穿刺针的选择

细针活检定义为使用 22-G 或更细的穿刺针进行活检。现有各种大小的 EUS 商品配件和穿刺针,穿刺针的选择也可能影响细胞学结果。在获取样本时穿刺针的刃口发挥重要作用,例如,斜面与圆形边缘进行比较,需要的穿刺力度较小。同样,穿刺针的规格对组织样本的采集方式也有一定影响。EUS 穿刺针介于 19-G ~ 25-G[13-15]。与主观意识上认为大口径穿刺针在施行 FNA 时能取得更好的样本。相反,有时小口径的穿刺针取得的样本反而更好。

一些前瞻性研究以及 Meta 分析也试图研究各种类型的 EUS-FNA 穿刺针所获取的细胞量与诊断性能之间关系[14-18]。一些研究者认为,使用 25-G

穿刺针抽吸出来的组织与使用 22-G 穿刺针相比,前者出现细胞量少、无细胞或出现血性标本的概率较小,因此其诊断结果更好,而且被破坏的组织可能更少[14-15,19]。然而,其他研究人员并未单独指出这一发现,也没有提及 22-G 和 25-G 的穿刺针在这一诊断能力上的细微差别[13,17,20]。

FNA 采样也被越来越多地用于辅助研究。为了选择出最合适的穿刺针及穿刺次数,来获得 RNA 定量测试所需的样本,研究了从各种型号的穿刺针中获得的细胞数量进行比较。用 25-G 穿刺针对肿瘤进行了 10 次穿刺后,获得的细胞数是 32 000 个[21]。虽然大量的细胞对于某些试验(例如 RNA 提取)来说是重要的,但是我们往往认为在少于 100 个细胞的细胞涂片上获得的诊断结果也是可以接受的。研究者认为较大的穿刺针(比如 22-G 穿刺针)可用于穿刺并发症风险较小的病变,或是那些需要大量细胞才能做出分级诊断的病变。阐明潜在的分子靶点可能会影响诊断、预后或者治疗。这导致在分子诊断中小样本量组织的使用量增多，如荧光原位杂交（fluorescence in situ hybridization，FISH）分析、焦磷酸测序以及利用下代基因测序等技术生成基因图谱的新平台[22-24]。作为一种独特的技术，作者对 DiffQuik 染色涂片脱色并进行 FISH 分析以检测淋巴瘤中特殊的染色体易位，从而提高了诊断能力[25]。该方法对进行形态学测定有显著优势，然后使用相同的细胞检测特殊的染色体易位以完成诊断。

使用大号穿刺针可取得更多的细胞，但也可造成更多的并发症，两方面权衡决策；穿刺针大小的选择应取决于取材的部位和病变的类型。适合使用小口径穿刺针（如 25-G）的情况包括：患有凝血疾病、脏器中有漏出的液体或气体、组织损伤可能会增加并发症风险的器官（胰腺），以及富含血管的脏器或者病灶。小口径穿刺针可减少潜在的并发症风险，例如出血导致血液进入组织或者血液稀释、混淆细胞学标本。较小的穿刺针导致的组织损伤也小，因此可能减少术后胰腺炎风险。

弹射切割活检术和细针抽吸活检术的比较

基于很多原因，一些临床医生和病理学专家认为，于组织核心区域采样能更好地提供诊断所需的组织样本。这个理念可能来源于某种概念，这种概念认为弹射切割活检术（Needle Core Biopsy）用较少的进针次数就能获得足够的标本，这种技术不涉及标本现场评估，可以提供组织结构，并且可使用这些标本可完成辅助研究[11,26-28]。同时，弹射切割活检术（14-G ~ 19-G）作为获取组织标本的方式已经被使用很长时间了。其取材制备而成的切片非常薄，3 ~ 5 μm，当染色并且通过显微镜观察之后，可以看到完整的组织基质内细胞或者细胞组分。许多组织病理学专家非常熟悉这种基于组织评估的病理学方式。

反之，也应该注意对组织芯的分析并非总能提供足够的诊断线索。弹射切割活检术也比 FNA 造成的组织损伤更重，更具侵入性。基于这种考虑我们应当阻止医生常规使用大口径的切割活检针。事实上，对于诊断分化良好的胰腺癌行弹射切割活检术较 FNA 所取得的样本据有更大的挑战性。初步分析，EUS-FNA 技术的成功导致经皮切割活检术和 CT 引导下 FNA 术的数量急剧下降。

这种变化极大地改变了对胰腺肿瘤患者的治疗决策。

使用弹射切割活检术对病灶部位取样的失败可能归咎于病变本身的特性，因为较大的穿刺针可能会从一个比较坚硬或者有弹性的组织表面滑脱移位。此外，弹射切割活检术是一种单次进入组织取材的方式，不能多次进入组织就意味着不能较多地获取组织样本。使用较粗的穿刺针还会增加出血和并发症的风险，尽管这些风险存在概率较低。此外，当前应用于 EUS 引导下弹射切割活检术的设备限制了对某些解剖部位的探查，使得在这些部位不能成功地取材。

虽然关于胰腺的研究显示了相互矛盾的结果，但是在一项对肿大淋巴结的回顾性分析中，EUS 引导下的弹射切割活检术技术还是具有相当的优势。弹射切割活检术不仅用于确诊淋巴瘤，同时也能显示特征化细胞的结构，特别是在滤泡中心细胞淋巴瘤上这一点格外重要。在那些流式细胞仪检测结果可能为假阴性病例中（例如大 B 淋巴瘤），弹射切割活检术更有用处[25]。EUS 引导的弹射切割活检术也可能对不易诊断的霍奇金淋巴瘤有所帮助，这种淋巴瘤的细胞形态是多种多样的，而且常常难以识别。

不论应用弹射切割活检术，还是应用 FNA，在两者中做出选择应取决于以下因素：可选用的设备和人员、病理学专家和工作人员的经验和专业知识、内镜操作者的偏好等。每种类型的活检都有优点和缺点，必须考虑病灶或患者的个体情况。总体而言，FNA 被认为是更敏感的诊断方法，可作为组织芯活检和细胞块活检的补充手段。

是否应用抽吸技术

对于许多细针活检来说，施加负压抽吸是为了试图增加获取细胞的数量。这也是细针抽吸这一术语的由来，它常常更普遍地用于细针活检中。抽吸的目的不是将组织吸入穿刺针，而是要在靠近针尖的组织上挖一个洞。应该在撤针前停止抽吸。

另有一种技术，不用通过抽吸来获得细胞。针尖直接穿过组织进行直接穿刺或利用毛细管作用，针芯管腔内就可充满细胞。一项研究[29]对 670 例患者进行了表面或者深层病灶的细针活检采样，采样过程不使用抽吸方式，研究表明在超过

90% 的情况下不采用抽吸是可以得到诊断材料的，特别是 EUS-FNA。Wallace 等 [30] 的一项研究发现，EUS-FNA 对淋巴结取样是否采用抽吸取材在总体诊断率方面无差异，但这些研究者指出使用抽吸方法将会有多余的血液标本被吸入。另一项研究表明，在 EUS-FNA 采样过程中，研究人员将使用抽吸和不使用抽吸进行比较，前者极大增加了需要准备涂片的数量（使用抽吸需要 17.8±7.1 张，$P < 0.0001$）[31]。

一般情况下，对穿刺针进行加压抽吸可以增加获得的细胞量，但也会潜在地增加人为污染因素和血液量，在血管丰富的器官及病变中更甚。但是抽吸方法还是常用的，因为权衡利弊之后认为增加细胞数量的标本还是更好一些。一些医师首先尝试 3 次没有抽吸的穿刺获取标本，如果获得的细胞数量过少，就再进行进一步有抽吸的穿刺以获取更多的标本 [32]。

若抽吸到大量血液污染组织时，标本凝块虽然不是那么理想但仍然可以使用，这种情况下就需要用小的手术刀刀尖或针尖去轻轻地捞取血凝块或者碎片以作补救。从载玻片上捞取的组织碎片放到福尔马林固定液里，为接下来的细胞固定做准备。为了分散细胞而用力涂抹凝块可能会引起严重的人为破碎，可出现细胞着色的不间断。

穿刺次数

只要针尖定位于病灶部位，一次穿刺通常包括 10 次或以上的往复运动。获得足够用于诊断的组织标本所需的穿刺次数取决于多种因素，包括超声内镜医师的经验、病变部位、病变类型、病变的细胞结构及并发症风险等。许多研究者认为，经过一定数量的穿刺，更多地操作会造成组织细胞量获取呈现递减状态。

我们在一项超过 204 例病例的早期调查分析中发现，90% 以上的病例在 5 次穿刺后即可获得诊断所需的细胞量。在这项研究中还发现，在淋巴结穿刺中出现细胞数递减情况较在胰腺穿刺中的早。对于病灶 ≤ 25mm 胰腺实性病变，较少的穿刺次数即可获得足以确立诊断的细胞量 [33]；这项研究还表明，对淋巴结经过 5 次穿刺后，获取更多的样本量对于诊断并无更多益处。研究证实对于淋巴结，平均只需 3 次穿刺即可获得确诊所需细胞量。LeBlanc 等 [34] 研究表明，对胰腺病灶

需要至少 7 次穿刺，其诊断敏感性及特异性分别为 83% 和 100%；而对淋巴结进行 5 次穿刺抽吸，诊断敏感性即可达 77%，诊断特异性达 100%。近年来，随着穿刺技术及对其理解度的不断提高，减少穿刺次数即可获得足够用于确诊的细胞量。

实时成像引导下穿刺活检，特别是 EUS 引导下的组织活检术有一个众所周知的优势，就是能直接将针尖指向靶向病灶进行穿刺。对活检部位准确定位会直接影响获取的细胞量。对肿瘤中心坏死部位进行活检是无法得到阳性结果的，而对肿瘤边缘进行穿刺可能获取活性的肿瘤细胞。相反，对胰腺癌边缘进行穿刺活检，其病理结果可能只显示慢性胰腺炎，这是胰腺周围组织中常见的活性改变。

因此，视解剖部位的情况选择穿刺的靶点至关重要。对于肿瘤淋巴转移患者，其淋巴结被膜下淋巴窦内的组织学特异性表达更明显，但是从 EUS-FNA 对淋巴结穿刺的评估来看，在淋巴结边缘进行穿刺抽吸并不能提高诊断的准确性。尽管如此，由于 EUS 能够直视病灶部位可以避免对坏死区域的穿刺，同时，正如我们下文将讨论的那样，如果第一次穿刺所取的是坏死组织，对该标本的现场评估可以为下一个部位的继续穿刺提供指导意见。

FNA 技术的主要优点是可以通过在不同方向上操纵穿刺针进行往复运动以对病变进行多点采样。小角度移动针头可以形成一个扇形采样区域，这样就可以使得每次操作都能在新病灶区域采到标本。正如第 21 章所介绍过的扇面穿刺技术那术，相较于标准多通路穿刺技术，前者能够有效减少穿刺次数且提高诊断率 [35]。在同一个方向沿同一个进针通道进行重复进针穿刺，可能导致穿刺到更多的血液及随血液充盈到这一局域的液体污染组织标本。

实时细胞学评估

能够从 FNA 中确保获取足够样本量的方法之一是进行实时细胞学评估（Immediate Cytologic Evaluation，ICE）（视频 23-1）。ICE 的目的是对样本量及涂片质量提供一个实时反馈，减少非确诊或不典型活检量，并最大限度地提高操作效率。我们以及其他研究人员已研究证实，ICE 会得到高度可靠的初步诊断且有助于为辅助检查进行的

视频 23-1　现场处理 EUS-FNA 标本操作演示录像

样本分类[36]。其他调查研究证实发现，当细胞病理学专家在内镜室做 ICE 指导时，标本样本量合格率超过 90%[33]。当细胞病理学专家不在内镜室做 ICE 指导时，标本合格率就会下降[37]。在上述两种条件下，由同一内镜医师进行 EUS-FNA 操作，将在操作过程中有病理学专家指导和没有病理学专家指导两种情况进行直接比较，研究表明 ICE 更能明确诊断且更能保证标本质量[37]。大多数 EUS 假阴性结果都是由于标本采样不足所造成的，这可能需要第二次操作。事实证明，最有效减少抽样误差的方法就是进行 ICE。

　　一项回顾性研究解释了对胰腺取样时由 CT 引导下 FNA 发展至 EUS 引导下 FNA 所发生的变化。细胞病理学专家如今可以在内镜操作室提供 ICE，而 CT 引导下的取样则不能提供此服务。结果表明，EUS-FNA 能够提供更明确的诊断，减少了不满意或模棱两可的诊断。研究者还能够采集到更多的样本量进行辅助研究。其他研究机构也有相似的研究结果，超过 90% 的 EUS-FNA 能够提供更充足的样本量且减少了模棱两可的诊断。当进行 ICE 操作时，晾干的切片在内镜操作间或旁边的房间进行染色，并立刻由病理学专家进行检验，这样可以反馈给内镜医师关于穿刺所取的样本是否充足。如果已经取得诊断所需的样本量，则不需要继续穿刺，操作就可以终止。如果根据涂片不能做出病理诊断，那么就需要继续进行穿刺。如果涂片上没有细胞或者只有坏死组织，就需要对穿刺针进行重新定位，重复这一流程，直到获取足够用于诊断的样本量为止。

　　除了极大减少了为获得足够用于诊断的样本量所需的穿刺次数外，ICE 的另一个优点就是可以为专门的研究进行样本选择。这样做可以为辅助检查采集样本，例如淋巴瘤检查或当初始涂片检查显示为肿瘤时可能需要免疫组化检查、原位杂交进行分类需要的细胞块，或其他对患者更好的

治疗研究。因此，进行额外的直接穿刺，可以帮助获得足够的细胞块。

　　虽然 ICE 能明显提高诊断率，但其具体做法在世界各地也多有不同。ICE 的使用受实验室和消化病房的位置、人员和成本等问题的影响。阻碍病理学专家参与 EUS-FNA 的原因可能是缺少时间以及针对他们所花费时间所给予的报酬感到不足。

　　遗憾的是缺少进行此项检查的意愿并没有使美国政府改变关于报销的传统立场，即将报销率的提高变为禁止更多的花销。各个国家的区域和医疗机构都不相同，他们需要各自找到具有成本效率的策略来为自己的患者提供最优的卫生保健。

　　为了将缺乏 ICE 的影响降到最低，不同的研究者调查了其他替代措施，其成功率不尽相同。这些替代措施包括：通过目测评估细胞量、由超声内镜医师进行涂片并初步评估、使用跟随高级病理医生的高年资细胞学技师或高级学员[38-39]。在这种情况下，为了充分评估，远程可视细胞学会诊也在调查之列[40-42]。

　　无论是否应用 ICE，充足的样本量是诊断的基础。针尖必须定位于病灶部位，取材技术应当以获得评估所需的足够的样本量为目的进行不断改进，涂片必须是没有破碎、不干燥、无污染、无其他人为干扰、无混入血液、无炎症或无坏死组织。

与改进细胞标本制备相关的因素

　　对 EUS 引导下的活检取材进行标本制备的方法多样，且各有其优缺点。一些制备工作是相辅相成的，同一活检样本往往使用 2 ~ 3 种方法进行标本制备。下面将分别讲述空气干燥且乙醇固定的涂片制备、细胞块制备和为了强调各种细胞特征所使用的染色方法。

细胞涂片与细胞块

　　对细针穿刺活检获取的细胞进行细胞涂片的病理标本制备是一种标准方法。正如制备血液涂片那样，活检取材被分散或者涂抹到载玻片上，染色，然后就可以看到单个的细胞。对于 EUS-FNA 来说，当穿刺针从内镜中拔出后，将针尖放在被标记的载玻片靠近磨砂的一端，缓慢地将针芯推入针管内，将一小滴团块涂抹在载玻片上。

如果组织滴落距离过远、喷洒或者喷溅到载玻片的一端可能会引起标本干燥或者带来不必要的人为误差。第二张玻片，将组织滴进行涂片，是为了将组织变成单层的。这个技术需要练习。涂片过厚时，细胞就会相互覆盖或被背景细胞覆盖。如果涂片过程施压过大，则会发生细胞微体系结构被破坏或细胞自身裂解，不完美的涂片制备会降低诊断质量。

与涂片不同，细胞块是另一种制备方法。这种方法是将细胞放置到液体介质或固定剂中，运送到实验室，再制成团块，福尔马林固定，石蜡包埋，并选择标准的苏木精-伊红（hematoxylin and eosin，H&E）染色。这种常规的福尔马林固定和石蜡包埋的方式不能最有效地维护正常的细胞学详细结构。细胞块通常使用从穿刺针冲洗出的残留物制作而成。如果在操作临近结束时，进行一次额外的定向穿刺，那么细胞块作为诊断类似物的价值就可以得到提高。强烈推荐这种技术，特别是对于可能需要特殊染色的病变。

空气干燥或乙醇固定的涂片

通常，FNA 取材获得的涂片既可以用空气干燥也可以用乙醇固定。空气干燥的涂片要迅速染色（用改良的 Romanowsky，如 Diff-Quik）。典型案例便是 ICE 对这种方法的使用。一些机构使用 H&E 染色或者快速的巴氏（Papanicolaou，Pap）染色来进行 ICE。

快速染色，空气干燥涂片的制备凸显细胞内物质和细胞间质。乙醇固定导致细胞萎缩，聚拢，但保留了细胞核的功能特征，后续将会进行巴氏染色或 H&E 染色。巴氏染色突出强调细胞核细节和染色质质量，并能够清晰显示鳞状细胞的角质化。在巴氏染色切片中细胞质显得更加透明。做巴氏染色的切片可以通过浸泡或喷涂乙醇固定。巴氏染色液和 Diff-Quik 染色液对显示细胞形态是互补的，当同时用乙醇固定和空气干燥涂片制备来自 FNA 的组织标本时，可以呈现最优化的细胞细节。

转移培养基和液基准备

为了后续的准备，通常把标本收集到转移培养基中。有许多介质可供选择，但 Hank 平衡盐溶液最佳。这种介质可以用来制备细胞离心涂片和细胞块。如果后面需要观察淋巴结情况，这种介质也可以用于流式细胞仪分析。如果考虑对淋巴瘤进行全面评估，许多机构也把样本保存在 RPMI1640 里。收集这种介质不仅用于细胞遗传学分析，还用于基因重排研究。

基于液体的细胞学正在成为研究热点。目前，有两种方法已通过美国食品药品管理局（the Food and Drug Administration，FDA）批准：ThinPrep（Cytyc Co，Marlborough，MA）和 SurePath（TriPath Inc，Burlington，NC）。这两种方法之间有着细微的差别，但是都具有可以提供单层分散细胞的优势，可以清除黏液和血液，符合没有任何人为干扰的细胞制备，正如涂片准备工作中提到的那样。

但是，这些技术不仅增加了制备的成本，还不能用于 ICE。而且这种制备可能导致细胞分解（使细胞缺失骨架），并改变一些细胞学的细节，这些都增加了阅片难度。有些固定剂里含有甲醇，甲醇是一种促凝固的固定剂（并非导致蛋白质交联的固定剂，如福尔马林），对将要进行免疫组化分析的标本可作为次选方案。基于液体的细胞学的费用高于直接涂片。然而，当不考虑 ICE 时，基于液体的细胞学不失为一种可选方式。从胰腺获取的样本用基于液体的培养基进行细胞学制备后可显示更小的细胞簇，与空气干燥涂片检查相比可显示更小的细胞和更好的细胞核特性，更利于减少和清除黏液。此外，这些样本不能在稍后的时间用来进行流式细胞仪分析。在转移培养基的选择和准备中应考虑到这些因素。优化的 EUS-FNA 流程细节见表 23-3。

细胞学诠释

取材从针尖涂至载玻片或者从滴入固定液开始，对活检的评估就开始了。组织吸出并被涂片后即可分辨出明显颗粒状物质的才是适合诊断的取材，否则该材料应被放弃。相反，细胞过少或者仅是血涂片，可观察到材料稀疏且光泽柔和。当材料放置在固定液中时，常常呈现可辨识的颗粒状物质或者云雾状物质。黏液、脓液和坏死物质也可从外观上初步分辨出来。

取材充足

在显微镜下观察时，应首先评价涂片的细胞数量是否充足。对于抽吸物来说，必须排除人为

表 23-3

最优化的 EUS-FNA 的规范技术

阶段	描述
准备	在手术计划时，要安排细胞学技术人员和病理专家在场。应当在操作开始时，要和病理专家讨论临床发现、术前其他影像学检查所发现的病灶部位或其他细节。采用静脉注射哌替啶和咪达唑仑的方式保持患者清醒镇痛。
针头准备	将针芯从 22-G 的 EUS-FNA 穿刺针中完全拔出，针头用肝素冲洗。之后注入空气排出额外的肝素。重新放置针芯，穿刺针就准备好了。如果必要的话，针头在每次穿刺之间手工校直。
环扫 EUS	首先使用环扫 EUS 检查以明确解剖位置，标注病灶部位。
线阵 EUS-FNA	环扫 EUS 被线阵 EUS 替代进行检查。该内镜能更明确地显示已经被环扫 EUS 识别出的病灶深度。如果病灶可视，并且如果中间有血管结构则考虑使用彩色多普勒。EUS-FNA 穿刺针插入活检孔道，并稍微超出镜头至胃肠腔内，在此基础上，针芯可以回撤将近 1 cm。针芯留置在穿刺针内以防止正常组织被吸入穿刺针内，当到达所需穿刺组织后完全撤出针芯，接入负压吸引的注射器，并开始抽吸取材。在病灶区域，穿刺针刺入靶组织的不同部位（"扇形"区域）以提高取材质量。穿刺并往复活动 20 次之后，停止抽吸，针头退回到导管内，在拔出全套装置。
制作取材涂片	细胞学技师仔细地手持导管的末端将其放到贴好标签的载玻片上。内镜技师将针头从导管内退出将近 1 cm。然后将针芯缓慢插回针头里。使取材样本从针尖释放出来。细胞学技师可以将取材放到载玻片或者放到培养基内。最后，用几毫升的生理盐水冲洗穿刺针，注入空气，使得其余的取材物被注入液态基质中。
细胞学材料的制备和染色	根据取材的数量来制备载玻片。用清洁的玻片尽可能快地将在载玻片上的取材推开。一半的载玻片使用空气干燥，其余的立即用 95% 乙醇浸泡以备之后的巴氏染色。空气干燥的涂片用快速染色剂进行形态学染色后立即交给病理学专家评估。然后，还需再将其插入到培养介质中（比如 Hank 平衡盐溶液），送到实验室，细胞团块的制备就完成了。细胞悬浮状态的材料经离心制成颗粒，并添加凝血酶。使颗粒再次悬浮，清除产生的血凝块，用擦镜纸包起来，放到组织盒内，用福尔马林固定，然后常规石蜡包埋，H&E 染色或者免疫组化染色。如果有指示，需要流式细胞计数免疫表型或其他研究，取材可以从培养基中取出用来制备细胞块。乙醇固定的载玻片则用标准巴氏染色法染色。
即刻细胞学评估	病理学家、高年资学员或有经验的细胞学技师在现场进行涂片、空气干燥和 Diff-Quik 染色剂染色，并即刻评价样本量是否足够。根据这份报告，内镜医师可能选择继续使用原位置或者改变针头位置以便取得更多的组织。即刻细胞学评估也能帮助分拣标本或者指导为了特殊研究进行更多的穿刺。

技术干扰并且应当包含足够的细胞量。通常靠细胞结构整体评价来判断细胞数量是否充足，但是应用于 FNA 方面可能会产生误导效果，因为细胞数量和损伤部位相关。例如，抽吸神经内分泌腺瘤常常会表现出质量比较好的细胞学涂片，然而胃肠道间质瘤（gastrointestinal stromal tumor, GIST）的抽吸物可能含有的细胞数非常少，但是这二者都能够确立诊断。

对于有诊断意义的非妇科细胞学标本，用来解释临床情况或者靶点病灶时，一个样本就足够了。穿刺抽吸针必须确定取材部位是靶病灶，并且病理学家必须有能力解读这个涂片。"三重测试"概念也同样适用于 EUS-FNA，即临床、影像和 FNA 对病灶良恶性判断时应当三者相符。一些病灶部位有特征性的形态学表现，因此对于这种肿瘤不需要涉及细胞数目的评估。

涂片的诊断性评价

细胞学技师或病理学专家无论在现场还是在实验室内开始进行涂片评价，都要先评估涂片上的细胞类型、细胞排列和细胞特征。细胞学诊断的核心是单个细胞的细胞核和细胞质的外观特点；

这些显然和取材的靶病灶相关。无法单凭某个特征就确立恶性肿瘤的诊断，而是需要将细胞类型、细胞微架构、细胞核和细胞质的特点相结合才能确定诊断。了解常见的病理诊断和取样区域内正常组织特征是有很有用的。（表23-4和图23-1）

正如组织切片中显示的那样，良性组织的细胞学涂片是有序的、美观的。良性抽吸物的表象和成分在正常组织内的多种细胞群体中都有呈现。上皮细胞是圆形或椭圆形，细胞质丰富，有黏合性。良性上皮细胞有分化的迹象。成熟的鳞状细胞会有角蛋白，它们的细胞核逐渐变小和变暗（固缩）。从食管脱落的良性浅表性鳞状细胞是大的、多面体形的，并且有一个小的、均匀深染的、被描述为"墨点"的细胞核（图23-2）。依据角质堆积的程度，细胞质呈现橙色、粉色至蓝色。良性的成熟鳞状上皮细胞一般单独出现，除非它们来自较深的上皮细胞层。在这种情况下，它们可能会表现为细胞质角质含量较少的一大群细胞成簇出现。来自胃（图23-3）、肠、胰腺的良性腺泡上皮也根据器官不同的特点呈现出分化好的细胞有序排列。在涂片上，十二指肠上皮细胞由柱状细胞一层层折叠或者围绕而成，在吸收细胞的

表 23-4

一些特殊部位的常见 EUS 细胞学诊断

位置	细胞学诊断
肺	腺癌，鳞状细胞癌，小细胞癌，肉芽肿或感染
食管	鳞状细胞癌，腺癌，颗粒细胞瘤，平滑肌瘤或其他梭形细胞肿瘤（GIST 或神经纤维瘤）
胃	癌，类癌，GIST，MALT 淋巴瘤
胰腺	导管腺癌，慢性胰腺炎，自身免疫性胰腺炎，胰腺内分泌肿瘤，转移癌，导管内乳头状黏液瘤，黏液囊腺瘤，实性假乳头肿瘤
直肠及其周围淋巴结	转移性腺癌或鳞癌，GIST
肝	转移癌，黑色素瘤，肉瘤，淋巴瘤，原发性肝癌

GIST，胃肠道间质瘤；MALT，黏膜相关淋巴样组织

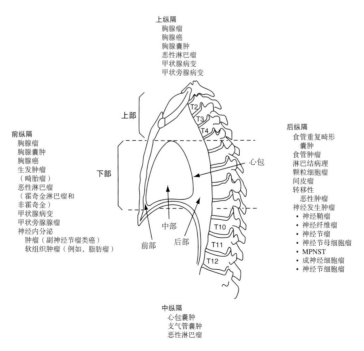

图 23-1 常见的纵隔病变。MPNST，恶性外周神经鞘瘤

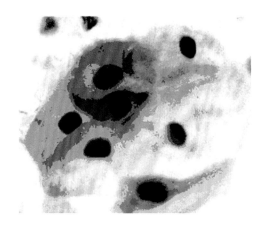

图 23-2　食管鳞状黏膜层取样显示多角形细胞，有丰富的细胞质和浓染细胞核。从角化情况可以判断为成熟鳞状细胞

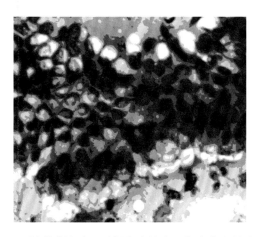

图 23-3　胃黏膜涂片显示紧密连接在一起或有少量重叠的小凹细胞团块。细胞核排列在基底部的柱状细胞。部分细胞可看到圆形规则的核膜和不太清晰的细胞核（快速染色剂染色，放大 20 倍）

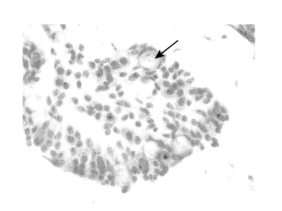

图 23-4　涂片显示一个紧密连接的二维上皮细胞团块，呈现蜂窝状排列。可见散在的杯状细胞（箭头所示），与十二指肠表面黏膜细胞形态一致（巴氏染色，放大 40 倍）

空白区域内出现散在的杯形细胞（图 23-4）。腺细胞极化，在每个上皮层细胞内的细胞核出现在细胞的一端。细胞质中充满黏蛋白液滴（杯状细胞），更小、更细碎的液泡；或其他诸如酶原颗粒的分泌物。典型的良性柱状上皮是呈蜂窝状排列的，改变显微镜的聚焦水平可以看到细胞质顶点的六边形边界和蜂窝层基底部位极化有序的细胞核。相比之下，良性基质细胞或间充质细胞常有一个拉长核，通常含有丰富的细胞质。在良性组织的涂片上，偶尔可以看到小血管结构。

来自正常组织抽吸物中的细胞和它们在器官中的混合情况是相符合的。例如，良性的胰腺组织多数是由腺泡组成的，伴有相对较少的导管结构（见图 23-5），并且在 FNA 涂片上常常呈现出小岛样结构。良性的应激性淋巴结（图 23-6）包含多种形态的细胞类型，有大大小小的淋巴细胞、巨噬细胞，并且有时可辨认生发中心；相反，恶性淋巴结常常是单一形态的。良性组织内在细胞排列表现为有序性，而恶性细胞往往不同于正常组织形态并且在结构排列上表现为无序性。

正常的表皮细胞呈现出凝聚特性，相反恶性表皮细胞呈现松散聚集或独个细胞状态。细胞黏着障碍的分级是相对而言的，可作为一条反映恶性程度的重要评价标准。与上皮细胞不同，一些

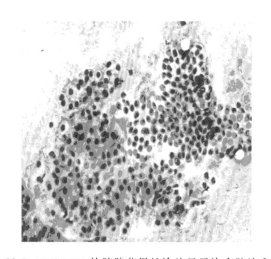

图 23-5　EUS-FNA 从胰腺获得的涂片显示许多腺泡和导管细胞。腺泡细胞呈现为中等颗粒状双染的细胞质，细胞核居中，并且有一个圆形规则的核膜。涂片也显示了导管上皮细胞。显示为一组平面聚集的蜂窝状导管上皮细胞。这些细胞呈现出清楚的，边界清晰的细胞质（Diff-Quik 染色，放大 20 倍）

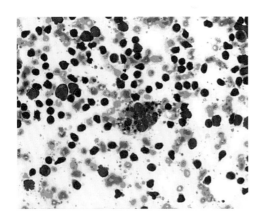

图 23-6　EUS-FNA 取自一个反应性纵隔淋巴结样本显示了多个不同大小的淋巴结。还可以观察到可染色的巨噬细胞（Diff-Quik 染色，放大了 20 倍）

组织类型的正常状态及表现为黏着障碍。我们注意到从非肿瘤组织和黑色素瘤中获取的 FNA 标本常常是独个细胞，而实体瘤表现为黏着的细胞集群和许多独个细胞。如果涂片技术不佳，可能人为因素出现分散的上皮细胞，且因此过度估计细胞黏着障碍。

恶性细胞的排列丧失了正常的极性，表现为混乱状态。在柱状上皮病灶内极性的丧失是一个特殊的诊断要点。一个重要的例子是 EUS-FNA 对黏液性肿瘤的异型性和恶性程度的诊断。涂片需要使用低倍显微镜进行评估的方面包括：细胞类型、整体组织结构、黏附性、细胞核和细胞质的细节，通过以上方面判断细胞是良性还是恶性。特殊的细胞核特征可提示为恶性，但是细胞的分化程度是由细胞质特征和细胞质内显微结构决定的。

特殊部位 EUS-FNA

以下部分我们将讨论 EUS-FNA 在各种器官系统中的应用以及在诊断解释方面的相关误区。

胰腺

在扫查胰腺肿瘤、确定分级、判定浸润深度方面，EUS 本身就是个很好的诊断工具。据报道，对于可切除和不可切除的胰腺肿瘤来说，FNA 和冰冻切片的诊断一样准确，且侵入性更小，更快捷，性价比更高。调查也显示 EUS-FNA 在获得准确的术前诊断方面比经皮穿刺活检要优越。对胰腺病灶进行 EUS-FNA，目的是为了对临床可

疑的恶性肿瘤作出最初的诊断，从而避免为了获得诊断而进行外科手术取材，并在施行外科根治切除术或辅助化疗前确定组织学诊断。因此，这种方法作为获得组织诊断的首选技术，其应用价值已得到美国国家综合癌症网（the National Comprehensive Cancer Network）的认可。

全球性诊断方法

以 FNA 取材为基础的形态学诊断，可作为胰腺疾病诊断流程中的关键步骤，根据这项检查所得到的结果来判断是否进行附加的辅助性研究，以满足诊断需要（图 23-7）。参与治疗的临床医生最希望从一个细胞学专家那里知道病灶是良性的还是恶性的。这种诊断和相关的鉴别诊断常常取决于病灶的影像学特征（胰腺病灶是实性还是囊性）。

表 23-5 展示了胰腺实性病灶鉴别诊断的相关内容。在高龄患者中发现实性胰腺肿块，最主要的鉴别诊断仍然是胰腺癌和慢性胰腺炎。

胰腺癌和慢性胰腺炎

当细胞学特征明显时，可比较容易区分慢性胰腺炎和胰腺癌。对分化良好的胰腺癌进行穿刺活检，让病理学专家将二者区分开才具有挑战性。胰腺癌的诊断标准包括以下内容：细胞增多，单一类型的细胞占优势，三维结构的细胞团（重叠细胞），蜂窝样外观（图 23-8）；单个细胞多形性表现（图 23-9），大细胞核的高细胞（墓碑样细胞），核浆比例（N/C）增大的细胞，核膜不规则，粗大成簇的染色质，巨大的核仁以及异常的有丝分裂。在肿瘤相关坏死区域背景下发育不良的腺体是另一个原位癌诊断特征而不是反应性导管上皮增生的特征[43]。癌还有以下肿瘤特性：分泌黏蛋白、偶见伴随黏蛋白的印戒细胞、空泡、异型细胞和鳞状细胞。胰腺癌的细胞学特征还包括不同的病理亚型，包括腺鳞癌中的角蛋白和巨细胞肿瘤中的巨细胞。相反，反应性导管上皮增生显示许多紧密结合在一个平面的导管细胞，即使有细胞重叠，也是很小的重叠。反应性细胞显示为中等量细胞质，边界清楚，细胞核伴有圆形规则的核膜，核仁不明显。然而在某些情况下，可能有显著的细胞核增大，可能有更多的单个细胞和偶见的细胞学异常。慢性胰腺炎也可能具有致密

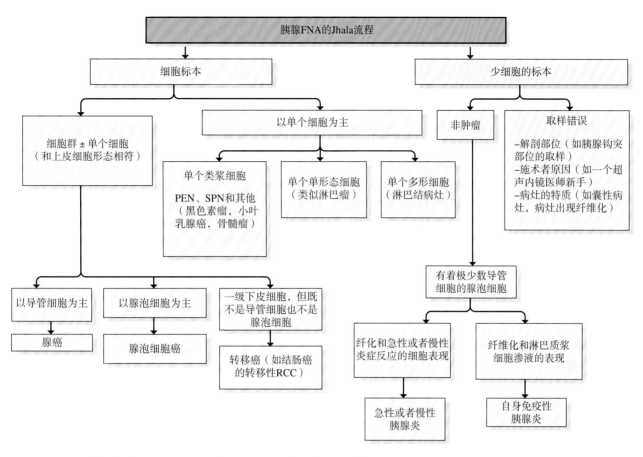

图 23-7　对于来自胰腺的 FNA 进行形态学基础上的实际推导性质的方法。PEN，胰腺内分泌肿瘤；RCC，肾细胞癌；SPN，实质假乳头状肿瘤

表 23-5

常见的实质性胰腺病灶的鉴别诊断

良性	恶性
慢性胰腺炎	胰腺癌
自身免疫性胰腺炎	腺泡细胞癌
胰腺内分泌肿瘤	胰腺内分泌肿瘤（分化良好的内分泌癌）
急性胰腺炎	转移癌
感染	非霍奇金淋巴瘤

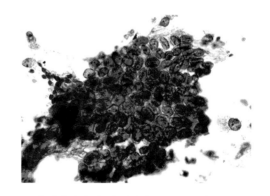

图 23.8　从分化良好的胰腺腺癌上取得的涂片显示一个紧凑的上皮细胞群体。细胞显示出轻度重叠，并且伴有细胞极性的缺失。核染色质粗大结块，核膜不规则，清晰的核仁（巴氏染色，放大 20 倍）

的纤维结缔组织和一些慢性炎症细胞（图 23-10）。

　　误区　当评估胰腺恶性腺瘤标本的时候，相比于单种细胞为主的细胞群，多种形态细胞要引起重视。EUS-FNA 取材的时候可以通过胃肠道途径接近胰腺占位。使用 EUS 接近胰腺病灶的方法根据局部解剖的部位不同而有所不同。另外，和经皮 FNA 一样，EUS-FNA 穿刺针在到达靶病灶之前要先刺穿以慢性胰腺炎为背景的组织。这样在涂片上存在额外的细胞，并且可能产生多形态细胞的错误印象。内镜医师采用穿刺胰腺不同部位病变的方法可能会观察到由细胞病理学专家在表 23-6 中所列出的细胞表现。

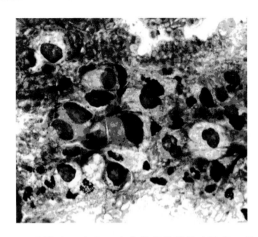

图 23-9 胰腺癌。来自一个分化差的胰腺癌涂片，涂片显示许多单个的明显不典型增生的细胞，不典型增生包括增大的细胞核、显著不规则的核膜和背景中所显示的细胞凋亡（巴氏染色，放大 40 倍）

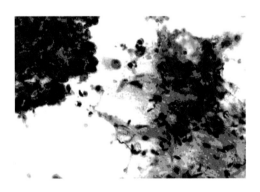

图 23-10 慢性胰腺炎涂片。涂片中可以看到紧密黏附的反应性导管细胞，少量炎症细胞，密集的纤维结缔组织（巴氏染色，放大 40 倍）

表 23-6

经消化腔内获取胰腺或胃肠道黏膜细胞

EUS 方法	胰腺病灶	污染样本的胃肠道黏膜细胞
经胃	胰腺体尾部，偶见钩突	小凹细胞，壁细胞，主细胞，平滑肌细胞
经十二指肠	胰头和钩突部	绒毛，Bruner 腺体和平滑肌

细胞结构增多是鉴别分化良好的腺癌和慢性胰腺炎的一个标准。取材的细胞构成受多种因素影响，包括操作者的技术和肿瘤的解剖部位。训练有素的操作者经常能通过 EUS-FNA 获得优质的细胞学标本。一些通过 EUS-FNA 获得优质标本的

技巧包括探头靠近病灶，使病灶扫查更清晰可见。在鉴别慢性胰腺炎和分化良好的腺癌时，如果将细胞结构作为诊断标准，特别是当样品通过 EUS-FNA 取材时，判断要慎重。

假阴性诊断的原因 假阴性诊断可能由技术困难、取材误差或阅片错误造成的。对于一个细胞病理学专家来说，在较少细胞标本的基础上完成诊断是假阴性诊断的常见原因。取材误差可能是由于从技术上来讲穿刺到肿瘤部位有困难导致的，比如肿瘤位于胰腺钩突位置，也可能是胰腺癌导致周围组织粘连，造成了取材不充分或者得出非结论性的诊断（不典型或者诊断为可疑恶性），无论上述那种情况都需要进一步研究或者重复的 FNA。

阅片方面造成假阴性诊断的原因包括：肿瘤混有其他细胞形态、与少数肿瘤细胞同时出现的慢性胰腺炎的细胞。作出胰腺高分化腺癌的诊断同样具有挑战性，因为其形态学变化是很微妙的。在这种情况下，使用生物标志物可进一步帮助鉴别反应性导管上皮细胞和癌细胞。这种标记列表在不断增加。调查证明，若可疑细胞中缺乏 SMAD4 和凝聚素则支持癌症的诊断。此外，间皮、p53 和 MUC4 在可疑细胞的表达上也可进一步帮助确定癌的诊断[44]。在这不断扩大的领域里，其他指标（例如 S1OOP、XIAP、成束蛋白及多探针 FISH）也同样在研究[45-47]。在作者的分析中，当使用 4 个 FISH 探头时，常常可以发现异常。这个发现作为辅助样本有限的胰腺癌形态学诊断前景广阔。

假阳性诊断的原因 慢性胰腺炎和自身免疫性胰腺炎诊断为恶性肿瘤是假阳性诊断的常见原因。慢性胰腺炎的细胞可能和恶性肿瘤细胞学特征类似，这些细胞是一些偶见的非典型细胞，包括：细胞增大，伴随退行性空泡的细胞核扩大，单细胞，偶见有丝分裂。慢性胰腺炎可能也有坏死区域的特征，特别是在那些有早期假囊泡发生者。

自身免疫性胰腺炎的抽吸物常显示出明显的基质反应，伴随浸入的上皮细胞小型族群。这些细胞可能表现为反应性非典型病变的特征。然而，如果患者有自身免疫性疾病、特征性 EUS 影像：相关的淋巴细胞质浸润，就应当考虑自身免疫性胰腺炎。有疑问时，血清或者组织免疫球蛋白 IgG$_4$ 的检测可能在诊断中会提供进一步的帮助。

当比较总 IgG$_4$ 水平时，如果发现 IgG 水平升高，其信息价值则更高。

许多早期胰腺癌细胞学特征和许多其他可以转移到胰腺的腺癌细胞学特征是相似的。因此，向超声内镜专家提供既往是否有恶性肿瘤疾病史的临床信息是非常重要的。在 EUS-FNA 标本获得之后，也可能发现既往就有恶性肿瘤的病史。在某些病例，找到原发病灶是很重要的，一些免疫组化染色能可靠地提供原发肿瘤的部位。因此，一些调查者认为应在必要情况下再做一个细致的穿刺来获取细胞块以便进行免疫组化染色。

胰腺神经内分泌肿瘤

胰腺神经内分泌肿瘤（Pancreatic neuroendocrine tumor，PNET）出现在胰体或尾部比较多见。通常表现为边界清楚的实性病变，而很少表现为囊性病变。这些肿瘤的细胞学特征包括涂片上细胞数量中高度增多[48]。这些涂片主要为单细胞伴随偶尔出现的结构松散的细胞群，同时也能看到玫瑰花结形成（图 23-11A）[49]。肿瘤细胞类似于没有核周 huff 小体的浆细胞，细胞质内常可看到神经内分泌颗粒（图 21-11B）[50]。细胞核呈圆形、规则的核膜，虽然表现异常但是通常不会看到明显的核仁。细胞液可表现出异常的核增生。细胞学特征常常不能帮助区分良恶性肿瘤。然而，如果有越来越明显的增殖行为和细胞凋亡，就要考虑到恶性病灶的可能。

主要鉴别诊断

胰腺实性假乳头状瘤　此肿瘤常在年轻女性的胰体胰尾部发生。一个多中心调查显示，EUS-FNA 取材更易于将胰腺实性乳头状瘤（solid pseudopapillary neoplasms，SPN）诊断为 PEN[51]。在最近的研究中，Hooper 等指出，当超声内镜医师取得的样本足够时，医师会犯的一个重要错误就是对肿瘤的错误分类，其中最多的就是 SPN[52]。一些可能会导致错误分类的因素是由于 PNET 与 SPN 有着相同的形态学特点，包括中等量细胞、较低的核浆比和类浆细胞。如果有以下特征则建议诊断为 SPN，而非 PEN，这些特征包括：假的乳头样细胞群，细胞质透明小球，着色矩阵物质，以及咖啡豆样表现的细胞核（图 23-12）。研究者指出，SPN 经常表现有大的细胞质液泡。这些大型细胞质液泡可作为鉴别 SPN 和 PEN 的一个有价值的线索[50]。现在，这一观点已被其他研究员证实。然而细胞特征并不总是那么可靠，在某些病例中，常常需要用免疫细胞组织化学技术染色来描述 SPN 的免疫表型[53]。嗜铬粒蛋白、突触小泡蛋白和 CD56 染色可支持 PEN 的诊断。少数情况下，对 SPN 也可进行嗜铬粒蛋白染色。大多数 SPN 可行 CD56 染色，且约 1/3 病例行突触小泡染色。我们已经证明 FNA 样本十分受细胞数量的限制；因而行嗜铬粒蛋白、CD10 和上皮钙黏素和（或）β- 联蛋白染色对于鉴别 SPN 和 PNET 是可靠的[54]。其他类似于 PNET 的肿瘤（如腺泡细胞

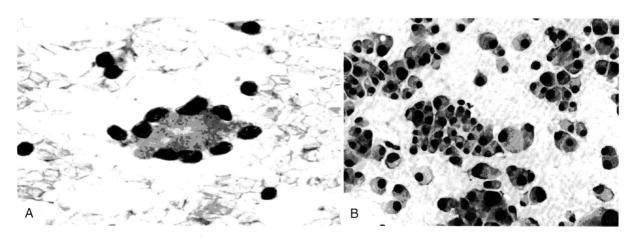

图 23-11　胰腺内分泌肿瘤。A，从胰腺内分泌肿瘤中取得的涂片细胞结构中度松散，常见玫瑰花结形成，以及许多细胞核偏心分布的单个细胞（巴氏染色，放大 40 倍）。B，细胞核内染色质弥散，核仁不明显，含有粗大的神经内分泌颗粒（Diff-Quik 染色，放大 20 倍）

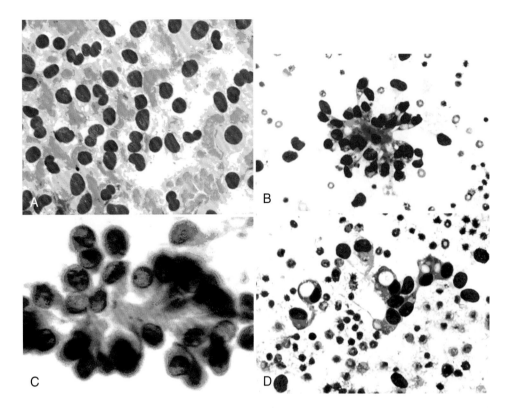

图 23-12 A ~ D 图显示的是从胰腺实性乳头状肿瘤中获得的涂片，图片中可以看到极少的细胞质以及远离基质排列的细胞核。这些细胞也显示（A）原来的核质比，浆细胞样细胞和嗜酸性粒细胞颗粒（Diff-Quik 染色，放大 20 倍），（B）特异性染色体（Diff-Quik 染色，放大 20 倍），（C）"咖啡豆"外观的细胞核（巴氏染色，放大 40 倍），和（D）大型细胞质液泡（Diff-Quik 染色，放大 40 倍）

瘤和胰腺母细胞瘤）不在本章的讨论范围。

胰腺囊性病变

有关对囊性病变施行 FNA 以及相关形态学发现的指南一直在变化，因此，并不是所有的囊性病变都应该进行穿刺活检。细胞病理学专家的作用也在不断地演变。

囊性病变的诊断需要多专业团队的密切协作。病理学专家主要针对的是胰腺五大主要囊性病灶的评估，这些囊性病变有特征性的人口统计学、EUS 表现和细胞特征。然而个别情况下，临床特征、EUS 表现和细胞学特征也不能提供足够敏感的诊断结果。

众所周知，由黏液上皮内衬的囊肿（导管内乳头状黏液瘤和黏液囊性瘤）可进展为胰腺癌。因此，早期发现及确诊囊肿内异常结构的出现并早期进行干预治疗是十分重要的（图 23-13）。

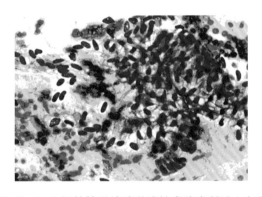

图 23-13 EUS 细针抽吸胰腺黏液性囊腺瘤所示立方形肿瘤上皮细胞。这些细胞类似卵巢间质的梭形细胞（巴氏染色，放大 40 倍）

导管内乳头状黏液瘤（Intraductal Papillary Mucinous Neoplasia，IPMN） 我们对此病的理解已经有了大幅度的提升，因为这是第一个被认为是单独的实体肿瘤。此肿瘤可以在主胰管内存在（主胰管 IPMN）或在胰管较小的分支中（侧分支或分支 IPMN）。本质上这两种形式的 IPMN 都会形成囊肿充满分泌黏蛋白的上皮细胞，并与胰管相交联。主胰管 IPMN 通常发生于男性患者中。并多数在胰头旁。在这种情况下，胰管一般是扩张的，且十二指肠壶腹经常会渗出黏蛋白；相反，分支 IPMN 与主胰管相通，但是不会导致主胰管扩张。这些病变经常是多中心的，其进展成为癌症的风险较主胰管 IPMN 低。IPMN，无论是主胰管型还是分支型，都充满不同类型的分泌黏蛋白的上皮细胞（肠、胰胆管、小凹、嗜酸细胞），且其进展为癌症的风险也不同。已经有国际共识指南指导治疗 IPMN 患者[55]。

当出现病变时，患者出现典型的大乳头状上皮细胞群，伴随一个位于黏蛋白池的纤维血管核心（图 23-14）。肿瘤细胞是柱状细胞并且缺失细胞极性。可看到少数单细胞，单细胞可以表现为广泛的形态学改变。细胞学鉴别胰腺黏液性与非黏液性囊肿的灵敏度较低是公认的。然而，细胞

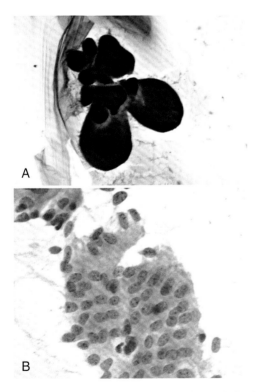

图 23-14　导管内乳头状黏液瘤。A，导管内乳头状黏液瘤涂片显示，黏液池中可见较大的乳头状上皮细胞群（巴氏染色，放大 10 倍）。B，更高放大倍数可以看到柱状细胞，有固定的核质比。细胞核为圆形，核膜规则，核仁不明显（巴氏染色，放大 40 倍）

学特征确实有助于确定肿瘤性囊肿的不典型性增生和恶性转化程度[56,57]。

误诊的原因。这些肿瘤细胞往往伴随各种类型的细胞，这些细胞包括胃小凹上皮细胞、结肠上皮细胞、胰胆管上皮细胞、含有嗜酸颗粒的嗜酸细胞。这对解释当针穿过胃或十二指肠时何时会污染样品提出了挑战。当针穿过十二指肠时，肠型 IPMN 将很难分辨。同样，当针穿过胃时也很难区分肿瘤小凹细胞。内镜超声检查专家和细胞病理学专家之间的密切合作是准确确定病变部位以及使用哪条路线从胰腺获取细胞十分重要（经十二指肠 vs. 经胃）。

注意黏蛋白类型同样很重要。相比于胃黏膜吸气时的黏蛋白，厚的黏蛋白在空气干燥条件下发展成蕨类形状是肿瘤黏蛋白的重要线索。

黏液性囊腺瘤。这类肿瘤几乎只出现在女性患者中，大多数是年轻患者，病变主要位于胰尾。这些肿瘤不与主胰管相通。从囊肿的中心抽吸活检时，镜下显示的只有囊肿的内容物，正如之前提示的有细胞碎片、巨噬细胞和晶体。于囊肿壁进行抽吸活检时，这些肿瘤可能会显示为立方形或柱状黏液上皮细胞，且该上皮细胞有固定的核比。这些肿瘤细胞的涂片显示了松散的基质细胞，这些基质细胞近似于柔和的立方形或者柱状上皮细胞（图 23-14）。这些基质细胞大多数像卵巢基质。当囊肿有不典型增生或恶性成分时，细胞表现出异型性。异型性细胞的特点包括：有许多单个细胞和伴有细胞多形性的深染和扩大的细胞核。细胞核最初看起来是皱缩的，也可能显示出明显的核仁。

误诊的原因。抽吸的细胞量较少；对囊泡内进行抽吸的细胞量通常较少。在这种操作下，就不能明确地诊断黏液性囊腺瘤。黏液性囊腺瘤也经常显示黏膜脱落。在这样的情况下进行抽吸活检只能看到无细胞的碎片或者伴有炎症细胞的坏死碎片，常误诊为假性囊肿。

内衬细胞：当在抽吸物中可看到杯状细胞时，将这些细胞和十二指肠的细胞区分开是困难的。了解到这一点，对于在阅片时避免做出假阴性结论是非常重要的。

辅助研究可以帮助区分肿瘤性黏液囊肿与非黏液性胰腺囊肿

生化检验　在临床上面对的主要挑战之一

是区分肿瘤性黏液囊肿与非黏液性胰腺囊肿（例如，假性囊肿）。确定流体黏度是鉴别两种类型囊肿的一个简单方法。流体黏度超过 1.6 通常与肿瘤性黏液囊肿有关[58]。这段时间，癌胚抗原（carcinoembryonic antigen，CEA）生化检验结合淀粉酶水平检验已经作为区分肿瘤性黏液囊肿与非黏液性胰腺囊肿强有力的辅助检查。包括 Brugge 等在内的胰腺囊肿合作性研究组经过充分的研究提出并普及了这个概念[7]。在最初的研究中，CEA 水平超过 192 ng/dl 即提示肿瘤性黏液囊肿。后来，基于多项研究分析显示，当 CEA 水平高于 800 ng/dl 时，黏液性囊肿的特异性为 98%[59]。最近一项超过 800 例患者的随访研究显示 CEA 囊液水平达到 110 ng/dl 及以上也可提供相似的灵敏度和特异度[60]。需要注意的是囊液淀粉酶水平达数千时要与 CEA 水平联合观察。较低 CEA 水平联合以千计的囊液淀粉酶水平支持假性囊肿的诊断。相比之下，高 CEA 水平联合高淀粉酶水平提示肿瘤性黏液囊肿。淋巴上皮囊肿以及假性囊肿偶尔会出现囊液 CEA 水平假性增高。

囊液的分子学检测 图 23-15 所示的规则对于区分普通胰腺囊性病变是有价值的。一些研究也讨论了如何对囊肿进行分子学检测以提高囊性病变的诊断效果。这种分析使用 DNA 定性及定量测量，测定杂合性 k-ras 基因突变及扩增以及其他 7 个位点的突变[61-62]。基于设定的准则，囊肿分为

肿瘤性与非肿瘤性。虽然初步的数据提示是有应用前景的，但是这样的检测会显著增加胰腺囊性病变治疗的费用。

新的标志物 应用高流量技术已经有了新的、与 IPMN 特异性相关的发现。最近的研究表明，IPMN 特异性地存在 GNAS 基因的密码子 201 突变，而其他类型的囊肿包括黏液性囊腺瘤则不存在。这些研究人员也指出 66% 的 IPMN 患者存在 GNAS 突变，96% 的病例中确认有 k-ras 或 GNAS 突变[63]。肠型 IPMN 中 GNAS 突变更加的频繁。然而，这种突变不能准确区分肿瘤性囊肿不典型增生的程度[64]。通过这些研究表明，GNAS 基因密码子 201 联合 k-ras 突变能够可靠地区分 IPMN 与其他胰腺囊肿。

淋巴结

EUS-FNA 对于纵隔和腹腔淋巴结肿大的诊断和辨别原发的或继发的血液系统恶性肿瘤一样，能进行快捷、高性价比和有效的恶性肿瘤分期，并已被广泛使用[25,65-69]。通过 EUS-FNA 结果确定淋巴结转移会改变对患者疾病的术前分期，以避免不必要的外科手术及改变肺、胃肠道及胰腺的原发性恶性肿瘤患者的治疗计划。深部的淋巴结肿大也可以用 EUS-FNA 进行检测，它可以用于鉴别肉芽肿、感染、淋巴瘤（非霍奇金淋巴瘤，霍奇金淋巴瘤）的原发病灶的鉴别诊断。

标本的收集

如果临床信息或即时现场细胞学检查提示恶性非霍奇金淋巴瘤，内镜医师应该为流式细胞仪、基因重排、细胞遗传学的检查提供一个额外的样品。一般来说，这些细胞应在 RPMI 1640 溶液中收集以便做流式细胞分析或分子遗传分析。经验表明，单纯的 Hank 平衡盐溶液也可以用来作为进行流式细胞术评估的一种转移培养基。如果没有收集标本做流式细胞分析，那么采集的样品可以做成细胞块，这些团块用来做免疫组化染色以便获取表型情况。了解转运媒介对于后续管理的影响同样重要。高盐介质会影响 DNA 的提取，并可能导致假阴性诊断结果。影响肺癌分期的关键因素就是优化标本采集。这些标本也可以做基因重排研究。

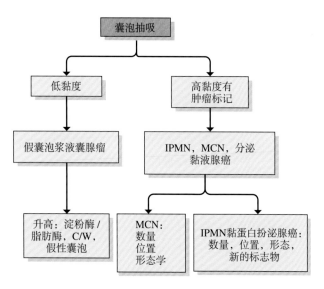

图 23-15 推导胰腺囊性病变的诊断方法。C/W，伴有；IPMN，导管内乳头状黏液瘤；MCN，黏液性囊性肿瘤

解释淋巴结抽吸物的推导方法

使用一种有序的方法对淋巴结抽吸物进行分析，可以提高诊断的准确性[66]（图 23.16）。此前有报道认为 FNA 在诊断恶性非霍奇金淋巴瘤方面未必是有用的，然而许多研究者证明这一观点是错误的。在 EUS 引导下进行组织取样的能力正在快速提高，同时使用抽吸活检和弹射切割活检可以提高诸如霍奇金淋巴瘤这类诊断困难的病灶的诊断率。

如何确定一个淋巴结

在淋巴结的抽吸活检中可以看到许多单个非黏附细胞，这些细胞由各种大小的多形细胞组成。这些细胞可能包含巨噬细胞碎片（着色体）的生发中心。Diff-Quik 染色也能凸显诸如淋巴结体的细胞质碎片（见图 23-6）。

鉴别诊断

当一名老年患者发生不明原因的淋巴结肿大时，在淋巴结抽吸活检时会看到一系列小、中、大的淋巴结细胞，这种情况下应当注意有无生发中心淋巴结和其他小的淋巴性淋巴瘤的可能。出现类似多晶的细胞类型，如浆细胞和嗜酸细胞，应高度考虑诊断霍奇金淋巴瘤。在这种情况下，应获取更多的样本进行流式细胞仪、细胞遗传学、细胞块的分析。细胞块分析是比较有用的，特别是对于霍奇金淋巴瘤的诊断，其中额外的免疫组化染色比流式细胞技术更能提供一个明确的诊断结果。

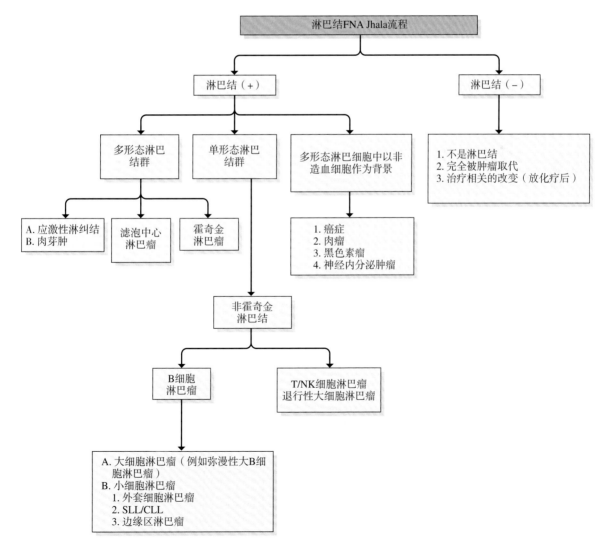

图 23-16　对淋巴结抽吸物分析的方法。NK，自然杀伤；SLL/CLL，小淋巴细胞瘤 / 慢性淋巴细胞淋巴瘤

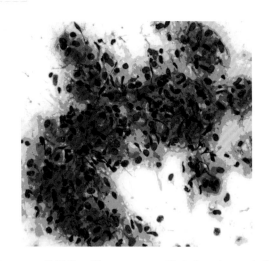

图 23-17 纵隔淋巴结 EUS-FNA。涂片表现为：以肉芽肿为特征上皮组织的聚集（Diff-Quik 染色，放大 40 倍）

同样，如果淋巴结抽吸显示多个多边形细胞，并有肾形细胞核、核仁不明显，应该考虑肉芽肿的诊断。肉芽肿显示聚集的上皮组织细胞（图 23-17），偶见多核巨细胞。在这种情况下，应进一步研究，以确定可能的原因。

单形性淋巴群

若一个淋巴结穿刺显示很多单形性淋巴细胞群（小、中、大都有），那么淋巴瘤诊断的可能性较大，应予以考虑。应再次取样用于进一步辅助研究。

误诊 弥漫性大 B 细胞非霍奇金淋巴瘤有碎片样细胞质，因此常常可以看到大的、细胞质剥脱的细胞核。这些细胞也可以有明显的细胞核，这能支持对黑色素瘤的鉴别诊断。被标记的 B 细胞的细胞质在通过流式细胞仪狭窄的毛细管时可能会被挤碎。因此，流式细胞仪可能会出现假阴性的结果，这种情况并不少见[25]。对细胞块进行免疫组化染色或基因重排的研究可能对确立这个困难的诊断有所帮助。

小淋巴细胞性淋巴瘤是另外一种类型。涂片可能只包含小的、成熟的淋巴细胞。这些病灶不易和成熟淋巴细胞、淋巴细胞为主型霍奇金淋巴瘤或其他小淋巴细胞形态的淋巴瘤（例如套细胞或边缘区淋巴瘤）进行区分。因此，在多组淋巴结肿大的患者中，最好是获得一个额外取样以便进行辅助研究。

淋巴细胞背景中的非造血细胞

在淋巴结抽吸活检中出现非造血细胞时，应当诊断为转移性恶性肿瘤，除非另有证明。这些转移可能来自癌、黑色素瘤，神经内分泌肿瘤。各种病灶都有着特征性的多形性特点，可以鉴别这些肿瘤。

误区 尽管通常意义上来讲，区别转移性恶性肿瘤不是一件难事，但是小细胞癌的诊断可能仍然是诊断的挑战。小细胞癌的肿瘤细胞的核质比是增加的，其细胞核可能是多染色体的或者是成型的。这些细胞是易碎的，并且可以看到拉伸的 DNA。常常可以看到核凋亡、固缩、溶解。尽管这些特征很好识别，但如果取自淋巴结的涂片准备不佳的话，也可能看到过度弥散的涂片。它们可能表现为松动聚集的细胞，说明核质比低，核深染，核仁不明显。在这种情况下，染色质结构的特点可能有助于鉴别这两种情况。在小细胞癌中可以看到细小、分布均匀的染色质，而淋巴细胞可能有着边的染色质部分。

注意，对于淋巴结抽吸活检中出现的良性胃肠道上皮细胞不应过度诊断为转移性恶性病变的诊断。仔细评估这些抽吸物，超过 60% 的情况可能会显示一定程度上的胃肠道污染物。

不以淋巴样细胞为背景的非造血细胞

在极少数情况下，在 EUS 图像上看起来像淋巴结病灶结果被证明为肿瘤结节。当多次穿刺活检只看到一些肿瘤细胞而没有找到淋巴细胞成分时，应当考虑这种可能性。肿瘤细胞经常被分为 4 类：①癌症：细胞以紧密黏附方式连接的单形态细胞群体的形式存在。②黑色素瘤：细胞大多是单个的，有少量为中等大小的细胞质，可能有的没有色素，细胞核也能看到细胞质内含物和明显的核仁；肿瘤一般不含有双镜像细胞核。③类癌：是分化良好的神经内分泌瘤，可看到包含异型细胞增多的单浆细胞；细胞质中可能会看到神经内分泌颗粒；有时这些肿瘤可能呈纺锤形，并逐渐演变成双向细胞结构；有时也可能形成玫瑰花结结构。④肉瘤：少数情况下，在接受化学治疗或者放射治疗的患者体内可以看到淋巴结的转变性改变，在这些病例中，他们可能只是表现出黏液性或者伴有少量炎症细胞的黏液性改变[2]。

近年来，EUS-FNA 样本细胞分子特性检测开始用于指导疾病治疗。越来越多的肿瘤学团队要求进行这种化验，包括对 EGFr、KRAS、BRAF、EMALK44、ROS1 突变等进行分析以提升小样本的效率 [70]。这些分子标记物越来越受到认可，使得我们超越形态学的视角来诊疗疾病。很多平台可以用来检测这种分子学改变，肺癌诊断新指南提出现在需要高产量及高灵敏度的科技产品，例如各种平台，包括对下一代细胞进行测序，以确定那些标准技术无法轻易确定的突变。

脾

研究证实，对脾行 FNA 在恶性非霍奇金淋巴瘤、转移癌、肉瘤样变、感染和髓外造血诊断中是有用的 [71-73]。经皮脾 FNA 具有高度特异性（100%）且其总准确性达 84.9% ~ 88%。研究认为，调查认为脾的 FNA 样本应用于流式细胞仪检测，可以显著提高诊断准确性 [71]。然而，在美国一些研究认为在脾行 FNA 术会增加出血的风险。初步经验表明，使用 EUS-FNA 可能会检测到意料之外的肿瘤，脾病变的术前诊断应测定这两种情况。然而，这种方式检测脾病变的安全性和有效性还需要进一步研究。

胃肠道

对于细胞诊断来说，内镜刷是一种检测表面病灶的有效方法 [1]。然而，这种方法对于黏膜下病灶的诊断是没有作用的。EUS-FNA 的优势有：直接看到黏膜的表面，并且准确判断黏膜下病灶的程度和大小 [74]。因此，EUS 可以用于进行术前肿瘤浸润深度的判定及 T、N 分级，为胃肠道恶性肿瘤的 TNM 分级提供有效的信息 [18,74]。EUS 也用来判定浸润程度和胃黏膜相关淋巴组织（mucosa-associated lymphoid tissue，MALT）淋巴瘤对治疗的反应。特别提出的是，EUS-FNA 在以下的细胞诊断领域显示出重要价值。

检测前肠囊肿

对于病灶位于后纵隔的患者（主要症状是吞咽困难），其中一个重要的鉴别诊断就是前肠重复性囊肿 [75]，这个类别包括食管重叠和支气管源性囊肿 [76]。这些囊肿由完整的肌层外观、内衬上皮细胞的类型和影像研究的结果来分类。食管重叠

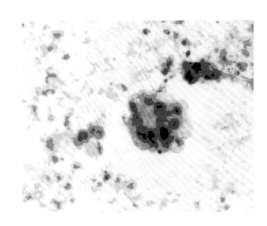

图 23-18　食管重叠囊肿的超声内镜下细针穿刺。抽吸物中可以看到巨噬细胞、巨细胞和与囊肿内容物一致的细胞碎片（巴氏染色，放大 40 倍）

囊肿是一种罕见的发育异常性疾病，在临床上和影像学上都可以与肿瘤类似。

囊肿的细胞学特征包括退化的细胞碎片和含铁血黄素的巨噬细胞（图 23-18）。此外，这些吸出物也可能含有脱落纤毛细胞碎片，这些可以在光学显微镜和电子显微镜下看到。如果能看到许多鳞状细胞，那么就支持食管重复囊肿这一诊断。如果有许多杯状细胞但缺乏鳞状细胞，则支持支气管囊肿的诊断。若只有细胞学特征一个条件，尚不足以对前肠囊肿进行特异性诊断，可以用来排除恶性肿瘤，当联合使用细胞学检查和包括 EUS 在内的影像学检查时，可以对前肠囊肿的诊断予以支持 [76]。

胃肠道基质瘤

胃肠道基质瘤（Gastrointestinal Stromal Tumors，GIST）通常为黏膜下肿物，无法通过细胞刷取样或活检钳活检。EUS 及其相关技术，如多普勒及 FNA 技术有助于对病灶的位置、大小及病变范围进行诊断。进行基础分子分型以检测肿瘤特征性分子改变，可以用来对疾病进行预测 [77-80]。GIST 的 FNA 取样显示细胞群中纺锤形细胞增多（图 23-19A）几乎看不到上皮细胞。纺锤形细胞上可以看到钝圆末端的细胞核，而且这个细胞核可能有核倾角。使用 EUS-FNA 探查 GIST 的主要缺点就是对来自胃肠道壁或者平滑肌肿瘤的肌细胞的抽吸。为避免影响后续治疗，要将 GIST 的纺锤形细胞和来自其他病灶的纺锤形细胞进行鉴别，因此应当尝试各种方法来鉴别这些病灶。

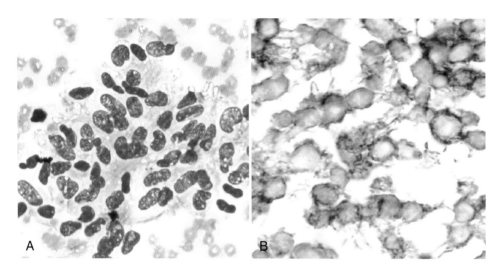

图 23-19　A 和 B，胃黏膜下肿物 EUS-FNA 显示许多纺锤形细胞，提示胃肠道基质瘤。经 CD117（*c-kit*）染色，证实了 GIST 的诊断（A，Diff-Quik 染色，放大 40 倍，B，免疫组织化学染色，放大 40 倍）

一组包括抗 *c-kit* 初级抗体（CD117）（见图 23-19B）、CD34、平滑肌抗原、肌特异性肌动蛋白、S-100 的免疫组化染色被用来鉴别来源于肌细胞的 GIST、平滑肌肿瘤、胃肠道孤立性纤维瘤及其他少见肿瘤。另外，*c-kit* 突变分析作为一个 GIST 肿瘤治疗的预测性工具，可用来研究判断 EUS-FNA 的使用价值。

肝胆系统

肝

　　超声和 CT 被用于探查或在其引导下对肝肿物行 FNA 穿刺活检。一些研究探索了 EUS 在肝病灶诊断中的意义，及 EUS 介入早期干预的能力[81-83]。研究发现 EUS 能够识别 CT 检查无法确定的病灶。FNA 一般用于确立转移或原发性肿瘤的诊断，如肝细胞癌、胆管癌等。对肝细胞癌进行穿刺通常会得到充足的细胞量。肝细胞肿瘤可成组或单细胞形式出现。有两种特征性形态学特点：①重叠的成组肝细胞周围排列有肝血窦（"网篮结构"）（图 23-20A）；②重叠的细胞团块，伴随血管穿过这些肿瘤细胞。肝肿瘤细胞可能有一系列基于细胞分化和病理亚型的形态学特征。将分化良好的肝细胞癌和肝细胞腺瘤、局灶性结节性增生或巨大的再生结节分辨出来是很困难的。在这种情况下，通过改变构造强调模式来增强网状蛋白染色凸以显细胞团块的方法可能是一种有意义的辅助

方式[84]。中等分化或较低等分化的肿瘤可能会显示许多单一的、非典型的肝细胞结构，伴有胆汁，

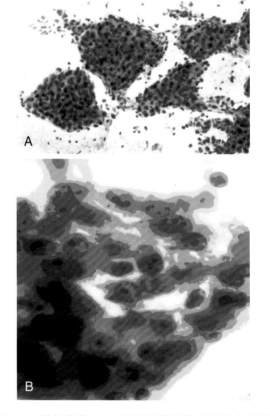

图 23-20　肝细胞癌。A，肝细胞癌的抽吸活检中可看到细胞结构的增多及癌巢周围丰富的肝血窦（"网篮结构"）（巴氏染色，放大 20 倍）。B，单个肿瘤细胞显示没有或仅有很少细胞质，核质比增加。细胞核表现为不规则核膜和明显的核仁（巴氏染色，放大 40 倍）

或单核从细胞质中剥离。这些细胞也可能清晰地显示象征脂肪变性的细胞质空泡。恶性细胞的核质比增大，核膜不规则，有丝分裂异常，核仁明显（见图23-20B）。同样，EUS-FNA也可应用于胆道及胆囊癌的诊断中[85-86]。这种乐观的观点应该权衡可能的穿刺针种植转移的注意事项及胆管癌患者移植对未来的影响。还应该强调种植转移的潜在可能及其后果，因此需要额外的研究以进一步描述这项操作的风险和条件[87]。

肾上腺

EUS可以检测肾上腺病变，并能有效地从左、右病灶上进行EUS-FNA穿刺活检采样[88]。这个方法可用于检测转移性肾上腺恶性肿瘤，尤其适用于从肺转移过来的恶性肿瘤[89-90]。从正常肾上腺取得的标本可以看到单个细胞或稍有聚集的细胞群。细胞通常是均匀的，但有时可以注意到红细胞大小不均。胞核一般含有规则的核膜。有些细胞可以看到清晰的核仁。细胞质可能是嗜酸性的，泡沫状，或含有丰富的脂类结构。由于细胞质频繁被破坏，在背景中常常可以看到清晰的裸核细胞并伴明显的脂质空泡。

总结

EUS是一种有力的检测手段，它改变了对深层恶性肿瘤的检测方式。在未来的几年里，随着技术的不断进步、分子生物学技术的快速发展以及对其理解的进一步加深，EUS将继续挑战传统的技术观念。然而，要想有效地将这种技术应用于患者的疾病治疗中，那么病理学专家加入到患者治疗团队中是不可或缺的。虽然对于大多数病灶的诊断标准并没有受到影响，但是超声内镜医师和细胞病理学专家都应当了解EUS-FNA采样评估的优缺点和局限性。

参考文献

1. Jhala N, Jhala D. Gastrointestinal tract cytology: advancing horizons. *Adv Anat Pathol.* 2003;10(5):261-277.
2. Jhala NC, Jhala DN, Chhieng DC, et al. Endoscopic ultrasound-guided fine-needle aspiration. A cytopathologist's perspective. *Am J Clin Pathol.* 2003;120(3):351-367.
3. Varadarajulu S, Hasan MK, Bang JY, et al. Endoscopic ultrasound-guided tissue acquisition. *Dig Endosc.* 2014;26(suppl 1):62-69.
4. Eltoum IA, Alston EA, Roberson J. Trends in pancreatic pathology practice before and after implementation of endoscopic ultrasound-guided fine-needle aspiration: an example of disruptive innovation effect? *Arch Pathol Lab Med.* 2012;136(4):447-453.
5. Yamao K, Sawaki A, Mizuno N, et al. Endoscopic ultrasound-guided fine-needle aspiration biopsy (EUS-FNAB): past, present, and future. *J Gastroenterol.* 2005;40(11):1013-1023.
6. Vazquez-Sequeiros E, Levy MJ, Van Domselaar M, et al. Diagnostic yield and safety of endoscopic ultrasound guided fine needle aspiration of central mediastinal lung masses. *Diagn Ther Endosc.* 2013;2013: 150492.
7. Brugge WR, Lewandrowski K, Lee-Lewandrowski E, et al. Diagnosis of pancreatic cystic neoplasms: a report of the cooperative pancreatic cyst study. *Gastroenterology.* 2004;126(5):1330-1336.
8. Vilmann P, Jacobsen GK, Henriksen FW, Hancke S. Endoscopic ultrasonography with guided fine needle aspiration biopsy in pancreatic disease. *Gastrointest Endosc.* 1992;38(2):172-173.
9. Wiersema MJ, Hawes RH, Tao LC, et al. Endoscopic ultrasonography as an adjunct to fine needle aspiration cytology of the upper and lower gastrointestinal tract. *Gastrointest Endosc.* 1992;38(1):35-39.
10. Varadarajulu S, Jhala NC. Cytopathology: a dying art or something that a gastroenterologist should know? *Gastrointest Endosc.* 2012;76(2): 397-399.
11. Varadarajulu S, Fockens P, Hawes RH. Best practices in endoscopic ultrasound-guided fine-needle aspiration. *Clin Gastroenterol Hepatol.* 2012;10(7):697-703.
12. Eltoum IA, Chhieng DC, Jhala D, et al. Cumulative sum procedure in evaluation of EUS-guided FNA cytology: the learning curve and diagnostic performance beyond sensitivity and specificity. *Cytopathology.* 2007;18(3):143-150.
13. Kida M, Araki M, Miyazawa S, et al. Comparison of diagnostic accuracy of endoscopic ultrasound-guided fine-needle aspiration with 22- and 25-gauge needles in the same patients. *J Interv Gastroenterol.* 2011;1(3): 102-107.
14. Sakamoto H, Kitano M, Komaki T, et al. Prospective comparative study of the EUS guided 25-gauge FNA needle with the 19-gauge Trucut needle and 22-gauge FNA needle in patients with solid pancreatic masses. *J Gastroenterol Hepatol.* 2009;24(3):384-390.
15. Siddiqui UD, Rossi F, Rosenthal LS, et al. EUS-guided FNA of solid pancreatic masses: a prospective, randomized trial comparing 22-gauge and 25-gauge needles. *Gastrointest Endosc.* 2009;70(6):1093-1097.
16. Bang JY, Hebert-Magee S, Trevino J, et al. Randomized trial comparing the 22-gauge aspiration and 22-gauge biopsy needles for EUS-guided sampling of solid pancreatic mass lesions. *Gastrointest Endosc.* 2012; 76(2):321-327.
17. Affolter KE, Schmidt RL, Matynia AP, et al.. Needle size has only a limited effect on outcomes in EUS-guided fine needle aspiration: a systematic review and meta-analysis. *Dig Dis Sci.* 2013;58(4):1026-1034.
18. Knight CS, Eloubeidi MA, Crowe R, et al. Utility of endoscopic ultrasound-guided fine-needle aspiration in the diagnosis and staging of colorectal carcinoma. *Diagn Cytopathol.* 2011;41(12):1031-1037.
19. Madhoun MF, Wani SB, Rastogi A, et al. The diagnostic accuracy of 22-gauge and 25-gauge needles in endoscopic ultrasound-guided fine needle aspiration of solid pancreatic lesions: a meta-analysis. *Endoscopy.* 2013;45(2):86-92.
20. Lee JH, Stewart J, Ross WA, et al. Blinded prospective comparison of the performance of 22-gauge and 25-gauge needles in endoscopic ultrasound-guided fine needle aspiration of the pancreas and peri-pancreatic lesions. *Dig Dis Sci.* 2009;54(10):2274-2281.
21. Centeno BA, Enkemann SA, Coppola D, et al. Classification of human tumors using gene expression profiles obtained after microarray analysis of fine-needle aspiration biopsy samples. *Cancer.* 2005;105(2): 101-109.
22. Stigt JA, 'tHart NA, Knol AJ, et al. Pyrosequencing analysis of EGFR and KRAS mutations in EUS and EBUS-derived cytologic samples of adenocarcinomas of the lung. *J Thorac Oncol.* 2013;8(8):1012-1018.
23. Kanagal-Shamanna R, Portier BP, Singh RR, et al. Next-generation sequencing-based multi-gene mutation profiling of solid tumors using fine needle aspiration samples: promises and challenges for routine clinical diagnostics. *Modern Pathol.* 2013;27(2):314-327.
24. Deftereos G, Finkelstein SD, Jackson SA, et al. The value of mutational profiling of the cytocentrifugation supernatant fluid from fine-needle aspiration of pancreatic solid mass lesions. *Modern Pathol.* 2013 doi: 10.1038/modpathol.2013.147. [e-pub ahead of print].
25. Nunez AL, Jhala NC, Carroll AJ, et al. Endoscopic ultrasound and endobronchial ultrasound-guided fine-needle aspiration of deep-seated lymphadenopathy: Analysis of 1338 cases. *Cytojournal.* 2012;9:14.
26. Storch I, Jorda M, Thurer R, et al. Advantage of EUS Trucut biopsy combined with fine-needle aspiration without immediate on-site cytopathologic examination. *Gastrointest Endosc.* 2006;64(4):505-511.
27. Varadarajulu S, Bang JY, Hebert-Magee S. Assessment of the technical performance of the flexible 19-gauge EUS-FNA needle. *Gastrointest Endosc.* 2012;76(2):336-343.
28. Bang JY, Ramesh J, Trevino J, et al. Objective assessment of an algorithmic approach to EUS-guided FNA and interventions. *Gastrointest Endosc.* 2013;77(5):739-744.

29. Kate MS, Kamal MM, Bobhate SK, Kher AV. Evaluation of fine needle capillary sampling in superficial and deep-seated lesions. An analysis of 670 cases. *Acta Cytol.* 1998;42(3):679-684.

30. Wallace MB, Kennedy T, Durkalski V, et al. Randomized controlled trial of EUS-guided fine needle aspiration techniques for the detection of malignant lymphadenopathy. *Gastrointest Endosc.* 2001;54(4):441-447.

31. Puri R, Vilmann P, Saftoiu A, et al. Randomized controlled trial of endoscopic ultrasound-guided fine-needle sampling with or without suction for better cytological diagnosis. *Scand J Gastroenterol.* 2009;44(4):499-504.

32. Weston BR, Bhutani MS. Optimizing diagnostic yield for EUS-guided sampling of solid pancreatic lesions: a technical review. *Gastroenterol Hepatol.* 2013;9(6):352-363.

33. Jhala NC, Jhala D, Eltoum I, et al. Endoscopic ultrasound-guided fine-needle aspiration biopsy: a powerful tool to obtain samples from small lesions. *Cancer.* 2004;102(4):239-246.

34. LeBlanc JK, Ciaccia D, Al-Assi MT, et al. Optimal number of EUS-guided fine needle passes needed to obtain a correct diagnosis. *Gastrointest Endosc.* 2004;59(4):475-481.

35. Bang JY, Magee SH, Ramesh J, et al. Randomized trial comparing fanning with standard technique for endoscopic ultrasound-guided fine-needle aspiration of solid pancreatic mass lesions. *Endoscopy.* 2013;45(6):445-450.

36. Jhala NC, Eltoum IA, Eloubeidi MA, et al. Providing on-site diagnosis of malignancy on endoscopic-ultrasound-guided fine-needle aspirates: should it be done? *Ann Diagn Pathol.* 2007;11(3):176-181.

37. Klapman JB, Logrono R, Dye CE, Waxman I. Clinical impact of on-site cytopathology interpretation on endoscopic ultrasound-guided fine needle aspiration. *Am J Gastroenterol.* 2003;98(6):1289-1294.

38. Petrone MC, Arcidiacono PG, Carrara S, et al. Does cytotechnician training influence the accuracy of EUS-guided fine-needle aspiration of pancreatic masses? *Dig Liv Dis.* 2012;44(4):311-314.

39. Burlingame OO, Kesse KO, Silverman SG, Cibas ES. On-site adequacy evaluations performed by cytotechnologists: correlation with final interpretations of 5241 image-guided fine-needle aspiration biopsies. *Cancer Cytopathol.* 2012;120(3):177-184.

40. Collins BT. Telepathology in cytopathology: challenges and opportunities. *Acta Cytol.* 2013;57(3):221-232.

41. Marotti JD, Johncox V, Ng D, et al. Implementation of telecytology for immediate assessment of endoscopic ultrasound-guided fine-needle aspirations compared to conventional on-site evaluation: analysis of 240 consecutive cases. *Acta Cytol.* 2012;56(5):548-553.

42. Goyal A, Jhala N, Gupta P. TeleCyP (Telecytopathology): real-time fine-needle aspiration interpretation. *Acta Cytol.* 2012;56(6):669-677.

43. Eloubeidi MA, Jhala D, Chhieng DC, et al. Yield of endoscopic ultrasound-guided fine-needle aspiration biopsy in patients with suspected pancreatic carcinoma. *Cancer.* 2003;99(5):285-292.

44. Jhala N, Jhala D, Vickers SM, et al. Biomarkers in diagnosis of pancreatic carcinoma in fine-needle aspirates. *Am J Clin Pathol.* 2006;126(4):572-579.

45. Kosarac O, Takei H, Zhai QJ, et al. S100P and XIAP expression in pancreatic ductal adenocarcinoma: potential novel biomarkers as a diagnostic adjunct to fine needle aspiration cytology. *Acta Cytol.* 2011;55(2):142-148.

46. Dim DC, Jiang F, Qiu Q, et al. The usefulness of S100P, mesothelin, fascin, prostate stem cell antigen, and 14-3-3 sigma in diagnosing pancreatic adenocarcinoma in cytological specimens obtained by endoscopic ultrasound guided fine-needle aspiration. *Diagn Cytopathol.* 2011. doi: 10.1002/dc.21684. [e-pub ahead of print]

47. Reicher S, Boyar FZ, Albitar M, et al. Fluorescence in situ hybridization and K-ras analyses improve diagnostic yield of endoscopic ultrasound-guided fine-needle aspiration of solid pancreatic masses. *Pancreas.* 2011;40(7):1057-1062.

48. Gu M, Ghafari S, Lin F, Ramzy I. Cytological diagnosis of endocrine tumors of the pancreas by endoscopic ultrasound-guided fine-needle aspiration biopsy. *Diagn Cytopathol.* 2005;32(4):204-210.

49. Jhala D, Eloubeidi M, Chhieng DC, et al. Fine needle aspiration biopsy of the islet cell tumor of the pancreas: a comparison between computerized axial tomography and endoscopic ultrasound guided fine needle aspiration biopsy. *Ann Diagn Pathol.* 2002;2:106-112.

50. Jhala N, Siegal GP, Jhala D. Large, clear cytoplasmic vacuolation: an under-recognized cytologic clue to distinguish solid pseudopapillary neoplasms of the pancreas from pancreatic endocrine neoplasms on fine-needle aspiration. *Cancer.* 2008;114(4):249-254.

51. Bardales RH, Centeno B, Mallery JS, et al. Endoscopic ultrasound-guided fine-needle aspiration cytology diagnosis of solid-pseudopapillary tumor of the pancreas: a rare neoplasm of elusive origin but characteristic cytomorphologic features. *Am J Clin Pathol.* 2004;121(5):654-662.

52. Hooper K, Mukhtar F, Li S, Eltoum IA. Diagnostic error assessment and associated harm of endoscopic ultrasound-guided fine-needle aspiration of neuroendocrine neoplasms of the pancreas. *Cancer Cytopathol.* 2013.

53. Liu X, Rauch TM, Siegal GP, Jhala N. Solid-pseudopapillary neoplasm of the pancreas: three cases with a literature review. *Appl Immunohistochem Mol Morphol.* 2006;14(4):445-453.

54. Burford H, Baloch Z, Liu X, et al. E-cadherin/beta-catenin and CD10: a limited immunohistochemical panel to distinguish pancreatic endocrine neoplasm from solid pseudopapillary neoplasm of the pancreas on endoscopic ultrasound-guided fine-needle aspirates of the pancreas. *Am J Clin Pathol.* 2009;132(6):831-839.

55. Tanaka M, Fernandez-del Castillo C, Adsay V, et al. International Consensus Guidelines 2012 for the Management of IPMN and MCN of the Pancreas. *Pancreatology.* 2012;12(3):183-197.

56. Pitman MB, Centeno BA, Daglilar ES, et al. Cytological criteria of high-grade epithelial atypia in the cyst fluid of pancreatic intraductal papillary mucinous neoplasms. *Cancer Cytopathol.* 2014;122(1):40-47.

57. Genevay M, Mino-Kenudson M, Yaeger K, et al. Cytology adds value to imaging studies for risk assessment of malignancy in pancreatic mucinous cysts. *Ann Surg.* 2011;254(6):977-983.

58. Bhutani MS, Gupta V, Guha S, et al. Pancreatic cyst fluid analysis—a review. *J Gastrointestin Liver Dis.* 2011;20(2):175-180.

59. van der Waaij LA, van Dullemen HM, Porte RJ. Cyst fluid analysis in the differential diagnosis of pancreatic cystic lesions: a pooled analysis. *Gastrointest Endosc.* 2005;62(3):383-389.

60. Cizginer S, Turner BG, Bilge AR, et al. Cyst fluid carcinoembryonic antigen is an accurate diagnostic marker of pancreatic mucinous cysts. *Pancreas.* 2011;40(7):1024-1028.

61. Sreenarasimhaiah J, Lara LF, Jazrawi SF, et al. A comparative analysis of pancreas cyst fluid CEA and histology with DNA mutational analysis in the detection of mucin producing or malignant cysts. *JOP.* 2009;10(2):163-168.

62. Sawhney MS, Devarajan S, O'Farrel P, et al. Comparison of carcinoembryonic antigen and molecular analysis in pancreatic cyst fluid. *Gastrointest Endosc.* 2009;69(6):1106-1110.

63. Wu J, Matthaei H, Maitra A, et al. Recurrent GNAS mutations define an unexpected pathway for pancreatic cyst development. *Sci Transl Med.* 2011;3(92):92ra66.

64. Dal Molin M, Matthaei H, Wu J, et al. Clinicopathological correlates of activating GNAS mutations in intraductal papillary mucinous neoplasm (IPMN) of the pancreas. *Ann Surg Oncol.* 2013;20:3802-3808.

65. Pugh JL, Jhala NC, Eloubeidi MA, et al. Diagnosis of deep-seated lymphoma and leukemia by endoscopic ultrasound-guided fine-needle aspiration biopsy. *Am J Clin Pathol.* 2006;125(5):703-709.

66. Bakdounes K, Jhala N, Jhala D. Diagnostic usefulness and challenges in the diagnosis of mesothelioma by endoscopic ultrasound guided fine needle aspiration. *Diagn Cytopathol.* 2008;36(7):503-507.

67. Srinivasan R, Bhutani MS, Thosani N, et al. Clinical impact of EUS-FNA of mediastinal lymph nodes in patients with known or suspected lung cancer or mediastinal lymph nodes of unknown etiology. *J Gastrointestin Liver Dis.* 2012;21(2):145-152.

68. Coe A, Conway J, Evans J, et al. The yield of EUS-FNA in undiagnosed upper abdominal adenopathy is very high. *J Clin Ultrasound.* 2013;41(4):210-213.

69. Eloubeidi MA, Desmond R, Desai S, et al. Impact of staging transesophageal EUS on treatment and survival in patients with non–small-cell lung cancer. *Gastrointest Endosc.* 2008;67(2):193-198.

70. Fischer AH, Benedict CC, Amrikachi M. Five top stories in cytopathology. *Arch Pathol Lab Med.* 2013;137(7):894-906.

71. Eloubeidi MA, Varadarajulu S, Eltoum I, et al. Transgastric endoscopic ultrasound-guided fine-needle aspiration biopsy and flow cytometry of suspected lymphoma of the spleen. *Endoscopy.* 2006;38(6):617-620.

72. Handa U, Tiwari A, Singhal N, et al. Utility of ultrasound-guided fine-needle aspiration in splenic lesions. *Diagn Cytopathol.* 2013;41(12):1038-1042.

73. Iwashita T, Yasuda I, Tsurumi H, et al. Endoscopic ultrasound-guided fine needle aspiration biopsy for splenic tumor: a case series. *Endoscopy.* 2009;41(2):179-182.

74. Bhutani MS. Endoscopic ultrasound in the diagnosis, staging and management of colorectal tumors. *Gastroenterol Clin North Am.* 2008;37(1):215-227, viii.

75. Faigel DO, Burke A, Ginsberg GG, et al. The role of endoscopic ultrasound in the evaluation and management of foregut duplications. *Gastrointest Endosc.* 1997;45(1):99-103.

76. Napolitano V, Pezzullo AM, Zeppa P, et al. Foregut duplication of the stomach diagnosed by endoscopic ultrasound guided fine-needle aspiration cytology: case report and literature review. *World J Surg Oncol.* 2013;11:33.

77. Ito H, Inoue H, Ryozawa S, et al. Fine-needle aspiration biopsy and endoscopic ultrasound for pretreatment pathological diagnosis of gastric gastrointestinal stromal tumors. *Gastroenterol Res and Pract.* 2012;2012:139083.

78. Gomes AL, Bardales RH, Milanezi F, et al. Molecular analysis of c-Kit and

PDGFRA in GISTs diagnosed by EUS. *Am J Clin Pathol.* 2007;
127(1):89-96.

79. Gu M, Ghafari S, Nguyen PT, Lin F. Cytologic diagnosis of gastrointestinal stromal tumors of the stomach by endoscopic ultrasound-guided fine-needle aspiration biopsy: cytomorphologic and immunohistochemical study of 12 cases. *Diagn Cytopathol.* 2001;25(6):343-350.

80. Saftoiu A. Endoscopic ultrasound-guided fine needle aspiration biopsy for the molecular diagnosis of gastrointestinal stromal tumors: shifting treatment options. *J Gastrointestin Liver Dis.* 2008;17(2):131-133.

81. Crowe DR, Eloubeidi MA, Chhieng DC, et al. Fine-needle aspiration biopsy of hepatic lesions: computerized tomographic-guided versus endoscopic ultrasound-guided FNA. *Cancer.* 2006;108(3):180-185.

82. Crowe A, Knight CS, Jhala D, Bynon SJ, Jhala NC. Diagnosis of metastatic fibrolamellar hepatocellular carcinoma by endoscopic ultrasound-guided fine needle aspiration. *Cytojournal.* 2011;8:2.

83. tenBerge J, Hoffman BJ, Hawes RH, et al. EUS-guided fine needle aspiration of the liver: indications, yield, and safety based on an international survey of 167 cases. *Gastrointest Endosc.* 2002;55(7):859-862.

84. Wee A. Fine needle aspiration biopsy of hepatocellular carcinoma and hepatocellular nodular lesions: role, controversies and approach to diagnosis. *Cytopathology.* 2011;22(5):287-305.

85. Meara RS, Jhala D, Eloubeidi MA, et al. Endoscopic ultrasound-guided FNA biopsy of bile duct and gallbladder: analysis of 53 cases. *Cytopathology.* 2006;17(1):42-49.

86. Ohshima Y, Yasuda I, Kawakami H, et al. EUS-FNA for suspected malignant biliary strictures after negative endoscopic transpapillary brush cytology and forceps biopsy. *J Gastroenterol.* 2011;46(7):921-928.

87. Levy MJ, Heimbach JK, Gores GJ. Endoscopic ultrasound staging of cholangiocarcinoma. *Curr Opin Gastroenterol.* 2012;28(3):244-252.

88. Jhala NC, Jhala D, Eloubeidi MA, et al. Endoscopic ultrasound-guided fine-needle aspiration biopsy of the adrenal glands: analysis of 24 patients. *Cancer.* 2004;102(5):308-314.

89. Uemura S, Yasuda I, Kato T, et al. Preoperative routine evaluation of bilateral adrenal glands by endoscopic ultrasound and fine-needle aspiration in patients with potentially resectable lung cancer. *Endoscopy.* 2013;45(3):195-201.

90. Bodtger U, Vilmann P, Clementsen P, et al. Clinical impact of endoscopic ultrasound-fine needle aspiration of left adrenal masses in established or suspected lung cancer. *J Thorac Oncol.* 2009;4(12):1485-1489.

第七篇

EUS 介入技术

第 24 章

EUS 引导下的胰腺积液引流术

Hans Seifert Shyam Varadarajulu
（刘尧娟 王树森 王 曦译 李 文校）

内容要点

- 超声内镜（EUS）引导下引流术是一种公认的治疗胰腺假囊肿的首选方法。
- 随机试验证明，EUS 引导下胰腺假性囊肿引流术优于非 EUS 引导的胰腺假囊肿引流术和胃囊肿造瘘术。
- 引流术需要的设备包括治疗性线阵式超声内镜，19-G 的穿刺针，囊肿刀，扩张导管，扩张球囊，0.035 英寸（0.889 mm）导丝，双尾线型支架和鼻囊肿引流管。
- 该引流术是非常安全的，临床成功率高于 90%，但无壁胰脏坏死病的临床成功率低于胰腺假性囊肿。

急性或慢性胰腺炎、外科手术、创伤、肿瘤形成都会造成胰腺积液（pancreatic fluid collection, PFC）。囊性肿瘤却是例外，积液形成于胰管损坏后的渗漏或者胰腺组织坏死化脓。胰腺假囊肿是由炎性纤维结缔组织构成囊壁包裹积液，外层很少或几乎没有坏死组织，多形成于间质性水肿性胰腺炎 4 周以后。无壁胰腺坏死病灶（walled-off pancreatic necrosis, WON）是胰腺积液或（和）胰周坏死并存已形成炎性外壁包裹，多形成于胰腺炎坏死 4 周以后[1]。经典的 Atlanta 分类将"胰腺脓肿"定义为"脓性物质局部积聚，且无明显的坏死组织"[2]。按照概念所说的这种现象很少出现，因为定义所解释的并不明确以至于如今很少使用这个概念。急性胰腺积液通常不需引流，其在疾病的初期就已经产生，无明显囊壁，并且在急性胰腺炎发病的几周之内就可以被重新吸收。假性囊肿引流适应证包括囊肿导致的疼痛、胃出口梗阻、胆道梗阻、感染等。感染性无壁坏死性病灶引流之前要先将败血症有效地控制。假性囊肿在出现 6 周后仍持续增大，则必须进行引流，以防止并发症的发展，如：出血、穿孔、继发感染等。EUS 引导下引流术应用的首要条件就是必须形成完整的包裹。对于假性囊肿，必须在形成 4~6 周内，积液的位置必须使内镜能够接近，如接近胃壁或十二指肠壁 1cm 之内；结肠周围的积液不能通过内镜引流，需要其他方法如经皮引流。自 1980 年首次报道内镜下引流胰腺积液以来，随着经验的不断积累，已经取得了令人瞩目的疗效。超声内镜（Endoscopic ultrasound, EUS）引导引流术的出现已被认为是治疗有症状的胰腺积液的首选治疗方案。除此之外的引流技术 [如非超声内镜引导的内镜引流（non-EUS-guided endoscopic transmural drainage）、经皮引流（percutaneous drainage）、外科胰腺囊肿胃吻合术（surgical cystogastrostomy）] 是备选方案。本章将介绍 EUS 指导的基本原理和优点，EUS 引导引流技术和其疗效分析结果。

目前治疗方法和局限性

外科胃囊肿吻合术

胰腺囊肿胃吻合术（cystogastrostomy）或胰腺囊肿肠吻合术（cystenterostomy）可通过开放的外科手术实施，也可以通过腹腔镜完成。腹腔镜下需要以胃前壁入路，切开胃前壁，或通过小网膜囊后路，行胃后壁与囊肿吻合术[4]。手术也可以通过小网膜囊途径来实施，这样可以减少术中出血[5]。对于不靠近胃的胰腺假性囊肿则需要囊肿空肠吻合引流术[6]。这项手术有时可以在空肠Roux 肠祥上实施。尽管这项手术和治疗成功率很高，但仍伴随 10% ~ 30% 因技术因素导致的并发症和 1% ~ 5% 的死亡率[7]。此方法具有侵入性，会延长患者住院时间并导致其花费高于其他手术[8]（表 24-1）。

经皮穿刺引流术

经皮穿刺引流术在放射线引导下进行，相比外科手术来说，其侵害性较小。这项技术的主要缺点包括：无法清除 50% ~ 60% 患者体内的固体残留物（需要通过手术清除），具有穿刺到邻近内脏、造成感染、外引流的时间加长、胰腺皮瘘管形成的风险[9]。然而，经皮穿刺引流术是一种很重要的辅助性治疗，特别是当积液是多病灶，且扩散到内镜引流到达不了的地方，或者缺乏一个成熟的囊壁时。对于胰管正常的患者和胰管狭窄但胰管与假性囊肿之间不相通的患者，其经皮穿刺引流术的成功率要比那些胰管狭窄而且胰管与囊肿相通的患者或胰管完全中断的患者高得多。这些因素使患者容易形成长期的胰腺皮瘘管[10]。

非 EUS 引导下的内镜下透壁引流术

非 EUS 引导下的内镜引流必须在假性囊肿和胃腔之间（胰腺囊肿胃引流术）或者和十二指肠腔之间（囊肿十二指肠引流术）造瘘，一旦通道建立，将一个鼻囊肿引流管或者透壁引流支架置于假性囊肿内以便引流。这个方法的技术成功率在 50% ~ 60%，大多数的治疗失败是由于肠腔受压迫使内镜下视野不足[11-12]。当看不到腔时，穿孔的风险很高[13-15]。另一个主要的并发症是出血，发生率约 6%[13-18]，也发生于将恶性囊性肿瘤或坏死性液体聚集误诊为假性囊肿而放置支架的不适当治疗[12,19-20]。

EUS 引导下透壁引流术

可以对未压迫胃肠腔的胰腺假性囊肿得到引流。据文献报道，EUS 引导下胰腺假性囊肿引流

表 24-1

外科胃囊肿吻合术、经皮穿刺引流术和内镜下穿刺引流术在治疗假性囊肿方面的比较

治疗方式	优点	缺点
外科胃囊肿吻合术	1. 有效治疗 2. 可用于内镜引流和经皮穿刺引流失败后的抢救治疗	1. 侵害性大 2. 并发症发生率高，死亡率在 1% ~ 5% 3. 住院时间长 4. 花费高
经皮穿刺引流术	1. 低侵害性 2. 当假性囊肿无法通过内镜下穿刺时，其可作为辅助方案 3. 适用于无法承受外科引流手术和内镜检查引流的患者	1. 皮肤感染和出血等局部并发症 2. 存在碎片时治疗不充分 3. 容易形成胰腺皮瘘管
无 EUS 引导的内镜下引流	1. 比外科手术和保护器官性介入侵害性更小 2. 可作为手术后胰腺积液的补救治疗	1. 只有在假性囊肿靠近胃肠道时才可行，而且造成胃、肠腔压迫 2. 需要外科矫治相关解剖学缺陷时，只能作为暂时的措施 3. 无法看见间隙间血管，可能造成大出血 4. 可能造成穿孔 5. 有可能会把囊性肿瘤和坏死积液误诊为假性囊肿 6. 感染
EUS 引导下假性囊肿引流	1. 可以到达假性囊肿而不造成腔压迫 2. 能明显区分假性囊肿与囊性肿瘤和坏死积液 3. 实时穿刺能将出血和穿孔的风险降至最低	1. 使用受限，缺乏专用配件 2. 感染 3. 可能需要进行矫正不适用内镜治疗的解剖学缺陷

表 24-2

EUS 引导下假性囊肿引流对患者影响的评估

作者（年份）	治疗过程中的变化（%）	替代诊断（%）	在做 CT 和 EUS 期间假性囊肿大小的变化差异（%）	其他影响（%）
Fockens et al[24]（1997）	37.5	6	9	22.5[a]
Varadarajulu et al[12]（2007）	16	8	8	-

[a] 假性囊肿和消化道之间的血管，正常的胰腺实质和距离都会阻碍透壁引流。在这项研究中，所有的引流术都是在 EUS 对胰腺积液评估之后，通过上消化道内镜检查来完成的

术的成功率高于 90%，并发症发生率低于 5%[12,21-23]。除了治疗方式和安全性上的优势外，在胃镜引导下囊肿穿刺前常规利用 EUS 定位可以在 5% ～ 37% 的程度上改善疗效[24-25]。其原因是 EUS 建立了一种囊性肿瘤的替代诊断措施，用于在 CT 检查中错误地将 3% ～ 5% 的囊性肿瘤诊断为假性囊肿的患者[12,24]（表 24-2）。从治疗的角度，将无壁胰腺坏死灶同假性囊肿相区别是非常关键的。在这一点上，EUS 检查就比 CT 更加敏感。况且，如果近期没有进行 CT 扫描，EUS 检查可以为引流提供便利，因为假性囊肿会随着时间变小或者消除[12,24-25]。

常规一步 EUS 技术

当有治疗性的 EUS 并可以做 X 线透视检查时，胰腺假性囊肿引流可以直接在 EUS 引导下完成。这项技术相对来说比较简单，但需要由掌握导丝交换、支架放置等技术的专家来完成。本部分将介绍 EUS 引导下假性囊肿引流术的基本技术和关键因素。整个手术必备的工具包括：

- 带有 3.7 mm 或 3.8 mm 活检孔道的治疗性线阵超声内镜
- 19-G 穿刺针 [22-G 针的针腔无法通过直径为 0.035 英寸（0.889 mm）的导丝]
- 0.025 英寸（0.635 mm）或 0.035 英寸（0.889 mm）的导丝
- 4.5 Fr 或 5 Fr 的 ERCP 导管，Soehendra 扩张器，可通过导丝的针状刀导管或囊肿切开刀导管
- 可通过导丝的胆道扩张球囊
- 7 Fr、8 Fr、8.5 Fr 或者 10 Fr 的双猪尾型塑料支架

非电凝技术　分级扩张术（视频 24-1）彩色多普勒超声检查排除了路径中存在血管可能性之后，在 EUS 引导下用一根 19-G 的 FNA 穿刺针穿刺假性囊肿（图 24-1A）。将一根 0.035 英寸（0.889 mm）的导丝穿入针芯，在 X 线引导下将导丝置入假性囊肿内（图 24-1B）。将 4.5 Fr 或 5 Fr 的 ERCP 导管在 X 线引导下（图 24-1C）通过导丝扩张通道（图 24-1D）。另一种选择是 Soehendra 胆管扩张器扩张，然后用一个 6 ～ 15 mm 的球囊扩张导管进一步扩张（图 24-1E）。扩张之后，在 X 线引导下将 2 个 7 Fr、8 Fr、8.5 Fr 或 10 Fr 的双猪尾型支架放置在假性囊肿内（图 24-1F）。必须将多个支架和一个 7 Fr 或 10 Fr 的鼻囊肿引流管留置在所有发生 PFC 感染的胰腺脓肿或坏死的患者体内，用来定期冲洗以及排除囊肿的内容物。

技术提示　分级扩张技术最大的优点在于，不是每一个步骤都需要电灼术。最近大量系列病例报道显示，上述 EUS 引导下的胰腺假性囊肿穿刺术后，患者无明显穿孔或出血等并发症[26]。对于假性囊肿壁特别厚的患者来说，ERCP 导管如果偏离导丝方向，可能会被"弹开"。穿刺时，导管必须和导丝方向一致，垂直地穿入假性囊肿（图 24-1C，D）。一旦进入假性囊肿，导管撤回到内镜活检孔道内，且需重复地穿过假性囊肿来进一步

视频 24-1　非电凝技术：分级扩张术

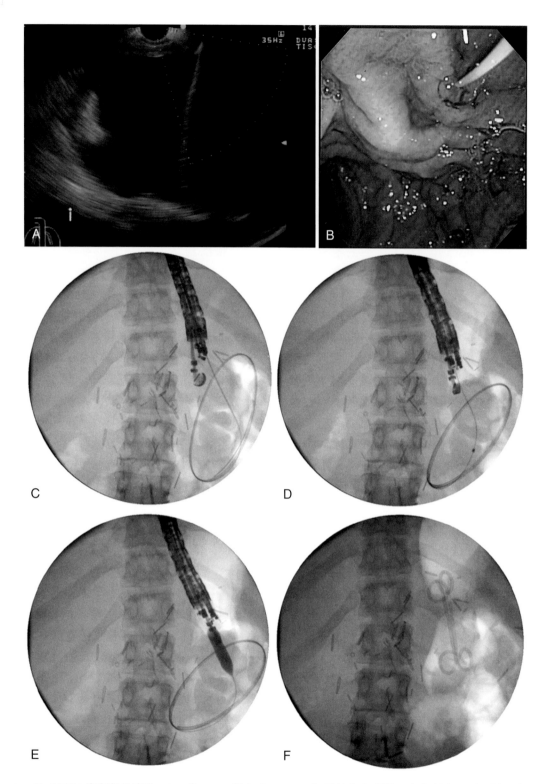

图 24-1 A，19-G FNA 穿刺假性囊肿。B，将 0.035 英寸（0.889 mm）导丝穿入囊肿，当患者出现严重低蛋白血症时应注意胃黏膜水肿。C，X 线透视下将 0.035 英寸（0.889 mm）导丝穿入囊肿。D，5 Fr 内镜逆行胰胆管造影导管扩张透壁通道。E，球囊扩张通道。F，放置两个透壁支架

扩张透壁通道。

　　电凝技术　针状刀技术（视频 24-2）利用一个 19-G 的 FNA 穿刺针留置导丝于假性囊肿内盘

曲之后，将针状刀通过导丝引导电凝（而不是用 ERCP 导管来扩张）形成透壁通道，到达假性囊肿之后，按前面所述步骤来扩张，再放置支架就可

视频 24-2　电凝技术：针状刀技术

以了。然而，针状刀的尖端与导丝平行，这个技术是一项挑战，因为如果针状刀不能调整合适的方向和位置，将不能够顺着导丝插入。

电凝技术：截囊刀导管技术　首先将导线经 19-G 穿刺针置入假性囊肿内，经导丝用截囊刀电凝穿透囊肿，然后通过囊肿切开刀鞘扩张穿刺点。不像针状刀技术针状尖端与导丝平行，尖端的环状电刀能够完全把导丝套入封套内，这样在整个操作过程中保持轴心的准确性。之后，按照前面所述步骤来扩张，放置支架就可以了。

电凝技术：截囊刀应用　另外的选择是市场提供的专用截囊刀[27]。截囊刀是一种改良的针状乳头切开刀，是由一个带有针状切开刀的 5 Fr 内导管和一个末端带有环状电刀的 10 Fr 外套管组成的，头端有手柄可与高频电凝器连接。首先利用内导管内的囊肿切开刀电凝刺穿囊肿，然后通过电刀扩张穿刺点后与内导管一并进入囊腔内，然后撤出内导管的金属部分，将导丝通过内导管留在囊肿腔内，截囊刀 10 Fr 外鞘管具有电热环，电凝穿透穿刺点，扩张透壁通道，留置导丝于囊肿内撤出截囊刀，然后放置支架。缺点是在超声影像下的截囊刀尖端可能不如 FNA 下清晰。

技术要点　针状刀技术的优点在于刺穿假性囊肿壁时相对容易。已有系列报道，针状刀的主要缺陷（即并发症）就是可导致严重的穿孔[11,23,28-30]，主要原因可能是导丝与针状尖端是平行的而不是穿过它，最终导致灼烧轴心偏于导丝的轴心。通常来说，EUS 引导下的假性囊肿引流术适用于无腔外压迫的患者。无腔外压迫的假性囊肿通常位于胰尾，或者位于右上腹等典型的位置[9]。这些部位的假性囊肿可以通过贲门、胃底的位置实施引流。在这些位置放置导管时，由于内镜翻转，导致针状刀成切线地指向囊壁，可能造成不良切口。让导丝适度地绷紧能够将针状刀导管和导丝保持在一个平面上，这样可以尽可能地减小穿孔

风险。烧灼技术使用截囊刀的透热鞘（可用时）接入原始 19-G 穿刺针穿刺比使用针刀效果更好，在对 ERCP 导管或 Soehendra 扩张器进行胆道扩张时无法插入的厚壁进行穿刺时会非常有效。

EUS 引导下双导丝技术　由于可以重复放置支架，目前多倾向于插入两根导丝。这种"双导丝"技术于放入支架前利用同一导管放入两根导丝，可以避免透壁探查后对假性囊肿的反复插管。因为假性囊肿内液体流动导致较差的能见度和正切线的位置使得反复插管可能比较困难。目前比较常用的方法是首先将导丝经 19-G 穿刺针置入假性囊肿内，然后 8.5 ～ 10 Fr 截囊刀导管通过导丝进入囊腔内，第二根导丝可以通过截囊刀导管进入到囊腔内[31]。另外一种相似的方法是使用一种新的三层穿刺套件，在穿刺开始时可允许 2 根导丝同时插入[32]，如同 10 Fr 的 Soehendra 扩张器导丝置入到腔内（图 24-2）[33]，第二根导丝可以通过扩张器进入到囊腔内（视频 24-3）。持续的透壁扩张和导丝引流固定的过程对假性囊腔的损伤很小。需要提到的一个重要的技术问题是治疗性超

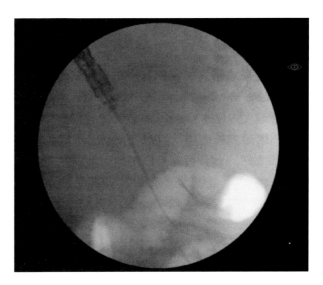

图 24-2　镜下同时插入两根导丝

视频 24-3　双导丝技术引流胰腺积液

声内镜孔道只有 3.7 mm，如果放置 2 根 0.025 ~ 0.035 英寸（0.635 ~ 0.889 mm）导丝在此，当放置 10 Fr 的支架将相当困难，可以放置一个 8.5 Fr 的双猪尾型支架来代替。之后，抽出一根导丝，放入一根 10 Fr 的双猪尾型支架。可以在扩张器表面涂抹硅润滑剂，使双猪尾型支架更容易置入。这种操作方法可以通过多根导丝放置多个支架。

其他技术

前视型超声内镜

Olympus 公司设计了一个前视型治疗性超声内镜（Olympus，Tokyo，Japan），与传统内镜不同，这种前视型超声内镜的内镜与扫描轴是平行的，其超声视图较窄，没有抬钳器。它的工作原理与 EUS 引导下的引流术基本相似，最主要的不同点是穿刺和引流的轴心。多中心研究对比前视型和斜视线阵型超声内镜对假性囊肿引流发现从安全性和有效性比较并无差别[34]。然而，从实用角度看，由于缺乏抬钳器和插入轴的方向，当放置支架时需要传递力量时位置移动，可能出现潜在的困难。

自膨式金属支架的使用

最近发表研发的一种自膨式金属支架（Self-Expandable Metallic Stent，SEMS）可作为双猪尾型支架最大内径 3.3 mm（10 Fr）的替代选择。肠内 SEMS 最先被应用，但此类支架容易移动成为一个很大的问题。目前专门用作引流的 SEMS 已设计完成[35-36]。双蘑菇头支架（AXIOS，Xlumena Inc，Mountain View，California，USA）全覆膜，直径 10mm，镍钛合金编织支架，外覆硅胶膜。当支架完全打开后，"马鞍"部分的边盘直径成双倍保护附着的组织层（图 24-3）[35]。通过 10.5 Fr 支架推送导管通过导丝插入假性囊肿中。"NAGI"全覆膜 SEMS 是另外一种特殊设计的 SEMS（Eaewoong-MedicalC，Seoul，SouthKorea），中间为 10 mm 的直径，两端为 20 mm 的直径防止支架移动[36]。SEMS 的优点在于，有一个大的引流孔，在坏死囊壁感染的情况下，可以使内镜反复进入囊腔内，能够潜在控制感染向腔壁外侧扩散[37]。然而，SEMS 的花费较高，加上其可能会导致患者胰管破坏，一旦 SEMS 移位，引流液可能流出，

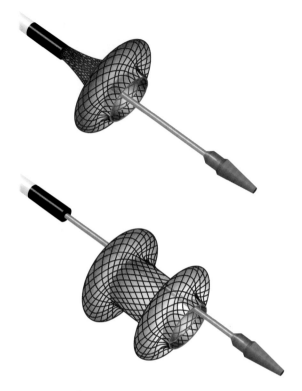

图 24-3　双蘑菇头支架——一步法胰腺积液透壁引流设备

需要重新插入塑料支架引流。相反，如果一开始应用 EUS 引导支架引流，积液能被顺利的引流，从长远看能够避免假性囊肿的重新聚集。

技术成功的关键以及其他注意事项

支架的放置

当假性囊肿引流是通过胃贲门或者胃底以及十二指肠进行时，内镜头端呈锐角，将 10 Fr 的支架放置于这些位置是有难度的（图 24-4）。这种问题可以通过放置多个 7 Fr 的双猪尾型支架来克服。但如果囊肿内发生感染时，应首选放置 10 Fr 支架。治疗性超声内镜活检孔道只有 3.7mm，当放置 10 Fr 的支架时，活检孔道内一定不能有另外的导丝，否则会增加摩擦，也使得支架的放置非常困难。

用小通道的线阵超声内镜来引流假性囊肿

如果没有治疗性超声内镜，仍然可以使用小通道的线阵超声内镜来实施假性囊肿引流术，经 19-G 穿刺针留置导丝于假性囊肿内，然后将通过导丝超声内镜更换为一个双腔胃镜或者十二指肠

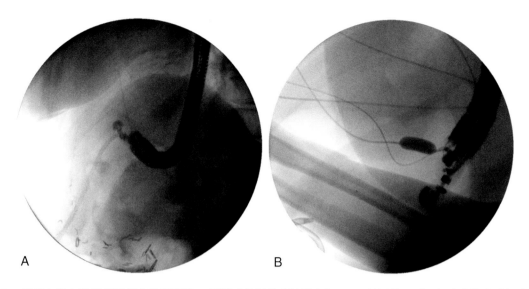

图 24-4　A，超声内镜在胃底部呈锐角进行引流。背景可见经乳头胰管支架。B，放置导丝后，超声内镜头端拉直后进一步行内镜下治疗

镜，假性囊肿的引流依然可顺利完成。

假性囊肿的床旁引流

在对 ICU 中患者行 EUS 引导下假性囊肿引流时，患者病情较危重，无法将患者转运至内镜中心进行。但如果有一个床旁 X 线机，引流可在床旁完成。通过对 6 位 ICU 患者床旁 EUS 引导下囊肿引流的研究证实了这种治疗方案的可行性 [39]。其中 2 位患者分别成功地接受了胰腺假性囊肿和纵隔脓肿床旁 EUS 引导下引流术。从便捷角度上看，如果超声内镜设备足够小，可以放置于医用手推车上，将使这项治疗手段更加容易实施。

多发胰腺假性囊肿

约 10% 的患者会存在不同部位的假性囊肿，临床治疗这些囊肿比较困难。这些患者一般需要外科手术或者穿刺引流。2008 年的一项研究报告指出，60 位患有胰腺积液的患者中，有 6 位患者存在多发性积液（大于等于 6 cm），胰管造影术显示所有 6 例病患中出现胰管中断 [26]。在 EUS 引导下，这 6 位患者中的 15 处胰腺积液成功地被引流，并对 3 位胰腺假性囊肿的患者取得了成功的临床效果。3 位患者中每人都在 3 个不同位置成功引流了假性囊肿。通常，最大的假性囊肿按标准方法引流。如果患者持续出现类似于积液不连通症状，必须对其他的假性囊肿反复的刺穿来引流。

解剖结构变异的患者

对于患者术后解剖结构变异，EUS 下很难明确其紊乱的结构。然而，胰腺假性囊肿在 EUS 引导下引流在技术上是可行的，因为带有症状的假性囊肿通常较大而且常常和小网膜囊的其他区域相同或者扩散。在手术开始之前，要研究 CT 扫描结果，明确标记和进入假性囊肿的最佳位置。EUS 通过不同肠袢时应格外小心，组织粘连可能会增加穿孔的风险。在评价 EUS 引导下胰腺积液引流术的治疗效果的研究中发现，一例患者通过 Roux-en-Y 肠袢安全地引流了假性囊肿 [26,40-41]。

有症状的小型假性囊肿处理

把透壁支架放在 4 cm 或更小的假性囊肿内，在技术上是不可行的。因此，有症状、4 cm 以下并和主胰管相通的假性囊肿需经十二指肠乳头放置胰管支架。放置支架后，假性囊肿可以在 EUS 引导下行 FNA 术。尽管缺少文献支持，经验上这些患者可以很快得到恢复。

优点

当配件齐全和经验丰富专家在场时，无论是否存在腔外压迫，都可以一步到位地在 EUS 引导下完成假性囊肿引流。由于这是一次性治疗措施，手术可以尽快完成，最小化患者的不适感，减少

额外的麻醉剂。确诊和治疗能在同时进行。在实时超声的引导下地引流假性囊肿可以使并发症的风险降至最低。手术过程中很少出现出血，但在对胰腺囊性病变行 FNA 的过程中可能会出现严重的并发症。在 EUS 治疗的过程中出血表现为假性囊肿内强回声灶。EUS 确定早期出血有助于及时治疗，将严重并发症的风险最小化。在没有 EUS 经内镜进行引流时，若透壁通道的球囊扩张器放入之后偶然移动了导丝，则导丝难以再次进入假性囊肿内，因为腔外压迫会消失。对于在 EUS 引导下引流来说，这就不是什么大问题了，因为假性囊肿一直在视野内，再次进入囊肿也很容易。

缺点

EUS 引导下的引流术没有明显缺点，但放置 10 Fr 支架有时会遇到困难，尤其是在内镜的头端呈锐角时。这时可在 X 线帮助下拉直内镜头端或放置 7 Fr 支架来解决这个问题。

附加治疗措施

透壁支架和引流管放置好后，EUS 引导下根据腔内部的情况决定是否需要额外的措施处理。这些措施都是一样的，首先确定是否需要 EUS 引导引流积液。在感染性胰腺积液引流中，持续的盐水灌洗和鼻囊肿引流管引流是非常重要的，直到败血症得到有效控制。

对于感染性胰腺坏死而言，增加内镜检查（图 24-5）能够提高治疗的成功率[42-47]。这种治疗方案将被发表在最新的国际胰腺学会指导方针

上，并在大会上作总结性报道。该指南认可微创型的侵入性技术可作为一种有效的治疗[48]。自从 2000 年第 1 例报道至今，随后是一系列关于内镜方法的详细报道，以及大的、多中心数据的报道[44-47]。尽管以上都证明这种方法是有效的，但从发病率和死亡率方面考虑仍然存在很大的风险。因此，在很大程度上，侵入性治疗方案需要因人而异，权衡并发症的风险来决定。事实上在一般情况下并不需要进行完整的操作，仅仅灌注和冲洗就足够了。多中心随机研究比较微创升压法和开放式引流术发现：微创升压法能够降低胰腺感染坏死患者主要并发症的复合终点和死亡率。事实上，35% 的患者中经皮灌洗和引流已经足够[49]。

另一个需要解决的是胰管破坏问题。一个高质量的磁共振胰胆管成像（magnetic resonance cholangiopancreatography，MRCP），特别是增加肠促胰液素的使用，能得到一个清晰的胰管解剖成像。在大多数情况下，ERCP 并不是必须的。当胰管狭窄或有结石的情况下，治疗性的 ERCP 是必需的。胰管支架可以治疗胰管破裂。如果长时间的胰管支架无法解决瘘管，需要内镜用局部皮肤黏合剂封闭[50]。ERCP 作为一种选择性的治疗方案，报道长时间的透壁支架治疗胰管破裂，防止假性囊肿的复发[38]。

EUS 引导下引流术的临床效果

当评测效果时，需要把技术性成功和清除积液区分开。技术成功是指到达满意的位置并引流

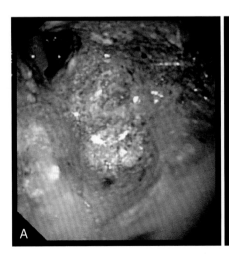
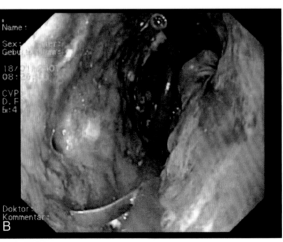

图 24-5　A，内镜下无壁胰腺坏死灶图像；B，坏死腔处理后内镜下所见

积液，然而胰腺积液的清除属于完全清除和恢复。这个概念很关键，是因为给一个感染性透壁性坏死放置透壁支架可以获得技术上的成功，然而手术并不一定能够完全清除积液，还需要继续进行如内镜下清创术以及坏死清除这类治疗。另外，将有 EUS 引导的和无 EUS 引导的引流作比较时，二者唯一的区别就是穿刺和进入积液的最初阶段方法不同。接下来的所有步骤基本相似。

假性囊肿和感染性假性囊肿

对于假性囊肿来说，在 EUS 引导下引流成功率高达 90%[22,51-52] 甚至 100% [53]。基于这种新的技术，关于"胰腺脓肿"术语不被推荐[1]，它可以被认为是一种感染性的假性囊肿，有报告[29,51]称治疗成功率达 90% 以上[29,51]。

感染性无壁胰腺坏死性病灶

由于需要去除坏死的固体碎片，内镜下引流感染的透壁性坏死通常要比假性囊肿少。研究显示，假性囊肿引流的成功率是 92%，但如果发生坏死，成功率则降至 72%[54]。其他研究报道单纯引流的成功率低至 25%[51]。如果采纳侵袭性内镜治疗成功率将在 75%[45] ～ 84%[44]，甚至有大宗数据报道成功率能达到 91%[47]。另外，有时候也需要外科手术和经皮引流[20]。近期的随机性对照试验表明：对于感染性坏死性胰腺炎患者，内镜治疗和外科手术相比更能够减少炎症反应的继续发展和主要并发症临床终点的发生[55]。内镜治疗有如此多的优点，但需要考虑操作过程中的风险及大多数患者并不需要此治疗方案[49,56]，即使治疗中用到内镜，可能也是用来进行局部清创。

EUS 引导下引流术和替代性引流技术比较

外科手术引流与经皮引流及内镜下引流

Vosoghi 等回顾和比较 3 种引流假性囊肿的方法[53]，外科手术引流、经皮引流、无 EUS 引导的透壁引流及 EUS 引导下引流术的成功率分别是 100%、84%、90% 和 94%。外科手术引流并发症发生率高达 28% ～ 34%，并有 1% ～ 8.5% 的死亡率，而经皮引流的并发症发生率为 18%，死亡率为 2%，无 EUS 引导下引流术并发症发生率和死亡率分别是 15% 和 0，EUS 引导下的透壁引流术

并发症发生率和死亡率分别是 1.5% 和 0。

EUS 引导下的囊肿胃引流术与外科囊肿胃引流术的比较

回顾性研究比较了 EUS 引导下的囊肿胃引流术和外科手术方式的囊肿胃引流术处理患有无合并胰腺假性囊肿患者时，获得了以上各种治疗方式的分析结果[8]。调查显示，EUS 引导下引流和外科手术在治疗成功率上很相近（100% vs. 95%），但前者住院时间更短（2.7 天 vs. 6.5 天），且花费更小（表 24-3）。在比较上述两种方式的随机试验报告中也得出了相似的结果[57]。在这个包含 40 位随机挑选的患者试验中，没有发现明显的技术成功率（均为 100%）、治疗成功率 [95%（EUS），100%（外科手术）] 以及并发症发生率（均未发生）的差别。在接下来 24 个月的随访中，EUS 引导下引流术患者的身心健康分数都较高。与外科手术相比，接受 EUS 引导下引流的患者住院时间的中位数和平均花费也少了很多。因此，对于患有无并发症但出现症状的胰腺假性囊肿的患者来说，EUS 引导下的胰腺囊肿胃引流术要优先考虑，因为此方法花费低，疼痛少，住院时间少，且有长期的临床疗效，生活质量也较高。

EUS 引导下和非 EUS 引导下的内镜引流术的比较

EUS 引导下和非 EUS 引导的内镜引流术的区别在于引流胰腺积液的开始阶段。之后的步骤类似（X 线指导下导丝插入、支架或鼻囊肿导管插入，囊肿胃引流的球囊扩张、内镜下坏死组织清除术等内镜操作）。非 EUS 引导下的内镜引流术是一个不可见过程，并且以内镜下可见凸起为前提。在内镜下可见凸起的最高处进行穿刺引流收集液体。在透壁引流过程中存在插管导致出血的风险。另一方面，EUS 引导的内镜引流能够对整个穿刺过程清楚了解，也不一定需要内镜扩张。应用多普勒超声就能够避免插管出血的风险。EUS 能够区分假性囊肿和囊性肿瘤，明确积液的性质，决定引流方案；例如治疗假性囊肿需要透壁支架，坏死性积液就需要另外内镜清创。EUS 最大的优点在于内镜引流之前即可对假性囊肿进行评估。EUS 这一特点改变了 37.5% 临床病例的常规治疗方案[24]。其他临床病例显示 EUS 能够指导门静脉高压患者假性囊肿的引流，减少出血风险[58]。

表 24-3

EUS 下和外科手术下胰腺假性囊肿引流术对比研究

作者（组别）	患者数量	技术成功率（%）	治疗成功率（%）	并发症	住院天数（天）	复发率（%）	花费（美元）
Varadarajulu[8]（对照组）	30	95 vs. 100	100 vs. 95	均无	2.6 vs. 6.5	均无	9077 vs. 14815
Varadarajulu[57]（实验组）[a]	40	100 vs. 100	95 vs. 100	均无	2 vs. 6	0 vs. 5	7011 vs. 15052

[a] 精神和身体健康的生活质量评分均优于内镜

已有报道对二者的区别进行了直接对比。有研究对非 EUS 引导的透壁引流和 EUS 下的引流做了比较，其中患者患有假性囊肿并且膨出，无明显的门静脉高压，接受了传统的透壁引流下，剩下所有的患者都采取 EUS 引导下引流[24]。两组无论是在效果还是安全性上都没有明显区别。这个研究显示 EUS 引导下引流更好，它能引流假性囊肿，但不是顺从传统的透壁引流，没有增加任何风险。

在另一个研究中对 EUS 引导下的和无 EUS 引导下的引流胰腺假性囊肿进行直接的对比（表 24-4）[59]。所有被随机被分到 EUS 引导下引流组的患者都成功进行了引流（n=14），相反，随机分到无 EUS 引导下引流组的患者只有 33% 得到成功引流（n=15）。技术失败是因为在 9 个患者体内看不到腔外压迫，一个患者在刺穿假性囊肿的过

程中严重出血。所有 10 位患者随后在 EUS 引导下都成功地进行了引流。在另一个相似的研究中，对患者采取 EUS 引导下的引流术成功率明显高于采取无 EUS 引导下引流的患者（94% vs. 72%）[60]。几例研究对于运用 EUS 引导下进行胰腺积液食管引流术的可操作性以及安全性做了报告，甚至在食管上看不到腔外压迫的情况下[61-64]。

技术能力

目前在北美和亚洲的大多数地区，还没有市场化的用于 EUS 引导下引流的精密设备，也没有固定标准评价操作步骤。本文作者建议，EUS-FNA 和 ERCP 的内镜操作技能应该基本能够完成整个过程。不会 ERCP 操作但又想进行内镜下假性囊肿引流的医生必须非常熟练地使用像 0.035 英寸（0.889 mm）的导丝，针状切开刀，扩张球囊，双猪尾型支架这样的工具。在对 EUS 医生技术的评估研究中显示，EUS 引导下行假性囊肿引流的技术在 25 例手术之后得到明显提高[26]。在进行了 25 例手术之后，整个操作时间的中位数从 70 min 降低到 25 min。

技术局限性

虽然 EUS 引导下的引流术相比传统引流方法有诸多优点。然而，EUS 局限性还是会增加手术困难。最大的局限就是，治疗性线阵超声内镜，工作孔道是 3.7 mm ～ 3.8 mm，比十二指肠镜的要小（4.2 mm）。这个尺寸就限制了抽吸能力，尤其是当大量的液体在假性囊肿被刺穿后需要引流时。另外，即使通过线阵超声内镜放置 10 Fr 支架没有问题，但可能需要放置多个支架或者用鼻胰囊肿导管来冲洗。在这种情况下用双导丝技术会更快速、更方便。然而，EUS 较小的工作管道限制了双导丝技术的使用，第一个嵌入的透壁支架必须

表 24-4

EUS 和非 EUS 假性囊肿穿刺内镜技术随机试验对比

作者（年份）	EUS（%）	EGD（%）	P
技术成功			
Varadarajulu et al[59]（2008）	100	33.3	< 0.01
Park et al[60]（2009）	94	72	0.03
治疗成功			
Varadarajulu et al[59]（2008）	100	87	0.48
Park et al[60]（2009）	89	86	0.6
并发症			
Varadarajulu et al[59]（2008）	0	13	0.48
Park et al[60]（2009）	7	10	0.6

EGD，食管、胃、十二指肠镜检查

是 8.5 Fr 或者更小，因为 3.7 mm 的工作孔道内带有两根导丝会形成过度的阻力。因此，第一个放置的支架最好不要大于 10 Fr。

另一个技术局限性就是当前 EUS 的斜视成像。其构造限制了内镜图像，可能造成一个切线的穿刺轴。在转角位置上穿刺可能会阻碍手术成功完成，这是因为当配件从工作孔道被引入时，力量不会完全直接作用于穿刺位置上。这个切线轴的存在成为妨碍假性囊肿插管的因素，但如果事先就在穿刺位置上放置球型扩张器或者运用双导丝技术可能会有所帮助。

Olympus 公司设计了一个前视型治疗性超声内镜的样机，借助这个样机，我们可以借助插入附件，直线方向穿刺，并与扫描轴保持平行。这个设备的优点在于，在插入部件、支架和导管时可以有利于向前传递力量。初步研究发现，所有的假性囊肿都可以得到成功引流且无并发症发生，其中一些囊肿只能应用前视内镜进行穿刺[34]。这种前视内镜也有不足之处，例如其工作管道只有 3.7 mm，没有抬钳器以及没有 90° 超声视图等。

内镜下引流只有在胰腺积液位于毗邻胃和十二指肠时才可行。当积液覆盖如结肠区域这样更远离的位置时，内镜则达不到。此时可以考虑经皮引流和外科手术引流。

EUS 引导下内镜引流术的并发症

主要的并发症是严重出血和穿孔，为降低风险，内镜引流积液必须囊壁完整成熟，位于胃肠腔 1 cm 以内，纠正患者凝血功能障碍，假性囊肿患者引流前预防性给予抗生素避免积液引流过程中的二次感染[65-66]。有综述报道外科手术并发症发生率较高（28% ～ 34%，死亡率 1% ～ 8.5%），经皮引流并发症发生率（18%，死亡率 2%），无 EUS 引导引流并发症发生率（15%，死亡率 0），EUS 引导引流并发症发生率（1.5%，死亡率 0%）[53]。最近一篇对 7 年间连续进行 PFC 的 EUS 引导下引流 148 名患者并发症出现的频率进行调查，2 名患者的透壁支架位置出现穿孔（1.3%），1 名患者的并发症为

视频 24-4　胰腺无壁坏死性病灶经腔多通道技术引流术

出血（0.67%），1 名患者出现支架移位（0.67%），4 名患者出现感染症状（2.7%），除了穿孔需要手术治疗，其他并发症经内镜治疗恢复[67]。内镜治疗相关报道穿孔的发生率是 3% ～ 4%[3]。通过以下方法改进能够减少穿孔的风险：仅引流囊壁完整成熟的囊肿积液，囊肿胃引流术逐步实施球囊扩张，应用二氧化碳、盐水灌洗、吸引、回抽等进行清创的过程中操作要轻柔。

如上所述，对多数 WON 患者进行有效的减压和引流即可，并不需要 EUS 引导引流。最近报道的"经腔多通道技术"（视频 24-4），在胃壁上开多个孔将内镜置管定位能有效引流坏死囊腔[68]。接近胃壁的孔通过引流导管灌洗，另一个孔用来引流坏死内容物（图 24-6）。研究报道，60 名 WON 患者经腔多通道技术治疗成功率为 91.7% 而传统引流技术成功率仅有 52.1%。不像传统的内镜引流，EUS 能够有效引流因穿刺致囊腔受压消失的坏死性囊腔。

总结

EUS 引导引流术是一种治疗有症状的 PFC 安全有效的方式。为了减小风险提高安全性，必须严格按照规程操作。另外需要注意并不是所有的相关技术操作人员都能够完成复杂操作。除了线阵 EUS 操作能力外，有 ERCP 的基础和特殊培训都是必需的。EUS 引导下引流术能够为预先放置胰管支架但与胰管不相通的假性囊肿患者提供一体化治疗方案，并防止之后支架取出后复发。

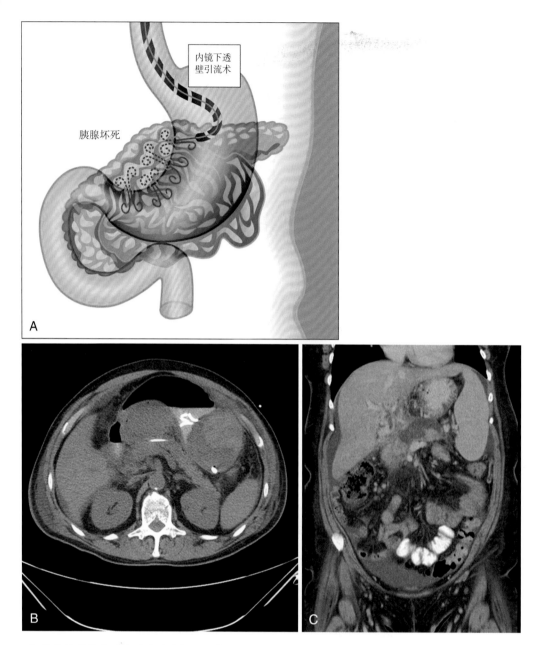

图 24-6　A，经腔多通道技术引流胰腺无壁坏死性病灶图解；B，CT 图像显示经腔多通道技术治疗复杂性无壁坏死性病灶；C，随访 CT 显示坏死腔处理后影像

参考文献

1. Banks PA, Bollen TL, Dervenis C, Acute Pancreatitis Classification Working Group, et al. Classification of acute pancreatitis—2012: revision of the Atlanta classification and definitions by international consensus. *Gut.* 2013;62:102-111.

2. Bradley EL III. A clinically based classification system for acute pancreatitis. *Arch Surg.* 1993;128:586-590. September 11 through 13, 1992, Summary of the International Symposium on Acute Pancreatitis, Atlanta, GA.

3. Seewald S, Ang TL, Teng KC, Soehendra N. EUS-guided drainage of pancreatic pseudocysts, abscesses and infected necrosis. *Dig Endosc.* 2009;21(suppl 1):S61-S65.

4. Park AE, Heniford BT. Therapeutic laparoscopy of the pancreas. *Ann Surg.* 2002;236:149-158.

5. Davila-Cervantes A, Gomez F, Chan C, et al. Laparoscopic drainage of pancreatic pseudocysts. *Surg Endosc.* 2004;18:1420-1426.

6. Kohler H, Schafmayer A, Ludtke FE, et al. Surgical treatment of pancreatic pseudocysts. *Br J Surg.* 1987;74:813-815.

7. Bhattacharya D, Ammori BJ. Minimally invasive approaches to the management of pancreatic pseudocysts. *Surg Laparosc Endosc Percutan Tech.* 2003;13:141-148.

8. Varadarajulu S, Lopes TL, Wilcox CM. EUS versus surgical cyst-gastrostomy for management of pancreatic pseudocysts. *Gastrointest Endosc.* 2008;68:649-655.

9. Bradley EL 3rd, Howard TJ, van Sonnenberg E, et al. Intervention in necrotizing pancreatitis: an evidence based review of surgical and percutaneous alternatives. *J Gastrointest Surg.* 2008;12:634-639.

10. Adams DB, Anderson MC. Percutaneous catheter drainage compared with internal drainage in the management of pancreatic pseudocyst. *Ann Surg.* 1992;215:571-576.

11. Kahaleh M, Shami VM, Conaway MR, et al. Endoscopic ultrasound drainage of pancreatic pseudocyst: a prospective comparison with conventional endoscopic drainage. *Endoscopy.* 2006;38:355-359.

12. Varadarajulu S, Wilcox CM, Tamhane A, et al. Role of EUS in drainage of peripancreatic fluid collections not amenable for endoscopic transmural drainage. *Gastrointest Endosc*. 2007;66:1107-1119.

13. Bejanin H, Liquory C, Ink O, et al. Endoscopic drainage of pseudocysts of the pancreas: study of 26 cases. *Gastroenterol Clin Biol*. 1993;17:804-810.

14. Smits ME, Rauws EA, Tytgat GN, et al. The efficacy of endoscopic treatment of pancreatic pseudocysts. *Gastrointest Endosc*. 1995;42:202-207.

15. Sharma SS, Bhargawa N, Govil A. Endoscopic management of pancreatic pseudocyst: a long-term follow-up. *Endoscopy*. 2002;34:203-207.

16. Sahel J, Bastid C, Pellat B, et al. Endoscopic cystoduodenostomy of cysts of chronic calcifying pancreatitis: a report of 20 cases. *Pancreas*. 1987;2:447-453.

17. Cremer M, Deviere J, Engelholm L. Endoscopic management of cysts and pseudocysts in chronic pancreatitis: long-term follow-up after 7 years of experience. *Gastrointest Endosc*. 1989;35:1-9.

18. Monkemuller KE, Baron TH, Morgan DE. Transmural drainage of pancreatic fluid collections without electrocautery using the Seldinger technique. *Gastrointest Endosc*. 1998;48:195-200.

19. Baron TH, Thaggard WG, Morgan DE, et al. Endoscopic therapy for organized pancreatic necrosis. *Gastroenterology*. 1996;111:755-764.

20. Papachristou GI, Takahashi N, Chahal P, et al. Per oral endoscopic drainage/debridement of walled-off pancreatic necrosis. *Ann Surg*. 2007;245:943-951.

21. Kruger M, Schneider AS, Manns MP, et al. Endoscopic management of pancreatic pseudocysts or abscesses after an EUS-guided 1-step procedure for initial access. *Gastrointest Endosc*. 2006;63:409-416.

22. Lopes CV, Pesenti C, Bories E, et al. Endoscopic-ultrasound–guided endoscopic transmural drainage of pancreatic pseudocysts and abscesses. *Scand J Gastroenterol*. 2007;42:524-529.

23. Antillon MR, Shah RJ, Stiegmann G, et al. Single-step EUS-guided transmural drainage of simple and complicated pancreatic pseudocysts. *Gastrointest Endosc*. 2006;63:797-803.

24. Fockens P, Johnson TG, van Dullemen HM, et al. Endosonographic imaging of pancreatic pseudocysts before endoscopic transmural drainage. *Gastrointest Endosc*. 1997;46:412-416.

25. Norton ID, Clain JE, Wiersema MJ, et al. Utility of endoscopic ultrasonography in endoscopic drainage of pancreatic pseudocysts in selected patients. *Mayo Clin Proc*. 2001;76:794-798.

26. Varadarajulu S, Tamhane A, Blakely J. Graded dilation technique for EUS-guided drainage of peripancreatic fluid collections: an assessment of outcomes, complications and technical proficiency. *Gastrointest Endosc*. 2008;68:656-666.

27. Cremer M, Deviere J, Baize M, Matos C. New device of endoscopic cystoenterostomy. *Endoscopy*. 1990;22:76-77.

28. Azar RR, Oh YS, Janec EM, et al. Wire-guided pancreatic pseudocyst drainage by using a modified needle knife and therapeutic echoendoscope. *Gastrointest Endosc*. 2006;63:688-692.

29. Giovannini M, Pesenti CH, Rolland AL, et al. Endoscopic ultrasound guided drainage of pancreatic pseudo-cyst and pancreatic abscess using a therapeutic echoendoscope. *Endoscopy*. 2001;33:473-477.

30. Will U, Wegener C, Graf KI, et al. Differential treatment and early outcome in the interventional endoscopic management of pancreatic pseudocysts in 27 patients. *World J Gastroenterol*. 2006;12:4175-4178.

31. Jansen JM, Hanrath A, Rauws EA, et al. Intracystic wire exchange facilitating insertion of multiple stents during endoscopic drainage of pancreatic pseudocysts. *Gastrointest Endosc*. 2007;66:157-161.

32. Seewald S, Thonke F, Ang TL, et al. One-step, simultaneous double-wire technique facilitates pancreatic pseudocyst and abscess drainage (with videos). *Gastrointest Endosc*. 2006;64:805-808.

33. Ang TL, Teo EK, Fock KM. EUS-guided drainage of infected pancreatic pseudocyst: use of a 10F Soehendra dilator to facilitate a double-wire technique for initial transgastric access (with videos). *Gastrointest Endosc*. 2008;68:192-194.

34. Voermans RP, Ponchon T, Schumacher B, et al. Forward-viewing versus oblique-viewing echoendoscopes in transluminal drainage of pancreatic fluid collections: a multicenter, randomized, controlled trial. *Gastrointest Endosc*. 2011;74:1285-1293.

35. Itoi T, Binmoeller KF, Shah J, et al. Clinical evaluation of a novel lumen-apposing metal stent for endosonography-guided pancreatic pseudocyst and gallbladder drainage (with videos). *Gastrointest Endosc*. 2012;75:870-876.

36. Itoi T, Nageshwar Reddy D, Yasuda I. New fully-covered self-expandable metal stent for endoscopic ultrasonography-guided intervention in infectious walled-off pancreatic necrosis (with video). *J Hepatobiliary Pancreat Sci*. 2013;20:403-406.

37. Fabbri C, Luigiano C, Cennamo V, et al. Endoscopic ultrasound-guided transmural drainage of infected pancreatic fluid collections with placement of covered self-expanding metal stents: a case series. *Endoscopy*. 2012;44:429-433.

38. Arvanitakis M, Delhaye M, Bali MA, et al. Pancreatic fluid collections: a randomized controlled trial regarding stent removal after endoscopic transmural drainage. *Gastrointest Endosc*. 2007;65:609-619.

39. Varadarajulu S, Eloubeidi MA, Wilcox CM. The concept of bedside EUS. *Gastrointest Endosc*. 2008;67:1180-1184.

40. Larghi A, Seerden TC, Galasso D, et al. EUS-guided cystojejunostomy for drainage of a pseudocyst in a patient with Billroth II gastrectomy. *Gastrointest Endosc*. 2011;73:169-171.

41. Trevino JM, Varadarajulu S. Endoscopic ultrasound-guided transjejunal drainage of pancreatic pseudocyst. *Pancreas*. 2010;39:419-420.

42. Seifert H, Wehrmann T, Schmitt T, et al. Retroperitoneal endoscopic debridement for infected peripancreatic necrosis. *Lancet*. 2000;356:653-655.

43. Seewald S, Groth S, Omar S, et al. Aggressive endoscopic therapy for pancreatic necrosis and pancreatic abscess: a new safe and effective treatment algorithm (videos). *Gastrointest Endosc*. 2005;62:92-100.

44. Seifert H, Biermer M, Schmitt W, et al. Transluminal endoscopic necrosectomy after acute pancreatitis: a multicentre study with long-term follow-up (the GEPARD Study). *Gut*. 2009;58:1260-1266.

45. Yasuda I, Nakashima M, Iwai T, et al. Japanese multicenter experience of endoscopic necrosectomy for infected walled-off pancreatic necrosis: The JENIPaN study. *Endoscopy*. 2013;45:627-634.

46. Seewald S, Ang TL, Richter H, et al. Long-term results after endoscopic drainage and necrosectomy of symptomatic pancreatic fluid collections. *Dig Endosc*. 2012;24:36-41.

47. Gardner TB, Coelho-Prabhu N, Gordon SR, et al. Direct endoscopic necrosectomy for the treatment of walled-off pancreatic necrosis: results from a multicenter U.S. series. *Gastrointest Endosc*. 2011;73:718-726.

48. Freeman ML, Werner J, van Santvoort HC, et al. International Multidisciplinary Panel of Speakers and Moderators. Interventions for necrotizing pancreatitis: summary of a multidisciplinary consensus conference. *Pancreas*. 2012;41:1176-1194.

49. van Santvoort HC, Besselink MG, Bakker OJ, et al. Dutch Pancreatitis Study Group. A step-up approach or open necrosectomy for necrotizing pancreatitis. *N Engl J Med*. 2010;362:1491-1502.

50. Seewald S, Brand B, Groth S, et al. Endoscopic sealing of pancreatic fistula by using N-butyl-2-cyanoacrylate. *Gastrointest Endosc*. 2004;59:463-470.

51. Hookey LC, Debroux S, Delhaye M, et al. Endoscopic drainage of pancreatic-fluid collections in 116 patients: a comparison of etiologies, drainage techniques, and outcomes. *Gastrointest Endosc*. 2006;63:635-643.

52. Weckman L, Kylanpaa ML, Puolakkainen P, et al. Endoscopic treatment of pancreatic pseudocysts. *Surg Endosc*. 2006;20:603-607.

53. Vosoghi M, Sial S, Garrett B, et al. EUS-guided pancreatic pseudocyst drainage: review and experience at Harbor-UCLA Medical Center. *Medgenmed*. 2002;4:2.

54. Baron TH, Harewood GC, Morgan DE, et al. Outcome differences after endoscopic drainage of pancreatic necrosis, acute pancreatic pseudocysts, and chronic pancreatic pseudocysts. *Gastrointest Endosc*. 2002;56:7-17.

55. Bakker OJ, van Santvoort HC, van Brunschot S, et al. Dutch Pancreatitis Study Group. Endoscopic transgastric vs surgical necrosectomy for infected necrotizing pancreatitis: a randomized trial. *JAMA*. 2012;307:1053-1061.

56. van Santvoort HC, Bakker OJ, Bollen TL, et al. Dutch Pancreatitis Study Group. A conservative and minimally invasive approach to necrotizing pancreatitis improves outcome. *Gastroenterology*. 2011;141:1254-1263.

57. Varadarajulu S, Bang JY, Sutton BS, et al. Equal efficacy of endoscopic and surgical cystogastrostomy for pancreatic pseudocyst drainage in a randomized trial. *Gastroenterology*. 2013;145:583-590.

58. Sriram PV, Kaffes AJ, Rao GV, Reddy DN. Endoscopic ultrasound-guided drainage of pancreatic pseudocysts complicated by portal hypertension or by intervening vessels. *Endoscopy*. 2005;37:231-235.

59. Varadarajulu S, Christein JD, Tamhane A, et al. Prospective randomized trial comparing EUS and conventional endoscopy for transmural drainage of pancreatic pseudocysts. *Gastrointest Endosc*. 2008;68:1102-1111.

60. Park DH, Lee SS, Moon SH, et al. Endoscopic ultrasound-guided versus conventional transmural drainage for pancreatic pseudocysts: a prospective randomized trial. *Endoscopy*. 2009;41:842-848.

61. Gupta R, Munoz JC, Garg P, et al. Mediastinal pancreatic pseudocyst: a case report and review of the literature. *Medgenmed*. 2007;9:8-13.

62. Saftouia A, Cuirea T, Dumitrescu D, et al. Endoscopic ultrasound-guided transesophageal drainage of a mediastinal pancreatic pseudocyst. *Endoscopy*. 2006;38:538-539.

63. Baron TH, Wiersema MJ. EUS-guided transesophageal pancreatic pseudocyst drainage. *Gastrointest Endosc*. 2000;52:545-549.

64. Trevino JM, Christein JD, Varadarajulu S. EUS-guided transesophageal drainage of peripancreatic fluid collections. *Gastrointest Endosc*. 2009;70:793-797.

65. Seewald S, Ang TL, Teng KY, et al. Endoscopic ultrasound-guided drain-

age of abdominal abscesses and infected necrosis. *Endoscopy*. 2009;41(2):166-174.

66. Seewald S, Ang TL, Kida M, et al. EUS 2008 Working Group. EUS 2008 Working Group document: evaluation of EUS-guided drainage of pancreatic-fluid collections (with video). *Gastrointest Endosc*. 2009;69(2 suppl):S13-S21.

67. Varadarajulu S, Christein JD, Wilcox CM. Frequency of complications during EUS-guided drainage of pancreatic fluid collections in 148 consecutive patients. *J Gastroenterol Hepatol*. 2011;26:1504-1508.

68. Varadarajulu S, Phadnis MA, Christein JD, et al. Multiple transluminal gateway technique for EUS-guided drainage of symptomatic walled-off pancreatic necrosis. *Gastrointest Endosc*. 2011;74:74-80.

第 25 章

EUS 引导下的胆管和胰管系统引流术

Larissa L. Fujii · Michael J. Levy

（钱晶瑶 译 李 文 校）

内容要点

- 对于 ERCP 治疗失败的患者，施行 EUS 引导下胰胆管系统引流可有效替代经皮穿刺引流和开腹手术。对胰十二指肠切除术后患者实施 EUS 引导下经吻合口的主胰管引流，是首选的内镜介入治疗方式，其成功率高于内镜逆行胰管引流（endoscopic retrograde pancreatography，ERP）。

- 在术前清楚地了解引流手术所要达到的目的，有助于对包括穿刺针、导丝等手术器械的选择。

- 扩张穿刺通路时，为避免必然产生的烧灼损伤，只有在使用其他手术器械（例如扩张气囊、导管或套管）扩张失败时，方才考虑选用囊肿切开刀或者针状刀切开的方式来建立扩张通路。

- 推荐施行 EUS 引导下胰胆管引流的流程是：从经乳头/经吻合口支架置入术入手（是逆行置入还是顺行置入可根据当地医疗经验而定），如果术式失败，则施行顺行经管腔支架置入。在首选进行经管腔的顺行支架置入的患者，在后续治疗时，推荐尝试通过梗阻部位、十二指肠乳头/吻合口。

- 现有的研究并未明确胰胆管支架置入术后是否需要再次介入治疗，以及再次介入治疗的时机。但数据显示，在以往支架置入术后获益的患者，如果希望延长支架通畅时间，则需要定期更换支架。

- 由于 EUS 引导下胰胆管引流术极具挑战性，医师需要掌握包括 EUS 和 ERCP 的高超技术，因此，只推荐在三级转诊中心，由有超声内镜、胰胆管介入经验的放射科医生和外科医生来施行此类技术。

- 对于 EUS 引导下胰胆管引流的长期效果，还需要进一步的研究。

最初，EUS 仅限于黏膜下病变的诊断和胃肠道腔内肿瘤的分期，在最近 30 年，EUS 技术取得了飞速发展。随着线阵式超声设备的开发应用，可以在 EUS 引导下通过细针抽吸术（fine-needle aspiration，FNA）来进行细胞学检查；通过 Tru-Cut 活检（Tru-Cut biopsy，TCB）来进行组织学评价，这些细胞组织学检查进一步扩展了 EUS 的应用价值[1-2]。同样，随着线阵式超声设备的开发应用，EUS 介入技术也得以开展，包括腹腔丛和神经节阻滞术、神经松解术[3-5]，胰液引流[6-9]，胆囊空肠造瘘术[10]，还可以用来向病灶内注入细胞毒性药物：例如化疗、放射粒子置入和基因治疗[11,12]。在 90 年代中期，EUS 和内镜逆行胰胆管造影术（endoscopic retrograde cholangiopancreatography，ERCP）联合，被称为内镜放射超声胰胆管造影术（endoradiosonographic cholangiopancreatography，ERSCP）[13]。由于有减少开腹手术和介入治疗损伤方面的需求，因此 EUS

引导下胆胰管介入技术得到了长足发展。本章的目的是回顾现有资料，主要关注焦点是：运用 EUS 技术来获取引流通道，并实现胆胰管引流。

主要任务

ERCP 是用于进入胆管和主胰管（main pancreatic duct，MPD）的一种主要术式，可以作为获得诊断信息和（或）实施治疗的常规方法。ERCP 的适应证包括：对良性疾病（例如：炎性狭窄、结石、先天性异常）或者恶性疾病（如胆管癌、胰腺癌）的诊断。不能实施 ERCP 的患者，采用经皮或者外科开腹手术方式来治疗[14-15]。鉴于这些术式损伤较大且有潜在风险，因此 EUS 引导下建立引流通路实现引流成为一种新兴的替代术式。因继发于患者原发病疾病（例如：胃或十二指肠梗阻、管腔截断）或解剖变异（如十二指肠憩室），或由于外科手术所致解剖改变（例如：Billroth Ⅱ 切除术、胰十二指肠切除术），导致上述患者首选 ERCP 技术失败后，EUS 引导下引流技术作为第二位替代治疗方式是非常合适的。不能耐受开腹手术或因手术创伤而不愿手术的患者，也可以选择 EUS 术式。

患者准备

尽管 EUS 可以在门诊进行，但是大多数介入性 EUS 诊疗通常需要住院，在放射监视和麻醉监测或全身麻醉下进行。对于诊断性 EUS 检查，需要进行的术前评价包括：病史、体格检查、既往相关医疗记录，以便确认手术必要性、风险、疗效、替代方案和 EUS 时机，并应签订知情同意书。术前有必要进行实验室检查和放射学检查，以便对潜在的疾病进行处理，有时还需明确解剖情况，来帮助制订干预计划。该类技术的相对禁忌证包括：凝血功能异常（INR > 1.5）或血小板减少症（plt < 50 000），以及不能施予适当麻醉的血液动力学异常。在术前，应常规给予抗生素（例如，左氧氟沙星或环丙沙星）。

设备和技术因素

因为治疗时需要直径较粗的配件，如 10 Fr 支架等，因此，EUS 通常选用有较粗钳道的治疗型超声内镜。较细直径的诊断型超声内镜也可用于建立导丝通路以及放置等于或小于 7Fr 的支架。

要选用和 25-G、22-G 或 19-G 穿刺针相匹配的导丝、导管。在使用穿刺针前，选择 FNA 穿刺针型号以便能使相应导丝通过很重要。不能想当然地认为同样规格的穿刺针和同样直径的导丝能相互替代，因为不同公司生产的配件存在微小的差别[16-17]。大口径穿刺针可允许较粗的导丝通过，而较粗的导丝可以更便捷地通过狭窄段，并且更便于其他配件的交换。但是，如果最初就使用较大型号和较硬的穿刺针，可能会使寻找管腔的步骤变得更困难。手术目的明确有助于配件器械的选择。例如，预期目标如果仅是施行胆管造影或胰管造影，就可以选用 25-G 穿刺针。一些超声内镜医生喜欢选用小口径穿刺针，用以判定造影剂是否可通畅地排空到肠腔，来判断有无严重狭窄，通过这种观察，有助于判断是否应该进行介入性治疗（例如，吻合口扩张术和支架置入术）。

导丝的选择在很大程度上取决于对穿刺针的选择。使用 0.035 英寸（0.889 mm）的导丝需要选择 19-G 穿刺针。这些硬导丝可能难于进入胆管或胰管，但是使用这些导丝可能有助于通过狭窄段，并方便配件交换。因此，在这种背景下，常规选用 0.035 英寸（0.889 mm）导丝。0.018 英寸（0.4572 mm）的导丝需要选择 19-G 或 22-G 穿刺针，这些导丝柔韧性更好，更便于进入管腔，有利于穿过狭窄段，但是其柔软的特性会使后续的介入步骤变得困难。同样，选择表面附有聚四氟乙烯亲水涂层的导丝或者弯头导丝，可以便捷地穿过狭窄或迂曲段。选择导丝以顺行的方式通过狭窄段、乳头或吻合口，然后到达小肠内盘曲。这些步骤都应在放射线监视下实施。

有多种配件可以用于在消化道管腔（胃、十二指肠或空肠）和胰胆管之间造瘘，方便各种其他配件的通过，或者用于扩张狭窄的吻合口。各种标准胆胰管造影导管和扩张球囊的选择取决于患者的解剖特点。没有正式的对比试验来明确各种配件的相应价值。对于内镜医师使用的各种配件，即便是应用于同一名患者，往往也需要反复试验。

EUS 引导下胆管系统诊断和治疗

Wiersema 等在一次 ERCP 失败后进行了首例 EUS 引导下胆管造影，后被证实 10 名患者中有 7

名能够成功地运用该技术进行胆管系统造影[18]。从那时起，开展了更多的医疗实践，报道了许多技术改进。大体上说，EUS 引导下肝内（即肝胃造口术）或肝外（胆总管十二指肠造口术）引流是分别通过胃或十二指肠的腔内路径来完成的。

适应证

通常在经内镜逆行胆管造影（endoscopic retrograde cholangiography，ERC）失败后，采取 EUS 引导下胆管穿刺诊断和治疗技术，用来评价和处理以下情况：

1．恶性胆管梗阻（例如：胰腺癌或胆管癌）

2．良性胆管梗阻（例如，炎性狭窄、结石、先天胆管异常）

技术

肝内途径（肝胃造口术）（图 25-1；视频 25-1A ~ C）

首先复习一下 EUS 引导下肝内胆管引流，因为其技术和原理也适用于不同途径和位置的引流，表 25-1 总结了 EUS 引导下胆管引流术的技术类型。要进入肝内胆管通路，首先，超声内镜必须插入到胃近端（贲门、胃底或胃体近端）的位置，而且内镜先端要贴近小弯侧和后壁。在这里，可以扫查到肝，并能清楚地辨认扩张的肝内胆管及最佳穿刺位置。

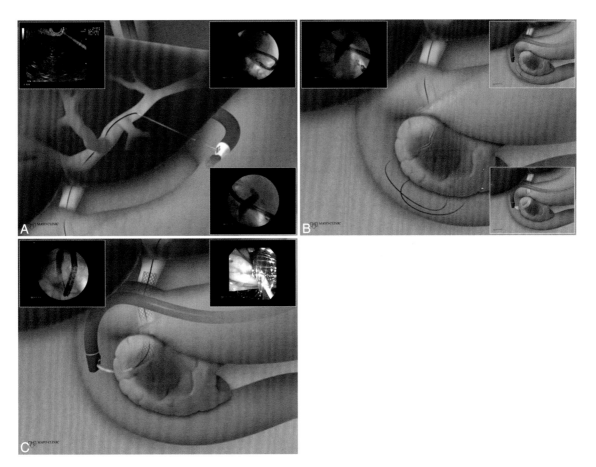

图 25-1　会师法经肝内胆管和经乳头逆行支架放置技术。A，图片显示，超声内镜引导定位下穿刺针和导丝由左肝内胆管进入胆管系统，EUS 扫描显示了经典的穿刺所需的理想肝内胆管图像，X 线图像显示了最初导丝插入路径及随后的胆管造影所见。B，如图所示，导丝通过狭窄段进入十二指肠，在小肠内盘曲，会师方式是使用活检钳或圈套器收住导丝，由内镜钳道引出。C，使用传统技术逆行放置支架

视频 25-1A　经乳头逆行肝内支架置入术

视频 25-1B　经乳头顺行肝内支架置入术

视频 25-1C　经腔顺行肝内支架置入术

表 25-1

EUS 引导胰胆管引流术式类型

类型	详解
穿刺针位置	肝内胆管路径：经胃肝管穿刺 肝外胆管路径：经小肠胆管穿刺 主胰管路径：经胃胰管穿刺
路径	逆行方式：使用十二指肠镜或广角的前视内镜，导丝由逆行的方式经乳头 / 吻合口插入，再经腔内放置支架（又称"会师法"） 顺行方式：包括支架置入的整个术程，都由超声内镜引导完成，经（或不经）狭窄段和乳头 / 吻合口进行消化道腔内 - 胰胆管的支架放置
技术	经乳头：通过乳头放置支架 经吻合口：通过吻合口放置支架 经腔：支架的先端不通过乳头 / 吻合口，直接由消化道腔内到达胰胆管腔内；仅由顺行方式完成

为方便后续治疗，应选择一个超声探头和左肝内胆管分支之间距离最近的位置作为穿刺路径。这样也是为了避开包括血管和非理想引流胆管的中间结构，这一点尤其重要。当穿刺针刺入目标胆管后，抽吸出胆汁证实，注射造影剂进行胆管显影。放射监视下，导丝在 FNA 穿刺针引导下通过顺行的方式，从肝内胆管穿过胆管梗阻部位进入十二指肠。使导丝先端在十二指肠腔内盘曲，这样，无论是在退出超声内镜过程中，还是在插入侧视内镜过程中，都可有效地减少导丝退出移位的风险。穿过狭窄段进入小肠的导丝，可以提供一个通路，通过这一通路可完成后续的经乳头或经吻合口支架置入术。

一旦确认导丝位于小肠内，即可退出超声内镜，同时留置导丝。其后，可经由侧视或前视内镜来完成手术中经乳头或吻合口的逆行（会师）部分的操作（视频 25-1A）。用圈套器或活检钳抓持住肠腔内的导丝，导丝沿内镜活检通道撤出，将导丝先端留置在所需胆管内，尾端由患者口腔引出后被内镜医生掌握。或者，可以通过导丝插入十二指肠镜，这种方式可以不需要沿钳道抓持和退出导丝。但是，一些超声内镜医生发现后一种方式具有一定的技术难度，和（或）认为这种方式不可避免地导致导丝过度拉紧，有可能造成肝组织、胆管或十二指肠的损伤。在不存在胃十二指肠解剖结构改变的患者中，操作中的 ERC（逆行）部分，可以通过常规的侧视十二指肠镜来完成。有空肠吻合袢或胰十二指肠切除术后 Roux-en-Y 重建术的患者，常常采用直视内镜比如结肠镜来完成操作。

一旦备选配件到位，导丝调控合理，就可以通过标准的方式来进行胆管支架置入和其他介入性治疗。在进行过初始的胆管扩张后，就可通过导丝进行后续的操作。使用扩张导管或球囊对梗阻段进行扩张后，就可以经（或不经）导丝（如果有必要）进行后续的介入治疗，因此，安全的导丝置管很重要。胆管扩张后，可以经导丝置入套管，在胆管内单独留置导丝，并经输送装置放置支架，达到胆管引流目的。

相对而言，经十二指肠乳头 / 吻合口途径的胆管引流，可以单独使用超声内镜，而无需会师法完成包括支架置入术在内的全部操作（图 25-2，视频 25-1B）。这种技术需要进行通路的扩张，包

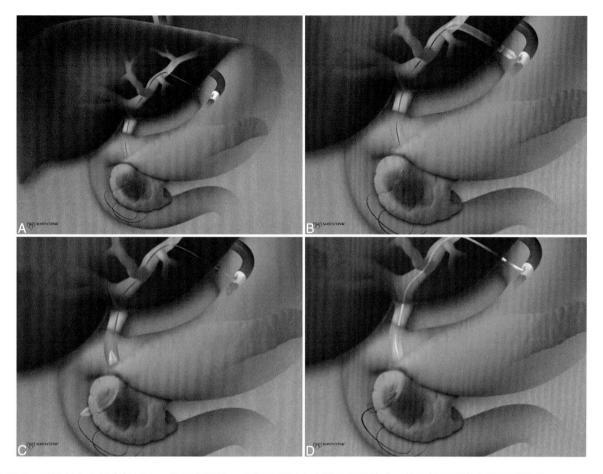

图 25-2　顺行方式进行支架置入，经肝内胆管、乳头顺行插入小肠的引流技术，单独使用超声内镜即可完成。A，EUS 引导下 FNA 穿刺进入左肝内胆管，然后导丝经由肝内胆管进入十二指肠。B，进行包括胃壁、肝实质和肝内胆管壁的扩张。C，充分扩张狭窄段，以利于放置支架。D，通过顺行的方向放置塑料或金属支架。以上操作通过超声内镜，在超声和放射引导下完成

括胃壁、肝实质、肝内胆管壁。有许多方式可以完成通路的扩张，但是最常用的是扩张球囊，标准导管或者锥头导管。充分的扩张可能需要使用几种配件。尽管某些超声内镜医生常规使用囊肿刀或针状刀进行扩张，但作者只有在其他扩张器材扩张失败时，才作为补救技术应用，因为其烧灼损伤可引起附加风险，操作时需要格外慎重。只要技术上可行，就应当放置较长的支架，远端在小肠内，近端在胃内，以达到最好的胆管引流效果，并减少因不合适的放置所导致支架移位的风险。但是，有时导丝难以通过狭窄段或乳头（或吻合口）。这种情况下，需要放置较短的支架，其远端位于胆管内，近端在胃腔内，有时被称为是经腔或透壁的引流（图 25-3，视频 25-1C）。有各种口径和长度的支架可以选用。尽管医生们更偏爱猪尾形支架，但是直形支架也经常被选用。

支架的胆管内部分可以修剪出较多额外的侧孔以利于引流。

肝外途径（胆管十二指肠造口术）（视频 25-2 A 和 B）

Giovannini 等完成了临床上首例 EUS 引导下胆管引流，该患者患有胰腺癌，通过肝外胆管 - 十二指肠途径放置塑料支架进行胆管引流[19]。操作时，首先将超声内镜插入十二指肠，在那里进行穿刺，进入肝外胆管（胰腺段或是胰腺上段）。FNA 细针穿刺进入肝外胆管，导丝通过顺行途径留置在十二指肠（图 25-4）。该术式类似于经皮经肝穿刺技术，支架先行通过狭窄段并经过十二指肠乳头，使胆汁引流入十二指肠。

该技术有赖于超声内镜医师对胆管的解剖定位，自近端肝内胆管插入，而非自乳头进行远端

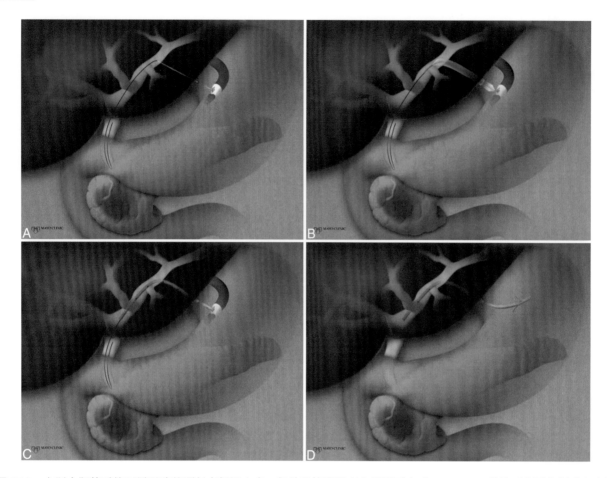

图 25-3 由肝内胆管系统至胃通路的顺行支架置入术，仅单独使用超声内镜即可完成。A，EUS 引导下由胃穿刺进入左肝内胆管，并引导导丝插入。B，进行包括胃壁、肝实质和肝内胆管壁的扩张。C 和 D，支架置入后，远端胆管旷置，近端胆管内胆汁由支架引流至胃内

视频 **25-2A** 经乳头顺行肝外支架置入术

视频 **25-2B** 经腔顺行肝外支架置入术

胆管插管。通过调整内镜或抬钳器位置可以解决这一问题。另外，导丝进入肝内胆管系统后，沿乳头的方向以打圈的方式前进。支架的置入保持了瘘口的通畅，其结果是通过置入腔内支架完成了胆管 - 十二指肠造口术，引流胆汁不通过导致梗阻的肿物或乳头，达到近端胆管减压的目的（图25-5）。

技术成功、结果和并发症

虽然这些术式可看做是技术成功，但是从迄今报道的数据中，尚很难说明临床成功、治疗反应和并发症。数据、研究方面的异质性，整体方法论的缺乏，限制了从这些技术得出有效的结论。关于内镜手术的精确性所需进行的研究极其多样，治疗目的、技术和临床终点、手术成功的定义、

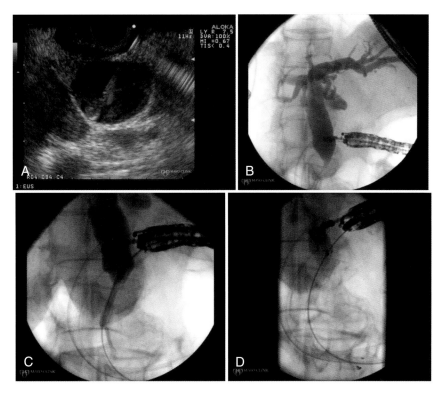

图 25-4　经肝外胆管途径进行的顺行性支架置入胆管引流术，单独由超声内镜引导完成。A，EUS 引导下，穿刺针进入肝外胆管，并进行胆管造影。B，X 线摄影显示远端胆管恶性梗阻，该患者同时因胃出口梗阻进行了十二指肠支架的置入。C，支架置入前，行全通道扩张的过程。D，EUS 及放射线引导下，顺行方式进行自膨式金属支架置入术

随访的持续时间和程度以及手术涉及的整个范围和文书细节方面尚有待完善。

由于未能进行严格的试验设计，缺乏随机、对照、对比数据，缺乏盲法对照，限制了我们对于这些技术有效性和作用的理解。最终，可能因存在报道或描述偏倚，影响这些数据的价值。尽管存在上述局限性，但这些研究还是为我们提供了初步的数据，展示了 EUS 引导下胆管穿刺和引流术的相对有效性，当然，这些手术的风险也引起了广泛关注。

我们收集分析了以下报道（2004—2013 年，*n* = 297，不包括病例报道和单纯 EUS 引导下胆管造影），分析显示 EUS 引导的经肝内途径引流术成功率为 89.6%（*n* = 266），排除了支架相关的并发症后，并发症发生率为 25.3%（*n* = 75）（表 25-2）。并发症包括：出血（*n* = 19），气腹（*n* = 16），胆漏和（或）胆汁瘤（*n* = 15），胆管炎（*n* = 11），腹痛（*n* = 4），多发不良事件（*n* = 2），肠梗阻（*n* = 1），恶心（*n* = 1），吸入性肺炎（*n* = 1），其他（*n* = 5）。我们汇总了 EUS 引导下肝外胆管途径胆汁

引流术的分组资料（2003—2013 年，*n* = 416，不包括病例报道和单纯 EUS 引导下胆管造影），成功率 91.3%（*n* = 380），并发症发生率 18%（*n* = 75）（表 25-3）。并发症包括：胆漏或胆汁性腹膜炎（*n* = 26），胆管炎（*n* = 11），气腹（*n* = 9），出血（*n* = 9），腹痛（*n* = 7），胰腺炎（*n* = 4），多发不良事件（*n* = 4），心肺衰竭（*n* = 2），其他（*n* = 2），胆囊炎（*n* = 1）。一项研究表明，使用针刀进行瘘口的扩张，可能增加不良反应发生率[20]。

因未区分肝内胆管引流和肝外胆管引流，有两项大型研究没有纳入上述分组数据资料中。Vila 及其同事回顾分析了西班牙国家级多中心的研究，包括 19 家医院，进行了 106 例 EUS 引导下胆管引流术[40]。这项研究的技术成功率低于上述的报告，为 67.2%（*n* = 84），但这也反映了一个事实，即研究涉及的技术数据提取集中在医院开展该技术的早期阶段。他们同时认为，多中心研究的设计可减少数据偏倚。44% 的支架通过乳头 / 吻合口放置，多于经胆管腔内。不良事件的发生率为 23.2%（包括同时接受胰管介入治疗的患者），7 例

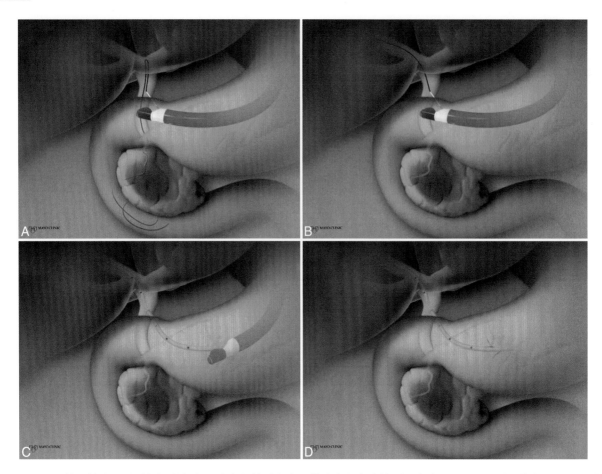

图 25-5 经肝外胆管途径的顺行性支架置入腔内胆管引流术，单独由超声内镜引导完成。A，EUS 引导穿刺针进入肝外胆管并进行随后的胆管造影。B，导丝进入肝内胆管，提供一个平直的支架放置及引流通道。C 和 D，支架置入术后，远端位于胆管树内，近端位于胃或十二指肠

发生胆汁性腹膜炎（2 例死亡），6 例出血（1 例死亡），5 例急性胰腺炎，4 例穿孔（2 例死亡），3 例胆管炎，2 例肝脓肿，1 例血肿，1 例胰腺假性囊肿。应用逻辑回归法分析并发症的危险因素，包括：男性 [OR 3.8（95% CI 1.4 ～ 10.5）]，技术故障 [OR 2.5（95% CI 1 ～ 6.2）]。这一研究表明了，EUS 引导下胰胆管引流术的成功率与术前严格筛选病例和内镜医生的经验相关。Shah 等进行的单中心研究，纳入了 66 例患者进行了 EUS 引导下肝内、外胆管引流术 [32]。以上病例首先进行经十二指肠镜乳头逆行 / 顺行插管的尝试，如果十二指肠镜不能到达乳头或经乳头插管失败，则选用 ESU 方式。如果导丝不能通过梗阻部位，经乳头 / 吻合口放置支架优于经腔内置入支架。逆行和顺行支架置入术技术成功率分别为 74% 和 81%。将整体成功率提高到了 75% 和 86%。其中 6 例发生了并发症，急性胰腺炎（n = 3），胆漏（n = 1），

菌血症（n = 1）和穿孔（n = 1）。

　　Gupta 等的研究是迄今为止最大的病例数据报道，数据来自 6 个国际性中心，共纳入了 240 个病例，同样因为十二指肠镜到达乳头困难，及 ERC 尝试失败 [36]。所有病例中，56% 患者存在远端胆管梗阻，44% 存在肝门部胆管梗阻，81% 是恶性胆管梗阻。60% 的病例经由肝内胆管途径留置支架，金属胆管支架使用率 60%。技术成功率接近 87%，经肝内途径术式和经肝外途径术式成功率无统计学差异（90.4% vs. 84.3%；P = 0.15）。恶性胆管狭窄较良性胆管狭窄有较高的成功率（90.2% vs. 77.3%；P = 0.02）。肝内胆管引流和肝外胆管引流并发症分别为 35.6% 和 32.6%（P = 0.64），良、恶性胆管梗阻在选用金属或塑料胆管支架方面无差异。经肝内途径术式相比于经肝外途径术式，气腹的发生率较高（11 例 vs. 1 例；P = 0.03）。尽管风险增高的机制不明，但作者认

表 25-2

经胃 - 肝内支架置入引流术

作者（年份）	路径	技术成功	并发症
Kahaleh et al[21-22]（2004，2005）	TP/TA[a]（$n = 24$）	29/35	末梢细支气管炎（$n = 3$）
Maranki et al[23]（2009）	经腔（$n = 5$）		出血（$n = 1$） 吸入性肺炎（$n = 1$）
Bories et al[24]（2007）	经腔（$n = 10$）	10/11	肠梗阻（$n = 1$） 胆汁瘤（$n = 1$） 胆管炎（$n = 1$）
Will et al[25]（2007）	经腔（$n = 8$）	8/9	胆管炎（$n = 1$）
Horaguchi et al[26]（2009）	经腔（$n = 7$）	7/7	无
Park et al[20,27-29]] （2009，2010，2011，2013）	TP/TA[a]（$n = 24$） 经腔（$n = 5$）	57/60	总数 $n = 7$（其他 NS） 末梢细支气管炎（$n = 1$） 支架移位，胆汁瘤（$n = 1$）
Iwamuro et al[30]（2010）	经腔（$n = 2$；都经十二指肠支架）	2/2	胆漏，末梢细支气管炎（$n = 2$）
Nguyen-Tang et al[31]（2010）	TP/TA[a,b]（$n = 49$）	58/66	肝包膜下血肿（$n = 1$）
Shah et al[32]（2012）	经腔（$n = 9$）		感染 / 菌血症（$n = 1$）
Belletrutti et al[33]（2011）	经腔（$n = 2$）	2/3	无
Ramirez-Luna et al[34]（2011）	经腔（$n = 2$）	2/2	无
Artifon et al[35]（2012）	TP/TA[a]	132/145	出血（$n = 18$） 胆漏（$n = 14$） 末梢细支气管炎（$n = 11$） 胆管炎（$n = 7$） 腹痛（$n = 4$）
Gupta et al[36]（2013）	经腔		
Iwashita et al[37]（2012）	逆行 TP/TA（$n = 4$）	4/9	末梢细支气管炎（$n = 1$）
Khashab et al[38]（2012）	TP[a]	2/2	恶心（$n = 1$）
Kim et al[39]（2012）	经腔（$n = 3$）	3/4	支架伴随腹膜炎和末梢细支气管炎（$n = 1$）
Vila et al[40]（2012）	逆行 TP/TA（$n = 32$）[b] 经腔（$n = 22$）	73/106	胆汁瘤（$n = 3$） 出血（$n = 3$） 穿孔（$n = 2$） 肝出血（$n = 2$） 脓肿（$n = 1$）
Kawakubo et al[41]（2013）	逆行 TP/TA（$n = 5$）	5/5	无
Tonozuka et al[42]（2013）	经腔（$n = 3$；都经十二指肠支架）	3/3	胆汁炎（$n = 2$；未准确描述 HG 或 CD 亚组）

排除个案报道及单纯 EUS 引导下胆管造影

CD，胆管十二指肠吻合术；HG，肝内胃吻合术；NS，未明确；TP，经乳头；TA，经吻合口

[a] 包括顺行和逆行，经乳头或经吻合口支架置入

[b] HG 和 CD 联合术式在病例序列中未明确指出

表 25-3

胆管十二指肠途径（肝外胆管）支架置入及引流术

作者（年份）	路径	技术成功	并发症
Burmester et al[43]（2003）	经腔内（n = 2）	2/3	胆汁性腹膜炎（n = 1）
Kahaleh et al[21-22]（2004，2005）	TP/TA[a]（n = 8）	12/14	气腹（n = 1）
Maranki et al[23]（2009）	经腔内（n = 4）		胆汁性腹膜炎（n = 1） 腹痛（n = 1）
Mallery et al[16]（2004）	逆行 TP/TA（n = 2）	2/2	无
Puspok et al[44]（2005）	逆行 TP/TA（n = 1） 经腔内（n = 3）	4/5	亚急性蜂窝织性胆囊炎（n = 1）
Yamao et al[45-46]（2006，2008）	经腔内（n = 5）	5/5	气腹（n = 1）
Ang et al[47]（2007）	经腔内（n = 2）	2/2	气腹（n = 1）
Itoi et al[48]（2008）	经腔内（n = 4）	4/4	胆汁性腹膜炎（n = 1） 支架堵塞导致的胆管炎（n = 1）
Tarantino et al[49]（2008）	逆行 TP/TA（n = 3） 经腔内（n = 4）	7/7	无
Brauer et al[50]（2009）	逆行 TP/TA（n = 8） 经腔内（n = 3）	11/12	腹膜炎（n = 1） 心肺衰竭（n = 1）
Hanada et al[51]（2009）	经腔内（n = 4）	4/4	无
Horaguchi et al[26]（2009）	经腔内（n = 9）	9/9	腹膜炎（n = 1）
Park et al[20,27,29]（2009，2011，2013）	TP/TA[a]（n = 17） 经腔内（n = 22）	39/42	总数 n = 8（其他 NS） 胆汁性腹膜炎（n = 3） 气腹（n = 2） 胰腺炎（n = 1）
Artifon et al[52]（2010）	经腔内（n = 3；均因前期逆行 TP 失败）	3/3	无
Eum et al[53]（2010）	经腔内（n = 2）	2/2	无
Iwamuro et al[30]（2010）	经腔内（n = 5；所有病例都有十二指肠支架）	5/5	腹痛，发热（n = 1）
Kim et al[54]（2010） Artifon et al[35]（2012） Gupta et al[36]（2013）	TP/TA[a]	75/89	胆漏（n = 13） 出血（n = 8） 胆管炎（n = 4） 气腹（n = 1） 腹痛（n = 1）
Belletrutti et al[36]（2011）	经腔内（n = 4）	4/4	无
Fabbri et al[55]（2011）	逆行 TP（n = 3） 经腔内（n = 9）	12/15	气腹（n = 1）
Hara et al[56]（2011）	经腔内（n = 17）	17/18	腹膜炎（n = 2） 胆道出血（n = 1）
Komaki et al[57]（2011）	逆行 TP（n = 1） 经腔内（n = 14）	15/15	胆囊炎（n = 4） 腹膜炎（n = 2）
Ramirez-Luna et al[34]（2011）	经腔内（n = 8）	8/9	胆汁瘤（n = 1）
Siddiqui et al[58]（2011）	经腔内（n = 8）	8/8	腹痛（n = 1） 支架移位伴十二指肠穿孔（n = 1）
Dhir et al[59]（2012）	逆行 TP/TA（n = 57）	57/58	造影剂渗漏导致腹痛（n = 2）

续表

Iwashita et al[37] (2012)	逆行 TP/TA（$n = 25$）	25/31	胰腺炎（$n = 2$） 腹痛（$n = 1$） 感染 / 死亡（$n = 1$）
Khashab et al[38] (2012)	TP a（$n = 5$；2 例经胆囊路径） 经腔内（$n = 2$）	7/7	胰腺炎，胆囊炎（$n = 1$） 腹痛（$n = 1$）
Kim et al[39] (2012)	经腔内（$n = 9$）	9/9	气腹，腹膜炎（$n = 1$）
Nicholson et al[60] (2012)	经腔内（$n = 5$）	5/5	无
Shah et al[32] (2012)	TP/TA a,b（$n = 49$） 经腔内（$n = 9$）	58/66	胆漏（$n = 1$） 穿孔（$n = 1$） 胰腺炎（$n = 2$）
Song et al[61] (2012)	经腔内（$n = 13$）	13/15	气腹（$n = 2$） 胆管炎（$n = 1$）
Vila et al[40] (2012)	逆行 TP/TA（$n = 32$）b 经腔内（$n = 19$）	73/106	胆汁瘤（$n = 1$） 出血（$n = 1$） 胰腺炎（$n = 1$） 胆管炎（$n = 1$）
Kawakubo et al[41] (2013)	逆行 TP/TA（$n = 9$）	9/9	胆源性腹膜炎（$n = 1$） 胰腺炎（$n = 1$）
Tonozuka et al[42] (2013)	经腔内（$n = 5$；所有病例都有 十二指肠支架）	5/5	胆管炎（$n = 2$；未准确描述 HG 或 CD 亚组）

排除个案报道及单纯 EUS 引导的胆管造影

CD，胆管十二指肠吻合术；HG，肝内胃吻合术；NS，未明确；TP，经乳头；TA，经吻合口

a 包括顺行和逆行经乳头或经吻合口支架置入

b 在病例序列中未明确指出是经由肝内路径还是肝外路径

为与肝内途径术式需经胃壁进行较大强度的扩张有关。

一项前瞻性研究对比了 EUS 引导十二指肠胆管引流术和经皮肝穿胆管引流术。25 例失去手术机会的恶性胆管狭窄患者，被随机分配进入 EUS 组（$n = 13$）和经皮穿刺组（$n = 12$），均放置了金属胆管支架[35]。在患者 ERC 失败和 / 或 EUS 引导下经乳头插管失败，仍处于麻醉镇静状态时进行随机分组。所有 25 例患者均获得技术成功。两组临床结果（包括 7 天肝酶学变化、生活质量）以及成本效益没有统计学差异。2 例 EUS 组患者发生并发症（出血和胆漏），3 例经皮肝穿组患者发生并发症（1 例胆漏，2 例脓肿）。作者认为 EUS 引导下腔内引流的效果和安全性等同于传统的经皮肝穿刺引流，并且，相比于经皮肝穿刺，EUS 引导的操作可以在 ERC 失败后立刻实施，且没有外引流相关的问题。

Dhir 等比较了经历 5 次 ERC 插管失败的病例，进行 EUS 引导下经乳头逆行肝外途径支架放置或乳头预切开放置支架[59]。2010 年 5 月至 2011 年 4 月，共有连续 58 例患者进行了 ERC 失败后 EUS 引导的胆管引流，和其对比的是 144 例于 2009 年进行了乳头预切开后放置支架引流的历史队列。EUS 组技术成功率明显高于乳头预切开组（98.3% vs. 90.3%；$P = 0.03$）。EUS 组中唯一失败的病例是因为导丝无法通过狭窄段，以至于无法完成支架置入的尝试。在并发症方面，EUS 组（3.4%；2 例自限性胆管周围造影剂渗漏）和乳头预切开组（6.9%；4 例胰腺炎，6 例出血）有统计学差异（$P = 0.27$）。作者认为他们的成功率较高，是因为经 EUS 途径的径路较短，可使用较短的导丝，并且在进行导丝交换时，可以使用一种较小的胃活检钳来固定导丝。该研究的局限性在于其是回顾性非随机设计，结论表明 EUS 引导下的胆道引流相比于乳头预切开可能是一种更为有效和安全的方法。

由于研究的局限性，目前发表的报道中，对于需要再次介入治疗的次数和长期临床效果均

不能明确。但是，Yamao 等指出支架通畅期为 4 周 ~ 4 个月 [45]。Park 等的一项前瞻性研究表明，29%（16/55）的病例发生了支架堵塞和移位 [20]。平均支架通畅期，EUS 引导下经胃肝内胆管引流术为 132 天，EUS 引导下经十二指肠胆总管引流术为 152 天。支架堵塞后更换金属支架成功率是 100%，塑料支架成功率是 50%（$P = 0.36$）。金属支架的通畅期比塑料支架的通畅期更长。一项研究表明塑料支架的平均通畅期是 99 天 [57]，另两项研究表明金属支架的平均通畅期是 264 ~ 272 天 [56,61]。

EUS 引导下胰管系统穿刺和治疗

1995 年，Harada 报道了首例 EUS 引导下胰管造影术的病例报告，1 名接受过胰十二指肠切除术的患者，通过实施该手术，取出了主胰管内的结石 [29]。

适应证

EUS 引导下胰管穿刺和治疗大多数发生在下列疾病内镜逆行胰管造影（endoscopic retrograde pancreatography，ERP）技术失败后：

1. 需要减压的慢性胰腺炎（继发于狭窄或结石）
2. 既往有胰十二指肠切除术史，怀疑存在胰空肠吻合口狭窄（表现为复发性胰腺炎、腹痛、脂肪泻、或有肿瘤复发证据）
3. 内镜下圈套法壶腹部切除术（当预防性支架置入失败时）
4. 主胰管损伤

技术（视频 25-3 A ~ C）

上述 EUS 引导下胆管穿刺和治疗技术，大多数都可以应用到胰腺介入治疗。最佳的主胰管穿刺位置取决于胰管梗阻的部位，视情况选择从胃贲门到十二指肠降段之间的任何位置。由于穿刺通路要通过胰管侧枝，所以 EUS 引导的主胰管穿刺比胆管穿刺困难。另外，类似于胆管穿刺，主胰管穿刺也是在 EUS 引导下进行。MPD 通路可由造影剂和顺行胰管造影所证实。然后，通过 EUS-FNA 细针穿刺顺次进入 MPD 和十二指肠，随后可以引导导丝插入。与胆管通路一样，要使用 X 线透视以调整超声内镜位置、完成胰管显影、便

视频 25-3A　经乳头逆行主胰管支架置入术

视频 25-3B　经乳头顺行主胰管支架置入术

视频 25-3C　经腔顺行主胰管支架置入术

于导丝通过。后续步骤包括扩张瘘管和置入支架，具体方式和建立胆管通路一样。支架的放置可以通过会师法、逆行法（图 25-6，视频 25-3A），仅使用超声内镜的顺行法（图 25-7，视频 25-3B），或者放置从胰管到胃腔的支架引流（图 25-8，视频 25-3C）。

这一技术特别强调，曾行壶腹部圈套器切除术者，往往难以进入胰管，给支架置入增加了难度 [63]。Tessier 等建议，MPD 直径不能小于 6 mm，方可实现胰管插管 [64]。因为需要大口径治疗配件来进行引流，因此有报道认为主胰管直径最小为 8 mm [65]。现有的报道描述了几种不同的主胰管引流技术。最初由 Bataille 等报道，他们先做了胰管小肠造口，然后通过一个顺行的导丝到达肠腔，再以会师法，实现逆行支架置入 [66]。随后，其他研究者报道了另外的引流方式：胰管胃造口并行顺行性支架置入 [32,40,50,65,67-72]。

无论是急性或是慢性胰腺炎的患者，EUS 引导下胰管十二指肠引流术是常用引流术式，引流

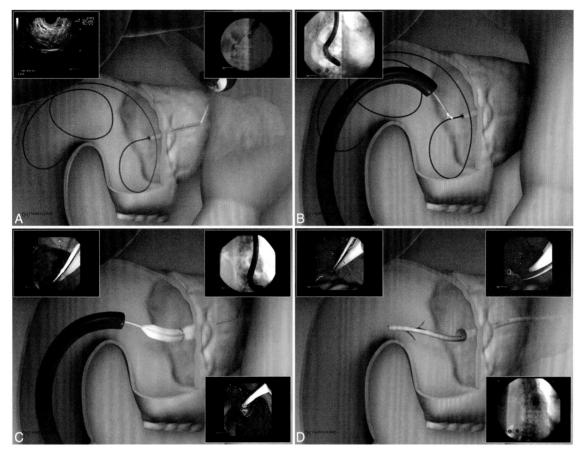

图 25-6　胰管通路建立技术和通过会师法来进行逆行胰管支架置入，以完成经乳头/经吻合口引流。A，EUS 扫查主胰管，使用穿刺针穿刺、放置导丝和胰管造影。B，直视或侧视内镜通过小肠，将小肠内的导丝由内镜钳道引出。C，使用常规技术来完成逆行胰管插管和扩张。D，使用常规技术来完成胰管支架置入

通路是从主胰管到十二指肠球[69]。Săftoiu 等报道：EUS 辅助会师法进行主胰管支架置入术，随后联合进行经乳头胆总管支架置入术，用以解决胰液引流[73]。其他可替代的方式包括经副乳头引流[74]。

技术成功、结果和并发症

尽管这些研究结果是鼓舞人心的，但是由于方法学上的缺陷，限制了结论的重要性。在一项 222 例患者的报道中（排除个案报道和单纯 EUS 引导下胰管造影术），EUS 引导的 MPD 介入治疗的技术成功 170 例（76.6%），并发症是 42 例（18.9%）（见表 25-4）。并发症包括：腹痛（$n=17$）、胰腺炎（$n=7$）、出血（$n=4$）、未指明（$n=3$）、穿孔（$n=2$）、胰周脓肿（$n=2$），导丝涂层剥脱（$n=2$）。1 名患者发生持续性发热、肺炎、假性囊肿形成、动脉瘤和胃周积液。

迄今为止的最大规模的研究是 Fujii 及其同事

进行的单中心回顾性研究，共纳入 43 名患者，接受了 EUS 引导下胰管引流[65]。和之前进行的研究多集中于 ERP 失败后再进行 EUS 引导下胰管引流不同，该研究中 14.3% 的患者没有进行前期的 ERP 尝试，这也反映了内镜医生在医疗实践中发生的改变，胰十二指肠切除术后患者，由于吻合口狭窄，首选 EUS 引导下胰管穿刺具有更高的成功率。总的技术成功率达 74%（32/43），14 例经逆行路径置入支架，13 例为顺行路径，5 例为经腔路径。2 例患者因导丝不能通过乳头/吻合口狭窄段而选用了经腔路径。支架置入失败的原因包括：导丝不能进入 MPD（$n=1$），不能进入乳头/吻合口（$n=8$），穿刺路径无法充分扩张（$n=1$），或在随后的十二指肠镜导入过程中，导丝滑脱（$n=1$）。5 例（45%）胰管引流失败而进行手术治疗。在 ERP 未能成功的同一天行 EUS 引导下胰管引流，EUS 失败多是由于解剖因素、ERP 操作引

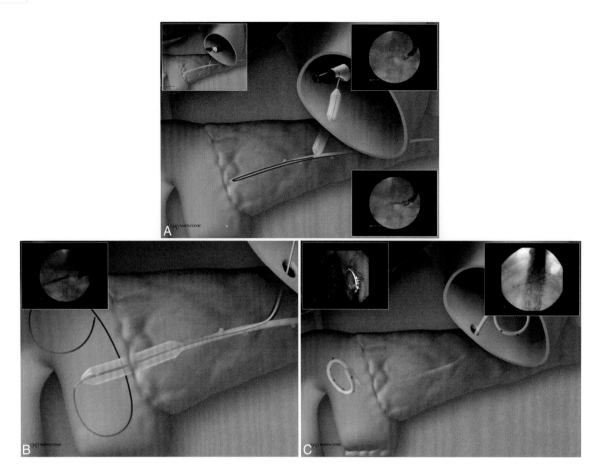

图 25-7 胰管通路建立、随之进行逆行支架置入，完成经乳头 / 经吻合口引流。该技术仅使用超声内镜即可完成。A，EUS 扫描，找到可以进行穿刺、放置导丝的主胰管，使用球囊扩张胃壁、胰腺实质和胰管壁，进行胰管造影。B，球囊扩张后，导丝穿过狭窄段或吻合口。C，顺行性支架置入，由胃经狭窄段置入胰管

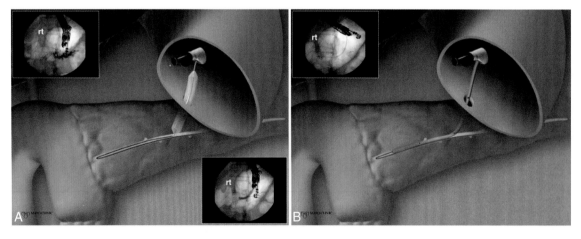

图 25-8 胰管通路建立、随之进行顺行支架置入，完成经胰管至胃的引流；该技术仅单独使用超声内镜即可完成。A，EUS 扫描胰腺和能进行穿刺、导丝置入的主胰管，球囊扩张胃壁、胰腺实质和胰管壁，进行胰管显影。B，通过超声内镜进行顺行性支架置入

表 25-4

胰管支架置入及引流术

作者（年份）	路径	技术成功	并发症
Francois et al [67]（2002）	经腔内（n = 4）	4/4	无
Kahaleh et al [68,70]（2003，2007）	TP/TA a（n = 5） 经腔内（n = 5）	10/12	出血（n = 1） 穿孔（n = 1）
Mallery et al [16]（2004）	逆行 TP/TA（n = 4）	4/11 b	胰腺炎和腹膜后气腹（n = 1） 发热（n = 1）
Tessier et al [64]（2007）	经腔内（n = 33）	33/36	出血（n = 1） 急性胰腺炎（n = 1） 未描述的轻微并发症（n = 3）
Will et al [76]（2007）	逆行 TP/TA（n = 4） 经腔内（n = 5）	9/12	腹痛（n = 4） 出血（n = 1） 穿孔（n = 1）
Brauer et al [50]（2009）	逆行 TP/TA（n = 3） 经腔内（n = 4）	7/8	无
Barkay et al [77]（2010）	逆行 TP/TA（n = 10）	10/21	胰周脓肿（n = 1） 胰腺炎（n = 1） 导丝涂层段断裂（n = 1）
Ergun et al [71]（2011）	逆行 TP/TA（n = 5） 经腔内（n = 13）	18/20	出血（n = 1） 胃周积液（n = 1）
Shah et al [32]（2012）	TP/TA a（n = 9） 经腔内（n = 10）	19/22	气腹（n = 1） 胰腺炎（n = 3）
Vila et al [40]（2012）	逆行 TP/TA（n = 9） 经腔内（n = 2）	11/19	假性囊肿（n = 1）
Fujii et al [65]（2013）	TP/TA a（n = 27） 经腔内（n = 5）	32/43	胰腺炎（n = 1） 胰周脓肿（n = 1） 导丝涂层段断裂（n = 1） 腹痛（n = 13）
Kurihara et al [72]（2013）	逆行 TP/TA（n = 10） 经腔内（n = 3）	13/14	动脉瘤，假性囊肿（n = 1）

排除个案报道及单纯 EUS 引导下胰管造影
NS，未描述；TP，经乳头；TA，经吻合口
a 包括顺行和逆行经乳头 / 吻合口支架置入
b 包括 2004 年报道的 2 个病例，未行胰十二指肠切除术

起的炎性反应、手术时间过长所导致。长期效果（至少随访 12 个月）显示支架置入技术成功的患者中有 91%（29）达到临床完全缓解，其中 69.6% 为临床症状完全好转，30.4% 为症状部分好转。单变量分析表明，较短的支架和良性狭窄较易于获得临床缓解。虽然较短支架获得临床成功率高也许是统计学上的Ⅰ型错误，但也反映了引流路径越短，越易于获得临床成功。3 例（5.8%）发生中重度并发症，包括急性胰腺炎、EUS 引导置管导致的胰周脓肿、导丝涂层段滞留于腹膜后。

同 EUS 引导下胆管介入技术一样，目前已发表的数据尚不能明确远期临床效果，因此需要进行长时间的随访观察。但是，Will 等注意到，在术后 4 周到 3 年的随访期间，有 29% 的患者需要

进行手术干预[76]。Tessier 等报道，55%（20/26）患者支架引流无效，需要进行总数为 29 例次的重复超声内镜治疗[64]。Ergun 等的研究结论与之相似，在平均 37 个月的随访期间，50% 病例（9/18）支架引流无效[71]。8 名患者（25%）支架引流失败，其中 5 名支架移位，3 名支架堵塞[65]。虽然没有进行统计学分析，但是双猪尾型支架和直型支架相比，不易发生移位。支架引流无效，可以考虑再次放入另外的支架，以便在支架腔内和支架间的孔隙进行引流。我们的经验是，在中位数是 90 天和 46 天，进行支架的取出和更换，更利于保证支架引流效果。18 例患者进行了支架的更换，最多时放置了 5 枚支架，以达到对梗阻段的支撑。在 42.6 个月的中位时间，有 5 名患者保留原有支架。2 名患者需要取出支架，从最早接受手术起，超过 40 个月，发生支架相关的腹痛和复发性胰腺炎，取出支架后，情况好转。此数据表明，如果病情需要保持较长时间的引流，那么定期更换支架是个较好的策略。

EUS 引导下胰胆管引流术流程

EUS 引导下胰胆管引流必须考虑许多因素，包括内镜医师和技术团队、放射技师、外科医生的经验，同一治疗中心的其他情况、手术指证、临床状态、手术的紧急性 / 急迫性、检查效率、成本和知情同意。

一旦决定进行 EUS 引导下胰胆管引流手术，首先需要确定是否可选择经乳头或经吻合口的较符合生理状态的路径，支架引流要保证一定的管腔通畅分辨率。无论经乳头 / 吻合口顺行还是逆行路径引流，都需要内镜医生遵循专业知识来实施。由于大多数内镜医生具备 ERCP 经验和设备，因此许多引流术式都是由逆行路径完成的[37,40-41,59,65,71,75]。而我们的经验是经乳头 / 吻合口顺行路径留置支架，因为这样的术式手术时间较短，只需要具备超声内镜经验即可完成，无须切换至其他模式。应注意的是，顺行方式放置支架，需要在胃 / 小肠和胰胆管间建立通道，将增加胰漏和胆漏的风险，特别是支架置入失败后，风险将更大。为减少这种风险，我们建议，使用球囊扩张时，以能允许支架推进为限度，尽量不进行大扩张，我们的经验是使用 4 mm 或 6 mm 扩张球囊。作者的经验和 Vila 等的经验相反，他们报道了 2 名内镜医生使用会师法取得了更高的技术成功率[40]。因此，最终选择使用何种手术方式，是由当地医生的经验来决定的。

只有经乳头 / 吻合口支架放置失败情况下，作者才建议经腔支架置入。经腔支架置入有支架移位及因支架移位导致胰液渗漏导致胰腺炎及胰腺假性囊肿、或胆汁渗漏导致胆汁瘤或胆汁性腹膜炎的风险。首次接受经腔置入支架的患者，在今后的治疗中，仍建议进行经乳头 / 吻合口放置支架的尝试。

经典的 EUS 引导下胰胆管穿刺引流多是在 ERCP 尝试失败后采取的术式，但作者认为十二指肠胰切除术的患者，由于 EUS 引导下 MPD 引流成功率高于 ERP，因此在这类病例，EUS 引导下 MPD 引流可列为首选[75,78-81]。在 ERCP 失败的同一天进行 EUS 引导下穿刺尝试者，由于插管困难，失败率较高[65]。

技术挑战和技巧

在进行 EUS 引导下胰胆管穿刺引流术时，可能会遇到特殊的技术挑战，通过训练能帮助内镜医生克服这些困难。造影剂无意中注入胰腺实质或血管，可能导致轻微或者严重的潜在危险，从而妨碍随后的介入治疗。在保证需要显影部位可视性的同时，为减少风险，应小心地控制造影剂的剂量和浓度。

导丝经常会误入侧枝，尽量使超声内镜先端到目标管腔的径线保持垂直可减少误入侧枝的概率。这一问题可通过调整穿刺针刺入角度或选择备用导丝，比如超滑导丝或弯头导丝。这些训练，加上仔细进行导丝的操作，通常可以到达目标位置。

导丝通过乳头、吻合口或其他梗阻部位可能比较困难，导致导丝屈曲、误入非目标管道或实质。尽管小幅度反复地进退导丝可能奏效，但有时，尽管经过多次努力尝试，导丝仍不能通过狭窄段。透视技术比如放大透视技术可能便于导丝通过。此外，因为 C 型臂能够从各个方向多角度地展现吻合口，所以如果可能，就使用 C 型臂进行透视。也可以将导管或球囊插入到贴近梗阻部位的位置。这样，导管或球囊可能会约束导丝的方向，并提供更大的径向的插入力量，从而使导丝容易通过狭窄段。选用其他导丝也可能有助于导丝插入。

即便在导丝顺利到位后，导管或球囊也可能难以通过胃壁或十二指肠壁、狭窄段或其他梗阻段。扩张导管宇宙想相关的扩张力可能导致组织平面向前推进而分开。另外扩张球囊放射状扩张力可能增加穿孔、漏和出血的风险。持续施压可能导致配件突然通过。通过针鞘进行最初的扩张可能有助于配件通过。当其他配件不能通过狭窄段时可考虑选用其他配件。

当导丝以锐角的角度进入穿刺针时，必须时刻警惕导丝折断的风险。在导丝回撤时应避免形成锐角，并轻轻地回撤导丝。当感到阻力的时候不要移动导丝，同步撤出导丝和穿刺针是较安全的撤出措施。

在进行通路扩张时，球囊可能会在不经意间刺破胃肠壁和目标器官。这种情况可能是由于错误地插入后续器械造成的。EUS 和放射透视监视下进行仔细的观察能减少这一危险。

建立胆管通路时，当试图从左肝内胆管到达肝外胆管时，导丝可能比较容易进入对侧的右肝内胆管。在放射透视下仔细观察导丝的走向。同样，使用替代导丝可能会方便胆管的选择，应选用方便调整角度、利于左肝管插管的导丝。

最后，当进行肝胃造口术时，在胃和肝之间选择的通路错误时，会导致胆漏。放置长的双猪尾型导管能减少这一风险，如果可能则考虑放置一个经乳头的支架以完全避免上述情况的发生。

医生经验和培训

在所有 ERCP 和 EUS 术式中，EUS 引导下胰胆管穿刺和引流术在技术上是最复杂和最具挑战性的。应该为内镜医生提供一套完整的技术培训，包括先进的 ERCP 和 EUS 技术，因为从历史上看，该介入技术都与 ERCP 和 EUS 息息相关。因此，理想状况下，操作医生应当接受这两方面的内镜训练。这些手术也可以由 2 名各自有 EUS 经验和 ERCP 经验的医生合作完成，但是这样做会使人员调配更复杂，并减少房间使用率和收益率。由于越来越多的先进训练项目的实施，为上述技术提供了双重训练，通过有效和充分的训练可以逐步提高医生技术。由于延迟 X 线摄影、术式复杂和相关病例的缺乏，很少有培训学员在结业时能掌握足够进行上述技术的技巧。我们鼓励学习者在高级术者的指导下，通过他们的特殊技能、实践背景和所需的非内镜方面的专业知识，提高他们的实践技能，这也可满足患者和临床需要。在任何一个指定的培训中心都存在提供复杂操作病例的限制，仅能对极少数进行完全培训和部分受训的超声内镜医师和 ERCP 医师进行考试。

总结

在 ERCP 操作失败后，可选择 EUS 引导完成胰胆管的插入和引流，这样能避免经皮介入和外科开腹手术。由于这些术式的复杂性，需要进行技术改进和器材改进。这些手术需要抗剪切力的导丝来辅助完成，并且，需要逐级的、联合的配件来辅助完成穿刺、扩张和支架置入。

这些技术具有技术挑战性，并需要大量的时间和人员准备。此外，必须注意的是，并发症比较常见而且可能是严重并发症。并且，因数据不足，当前的报道因为存在方法学上的局限性，限制了我们对这些技术的效果和作用的理解。尚需进一步研究来完善数据，以便明确这些术式的风险和长期效应，然后才能明确技术应用前景。在此之前，不推荐广泛开展 EUS 引导下介入技术，必须仔细、慎重地选择病例，并尽量由多学科成员组成的医疗小组来实施手术。

参考文献

1. Levy MJ, Wiersema MJ. EUS-guided TruCut biopsy. *Gastrointest Endosc*. 2005;62:417-426.
2. Kulesza P, Eltoum IA. Endoscopic ultrasound-guided fine-needle aspiration: sampling, pitfalls, and quality management. *Clin Gastroenterol Hepatol*. 2007;5:1248-1254.
3. Wiersema MJ, Wiersema LM. Endosonography-guided celiac plexus neurolysis. *Gastrointest Endosc*. 1996;44:656-662.
4. Levy MJ, Wiersema MJ. Endoscopic ultrasound-guided pain control for intra-abdominal cancer. *Gastroenterol Clin North Am*. 2006;35: 153-165, x.
5. Levy MJ, Topazian MD, Wiersema MJ, et al. Initial evaluation of the efficacy and safety of endoscopic ultrasound-guided direct ganglia neurolysis and block. *Am J Gastroenterol*. 2008;103:98-103.
6. Seifert H, Dietrich C, Schmitt T, et al. Endoscopic ultrasound-guided one-step transmural drainage of cystic abdominal lesions with a large-channel echo endoscope. *Endoscopy*. 2000;32:255-259.
7. Norton ID, Clain JE, Wiersema MJ, et al. Utility of endoscopic ultrasonography in endoscopic drainage of pancreatic pseudocysts in selected patients. *Mayo Clin Proc*. 2001;76:794-798.
8. Kruger M, Schneider AS, Manns MP, Meier PN. Endoscopic management of pancreatic pseudocysts or abscesses after an EUS-guided 1-step procedure for initial access. *Gastrointest Endosc*. 2006;63:409-416.
9. Lopes CV, Pesenti C, Bories E, et al. Endoscopic ultrasound-guided endoscopic transmural drainage of pancreatic pseudocysts. *Arq Gastroenterol*. 2008;45:17-21.
10. Kwan V, Eisendrath P, Antaki F, et al. EUS-guided cholecystenterostomy: a new technique (with videos). *Gastrointest Endosc*. 2007;66:582-586.
11. Chang KJ, Nguyen PT, Thompson JA, et al. Phase 1 clinical trial of allogeneic mixed lymphocyte culture (cytoimplant) delivered by endoscopic ultrasound-guided fine-needle injection in patients with advanced pan-

creatic carcinoma. *Cancer.* 2000;88:1325-1335.

12. Chang KJ. EUS-guided fine needle injection (FNI) and anti-tumor therapy. *Endoscopy.* 2006;38(suppl 1):S88-S93.

13. Erickson RA. EUS-guided pancreaticogastrostomy: invasive endosonography coming of age. *Gastrointest Endosc.* 2007;65:231-232.

14. Voegeli DR, Crummy AB, Weese JL. Percutaneous transhepatic cholangiography, drainage, and biopsy in patients with malignant biliary obstruction. An alternative to surgery. *Am J Surg.* 1985;150:243-247.

15. Oh HC, Lee SK, Lee TY, et al. Analysis of percutaneous transhepatic cholangioscopy-related complications and the risk factors for those complications. *Endoscopy.* 2007;39:731-736.

16. Mallery S, Matlock J, Freeman ML. EUS-guided rendezvous drainage of obstructed biliary and pancreatic ducts: Report of 6 cases. *Gastrointest Endosc.* 2004;59:100-107.

17. Kahaleh M, Hernandez AJ, Tokar J, et al. guided cholangiography: evaluation of a technique in evolution. *Gastrointest Endosc.* 2006;64: 52-59.

18. Wiersema MJ, Sandusky D, Carr R, et al. Endosonography-guided cholangiopancreatography. *Gastrointest Endosc.* 1996;43:102-106.

19. Giovannini M, Moutardier V, Pesenti C, et al. Endoscopic ultrasound-guided bilioduodenal anastomosis: a new technique for biliary drainage. *Endoscopy.* 2001;33:898-900.

20. Park do H, Jang JW, Lee SS, et al. EUS-guided biliary drainage with transluminal stenting after failed ERCP: predictors of adverse events and long-term results. *Gastrointest Endosc.* 2011;74:1276-1284.

21. Kahaleh M, Yoshida C, Kane L, Yeaton P. Interventional EUS cholangiography: a report of five cases. *Gastrointest Endosc.* 2004;60:138-142.

22. Kahaleh M, Wang P, Shami VM, et al. EUS-guided transhepatic cholangiography: report of 6 cases. *Gastrointest Endosc.* 2005;61:307-313.

23. Maranki J, Hernandez AJ, Arslan B, et al. Interventional endoscopic ultrasound-guided cholangiography: long-term experience of an emerging alternative to percutaneous transhepatic cholangiography. *Endoscopy.* 2009;41:532-538.

24. Bories E, Pesenti C, Caillol F, et al. Transgastric endoscopic ultrasonography-guided biliary drainage: results of a pilot study. *Endoscopy.* 2007;39:287-291.

25. Will U, Thieme A, Fueldner F, et al. Treatment of biliary obstruction in selected patients by endoscopic ultrasonography (EUS)-guided transluminal biliary drainage. *Endoscopy.* 2007;39:292-295.

26. Horaguchi J, Fujita N, Noda Y, et al. Endosonography-guided biliary drainage in cases with difficult transpapillary endoscopic biliary drainage. *Dig Endosc.* 2009;21:239-244.

27. Park do H, Koo JE, Oh J, et al. EUS-guided biliary drainage with one-step placement of a fully covered metal stent for malignant biliary obstruction: a prospective feasibility study. *Am J Gastroenterol.* 2009;104: 2168-2174.

28. Park do H, Song TJ, Eum J, et al. EUS-guided hepaticogastrostomy with a fully covered metal stent as the biliary diversion technique for an occluded biliary metal stent after a failed ERCP (with videos). *Gastrointest Endosc.* 2010;71:413-419.

29. Park DH, Jeong SU, Lee BU, et al. Prospective evaluation of a treatment algorithm with enhanced guidewire manipulation protocol for EUS-guided biliary drainage after failed ERCP (with videos). *Gastrointest Endosc.* 2013.

30. Iwamuro M, Kawamoto H, Harada R, et al. Combined duodenal stent placement and endoscopic ultrasonography-guided biliary drainage for malignant duodenal obstruction with biliary stricture. *Dig Endosc.* 2010;22:236-240.

31. Nguyen-Tang T, Binmoeller KF, Sanchez-Yague A, Shah JN. Endoscopic ultrasound (EUS)-guided transhepatic anterograde self-expandable metal stent (SEMS) placement across malignant biliary obstruction. *Endoscopy.* 2010;42:232-236.

32. Shah JN, Marson F, Weilert F, et al. Single-operator, single-session EUS-guided anterograde cholangiopancreatography in failed ERCP or inaccessible papilla. *Gastrointest Endosc.* 2012;75:56-64.

33. Belletrutti PJ, DiMaio CJ, Gerdes H, Schattner MA. Endoscopic ultrasound guided biliary drainage in patients with unapproachable ampullae due to malignant duodenal obstruction. *J Gastrointest Cancer.* 2011;42: 137-142.

34. Ramirez-Luna MA, Tellez-Avila FI, Giovannini M, et al. Endoscopic ultrasound-guided biliodigestive drainage is a good alternative in patients with unresectable cancer. *Endoscopy.* 2011;43:826-830.

35. Artifon EL, Aparicio D, Paione JB, et al. Biliary drainage in patients with unresectable, malignant obstruction where ERCP fails: endoscopic ultrasonography-guided choledochoduodenostomy versus percutaneous drainage. *J Clin Gastroenterol.* 2012;46:768-774.

36. Gupta K, Perez-Miranda M, Kahaleh M, et al. Endoscopic ultrasound-assisted bile duct access and drainage: multicenter, long-term analysis of approach, outcomes, and complications of a technique in evolution. *J Clin Gastroenterol.* 2013.

37. Iwashita T, Lee JG, Shinoura S, et al. Endoscopic ultrasound-guided rendezvous for biliary access after failed cannulation. *Endoscopy.*

2012;44:60-65.

38. Khashab MA, Fujii LL, Baron TH, et al. EUS-guided biliary drainage for patients with malignant biliary obstruction with an indwelling duodenal stent (with videos). *Gastrointest Endosc.* 2012;76:209-213.

39. Kim TH, Kim SH, Oh HJ, et al. Endoscopic ultrasound-guided biliary drainage with placement of a fully covered metal stent for malignant biliary obstruction. *WJG.* 2012;18:2526-2532.

40. Vila JJ, Perez-Miranda M, Vazquez-Sequeiros E, et al. Initial experience with EUS-guided cholangiopancreatography for biliary and pancreatic duct drainage: a Spanish national survey. *Gastrointest Endosc.* 2012;76: 1133-1141.

41. Kawakubo K, Isayama H, Sasahira N, et al. Clinical utility of an endoscopic ultrasound-guided rendezvous technique via various approach routes. *Surg Endosc.* 2013.

42. Tonozuka R, Itoi T, Sofuni A, et al. Endoscopic double stenting for the treatment of malignant biliary and duodenal obstruction due to pancreatic cancer. *Dig Endosc.* 2013;25(suppl 2):100-108.

43. Burmester E, Niehaus J, Leineweber T, Huetteroth T. EUS-cholangiodrainage of the bile duct: report of 4 cases. *Gastrointest Endosc.* 2003;57: 246-251.

44. Puspok A, Lomoschitz F, Dejaco C, et al. Endoscopic ultrasound guided therapy of benign and malignant biliary obstruction: a case series. *Am J Gastroenterol.* 2005;100:1743-1747.

45. Yamao K, Sawaki A, Takahashi K, et al. EUS-guided choledochoduodenostomy for palliative biliary drainage in case of papillary obstruction: report of 2 cases. *Gastrointest Endosc.* 2006;64:663-667.

46. Yamao K, Bhatia V, Mizuno N, et al. EUS-guided choledochoduodenostomy for palliative biliary drainage in patients with malignant biliary obstruction: results of long-term follow-up. *Endoscopy.* 2008;40: 340-342.

47. Ang TL, Teo EK, Fock KM. EUS-guided transduodenal biliary drainage in unresectable pancreatic cancer with obstructive jaundice. *JOP.* 2007;8:438-443.

48. Itoi T, Itokawa F, Sofuni A, et al. Endoscopic ultrasound-guided choledochoduodenostomy in patients with failed endoscopic retrograde cholangiopancreatography. *WJG.* 2008;14:6078-6082.

49. Tarantino I, Barresi L, Repici A, Traina M. EUS-guided biliary drainage: a case series. *Endoscopy.* 2008;40:336-339.

50. Brauer BC, Chen YK, Fukami N, Shah RJ. Single-operator EUS-guided cholangiopancreatography for difficult pancreaticobiliary access (with video). *Gastrointest Endosc.* 2009;70:471-479.

51. Hanada K, Iiboshi T, Ishii Y. Endoscopic ultrasound-guided choledochoduodenostomy for palliative biliary drainage in cases with inoperable pancreas head carcinoma. *Dig Endosc.* 2009;21(suppl 1):S75-S78.

52. Artifon EL, Takada J, Okawa L, et al. EUS-guided choledochoduodenostomy for biliary drainage in unresectable pancreatic cancer: a case series. *JOP.* 2010;11:597-600.

53. Eum J, Park do H, Ryu CH, et al. EUS-guided biliary drainage with a fully covered metal stent as a novel route for natural orifice transluminal endoscopic biliary interventions: a pilot study (with videos). *Gastrointest Endosc.* 2010;72:1279-1284.

54. Kim YS, Gupta K, Mallery S, et al. Endoscopic ultrasound rendezvous for bile duct access using a transduodenal approach: cumulative experience at a single center. A case series. *Endoscopy.* 2010;42: 496-502.

55. Fabbri C, Luigiano C, Fuccio L, et al. EUS-guided biliary drainage with placement of a new partially covered biliary stent for palliation of malignant biliary obstruction: a case series. *Endoscopy.* 2011;43: 438-441.

56. Hara K, Yamao K, Niwa Y, et al. Prospective clinical study of EUS-guided choledochoduodenostomy for malignant lower biliary tract obstruction. *Am J Gastroenterol.* 2011;106:1239-1245.

57. Komaki T, Kitano M, Sakamoto H, Kudo M. Endoscopic ultrasonography-guided biliary drainage: evaluation of a choledochoduodenostomy technique. *Pancreatology.* 2011;11(suppl 2):47-51.

58. Siddiqui AA, Sreenarasimhaiah J, Lara LF, et al. Endoscopic ultrasound-guided transduodenal placement of a fully covered metal stent for palliative biliary drainage in patients with malignant biliary obstruction. *Surg Endosc.* 2011;25:549-555.

59. Dhir V, Bhandari S, Bapat M, Maydeo A. Comparison of EUS-guided rendezvous and precut papillotomy techniques for biliary access (with videos). *Gastrointest Endosc.* 2012;75:354-359.

60. Nicholson JA, Johnstone M, Raraty MG, Evans JC. Endoscopic ultrasound-guided choledoco-duodenostomy as an alternative to percutaneous trans-hepatic cholangiography. *HPB.* 2012;14:483-486.

61. Song TJ, Hyun YS, Lee SS, et al. Endoscopic ultrasound-guided choledochoduodenostomies with fully covered self-expandable metallic stents. *WJG.* 2012;18:4435-4440.

62. Harada N, Kouzu T, Arima M, et al. Endoscopic ultrasound-guided pancreatography: a case report. *Endoscopy.* 1995;27:612-615.

63. Keenan J, Mallery S, Freeman ML. EUS rendezvous for pancreatic stent placement during endoscopic snare ampullectomy. *Gastrointest Endosc.*

2007;66:850-853.

64. Tessier G, Bories E, Arvanitakis M, et al. EUS-guided pancreatogastrostomy and pancreatobulbostomy for the treatment of pain in patients with pancreatic ductal dilatation inaccessible for transpapillary endoscopic therapy. *Gastrointest Endosc.* 2007;65:233-241.

65. Fujii LL, Topazian MD, Abu Dayyeh BK, et al. EUS-guided pancreatic duct intervention: outcomes of a single tertiary-care referral center experience. *Gastrointest Endosc.* 2013.

66. Bataille L, Deprez P. A new application for therapeutic EUS: main pancreatic duct drainage with a "pancreatic rendezvous technique". *Gastrointest Endosc.* 2002;55:740-743.

67. Francois E, Kahaleh M, Giovannini M, et al. EUS-guided pancreaticogastrostomy. *Gastrointest Endosc.* 2002;56:128-133.

68. Kahaleh M, Yoshida C, Yeaton P. EUS antegrade pancreatography with gastropancreatic duct stent placement: review of two cases. *Gastrointest Endosc.* 2003;58:919-923.

69. Will U, Meyer F, Manger T, Wanzar I. Endoscopic ultrasound-assisted rendezvous maneuver to achieve pancreatic duct drainage in obstructive chronic pancreatitis. *Endoscopy.* 2005;37:171-173.

70. Kahaleh M, Hernandez AJ, Tokar J, et al. EUS-guided pancreaticogastrostomy: analysis of its efficacy to drain inaccessible pancreatic ducts. *Gastrointest Endosc.* 2007;65:224-230.

71. Ergun M, Aouattah T, Gillain C, et al. Endoscopic ultrasound-guided transluminal drainage of pancreatic duct obstruction: long-term outcome. *Endoscopy.* 2011;43:518-525.

72. Kurihara T, Itoi T, Sofuni A, et al. Endoscopic ultrasonography-guided pancreatic duct drainage after failed endoscopic retrograde cholangiopancreatography in patients with malignant and benign pancreatic duct obstructions. *Dig Endosc.* 2013;25(suppl 2):109-116.

73. Saftoiu A, Dumitrescu D, Stoica M, et al. EUS-assisted rendezvous stenting of the pancreatic duct for chronic calcifying pancreatitis with multiple pseudocysts. *Pancreatology.* 2007;7:74-79.

74. Gleeson FC, Pelaez MC, Petersen BT, Levy MJ. Drainage of an inaccessible main pancreatic duct via EUS-guided transgastric stenting through the minor papilla. *Endoscopy.* 2007;39(suppl 1):E313-E314.

75. Will U, Fueldner F, Thieme AK, et al. Transgastric pancreatography and EUS-guided drainage of the pancreatic duct. *J Hepatobiliary Pancreat Surg.* 2007;14:377-382.

76. Kinney TP, Li R, Gupta K, et al. Therapeutic pancreatic endoscopy after Whipple resection requires rendezvous access. *Endoscopy.* 2009;41:898-901.

77. Barkay O, Sherman S, McHenry L, et al. Assisted endoscopic retrograde pancreatography after failed pancreatic duct cannulation at ERCP. *Gastrointest Endosc.* 2010;71:1166-1173.

78. Chahal P, Baron TH, Topazian MD, et al. Endoscopic retrograde cholangiopancreatography in post-Whipple patients. *Endoscopy.* 2006;38:1241-1245.

79. Farrell J, Carr-Locke D, Garrido T, et al. Endoscopic retrograde cholangiopancreatography after pancreaticoduodenectomy for benign and malignant disease: indications and technical outcomes. *Endoscopy.* 2006;38:1246-1249.

80. Matsushita M, Takakuwa H, Uchida K, et al. Techniques to facilitate ERCP with a conventional endoscope in patients with previous pancreatoduodenectomy. *Endoscopy.* 2009;41:902-906.

81. Kikuyama M, Itoi T, Ota Y, et al. Therapeutic endoscopy for stenotic pancreatodigestive tract anastomosis after pancreatoduodenectomy (with videos). *Gastrointest Endosc.* 2011;73:376-382.

82. Kahaleh M, Artifon EL, Perez-Miranda M, et al. Endoscopic ultrasonography guided biliary drainage: summary of consortium meeting, May 7th, 2011, Chicago. *WJG.* 2013;19:1372-1379.

KEY READING LIST

Fujii LL, Topazian MD, Abu Dayyeh BK, et al. EUS-guided pancreatic duct intervention: outcomes of a single tertiary-care referral center experience. *Gastrointest Endosc.* 2013.

Gupta K, Perez-Miranda M, Kahaleh M, et al. Endoscopic ultrasound-assisted bile duct access and drainage: multicenter, long-term analysis of approach, outcomes, and complications of a technique in evolution. *J clin gastro.* 2013.

Park do H, Jang JW, Lee SS, et al. EUS-guided biliary drainage with transluminal stenting after failed ERCP: predictors of adverse events and long-term results. *Gastrointest Endosc.* 2011;74:1276-1284.

Shah JN, Marson F, Weilert F, et al. Single-operator, single-session EUS-guided anterograde cholangiopancreatography in failed ERCP or inaccessible papilla. *Gastrointest Endosc.* 2012;75:56-64.

Tessier G, Bories E, Arvanitakis M, et al. EUS-guided pancreatogastrostomy and pancreatobulbostomy for the treatment of pain in patients with pancreatic ductal dilatation inaccessible for transpapillary endoscopic therapy. *Gastrointest Endosc.* 2007;65:233-241.

Vila JJ, Perez-Miranda M, Vazquez-Sequeiros E, et al. Initial experience with EUS-guided cholangiopancreatography for biliary and pancreatic duct drainage: a Spanish national survey. *Gastrointest Endosc.* 2012;76:1133-1141.

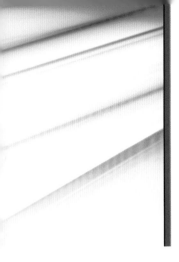

第 26 章

EUS 引导下的消融治疗和腹腔神经丛阻滞术

Abdurrahman Kadayifci · William R. Brugge
（钱晶瑶 译 李 文 校）

内容要点

- 超声内镜（EUS）引导下消融治疗包括向囊腔内或神经节内注射细胞毒性药物来治疗癌前病变或麻痹神经，是 EUS 引导治疗最简单的形式。
- 目前，腹腔神经丛阻断术和神经松解术是 EUS 引导治疗的最常见术式。在胰腺癌部位注射乙醇能明显缓解疼痛。这项技术越来越多地应用于慢性胰腺炎导致的腹痛。
- 除此之外，还有包括光动力治疗、近距离放射治疗、射频消融术在内的许多先进技术。尽管初步的数据证实了这些技术的价值，但这些术式中多数还处于试验阶段。
- 尽管设计了许多以 EUS 为基础的技术，用以缓解或控制胰腺恶性肿瘤，但因治疗需要接受的放射暴露也可能导致肿瘤性疾病的发生。

自 1990 年开始，在内镜技术方面，EUS 有了显著的发展。EUS 最初是设计用来帮助内镜医生扫查胃肠道恶性疾病的，但是技术进步使其可以使用细针抽吸术（fine-needle aspiration，FNA）配件，实现从胃肠道或临近脏器进入组织。介入性 EUS 常常基于细针注射术（fine-needle injection，FNI）来完成治疗任务。在 FNI 基础上，发展创新了许多 EUS 介入技术，包括组织消融和肿瘤治疗。

器材

治疗性 EUS 常使用线性超声，因为线性超声可以指导穿刺针进入与胃肠道毗邻的组织或脏器。几种 EUS 配件使 EUS 介入治疗成为可能[1]。

随着设备质量的提高，超声图像处理质量、灵活性和轴直径也得以改善。有 3.2 mm 钳道的超声内镜扩大了可使用配件的范围。色彩灵敏度增强和多普勒的实时成像技术提高了分辨小病变的能力，并且在穿刺过程中可更有效地避开血管。

超声内镜引导下放射治疗

射频消融术

射频消融术（radiofrequency ablation，RFA）的原理是通过电磁能量的感应产生热损伤破坏靶组织。单极 RFA：患者、射频发生器、电极针和一个大的分散电极（接地电极）形成一个回路。电磁能量在组织中传递的结果是导致组织内离子的快速运动，在电极附近的离子被激活，产生摩擦，转换为热能。组织损伤程度取决于组织所达到的温度以及高温持续的时间。当温度达 60 ℃ ~ 100 ℃，会导致蛋白质即刻凝固。在随后的数天里，经历了这种程度热损伤的细胞将发生凝固性坏死。

这种技术之所以能够在 RFA 中应用，其基础是在 EUS 引导下，穿刺针导管能够进入目标病灶。在肝和胰腺疾病中运用 RFA 时，需要使穿刺针通过胃和十二指肠壁穿刺进入病灶。相反，传统的 RFA 是在超声或 CT 引导下，经皮刺入肝。

由于 RF 导管必须精确地定位穿刺至目标病灶内，因此病变必须是在超声或 CT 下可见的。一旦穿刺针成功地刺入肿块组织，就可以实行射频。在热凝固组织过程中，超声必须要在穿刺针头端位置探测到一个高回声的"云雾状"影像。随着商业化设备的研发，能够在 EUS 引导下定位传递消融能量达到恶性肿瘤。最初，EUS 引导下射频消融是使用改进的 EUS 穿刺针和一个商品化的射频导管完成的。RFA 可使 RF 导管附近 1 ~ 3 cm 的组织坏死（表 26-1）。已有研究证明，使用一个 19-G 的 RFA 穿刺针定位于正常猪胰腺，可进行位于靶点位置的组织消融[2]。研究还表明，使用 18-G 穿刺针施行 EUS-FNA，对一个猪模型中胰腺体尾部的组织消融是可行、有效和相对安全的，消融直径是 2.3 cm[3]。最近一家英国公司（Habib catheter，Emcision Ltd，London）研制了一种小的 EUS-FNA 探针，用来对猪模型胰头部位施行 EUS-FNA[4]。接受试验的 5 只猪仅有轻微的胰腺炎发生，证明术式具有较好的耐受性。Habib 导管是一种单极 RFN 探针，工作长度 190 cm，直径 3.6 Fr（1.2 mm），可通过 1 Fr（0.33 mm）导丝，可兼容 19-G 和 22-G FNA 穿刺针（图 26-1 和图 26-2）。和其他治疗器材相比，该导管进行的治疗组织损伤更为有限。

技术流程（视频 26-1）

超声内镜通过食管插入胃或十二指肠腔内。在对胰腺病灶进行定位后，首先通过超声内镜钳

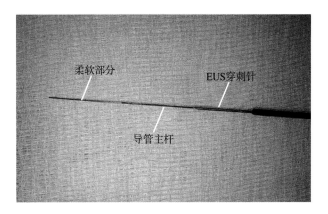

图 26-1　Habib EUS 射频消融导管头端

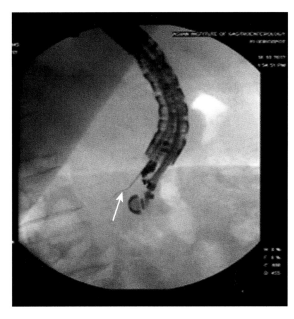

图 26-2　放射线下 Habib EUS 射频消融导管（箭头）

表 26-1

EUS 引导下肿瘤消融治疗的病例

	射频消融	TNFerade	冷凝法（自冷却先端 RFA）	无水乙醇注射	近距离放射治疗	紫杉醇注射
使用的配件	齿状针	FNA 针	专用导管	FNA 针	FNA 针	19-G 穿刺针
动物模型	猪	N/A	猪	猪	猪	猪
作用机制	热凝坏死	放射损伤	热凝坏死	蛋白质变性	DNA 破坏	细胞毒
靶器官	肝	胰腺癌	胰腺，肝，脾	神经内分泌瘤，IPMN，腹腔神经节	胰腺腺癌	囊性病变
人类研究	无	有	IRB 协议	有	有	有
有效性	研究	研究	临床试验	广泛	是	广泛

FNA，细针抽吸术；IPMN，管内乳头状黏液瘤；IRB，机构审查委员会；N/A，没提供；RFA，射频消融；TNFerade，肿瘤坏死因子 α（I）

视频 26-1　在 EUS 引导下 Habib 单极射频消融导管 RFA 技术在胰腺中的应用

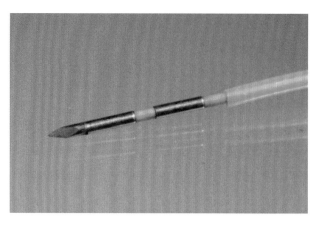

图 26-3　设计用于 EUS 的先端自冷却射频消融导管

道将一根 19-G 或 22-G FNA 穿刺针刺入靶组织；然后拔出 FNA 穿刺针针芯，轻柔地沿 FNA 穿刺针针道送入 Habib 单极射频消融导管，将射频消融探头连接到射频发生器上。目前还没有制订标准化的功率和消融时间。在试验研究中，射频能量是 90 ～ 120 s，5 ～ 25 W。已有的临床研究中，在每个部位一般进行 2 ～ 6 次消融[5-6]。

临床效果

最近有一名作者在 2 个独立研究中描述了 EUS-RFA 治疗胰腺囊性肿瘤（pancreatic cystic neoplasms，PCN）、神经内分泌瘤（neuroendocrine tumors，NET）、胰腺导管腺癌（PDAC）的治疗效果，使用的是 Habib 单极射频消融导管[5-6]。PDAC 研究[5]共有 7 个病例，其中 2 例病灶位于胰头，5 例病灶位于胰体尾，射频能量是 5 ～ 15 W，持续 90 s。术后 3 ～ 6 个月影像显示，2 例病灶缩小，其余病例病灶没有变化。这种方法，耐受性良好，除 1 例发生轻微胰腺炎外，无严重并发症发生。PCN-NET 研究[6]共有 8 个病例（6 例 PCN，2 例 NET），肿瘤位于胰头。术后 3 ～ 6 个月影像显示，6 例 PCN 中有 2 例囊肿几乎完全消失，3 例囊肿缩小达 48.4%，只有 1 例患者需要接受更多一次的射频治疗。横断面图像显示，2 例 NET 在 EUS-RFA 治疗后，发生了血管变化和肿瘤中心坏死。术后 48 h 未见胰腺炎、穿孔或出血。这些初步结果表明该术式在技术上是容易和安全的。但还需要更多关于有效性和安全性的研究来证实该结论。

一种自带冷却尖端（cool-tipped）的装置，在一个动物模型中用来测试胰腺消融[7]（图 26-3）。该装置联合了 RF 和冷沉淀技术使用的柔软灵活的双极射频探头，可以诱导靶点附近的胰腺病灶完全消融。可以同时使用同步低温二氧化碳（650

psi）使高温的探头尖端降温。EUS 介入用冷凝-RFA 也可成功应用于肝和脾[8]。组织消融的范围依赖于异常组织的回声特性。最早报道的临床试验中，对进展期胰腺癌进行 EUS 引导射频消融治疗，使用的是可弯曲双极消融探针，成功率达 72.8%（16 / 22）[9]。6 例失败的原因是胃壁和肿瘤的电阻较大，消融术后中位存活时间为 6 个月。

近距离放射治疗

以一种小放射粒子进行近距离放射治疗技术被用于治疗恶性疾病。致密的胃肠道恶性肿瘤经常对放射治疗敏感，而且复发风险较低[10]。传统意义上来讲，放疗仅用来辅助手术治疗，但是难以进行精确的定位。CT 引导的放射性粒子植入来治疗毗邻的胃肠道肿瘤是安全和部分有效的[11]。有报道一个胰腺癌的动物模型，进行了 EUS 引导下近距离放射治疗[12]。胰腺靶向位置的组织发生凝固坏死和纤维化，没有发生严重并发症。多个小放射粒子能够通过 18-G 的穿刺针，被放置进入胰腺组织来实现短程放疗。

TABL 一项试验性研究对 Ⅲ 期和 Ⅳ 期不可切除的胰腺腺癌患者使用了该技术，平均每名患者置入了 22 枚粒子，结果证明该技术是可行的和安全的[13]。尽管肿瘤组织对近距离放射治疗的有适度的反应（33% 的肿瘤治疗反应稳定），但是，有 30% 患者所获得腹痛减轻的临床效果仅仅是暂时的。平均植入活性是 20 mCi，最小组织吸收剂量是 14000 cGy，平均植入物体积是 52 cm[3]。EUS 引导下胰腺肿瘤内 ^{125}I 放射粒子植入可以即刻减轻腹部疼痛[14]。这项试验共纳入了 22 名患者，所有患者均成功地在 EUS 引导下植入了 ^{125}I，平均植入 10 个粒子，最多植入了 30 个粒子。中位生存时间是 9 个月。在近距离放射治疗后 1 周，疼痛评分从 5.1 降至 1.7（$P < 0.01$），但是在 3 个月后，疼痛评分再次增高到 3.5（与基础评分相比，$P < 0.05$）。另一项长期前瞻性研究纳入了 100 例不能切除的胰腺癌患者，研究证实了 EUS 引导下近距离放射治疗的有效性[15]。其中 85 例实施 EUS 引导下近距离放射治疗 1 周后，联合应用了 Gemcitabine 化学治疗方案。平均随访期是 7.8 ± 6.1 个月，中位无进展生存期和最终生存期分别是 4.5 个月和 7.0 个月。视觉模拟评分（Visual Analog Scare，VAS）显示，在接受放疗 1 周后，疼痛评分明显下降，并在 3 个月内保持较低水平。粒子放疗后联合化疗的患者中位生存期长达 7.8 个月，未接受化疗者，中位生存期是 4 个月。研究结果显示，EUS 引导的 ^{125}I 粒子植入联合化疗，可有效延长胰腺癌患者生存期。

EUS 引导下基准点置入

随着放疗技术的进展，可以使用三维映射和不透光放射性标记物的方式进行实时放疗监测。呼吸运动导致目标区域的移动经常造成周边组织不应有的放射暴露。尽管存在呼吸运动导致的位置偏移，但是可以实现对已标记的肿瘤灶的精确定位。

虽然 CT 可以用来引导在胰腺恶性肿瘤区域进行定位，但是 EUS 引导也许定位更精确[16]。这些小的不透放射线的标记物放置在恶性病灶的周边，使得放疗能更好地进行靶组织定位。

技术流程（视频 26-2）

确定肿瘤位置，并确定穿刺径路上无血管存在后，在 EUS 引导下使用 19-G FNA 穿刺针进行基准点放置。将长 3 mm、直径 0.8 mm 已灭菌的

视频 26-2　EUS 引导下基准点置入操作

黄金基准标记预先装入穿刺针，可以手动将针芯抽回到针尖内。穿刺针的头端使用骨蜡密封以防止基准点意外移位。还设计了能通过 22-G FNA 穿刺针的较细小的基准点。在确认目标病灶定位后，进行肿瘤的穿刺，通过推进穿刺针内鞘使基准点进入靶组织。如果在基准点定位到靶器官的过程中遇到阻力，则意味着内镜位置不当。移动针芯或通过抽满无菌水的注射器提供一个液体静压力可能会克服上述阻力，以便使基准点进入肿瘤组织。根据肿瘤大小，在肿瘤内部选择距离、角度和平面等层面都有合适充分距离的 4 或 6 个基准点。透视和超声可以指引肿瘤块内部基准点的正确位置（图 26-4 和图 26-5）。

尽管初步的研究主要聚焦在 EUS 引导下胰腺癌基准点植入上，但是可以通过 EUS 引导进行消化道壁内或壁外恶性肿瘤的基准点植入[17]。2006

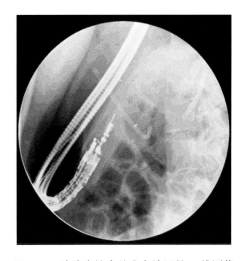

图 26-4　胰腺病灶内基准点放置的 X 线图像

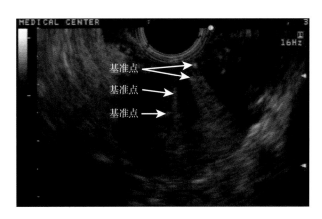

图 26-5　胰腺病灶内基准点放置的 EUS 图像

年报道的一个研究中提出，13 名患有纵隔或腹腔内肿瘤的患者接受了 EUS 引导下基准点植入。在植入基准点后，原计划所有患者都接受射波刀定位放射外科手术。EUS 技术成功率为 85%（11/13）。失败病例中，1 例由于胃出口梗阻，内镜不能插入至十二指肠；另 1 例由于存在干扰血管而失败。研究者使用的是长度为 3 mm 或 5 mm 的基准点，据报道，当超声内镜前端成角时，长 5 mm 的基准点难以植入。在进行基准点植入时拉直超声内镜先端或者使用 3 mm 基准点能够克服这一技术难点。X 线透视下，基准点表现为靶组织内一个小的不透 X 线的亮点（图 26-6）。该研究中的 1 名患者在术后 25 天时发生胆管炎。

在一项使用猪模型完成的 EUS 引导下多枚基准点植入的研究，成功率为 95.6%。无需造影剂，使用这些基准点就可以迅速、简便、精确地完成标记[18]。

有研究表明，患有原位进展期不能切除的胰腺腺癌患者，使用 19-G 穿刺针，进行 EUS 引导的金基准点置入，在肿瘤周围或内部进行短距离放射治疗，取得 88%（50/57）的成功率[19]。在粒子植入过程中没有进行放射线监视，术式是否成功由术后 CT 扫描确认。在这一手术中预防性使用抗生素以及 EUS 引导下基准点置入对于患者生存或生活质量的影响尚未确定。EUS 引导下基准点置入在 2 名患有微小胰腺内分泌肿瘤患者中也获得成功，基准点置入被用于在术中定位，以便完成对胰腺实质组织的手术[20]。

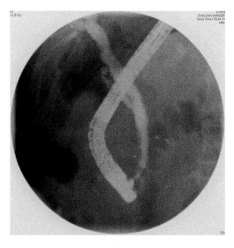

图 26-6　完成基准点放置后，ERCP 术中 X 线图像下可见肿瘤内多枚基准点

腹腔神经丛放射治疗

最近的一项研究，对 23 例患不能切除的胰腺肿瘤患者，实施 EUS 引导下 ^{125}I 粒子置入，完成对腹腔神经节的放射治疗，达到缓解疼痛的目的[21]。每位患者在腹腔神经节平均置入了 4 枚粒子。和术前相比，疼痛缓解和术前止痛药使用剂量无明显变化，并且有 6 名患者（26%）报告说术后疼痛加重了。2 周后，VAS 评分和平均止痛药使用剂量同术前相比明显减少。无手术相关死亡或严重并发症的报告。

其他消融方式

一项 EUS 引导下激光消融的有效性和可行性研究报道，使用 Nd：YAG 激光完成对猪模型胰腺的激光消融术[22]。研究未提到技术局限性，在所有试验动物中，进行了组织学检查，证明组织坏死局限于胰腺实质内。

内镜超声引导下微波和高频超声波也被用于对胰腺组织的消融治疗。最近的一项研究设计了可安装于 EUS 内镜先端的高频超声波（high-intensity focused ultrasound，HIFU）转化器，可以成功进行超声波定位和消融[23]。在猪胰腺和肝组织被证实消融有效。

超声内镜引导的注射治疗

胰腺肿瘤的细针注射

EUS 引导下乙醇注射已经用于消融胰腺组织[24]。在动物试验中，向胰腺实质内注射乙醇的浓度和组织消融的范围呈线性相关。当注射乙醇的浓度低于 40% 时，效果等同于注射盐水，不会发生组织消融[25]。另外的一个研究通过血管低灌注也证明，在严格控制下，进行胰腺组织的乙醇消融术是非常安全的[26]。乙醇注射消融疗法的作用机制是乙醇导致靶组织缺血，并造成后续的组织坏死，但不导致广泛的胰腺炎症。向胰腺内注射热生理盐水也会得到类似的结果[27]。还可使用 EUS-FNI 技术来实施对胰腺组织其他化学治疗药物的注射，例如：紫杉醇、依立替康和 5- 氟尿嘧啶（5-fluorouracil，5-FU），该技术已经在动物试验中被证明是简便和安全的[12,28-29]。但迄今为止，还没有进行这方面的临床研究。

目前，仅有有限的几个研究报道了恶性肿瘤患者接受 EUS 引导的乙醇注射治疗（见表 26-1）。例如，1 名胰岛素瘤患者接受了 EUS 引导下乙醇注射 [30]。尽管该患者术后出现腹痛，需要住院治疗，但有证据表明，胰岛素瘤发生了持久的消融效果。另一例胃肠道间质瘤通过 EUS 引导下经胃注射乙醇的治疗，获得了成功的肿瘤组织消融 [31]。一项回顾性研究纳入了 8 名胰腺胰岛素瘤患者，分析了 EUS-FNI 或手术中实施乙醇注射的效果 [32]。5 名接受 EUS-FNI 治疗的患者术后未发生并发症。其余 3 名术中注射治疗的患者发生了轻微的不需进行特殊处置的并发症（肿瘤旁出血、积液、胰腺炎）。13 个月的中位随访期内治疗非常有效。5 名患者没有低血糖相关症状，其他 3 名患者仅有轻微症状。

EUS 引导下经胃乙醇注射成功消融胃肠道间质细胞瘤已有报道 [33]。1 例肺原发的肾上腺转移瘤局部注射乙醇消融术获得成功 [34]。一例胰腺癌患者，发生累及肝门的左肝转移瘤，通过 EUS 引导下乙醇注射，左肝病灶得以消失 [35]。2 例直肠癌，发生盆腔淋巴结转移，通过 EUS 引导下乙醇注射，淋巴结转移灶也得以成功消融，术后未发生并发症 [36]。总之，近年来 EUS 引导下乙醇消融治疗腹部恶性肿瘤取得了重大进步。但是，该技术要在临床上广泛开展还需要进行大规模的试验来论证。

现有证据说明，对于胰腺癌的局部控制，EUS 治疗目前还存在重大挑战。最初的报道称，向胰腺恶性肿瘤注射光敏感的淋巴细胞是安全可行的 [37]。I 期临床试验显示，8 名患有不可切除胰腺癌的患者接受了 EUS 引导下 FNI 细胞色素氧化酶移植物注射。在 EUS 引导下使用了逐步增加剂量的细胞色素移植物（30 亿、60 亿或 90 亿个细胞）。中位生存期是 13.2 个月，2 名患者有部分反应，1 名反应轻微。发生的主要并发症包括：骨髓毒性、出血、感染、肾毒性、心肺毒性。8 名患者中有 7 名发生了使用对乙酰氨基酚就可控制的低热。尽管研究表明注射治疗是安全的，但没有进行大规模试验来证实。

EUS 引导下 FNI 技术也被用于抗肿瘤病毒治疗 [38]。ONYX-015（dl1520）是一种携带 E1B-55-kDa 基因片段，可选择性复制的腺病毒基因，可优先在肿瘤细胞复制，导致细胞死亡。21 名局部

胰腺进展期腺癌、虽有转移但转移灶较小或没有肝转移的患者，在 EUS 引导下进行了原发胰腺肿瘤局灶的 ONYX-015 注射，在 8 周时间内共进行了 8 次。最后 4 次联合静脉注射吉西他滨（1000 mg/m²）。在联合治疗后，2 例患者肿瘤注射处有部分缩小，6 例病情稳定，11 例病情加重。没有临床胰腺炎发生，仅有脂肪酶短暂轻微的升高。2 例患者在口服预防性抗生素前发生了败血症。术后即刻内镜检查提示有 2 名患者发生十二指肠穿孔。在治疗策略修改为经胃注射后，没有再次发生穿孔事件。近期的研究表明新型溶瘤病毒对胰腺癌有效，但是没有 EUS-FNI 方面的研究报道 [39]。

树突细胞（dendritic cell，DC）是潜在的抗原递呈细胞，可以激发 T 细胞介导的免疫反应。它们可以用于抗多种癌症的疫苗治疗临床研究。在一项初期研究中，7 名患有进展期吉西他滨难治性胰腺癌的患者，接受了 EUS 引导下瘤体内注射幼稚 DC 的治疗 [40]。在 28 天一个周期的第 1、8 和 15 天，进行 DC 的注射。所有病例选用的是没有临床毒性的注射剂量，但中位生存期是 9.9 个月，和接受化学治疗的患者相似。有研究报道了 5 名患有进展期胰腺癌的患者接受了 EUS-FNI 注射 DC 联合化疗的方案 [41]。在研究期间，没有治疗相关严重不良事件的报告，5 名患者中的有 3 名应答显著，1 名部分应答，有 2 名患者获得长期稳定效果，平均生存期是 15.9 个月。这是一个令人鼓舞的结果。这一研究表明，在胰腺癌的治疗中，免疫治疗和化学治疗相结合，可能起到协同作用。

TNFerade 是目前最新的 EUS 引导下抗肿瘤治疗中创新的基因注射 [42]。这种方式的引人之处在于，在其发挥潜在的最大局部抗肿瘤作用同时，系统毒性最小。TNFerade 设计携带了第二代人肿瘤坏死因子 -α 基因的腺病毒载体（E1-、部分 E3- 和 E4- 被剔除），该载体表达了人类肿瘤坏死因子（tumor necrosis factor，TNF）的 cDNA 编码。

最近的一项针对 TNFerade 的多中心研究，纳入了 50 名局部进展期胰腺癌患者，27 例通过 EUS 引导方式注射，23 例通过经皮方式注射 [43]。这一研究包括 5 周的治疗，每周都会向肿瘤内注射 TNFerade（每 2 ml 有 4×10^9，4×10^{10}，4×10^{11} 个粒子单位）。与此同时，患者还接受了连续静脉内注射 5-FU（200 mg/m²/ 天 × 5 天 / 周）和放射治疗（50.4 Gy）。第一周通过经皮途径（PTAs）进

行瘤体内 TNFerade 的注射，接下来的 4 次注射由 EUS 引导完成。对 50 名患者的长期随访显示与 TNFerade 相关的潜在毒性是轻微可耐受的。与低剂量组（*n*=30）相比，高剂量组（*n*=11），有更高的肿瘤控制率，更长的无进展生存期，CA19-9 水平稳定或更大幅度的降低，更高的肿瘤切除率，延长的中位生存期（在 $4×10^9$、$4×10^{10}$、$4×10^{11}$ 或 $1×10^{12}$ 粒子单位组）分别达 6.6、8.8、11.2 和 10.9 个月。在 $4×10^{11}$ 剂量组，5 名患者中有 4 名肿瘤组织缩小，可进行手术切除，病理学组织边界阴性，3 名患者生存期长达 24 个月以上。不论通过 EUS 方式还是经皮方式注射 TNFerade 都不影响最终结果。

EUS 引导下，向胰腺实质恶性肿瘤内部进行化学治疗注射的试验，使用了可缓慢释放的化学治疗专用凝胶[29]。最近，在一个动物试验中，EUS 引导下向猪正常胰腺组织内注射温度敏感凝胶，凝胶内含有紫杉醇（Taxol）（见图 26-7）。测定胰腺组织内治疗区域的紫杉醇含量，该区域范围是注射部位周边 3～5 cm。没有证据显示紫杉醇向胰腺组织内扩散导致胰腺炎或其他毒性反应。另一个类似的报道也证实了 EUS 引导下肿瘤内部注射含有 5-FU 的可生物降解的多聚合物是安全的[12]。

胰腺囊肿消融术

EUS 引导下胰腺囊肿消融术，其原理是：向胰腺囊肿病灶内注射细胞毒性药物，导致囊肿上皮细胞消融。注射的药物和上皮细胞密切接触，导致组织即刻或延迟坏死。细胞毒性药物保留在囊肿腔内，而不能溢出至实质组织内。

操作技术（视频 26-3）

EUS 引导下胰腺囊肿乙醇灌洗需要以胰腺组织内 FNA 技术为基础。在预防性使用抗生素后，线性超声内镜插入至十二指肠、胃体或胃底，以分别提供 FNA 到胰头、胰体或胰尾的穿刺通路。向囊肿内部注射消融药物前，需要完全或部分抽吸囊肿内的液体。尽管抽吸囊肿内的富含黏蛋白的黏滞液体非常困难，但这是不能省略的步骤，此步骤为消融药物注射提供了足够的空间。囊肿注射疗法的这一原则，结合穿刺针大约有 0.8 ml 的内部容积，导致所选进行治疗的囊肿直径要大于 10 mm。穿刺针刺入囊肿腔内，就可以在超声监测下进行消融药物的注射。在超声下能清晰地显示注射过程中漩涡状的液体，流体进入的过程易于观测。在许多情况下，消融治疗前需要进行几分钟的液体（如：乙醇）灌洗程序。直径 1～2 cm 的单腔囊肿治疗非常容易完成，一般经过 1～2 次灌洗即可。大的和多房腔的病变需要多次的灌洗[44]。灌洗的目的是为了清除囊肿内的液体，这一点可通过横断面图像来证实。

临床效果

EUS 引导下胰腺囊肿内乙醇注射最初使用的是低浓度的乙醇[45]（表 26-2）。在最初的研究中，为确定囊肿注射疗法的安全性，首次注射生理盐水溶液，随后注射高度稀释的乙醇。使用高达 80% 以上浓度的乙醇进行注射，未发现临床胰腺炎的发生。少部分病例在进行了囊肿灌洗后，进行了手术切除，没有囊肿上皮消融的同时发生胰腺炎的证据[45]。一项随机前瞻性多中心试验显示，乙醇灌洗与盐水灌洗相比，有更高的完全消

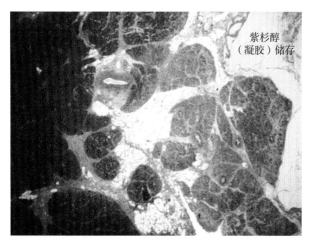

图 26-7 EUS 引导下胰腺内注射化学水治疗药物 [紫杉醇（Taxol）] 的组织病理学

视频 **26-3** EUS 引导下胰腺囊肿消融术

表 26-2

EUS 介导的胰腺囊肿消融术

作者（年份）	药剂	目标	结果	并发症
Gan et al [45]（2005）	5% ～ 80% 乙醇（用生理盐水稀释）	胰腺囊肿性疾病（EUS 引导）	8/23 胰腺囊性病变；切除患者已经损伤的病灶	无
Oh et al [48]（2011）	80% ～ 90% 乙醇紫杉醇	胰腺囊肿性疾病（EUS 引导）	11/14 患者囊肿病灶解决	进行囊液收集时发作胰腺炎
DeWitt et al [46]（2009）	80% 乙醇和盐水对比	胰腺囊肿性疾病（EUS 引导）	12/36 患者囊肿病灶解决	腹痛；胰腺炎罕见
Oh et al [49]（2009）	80% ～ 90% 乙醇紫杉醇	胰腺单房囊肿	6/10 患者囊肿病灶解决	1 例轻度胰腺炎发作

融率 [46]。总的经 CT 证实的胰腺囊肿完全消融率是 33.3%。4 例囊肿切除患者的组织学证明，上皮消融范围从 0（生理盐水）到 50% ～ 100%（1 或 2 次乙醇灌洗）。1 名患者发生了一过性胰腺炎，2 组患者（乙醇和盐水）中大约 20% 患者在灌洗术后次日发生过不同程度的腹痛。对 12 例因胰腺囊肿接受乙醇灌洗治疗的患者进行了随访，以评估长期疗效。术后中位随访期是 26 个月（13 ～ 39 个月），没有病例复发 [47]。一项大型研究纳入了多发胰腺囊肿患者进行乙醇灌洗联合紫杉醇注射 [48]。CT 扫描证实，乙醇灌洗和紫杉醇联合注射可使 69%（29/47）患者囊肿得以消除，中位随访期为 21.7 个月（图 26-8）。一项多因素分析显示，EUS 直径和囊肿容积影响治疗效果。但是紫杉醇具有的黏滞性，使囊肿内注射变得困难。相反，乙醇易于反复地在囊肿内进行注射或抽吸，降低囊液的黏性，有助于囊肿的排空。乙醇和紫杉醇联合还可以用于消融 EUS 注射疗法中难以定位的有分隔的囊肿病灶 [49]。有分隔的囊肿表面积非常大，注射进去的细胞毒性药物难以与所有囊肿上皮接触。综观上述研究，乙醇注射消融的长期效果仍不明确。因此，这项技术应该在手术高危患者中被谨慎地选用。

腹腔神经丛注射

腹腔注射疗法的原理是，EUS 可引导穿刺针向胃后部空间内（包括腹腔神经丛）注射细胞毒性药物（图 26-9）。所注射的药物（如乙醇），与神经丛接触，破坏传入交感神经节，组织结构学上，神经

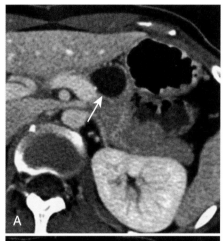

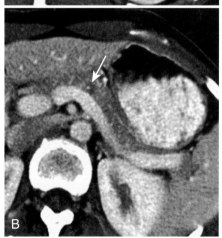

图 26-8　胰腺囊肿灌洗，乙醇 - 紫杉醇灌洗前（A）和灌洗后（B）的 CT 扫描图像

内注射乙醇会导致神经细胞液泡化 [50]。由于胰腺的传出神经和交感干并行，中断腹腔神经丛可降低胰腺内的痛觉。在一组胰腺癌患者中，有证据表明感

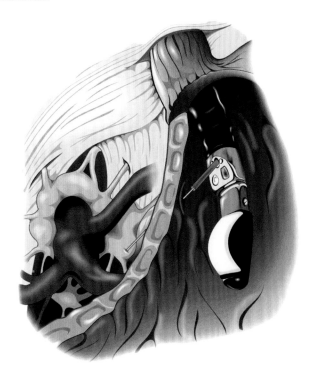

图 26-9　EUS 引导的腹腔神经节注射术图示

视频 26-4　EUS 引导下腹腔神经丛阻滞术

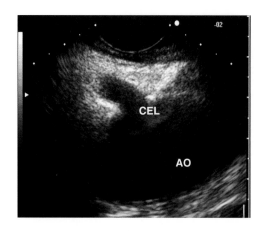

图 26-10　腹腔神经丛溶解术，在腹腔动脉（celiac artery, CEL）周围的空间进行。注意：在腹腔动脉底部的穿刺针。AO，主动脉

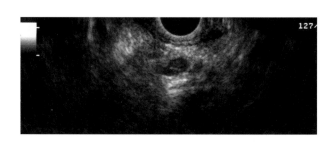

图 26-11　EUS 展示的靶点区域，低回声的腹腔神经节

觉神经增生，这一结果会导致慢性腹痛。

操作技术（视频 26-4）

EUS 引导下腹腔神经丛溶解术或阻滞术的技术上是相同的，不同的是所注入的物质。线性超声内镜，可以扫查到腹腔神经丛所在位置，通过较少由胃覆盖的部分，以主动脉为标示找到腹腔干，逆时针转动内镜，找到脾动脉和肝动脉的交叉点，如果需要就用多普勒彩超（图 26-10）采用轻微的旋转动作，通过仔细检查常可顺利找到腹腔干，甚至可以直接找到腹腔神经丛（图 26-11）。

通常使用 22-G 或 19-G 的 EUS-FNA 穿刺针，但是在一些国家，专用的 20-G 多侧孔喷射针也可选用，并且这种针可以使溶液在较大范围内播散。针头放置在前端，稍微朝向腹腔动脉的头侧方向，如果显示组织结构较松散也可直接刺入神经丛。

穿刺后先抽吸以确认没有误入血管。首先注射丁哌卡因，然后注入乙醇（或者阻断术用的曲安西龙）。可以使用以下两种策略中的一种：向腹腔干头侧注射全部的药物；或者在腹腔动脉的左侧和右侧分别注射。术后，患者应当密切观察 2～4 h，监测脉搏、血压、体温和疼痛评分。

临床效果

EUS 引导下注射治疗在 21 世纪初即应用于临床，用于治疗胰腺疾病患者的疼痛。传统上，EUS 引导下注射治疗基于乙醇诱导腹腔神经节神经溶解术，由此胰腺癌患者的疼痛得以减轻[51]。最初的前瞻性试验证明，EUS 引导下腹腔神经丛注射术后 2 周，疼痛评分有明显下降，这种效果持续了 24 周，随后调整吗啡的使用量和辅助治疗[52]（表 26-3）。58 名患者中的 45 名（78%）在 EUS 引导下腹腔神经丛阻滞术后，疼痛评分下降。使用化学治疗和放射治疗也有助于减轻疼痛。一个文献的 Meta 分析报告，EUS 引导下腹腔神经丛松

表 26-3

已发表的 EUS 介导的腹腔注射治疗的临床试验

作者（年份）	病例（n）	临床诊断	溶解术或阻断术	疼痛评分的变化	主要并发症
Gunaratnam et al[52]（2001）	58	胰腺癌	松解术	78% 改善	无
Ascunce et al[53]（2011）	64	胰腺癌	松解术	50% 改善（EUS）	无
Wyse et al[54]（2011）	49	胰腺癌	阻断术	平均疼痛评分明显降低	无
Levy et al[55]（2008）	33	胰腺癌和慢性胰腺炎	阻断术和松解术	94% 改善（癌）；50% 改善（慢性胰腺炎）	无

解术控制胰腺癌疼痛的有效率为 72.54%，是放宽麻醉镇痛药物应用后患者的合理选择[56]。

一项大型回顾性研究证明，双侧腹腔神经松解术在减轻疼痛方面较中央注射法有效[57]，超过 70.4 的患者报告在术后 7 天内疼痛减轻，45.9% 患者仅需接受 1 次注射治疗。腹腔神经丛松解术最常见的并发症是术后低血压，发生率为 3.2%[58]。偶尔，患者在神经丛注射后疼痛加剧和疼痛持续[58]。最严重的并发症是肾上腺动脉损伤。

对于慢性胰腺炎患者应用注射治疗来解决腹痛问题，在报道中没有获得类似于控制胰腺癌性疼痛同样的疗效[59]。整体缓解率约为 50%，并且仅是暂时缓解[53]，在慢性胰腺炎疼痛控制方面，使用局部麻醉剂进行神经节阻断比永久性化学性神经松解术效果好。LeBlanc 等[60] 在一个前瞻性研究中，证实平均神经节阻断效应持续时间是 1 个月，丁哌卡因和曲安西龙注射效果相同。许多研究者认为在慢性胰腺炎患者长期治疗方面，该疗法仅能获得短期的疼痛缓解，没有显示其临床重要性。

研究进展主要聚焦在 EUS 引导下使用穿刺针进行注射治疗时腹腔神经节的靶向定位上[56]。在一个回顾性研究中，33 名患者进行了 36 例次的直接腹腔神经节注射，其中不可切除胰腺癌 17 例，慢性胰腺炎 13 例，使用丁哌卡因（0.25%）和乙醇（99%）进行神经溶解术或甲泼尼龙（Depo-Medrol，80 mg/2 ml）进行神经阻断术。几乎所有的癌症患者（94%）报告疼痛减轻。相反，慢性胰腺炎患者中缓解率明显较低（乙醇注射组为 80%，类固醇激素组为 38%）最近开展的一项大型试验，研究在胰腺癌患者中 EUS 引导下进行直接腹腔神经节阻断[54]。该试验纳入了 64 名患者，有 62.5%

（40/64）患者进行了 EUS 引导下可视性腹腔神经节阻断（1 ～ 4 次），使用的是注射 98% 乙醇。对 24 名患者进行了腹腔神经干双侧注射。结果显示，在第一周，视觉模拟法评分（visual analog scale）最少要降低 2 个点为有效，在直接注射组有效率为 65%，在神经节未明确组只有 25%。这一结果显示，可视性神经节阻滞患者的获益是神经节不明确患者的 5 倍。因此，可视性神经节阻滞有更好的前景。这一研究清楚地表明，EUS 引导下靶向性神经节阻滞对胰腺疼痛治疗有较大优势。

一项大型前瞻性随机对照试验表明，腹腔神经松解术对于胰腺癌患者有明显改善（40% 患者），剧烈腹痛得以减轻（持续 6 周），需要口服阿片类药物的概率是 14%[61]。一项随机双盲试验，评价了早期 EUS 腹腔神经节阻滞术对新诊断的、疼痛、无法手术治疗的 96 名患者的疗效[55]。结果显示，EUS 治疗组，在术后 1 个月时可获得疼痛缓解，3 个月时疗效最明显。在神经节消融治疗组，3 个月时吗啡使用量趋于减少。但是，没有证据证明两组的生存质量和生存期有差异。与该研究相同，一些大型试验虽然也证实了注射疗法的高效性，但未能证明对胰腺癌患者的生存期和生活质量有改善。

总结

EUS 引导下的注射治疗，首先借助于通过不同的胃肠道准确地定位到病灶，并向其注射消融药物。能够在胰腺、胰腺囊性病变和神经节获得有效的组织消融。在患有胰腺癌的患者中，EUS 引导的腹腔神经松解术可获得显著的疼痛控制率。在将来，恶性肿瘤的局部控制也可借助于注射治疗。

参考文献

1. Yusuf TE, Tsutaki S, Wagh MS, et al. The EUS hardware store: state of the art technical review of instruments and equipment (with videos). *Gastrointest Endosc.* 2007;66:131-143.

2. Goldberg SN, Mallery S, Gazelle GS, Brugge WR. EUS-guided radiofrequency ablation in the pancreas: results in a porcine model. *Gastrointest Endosc.* 1999;50:392-401.

3. Kim HJ, Seo DW, Hassanuddin A, et al. EUS-guided radiofrequency ablation of the porcine pancreas. *Gastrointest Endosc.* 2012;76:1039-1043.

4. Gaidhane M, Smith I, Ellen K, et al. Endoscopic ultrasound-guided radiofrequency ablation (EUS-RFA) of the pancreas in a porcine model. *Gastroenterol Res Pract.* 2012;2012:431451.

5. Pai M, Yang J, Zhang X, et al. PWE-055 endoscopic ultrasound guided radiofrequency ablation (EUS-RFA) for pancreatic ductal adenocarcinoma. *Gut.* 2013;62:A153.

6. Pai M, Senturk H, Lakhtakia S, et al. 351 endoscopic ultrasound guided radiofrequency ablation (EUS-RFA) for cystic neoplasms and neuroendocrine tumors of the pancreas. *Gastrointest Endosc.* 2013;77:AB143-AB144.

7. Carrara S, Arcidiacono PG, Albarello L, et al. Endoscopic ultrasound-guided application of a new hybrid cryotherm probe in porcine pancreas: a preliminary study. *Endoscopy.* 2008;40:321-326.

8. Carrara S, Arcidiacono PG, Albarello L, et al. Endoscopic ultrasound-guided application of a new internally gas-cooled radiofrequency ablation probe in the liver and spleen of an animal model: a preliminary study. *Endoscopy.* 2008;40:759-763.

9. Arcidiacono PG, Carrara S, Reni M, et al. Feasibility and safety of EUS-guided cryothermal ablation in patients with locally advanced pancreatic cancer. *Gastrointest Endosc.* 2012;76:1142-1151.

10. Skandarajah AR, Lynch AC, Mackay JR, et al. The role of intraoperative radiotherapy in solid tumors. *Ann Surg Oncol.* 2009;16:735-744.

11. Calvo FA, Meirino RM, Orecchia R. Intraoperative radiation therapy part 2. Clinical results. *Crit Rev Oncol Hematol.* 2006;59:116-127.

12. Sun S, Wang S, Ge N, et al. Endoscopic ultrasound-guided interstitial chemotherapy in the pancreas: results in a canine model. *Endoscopy.* 2007;39:530-534.

13. Sun S, Xu H, Xin J, et al. Endoscopic ultrasound-guided interstitial brachytherapy of unresectable pancreatic cancer: results of a pilot trial. *Endoscopy.* 2006;38:399-403.

14. Jin Z, Du Y, Li Z, et al. Endoscopic ultrasonography-guided interstitial implantation of iodine 125-seeds combined with chemotherapy in the treatment of unresectable pancreatic carcinoma: a prospective pilot study. *Endoscopy.* 2008;40:314-320.

15. Jin Z, Du Y, Li Z. Su1575 long-term effect of gemcitabine-combined endoscopic ultrasonography-guided brachytherapy in pancreatic cancer. *Gastrointest Endosc.* 2013;77:AB373.

16. Pishvaian AC, Collins B, Gagnon G, et al. EUS-guided fiducial placement for CyberKnife radiotherapy of mediastinal and abdominal malignancies. *Gastrointest Endosc.* 2006;64:412-417.

17. Yang J, Abdel-Wahab M, Ribeiro A. EUS-guided fiducial placement after radical prostatectomy before targeted radiation therapy for prostate cancer recurrence. *Gastrointest Endosc.* 2011;73:1302-1305.

18. Draganov PV, Chavalitdhamrong D, Wagh MS. Evaluation of a new endoscopic ultrasound-guided multi-fiducial delivery system: a prospective non-survival study in a live porcine model. *Dig Endosc.* 2013.

19. Park WG, Yan BM, Schellenberg D, et al. EUS-guided gold fiducial insertion for image-guided radiation therapy of pancreatic cancer: 50 successful cases without fluoroscopy. *Gastrointest Endosc.* 2010;71:513-518.

20. Law JK, Singh VK, Khashab MA, et al. Endoscopic ultrasound (EUS)-guided fiducial placement allows localization of small neuroendocrine tumors during parenchymal-sparing pancreatic surgery. *Surg Endosc.* 2013;27:3921-3926.

21. Wang KX, Jin ZD, Du YQ, et al. EUS-guided celiac ganglion irradiation with iodine-125 seeds for pain control in pancreatic carcinoma: a prospective pilot study. *Gastrointest Endosc.* 2012;76:945-952.

22. Di Matteo F, Martino M, Rea R, et al. EUS-guided Nd:YAG laser ablation of normal pancreatic tissue: a pilot study in a pig model. *Gastrointest Endosc.* 2010;72:358-363.

23. Hwang JH, Farr N, Morrison K, et al. 876 development of an EUS-guided high-intensity focused ultrasound endoscope. *Gastrointest Endosc.* 2011;73:AB155.

24. Aslanian H, Salem RR, Marginean C, et al. EUS-guided ethanol injection of normal porcine pancreas: a pilot study. *Gastrointest Endosc.* 2005;62:723-727.

25. Matthes K, Mino-Kenudson M, Sahani DV, et al. Concentration-dependent ablation of pancreatic tissue by EUS-guided ethanol injection. *Gastrointest Endosc.* 2007;65:272-277.

26. Giday SA, Magno P, Gabrielson KL, et al. The utility of contrast-enhanced endoscopic ultrasound in monitoring ethanol-induced pancreatic tissue ablation: a pilot study in a porcine model. *Endoscopy.* 2007;39:525-529.

27. Imazu H, Sumiyama K, Ikeda K, et al. A pilot study of EUS-guided hot saline injection for induction of pancreatic tissue necrosis. *Endoscopy.* 2009;41:598-602.

28. Karaca C, Cizginer S, Konuk Y, et al. Feasibility of EUS-guided injection of irinotecan-loaded microspheres into the swine pancreas. *Gastrointest Endosc.* 2011;73:603-606.

29. Matthes K, Mino-Kenudson M, Sahani DV, et al. EUS-guided injection of paclitaxel (OncoGel) provides therapeutic drug concentrations in the porcine pancreas (with video). *Gastrointest Endosc.* 2007;65:448-453.

30. Jurgensen C, Schuppan D, Neser F, et al. EUS-guided alcohol ablation of an insulinoma. *Gastrointest Endosc.* 2006;63:1059-1062.

31. Deprez PH, Claessens A, Borbath I, et al. Successful endoscopic ultrasound-guided ethanol ablation of a sporadic insulinoma. *Acta Gastroenterol Belg.* 2008;71:333-337.

32. Levy MJ, Thompson GB, Topazian MD, et al. EUS-guided ethanol ablation of insulinomas: a new treatment option. *Gastrointest Endosc.* 2012;75:200-206.

33. Gunter E, Lingenfelser T, Eitelbach F, et al. EUS-guided ethanol injection for treatment of a GI stromal tumor. *Gastrointest Endosc.* 2003;57:113-115.

34. Artifon EL, Lucon AM, Sakai P, et al. EUS-guided alcohol ablation of left adrenal metastasis from non–small-cell lung carcinoma. *Gastrointest Endosc.* 2007;66:1201-1205.

35. Hu YH, Tuo XP, Jin ZD, et al. Endoscopic ultrasound (EUS)-guided ethanol injection in hepatic metastatic carcinoma: a case report. *Endoscopy.* 2010;42(suppl 2):E256-E257.

36. DeWitt J, Mohamadnejad M. EUS-guided alcohol ablation of metastatic pelvic lymph nodes after endoscopic resection of polypoid rectal cancer: the need for long-term surveillance. *Gastrointest Endosc.* 2011;74:446-447.

37. Chang KJ, Nguyen PT, Thompson JA, et al. Phase I clinical trial of allogeneic mixed lymphocyte culture (cytoimplant) delivered by endoscopic ultrasound-guided fine-needle injection in patients with advanced pancreatic carcinoma. *Cancer.* 2000;88:1325-1335.

38. Hecht JR, Bedford R, Abbruzzese JL, et al. A phase I/II trial of intratumoral endoscopic ultrasound injection of ONYX-015 with intravenous gemcitabine in unresectable pancreatic carcinoma. *Clin Cancer Res.* 2003;9:555-561.

39. Xu C, Li H, Su C, Li Z. Viral therapy for pancreatic cancer: tackle the bad guys with poison. *Cancer Lett.* 2013;333:1-8.

40. Irisawa A, Takagi T, Kanazawa M, et al. Endoscopic ultrasound-guided fine-needle injection of immature dendritic cells into advanced pancreatic cancer refractory to gemcitabine: a pilot study. *Pancreas.* 2007;35:189-190.

41. Hirooka Y, Itoh A, Kawashima H, et al. A combination therapy of gemcitabine with immunotherapy for patients with inoperable locally advanced pancreatic cancer. *Pancreas.* 2009;38:e69-e74.

42. Chang KJ, Lee JG, Holcombe RF, et al. Endoscopic ultrasound delivery of an antitumor agent to treat a case of pancreatic cancer. *Nat Clin Pract Gastroenterol Hepatol.* 2008;5:107-111.

43. Hecht JR, Farrell JJ, Senzer N, et al. EUS or percutaneously guided intratumoral TNFerade biologic with 5-fluorouracil and radiotherapy for first-line treatment of locally advanced pancreatic cancer: a phase I/II study. *Gastrointest Endosc.* 2012;75:332-338.

44. DiMaio CJ, DeWitt JM, Brugge WR. Ablation of pancreatic cystic lesions: the use of multiple endoscopic ultrasound-guided ethanol lavage sessions. *Pancreas.* 2011;40:664-668.

45. Gan SI, Thompson CC, Lauwers GY, et al. Ethanol lavage of pancreatic cystic lesions: initial pilot study. *Gastrointest Endosc.* 2005;61:746-752.

46. DeWitt J, McGreevy K, Schmidt CM, Brugge WR. EUS-guided ethanol versus saline solution lavage for pancreatic cysts: a randomized, double-blind study. *Gastrointest Endosc.* 2009;70:710-723.

47. DeWitt J, DiMaio CJ, Brugge WR. Long-term follow-up of pancreatic cysts that resolve radiologically after EUS-guided ethanol ablation. *Gastrointest Endosc.* 2010;72:862-866.

48. Oh HC, Seo DW, Song TJ, et al. Endoscopic ultrasonography-guided ethanol lavage with paclitaxel injection treats patients with pancreatic cysts. *Gastroenterology.* 2011;140:172-179.

49. Oh HC, Seo DW, Kim SC, et al. Septated cystic tumors of the pancreas: is it possible to treat them by endoscopic ultrasonography-guided intervention? *Scand J Gastroenterol.* 2009;44:242-247.

50. Vranken JH, Zuurmond WW, Van Kemenade FJ, Dzoljic M. Neurohistopathologic findings after a neurolytic celiac plexus block with alcohol in patients with pancreatic cancer pain. *Acta Anaesthesiol Scand.* 2002;46:827-830.

51. Wiersema MJ, Wiersema LM. Endosonography-guided celiac plexus neurolysis. *Gastrointest Endosc.* 1996;44:656-662.

52. Gunaratnam NT, Sarma AV, Norton ID, Wiersema MJ. A prospective

study of EUS-guided celiac plexus neurolysis for pancreatic cancer pain. *Gastrointest Endosc.* 2001;54:316-324.

53. Ascunce G, Ribeiro A, Reis I, et al. EUS visualization and direct celiac ganglia neurolysis predicts better pain relief in patients with pancreatic malignancy (with video). *Gastrointest Endosc.* 2011;73:267-274.

54. Wyse JM, Carone M, Paquin SC, et al. Randomized, double-blind, controlled trial of early endoscopic ultrasound-guided celiac plexus neurolysis to prevent pain progression in patients with newly diagnosed, painful, inoperable pancreatic cancer. *J Clin Oncol.* 2011;29:3541-3546.

55. Levy MJ, Topazian MD, Wiersema MJ, et al. Initial evaluation of the efficacy and safety of endoscopic ultrasound-guided direct ganglia neurolysis and block. *Am J Gastroenterol.* 2008;103:98-103.

56. Kaufman M, Singh G, Das S, et al. Efficacy of endoscopic ultrasound-guided celiac plexus block and celiac plexus neurolysis for managing abdominal pain associated with chronic pancreatitis and pancreatic cancer. *J Clin Gastroenterol.* 2010;44:127-134.

57. Sahai AV, Lemelin V, Lam E, Paquin SC. Central versus bilateral endoscopic ultrasound-guided celiac plexus block or neurolysis: a comparative study of short-term effectiveness. *Am J Gastroenterol.* 2009;104:326-329.

58. O'Toole TM, Schmulewitz N. Complication rates of EUS-guided celiac plexus blockade and neurolysis: results of a large case series. *Endoscopy.* 2009;41:593-597.

59. Puli SR, Reddy JB, Bechtold ML, et al. EUS-guided celiac plexus neurolysis for pain due to chronic pancreatitis or pancreatic cancer pain: a meta-analysis and systematic review. *Dig Dis Sci.* 2009;54:2330-2337.

60. LeBlanc JK, DeWitt J, Johnson C, et al. A prospective randomized trial of 1 versus 2 injections during EUS-guided celiac plexus block for chronic pancreatitis pain. *Gastrointest Endosc.* 2009;69:835-842.

61. Wong GY, Schroeder DR, Carns PE, et al. Effect of neurolytic celiac plexus block on pain relief, quality of life, and survival in patients with unresectable pancreatic cancer: a randomized controlled trial. *JAMA.* 2004;291:1092-1099.

第 27 章

EUS 引导下的胆囊、盆腔脓肿引流和其他介入治疗

Takao Itoi・Shyam Varadarajulu

（钱晶瑶 译　李　文 校）

内容要点

- 超声内镜（EUS）引导下可方便地进行经消化道壁的胆囊引流和盆腔积液引流。前提是患者存在胆囊切除的高危因素，并有临床症状；盆腔积液应毗邻直肠或超声内镜可插入部分的结肠。
- 手术需要：介入室、治疗型超声内镜、附件（如 19-G 穿刺针、ERCP 造影管或针状刀、0.035 英寸（0.889mm）导丝、球囊扩张导管、专用的或自膨式金属支架、双猪尾型塑料支架、胆道引流管）。
- EUS 引导下胆囊引流和盆腔积液引流是非常安全的术式，手术成功率达 90%。现有研究报道的并发症轻微，且在多数患者能够通过保守治疗得以好转。
- EUS 引导下通过尼龙圈套扎和组织胶注射来治疗胃底静脉出血。虽然最初的经验有限，但初步数据显示了该术式的前景。
- EUS 引导下的基准点放置可以精确定位，能更好地对胰腺肿瘤进行放疗，避免开腹手术。
- EUS 介入治疗的患者可以获得较好的临床治疗效果，并在术后 2～3 天出院。

线阵式 EUS 的应用扩大了 EUS 介入治疗的范围，包括：梗阻的胆管/胆囊、胰周积液、盆腔脓肿的引流；曲张静脉结扎圈治疗或组织胶注射治疗；以及对肿瘤的化学治疗药物注射和近距离放射治疗。本章综述的内容包括：EUS 引导下胆囊和盆腔脓肿引流的技术和效果；EUS 在胃底曲张静脉栓塞方面的作用；放置基准点手术过程中 EUS 对肿瘤定位的作用。

EUS 引导下胆囊引流

急性胆囊炎的传统治疗方案是急诊或择期胆囊切除术[1]。但是经皮经肝胆囊引流术（percutaneous transhepatic gallbladder drainage，PTGBD）已经被认为是一种可替代胆囊切除术的安全方式，特别

是存在外科手术高危因素的患者[2]。对于急性胆囊炎，可替代方式是其他经内镜鼻胆囊引流和经乳头胆囊支架，具备创伤最小的优势[2,3]。最近，有几篇文章报道了手术高危患者经内镜引导下成功进行了胆囊引流的病例。

操作技术

EUS 引导下的胆囊引流（endoscopic ultrasonography-guided gallbladder drainage，EUS-GBD）分为两种方式：EUS 引导下鼻胆囊引流术（EUS-guided nasogallbladder drainage，EUS-NGD）和 EUS 引导下胆囊支架术（EUS-guided gallbladder stenting，EUS-GBS）。

使用线阵式 EUS 的头端来完成对胆囊穿刺通

400

路的定位。解剖正常的患者，通常采用长镜的方式，内镜头端在十二指肠球或胃窦部进行穿刺。相反，在比尔罗特 I 式胃切除术，通常采用短镜方式，内镜头端在十二指肠降部来进行穿刺。

手术按下列步骤进行（视频 27-1）：

1. 在 EUS 实时扫描下，使用 19-G 穿刺针完成经十二指肠或胃至胆囊的穿刺（图 27-1A）。

2. 拔除针芯，抽吸见少量胆汁以确认穿刺进入胆囊。如果胆囊不扩张，可向胆囊腔内

视频 27-1　EUS 引导下胆囊引流术

注入少量造影剂或生理盐水，使得胆囊膨胀，以便完成后续的内镜治疗，如果胆囊呈收缩状态，后续的内镜治疗将无法进行。

3. 长 450 cm，直径 0.035 英寸（0.889 mm）的导丝通过穿刺针外鞘管送入胆囊腔内（图 27-1B）。

4. 使用过导丝扩张导管、8Fr 的胆道扩张球囊或 4 ~ 6 mm 的乳头扩张球囊来完成对穿刺径路的扩张。

5. 完成扩张后，放置 1 根 5 ~ 8.5 Fr 单猪尾鼻胆囊胃（NGG）引流导管、7 ~ 10 Fr 双猪尾型塑料支架或 1 枚自膨式金属支架，先端越过胃或十二指肠到达胆囊腔内（图 27-1C）。

最近，有专用金属支架应用于 EUS-GBS 的报道[4,5]，使用的是经消化道壁置入式支架（AXIOS，

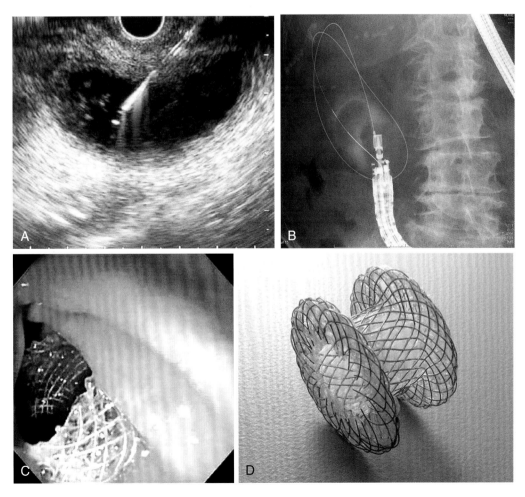

图 27-1　A，EUS 引导下使用 19-G 穿刺针刺入胆囊。B，一根 0.035 英寸（0.889mm）导丝置入胆囊腔内。C，扩张胃肠壁后，放置了一枚全覆膜自膨式金属支架进行引流。D，专门设计用于 EUS 引导下胆囊引流手术的全覆膜金属支架

Xlumena Inc., Mountain View, California, USA) 全覆膜双端固定外翼（图 27-1D）。支架完全膨胀展开后，外翼部分的直径是"鞍部"的 2 倍。支架锚定设计可以均衡地分配来自于胃肠壁的压力，并确切地起到固定作用，防止支架移位。外展起锚定作用的外翼近端部分与胆囊壁相适应，远端部分与胃壁或十二指肠壁相适应，避免在这两个并不紧密连接的脏器之间发生渗漏。

技术和治疗效果

2007 年，Baron 等[6] 报道了首例超声内镜引导下胆囊引流，他们在这例患者体内放置了一枚塑料支架，术后没有发生并发症。此后，有 10 个报道描述了 EUS 引导下胆囊引流的作用，共纳入 88 名患者[4-14]（表 27-1），技术成功率 97%，临床成功率 100%（意向 - 治疗分析，97%）。施行 EUS GBD 使用的器材包括：多种塑料支架（7 ～ 8.5 Fr），NGB 引流导管，专用型金属支架或全覆膜自膨式金属支架。

12 例（13.6%）患者发生了手术相关轻微并发症。6 例自发性气腹，3 例胆漏。尽管在随访期间（有些随访时间长达 9 个月）大多数病例获得稳定持续的症状缓解。但也有晚期并发症的报道，晚期并发症包括：支架堵塞和鼻胆囊导管移位导致急性胆囊炎复发[5]。

进行超声内镜引导下胆囊引流和 PTGBD 疗效比较的研究不多[13]。在一个随机试验中，对比了 EUS-GBD 和 PTGBD，EUS-GBD 有较轻微的术后疼痛，但在技术可行性、有效性、安全性方面，二者没有区别[13]。然而作者认为，多数患者在 PTGBD 术后一旦拔除导管，则易发生胆囊炎复发，需要再次处理。另一方面，EUS-GBD 术后可放置较长时间的持续引流导管，因此术后胆囊炎复发的危险较低，较少需要再次治疗。

技术局限性

EUS 引导胆囊引流有下列限制：①如果胆囊壁增厚，管腔缩小，将造成 EUS 引导下引流的困

表 27-1

EUS 引导下胆囊引流的研究报道

作者（年份）	病例（n）	EUS-NGD/GBS	引流路径	技术成功（%）	治疗成功（%）	并发症（n）
Jang et al[4]（2011）	15	FCSEMS	10TG/5TD	100	100	自发性气腹（2）
Itoi et al[5]（2012）	5	FCSEMS	1TG/4TD	100	100	无
Baron and Topazian[6]（2007）	1	PS（7 Fr）	TD	100	100	无
Kwan et al[7]（2007）	3	3NGD（5 Fr）+1PS（8.5F）	1TG/2TD	100	96	胆漏（1）
Lee et al[8]（2007）	9	NGD（5 Fr）	4TG/5TD	100	100	自发性气腹（1）
Takasawa et al[9]（2009）	1	PS（7.2 Fr）	TG	100	100	无
Kamata et al[10]（2009）	1	PS（7 Fr）	TG	100	100	无
Song et al[11]（2010）	8	PS（7 Fr）	1TG/7TD	100	100	胆管炎（1） 支架移位（1） 自发性气腹（1）
Itoi et al[12]（2011）	2	PS（7 Fr）	1TG/1TD	100	100	胆管炎（1）
Jang et al[13]（2012）	30	NGD（5 Fr）	NA	97	100	自发性气腹（2）
de la Serna-Higuera et al[14]（2013）	13	FCSEMS	12TG/1TD	85	100	出血（1） 腹痛（1）

FCSEMS，全覆膜自膨式金属支架；GBS，胆囊支架；NA，未明确；NGD，鼻胆囊引流；PS，塑料支架；TD，经十二指肠；TG，经胃；

难；②如果胆囊距离胃肠道超过 2 cm，则无法完成经胃肠腔的支架放置。

EUS 引导下盆腔脓肿引流

盆腔脓肿的病因有：外科手术后或继发于其他疾病，例如：克罗恩病、憩室炎、缺血性肠炎、性传播疾病或心内膜来源的细菌栓子。因为骨盆腔、肠袢、膀胱、女性生殖系统、男性前列腺、直肠和其他神经血管结构的影响，盆腔脓肿的治疗极具技术挑战性。以往，这些治疗需要外科开腹手术、超声引导下经直肠或经阴道介入或 CT 引导下经皮介入来完成。随着介入超声内镜学领域的进展，找到了一个治疗盆腔脓肿的新方法[15]。

操作技术

所有患者必须进行 CT 或 MRI 检查，确认盆腔的解剖和脓肿的位置。不适于进行 EUS 治疗的因素有：多房脓肿、脓腔小于 4 cm、腔壁不明确（没有清晰的边界）、位于齿状线水平或与超声内镜探头距离大于 2 cm。推荐在术前预防性应用

视频 27-2　EUS 引导下盆腔脓肿引流术

抗生素。术前患者还需要灌肠进行局部肠道准备，以便加强超声图像可视性并减少感染的机会。术前实验室检查，确保患者没有凝血障碍或血小板减少方面的问题。至关重要的是，这个手术必须在 X 线透视下进行，以便监测引导留置支架和明确脓肿引流情况。而且，术前应排空尿液或留置 Foley 导尿管，以便确保膀胱处于空虚状态，以免影响术中视野，或被误认为脓肿。

手术步骤如下（视频 27-2）：

1. 首先，脓肿的位置必须是使用线阵式超声内镜能够定位的。完成定位后，通过使用彩色多普勒技术来避开血管。在 EUS 引导下，使用 1 枚 19-G FNA 细针刺穿脓肿

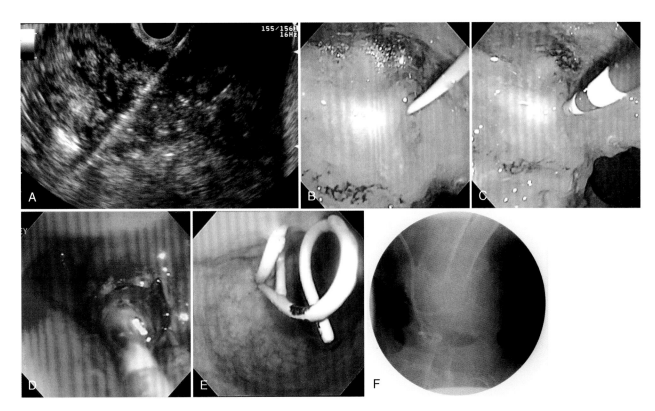

图 27-2　A，在 EUS 引导下 1 根细穿刺针刺入盆腔脓肿；B，0.035 英寸（0.889 mm）导丝进入脓肿腔内盘曲；C，使用 5Fr 的 ERCP 导管进行经直肠路径的扩张；D，使用 8 mm 的扩张导管进行经直肠路径的扩张；E，2 枚经直肠支双猪尾架置入脓肿腔内；F，透视下可见 1 根经直肠导管置入盆腔脓肿内

壁（图27-2A）。拔除针芯，用生理盐水来冲洗、抽吸、稀释脓液。脓液标本需进行革兰氏染色和培养。

2. 一根标准0.035英寸（0.889 mm）导丝或直头0.025英寸（0.635 mm）导丝通过穿刺针置入脓肿腔内（图27-2B）。然后顺着导丝拔除穿刺针，一个5 Fr的内镜进行胰胆管造影（endoscopic retrograde cholangiopancreatography，ERCP）用造影管或一个针状刀导管来扩张直肠至脓肿壁之间的通路（图27-2C），然后使用8 mm的过导丝胆管扩张球囊进行更进一步的扩张（图27-2D）。

3. 路径扩张后，放置1枚或2枚长4 cm 7 Fr双猪尾型透壁支架（图27-2E）。放置1枚或多枚支架是由脓肿内容物的黏度决定的：如果流动性强则放置1枚，如果黏稠则放置多枚。

4. 在脓肿大于8 cm患者，即使放置透壁支架仍不能很好引流，可放置一个额外附加的透壁引流管（图27-2F）。通过5 Fr-ERCP导管在脓肿腔内放置另外一根0.035英寸（0.889 mm）或0.025英寸（0.635 mm）导丝。通过导丝置入一个80 cm长10 Fr单猪尾型引流管，这根引流管从患者肛门退出固定在臀部。每4 h进行冲洗，每次使用30～50 ml的无菌生理盐水，直至冲洗液清亮。

5. 术后36～48 h复查CT，来确认脓肿的体积是否缩小（图27-3）。如果脓肿体积缩小了50%，就可以拔除引流导管，出院。

6. 保留的支架可以继续协助引流，如果2周后复查CT扫描显示盆腔脓肿完全清除，可利用乙状结肠镜拔除支架。

技术和治疗效果

5项研究（表27-2）评价了EUS治疗盆腔脓肿的效果[15-20]。第一项EUS盆腔脓肿的研究是Giovannini等报道的，该研究中，经直肠支架置入一个8.5 Fr或10 Fr支架，保留了3～6个月，在75%（8/12）患者获得临床成功[15]。超过8 cm巨大脓肿的患者，此种治疗通常不成功。经直肠支架置入术的局限性在于支架较易堵塞，部分是被粪便或脓液堵塞。当长期留置时，这些支架可能导致直肠周围疼痛或支架自行移位。在第二项研究中，4名患者采用了经直肠引流导管留置术，使得上述局限性得以解决[16]。尽管技术和治疗效果是成功的，但引流导管也有潜在的移位可能。此外，引流导管需要定期地冲洗和抽吸，对大多数患者而言，会延长住院天数（中位数是4天）。因此，为了克服以上局限性，对技术进行了改进，将EUS引导的经肛引流导管置入术和盆腔引流支架置入术相联合[17]。短时间（36～48 h）置入引流导管，先使脓肿得以持续的稀释抽吸，同时，一个中期（2周）的经直肠支架置入，进一步地完成脓肿的排清。这一联合治疗证明在所有患者中排空脓肿的效果良好，并缩短平均住院天数2天。

上述联合治疗的有效性被一个前瞻性的长期

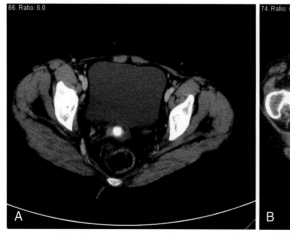
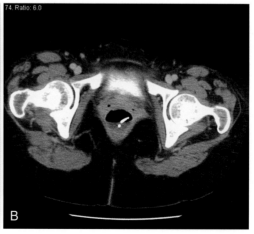

图27-3　A，CT显示盆腔脓肿大小80 mm×60 mm；B，EUS引导下引流术后36 h，CT证实脓肿几乎被完全引流

表 27-2

评价 EUS 引导下盆腔脓肿引流术效果的研究

作者（年份）	病例（n）	平均大小（mm）	引流方式	技术成功（%）	治疗成功（%）	并发症
Giovannini et al [15]（2003）	12	48.9 × 43.4	支架	100	88	无
Varadarajulu and Drelichman [16]（2007）	4	68 × 72	引流管	100	75	无
Trevino et al [17]（2008）	4	93 × 61	引流管和支架	100	100	无
Varadarajulu and Drelichman [18]（2009）	25	68.5 × 52.4	引流管和支架	100	96	无
Ramesh et al [19]（2013）	11TC/27TR [a]	75/70 [b]	引流管和支架	100	70/96 [a]	无

仅进行脓肿穿刺和病例报告未纳入研究
[a] 经结肠（TC）/ 经直肠（TR）引流
[b] 盆腔脓肿的平均直径

随访所验证，此研究纳入了 25 例患者 [18]。68% 的患者是术后脓肿，20% 源于憩室炎或阑尾炎穿孔，其余的 12% 是由于缺血性肠炎、感染性心内膜炎或创伤。25 例患者中有 2 例在 EUS 治疗前使用了经皮放置导管的方式进行引流，但经皮引流未获成功，改行 EUS 治疗。平均脓肿大小是 68.5 mm（范围：40 ～ 96 mm）。研究者在所有患者均施行了经直肠引流支架置入术，对 10 例脓肿超过 8 cm 的患者联合进行了引流导管置入术。所有患者均获得技术成功，治疗成功率是 96%，没有并发症。76% 的脓肿通过经直肠途径得以引流，其他病例通过左半结肠途径得到引流。该研究中，2/25 患者病情危重，在 ICU 接受了床旁 EUS 引导下的引流。平均手术时间是 23 分钟，中位手术时间 14 分钟。中位术后住院天数仅为 2 天。

一项研究比较了 38 例患者经结肠和经直肠引流盆腔脓肿的效果，两组技术成功率、治疗成功率、并发症发生率均无明显差异 [19]。但是，进行病因比较时发现，憩室脓肿比起其他原因导致的脓肿，其成功率要低（25% vs. 97%）。

近期数据表明，经皮穿刺治疗盆腔脓肿，完全清除时间接近 8 天。超声、CT 或 EUS 引导下进行经腔支架置入，可以缩短患者住院时间（2 ～ 3 天），而且不影响患者行动。此外，完成手术大约需要 30 min，多数患者可以获得最佳的临床效果。经皮导管置入易于形成瘘管，而经腔支架置入没有上述不良反应及远期并发症。该技术不仅对于外科术后脓肿引流有效，而且对于继发于其他疾病的积液也有效。并且，大多数经皮手术需要在放射科进行，而如果患者病情危重，EUS 引导的引流术可以在床旁完成。另外，尽管大多数盆腔积液是炎性的或者是感染性的，但有些病例是其他原因导致积液，例如直肠旁囊肿。对上述患者 EUS 能提供精确的诊断定位，并且能提供合适的治疗。

技术局限性

EUS 引导下盆腔脓肿引流技术的局限性包括：
1. 如果脓肿距离胃肠道腔壁超过 2 cm，则无法完成透壁的支架放置。
2. 就目前线阵超声内镜有限的可操作性而言，无法实现脓肿近端的定向。

EUS 引导下组织胶注射和结扎圈套扎

EUS 引导下的血管栓塞治疗已经成为一种用以治疗胃底静脉曲张的择期或急诊手术的新型术式 [20-21]。氰基丙烯酸酯胶是传统的、用于胃底静脉曲张注射治疗的药物。最近，在进行组织胶注射前，提倡使用结扎圈套扎 [22-23]。在组织胶注射前使用套扎圈可降低组织胶栓塞的风险。应用于治疗胃底静脉曲张的结扎圈和（或）组织胶也已经成功应用于直肠静脉曲张 [24] 和异位吻合口静脉曲张 [25]。

操作技术

手术步骤如下（视频 27-3）[26]：

视频 27-3　EUS 引导下胃静脉曲张结扎圈套扎术

1. 向胃底注满水，以便完成 EUS 对曲张静脉的扫查。
2. 根据曲张静脉的直径选择结扎圈的规格。
3. 将事先充满盐水的 19-G 或 22-G FNA 穿刺针（规格取决于结扎圈的大小）刺入静脉。静脉定位可以通过抽吸血液或者注射盐水产生流动回声来证实。
4. 通过一根针或直头导丝来推进预装在注射针头端的结扎圈。
5. 线阵式 EUS 扫描监视下进行结扎圈的释放。
6. 结扎圈释放后，在 45 ~ 60 s 向血管内注射 1 ml 纯丙烯酸酯胶。当组织胶充满血管时，在超声扫描下显示为强回声和声影（图 27-4）。
7. 随后，推注 1 ml 生理盐水来清除针道"无效腔"内的组织胶，然后将针退回外鞘管内。拔出 FNA 注射针。
8. 完成组织胶注射后，需要观察数分钟，使用彩色多普勒扫描来确认曲张静脉闭塞的治疗效果。

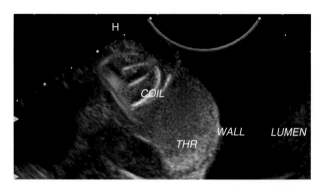

图 27-4　EUS 引导下对胃底曲张静脉进行结扎圈的套扎治疗

9. 另外，可以在超声内镜引导下使用止血夹来施行曲张静脉治疗。

技术和治疗效果

EUS 引导下曲张静脉栓塞治疗有 4 项研究报道（表 27-3）[20-23]。2 项研究涉及单独组织胶注射或组织胶注射联合结扎圈套扎。一项研究使用的是直视型超声内镜[22]，其余的研究使用的是斜视型超声内镜[20-21,23]。治疗路径是经食管或胃，通常采用 19-G 穿刺针。经食管壁进行胃底曲张静脉注射的路径是直行的，中间没有胃内容物的阻碍。另外，这样操作可以防止穿刺损伤因曲张静脉而变薄的胃黏膜，避免穿刺过程中导致胃壁内"术后出血"。无论采用哪种路径穿刺，技术成功率达 100%，无并发症。在随访期间，所有研究没有再出血的报道。

表 27-3

EUS 引导下胃底静脉曲张的治疗

作者（年份）	病例（n）	注射/结扎圈	超声内镜（G）	穿刺针型号	穿刺路径	技术成功率（%）	治疗成功率（%）	并发症
Romero-Castro et al[20]（2007）	5	CYA/–	OVCLA	22	TG	100	100	无
Gonzalez et al[21]（2012）	3	2CYA/–, 1PD/–	OVCLA	19	TG	100	100	无
Binmoeller et al[22]（2011）	30	30CYA/+	28FVCLA/ 2OVCLA	19	TE	100	100	无
Romero-Castro et al[23]（2010）	4	CYA/+	OVCLA	19	TG	100	100	无

+，结扎圈；–，无结扎圈；CYA，氰基丙烯酸酯胶；OVCLA，斜视型线阵内镜；PD，聚乙二醇单十二醚；FVCLA，直视型线阵内镜；TG，经胃路径；TE，经食管路径

技术局限性

EUS 引导下曲张静脉治疗有以下局限性：

1. EUS 位置或患者解剖因素导致穿刺路径定位困难。
2. 注射治疗导致的局部出血或栓塞事件的发生。

用于术中肿瘤定位的 EUS 引导下基准点置入

放射学上，基准点置入是指将放射性标记物置入需要标记的软组织中。基准点置入已经有多年的应用经验。最近，对胰腺癌患者，立体定向治疗（stereotactic body radiotherapy，SBRT）前，在 EUS 引导下进行基准点的放置，在定位上具有创伤最小的优点[27-34]。这一技术也应用于胰腺微小神经内分泌瘤术中定位治疗[35-36]。对于这些小肿瘤患者，理想的手术是在彻底切除肿瘤组织的同时，尽可能保留胰腺正常组织。但是这些小肿瘤很难被外科医生触摸到，因此基准点放置有助于术中肿瘤定位。

视频 27-4　EUS 引导下基准点置入

操作步骤

在预防性使用抗生素后，按顺序实施以下手术步骤（视频 27- 4）：

1. 把 19-G 或 22-G 穿刺针的针芯部分撤回几毫米，将基准点放入针道内。
2. 将针尖置入无菌骨蜡封堵，用以防止在穿刺针插入过程中发生意外的基准点丢失。

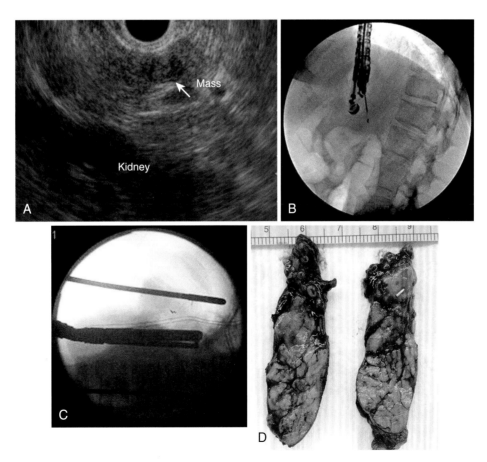

图 27-5　A，EUS 扫查到的胰体部小神经内分泌瘤。B，EUS 引导下，基准点放置入瘤体，并经 X 线图像证实。C，术中使用双维 X 线确认基准点位置；D，术后切除标本中的基准点。Mass，肿块；Kidney，肾

3．在 EUS 引导下将 FNA 注射针刺入肿瘤内，通过推送针芯或导丝来进行基准点的放置（图 27-5A，B）。

4．拔出 EUS 穿刺针，进行第二个基准点的放置，在 X 线监视下，确认基准点位置（图 27-5C，D）。

技术和治疗效果

Pishvaian 等，在 2006 年，首次报道了 EUS 引导下基准点标记物的放置，纳入了 7 名因胰腺癌接受放疗的患者，有 6 位获得成功[31]。此后，Varadarajulu 等[32]研究证实，EUS 引导下基准点放置在实施调强放射治疗（intensity-modulated radiotherapy，IMRT）中，是安全可行的。最近的两项研究证明，EUS 引导下基准点放置在小胰腺癌中获得较好效果[35-36]。这两项研究报道，基准点都被成功放置，没有并发症，并且获得较好的治疗效果。

技术局限性

手术局限性包括以下几个方面：

1．小肿瘤位于胰头部或钩突部的病例，基准点放置较困难。

2．放疗可导致基准点脱落，其后果不明。

EUS 治疗技术应用空间不断拓展。超声内镜在设计方面也有很多创新，并不断设计出新的配件。因此，EUS 适应证进一步扩大，我们期待 EUS 技术获得更光明的应用前景。

参考文献

1. Miura F, Takada T, Strasberg SM, et al. TG13 flowchart for management of acute cholangitis and cholecystitis. *J Hepatobiliary Pancreat Sci.* 2013;20:47-54.
2. Tsuyuguchi T, Itoi T, Takada T, et al. TG13 indications and techniques for gallbladder drainage in acute cholecystitis (with videos). *J Hepatobiliary Pancreat Sci.* 2013;20:81-88.
3. Itoi T, Coelho-Prabhu N, Baron TH. Endoscopic gallbladder drainage for management of acute cholecystitis. *Gastrointest Endosc.* 2010;71: 1038-1045.
4. Jang JW MD, Lee SS, Park DH, et al. Feasibility and safety of EUS-guided transgastric/transduodenal gallbladder drainage with single-step placement of a modified covered self-expandable metal stent in patients unsuitable for cholecystectomy. *Gastrointest Endosc.* 2011;74: 176-181.
5. Itoi T, Binmoeller KF, Shah J, et al. Clinical evaluation of a novel lumen-apposing metal stent for endosonography-guided pancreatic pseudocyst and gallbladder drainage (with videos). *Gastrointest Endosc.* 2012;75: 870-876.
6. Baron TH, Topazian MD. Endoscopic transduodenal drainage of the gallbladder: implications for endoluminal treatment of gallbladder disease. *Gastrointest Endosc.* 2007;65:735-737.
7. Kwan V, Eisendrath P, Antaki F, et al. EUS-guided cholecystoenterostomy: a new technique (with videos). *Gastrointest Endosc.* 2007;66: 582-586.
8. Lee SS, Park DH, Hwang CY, et al. EUS-guided transmural cholecystostomy as rescue management for acute cholecystitis in elderly or high-risk patients: a prospective feasibility study. *Gastrointest Endosc.* 2007;66: 1008-1012.
9. Takasawa O, Fujita N, Noda Y, et al. Endosonography-guided gallbladder drainage for acute cholecystitis following covered metal stent deployment. *Dig Endosc.* 2009;21:43-47.
10. Kamata K, Kitano M, Komaki T, et al. Transgastric endoscopic ultrasound (EUS)-guided gallbladder drainage for acute cholecystitis. *Endoscopy.* 2009;41(suppl 2):E315-E316.
11. Song TJ, Park do H, Eum JB, et al. EUS-guided cholecystoenterostomy with single-step placement of a 7-F double-pigtail plastic stent in patients who are unsuitable for cholecystectomy: a pilot study (with video). *Gastrointest Endosc.* 2010;71:634-640.
12. Itoi T, Itokawa F, Kurihara T. Endoscopic ultrasonography-guided gallbladder drainage: actual technical presentations and review of the literature (with videos). *J Hepatobiliary Pancreat Sci.* 2011;18: 282-286.
13. Jang JW, Lee SS, Song TJ, et al. Endoscopic ultrasound-guided transmural and percutaneous transhepatic gallbladder drainage are comparable for acute cholecystitis. *Gastroenterology.* 2012;142:805-811.
14. de la Serna-Higuera C, Pérez-Miranda M, Gil-Simón P, et al. EUS-guided transenteric gallbladder drainage with a new fistula-forming, lumen-apposing metal stent. *Gastrointest Endosc.* 2013;77:303-308.
15. Giovannini M, Bories E, Moutardier V, et al. Drainage of deep pelvic abscesses using therapeutic echo endoscopy. *Endoscopy.* 2003;35: 511-514.
16. Varadarajulu S, Drelichman ER. EUS-guided drainage of pelvic abscess. *Gastrointest Endosc.* 2007;66:372-376.
17. Trevino J, Drelichman ER, Varadarajulu S. Modified technique for EUS-guided drainage of pelvic abscess. *Gastrointest Endosc.* 2008;68: 1215-1219.
18. Varadarajulu S, Drelichman ER. Effectiveness of EUS in drainage of pelvic abscesses in 25 consecutive patients. *Gastrointest Endosc.* 2009;70: 1121-1127.
19. Ramesh J, Bang JY, Trevinoa J, et al. Comparison of outcomes between endoscopic ultrasound-guided transcolonic and transrectal drainage of abdominopelvic abscesses. *J Gastroenterol Hepatol.* 2013;28:620-625.
20. Romero-Castro R, Pellicer-Bautista FJ, Jimenez-Saenz M, et al. EUS-guided injection of cyanoacrylate in perforating feeding veins in gastric varices: results in 5 cases. *Gastrointest Endosc.* 2007;66:402-407.
21. Gonzalez JM, Giacino C, Pioche M, et al. Endoscopic ultrasound-guided vascular therapy: is it safe and effective? *Endoscopy.* 2012;44:539-542.
22. Binmoeller KF, Weilert F, Shah JN, et al. EUS-guided transesophageal treatment of gastric fundal varices with combined coiling and cyanoacrylate glue injection (with videos). *Gastrointest Endosc.* 2011;74: 1019-1025.
23. Romero-Castro R, Pellicer-Bautista FJ, Giovannini M, et al. Endoscopic ultrasound (EUS)-guided coil embolization therapy in gastric varices. *Endoscopy.* 2010;42:E35-E36.
24. Weilert F, Shah JN, Marson FP, et al. EUS-guided coil and glue for bleeding rectal varix. *Gastrointest Endosc.* 2012;76:915-916.
25. Levy ML, Wong Kee Song LM, Kendrick ML, et al. EUS-guided coil embolization for refractory ectopic variceal bleeding (with videos). *Gastrointest Endosc.* 2008;67:572-574.
26. Cameron R, Binmoeller KF. Cyanoacrylate applications in the GI tract. *Gastrointest Endosc.* 2013;77:846-857.
27. Park WG, Yan BM, Schellenberg D, et al. EUS-guided gold fiducial insertion for image-guided radiation therapy of pancreatic cancer: 50 successful cases without fluoroscopy. *Gastrointest Endosc.* 2010;71: 513-518.
28. Sanders MK, Moser AJ, Khalid A, et al. EUS-guided fiducial placement for stereotactic body radiotherapy in locally advanced and recurrent pancreatic cancer. *Gastrointest Endosc.* 2010;71:1178-1184.
29. Ammar T, Cote GA, Creach KM, et al. Fiducial placement for stereotactic radiation by using EUS: feasibility when using a marker compatible with a standard 22-gauge needle. *Gastrointest Endosc.* 2010; 71:630-633.
30. DiMaio CJ, Nagula S, Goodman KA, et al. EUS-guided fiducial placement for image-guided radiation therapy in GI malignancies by using a 22-gauge needle (with videos). *Gastrointest Endosc.* 2010;71:1204-1210.
31. Pishvaian AC, Collins B, Gagnon G, et al. EUS-guided fiducial placement for CyberKnife radiotherapy of mediastinal and abdominal malignancies. *Gastrointest Endosc.* 2006;64:412-417.
32. Varadarajulu S, Trevino JM, Shen S, et al. The use of endoscopic ultrasound-guided gold markers in image-guided radiation therapy of pancreatic cancers: a case series. *Endoscopy.* 2010;42:423-425.
33. Owens DJ, Savides TJ. EUS placement of metal fiducials by using a back-loaded technique with bone wax seal. *Gastrointest Endosc.* 2009; 69:972-973.

34. Khashab MA, Kim KJ, Tryggestad EJ, et al. Comparative analysis of traditional and coiled fiducials implanted during EUS for pancreatic cancer patients receiving stereotactic body radiation therapy. *Gastrointest Endosc.* 2012;76:962-971.

35. Ramesh J, Porterfield J, Varadarajulu S. Endoscopic ultrasound-guided gold fiducial marker placement for intraoperative identification of insu-
linoma. *Endoscopy.* 2012;44(suppl 2):E327-E328. UCTN.

36. Law JK, Singh VK, Khashab MA, et al. Endoscopic ultrasound (EUS)-guided fiducial placement allows localization of small neuroendocrine tumors during parenchymal-sparing pancreatic surgery. *Surg Endosc.* 2013;27:3921-3926.